脑 膜 瘤

Meningiomas

A Comprehensive Text

注　意

在这个领域中，专业知识和最佳实践是在不断变化的。随着新的研究和临床经验在不断拓展我们的知识，在研究方法、专业实践或治疗方面做出某种改变也许是必需的。

在评价和应用本书提供的任何信息、方法、化合物或实验时，执业医师和研究人员必须始终依靠他（她）们自己的经验和知识。在应用这些信息或方法时，他（她）们必须注意自己和他人的安全，包括他（她）们所属组织负有的专业责任。

至于本书提供的任何药物或药剂，建议读者核对：（1）有关操作过程的最新信息，或（2）每种产品生产厂商的最新产品信息，已确认推荐的剂量或处方、方法、服用时间和禁忌证。确定诊断、决定患者的最佳服药剂量和最佳治疗方式以及采取适当的安全预防措施是经治医师的责任，这有赖于他（她）们的个人经验和对每一位患者的了解。

在法律允许的范围内，出版商、作者、著者或编者对于与本书所包含的任何方法、产品、指示或观点相关而引起的任何人身损伤或财产损失，均不承担任何责任。

出版者

脑 膜 瘤
Meningiomas
A Comprehensive Text

原　　著　M. Necmettin Pamir

Peter M. Black

Rudolf Fahlbusch

主　　译　吉宏明

主　　审　张汉伟　王树英

译者名单（以姓氏笔画为序）

丁新民　王春红　吉宏明　成　睿

任晋瑞　邹　鹏　张刚利　陈胜利

胡　涛　胡昌辰　姚晓辉　贺宇波

贾贵军　郭建忠

北京大学医学出版社

NAOMOLIU

图书在版编目（CIP）数据

脑膜瘤 /（土）帕米（Pamir，M. N.）等著；吉宏明等译.
—北京：北京大学医学出版社，2015. 1
书名原文：Meningiomas
ISBN 978-7-5659-0519-3

Ⅰ. ①脑⋯ Ⅱ. ①帕⋯ ②吉⋯ Ⅲ. ①脑膜瘤
Ⅳ. ① R739.45

中国版本图书馆 CIP 数据核字（2013）第 007417 号

北京市版权局著作权合同登记号：图字：01-2013-1905

Meningiomas：A Comprehensive Text
M. Necmettin Pamir，Peter M. Black，Rudolf Fahlbusch
ISBN-13:978-1-4160-5654-6
ISBN-10:1-4160-5654-8
Copyright © 2010 by Saunders, an imprint of Elsevier Inc. All rights reserved.

Authorized Simplified Chinese translation from English language edition published by Elsevier Inc.

Copyright © 2014 by Elsevier（Singapore）Pte Ltd and Peking University Medical Press. All right reserved.

Elsevier（Singapore）Pte Ltd.
3 Killiney Road，#08-01 Winsland House I，Singapore 239519
Tel：（65）6349-0200，Fax：（65）6733-1817
First Published 2014
2014 年初版

Published in China by Peking University Medical Press under special agreement with Elsevier（Singapore）Pte.Ltd. This edition is authorized for sale in China only, excluding Hong Kong SAR and Taiwan. Unauthorized export of this edition is a violation of the Copyright Act. Violation of this Law is subject to Civil and Criminal Penalties.

本书简体中文版由北京大学医学出版社与 Elsevier（Singapore）Pte Ltd. 在中国境内（不包括香港特别行政区及台湾）协议出版。本版仅限在中国境内（不包括香港特别行政区及台湾）出版及标价销售。未经许可之出口，是为违反著作权法，将受法律之制裁。

脑膜瘤

主　　译：吉宏明
出版发行：北京大学医学出版社（电话：010-82802230）
地　　址：（100191）北京市海淀区学院路 38 号　北京大学医学部院内
电　　话：发行部 010-82802230；图书邮购 010-82802495
网　　址：http://www.pumpress.com.cn
E-m a i l：booksale@bjmu.edu.cn
印　　刷：北京佳信达欣艺术印刷有限公司
经　　销：新华书店
责任编辑：赵　爽　　责任校对：金彤文　　责任印制：李　啸
开　　本：889mm×1194mm　1/16　　印张：51.5　　字数：1366 千字
版　　次：2015 年 1 月第 1 版　2015 年 1 月第 1 次印刷
书　　号：ISBN 978-7-5659-0519-3
定　　价：299.00 元

版权所有，违者必究
（凡属质量问题请与本社发行部联系退换）

译者简介

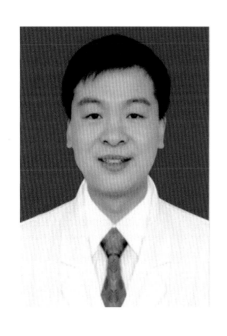

吉宏明，主任医师，教授，山西省人民医院神经外科主任。

中国医师协会神经外科分会委员，中华医学会山西省神经外科分会主任委员，中华中青年神经外科交流协会副会长，中国医师协会山西省神经外科医师分会副会长，中华医学会神经肿瘤学组专业委员；中华医学会山西省创伤学会副主任委员，中国神经外科医师分会脊髓脊柱组专家；中国医师协会神经损伤委员会全国委员，中国医师协会全国医师定期考核神外委员会委员，卫生部脑卒中筛查专家委员会委员，《中华神经外科杂志》审稿专家，《临床神经外科杂志》《中国医药》杂志编委。

中文版序

脑膜瘤是中枢神经系统常见的肿瘤之一。虽然脑膜瘤被认为是良性肿瘤，但由于脑膜瘤的生长部位、与周围神经血管组织关系以及复杂的细胞生物学特征，使脑膜瘤的治疗变得十分复杂和困难，给神经外科医生带来了很大困惑。近年来，随着生命科学和神经影像技术的快速发展，有关脑膜瘤的基础研究和临床诊治也取得了巨大进展，人们对脑膜瘤的认识已从宏观转向微观，深入到细胞和分子水平来探讨疾病的发生发展机制。

由 M. Necmettin Pamir 等主编的《脑膜瘤》一书对脑膜瘤进行了全面系统的阐述。这本书首先详细介绍了脑膜瘤的神经生物学特征，然后介绍了脑膜瘤诊断、治疗和病理学分型的最新进展，最后本书还详细介绍了不同部位脑膜瘤的手术方式及术后的各种辅助治疗方法。该书内容比较全面，观点比较新颖，无论是从基础研究角度还是临床治疗角度来说都是一本非常有价值的参考书籍。

在山西省人民医院神经外科吉宏明教授主持下，由十六名医生共同努力完成了对该书的翻译工作，这样可以及时地将这本书介绍给国内的读者，使广大神经外科医生及广大患者受益。

我相信这本书对脑膜瘤的诊断、治疗、教学以及科研工作都有很大的指导作用，将成为神经外科医生的良师益友。最后，我对所有参与该书编译的人员致以诚挚的谢意，相信本书必将进一步推动我国脑膜瘤诊治方面的发展。

北京协和医院神经外科

译者前言

　　十分偶然的机会，北京大学医学出版社的编辑让我们接触到了由 Pamir 和 Black 等国际神经外科顶级专家依其临床实践和经验编著的《脑膜瘤》。脑膜瘤是一个在临床中时常会见到的神经系统肿瘤。原著者洋洋洒洒地进行了如此深入的论述是我们当初未曾想到的，但我们很快便被书中的内容所吸引。原著者几乎阅读了所有关于脑膜瘤的文献，使得这本《脑膜瘤》涵盖了当今中枢神经系统脑膜瘤基础与临床的各个方面，同时提供了极丰富的影像资料，能使读者对当今脑膜瘤的认识更加充分，并且分享每位撰写专家的个人经验，使脑膜瘤的治疗更加精准、到位。全书包括 6 个部分，第一部分介绍了脑膜瘤的历史、解剖学、胚胎学和分子生物学进展等；第二部分系统介绍了脑膜瘤经典的和最新的诊断技术；第三部分阐述了脑膜瘤外科治疗的原则；第四部分按脑膜瘤的发生部位详述了其手术治疗的技巧及潜在风险和并发症的预防等；第五部分着重介绍了脑膜瘤放射外科治疗、分次放疗、化疗及生物治疗等辅助治疗方法。第六部分作为特别专题，介绍了复发性脑膜瘤的治疗和脑膜瘤的转移、患者自述等。

　　为了让更多的国内读者更便捷、更省力地了解这本专著，了解脑膜瘤，让更多的医生和患者从中受益，我们特翻译此书，以飨读者，其中一定有很多不当之处，请各位专家和读者批评指正。

　　感谢所有参与翻译及审校的山西省人民医院同仁。

吉宏明

原著前言

因其手术的挑战性和生物学的复杂性，脑膜瘤颇具魅力；而且人们逐渐认识到脑膜瘤是一种常见病，并有可能获得手术治愈。1938 年 Cushing 和 Eisenhart 出版了有关脑膜瘤的经典专著，这本具有里程碑意义的书奠定了脑膜瘤治疗原则的基础。其后，还有其他几本书对此有贡献。

过去几十年间，分子生物学领域和其他试验研究的进展使我们对脑膜瘤临床行为的认识得以提高。神经外科领域的进展也使脑膜瘤的临床治疗得以进一步改善。这也促使我们收集有关脑膜瘤的最新专业知识和临床进展来编辑出版这样一本内容全面的著作。第一部分"脑膜瘤的神经生物学"由十个章节构成；除了历史、解剖和胚胎学外，这一部分还提供了脑膜瘤分子生物学的新进展。第二部分有七个章节，系统总结了脑膜瘤经典的和当代的诊断技术，其中包括新的影像技术和最新的病理分类。第三部分阐述了脑膜瘤外科治疗的原则。第四部分按脑膜瘤的发生部位详述了其手术治疗。在这一部分就各部位脑膜瘤的手术技巧、潜在风险及并发症的预防做了详细阐述；部分章节还配有实例视频。第五部分着重介绍了脑膜瘤放射外科治疗、分次放射治疗、化疗及生物治疗等辅助治疗方法。最后一部分阐述了有关脑膜瘤的几项特别专题。此外我们还编辑了一章患者对待脑膜瘤的观点。每一章均由该领域的全球顶级专家撰写。

该书如此全面综合的内容不仅使读者能深入了解有关脑膜瘤的方方面面，同时也给予读者分享每位作者个人经验的机会。避免重复，但鼓励不同的观点；本著作既可为神经外科医生、神经内科医师与肿瘤科医师专用，也适用于其他学科的外科医师、内科医师和护士。

我们希望这本书能够提高读者对当今脑膜瘤的了解，促进其治疗的进一步精细化，并且能有助于对罹患该病患者的护理。

吉宏明 译

M. Necmettin Pamir, MD

Professor of Neurosurgery
Chairman, Department of Neurosurgery
Acibadem University School of Medicine
Istanbul, Turkey

Peter M. Black, MD, PhD, FACS

Franc D. Ingraham Professor of Neurosurgery
Harvard Medical School
Founding Chair, Department of Neurosurgery
Brigham and Women's Hospital, Chair Emeritus
Department of Neurosurgery
Children's Hospital Boston
Boston, Massachusetts

Rudolf Fahlbusch, MD, PhD

Professor of Neurosurgery
Director, Endocrine Neurosurgery and Intraoperative MRI
International Neuroscience Institute
Hannover, Germany

原著名单

John R. Adler, Jr, MD
Dorothy & TK Chan Professor of Neurosurgery
Department of Neurosurgery & Radiation Oncology
Stanford University School of Medicine
Stanford, California

Linda S. Aglio, MD, MS
Director of Neuroanesthesia
Department of Anesthesia, Perioperative and
    Pain Medicine
Associate Director of Neurophysiologic Monitoring
Brigham and Women's Hospital
Boston, Massachusetts

Nejat Akalan, MD, PhD
Professor of Neurosurgery
Department of Neurosurgery
Hacettepe University School of Medicine
Ankara, Turkey

Serdar Baki Albayrak, MD
Assistant Professor of Neurosurgery
Department of Neurosurgery
Suleyman Demirel University, Medical
    Faculty Hospital
Isparta, Turkey
Brain Tumor Fellow
Department of Neurosurgery
Harvard Medical School
Brigham and Women's Hospital
Boston, Massachusetts

Ossama Al-Mefty, MD
Professor and Chairman
Department of Neurosurgery
University of Arkansas for Medical Sciences
Little Rock, Arkansas

Jorge E. Alvernia, MD
Senior Resident
Neurological Surgery Department
Tulane University
New Orleans, Louisiana

Danielle Baleriaux, MD
Neuroradiologist and Department Head
Department of Neuroradiology
Hôpital Erasme, Université Libre de Bruxelles
Brussels, Belgium

Feyyaz Baltacioğlu, MD
Associate Professor of Radiology
Department of Radiology
Marmara University School of Medicine
Istanbul, Turkey

Hiriam Basiouni, MD
Department of Neurosurgery
University of Essen
Essen, Germany

Muhittin Belirgen, MD
Clinical Fellow
Department of Neurosurgery
University of Texas Southwestern Children's
    Medical Center
Dallas, Texas

Jacqueline A. Bello, MD, FACR
Professor of Clinical Radiology
Department of Radiology
Albert Einstein College of Medicine of
    Yeshiva University
Director of Neuroradiology
Department of Radiology
Montefiore Medical Center
Bronx, New York

Amaresh S. Bhaganagare, Mch
Department of Neurosurgery
King Edward Memorial Hospital
Seth G. S. Medical College
Parel, Mumbai, India

Peter M. Black, MD, PhD, FACS
Franc D. Ingraham Professor of Neurosurgery
Harvard Medical School
Founding Chair, Department of Neurosurgery
Brigham and Women's Hospital, Chair Emeritus
Department of Neurosurgery
Children's Hospital Boston
Boston, Massachusetts

Alp Özgün Börcek, MD
Neurosurgeon
Department of Neurosurgery
Division of Pediatric Neurosurgery
Gazi University Faculty of Medicine
Ankara, Turkey

John Borchers, III, MD†
Neurosurgeon
Department of Neurosurgery
Stanford University School of Medicine
Stanford, California

Michael Brada, MB ChB, FRCR, FRCP
Professor of Radiation Oncology
Academic Unit of Radiotherapy and Oncology
The Institute of Cancer Research and Neuro-oncology Unit
The Royal Marsden NHS Foundation Trust
Sutton, Surrey, United Kingdom

Jacques Brotchi, MD
Emeritus Professor and Honorary Chairman
Department of Neurosurgery
Hôpital Erasme
Brussels, Belgium

Michael Bruneau, MD
Neurosurgeon
Université Libre de Bruxelles
Associate Attending Neurosurgeon
Department of Neuroradiology
Hôpital Erasme
Brussels, Belgium

Lisa Calvocoressi, PhD
Associate Research Scientist
Department of Epidemiology and Public Health
Yale University School of Medicine
New Haven, Connecticuit

Giorgio Carrabba, MD
Neuro-oncology Fellow
Department of Neurosurgery
Neurosurgery Fellow
Department of Neurosurgery
Toronto Western Hospital
Toronto, Ontario, Canada

Rona S. Carroll, PhD
Assistant Professor of Surgery
Department of Surgery
Harvard Medical School
Assistant Professor of Neurosurgery
Department of Neurosurgery
Brigham and Women's Hospital
Boston, Massachusetts

Elizabeth B. Claus, MD, PhD
Professor of Epidemiology and Public Health
Department of Epidemiology and Public Health
Yale School of Medicine
New Haven, Connecticut
Attending Neurosurgeon
Department of Neurosurgery
Brigham and Women's Hospital
Boston, Massachusetts

V. Peter Collins, MD, PhD
Professor of Histopathology and Morbid Anatomy
Pathology Division of Molecular Histopathology
University of Cambridge
Honorary Consultant Histopathologist
Department of Histopathology
Addenbrooke's Hospital
Cambridge, United Kingdom
Foreign Adjunct Professor
Histopathology
The Karolinska Institute
Stockholm, Sweden

Jeroen R. Coppens, MD
Fellow
Department of Neurosurgery
University of Utah
Salt Lake City, Utah

William T. Couldwell, MD, PhD
Professor and Joseph J. Yager Chairman
Department of Neurosurgery
Attending Physician
Department of Neurosurgery
University of Utah
Salt Lake City, Utah

Chris Couser, MD
Department of Neurosurgery
Brigham and Women's Hospital
Boston, Massachusetts

---

†Deceased.

Manoel A. de Paiva Neto, MD
Research Fellow
Division of Neurosurgery
University of California at Los Angeles
David Geffen School of Medicine
Los Angeles, California
Clinical Instructor
Disciplina de Neurocirurgia
Universidade Federal de Sao Paulo
Sao Paulo, Brazil

Ketan I. Desai, Mch
Consultant Neurosurgeon
Department of Neurosurgery
P.D. Hinduja National Hospital and Medical Research Center
Mumbai, Maharashtra, India

Alp Dinçer, MD
Assistant Professor of Radiology
Department of Radiology
Acibadem University School of Medicine
Istanbul, Turkey

Francesco Doglietto, MD
Clinical Fellow
Department of Neurosurgery
Toronto Western Hospital, University Health Network
Toronto, Ontario, Canada
Neurosurgeon
Department of Neuroscience
Institute of Neurosurgery
Catholic University School of Medicine
Rome, Italy

Joshua R. Dusick, MD
Assistant Researcher
Division of Neurosurgery
University of California at Los Angeles
David Geffen School of Medicine
Los Angeles, California

Canan Erzen, MD
Professor of Radiology
Department of Radiology
Marmara University School of Medicine
Istanbul, Turkey

Rudolf Fahlbusch, MD, PhD
Professor of Neurosurgery
Director, Endocrine Neurosurgery and Intraoperative MRI
International Neuroscience Institute
Hannover, Germany

Joaquim M. Farinhas, MD
Assistant Professor
Department of Radiology
Albert Einstein College of Medicine
Bronx, New York

Nasrin Fatemi, MD
Neuroendocrine Research Fellow
Division of Neurosurgery
University of California at Los Angeles
David Geffen School of Medicine
UCLA Pituitary Tumor and Neuroendocrine Program
Los Angeles, California

Shifra Fraifeld, MBA
Research Associate
Department of Neurosurgery
Hadassah – Hebrew University Medical Center
Jerusalem, Israel

Fred Gentili, MD, MSc, FRCSC, FACS
Professor, Deputy Chief
Department of Surgery
Division of Neurosurgery
University of Toronto
Professor
Department of Otolaryngology and Head and Neck
Toronto Western Hospital, University Health Network
Toronto, Ontario, Canada

Venelin M. Gerganov, MD, PhD
Associate Neurosurgeon
International Neuroscience Institute
Hannover, Germany

Atul Goel, Mch
Professor and Head
Department of Neurosurgery
King Edward Memorial Hospital
Seth G. S. Medical College
Parel, Mumbai, India

Alexandra J. Golby, MD
Assistant Professor of Surgery
Assistant Professor of Radiology
Harvard Medical School
Associate Surgeon
Department of Neurosurgery
Brigham and Women's Hospital
Boston, Massachusetts

Menachem M. Gold, MD
Clinical Instructor
Department of Radiology
Albert Einstein College of Medicine
Neuroradiology Fellow
Department of Radiology
Montefiore Medical Center
Bronx, New York

William B. Gormley, MD
Director, Neurosurgical Critical Care
Department of Neurosurgery
Harvard Medical School
Boston, Massachusetts

Lance S. Governale, MD
Resident
Department of Neurosurgery
Brigham and Women's Hospital
Boston, Massachusetts

Abhijit Guha, MD
Professor
Department of Surgery - Neurosurgery
University of Toronto
Attending Neurosurgeon
Department of Neurosurgery
Toronto Western Hospital
Senior Scientist and Co-Director
Brain Tumor Center
Department of Cell Biology
Hospital for Sick Children Research Institute
Toronto, Ontario, Canada

Wendy Hara, MD
Clinical Instructor
Department of Radiation Oncology
Stanford University School of Medicine
Stanford, California

Toshinori Hasegawa, MD
Chief Neurosurgeon
Department of Neurosurgery
Komaki City Hospital
Gamma Knife Center
Komaki, Japan

Werner Hassler, MD, PhD
Chief
Department of Neurosurgery
Wedau Kliniken
Duisburg, Germany

Stanley Hoang, BS
Department of Neurosurgery
Stanford University School of Medicine
Stanford, California

Bernd M. Hofmann, MD
Neurosurgeon
Healthcare Sector
Workflow & Solutions Division
Siemens AG
Erlangen, Germany

Liz L. Holzemer, MA Journalism
Founder
Meningioma Mammas
Highlands Ranch, Colorado

Mark Hornyak, MD
Fellow
Department of Neurosurgery
University of Utah
Salt Lake City, Utah

John A. Jayne, Jr, MD, PhD, FRCS(C)
Assistant Professor of Neurosurgery and Pediatrics
Department of Neurosurgery
University of Virginia Health System
Charlottesville, Virginia

Michel Kalamarides, MD, PhD
Professor of Neurosurgery
Universite de Paris
Paris, France
Department of Neurosurgery
Hospital Beaujon, AP-HP
Clichy, France

Hideyuki Kano, MD, PhD
Research Assistant Professor
Department of Neurological Surgery
University of Pittsburgh
Pittsburgh, Pennsylvania

Tulay Kansu, MD, FAAN
Professor of Neurology
Department of Neurology
Professor of Neuroophthalmology
Department of Neuro-Ophthalmology
Hacettepe University School of Medicine
Ankara, Turkey

Takeshi Kawase, MD
Professor and Chairman
Department of Neurosurgery
Keio University School of Medicine
Tokyo, Japan

Dilaver Kaya, MD
Assistant Professor of Neurology
Department of Neurology
Acibadem University School of Medicine
Attending Neurologist
Department of Neurology
Adibadem Kozyatagi Hospital
Istanbul, Turkey

Andrew H. Kaye, MBBS, MD, FRACS
James Stewart Professor of Surgery
Head, Department of Surgery
The University of Melbourne
Director, Department of Neurosurgery
Director
The Melbourne Comprehensive Cancer Centre
The Royal Melbourne Hospital
Melbourne, Australia

Daniel F. Kelly, MD
Director, Brain Tumor Center
John Wayne Cancer Institute at Saint John's Health Center
Santa Monica, California

Ron Kikinis, MD
Professor
Department of Radiology
Harvard Medical School
Brigham and Women's Hospital
Boston, Massachusetts

Türker Kiliç, MD
Associate Professor of Neurosurgery
Department of Neurosurgery
Marmara University School of Medicine
Istanbul, Turkey

James A. J. King, MBBS, PhD, FRACS
Senior Lecturer
Department of Surgery
University of Melbourne
Neurosurgeon
Department of Neurosurgery
Royal Melbourne Hospital
Melbourne, Australia

Saeed Kohan, MD
Clinical Fellow of Pediatric Neurosurgery
Department of Neurosurgery
Marmara University Medical Center
Istanbul, Turkey
Instructor
Department of Neurosurgery
Concord Hospital
University of Sydney
Sydney, Australia

Douglas Kondziolka, MD, FACS, FRCS
Peter J. Jannetta Professor and Vice-Chairman of
    Neurological Surgery and Radiation Oncology
Department of Neurosurgery
University of Pittsburgh
Pittsburgh, Pennsylvania

Ender Konukoglu, PhD
PhD Candidate
Asclepios Research Project
INRIA Sophia Antipolis
Sophia Antipolis, France

Deniz Konya, MD
Assistant Professor
Department of Neurosurgery
Marmara University School of Medicine
Istanbul, Turkey

Niklaus Krayenbühl, MD
Neurosurgeon
Department of Neurosurgery
University Hospital Zürich
Zürich, Switzerland

Osami Kubo, MD, PhD
Professor
Department of Neurosurgery
Institute of the Advanced Biomedical Sciences
Tokyo Women's Medical University
Tokyo, Japan

Edward R. Laws, Jr, MD, FACS
Director, Pituitary/Neuroendocrine Center
Department of Neurosurgery
Brigham and Women's Hospital
Neurosurgeon
Department of Neurosurgery
Children's Hospital Boston
Neurosurgeon
Dana-Farber Cancer Institute
Boston, Massachusetts

Gordon Li, MD
Resident
Department of Neurosurgery
Stanford University School of Medicine
Stanford, California

Jay S. Loeffler, MD, FACR
Herman and Joan Suit Professor of Radiation Oncology
Harvard Medical School
Chief, Department of Radiation Oncology
Massachusetts General Hospital
Boston, Massachusetts

L. Dade Lunsford, MD, FACS
Professor
Department of Neurological Surgery
University of Pittsburgh Medical Center
Pittsburgh, Pennsylvania

Dennis Malkasian, MD, PhD
Associate Clinical Professor of Neurosurgery
Division of Neurosurgery
University of California at Los Angeles
David Geffen School of Medicine
UCLA Pituitary Tumor and Neuroendocrine Program
Los Angeles, California

Carolina Martins, MD, PhD
Anatomy Professor
Medical School of Pernambuco – IMIP
Neurosurgeon, IMIP
Recife, Brazil
Visiting Professor
University of Florida
Gainesville, Florida

Tiit Mathiesen, MD
Associate Professor
Department of Neurosurgery
Karolinska University
Department of Neurosurgery
Karolinska University Hospital Solna
Stockholm, Sweden

Giuseppe Minniti, MD, PhD
Assistant Professor of Radiation Oncology
Department of Radioterapia Oncologica
Ospedale Sant'Andrea
Rome, Italy

**Debabrata Mukhopadhyay, MBBS, DNB
(Neurosurgery)**
Neuro-oncology Fellow
Department of Neurosurgery
Neurosurgery Fellow
Department of Neurosurgery
Toronto Western Hospital
Toronto, Ontario, Canada

Ajay Niranjan, MBBS, MS, MCh
Associate Professor
Neurological Surgery
University of Pittsburgh
Pittsburgh, Pennsylvania

Andrew D. Norden, MD
Instructor of Neurology
Harvard Medical School
Associate Neurologist
Division of Neuro-oncology
Department of Neurology
Brigham and Women's Hospital
Attending Neuro-oncologist
Department of Medical Oncology
Center for Neuro-oncology
Dana-Farber Cancer Institute
Boston, Massachusetts

Y. Ono, MD, PhD
Professor
Department of Neuroradiology
Tokyo Women's Medical University
Tokyo, Japan

Koray Özduman, MD
Assistant Professor of Neurosurgery
Department of Neurosurgery
Acibadem University School of Medicine
Attending Neurosurgeon
Department of Neurosurgery
Acibadem Kozyatagi Hospital
Istanbul, Turkey

M. Memet Özek, MD
Professor of Neurosurgery
Chairman, Department of Neurosurgery
Marmara University School of Medicine
Chief, Division of Pediatric Neurosurgery
Department of Neurosurgery
Acibadem University
Istanbul, Turkey

Serdar Özgen, MD
Associate Professor of Neurosurgery
Department of Neurosurgery
Marmara University School of Medicine
Istanbul, Turkey

Tuncalp Özgen, MD
Professor and Chairman
Department of Neurosurgery
Hacettepe University School of Medicine
Ankara, Turkey

M. Necmettin Pamir, MD
Professor of Neurosurgery
Chairman, Department of Neurosurgery
Acibadem University School of Medicine
Istanbul, Turkey

Chirag G. Patil, MD, MS
Chief Resident
Department of Neurosurgery
Stanford University
Stanford, California

Selçuk Peker, MD
Associate Professor
Department of Neurosurgery
Acibadem University School of Medicine
Istanbul, Turkey

Annette M. Pham, MD
Private Practice
ENT Specialists of Shady Grove, PC
Rockville, Maryland

Joseph M. Piepmeier, MD
Professor of Neurosurgery
Department of Neurosurgery
Yale University School of Medicine
New Haven, Connecticut

Killian M. Pohl, PhD
Research Associate
Computer Science
Massachusetts Institute of Technology
Cambridge, Massachusetts
Researcher
IBM Almaden
San Jose, California

Ivan Radovanovic, MD, PhD
Clinical Fellow
Division of Neurosurgery
Toronto Western Hospital
University of Toronto
Toronto, Ontario, Canada

Naren Raj Ramakrishna, MD, PhD
Director
Neurologic and Pediatric Oncology
MD Anderson Cancer Center
Orlando, Florida

Albert L. Rhoton, Jr, MD
R.D. Keene Family Professor and Chairman Emeritus
Department of Neurosurgery
McKnight Brain Institute
University of Florida
Gainesville, Florida

Guy Rosenthal, MD
Attending Neurosurgeon
Department of Neurosurgery
Hadassah – Hebrew University Medical Center
Jerusalem, Israel
Assistant Adjunct Professor
Department of Neurosurgery
San Francisco General Hospital
University of California at San Francisco
San Francisco, California

James T. Rutka, MD, PhD, FRCSC, FACS, FAAP
Chair
Division of Neurosurgery
University of Toronto
The Hospital for Sick Children
Department of Otolaryngology
University of Toronto, University Health Network
Toronto, Ontario, Canada

John A. Rutka, MD, FRCSC
Professor
Department of Otolaryngology
University of Toronto
Staff Neurotologist
Department of Otolaryngology
University of Toronto, University Health Network
Toronto, Ontario, Canada

Siegal Sadetzki, MD, MPH
Senior Lecturer
Department of Epidemiology and Preventive Medicine
Sackler School of Medicine
Tel-Aviv University
Tel Aviv, Israel
Head, The Cancer & Radiation Epidemiology Unit
The Gertner Institute for Epidemiology & Health Policy Research
Chaim Sheba Medical Center
Tel Hashomer, Israel

Gordon T. Sakamoto, MD
Chief Resident
Department of Neurosurgery
Stanford University School of Medicine
Stanford, California

Katsumi Sakata, MD
Associate Professor and Director
Department of Neurosurgery
Yokohama City University School of Medicine
Yokohama, Japan

Madjid Samii, MD, PhD
Professor of Neurosurgery
International Neuroscience Institute
Hannover, Germany

Aydin Sav, MD
Professor, Director
Department of Pathology
Acibadem University
Professor, Head
Pathology Laboratory
Neuropathology Unit
Marmara University
Istanbul, Turkey

Bernd Scheithauer, MD
Professor of Pathology
Laboratory Medicine and Pathology
Mayo Clinic
Rochester, Minnesota

Uta Schick, MD, PhD
Assistant Professor of the Clinic of Neurosurgery
Department of Neurosurgery
University of Heidelberg
Heidelberg, Germany

Johannes Schramm, MD
Professor and Chairman
Department of Neurosurgery
Rheinische Friedrich Wilhelms University
Bonn, Germany

Patrick Schweder, MD
Department of Neurosurgery
The Royal Melbourne Hospital
Parkville, Victoria, Australia

Volker Seifert, MD, PhD
Professor and Chairman
Department of Neurosurgery
Director, Center of Clinical Neurosciences
Johann Wolfgang Goethe University
Frankfurt am Main, Germany

Askin Seker, MD
International Research Fellow
Department of Neurosurgery
University of Florida
Gainesville, Florida

Keivan Shifteh, MD
Assistant Professor of Radiology
Department of Radiology
Albert Einstein College of Medicine
Montefiore Hospital
Bronx, New York

Helen A. Shih, MD, MS, MPH
Assistant Professor
Harvard Medical School
Radiation Oncologist
Department of Radiation Oncology
Massachusetts General Hospital
Boston, Massachusetts

Yigal Shoshan, MD
Associate Professor
Department of Neurosurgery
Hebrew University – Hadassah School of Medicine
Attending Neurosurgeon
Department of Neurosurgery
Hadassah – Hebrew University Medical Center
Jerusalem, Israel

Matthias Simon, MD
Assistant Professor of Neurosurgery
Department of Neurosurgery
Rheinische Friedrich Wilhelms University
Bonn, Germany

Robert L. Simons, MD, FACS
Clinical Professor
Department of Otolaryngology – Head and Neck Surgery
Division of Facial Plastic and Reconstructive Surgery
University of Miami
Medical Board Chairman
The Miami Institute for Age Management and Intervention
Miami, Florida

Marc P. Sindou, MD, PhD
Chairman
Professor of Neurosurgery
Hospital Neurologique Pierre Wertheimer
Universite de Lyon
Lyon, France

Sergey Spektor, MD, PhD
Clinical Senior Lecturer
Department of Neurosurgery
Hebrew University – Hadassah School of Medicine
Attending Neurosurgeon
Department of Neurosurgery
Hadassah – Hebrew University Medical Center
Jerusalem, Israel

K. Takakura, MD
Professor Emeritus
Department of Neurosurgery
Institute of the Advanced Biomedical Sciences
Tokyo Women's Medical University
Tokyo, Japan

Farzana Tariq, MD
Research Fellow
Department of Neurosurgery
Harvard Medical School
Brigham and Women's Hospital
Boston, Massachusetts

A. Teramoto, MD, PhD
Professor of Neurosurgery
Department of Neurosurgery
Tokyo Women's Medical University
Tokyo, Japan

Felix Umansky, MD
Chair
Department of Neurosurgery
Hebrew University – Hadassah School of Medicine
Chairman
Department of Neurosurgery
Hadassah – Hebrew University Medical Center
Jerusalem, Israel
Attending Neurosurgeon
Department of Neurosurgery
Henry Ford Hospital
Detroit, Michigan

Onder Us, MD
Chairman and Professor
Department of Neurology
Marmara University School of Medicine
Istanbul, Turkey

Marcus L. Ware, MD, PhD
Assistant Professor in Neurosurgery
Department of Neurosurgery
Tulane University School of Medicine
New Orleans, Louisiana

Damien C. Weber, MD
Vice Chairman
Radiation Oncology Department
Geneva University Hospital
Geneva, Switzerland

Patrick Y. Wen, MD
Clinical Director
The Dana-Farber/Brigham and Women's Cancer Center
Associate Professor of Neurology
Harvard Medical School
Boston, Massachusetts

Guido Wollmann, MD
Associate Research Scientist
Department of Neurosurgery
Yale University School of Medicine
New Haven, Connecticut

Isao Yamamoto, MD
Professor and Chairman
Department of Neurosurgery
Yokohama City University
Yokahama, Japan

Jun Yoshida, MD, PhD
Professor and Chairman
Department of Neurosurgery
Nagoya University Graduate School of Medicine
Nagoya, Japan

Jacob Zauberman, MD
Trauma Unit
Chaim Sheba Medical Center
Tel Hashomer, Israel

目　录

第五部分

脑膜瘤的放化疗

第六部分

特别专题

视频目录

脑膜瘤的神经生物学

1

脑膜瘤的历史及其治疗

Chirag G Patil,
Edward R. Laws, Jr.

王春红 译

脑膜瘤引起外科医生、解剖学家、病理学家及内科医生的注意已经有几个世纪了。由于这些肿瘤能引起相邻颅骨增厚，所以史前时期，脑膜瘤就在人的颅骨上留下了确定的标记[1-4]。这些证据中许多来源于秘鲁安迪斯山脉保存完好的印加人颅骨，这些典型增生的颅骨提示该颅骨覆盖之下曾经存在脑膜瘤(图1-1)。

近代，Felix Plater（图1-2）很可能是描述脑膜瘤的第一人。1536年，他出生在瑞士的Sion，1557年在其学习的蒙彼利埃获得博士学位。Caspar Bonecurtius（一个贵族）是Plater的一个脑膜瘤病人，该患者表现为渐进的身体衰弱和精神萎靡。在尸检中，Plater描述了一个像橡树果的圆形肿瘤[5,6]。肿瘤有中等苹果大小，质地韧，充满整个空间。它有完整包膜，并被血管盘绕。Plater说肿瘤与脑组织无粘连，所以用手摘除后会留下一个显著的腔。这第一次明确的脑膜瘤描述和大多数有包膜脑膜瘤相一致[7,8]。Felix Plater作为巴塞尔大学杰出的医学教授持续工作，直到78岁时死于巴塞尔。

命 名

1922年，Harvey Cushing创造"脑膜瘤"这个词用以描述脑膜的良性新生物。然而，许多其他外科医生和病理学者也在描述及命名这个新生物。事实上，肿瘤的命名可能也代表了医学史上最多变的一种命名方法。Antoine Louis，1723年出生在法国梅斯的一个外科医生家庭，他逐渐对硬膜肿瘤手术产生了兴趣，他把硬膜肿瘤命名为硬脑膜真菌样肿瘤或硬脑膜的蕈样瘤。在1774年，他在 *Memoire de l'Académie Royale de Chirurgie* 中描述了这一肿瘤。1854年，James Paget 先生根据肿瘤的肉眼外观像骨髓及较低的恶性程度，命名这种新生物为骨髓样肿瘤。1863年，Virchow第一次描述这些肿瘤中有颗粒样物质，并命名为砂样瘤（像沙子）。他由于不能确定这些物质的起源，所以给这个新事物予描述性的命名。后来为了描述这些肿瘤，他把砂样瘤更名为硬脑膜肉瘤[2,10]。

18世纪中叶，Meyer、Bouchard和Robin普遍使用"上皮瘤"这个词，后来内皮瘤替代了该词[2,10]。Golgi认为由于该肿瘤起源予间充质细胞，所以内皮瘤更为合适。尽管有许多命名，18世纪末及19世纪初，Virchow的"肉瘤"和"砂样瘤"和Golgi的"内皮瘤"均得到广泛使用。

不同的命名带来的混乱使Harvey Cushing很困惑，他认为人们应该把它

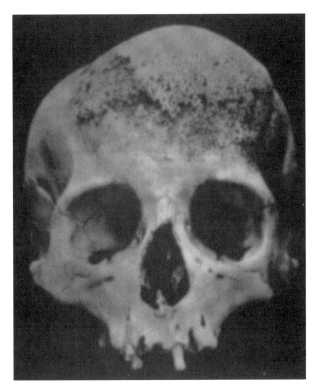

图 1-1 史前秘鲁人的颅骨，因下面覆盖脑膜瘤而增厚。(From al-Rodhan NR, Laws ER Jr. Meningiomas: a historical study of the tumor and its surgical management. Neurosurgery 1990:26 (5)：832-46; discussion 846-7.)

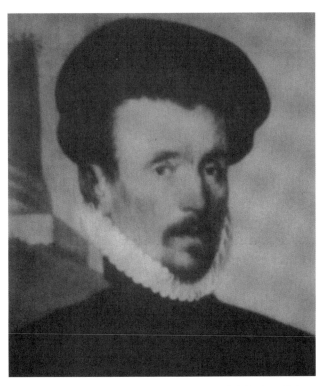

图 1-2 瑞士人 Felix Plater (1536–1614) 首次描述脑膜瘤。(From al-Rodhan NR, Laws ER Jr. Meningiomas: a historical study of the tumor and its surgical management. Neurosurgery 1990:26 (5)：832-46; discussion 846-7.)

统一命名。Cushing 明白由于肿瘤细胞组成有争议，以组织发生命名不能被普遍接受。而且，由于这些肿瘤起源于脑内许多部位，所以基于部位的肿瘤命名也是不可能的。因此，Cushing 决定一个简单而合适的"组织名字"——脑膜瘤，意思是"无倾向的和全部的"。1922 年，Harvey Cushing 在 Cavendish 讲座中，他使用这个名字讨论了 85 例患这种肿瘤的病例[10]。

分 类

1863 年，Virchow 是第一个尝试给脑膜瘤分类的人[2]。随之有其他人的许多分类方案，如 Engert (1900)、Cushing (1920)、Oberling (1922)、Globus (1935)、Russell 和 Rubinstein (1971) 等[2,11]。世界卫生组织（WHO）的分类现在被广泛使用，并进行定期的修正[12]。它包括近来有恶性趋势的"非典型型脑膜瘤"的概念。表 1-1 列举了不同的分类描述。

发病机制

1705 年，Antonius Pacchioni 对蛛网膜粒的描述类似于淋巴结[13]。然而，直到 1864 年，Rainey 才提出这些蛛网膜起源于柔脑膜[14]。Luschka、Ludwig Meyer、Key 和 Retzius 支持该观点，但是还没有认识到脑膜肿瘤与蛛网膜粒之间的关联。John Cleland，格拉斯哥（Glasgow）的一个解剖学教授，1864 年描述了两个硬脑膜肿瘤[15]。一个是嗅沟肿瘤，另一个起源于右侧额叶。在解剖室中，Cleland 能把肿瘤和硬脑膜分离开，因此恰当地把它们描述为蛛网膜乳头状瘤（图 1-3）。他认为它们一定起源于 pacchionian 小体，归因于蛛网膜。1902 年，Schmidt 在进行了一系列脑膜肿瘤的显微检查后，得出结论：这些肿瘤的细胞结构类似于覆盖蛛网膜绒毛的细胞群[16]（图 1-4）。当时，一些著名医学家也提出了许多其他关于肿瘤起源的不同理论，包括 Ribbert（结缔组织起源）[17]、Oberling（神经胶质起源）[18] 以及 Roussy 和 Cornil（神经上皮起源）[19]。直到 1915 年，Cushing 和 Weed 确认脑膜瘤起源于蛛网膜帽细胞。Cleland 的理论才被广泛接受[20]。

表 1-1　脑膜瘤的分类

年代	作者	分类
1900	Engert	4 种类型：①纤维型；②细胞型；③肉瘤型；④血管瘤型
1920	Cushing	5 种类型：①额部；②旁中央；③顶部；④枕部；⑤颞部
1922	Oberling 和 Roussey	3 种类型：①神经上皮型；②神经胶质型；③混合型
1928	Cushing 和 Bailey	4 种类型：①脑膜内皮型；②成纤维细胞型；③成血管细胞型；④成骨细胞型
1930	Bailey 和 Bucy	9 种类型：①间质型；②血管母细胞型；③脑膜上皮型；④砂粒体型；⑤成骨细胞型；⑥成纤维细胞型；⑦成黑色素细胞型；⑧脂肪瘤型；⑨广泛脑膜肉瘤型
1935	Globus	5 种类型：（强调肿瘤软膜血管的内容物）①柔脑膜瘤；②硬脑膜瘤；③全层脑膜瘤；④未分化脑膜瘤；⑤软脑膜瘤
1938	Cushing 和 Eisenhardt	9 种类型：①不产生胶原蛋白和网状蛋白的脑膜内皮瘤；②产生胶原蛋白和网状蛋白趋势的脑膜内皮瘤；③产生胶原蛋白或网状蛋白的良性纤维母细胞瘤；④产生网状蛋白的血管网状细胞瘤；⑤不产生胶原蛋白或网状蛋白的上皮样瘤；⑥产生胶原蛋白或网状蛋白的恶性纤维母细胞瘤；⑦成骨细胞的脑膜瘤；⑧软骨母细胞性脑膜瘤；⑨脂肪肉瘤
1971	Russell 和 Rubinstein	5 种类型：①合体细胞型；②过渡型；③成纤维细胞型；④血管母细胞型；⑤混合型
2007	世界卫生组织	①脑膜内皮；②纤维型（成纤维细胞型）；③过渡型（混合型）；④砂粒体型；⑤血管瘤型；⑥微囊型；⑦分泌型；⑧富含淋巴浆细胞型；⑨化生型；⑩脊索型；⑪透明细胞型；⑫非典型型；⑬乳头状型；⑭杆状型；⑮间变型（恶性）

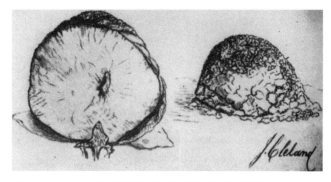

图 1-3　Cleland 蛛网膜乳头状瘤手绘示意图。(From al-Rodhan NR, Laws ER Jr. Meningiomas: a historical study of the tumor and its surgical management. Neurosurgery 1990:26（5）：832-46; discussion 846-7.）

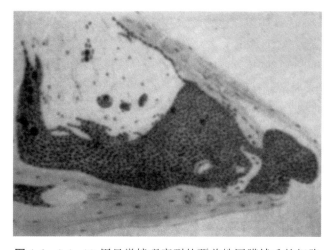

图 1-4　Schmidt 用显微镜观察到的覆盖蛛网膜绒毛的细胞群。(From al-Rodhan NR, Laws ER Jr. Meningiomas: a historical study of the tumor and its surgical management. Neurosurgery 1990:26（5）：832-46; discussion 846-7.）

病因学

在 1813 年，Berlinghieri 首先提出颅脑损伤与脑膜瘤发生之间的联系[21]。1888 年，Keen 公布了三个外科病例，其中包括一个脑膜瘤病例，他详述了脑膜瘤和颅脑损伤有潜在关联。Cushing 支持这种关系，并且写到[2]：

在该组的许多病例中，多年以前颅骨受到一个足以使人昏迷的打击，恰恰就在该处发现肿瘤，这远不是碰巧，一定有某些关系。依照这些迹象，诱人的设想是：这种损伤使脑膜肿胀并引起渗出，这些有助于吸收受到刺激而处于一种病态活性的局部细胞群。

在 1986 年，Barnett 及其同事[22]得出结论，脑膜瘤和脑外伤之间的关联大多是道听途说的，但是认为在一些病例中损伤有利于脑膜瘤的发展。后来，这种关联受到系统的流行病学分析的反驳[22]。

脓肿、出血和结核的慢性刺激被认为有可能与脑膜瘤的发生有关。基于有治疗多发性神经纤维瘤病（von Recklinghausen's disease）病人的经验，Cushing 和 Eisenhardt 认为脑膜瘤病因学涉及先天性因素。1981 年，Deen 和 Laws 通过描述脑膜瘤的发生邻近其他原发脑肿瘤，提出支持刺激理论的证据[23]。最终，头部放射可诱发脑膜瘤发生[24]。

到 1920 年 5 月，其他的脑膜瘤报告得以发表，立体 X 线透视检查也被广泛使用。通过诸如用更多感光胶卷代替旧的玻璃板等一系列的改进，曝光时间从而缩短[7]，这种技术得以进步。然而，在脑肿瘤（包括脑膜瘤）显影中最大的改进来自于 1918 年 Dandy 关于脑室压测量法使用的开创性论文[26]。后来，随着脑室压测量法的效果变得更加明显，Cushing 和 Eisenhardt 把它形容为"对肿瘤的定位和诊断所作的最可靠贡献之一"[2]。

放射学

1897 年，Obici 和 Bollici 首次成像颅骨，紧接着 1889 年 Oppenheim 宣告：蝶鞍成像是可能的[2]。1902 年，Mills 和 Pfahler 首次提供脑膜瘤的放射学描述[25]。

在一个适当且坚硬的空间，完成 4 分钟的曝光，得到一个能很好显示所有结构细节的底片。位于冠状缝和脑膜后动脉之间的巨大阴影与 Dr. Mills 定位肿瘤的区域相符合。

外科手术

1743 年，Heister 在德国的 Helmstead，首次手术治疗脑膜瘤[2]。他的患者是一名 34 岁的秘鲁士兵，Heister 使用生石灰处理肿瘤后患者于术后发生感染而死亡。尸检后，Heister 称肿瘤为头部的真菌样肿瘤。Olaf Acrel（图 1-5A），瑞典外科的创始人，为 30 岁的脑部肿瘤病人进行了手术，该患者 18 个月前曾有头部外伤史[2]（图 1-5B）。其发现该病人有

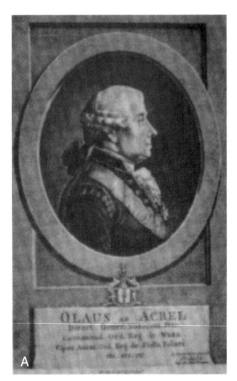
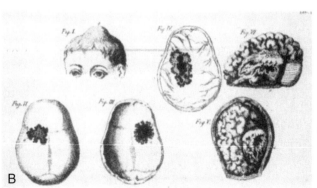

图 1-5　**A**，Olaf Acrel 瑞典外科之父（1717—1806）。**B**，在 1768 年，Olaf Acrel 的脑膜瘤病例示意图。(From al-Rodhan NR, Laws ER Jr. Meningiomas: a historical study of the tumor and its surgical management. Neurosurgery 1990:26（5）：832-46; discussion 846-7.)

一个搏动性肿瘤，插入一手指探查肿瘤，随之发生了严重的出血和抽搐，患者几天后死亡。

1847 年，意大利人 Zanobi Pecchioli 第一次成功地切除了脑膜瘤[27]。他是 Siena 大学医学和外科教授，共发表了 1524 例手术操作，其中 16 例是神经外科手术。他的病例之一是右侧前顶部巨大脑膜瘤。他通过间隔较远的三个钻孔，构成三角形骨瓣而切除了肿瘤。用少许甜杏仁油浸泡麻纱覆盖手术部位。病人存活超过 30 个月，并于 1840 年，为竞争巴黎大学外科学主席而选择对该手术进行了叙述。

1879 年，William McEwen 先生（图 1-6）在格拉斯哥成功地进行了脑膜瘤切除，在北欧是首次。19 世纪，最有名的和众所周知的神经外科手术是由意大利人 Franceso Durante（图 1-7）在 1885 年 6 月 1 日完成的[21,28]。他的病人是一位患左嗅沟脑膜瘤的 35 岁女子。Durante 在 1 小时内完全切除了苹果大小的分叶肿瘤，重达 70g。他通过肿瘤破坏的筛窦开口留下了引流管，向下并从左侧鼻腔引出。在

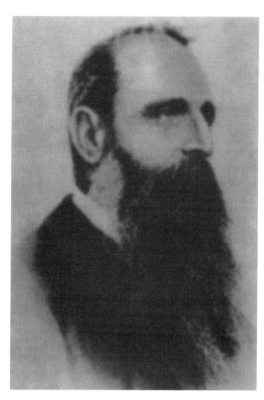

图 1-7　Francesco Durante（1844–1934）。（From al-Rodhan NR, Laws ER Jr. Meningiomas: a historical study of the tumor and its surgical management. Neurosurgery 1990:26（5）：832-46; discussion 846-7.）

术后第 7 天 拆除引流管，病人出院回家。病人生活得非常好，11 年后因肿瘤复发并要求再次手术。由于病人良好的结果，该病例在 1887 年出版的 Lancet 发表，同年 9 月在华盛顿国际医学大会被介绍[28]。

William W. Keen（图 1-8），美国的神经外科先驱之一，1887 年 12 月 15 日在美国首先成功地切除脑膜瘤。Keen 是他的家乡费城杰弗逊医学院的外科主席。他的脑膜瘤患者是一名 26 岁的马车制造商（图 1-9）。患者表现为头痛、癫痫发作和偏盲。患者诉儿童时曾有头部外伤史。Keen 体格检查时发现患者失语和右侧偏瘫。进行复杂的消毒措施例如去除手术室地毯和清洁墙壁和天花板后完成了手术。手术开始于自然光最亮的下午 1 点，历时 2 小时。通过额颞开颅，重 88g 的肿瘤被完全切除。虽然，脑脊液漏和伤口愈合不良的并发症持续了 5 周，但是病人于术后 84 天康复出院。为表感谢，患者答应他的大脑供 Keen 研究。Keen 年龄比病人几乎大 30 岁，但 Keen 更长寿。病人手术后 30 年 44 天死亡，该

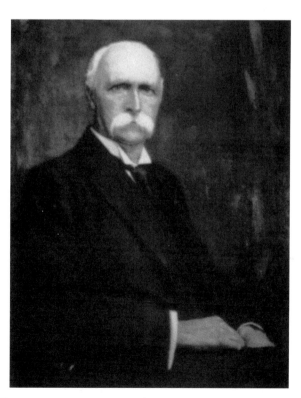

图 1-6　William McEwen。（From al-Rodhan NR, Laws ER Jr. Meningiomas: a historical study of the tumor and its surgical management. Neurosurgery 1990:26（5）：832-46; discussion 846-7.）

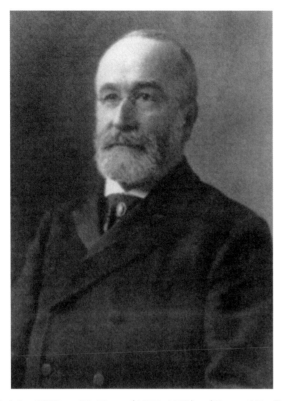

图 1-8 William W. Keen（1837–1932）。（From al-Rodhan NR, Laws ER Jr. Meningiomas: a historical study of the tumor and its surgical management. Neurosurgery 1990:26（5）：832-46; discussion 846-7.）

承诺持续到 1918 年 1 月 29 日[7,29]。

Harvey Cushing 对手术切除脑膜瘤的贡献是无与伦比的。Harvey Cushing（图 1-10）出生在俄亥俄州（Ohio）的克利夫兰（Cleveland），1895 年毕业于哈佛医学院，并加入位于巴尔的摩（Baltimore）的约翰霍普金斯（Johns Hopkins）医院霍尔斯特德

（Halsted）外科服务中心。1912 年，他成为哈佛的外科教授和彼得弯布里格姆（Peter Bent Brigham）医院首席外科教授。Cushing 最有名的脑膜瘤患者是 Leonard Wood 将军，是一名外科军医，也是首席美国陆军参谋长。1909 年，因频繁的左侧杰克逊癫痫发作，他咨询了 Cushing。次年，Cushing 经过在间隔 4 天的两次手术，切除了右侧矢状窦旁脑膜瘤。Wood 将军健康出院，成为共和党最有希望接替 Woodrow Wilson 总统的获胜者。1927 年，因为严重的左侧肢体痉挛强直，他再次征询 Cushing。不幸的是，再次手术后几小时，Wood 发生了脑室出血而死亡[2]。

评 价

20 世纪之交，神经外科进步的成果是更精细的手术技术、应用 Lister 的防腐原则和更加精确定位的结果[4,7]。总之，对脑膜瘤和所有神经外科的颅内手术的进步而言，Cushing 的贡献是至关重要的。1922 年，Cushing 用这样的话结束他的 Cavendish 讲座[10]：

今天，在整个外科领域，最令人高兴的是成功地切除了脑膜瘤且有良好的功能恢复，特别是要提前做出正确的病理诊断。显然，困难是巨大的，有时是难以克服的，尽管还有很多的不足，但下一代神经外科医生无疑将看到他们中的大部分将被克服。

MacCarty，考虑到脑膜瘤在神经外科历史中的

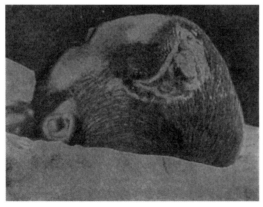
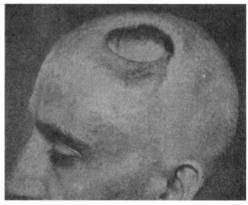

图 1-9 Keen 的早期脑膜瘤病例。（From al-Rodhan NR, Laws ER Jr. Meningiomas: a historical study of the tumor and its surgical management. Neurosurgery 1990:26（5）：832-46; discussion 846-7.）

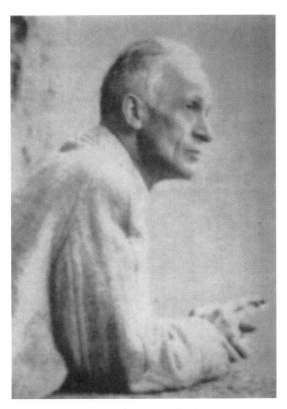

图 1-10　Harvey Cushing（1869-1939）。（From al-Rodhan NR, Laws ER Jr. Meningiomas: a historical study of the tumor and its surgical management. Neurosurgery 1990:26（5）：832-46; discussion 846-7.）

作用，认为它对中枢神经系统外科发展有最突出的作用[30]：

　　了解和治疗脑膜瘤的道路是漫长而复杂的。虽然还有许多问题仍得不到解决，但经过许多代的解剖学家、病理学家、神经外科医生、工程师和多数病人的共同努力，最困难的和难于接近的脑膜瘤已处于现代神经外科的安全控制范围之内。

参考文献

[1] Abbott KH, Courville CB. Historical notes on the meningioma. I. A study of hyperostosis in prehistoric skulls. Bull Los Angeles Neurol Soc 1939;4:101–13.

[2] Cushing H, Eisenhardt L. Meningiomas: Their Classification, Regional Behaviour, Life History and Surgical End Results. Springfield, IL: Charles C Thomas; 1938.

[3] Moodie RL. Studies inR. XVIII. Tumors of the head among pre-Columbian Peruvians. Ann Med Hist:1926;8:394–412.

[4] Wang H, Lanzino G, Laws ERJ. Meningioma: the soul of neurosurgery: historical review. Sem Neurosurg 2003;14:163–8.

[5] Netsky MG. The first account of a meningioma. Bull Hist Med 1956;30:465–8.

[6] Plater F. Observationum in hominis affectibus plerisque, corpori et animo, functionum laesione, dolore, aliave molestia et vitio incommodantibus, libri tres. Basileae: Impensis Ludovici Konig; 1614.

[7] Al-Rodhan NR, Laws Jr ER. Meningioma: a historical study of the tumor and its surgical management. Neurosurgery 1990;26:832–46; discussion 846–837.

[8] Al-Rodhan NR, Laws Jr ER. Meningioma: a historical study of the tumor and its surgical management. In: Al-Mefty O editor. Meningioma. New York: Raven Press; 1991. pp. 1–8.

[9] Louis A. Mémoire sur les Tumeuers Fongueuses de la Dure-mère. Mem Acad R Chir Paris 1774;5:1–59.

[10] Cushing H. The meningiomas (dural endotheliomas): their source, and favored seats of origin. Brain 1922;45:282–316.

[11] Russell DS, Rubenstein LJ. Pathology of Tumors of the Nervous System. London: Edward Arnold; 1971.

[12] Louis DN, Ohgaki H, Wiestler OD, Cavanee WK, editors. WHO Classification of Tumours of the Central Nervous System. Geneva: WHO Press; 2007.

[13] Pacchioni A. Dissertatio epistolaris de gladulis conglobatis durae meningis humanae. Rome: 1705.

[14] Rainey G. On the ganglionic character of the arachnoid membrane of the brain and spinal marrow. Med Chir Trans 1846;29:85–102.

[15] Cleland J. Description of two tumors adherent to the deep surface of the dura mater. Glasgow Med J 1864;11:148–59.

[16] Schmidt M. Ueber die pachioniischen Granulationen u. ihr Verhaltniss zu den Sarcomen u. Psammomen der Dura Mater. Virchows Arch 1902;170:429–69.

[17] Ribbert MW. Uber das Endotheliom der Dura. Virchows Arch 1910;200:141–51.

[18] Oberling C. Les tumeurs des meninges. Bull Assoc Franc Cancer 1922;11:365–94.

[19] Learmonth JR. On leptomeningiomas (edotheliomas) of the spinal cord. Br J Surg 1927;14:396–476.

[20] Cushing H, Weed LH. Studies on the cerebrospinal fluid and its pathway. IX. Calcarious and osseous deposits in the arachnoidea. Johns Hopkins Hosp Bull 1915;26:367–72.

[21] Guidetti B, Giuffre R, Valente V. Italian contribution to the origin of neurosurgery. Surg Neurol 1983;20:335–46.

[22] Barnett GH, Chou SM, Bay JW. Posttraumatic intracranial meningioma: a case report and review of the literature. Neurosurgery 1986;18:75–8.

[23] Deen HG Jr, Laws ER, Jr. Multiple primary brain tumors of different cell types. Neurosurgery 1981;8:20–5.

[24] Waga S, Handa H. Radiation-induced meningioma: with review of literature. Surg Neurol 1976;5:215–9.

[25] Mills CK, Pfaher GE. Tumors of the brain localized clinically and by roentgen rays, with some observations relating to the use of the roentgen rays in the diagnosis of lesions of the brain. Phil Med J 1902;9:268–73.

[26] Dandy WE. Ventriculography following the injection of air into the cerebral ventricles. Ann Surg 1918;68:5–111.

[27] Giuffre R. Successful radical removal of an intracranial meningioma in 1835 by Professor Pecchioli of Siena. J Neurosurg 1984;60:47–51.

[28] Durante F. Contribution to endocranial surgery. Lancet 1887;2:654–5.

[29] Keen WW, Ellis AG. Removal of a brain tumor, report of a case in which the patient survived for more than thirty years. JAMA 1918;70:1905–9.

[30] MacCarty CS. The Surgical Treatment of Intracranial Meningiomas. Springfield, IL: Charles C Thomas; 1961.

2

脑膜的解剖

Askin Seker,

Carolina Martins,

Albert L Rhoton, Jr.

王春红 译

脑膜覆盖物

脑及脊髓被多层称作"脑（脊）膜"的结缔组织所覆盖，该词来源于希腊词 *meninx*，意思是膜。鱼类仅有一层原始脑（脊）膜。两栖动物和爬行类动物有两层脑膜，外层是硬脑（脊）膜（意思是"硬的膜"），内层是薄的、软的脑（脊）膜。哺乳动物和禽类有三层脑（脊）膜。软脑（脊）膜（意思是"柔软的膜"）——是薄的、含有血管并紧贴脑组织的一层；蛛网膜是位于中间的无血管层，形态似蜘蛛网；软脑（脊）膜和蛛网膜之间是蛛网膜下腔。最外层是硬膜，它由两层组成。因此，脑（脊）膜覆盖物由三层膜样结构组成，由于它们由原始成纤维细胞组成，所以它们能转变为多种细胞外结缔组织，并形成组织良好的容纳液体的空间。这种膜即是硬脑（脊）膜和柔脑（脊）膜（蛛网膜和软脑脊膜）。总之，描述脑脊膜这个词使用来源于这样一个远古概念：脑脊膜是身体内所有膜的起源或之母[1]。

柔脑（脊）膜

当人们把软脑（脊）膜和蛛网膜看作一个功能单位时，以及鉴于它和硬脑（脊）膜（来源于希腊词 *packys*，意思是"厚的"）的相对位置，柔脑（脊）膜这个词开始被用来命名这种优美的脑膜覆盖物[2]。

蛛网膜附于硬脑（脊）膜内侧面。它紧贴硬膜，由几层透明细胞组成，许多细胞形成细长的柱而在下方空间构成小梁，并在脑表面附于软脑（脊）膜上。蛛网膜下腔的外界附于硬脑（脊）膜的蛛网膜层，内界是神经组织表面的软膜细胞。这些结构关系是蛛网膜下腔池存在的基础，这些扩大的蛛网膜下腔内走行有动脉、静脉和神经结构（表 2-1）。

蛛网膜粒或绒毛是蛛网膜和蛛网膜下腔的特有成分，系沿静脉窦的硬脑膜内陷形成，与脑脊液的吸收有关。尽管存在许多硬脑膜窦，但他们大多集中在上矢状窦附近。在那里它们参与窦旁腔隙（lacunae lateralis）的组成。这些较大蛛网膜颗粒在颅骨内板留下的压迹称作颗粒凹，它平行于上矢状窦沟。

软膜细胞形成一层精致的膜，紧密地附着在神经表面，并与蛛网膜小梁细胞互连，周围血管位于蛛网膜下腔。脊髓软膜细胞有助于形成齿状韧带。齿状韧带位于脊髓外侧面，背、腹侧神经根之间，横向延伸到硬脊膜内表面。以同样的方式，终丝源于圆锥，中心是软膜

表 2-1　蛛网膜池的分类

分类			池
幕上的	凸面池		胼胝体的
			侧裂（外侧部）
	颅底池	（小脑幕）切迹前方	侧裂（蝶骨部）
			嗅觉的
			交叉的
			终板
			颈内动脉
		（小脑幕）切迹侧方	脚的
			周围的
		（小脑幕）切迹后方	四叠体池
			中间帆
幕下的	前方		脚间的
			脑桥前的
			延髓前的
			脊髓前方的
	侧方		小脑脑桥的
			侧方的小脑延髓的
	后方		小脑上的
			枕大池（小脑延髓背侧）
			脊髓后方的

细胞，被蛛网膜细胞覆盖，并横过腰大池蛛网膜下腔，附着在硬膜囊尾端的内侧面。

硬膜的一般组织构造：骨内膜层和脑膜层

　　硬脑膜是一种致密的胶原屏障，它衬于颅腔内面，在枕骨大孔与硬脊膜相连。硬膜附着在周围的骨质上，特别是在骨缝、颅底和枕骨大孔的周围。随着年龄的增加，硬脑膜的柔韧性下降，以致更坚固地附着在颅骨、特别是颅盖骨的内侧面。

　　硬脑膜由骨内膜层和脑膜层组成，骨内膜层临近颅骨，而脑膜层邻近大脑[3]。在静脉窦、枕大孔和视神经管，这两层明显分开而形成不同的鞘。硬脑膜的脑膜层与覆盖在脊髓和视神经的硬膜连续，所以当脑神经通过颅骨孔时，为神经提供管状的鞘。脑神经从颅骨穿出后，这些鞘与神经外膜融为

一体。但视神经除外，视神经从颅骨穿出后，硬膜鞘与巩膜融合。在有血管出入的骨孔，脑膜层与血管外膜融合。脑膜层向内折叠形成大脑镰、小脑幕、小脑镰和鞍膈，他们把颅腔分成几个大小不等、自由相通的空间。硬脑膜的骨内膜层通过颅骨缝和颅骨孔与颅骨膜延续，通过眶上裂和视神经管与眶骨膜延续[3]。

　　颅骨内表面的硬脑膜形成海绵窦的壁。在中颅窝外侧的部分，硬膜的脑膜层和骨内膜层紧贴，但在三叉神经外侧它们分成两层。上颌神经上缘是海绵窦最下界，在此处脑膜层向上延伸形成了海绵窦外侧壁的外侧部分，它包裹前方岩床形成皱褶，向内延伸形成海绵状窦的顶和鞍膈上层。骨内膜层在上颌神经上缘和颈动脉沟下缘分为两层。一层附着蝶骨，覆盖颈动脉沟和蝶鞍底面，另一层向上延伸构成海绵窦外侧壁内层以及海绵窦和鞍膈顶部的内层。骨内膜层包绕通过海绵状窦外侧壁的脑神经。海绵窦内侧壁蝶鞍部的薄层硬膜被认为是邻近脑组

织脑膜层的延续。因此，这两层衬于鞍底和脑垂体底面，一层附着在蝶骨，另一层来自鞍膈的膜包裹在垂体周围。所以，除了蝶鞍和垂体的两侧面由一层覆盖，其他蝶鞍表面均由两层覆盖。海绵窦外侧壁、海绵窦顶、鞍膈的脑膜层和骨内膜层继续向前覆盖前颅窝底，向后覆盖鞍背和斜坡。脑膜层还继续向前，形成颈动脉硬脑膜上（远）环和视神经鞘，同时骨内膜层也继续向前，形成颈动脉硬脑膜下（近）环[4]。

硬脑膜的血管组织

当胚胎头臀长仅为 12 ~ 20mm 时，颅骨的膜开始发生，此时颅骨、硬脑膜、蛛网膜、软膜开始分化。在这个阶段，血管系统也逐渐发生分裂并进入外部、硬脑膜和大脑各层，它被称为脑血管发生的第三阶段[5]。由于脑膜的分化，连接深部毛细血管丛和浅表血管的吻合通路关闭，因此把颅骨及其覆盖物的血管和脑周围血管分离开来[5,6]。起源于此次分裂的主要脑膜动脉形成丰富的吻合网，遭受各种损伤以后，它可能扩大[7]。其与硬脑膜动静脉畸形的发生有关。该吻合网逐步分为初级、次级并穿透血管。

初级吻合血管的直径变化不大，它们通过硬脑膜表面并频繁互相吻合；穿越上矢状窦，在一对大脑半球表面，把硬脑膜连接成一个单一的血管单位。当一侧脑膜中动脉发育不全时，该侧穿越的血管就特别粗。初级吻合动脉行程是直的，直径为 100 ~ 300μm，而脑膜主要供应血管的直径为 400 ~ 800μm。初级吻合动脉形成到颅骨的动脉、次级吻合动脉、穿透硬脑膜的血管和动静脉短路[8]。

次级吻合动脉也位于硬脑膜外表面。它们很短，直径在 20 ~ 40μm，其吻合模式形成规则的多边形网络[8]。穿透血管起自初级吻合动脉和次级吻合动脉，离开硬膜表面，在硬膜接近蛛网膜表面向内延长 5 ~ 15μm，结束于毛细血管网。毛细血管直径为 8 ~ 12μm，在整个硬脑膜均存在，包括镰及小脑幕，在矢状面上特别丰富，他们可能会形成好几层。毛细血管床位于硬膜的内侧面或大脑面上，并与蛛网膜相隔只有几 μm[8]。

颅骨的动脉起自初级吻合血管。当从颅骨上剥离硬膜时，可以看到许多小动脉被撕出了板障，颅骨内表面露出了小孔。他们直径 40 ~ 80μm，供颅骨和板障新陈代谢所需。这些血管在硬脑膜动静脉畸形时往往增粗，在开颅手术去骨瓣过程中，可能是出血的原因。

硬脑膜血供概述

硬脑膜动脉来自颈内动脉、颈外动脉、椎动脉和基底动脉（见表 2-1）。除了在脑膜瘤、其他肿瘤和动静脉畸形中该血管发生变化以外，硬脑膜动脉可以形成囊状动脉瘤、假性动脉瘤和动静脉瘘（AVMs），也可以是创伤性和自发性硬膜下、硬膜外的出血来源。

颅底硬脑膜动脉供应的形式比凸面更复杂。颈内动脉系统供应前、中颅窝中线区域硬脑膜和后颅窝前界；颈外系统供应三颅窝的外侧部分，椎基底动脉系统供应后颅窝中线结构和枕骨大孔区。硬脑膜往往有多个来源的重叠血供。多源血供的重叠区域系鞍旁硬脑膜、小脑幕和大脑镰。小脑幕和大脑镰还接受来自脑动脉的血供，使这些结构成为硬脑膜动脉和脑实质动脉的吻合途径。如果一条动脉较细，其供应范围里的另一个动脉就增粗，这种相互补充的关系很常见。

前颅底硬膜血供来源于筛前动脉、筛后动脉、眼浅表回返动脉和脑膜中动脉（图 2-1）。如果脑膜中动脉或其前支起自眼动脉系统，脑膜中动脉将不参加前颅底硬膜血供。前颅底前凸部和侧方矢状面上的血供来自于两侧的脑膜中动脉前支和眼动脉的脑膜前分支（图 2-2）。

中颅窝和海绵窦壁硬膜血供来源于侧方的脑膜中动脉、副脑膜动脉和咽升动脉。从前向后，它接收来自眼动脉和泪腺动脉回返支，以及天幕内侧动脉的血供（图 2-1 和图 2-3）；其间，这些动脉与颈内动脉海绵窦分支吻合。在这个系统中，个别血管的优势支配可导致罕见的解剖变异。蝶鞍硬脑膜有成对被膜动脉、垂体下动脉、斜坡内侧动脉和脑膜背侧动脉的双侧血液供应，这些成对的动脉通过鞍背前面和后面在中线吻合[9,10]（图 2-1、2-3、2-4）。垂体下动脉可供应垂体腺瘤和蝶窦肿瘤[11-13]。

大脑凸面硬脑膜血供主要来源于脑膜中动脉的分支。这些分支向上矢状窦走行，他们分布到上矢

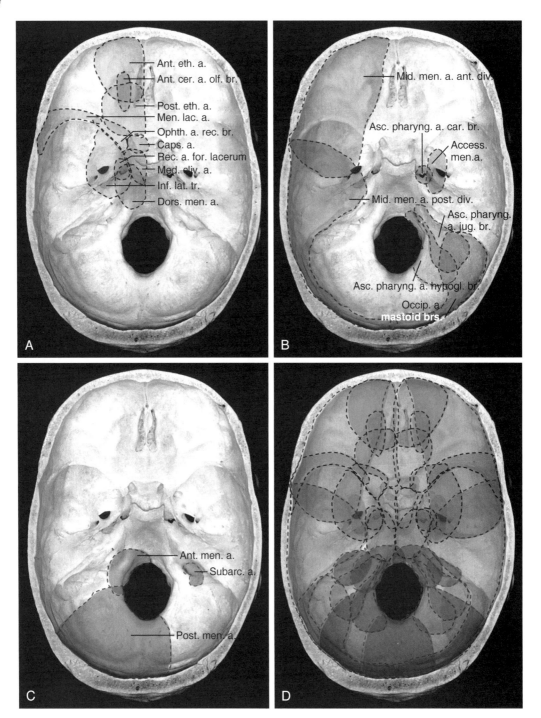

图 2-1（见彩图 2-1） 颅底上面观显示各脑膜动脉供应范围。颈内动脉的硬脑膜支用绿色阴影表示，颈外动脉用蓝色阴影表示，椎基底动脉用红色阴影表示。**A**．颈内动脉系统。前颅底中间部硬脑膜由筛前、筛后动脉、眼浅表回返动脉和大脑前动脉的嗅觉分支供应。颈内动脉系统，通过其下外侧干和背侧脑膜动脉，供应大部分鞍旁硬脑膜及部分后颅窝硬脑膜前壁，蝶鞍区硬膜通过配对的被膜、垂体下、斜坡内侧、脑膜背侧动脉供应。**B**．颈外动脉系统。脑膜中动脉前后分支及其颞骨岩部分支供应颅底侧方硬脑膜。脑膜中动脉前、后支的供应范围向幕上下的凸面延伸，在中线越过了镰和小脑幕。在中、后颅窝，副脑膜动脉和咽升动脉分支供应颈内动脉和脑膜中动脉覆盖范围之间的区域。咽升动脉的颈静脉分支和舌下分支供应岩骨背侧面的下部、小脑外侧、中斜坡和枕骨大孔前外侧硬膜。枕动脉乳突分支主要供应后颅窝外侧部分。**C**．椎基底动脉系统。椎动脉的前、后脑膜分支供应枕骨大孔区硬脑膜。小脑凸面硬脑膜的中间和旁正中部分主要由脑膜后动脉供应。弓状下动脉（小脑前下动脉分支）供应岩骨背侧面和相邻内耳道部位的硬脑膜，以及上半规管区域的颅骨。**D**．概观。A.，动脉；Access.，副的；Ant.，前；Asc.，上升的；Br.，分支；Brs.，分支；Caps.，被膜的；Car.，颈动脉；Cer.，大脑的；Cliv.，斜坡的；Div.，支；Dors.，背侧的；Eth.，筛骨的；For.，孔；Hypogl.，舌下（神经）的；Inf.，下方的；Jug.，颈静脉；Lac.，泪腺的；Lat.，侧面的；Med.，中间的；Men.，脑膜的；Mid.，中；Occip.，枕；Olf.，嗅觉的；Ophth.，眼的；Pharyng.，咽的；Pet.，颞骨岩部的；Post.，后面的；Rec.，返的；Subarc.，弓状下的；Tr.，干。

状窦的壁，并发出降支到相邻的大脑镰。头皮动脉通过导血管孔也发出分支到大脑凸面硬脑膜。额部凸面硬脑膜是由筛前动脉脑膜前支和脑膜中动脉前支的分支供应，后者也供应顶前区硬脑膜。后部凸

面硬脑膜由脑膜中动脉后支顶枕部的岩鳞分支供应[9,10]。当椎动脉脑膜后支延伸超过窦汇时，这个区域也接收来自该动脉的血供[14]（图 2-2）。

大脑镰、小脑镰和小脑幕由脑膜动脉的颅底和

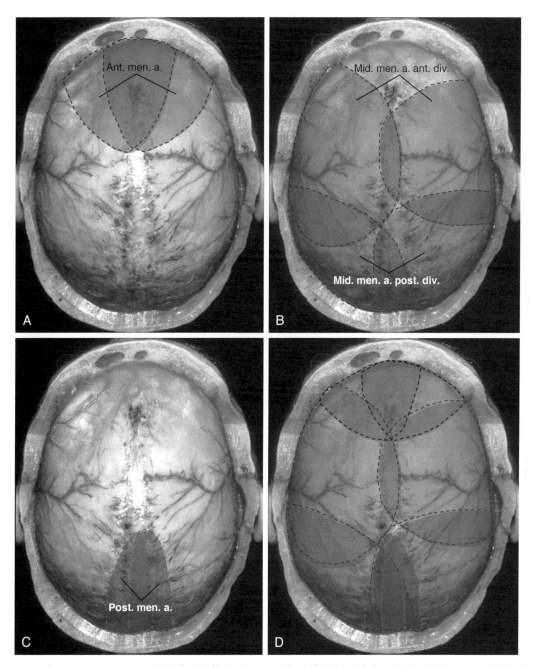

图 2-2（见彩图 2-2） 凸面上面观显示各脑膜动脉供应范围。颈内动脉的硬脑膜支用绿色阴影表示，颈外动脉用蓝色阴影表示，椎基底动脉用红色阴影表示。**A**. 颈内动脉系统。当筛前动脉供应范围延伸到额部凸面时，也被称为脑膜前动脉。它是大脑镰前动脉的起源，也称为大脑镰动脉，供应大脑镰前部和邻近额极硬脑膜。**B**. 颈外动脉系统。凸面硬膜血供主要来源于大脑中动脉的分支，它供应额部、颞部、顶部凸面硬膜及相邻的乙状窦壁和横窦壁。**C**. 椎基底动脉系统。脑膜后动脉可能供应窦汇上方的后部凸面硬脑膜。**D**. 概观。额部凸面硬脑膜主要由筛前动脉的脑膜前支和脑膜中动脉前支的分支供应，后者也到达顶前区硬脑膜。脑膜中动脉后支的顶枕支和岩鳞支供应后部凸面硬脑膜。a.，动脉；Access.，副的；Ant.，前；Div.，支；Men.，脑膜的；Mid.，中间的；Post.，后面的。

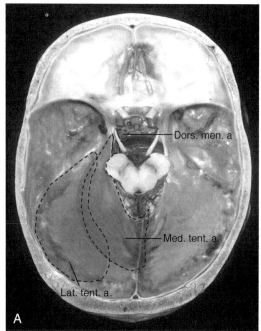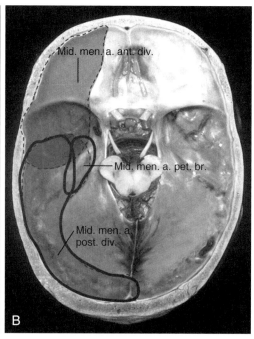

图 2-3（见彩图 2-3） 小脑幕上面观显示各脑膜动脉的供应范围。颈内动脉的硬脑膜支用绿色阴影表示，颈外动脉用蓝色阴影表示，椎基底动脉用红色阴影表示。**A.** 颈内动脉系统。在小脑幕岩骨附着处，从内向外分别由脑膜背侧动脉、天幕内侧动脉、天幕外侧动脉供应。**B.** 颈外动脉系统。脑膜中动脉后支的分支供应前外侧小脑幕，并向上延伸供应镰幕结合处及大脑镰。在颅底和凸面交接处，脑膜中动脉后支发出岩鳞部的分支，并供应小脑幕沿岩骨嵴和横窦沟附着处、窦汇区硬膜、乙状窦、横窦及岩上窦结合处。A.，动脉；Ant.，前；Br.，分支；Div.，支；Dors.，背侧的；Lat.，外侧的；Med.，内侧的；Men.，脑膜的；Mid.，中间的；P.C.A.，大脑后动脉；Post.，后面的；Tent.，小脑幕的。

凸面分支供应，并接受脑动脉的供应，这些结构成为硬膜动脉与脑动脉之间吻合途径。供应大脑镰的大部分血管在拱形连接、前基底连接处、镰幕角和游离缘进入大脑镰，其游离缘有独立的血供[15]（图 2-3 和图 2-5）。上矢状窦硬脑膜壁（凸面硬膜与大脑镰相连的位置）由脑膜中动脉供应，其在中线旁形成两个弓形结构。鸡冠上与大脑镰相连的水平，前方由大脑镰前动脉供血（图 2-5）。

后方，在镰幕交界处，中线旁弓形结构得到三个来源的供血：起自椎动脉的脑膜后动脉，起自颈内动脉海绵窦段的天幕内侧动脉，以及大脑后动脉偶然分支。主要供应者为脑膜后动脉，离开小脑镰行程之后，沿大脑镰的伸入而延伸。天幕内侧动脉供应小脑幕内侧 1/3，达到直窦和窦汇，并可能在大脑镰后部上升[9,10]（图 2-5）。大脑前动脉的胼胝体分支在游离缘或游离缘附近也穿入大脑镰，加强沿大脑镰深边缘的动脉网。

小脑幕的血供来源于幕上和幕下（图 2-3、2-5、2-6）。幕上来源内侧是海绵窦颈动脉边缘、外侧天幕分支和前外侧是脑膜中动脉分支。幕下来源内侧

是咽升动脉颈静脉分支向上的延伸和大脑后动脉小脑幕分支，外侧是枕动脉，后方是脑膜后动脉（图 2-3）。小脑幕的外侧 2/3 及其沿横窦边缘的血供主要来自颞骨岩部和枕部的两个动脉弓。颞骨岩部的动脉弓平行于岩上窦，由天幕外侧动脉、脑膜中动脉岩部和岩鳞部分支及脑膜背侧动脉外侧支组成。枕部动脉弓小脑幕上方由脑膜中动脉岩鳞部主干和枕部的分支组成，枕动脉和后部脑膜动脉形成幕下支[9,10]（图 2-6）。小脑幕内侧 1/3 血供来源于起自颈内动脉的天幕内侧动脉。天幕内侧动脉可起自穿过 Davidoff 动脉和 Schechter 动脉的大脑后动脉（见图 2-3 和 2-6）。

斜坡区域血供来源于颈内动脉的斜坡内侧分支和脑膜背侧分支、椎动脉的脑膜前分支和咽升动脉的分支。岩骨背侧面硬脑膜血供来源于脑膜背侧动脉和弓状下动脉，以及脑膜中动脉、枕动脉和咽升动脉分支（见图 2-1 和图 2-6）。后颅窝侧方硬脑膜血供来源于咽升动脉、枕动脉及椎动脉。脑膜后动脉是后颅窝中线和旁正中硬脑膜的主要供应血管，但该区域还得到供应窦汇区的脑膜中动脉和枕动脉

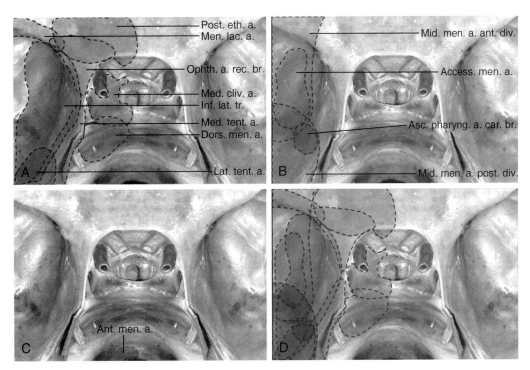

图 2-4（见彩图 2-4） 放大上面观显示鞍旁硬脑膜血供。颈内动脉的硬脑膜支用绿色阴影表示，颈外动脉用蓝色阴影表示，椎基底动脉用红色阴影表示。**A．**颈内动脉系统。由前至后，鞍旁硬脑膜接受来自眼动脉回返支和泪腺动脉脑膜支、天幕内侧动脉、斜坡内侧动脉，脑膜背侧动脉的血供。斜坡内侧动脉和脑膜背侧动脉供应海绵窦顶的后部及鞍膈后部硬膜，侧方与下外侧干的分支相吻合，下外侧干是海绵窦外侧壁的主要供应血管。**B．**颈外动脉系统。中颅窝鞍旁硬脑膜血供源自脑膜中动脉的主要分支。副脑膜动脉和咽升动脉是鞍旁外侧部可选择的血液供应，同供应该区的颈内动脉的分支形成互补关系。**C．**椎基底动脉系统。椎基底动脉系统在鞍脑膜膜没有分支。来自椎动脉的脑膜前动脉供应后颅窝及枕骨大孔前外侧部分。**D．**概观。海绵窦内的颈动脉分支主要供应海绵窦的顶、后壁及外侧壁。这些分支外侧与咽升动脉和副脑膜动脉为界。脑膜中动脉的主要分支供应中颅窝硬膜。供应海绵窦后壁的颈内动脉分支与供应斜坡的咽升动脉和椎动脉的分支有吻合。A.，动脉；Access.，副的；Ant.，前；Asc.，上升的；Br.，分支；Car.，颈动脉；Cliv.，斜坡的；Div.，支；Dors.，背侧的；Eth.，筛骨的；Inf.，下方的；Lac.，泪腺的；Lat.，外侧的；Med.，内侧的；Men.，脑膜的，与脑膜相关的；Mid.，中间的；Ophth.，眼的；Pharyng.，咽的；Post.，后面的；Rec.，返的；Tent.，小脑幕的；Tr.，干。

分支的血供（图 2-7）。

后颅窝硬脑膜分为几个区域。斜坡硬脑膜从鞍背延伸到枕骨大孔前缘，在侧方以岩斜裂隙为界。岩骨后部硬膜从岩斜裂隙延伸到乙状窦和岩上窦。后颅窝硬脑膜侧方以乙状窦为界，在小脑表面上方从横窦延伸到枕骨大孔。中线两侧硬膜被进一步分为毗邻小脑镰内侧区、毗邻乙状窦外侧区，以及两者之间的旁正中区。在枕骨大孔水平，硬脑膜血供主要来自颈外动脉和椎动脉[16]（图 2-6）。来源于椎动脉的前、后脑膜动脉，与咽升动脉的颈静脉分支和舌下分支及枕动脉乳突支吻合。颈动脉海绵窦段可能也通过脑膜背侧动脉斜坡分支供应该区[12]。椎动脉硬脑膜分支通常细小，但可以扩张供应硬脑膜病变。当脑膜瘤、颈静脉球瘤、复发的血管网状细胞瘤和转移瘤时，可以见到脑膜前动脉的增粗[17]。

硬脑膜多来源的血液供应往往有重叠。在相邻动脉供应区域之间的互补关系很常见，因此，当一个区域的一条动脉细小时，另一个动脉会扩张供应该区。任何血管内治疗和外科治疗以前，有必要明白病变的所有血液供应。几个血供的重叠区域是小脑幕和邻近的镰，海绵窦的壁及三叉神经节周围的硬脑膜[18]。

硬脑膜的动脉

颈外动脉的分支

颈外动脉的三个向后的分支——咽升动脉、枕动脉、上颌动脉——发出硬脑膜分支。当颈外动脉

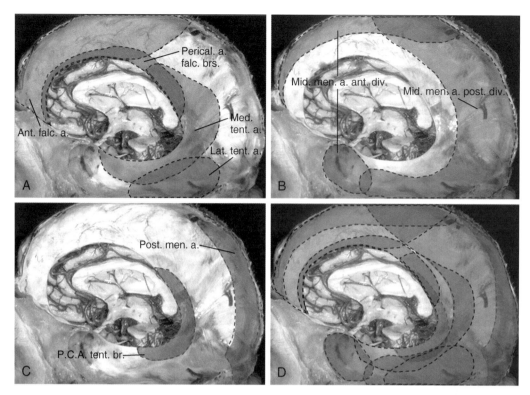

图 2-5（见彩图 2-5） 侧面观显示小脑幕和大脑镰血供。颈内动脉的硬脑膜支用绿色阴影表示，颈外动脉用蓝色阴影表示，椎基底动脉用红色阴影表示。**A.** 颈内动脉系统。大脑镰前动脉是筛前动脉的远端延续，它在筛板进入大脑镰，供应大脑镰前部及邻近额极部硬脑膜。大脑镰游离缘和下矢状窦壁的血供前方来源于胼周动脉，后方来源于天幕内侧动脉。**B.** 颈外动脉系统。脑膜中动脉的前、后支供应上矢状窦壁，还发出下降支，主要供应大脑镰和镰幕交接处。**C.** 椎基底动脉系统。脑膜后动脉供应镰幕交接处和大脑镰后侧 1/3。**D.** 概观。A.，动脉；Ant.，前；Br.，分支；Brs.，分支；Div.，支；Falc.，大脑镰前；Lat.，侧面的；Med.，内侧的；Men.，脑膜的；Mid.，中间的；P.C.A.，大脑后动脉；Perical.，胼胝体周的；Post.，后面的；Tent.，小脑幕的。

的三个分支中一支细小时，通过导血管孔的颞浅动脉，或耳后动脉，或两者兼而有之，或与凸面的连接支，偶尔会供应硬脑膜。

咽升动脉

咽升动脉，是颈外动脉最小的分支，通常源自于颈外动脉基底部。它沿咽后外侧壁、头长肌前部、茎突舌肌和茎突咽肌的内侧垂直向上走行（图 2-8A、B）。在侧位血管造影片上，在脊柱的前面，以及在前后位血管造影片上，在颈外动脉主干内侧，均可以看到该动脉起始段。

咽升动脉对脑膜的血供来源于三个分支：舌下神经支、颈静脉支、颈动脉支（图 2-8A）。舌下神经支和颈静脉支源于后支，比较恒定[10]，颈动脉支源于前支（图 2-8C ～ G）。舌下神经支伴随舌下神经走行，通过舌下神经管（髁前）入颅，分布到枕骨大孔周围和斜坡硬脑膜，在那里与来自同侧颈动

脉海绵窦段和椎动脉的分支，以及对侧的同名动脉吻合。舌下神经动脉也可能起自椎动脉（图 2-8G）。舌下神经分支的供应区域（图 2-1、2-6 和 2-7）可延伸到后颅窝外侧部的硬脑膜，与枕动脉的乳突支和椎动脉的脑膜后动脉供应范围相邻，且有互补关系。在斜坡区域，它在上方与垂体下动脉的斜坡内侧分支和脑膜背侧动脉吻合。下方与枕动脉的脑膜前动脉相吻合[9,10]。

颈静脉分支和第Ⅸ，第Ⅹ和第Ⅺ对脑神经一起进入颈静脉孔，在那里分成内侧支和外侧支。外侧支沿乙状窦壁硬脑膜走行（图 2-8D），在那里它与枕动脉的颈静脉分支吻合（图 2-9）。内侧支沿岩下窦边界走行，并供应该区硬脑膜。它的供血区（图 2-1、2-6 和 2-7）和起自颈动脉海绵窦段的脑膜背侧动脉和斜坡内侧动脉供血区相邻。上方，它与弓状下动脉和起自脑膜中动脉岩鳞支吻合，侧方与枕动脉的乳突分支吻合。颈静脉孔远端的颈静脉分支

供应下部小脑脑桥角所对应的硬脑膜[9,10]（图 2-6）。舌下神经支和颈静脉支穿过第Ⅻ对脑神经 也供应第Ⅸ对脑神经的毗邻部分[10,19,20]。在侧位血管造影片，咽升动脉后支在枕骨大孔旁边上升，并与枕骨大孔重叠。在前后位观，舌下神经位于该后支的终末分支的最内侧。

颈动脉分支起自咽升动脉前支。它走行于颈动脉管内的骨膜套里，在破裂孔水平和起自颈内动脉虹吸段的分支吻合[9,10]，并形成破裂孔返动脉。该返动脉在三叉神经节的下缘与下外侧干的后支及脑膜中动脉的海绵窦支吻合。和咽升动脉其他硬脑膜支不一样，颈动脉分支通常不会延伸到斜坡及小脑脑桥角区硬脑膜[9,10]。破裂孔返动脉可能参与血管瘤、淋巴肿瘤、鼻咽部血管纤维瘤、海绵窦肿瘤以

及颈内动脉海绵窦瘘的血液供应[9,10]。

枕动脉

枕动脉在下颌角水平起自颈外动脉背侧面，向后向上走行，并与表面的舌下神经交叉。它通过二腹肌后腹深面和颈内静脉、迷走神经、颈内动脉和副神经外侧方走行（图 2-9A）。在矢状面上，枕动脉越过外耳道后缘，在颞骨枕动脉沟（在二腹肌沟内侧，是颞骨下表面显著的凹槽）的隧道内走行，它的内侧为上斜肌寰椎横突附着点，外侧为二腹肌沟内二腹肌后腹颅骨附着点（图 2-9B ～ F）。枕动脉沟是否存在取决于枕动脉走行于头最长肌的表面还是深面。如果枕动脉沿颅底下表面走行于头最长肌深面，沟就存在，如果枕动脉在颅底下方走行于

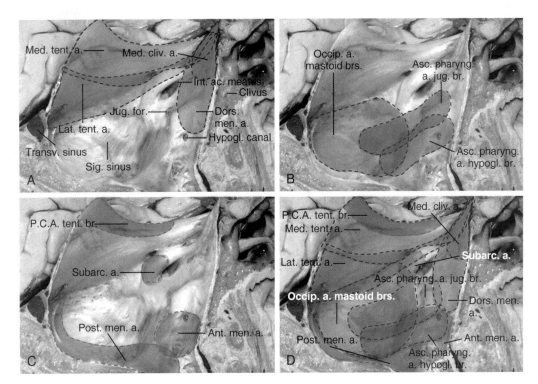

图 2-6（见彩图 2-6）　后颅窝和小脑幕硬脑膜。去除小脑从中间直接观察左侧后颅窝。横窦位于左侧和斜坡位于右侧。颈内动脉的硬脑膜支用绿色阴影表示，颈外动脉用蓝色阴影表示，椎基底动脉用红色阴影表示。**A**．颈内动脉系统。小脑幕内侧动脉供应小脑幕内侧 1/3，背侧脑膜动脉和小脑幕外侧动脉形成动脉弓，供应小脑幕岩骨附着处。斜坡内侧动脉和脑膜背侧动脉供应鞍背及上斜坡。**B**．颈外动脉系统。咽升动脉的舌下支和颈静脉支以及枕动脉分支供应后颅窝外侧部硬膜和颞骨岩部后表面下部硬膜。后颅窝外侧部硬膜主要由枕动脉乳突支供应，同时它还供应小脑幕外侧的附着处。**C**．椎基底动脉系统。弓状下动脉（小脑前下动脉分支）供应内耳道以上的颞骨岩部背侧面及弓状下窝周围硬膜。椎动脉的前、后脑膜动脉分支供应枕大孔周围硬膜。脑膜后动脉供应后颅窝中间及内侧方硬膜。椎基底动脉也可有极少数通过大脑后动脉分支供应小脑幕内侧缘。**D**．概观。三个动脉系统的分支供应颞骨岩部背侧硬膜和斜坡硬膜。A.，动脉；Ac.，听觉的；Asc.，上升的；Ant.，前；Br.，分支；Brs.，分支；Cliv.，斜坡；Dors.，背侧的；For.，孔；Hypogl.，舌下（神经）的；Int.，内部的；Jug.，颈静脉；Lat.，外侧；Med.，内侧；Men.，脑膜的；Occip.，枕；P.C.A.，大脑后动脉；Pharyng.，咽的；Post.，后面的；Sig.，乙状的；Subarc.，弓状下的；Tent.，小脑幕的；Transv.，横的。

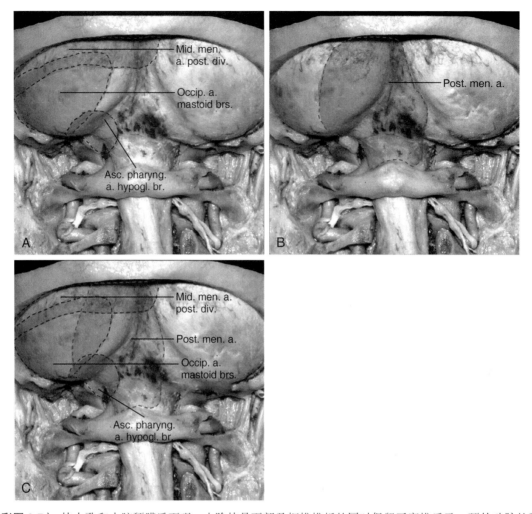

图 2-7（见彩图 2-7） 枕大孔和小脑硬膜后面观。去除枕骨下部及枢椎椎板的同时保留了寰椎后弓。颈外动脉的硬脑膜支用蓝色阴影表示，椎基底动脉的硬脑膜支用红色阴影表示。颈内动脉系统没有分支供应小脑后表面的硬脑膜。**A**. 颈外动脉系统。后颅窝侧方硬脑膜主要血供来源于枕动脉乳突支。乳突支的后正中支在上方与脑膜中动脉的岩鳞部分支吻合，在下方与咽升动脉舌下神经支吻合。**B**. 椎基底动脉系统。脑膜后动脉供应后颅窝正中及旁正中部分硬膜，上方到横窦和窦汇，下方至枕大孔后缘。**C**. 概观。后颅窝侧面硬膜的血供来源于脑膜中动脉、枕动脉、咽升动脉和椎动脉。小脑镰壁和包裹的枕窦血供主要来源于脑膜后动脉的分支。脑膜后动脉也是小脑硬膜正中及旁正中血供部分的主要来源，脑膜中动脉及枕动脉也对该区有少量血液供应。A.，动脉；Asc.，上升的；Br.，分支；Brs.，分支；Div.，支；Hypogl.，舌下神经的；Men.，脑膜的；Mid.，中间的；Occip.，枕部的；Pharyng.，咽的；Post.，后面的。

头最长肌侧面，沟就不存在（图 2-9E ~ G）[12]。

　　枕动脉在头最长肌上附着点的上缘水平走行于枕骨和寰椎间隙的上方，头后大直肌和头半棘肌的侧方。它被头夹肌形成的深层和从外向内由胸锁乳突肌和斜方肌形成的浅层所覆盖。枕动脉在上项线附近穿过斜方肌和胸锁乳突肌之间的筋膜，并伴随枕大神经在头皮浅筋膜内上行（图 2-9H）。

　　枕动脉发出耳支（它与耳廓后的耳后动脉吻合）；茎乳动脉（是供应胸锁乳突肌、二腹肌、茎突舌骨、头夹肌，头最长肌的肌支）和供应后颅窝的

脑膜分支（通过颈静脉孔和髁管进入颅腔，变异支通过颈乳孔入颅）（图 2-9B、D、G）。

　　枕动脉分为三个部分：①颈部上升段，②颈枕段或水平段，③枕部上升段[21]（图 2-9A）。脑膜支最常起自第二和第三动脉段。

　　乳突分支，大约在一半标本中存在（图 2-9B、D、G），也称为经乳突支或乳突孔动脉[3,9,10]。在上下项线之间的中间位置，头半棘肌附着水平，起自枕动脉的第二部分。它的起始部经过头夹肌与乳突和枕骨乳突接合处之间。在上项线水平，它通过乳

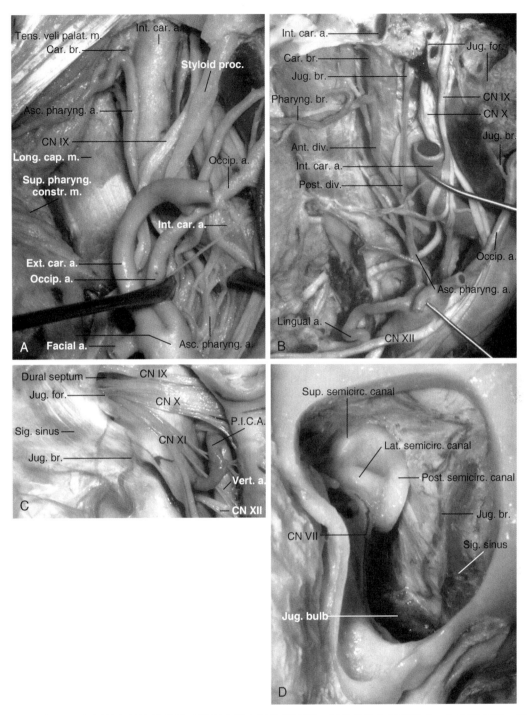

图 2-8（见彩图 2-8） **A**．左侧咽旁间隙及咽升动脉起点及走行的侧面观。咽升动脉在颅底形成一个急剧前转，沿上部咽缩肌的上缘向前下走行，供应咽部及咽鼓管。**B**．去除颈动脉管下方的颈内动脉，向后牵拉残段暴露咽升动脉的前、后支。前分支发出咽支，后分支（或神经脑膜支）发出分支到后颅窝。前支的上升支也称为咽鼓管支，供应咽鼓管，并发出一个颈动脉支，在颈动脉管内伴随颈内动脉供应骨膜、血管周围的交感网以及动脉壁。咽升动脉和枕动脉的颈静脉支发出分支到第Ⅸ、第Ⅹ和第Ⅺ对脑神经。**C**．左侧颈静脉孔颅内观。颈静脉支下降到颈静脉孔下方。**D**．左侧乳突切除后侧面观。切除乳突气房后暴露上、后及外侧半规管、面神经、乙状窦和颈静脉球。咽升动脉颈静脉支的外侧分支沿乙状窦前缘上升，内侧与颈内动脉的脑膜支吻合，上方与弓状下动脉吻合，外侧与枕动脉乳突支吻合。

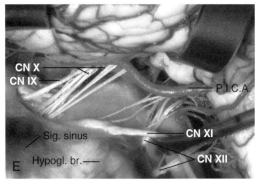
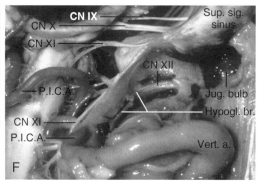
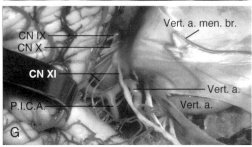

图 2-8 续（见彩图 2-8） **E**. 左侧下方脑神经后面观。抬起小脑和副神经暴露舌下神经。咽升动脉舌下神经支和舌下神经舌下神经管通过，并进入硬膜。**F**. 舌下神经管后面观，打开舌下神经管暴露舌下神经和咽升动脉舌下神经支。舌下神经支供应枕大孔侧方硬膜和后颅窝侧下方硬膜。小脑后下动脉起自椎动脉硬膜外段。**G**. 抬起小脑扁桃体暴露一个起自椎动脉硬膜内的脑膜动脉，它供应枕大孔外侧缘的硬膜。A.，动脉；Ant.，前；Asc.，上升的；Br.，分支；Cap.，头的；Car.，颈动脉；CN，脑神经；Constr.，缩肌；Div.，支；Ext.，外部的；For.，孔；Hypogl.，舌下（神经）的；Int.，内部的；Jug.，颈静脉的；Lat.，外侧的；Long.，长肌；M.，肌；Men.，脑膜的；Occip.，枕部的；P.I.C.A.，小脑后下动脉；Palat.，腭的；Pharyng.，咽的；Post.，后的；Proc.，突；Semicirc.，半圆的；Sig.，乙状的；Sup.，上的；Tens.，张肌；Vert.，脊椎的。

突孔进入颅腔。上项线颅内对应横窦的水平。在颅内，乳突支出现于乙状窦上端的后缘，并分成三组分支：降支、升支和后内侧支[21]。降支向颈静脉孔走行，与咽升动脉的颈静脉分支供应硬脑膜范围相邻（图 2-8D）。后内侧支与脑膜中动脉岩鳞部分支吻合，并主要供应后颅窝的外侧部分，与咽升动脉的舌下神经支和（或）椎动脉的脑膜后分支的供应范围毗邻。升支向小脑脑桥角区对应的颞骨后上部硬脑膜走行，并与小脑前下动脉弓状下分支吻合（图 2-1 和图 2-6），并供应听神经瘤、脑膜瘤和动静脉瘘。乳突支也供应内淋巴管和淋巴液[22]。

第三段或枕部上升段形成了枕动脉的终末支，供应颅顶后部的肌肉和皮肤，并与颞浅动脉分支吻合（图 2-9H）。顶骨孔（图 2-9J）是一个位于大约在人字点前 3 ～ 5cm，矢状缝附近位置多变的孔[3]，内走行枕动脉第三部分的脑膜分支和一个小的导静脉[21]。

变异的颈乳动脉和乳突分支可以起自咽升动脉或耳后动脉。另外，有别的起源的其他脑膜动脉，如脑膜后动脉和起自脑膜后动脉小脑镰分支，也可以起自枕骨动脉。

上颌动脉

上颌动脉，通过它的脑膜中动脉和副脑膜动脉（图 2-10 和图 2-11），为几乎所有的凸面硬脑膜的提供血液供应，并且也是颅底硬膜主要的血供来源（图 2-1、2-3 和 2-4）。

脑膜中动脉

脑膜中动脉通常源自于上颌动脉第一段或上颌段，恰好位于下颌骨髁突后面，并通过棘孔入颅（图 2-10A ～ H）。经过棘孔后，主干向外侧走行，在蝶骨大翼上形成压迹，在该处它分为前后两部分，而供应额、颞、顶凸面硬脑膜；颞骨的上表面和乙状窦和横窦相邻的窦壁以及海绵窦附近中窝硬脑膜（图 2-10F ～ N）。在蝶骨大翼前上角和顶骨前下角之间的通道内，前支（有时是蝶顶窦）被 1mm 直至甚至 > 30mm 的骨管包裹[23]。前支通常是单一的，

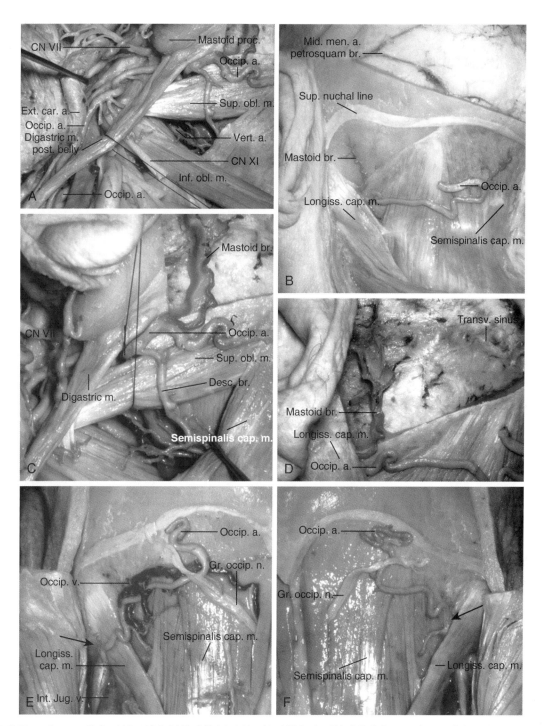

图 2-9（见彩图 2-9）　**A**．乳突下部区域左侧枕动脉侧面观。枕动脉起自颈外动脉背侧面，向后上走行，由二腹肌后腹深部的颞骨枕动脉沟内经过。**B**．耳后区后面观。枕动脉经过头最长肌和头半棘肌之间，发出乳突支，经乳突孔到达颅内乙状窦和横窦转折处硬脑膜。**C**．当枕动脉经过上斜肌上方时，发出一个枕动脉降支，且发出一个与椎动脉吻合的深支。**D**．C 图放大观。枕动脉乳突支经乳突孔入颅，在乙状窦和横窦转折处上面与脑膜中动脉分支吻合。**E** 和 **F**，左（**E**）和右（**F**）乳突后区。**E**．当枕动脉走行位置较低时，不存在枕动脉沟，该动脉经过头最长肌表面。**F**．如果该动脉在颅底下方枕动脉沟内经过，它经过头最长肌深面。

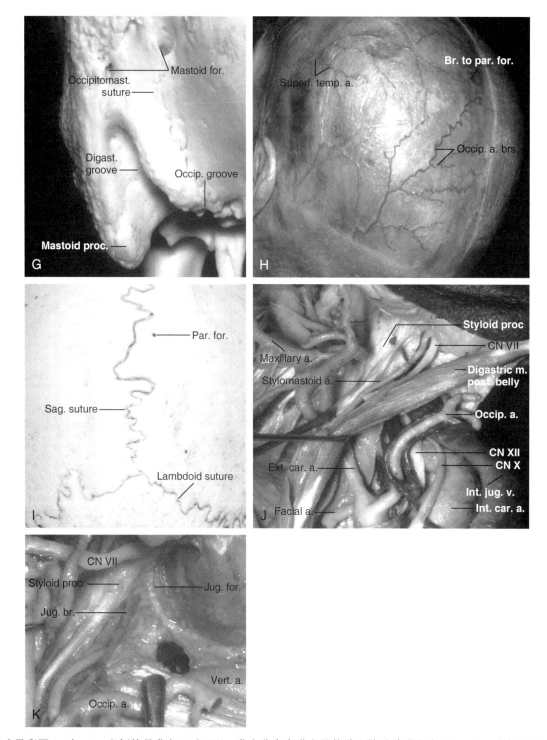

图 2-9 续（见彩图 2-9） G. 左侧枕骨乳突区后面观。乳突孔内有乳突导静脉和枕动脉乳突支通过。H.（枕动脉）该段脑膜支向中线走行，并经顶骨孔穿过。I. 矢状缝和人字缝后面观。顶骨孔，内部通过导静脉和枕动脉末端脑膜支，位于人字点上方 3～5cm 的中线附近。J. 侧面观。茎乳动脉起自颈外动脉背侧面，经茎乳孔到达面神经管，在该部位它供应面神经乳突部和鼓室壁。K. 牵开二腹肌后腹暴露枕动脉颈静脉支，在颈动脉鞘后部上升，供应枕大孔周围硬膜及第 Ⅸ、第 Ⅹ 和第 Ⅺ 对脑神经。A.，动脉；Br.，分支；Brs.，分支；Cap.，头的；Car.，颈动脉；CN，脑神经；Desc.，下降的；Digast.，二腹的；Ext.，外部的；For.，孔；Gr.，大的；Inf.，下方的；Int.，内部的；Jug.，颈静脉；Longiss.，最长肌；M.，肌肉；Men.，脑膜的；Mid.，中间的；N.，神经；Obl.，斜的；Occip.，枕部的；Occipitomast.，枕骨乳突的；Par.，顶骨的；Petrosquam.，岩鳞部的；Post.，后的；Proc.，突；Sag.，矢状的；Sup.，上部的；Superf.，浅表的；Temp.，颞部的；Transv.，横的；V.，静脉；Vert.，脊椎的。

但 0.8% 有两个分支（复合），0.7% 缺如。而后支有 8.1% 为双支[23]。脑膜中动脉在上矢状窦水平与眼动脉的大脑镰前分支吻合而供应镰的双层硬膜（图 2-5）。

脑膜中动脉和其经过的骨槽开始于棘孔，在棘孔前外侧 15 ~ 30mm 处分成前、后支（图 2-10F ~ I）。前分支和骨槽在蝶骨大翼侧方后部发出一个外侧支，穿过翼点，达侧方凸面硬脑膜；发出一个内侧支，沿蝶骨嵴下表面向内侧走行，与泪腺动脉返支吻合。Liu 和 Rhoton[24] 在 10 例眼眶解剖中，报道了有 9 例泪腺动脉的脑膜反支和脑膜中动脉前支的内侧分支存在吻合。偶尔，泪腺动脉的脑膜反支发出脑膜中动脉前部，更罕见的是：眼动脉也会发出脑膜中动脉本身的主干。在这些脑膜中动脉起自泪腺动脉和眼动脉病例中，标志着脑膜中动脉的主干行程的凹槽将起自眶上裂外侧缘[25]，而

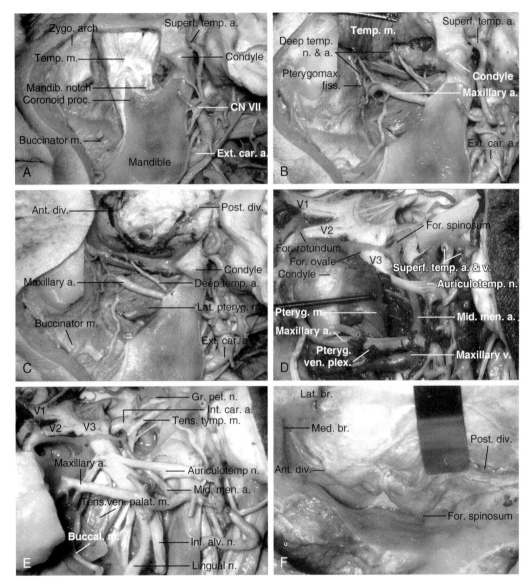

图 2-10（见彩图 2-10）　A．左侧下颌骨和颞下区侧面观。颞浅动脉起自颈外动脉，从下颌骨髁突和颞下颌关节后方通过。B．上颌动脉分为下颌段、翼段和翼腭段。下颌段在下颌骨颈深部走行。翼段在颞肌和翼状肌中间走行，发出颞深动脉和翼状动脉。翼腭段经翼突上颌裂进入翼腭窝。颞深动脉和神经进入颞肌深面。C．脑膜中静脉伴随动脉分支走行，在上方经静脉腔隙与上矢状窦相通。D．脑膜中动脉，起自下颌动脉的下颌段，从耳颞神经根之间向上走行，经棘孔到达中颅窝硬膜。E．放大观。去除翼静脉丛，暴露起自上颌动脉的脑膜中动脉，它经耳颞神经根之间走行。F．抬起左侧中颅窝底硬脑膜，在棘孔外侧暴露脑膜中动脉前后分支的分义部。前支的内侧支在蝶骨嵴附近走行，与眼动脉系统的蝶骨分支和（或）泪腺脑膜支吻合。外侧支向上矢状窦方向上行。

棘孔则发育不全或缺如[26]。另外，较少的脑膜中动脉发出点在颈内动脉岩部，称为镫骨的脑膜中动脉，是一个畸形——由于胚胎颈内动脉镫骨肌支没有退变，使脑膜中动脉连接到颈内动脉[26]。

在血管造影正位像上，脑膜中动脉通过棘孔后沿中颅窝底急转，它很容易被识别。它沿内板的走行以平滑曲线为特征，与重叠的蜿蜒走行的颞浅动脉恰好相反。发生在颅底的病变可以使脑膜中动脉颅内起始段隆起或拉伸延长（图 2-5B）。在脑膜瘤

和血管畸形的 X 线片上，脑膜分支的凹槽可以变得弯曲，棘孔可以扩大[27,28]。

紧靠棘孔脑膜中动脉发出一短分支，它分成外侧的颞骨岩部动脉和到三叉神经节的内侧支（图 2-10G、H）。三叉神经支一直被称为脑膜中动脉海绵窦分支。颞骨岩部支和岩大神经伴行，通过面部裂孔穿过颞骨，并供应面神经和鼓室腔壁[29,30]。在到达三叉神经、海绵窦或内耳道的颞下硬膜外入路中，抬起硬膜时损害了颞骨岩部支，可能会导致面

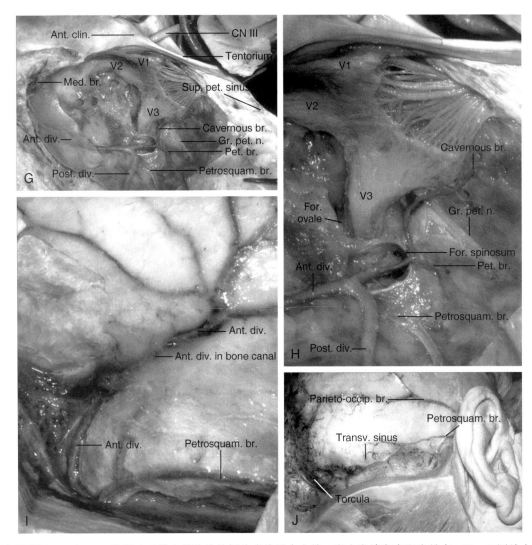

图 2-10 续（见彩图 2-10） G. 脑膜中动脉在棘孔前外侧分成前后支之前，发出海绵窦支和岩骨支。H. G 图放大观。脑膜中动脉进入颅腔之后立即发出一短血管，该血管分成外侧的颞骨岩动脉和内侧到三叉神经节的海绵窦支。海绵窦支与下外侧干的后支吻合。岩鳞支在颅底和凸面转折处起自后干，供应小脑幕岩骨嵴附着处、窦汇区硬膜和横窦、乙状窦及岩上窦的接合处，延伸到与颈外动脉分支供应区相邻的后颅窝硬膜。I. 另一标本中左侧脑膜中动脉前分支侧面观。前分支的一支在冠状缝后大约 1.5cm 的顶骨的沟内上升。在这个病例中，掀起颅骨时去除了骨管包绕的节段。H 图中描述的岩鳞支在颅底和凸面转折处起自脑膜中动脉。J. 右侧横窦和窦汇表面硬膜后外侧观。脑膜中动脉岩鳞支供应小脑幕附着处、窦汇区硬膜和横窦、乙状窦及岩上窦的接合处，延伸到与颈外动脉分支供应区相邻的后颅窝硬膜。

神经功能障碍。为了避免面神经损伤，控制这个部位的出血不用电凝，而是在面神经管裂孔水平的中颅窝底暴露出血点[25,30]。

　脑膜中动脉后支在颅底与凸面结合处发出岩鳞支（图 2-10I，J）。它供应沿岩嵴和横窦沟的小脑幕附着处、窦汇硬脑膜，以及乙状窦、横窦和岩上窦接合处；并延伸到后颅窝硬脑膜，与颈外动脉其他分支供应区域相邻[31]（图 2-7）。该岩鳞动脉很少供应包括小脑窝和小脑幕在内的所有后颅窝硬脑膜[31]。脑膜中动脉顶枕部分支供应后部凸面硬脑膜（图 2-10J）。

在中颅窝，脑膜中动脉与眼动脉系统和颈动脉海绵窦段的脑膜分支吻合交通（图 2-1）。脑膜中动脉除了供应面神经以外，也可以供应三叉神经第二、第三支[19]。当发出天幕内侧分支时，它能供应几乎所有的小脑幕。天幕内侧动脉可以起自脑膜中动脉主干或副脑膜动脉[31]，将在下一部分描述。

在斜坡上部和毗邻的颞骨后表面，脑膜中动脉与脑膜背侧动脉和弓状下动脉吻合。在乙状窦、横窦和岩上窦接合处的水平，岩鳞部的分支远端与通过乳突孔枕动脉分支和咽升动脉及椎动脉的脑膜分支吻合。

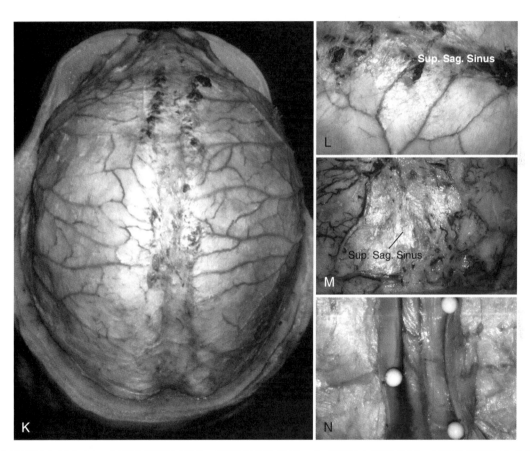

图 2-10 续（见彩图 2-10） K. 凸面硬脑膜上面观。脑膜中动脉发出一个丰富的血管吻合层，被称为初级吻合动脉。这些血管随着行程直径几乎不变，在硬膜上表面相互吻合。它们越过上矢状窦，把两侧大脑半球上方硬脑膜连接成一独立的血管单位。**L**. 上矢状窦区放大观。恰好在上矢状窦侧方，两侧的脑膜中动脉各形成一个旁正中弧形结构。这种弧形吻合越过中线，把硬脑膜动脉网连接成一独立的血管单位。**M**. 上矢状窦放大观。脑膜中动脉分支到达并参加供应上矢状窦壁，在该处它们发出降支供应毗邻的大脑镰，并与其他的大脑镰动脉吻合。**N**. 打开上矢状窦，侧方用大头针固定窦壁，暴露沿窦壁走行的脑膜中动脉分支的结构。A.，动脉；Alv.，牙槽的；Ant.，前的；Auriculotemp.，耳颞的；Br.，分支；Car.，颈动脉；Clin.，床突；CN，脑神经；Div.，支；Ext.，外的；Fiss.，缝；For.，孔；Gr.，大的；Inf.，下的；Int.，内部的；Lat.，外侧的；M.，肌肉；Mandib.，下颌骨的；Med.，内侧的；Men.，脑膜的；Mid.，中间的；N.，神经；Parieto-Occip，顶枕的；Palat.，腭的；Pet.，颞骨岩部的；Petrosquam.，岩鳞部的；Plex.，丛；Post.，后的；Proc.，突；Pteryg.，翼状的；Pterygomax.，翼上颌的；Sag.，矢状的；Sup.，上部的；Superf.，浅表的；Temp.，颞、颞肌；Tens.，张肌；Transv.，横；Tymp.，鼓室的；V.，静脉；Ven.，静脉的；Zygo.，颧骨的。

脑膜中动脉也可能与基底动脉的分支吻合[32,33]。

脑膜副动脉

脑膜副动脉，也称为次脑膜动脉或小脑膜动脉[34,35]（表2-1），根据上颌动脉与翼状肌的关系，它可能起自上颌动脉或脑膜中动脉[10,34]。如果上颌动脉自翼状肌深面通过，那么脑膜副动脉起自上颌动脉；如果上颌动脉自翼状肌表面通过，那么它起自脑膜中动脉。在脑膜中动脉起自的眼动脉、颈内动脉或基底动脉的病例中，脑膜副动脉将直接起自上颌动脉主干[36]。副脑膜中动脉管径大约是脑膜中动脉管径的1/3～1/2（图2-11A，B，D～F），在这些病例中，30%～45%的副脑膜中动脉是由多个小动脉组成[34,35]，尤其是它来自于上颌动脉时[34]。

从它的起点，脑膜副动脉向翼突外侧板后上缘和蝶骨颞下面之间的夹角方向走行。它通常走行于下牙槽神经和舌神经后方[34]（图2-11A，E）。78%的病例脑膜副动脉通过卵圆孔进入颅腔。在剩下的22%，它通过蝶骨导静脉孔（静脉孔）入颅。在卵圆孔前缘内侧2～3mm处偶然可发现蝶骨导静脉孔，连接翼丛和海绵窦的导静脉也从此通过[34,36]（图2-11C）。

脑膜副动脉颅外段与咽升动脉和翼腭动脉存在吻合[9,10,36]（图2-11A，F）。它供应咽鼓管膜部、外耳道、咽外侧壁、翼内肌和卵圆孔下方的下颌神经，以及蝶骨外膜。有人建议把它称为蝶突脑膜动脉，因为它的大部分流量到达颅外结构，而颅内分支仅得到总流量的10%[36]。

脑膜副动脉供应的颅内范围包括三层神经节及邻近中颅窝硬脑膜，在此与来自眼动脉、脑膜中动脉和颈内动脉虹吸部的脑膜分支吻合。在供应下颌神经和海绵窦毗邻硬脑膜时，脑膜副动脉与颈内动脉的下外侧干有相补关系。它与下外侧干的后外侧分支存在突出吻合（见图2-1）。Lasjaunias和Theron[36]发现：在它与颈动脉海绵段的下外侧干存在吻合的病例中，有25%的脑膜副动脉较小，有59%的二者大小类似，它独立供应海绵窦区的仅占16%。在后一种病例中，脑膜副动脉直径接近脑膜中动脉直径[9,36]。由于其供应动眼神经、滑车神经、三叉神经、外展和面神经，血管内操作期间的动脉阻塞可能导致这些脑神经功能障碍[10,36]。

Dilenge和Geraud[35]发现，100例选择性血管造影术侧位像上，其中60%该动脉颅外整个行程可被确认，由于颅内部分细小，仅有6例可被辨认。当它是颈动脉虹吸部和上颌动脉之间吻合网的一部分时，其更容易被确认。血管造影术正位像上看，在颅底上方的下外侧干动脉分支点处，脑膜副动脉面朝海绵窦向内侧倾斜。它可以形成三叉神经节的脑膜瘤及神经鞘瘤的血管蒂[35]，也可以与海绵窦旁动静脉畸形有关。

颈内动脉分支

海绵窦段 颈内动脉海绵窦段发出分支供应封闭蝶鞍和海绵窦的结构和壁，以及小脑幕（图2-3和2-4）。各分支根据它们走行的方向可分为内侧群、外侧群和后群。内侧组包括垂体下动脉、斜坡内侧动脉和被膜动脉；外侧组包括下外侧干，也称为海绵窦下动脉及其分支和天幕外侧动脉；后组包括脑膜背侧动脉和内侧天幕动脉（图2-12A～L）。内侧支，其中包括垂体下动脉和斜坡内侧动脉，起自原始上颌动脉，而成人脑膜背侧动脉是原始三叉动脉的残留。当这两个胚胎血管起自一个主干时，脑膜支、垂体支和神经支将有同一来源，被称为脑膜垂体干[9,10]。

脑膜垂体干和下外侧干是颈内动脉海绵窦段最恒定的分支。在6%的海绵窦里它们起自同一主干[37]。这些血管与对侧同名动脉吻合，并与颈外、眼、椎动脉的脑膜分支吻合[13]（图2-1和2-4）。颈外动脉和颈内动脉之间通过海绵窦分支的交通在颈动脉海绵窦瘘的治疗中具有重要意义，因为该治疗必须基于对所有这些交通通道的评估。颅内压增高、远隔部位颅内疾患及脑血管疾病将伴随着脑血流动力学改变，造影中海绵窦动脉分支显影可能会增加，海绵窦分支充当紫茉莉网（mirabilis）作用[13]。

脑膜垂体干

脑膜垂体干是海绵窦内颈内动脉最大的分支[38-40]。它起自鞍背外侧或恰好邻近海绵窦内颈内动脉第一弯曲的顶点（图2-6）。它几乎和眼动脉一样粗细[38]。在最完整的形式里，它发出天幕、垂体下和脑膜背侧动脉（图2-12B-G、I、J）。然而，这些分支可以单独从颈内动脉发出或用不同的组合发出[9,36,37]，直接起自脑膜垂体干的一些二级动脉的起点可以显示较普通数量分支更多的外观（图

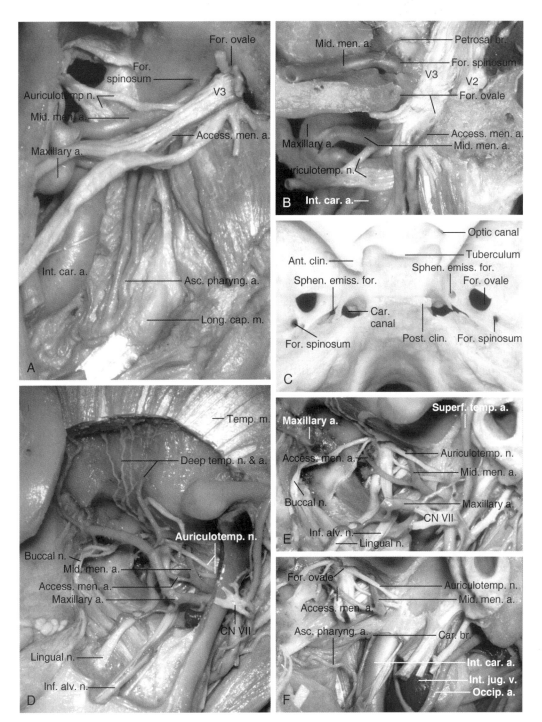

图 2-11（见彩图 2-11） **A**．右侧卵圆孔、棘孔和通过颅底的脑膜中动脉、副脑膜动脉的下侧面观。在这个病例中，副脑膜动脉起自上颌动脉，从卵圆孔通过。**B**．右侧卵圆孔前面观，暴露棘孔上方脑膜中动脉向外侧急剧弯曲。副脑膜动脉颅内供应区域包括三叉神经节和毗邻的中颅窝硬膜，在该处与眼动脉、脑膜中动脉和颈内动脉虹吸部的脑膜分支相吻合。**C**．鞍窝和中颅窝的颅内表面。在大约 40% 的颅骨中存在蝶骨导静脉孔。它位于卵圆孔的内侧。**D**．颞深神经和颞深动脉穿入颞肌深面。脑膜中动脉起自上颌动脉下颌段，并发出副脑膜动脉。**E**．D 图放大观。在该标本中，副脑膜动脉在舌神经和下牙槽神经表面上行。**F**．咽升动脉上段在咽缩肌表面急剧向前转折，发出一个发育良好的颈动脉支，伴随颈内动脉进入颈动脉管。A.，动脉；Access.，副的；Alv.，牙槽的；Ant.，前的；Asc.，上升的；Auriculotemp.，耳颞的；Br.，分支；Cap.，头的；Car.，颈动脉，Clin.，床突；CN，脑神经；Emiss.，导血管；For.，孔；Inf.，下方的；Int.，内部的；Jug.，颈静脉的；Long.，长肌；M.，肌肉；Men.，脑膜的；Mid.，中间的；N.，神经；Occip.，枕的；Pharyng.，咽的；Post.，后的；Sphen.，蝶骨的；Temp.，颞骨的；Superf.，浅表的；V.，静脉。

2-12H）。侧面观上，通过位于滑车神经和眼神经之间的 Parkinson 三角可以暴露颈内动脉后曲和脑膜垂体干的起源，除非颈内动脉被拉长和曲弯，导致后曲超过滑车神经[11,12]（图 2-12 D～F）。动眼神经和滑车神经在脑膜垂体干三根分叉处的上方或稍后方进入海绵窦硬脑膜顶。据 Harris 和 Rhoton 报道[111]，在 50 例海绵窦解剖中，所有的脑膜垂体干都发出一个分支到小脑幕，使天幕动脉成为这个主干最恒定的分支。

天幕动脉

小脑幕有两个血供来源：天幕内侧动脉和天幕外侧动脉。天幕内侧动脉通常起自脑膜垂体干，但也可能起自下外侧干、脑膜中动脉、副脑膜动脉、眼动脉和泪腺动脉（图 2-12E、F、K、Q）。它上升到海绵窦顶，然后沿小脑幕游离缘向后外侧，供应动眼神经和滑车神经经硬脑膜部分、海绵窦壁和内侧 1/3 的小脑幕[12,41,42]。它在滑车神经入硬膜处下方离开海绵窦，开始向后走行距小脑幕游离缘约 5mm（图 2-12D、E）。当它接近直窦区域，向外侧弯曲，在幕内进行分支，并沿镰基底部与对侧同名动脉的分支吻合[12,38,41]（图 2-3 和图 2-5）。它可以与眼动脉的脑膜分支吻合。虽然通常被描述为脑膜垂体干天幕支的一个分支[37]，天幕内侧动脉可能直接起自颈动脉海绵窦段后垂直部或水平部（作为下外侧干分支），或副脑膜动脉、眶内眼动脉、泪腺动脉及脑膜中动脉[18,42]。

Bernasconi 动脉一词被用作天幕内侧动脉同义词[11,12,42]（表 2-1）。Bernasconi 和 Cassinari（1956 年）第一次描述了一个动脉血管参与了供应小脑幕及其病变。当时，他们认为该血管起自颈外动脉[39,41,43,44]，但后来明白了它真正来源是颈内动脉[38,41,44]。

在普通血管造影中，可见的天幕内侧动脉长度从 5mm 到 35mm 不等。在血管造影片上，如果天幕动脉延续超过 40 mm，被认为可能有病理性病变[12,39]。其他方面例如增粗、行程迂曲，分支多也提示有病变存在[13]。它在血管造影的出现不是首先建议诊断小脑幕脑膜瘤，因为它可以在动静脉畸形、侵犯小脑幕胶质瘤、三叉神经肿瘤，甚至正常人中看到[12,41,43,45]。

天幕外侧动脉和天幕内侧动脉通常作为单一主干发出（图 2-12D、E）。从它的起始端，它向后、

向上走行，并稍微向侧方沿岩骨嵴的小脑幕附着处进入小脑幕，并继续向后供应小脑幕外侧部分直到由内侧天幕动脉供应的范围[28,42,45]。外侧天幕动脉与脑膜中动脉的岩鳞部和岩骨分支及脑膜背侧动脉的侧支吻合（图 2-3 和图 2-6）。

脑膜背侧动脉

脑膜背侧动脉，也称为斜坡外侧动脉，是三叉动脉在成人的残留[31,36]。大多数病例中它起于脑膜垂体干，穿过海绵窦向后走行，供应鞍背和斜坡硬膜，并越过中线与对侧同名动脉吻合（图 2-12 B～E、G～J）。Rhoton 和 Harris[111] 研究了 50 例海绵窦，发现 90% 的脑膜背侧动脉起于脑膜垂体干。在 6% 的病例中，它是直接起自颈内动脉海绵窦段后升部外侧面，恰好位于脑膜垂体干下方[11,12,46]。

脑膜背侧动脉分成内侧支和外侧支（图 2-12H、I）。内侧支经蝶岩韧带（Dorello 管的顶）下方通过，伴随其供应的展神经进入 Dorello 管[31,36,38]，与咽升动脉颈静脉支的斜坡分支吻合（图 2-1 和彩图 2-6）。脑膜背侧动脉内侧支与斜坡内侧动脉有相补关系，斜坡内侧动脉直接起自颈动脉或作为颈动脉二级分支起自垂体下动脉。斜坡内侧动脉起始端位于后床突前方，但也分布到鞍背后表面硬膜，在此越过中线与对侧的同名动脉吻合，也与脑膜背侧动脉的内侧支吻合（图 2 -12 A～C）。如果没有斜坡内侧动脉，在后床突和鞍背后面，一个直接来自脑膜背侧动脉或脑膜背侧动脉内侧支的分支向内侧走行并异常优越，供应斜坡内侧动脉的范围（参见彩图 2-12H、I）。

脑膜背侧动脉外侧支通过三叉神经池（Meckel囊）上方，沿岩骨嵴伴随着岩上窦行走，加入小脑幕的基底动脉弧（图 2-3）。该分支在三叉神经节外侧与天幕外侧动脉和颞骨表面走行的脑膜中动脉分支吻合。

垂体下动脉

垂体下动脉最常起自脑膜垂体干（图 2-12F、G）或直接起自颈内动脉海绵窦段后升部内侧面（图 2-12 H-J、N）[11,31,36]。它通过海绵窦向内侧走行到达垂体腺被膜和后叶的外侧面。此动脉分为上、下两支与对侧同名动脉吻合，在鞍背前部形成一个动脉环（图 2-12H）。此动脉环下支，与位于前部的被膜

动脉伴行，可供应鞍底硬脑膜[11,13,40,46]。被膜动脉通常直接起自颈内动脉海绵窦段水平部的内侧面（图2-12N），但也可能是垂体下动脉的分支[38]。垂体下分支可通过斜坡内侧动脉也可以供应后床突和海绵窦硬膜，斜坡内侧动脉也可以直接起自颈内动脉海绵窦段[36,42]。

Luschka，在 1860 年[38,40]首先发现了人的垂体下动脉。该动脉是原始上颌动脉在成人的残留。在侧位血管造影片上，垂体下动脉与颈内动脉虹吸部重叠，因此即使减影后也无法辨认[36,40]。

下外侧干

下外侧干，也称为外侧主干[39]或海绵窦下动脉[38]，起自颈内动脉海绵窦段的水平段中部的外侧面，距脑膜垂体干起点 5 ~ 8mm[11,46]（图2-12 K，L）。在 84% 的海绵窦内它直接起自颈动脉，另有 6% 起自脑膜垂体干[11]。

下外侧干在外展神经上方（96%）或下方（4%）[47]通过，下行穿过眼神经或在其外侧经过，供应海绵窦下外侧壁的硬脑膜及邻近中颅窝直到三叉神经节（图 2-1，图 2-4 和图 2-12K ~ P）。下外侧干分支与脑膜中动脉或副脑膜动脉吻合[46]。供应三叉神经节的分支可能在神经节侧方硬膜内走行，或经运动根上方到达神经节内侧面硬脑膜（图 2-12P）。

在其最完整的形式，下外侧干发出上支、前支和后支[9,48]（图 2 -12Q）。上支供应海绵窦顶部硬脑膜。约 40% 的病例中，上支发出天幕内侧分支[48]（图2-12 K，Q）。前支和后支各分成一个内侧分支和一个外侧分支。前支的内侧支向前走行，供应动眼神经、滑车神经和外展神经；通过眶上裂进入眼眶；并终止于眼深回返动脉（图 2-12 K ~ M）。前支的外侧支向圆孔走行，供应相邻颞窝硬脑膜和上颌神经（图 2 -12 K、O、Q）。后支的内侧支分布到展神经、三叉神经节的内侧 1/3 及下颌神经（图 2-12 P）。后支的外侧支供应三叉神经节中外 2/3 及相邻硬脑膜[48]（图 2-12 Q）。由于后支与脑膜中动脉海绵窦分支的互补关系，它可能到达面神经管裂孔供应面神经[9,19]。下外侧干的后支与破裂孔回返动脉吻合（见图 2-4）。

McConnell 被膜动脉

McConnell 被膜动脉一词是指被膜前动脉和被膜下动脉，后者是出现在下外侧干起点远端的细小分支。被膜下动脉更接近被膜动脉。它起自于颈内动脉海绵窦段的水平段下内侧面，下外侧干起点的远端，或作为垂体下动脉二级分支。它向内走行至前叶下表面覆盖的硬膜，发出分支到蝶鞍底部硬膜（图 2-12N）。被膜前动脉起于颈内动脉内侧面，随后穿过海绵窦顶，向内侧走行进入蝶鞍顶和前缘硬膜，与对侧同名动脉吻合。

McConnell 被膜动脉经常缺如[11,38,40,46]，在 8% ~ 50% 的海绵窦中可见它[37,38,40,46]。这种变异可能是由于注射这些动脉困难[40]或它是垂体下动脉的一个分支[46]。在患有蝶窦癌、颅咽管瘤、鞍旁脑膜瘤的病人的血管造影中可以看到被膜动脉[13]。

破裂孔回返动脉

这个微小的动脉起源于颈内动脉虹吸部后升部，下降进入孔破裂孔，供应颈动脉周围自主神经丛和动脉壁[9,48]（图 2-11F 和图 2-12C，Q）。颈内动脉注射给药的动脉造影中，因颈内动脉密度，不能被显示。但咽升动脉给药的动脉造影中，由于它与咽升动脉颈动脉分支吻合，可被看到。破裂孔回返动脉沿三叉神经节下表面与下外侧干的后支吻合（见图 2-1 和图 2-4）。

床突上颈内动脉分支

颈内动脉床突上段的眼动脉和大脑前动脉分支可以供应硬脑膜。

眼动脉

眼动脉主要通过它的筛骨动脉、眼回返动脉及泪腺分支来供应硬脑膜（图 2-13 ~ 2-15）。

筛骨动脉

筛前和筛后动脉在眼眶内侧 1/3 起源于眼动脉（图 2-13A，B），直径为 0.5 ~ 1mm[49]。这些动脉与其对应的筛骨神经一起进入的筛前孔和筛后孔，离开管道后在筛板外侧缘的前、后端进入前颅窝（图 2-13 A ~ D）。筛管的眶部开口位于沿额筛缝的眶顶和眶内侧壁接合处，额筛缝由上方的额骨眶板内侧缘和下方的筛骨垂直板组成（图 2-14 F）。筛管的颅内开口位于额骨眶部和筛板之间的缝上。到达颅内之前，筛动脉发出分支到筛窦、鼻腔及鼻中隔。

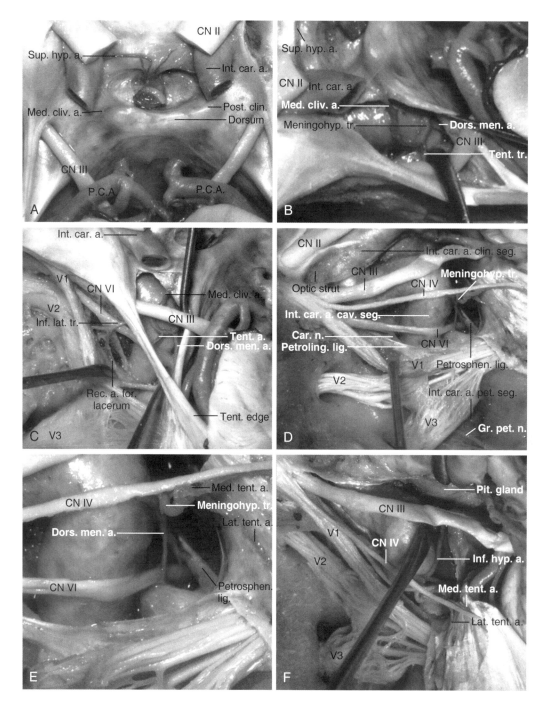

图 2-12（见彩图 2-12） A．鞍膈和海绵窦顶上面观。右侧前床突被磨除。斜坡内侧动脉通常是垂体下动脉分支，少数是颈内动脉海绵窦段分支，在窦顶硬膜内走行，分布到后床突上方或背侧上部硬膜。B．左侧海绵窦上外侧观。脑膜垂体干发出脑膜背侧动脉、斜坡内侧动脉和天幕动脉。C．打开海绵窦外侧壁后上外侧观。向外侧牵开三叉神经第一支，暴露下外侧干，它起自颈内动脉海绵窦段的水平段中部外侧面，在外展神经上方及眼神经深面通过，供应海绵窦下外侧壁及邻近中颅窝的硬脑膜，与破裂孔回返动脉吻合。脑膜背侧动脉从展神经后侧通过，分布到鞍背和斜坡硬膜，与对侧同名动脉吻合。它的供应区域与斜坡内侧动脉的供应区域有互补关系。该标本中，斜坡内侧动脉起自脑膜垂体干。它起始段走行于后床突前方，但是它也到达鞍背背侧面的硬脑膜。天幕动脉向外侧走行而到达小脑幕。D．侧面观。岩舌（petrolingual）韧带内侧缘标志颈内动脉海绵窦段的开始。E．D 图放大观。脑膜垂体干在滑车神经内侧缘，起自海绵窦内颈内动脉后曲的顶点附近。天幕动脉是脑膜垂体干的分支，在岩骨嵴水平分成天幕内侧动脉和天幕外侧动脉。天幕内侧动脉供应小脑幕内侧缘及内侧 1/3，到达直窦周围区域和大脑镰后方附着处。天幕外侧动脉供应小脑幕外侧 2/3 和小脑幕岩骨嵴附着处，与脑膜中动脉的颞骨岩部分支和岩鳞部分支、脑膜背侧动脉外侧支及枕动脉乳突支吻合。脑膜背侧动脉向后走行，经位于蝶岩韧带下方的 Dorello 管通过。F．向外侧牵拉海绵窦内的颈内动脉后曲，暴露垂体下动脉，其经过海绵窦向内侧走行到达垂体腺被膜和后叶的外侧面。

在供血丰富的肿瘤和前颅窝硬脑膜动静脉畸形中，筛动脉显著增粗。

颅内，筛前动脉也已被称为脑膜前动脉，尤其是当其延伸到额部凸面硬脑膜时[50]（见图 2-2）。它发出大脑镰动脉，也称为大脑镰前动脉[50-52]。它在筛板处进入大脑镰，供应大脑镰前部和邻近覆盖额极的硬膜，与膜脑膜中动脉供应的硬脑膜相邻（图2-13 C～E）。大脑镰前动脉可能两侧均存在，但是左侧或右侧中的一个可能占优势[52]。在普通颈动脉血管造影上，经常可看到：在大脑镰附着的附近，它在大脑镰内上升，分布到凸面硬脑膜[52]。在大脑镰脑膜瘤和闭塞的脑血管病中，它可能增粗[51]。筛

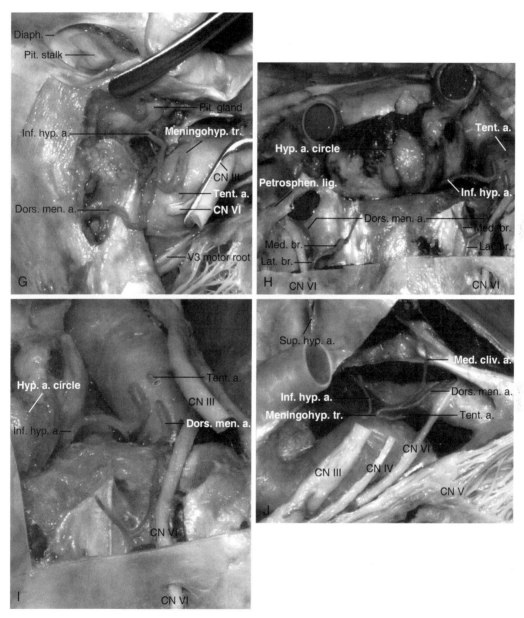

图 2-12 续（见彩图 2-12 ）　G. 右侧海绵窦后部侧面观。天幕动脉、垂体下动脉及脑膜背侧动脉起自脑膜垂体干。切断蝶岩韧带，暴露脑膜背侧动脉到斜坡硬膜的通道。垂体下动脉到达垂体后叶和鞍底。H. 另一标本，去除鞍背后面观。天幕动脉、垂体下动脉及脑膜背侧动脉直接起自颈内动脉海绵窦段。双侧的垂体下动脉在垂体后叶背侧面吻合，形成一个动脉环，到达蝶鞍后壁及下壁硬膜。右侧 Dorello 管上壁被去除。脑膜背侧动脉分成内侧支和外侧支。外侧支供应展神经和 Dorello 管周围硬膜，内侧支供应斜坡上方和背面硬膜。脑膜背侧动脉内侧支的供应区域与斜坡内侧动脉的供应区域有互补关系。I. H 图中所见右侧海绵窦放大观。天幕动脉、脑膜背侧动脉和垂体下动脉各自分别起自颈内动脉海绵窦段的后曲。J. 左侧海绵窦侧面观。天幕动脉和脑膜垂体干起自颈内动脉的后曲。脑膜垂体干发出垂体下动脉、斜坡内侧动脉和脑膜背侧动脉。

动脉的脑膜前分支常常供应嗅沟脑膜瘤，并在血管造影中能看到其沿肿瘤表面弧形移位[28]。由于大脑镰前动脉走行在坚韧的大脑镰内，颅内占位不能将它向侧方推移[52]。

筛后动脉经筛后孔通过，在筛板后缘进入硬脑膜，供应前颅窝底内侧1/3硬膜，包括蝶骨平台、前床突，及视交叉沟（见图2-1）。它在后方与颈内动脉的分支吻合，侧向与脑膜中动脉分支吻合，前方与筛前动脉的脑膜分支吻合（见图2-1和图2-2，图2-4）。

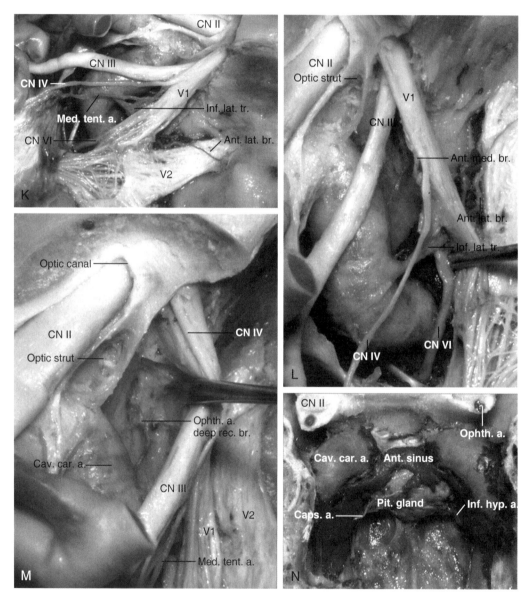

图2-12续（见彩图2-12） K. 侧面观。Parkinson三角位于滑车神经和三叉神经第一支之间，在其上部，天幕内侧动脉平行于滑车神经走行。下外侧干的前外侧分支在眼神经和上颌神经之间向圆孔走行。L. K图所见标本上面观。下外侧干起自海绵窦内颈内动脉水平段中部的外侧面，在展神经和三叉神经第一支之间走行，供应海绵窦下外侧壁及毗邻中颅窝硬脑膜。下外侧干的前支发出前外侧支和前内侧支。前内侧支向前走行，供应动眼神经、滑车神经和展神经，通过眶上裂入眼眶。天幕内侧动脉已经被去除了。M. 右侧海绵窦上面观。打开海绵窦顶，向外侧牵拉动眼神经、滑车神经和眼神经，暴露眼背侧回返动脉，它是走行于海绵窦内的眼深回返动脉段。眼深回返动脉起自眼动脉眶内的起始部，通过总腱环和眶上裂内侧部向后走行，穿过海绵窦前静脉间隙。眼深回返动脉与下外侧干的前外侧支吻合。N. 前面观。起自海绵窦内颈内动脉水平段的一个右侧被膜动脉向内侧走行，供应鞍底硬脑膜。

眼回返动脉

眼动脉可能会发出两个眼回返动脉，一浅一深，供应硬脑膜。浅的眼回返动脉通常以锐角起源于视神经管内眼动脉的近端，并向后走行，供应前床突硬脑膜、邻近的蝶骨小翼和中颅窝前内侧部分[50]（图 2-14C），与脑膜中动脉和筛后动脉的分支吻合（见图 2-1 和图 2-4）。它供应海绵窦区的顶

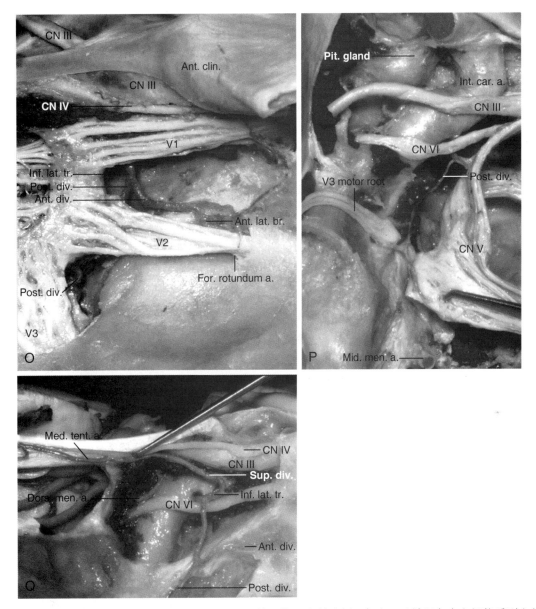

图 2-12 续（见彩图 2-12） **O**. 侧面观。下外侧干起于三叉神经第一支的内侧，但在三叉神经各支之间能看到它的分支。前支的前外侧支向圆孔走行，并发出一个分支到圆孔。后支暴露于三叉神经的第二和第三支之间。**P**. 后上观。下外侧干的后支走行于三叉神经节运动根上方，供应三叉神经节和毗邻的硬脑膜。**Q**. 去除三叉神经，暴露下外侧干及其分支。该标本中，下外侧干的上分支发出天幕内侧动脉，供应小脑幕内侧 1/3 和大脑镰后方附着处。前分支供应眶上裂附近的动眼神经、滑车神经和展神经。后分支供应三叉神经节、下颌神经和毗邻硬脑膜，并与破裂孔回返动脉吻合。脑膜背侧动脉起自颈内动脉后曲，供应 Dorello 管区域的展神经。A.，动脉；Ant.，前的；Br.，分支；Caps.，被膜的；Car.，颈动脉；Cav.，海绵窦的；Clin.，床突，基骨点；Cliv.，斜坡的；CN，脑神经；Diaph.，隔膜；Div.，支；Dors.，背侧的；For.，孔；Gr.，大的；Hyp.，垂体的；Inf.，下方的，在…下；Int.，内部的；Lat.，外侧的；Lig.，韧带；Med.，内侧的；Men.，脑膜的；Meningohyp.，脑膜垂体干；N.，神经；Ophth.，眼的；P.C.A.，大脑后动脉；Pet.，颞骨岩部的，岩骨的；Petroling.，岩舌；Petrosphen.，蝶岩的；Pit.，垂体；Post.，后面的；Rec.，回返的；Seg.，段；Sup.，上方的；Tent.，幕的；Tr.，干。

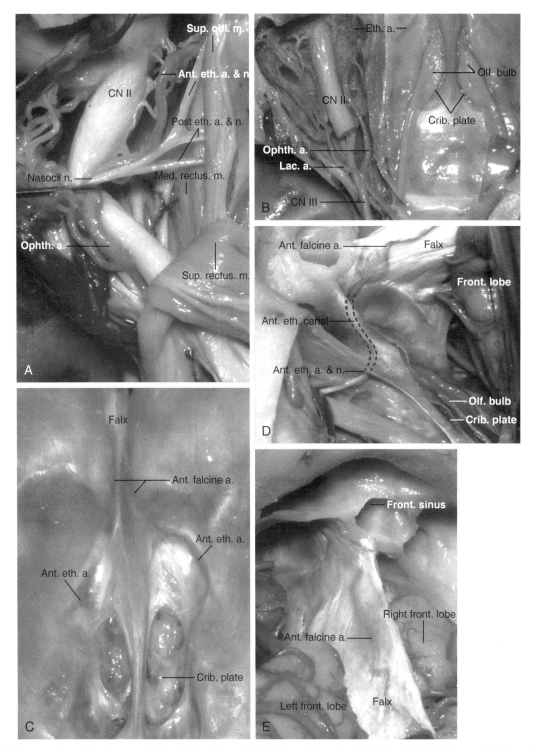

图 2-13（见彩图 2-13） 上面观。**A**．筛前、筛后动脉起自眼动脉，筛前、筛后神经起自鼻睫神经，双侧动脉和神经向内侧走行，通过视神经上方，在上斜肌和内直肌之间进入筛管。**B**．泪腺动脉起自眼动脉起始端，向外侧走行，通过它的脑膜回返支和脑膜泪腺支与脑膜中动脉吻合。**C**．去除嗅球后，筛板周围硬膜上面观。在筛板外侧缘，筛前动脉从筛管穿出。筛前动脉向前内侧走行，进入大脑镰，并在大脑镰内上升，并移行为大脑镰前动脉。大脑镰前动脉是大脑镰前 1/3 的主要血供来源。**D**．上面观。前动脉在筛板前外侧缘达到前颅窝和大脑镰的鸡冠附着处。**E**．同一标本上面观。大脑镰前动脉在大脑镰内上升，与达到矢状窦并在大脑镰内下降的脑膜中动脉分支吻合，同时与大脑前动脉的胼胝体周围动脉的大脑镰支吻合。A．，动脉；Ant.，前面的；CN，脑神经；Crib.，筛的；Eth.，筛骨的；Front.，额的；Lac.，泪腺的；Med.，内侧；M.，肌肉；N.，神经；Nasocil.，鼻睫的；Obl.，斜的；Olf.，嗅觉的；Ophth.，眼的；Post.，后面的；Sup.，上面的。

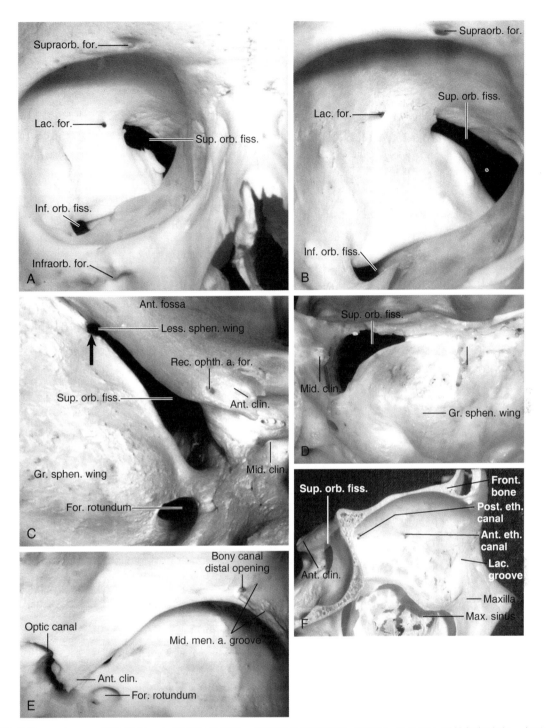

图 2-14（见彩图 2-14）　**A．**骨性关系。右侧眼眶前面观。泪腺动脉脑膜回返（蝶骨）支经眶上裂外侧部走行，与脑膜中动脉分支吻合。泪腺动脉和脑膜中动脉之间的副吻合支，称作脑膜泪腺动脉，经恰好位于蝶骨小翼下方、眶上裂外侧的泪腺孔走行。**B．**右侧眼眶放大观。相对于眶上裂，泪腺孔的位置是不定的。它可位于眶上裂外侧，或与眶上裂外侧部融合，或位于这些末端之间的任何中间位置。**C．**眶上裂颅内观。前床突表面有一小骨管开口，该骨管开始于视神经管内侧，内部走行眼浅回返动脉，该动脉供应海绵窦上壁，并可能沿小脑幕继续向后，成为天幕内侧动脉。由于脑膜回返（蝶骨）动脉的通道，眶上裂外侧部被扩大（箭头所示）。该动脉与脑膜中动脉前支吻合。**D．**右侧眶上裂和蝶骨嵴颅内观。**E．**右侧蝶骨嵴上面观。脑膜中动脉前支可能被 1 ～ 30mm 的骨管包裹，如该图所示，它沿蝶骨嵴走行。当动脉分支出了骨管的上口或外侧口后，在颅骨内板上的骨沟内上升。**F．**眼眶内侧壁观。筛动脉和神经通过筛管走行，筛管位于额骨和筛骨的眶板之间的缝内。A.，动脉；Ant.，前面的；Br.，分支；Clin.，床突；Eth.，筛骨；Fiss.，缝；For.，孔；Front.，额的；Gr.，大的；Inf.，下面的；Infraorb.，眶下的；Lac.，泪腺的；Less.，较小的；Max.，上颌的；Med.，内侧的；Men.，脑膜的；Mid.，中间的；Ophth.，眼的；Orb.，眶的；Post.，后面的；Rec.，回返的；Sphen.，蝶骨的；Sup.，上面的；Supraorb.，眶上的。

部硬脑膜，并可能延续为天幕内侧动脉（表2-1）。在血管造影侧位上看，它横过下方C3段，投影在颈动脉虹吸部C4段的上方。或投影在前床突上，比眼深回返动脉更靠近头端[53]。

眼深回返动脉起于眼动脉眶内起始部分，经过总腱环（Zinn 环）和眶上裂内侧部向侧方走行，越过海绵窦前静脉空间供应毗邻海绵窦壁的硬脑膜，与下外侧干的供应范围相邻（图2-12M）。眼深回返动脉的存在与胚胎过程密切相关，胚胎过程决定成人的眼动脉形式。最初的原始眼动脉有两个来源：大脑前动脉和海绵窦内的颈内动脉。起自大脑前动脉的眼动脉，经历了一个迁移过程后，起自颈内动脉床突旁。起自颈内动脉海绵窦段的眼动脉，也经历了退变，成为深的眼回返动脉[48]。原始背侧眼动脉的残存解释了一个研究结果：不管眼动脉是否起源于硬脑膜内常见位置，6%～8%的眼动脉起于海绵窦内[11]。当有两个眼动脉存在时，一个从视神经管通过，一个通过眶上裂，任何一个都可能占优势。

泪腺支

眼眶最重要的侧支血供是脑膜中动脉[54]，相反，眼动脉系统通过脑膜中动脉前支与眼动脉的泪腺分支之间的吻合也可以供应脑膜中动脉及其分支的供应范围（图2-15）。眼动脉系统和脑膜中动脉之间存在的动脉连接根源为胚胎发育的镫骨动脉[55]，且涉及吻合支的残存，它在发育的某个阶段是正常的，但后来发生了退变[24,56]。在20mm大小的胚胎中，镫骨动脉（舌骨动脉分支）分成上下颌支和眶上支。上下颌支穿过棘孔，并最终并入颈外动脉，形成上颌动脉和脑膜中动脉颅外段。眶上支，起自中颅窝，到达眶上裂，形成眶后和眶内分支，在成人，其将成为脑膜中动脉与泪腺动脉吻合的部位。因此原始镫骨动脉的眶上支对脑膜中动脉颅内段和眶外眼动脉的形成起重要作用[56,57]。眶上支在眶上裂附近还发出一个分支，其沿蝶骨小翼的后缘向内侧走行，分布到前床突及海绵窦顶，参加供应动眼神经和滑车神经，有时作为天幕边缘动脉向后走行。该动脉分支为眼眶内血管(泪的或眼的)和颈内动脉虹吸部后部分支之间提供连接[42,48]。在成人，该动脉可能相当于眼浅回返动脉。

眶上动脉的眶内和眶后分支部分或完整的存在

解释了：脑膜中动脉眼眶血管化和眼动脉参与凸面硬膜血管化二者的依赖性[56,58]（图2-15C）。如果眼动脉近端退化，成人眼动脉不是起自颈内动脉，而是来自脑膜中动脉[24,54]，170例解剖标本和3500例脑血管造影中分别可见2例和3例眼动脉起源于单侧的脑膜中动脉。这种双侧异常的病例是极为罕见的，只有4例报道[59]。脑膜中动脉的眼动脉起源可以通过颅骨上棘孔缺失或变小和（或）中颅窝底脑膜中动脉压迹变浅、中断或缺如达到证实，并且已被在10%的标本中发现[44,54,60]。对于眼动脉起源于脑膜中动脉的患者，剥离蝶骨大、小翼的硬脑膜或切除蝶骨嵴时，以及涉及颈外动脉的栓塞过程时，都有失明的风险[24,56,59]。如果眶上镫骨肌支存在，但它与原始眼动脉的胚胎吻合退变，异常结果是眼动脉仅供应眼球和眶内眼外支（肌肉和泪腺分支）供应的剩余部分。肌肉和泪腺分支由脑膜中动脉供血。

眼动脉复合体可以通过三个不同的异常脑膜血管供应凸面的硬脑膜和相关的病变。最常见的，在血管造影的0.5%，是脑膜中动脉起源于眼动脉。这是由于眶内镫骨肌支近端退化失败，与镫骨动脉的上下颌支退化相关。如果发生眶后镫骨肌支部分退化，眼动脉也可以通过脑膜中动脉前支供应硬脑膜病变。副脑膜动脉也可起自眼动脉。起自眼动脉的变异脑膜分支的解剖X线表现是典型的。这些血管通常起自：筛后动脉起点附近，眶内视神经上方，眼动脉通过的位置；并向上走行，通过眶上裂到达硬脑膜。源于眼动脉的脑膜血管及相关病变颈内动脉造影是显影的，然而通过颈外动脉造影不能使它们显影。从脑膜前动脉或大脑镰动脉的血管造影中，源于眼动脉的脑膜中动脉前支和副脑膜动脉是可以辨别的，因为正位看，该稍后的分支在中线附近走行，侧面看在额部凸面内侧几毫米，而源于眼动脉的脑膜中动脉前支和副脑膜动脉，在前后观有一个离开中线更横向的行程，侧面观，在额部凸面后方[56]。

在30%的病例中[48,53]，在中颅窝内，眶上动脉的近端分出眶支，骨化晚的蝶骨将允许这些血管多个经颅骨的路径。泪腺动脉和脑膜中动脉之间的吻合支常常通过眶上裂进入眼眶。然而，在多达50%的解剖标本，在蝶骨大翼可看到另外的骨孔[60]（图2-14 A～C）。这个孔已被赋予多种名称、包括泪孔、Hyrtl 孔、脑膜眶孔、颅眶孔、窦管或蝶额孔[54,60]。

在 5% ~ 15% 的病例中，泪孔有多个开口，相对眶上裂有一个多变的位置[54,60]。泪孔可位于眶上裂外侧或与其侧方末端融合[54]（图 2-14 A ~ C）。两个脑膜中动脉分支可并存：一个通过眶上裂入眶，另一个通过泪孔入眶。通过泪孔入眶的分支被称为脑膜泪腺动脉，通过眶上裂入眶的分支被称为蝶骨动脉或脑膜回返动脉或脑膜中动脉的眶支（图 2-15A，B）。

有时脑膜泪腺动脉的远端是完好的，但近端不能与脑膜中动脉吻合，取而代之的是在硬膜内形成细小吻合网[54]。脑膜回返动脉和蝶顶窦走行在蝶骨嵴下缘的蝶顶沟内。与脑膜泪腺动脉短而直相比，该动脉长而弯曲到达眶，与泪腺动脉吻合（彩图 2-15A，B）。脑膜回返动脉可能与向外侧扩大的眶上

裂相连（图 2-14C）。由于眼动脉的脑膜分支变异分布，应小心处理蝶骨嵴、额底部和前镰部的肿瘤。在这种病变的普通血管造影中，可发现眼动脉增粗[50]。

大脑前动脉

沿大脑前动脉，硬脑膜分支可以出现在两个层次上[9]。起自大脑前动脉嗅觉分支，走行于嗅球上方，在筛板区可能与筛动脉的嗅觉分支吻合。胼周动脉可以分支到大脑镰游离缘，前方与眼动脉的大脑镰前分支吻合，后方与大脑后动脉硬的脑膜支吻合[9]（见图 2-1 和图 2-4）。

椎基底动脉系统

椎动脉、小脑前下动脉或大脑后动脉可能发出

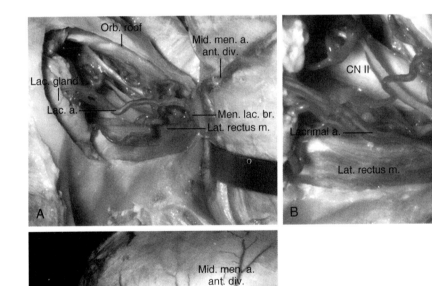

图 2-15（见彩图 2-15）　**A.** 上外侧观。去除左眼眶顶及外侧壁的一部分，暴露眶内结构以显示泪腺动脉和脑膜中动脉之间的吻合通路。脑膜中动脉前支发出一内侧支，其沿蝶骨嵴向内侧走行与眼动脉系统的泪腺支吻合。该标本中，脑膜中动脉和泪腺动脉之间有双重连接。外侧最大的动脉是脑膜泪腺支，是一个通过泪腺孔穿入蝶骨翼的回返脑膜支。另一个血管，称为脑膜回返动脉或蝶骨动脉（B 图中所示），通过眶上裂走行，在脑膜中动脉前支和眼动脉系统之间形成第二个吻合支。**B.** A 图放大观。牵开脑膜泪腺动脉，暴露弯曲走行的脑膜回返动脉，也称为蝶骨动脉，经眶上裂外侧缘通过，到达中颅窝及鞍旁硬膜。**C.** 左侧额部硬膜外侧观。起自眼动脉的一个额支穿过眶顶，供应额部硬膜，向前到达额极部硬膜。A., 动脉；Ant., 前方的；Br., 分支；CN, 脑神经；Div., 分支；Front., 额部的；Lac., 泪腺的；Lat., 外侧的；M., 肌肉；Men., 脑膜的，与脑膜有关的；Mid., 中间的；Ophth., 眼的；Orb., 眶的；Post., 后面的；Sphen., 蝶骨的。

分支到硬脑膜。

椎动脉分支

起自椎动脉颅外部分的脑膜前动脉和脑膜后动脉供应后颅窝部分硬脑膜（图 2-16）。

脑膜前动脉

脑膜前动脉在 C2 水平起自椎动脉，在 C3 神经根前面通过 C2-C3 间隙向内侧走行，并在中线附近向上走行，沿途发出几个小支到前部硬脑膜（图 2-16A）。这些成对动脉在齿突尖水平的硬脑膜内联成弧形，在寰枕间隙发出多个细小分支供应硬脑膜[16,60-62]。在颅内，脑膜前动脉与咽升动脉的舌下分支吻合[16,61,63,64]（见图 2-1 和图 2-6）。

在血管造影的减影片上，大约 50% 的脑膜前动脉可辨认[60]。由于它细小，血管造影上仅其行程开始的 1 ~ 1.5cm 能被看见[17,61]。在血管造影正位上，可见它起自椎动脉内侧面，向上走行向枕骨大孔。在血管造影侧位上，其起始段投影在椎动脉后方，但随后其进入椎管的前部，立即走行于椎体后方，脊髓前动脉的前方[16,61,65]。

脑膜后动脉

脑膜后动脉通常起自寰椎后弓上缘的椎动脉沟内走行的椎动脉段（V3 部分）（图 2-16 B ~ D）。与寰椎横突孔相比，它的起点更接近椎动脉硬脑膜入口处。它的起始行程是沿硬膜外椎动脉后上面，朝向枕骨大孔后外侧缘，在那儿进入颅内硬脑膜（图 2-16 B）。它几乎平行于枕内嵴，向后上方上行到达小脑镰附着处。该动脉大约在枕外粗隆水平分叉，并与枕动脉和脑膜中动脉的脑膜支吻合[6]（图 2-7 和图 2-14D）。

脑膜后动脉可分为颅内部分和颅外部分。颅外部分是迂曲的，可能是为了适应颈部的运动[16]，并从起点延伸到寰枕间隙。颅内部分显示出相对较直形态[17]（见图 2-14B ~ D）。在血管造影中，这种形态使脑膜后动脉与小脑后下动脉的分支易于鉴别。在 30% ~ 40% 的血管造影片中可看到脑膜后动脉，侧位片上更易于识别[16,17]。

脑膜后动脉也可能来自枕动脉、咽升动脉的舌下神经支、颈部颈内动脉[66] 和小脑后下动脉[6]。由于原始脑部血管与脑膜血管之间本来存在吻合通

道，以及脑膜后动脉基底部退化，所以它可起源于供应脑实质的动脉（见图 2-14F）。

小脑前下动脉

弓状下动脉通常起自小脑前下动脉（AICA）的脑桥外侧段，到孔的内侧穿过弓状下窝表面硬脑膜，并进入弓状下管（见图 2-14G）。它可作为迷路动脉的一个分支出现，迷路动脉也起于小脑前下动脉或是小脑前下动脉的小脑支的一单支（小脑弓状下动脉）。在少数病例，该动脉自内听道内发出，穿过内听道顶或经一个短的回返后到达弓状下窝[12]。弓状下动脉在颞骨岩部内与茎乳动脉的分支血管吻合，与走行在颞骨岩部上表面的脑膜中动脉的分支吻合，以及枕动脉乳突分支吻合。它供应内耳道和相邻的岩骨后面硬脑膜，以及半规管区域的骨质。虽然弓状下动脉在血管造影中无法显影，在小脑前下动脉闭塞的病例中，它参与形成硬脑膜侧支循环，后者加入软脑膜络（the leptomeningeal collaterals）[48,58]。

大脑后动脉

大脑后动脉的脑膜分支供应一部分大脑镰后部和邻近小脑幕内侧部。Wollschlaeger 和 Wollschlaeger[67] 解剖研究过程中第一次描述这种脑膜动脉，并把它命名为 Davidoff 和 Schechter 动脉，以表示对导师的敬意（见图 2-3 和 2-5）。该动脉起自大脑后动脉主干或其周围部分，围绕脑干向中线走行，向上形成锐角转而穿入小脑幕并供应小脑幕，沿着镰幕夹角供应邻近的大脑镰。在血供丰富的肿瘤和累及镰幕结合处的动静脉畸形的血管造影中，增粗的大脑后动脉的脑膜分支可以被显影[68]。在这项研究或在该实验室此前的研究中，大脑后动脉的脑膜分支不能被辨认[69]。然而，资深专家（ALR）在研究其他区域时已注意到这种变异的存在。

硬脑膜窦和静脉

窦是内附内皮细胞的硬脑膜间隔，收集来自浅层和深部脑静脉系统的静脉血。它们包括上、下矢状窦，直窦，横窦，小脑幕窦，海绵状窦，岩上窦和岩下窦。

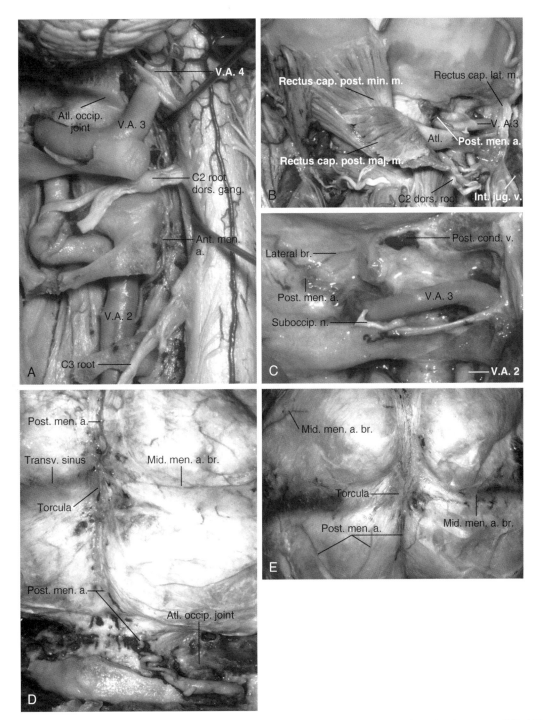

图 2-16（见彩图 2-16）　**A**. 后面观。脑膜前动脉，在 C₂ ~ C₃ 横突之间，起自颅外椎动脉的前内侧面。脑膜前动脉与供应枕大孔侧方硬膜的咽升动脉的舌下神经支和颈静脉支相吻合。椎动脉的第二、第三和第四段做了标记。**B**. 后面观。脑膜后动脉起自椎动脉的第三段，在寰椎上缘的骨槽内通过。**C**. 除枕骨下方骨质后，B 图放大观。椎动脉的第三段位于寰椎横突和椎动脉硬膜入口之间，在硬膜入口附近发出脑膜后动脉，离寰椎横突较远。脑膜后动脉的外侧支向枕髁走行。髁后静脉从髁管通过。**D**. 膜后动脉几乎平行于枕内隆突上升，到达后颅窝内侧及小脑镰硬膜和窦汇上方及大脑镰硬膜。**E**. 窦汇区域后面观。脑膜后动脉在枕大孔水平和后颅窝上方与咽升动脉脑膜支和枕动脉乳突支吻合。在窦汇上方，脑膜后动脉与脑膜中动脉的岩鳞分支和顶枕分支吻合。

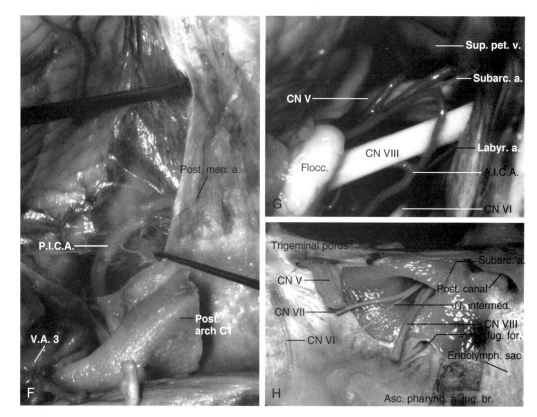

图 2-16 续（见彩图 2-16） **F**. 后面观。左侧脑膜后动脉起源异常，起自小脑后下动脉。在小脑延髓池水平，小脑后下动脉末环发出一个脑膜支，穿过蛛网膜，供应脑膜后动脉区域。**G**. 侧小脑脑桥角后面观。小脑前下动脉发出弓状下动脉和迷路动脉。**H**. 侧毗邻弓状下窝的岩骨后面观。A.，动脉；A.I.C.A.，小脑前下动脉；Ant.，前面的；Asc.，上升的；Atl.，寰椎，寰椎的；Br.，分支；C1，颈 1 神经；C2，颈 2 神经；C3，颈 3 神经；CN，脑神经；Cap.，头的；Cond.，髁的；Dors.，背侧的；Endolimph.，内淋巴的；Flocc.，绒球；For.，孔；Gang.，神经节；Int.，内部的；Intermed.，中间部；Jug.，颈静脉的；Labyr.，迷路的；Lat.，侧体；M.，肌肉的；Maj.，大的；Men.，脑膜的；Mid.，中间的；Min.，小的；N.，神经，神经的；Occip.，枕部的；Pet.，颞骨岩部的；Pharyng.，咽部；P.I.C.A.，小脑后下动脉；Post.，后面的；Subarc.，弓状下的；Suboccip.，枕下的；Sup.，上面的；Transv.，横的；V.，静脉；V.A.2，枕动脉第二段；V.A.3，枕动脉第三段；V.A.4，枕动脉第四段。

上矢状窦

上矢状窦附着于大脑镰上部，前部附着于鸡冠和后方附着于小脑幕。它的横截面呈三角形，在与凸面硬膜连接处形成左、右外侧角，与大脑镰连接处形成下角。上矢状窦在头盖骨内板正中线的浅沟中走行，随着向后延伸逐渐变大。在大约 60% 的病例中，上矢状窦通过移行为右侧横窦而结束[70-74]。上矢状窦终点是一个称为窦汇的膨大。

上矢状窦也通过经颅骨孔的导静脉与头皮静脉相通，例如顶骨孔，通过与颞上静脉相通的静脉，可作为静脉引流侧支起作用。

皮层的静脉可直接回流到上矢状窦，也可先汇入脑膜静脉。扩大的静脉腔，称为腔隙（lacunae），位于毗邻上矢状窦的硬脑膜内。在顶部和额后部，该腔隙最大且最恒定。在枕部和额前部可发现较小的腔隙。该腔隙主要是接受脑膜静脉引流，其在硬脑膜内伴随脑膜动脉走行，但是皮层静脉也能穿入其深部表面[72-77]（图 2-17，2-18 和 2-19）。

下矢状窦

下矢状窦位于大脑镰下方游离缘后 2/3。它通过连接大脑大静脉而结束，形成直窦。它源自于相邻大脑镰、胼胝体和扣带回的静脉联合。下矢状窦最大的汇入静脉是前部胼胝体周围静脉。上矢状窦镰可以通过大脑镰内静脉通道与下矢状窦相通[70,75]（图 2-17 和 2-19）。

直 窦

该静脉窦由大脑大静脉与下矢状窦汇合而形

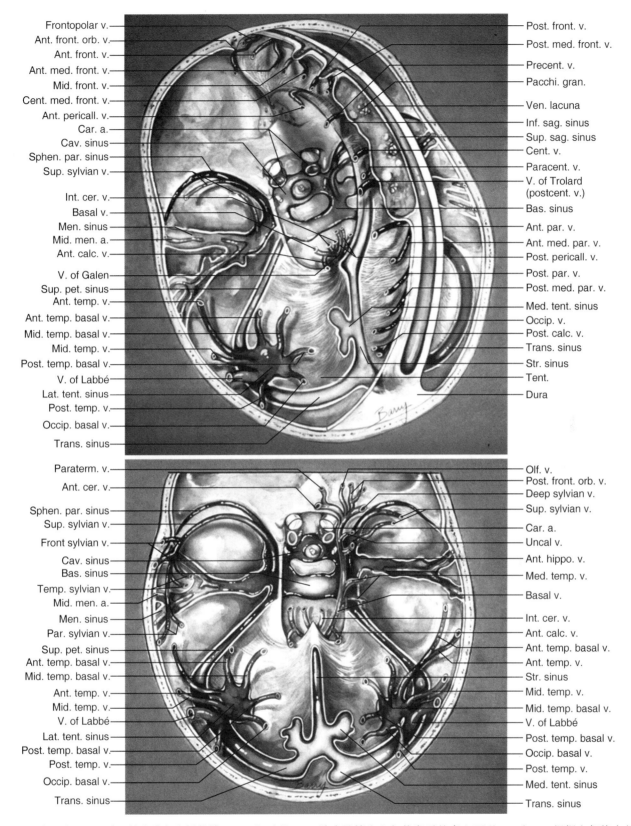

Frontopolar v.
Ant. front. orb. v.
Ant. front. v.
Ant. med. front. v.
Mid. front. v.
Cent. med. front. v.
Ant. pericall. v.
Car. a.
Cav. sinus
Sphen. par. sinus
Sup. sylvian v.
Int. cer. v.
Basal v.
Men. sinus
Mid. men. a.
Ant. calc. v.
V. of Galen
Sup. pet. sinus
Ant. temp. v.
Ant. temp. basal v.
Mid. temp. basal v.
Mid. temp. v.
Post. temp. basal v.
V. of Labbé
Lat. tent. sinus
Post. temp. v.
Occip. basal v.
Trans. sinus

Post. front. v.
Post. med. front. v.
Precent. v.
Pacchi. gran.
Ven. lacuna
Inf. sag. sinus
Sup. sag. sinus
Cent. v.
Paracent. v.
V. of Trolard (postcent. v.)
Bas. sinus
Ant. par. v.
Ant. med. par. v.
Post. pericall. v.
Post. par. v.
Post. med. par. v.
Med. tent. sinus
Occip. v.
Post. calc. v.
Trans. sinus
Str. sinus
Tent.
Dura

Paraterm. v.
Ant. cer. v.
Sphen. par. sinus
Sup. sylvian v.
Front sylvian v.
Cav. sinus
Bas. sinus
Temp. sylvian v.
Mid. men. a.
Men. sinus
Par. sylvian v.
Sup. pet. sinus
Ant. temp. basal v.
Mid. temp. basal v.
Ant. temp. v.
Mid. temp. v.
V. of Labbé
Lat. tent. sinus
Post. temp. basal v.
Post. temp. v.
Occip. basal v.
Trans. sinus

Olf. v.
Post. front. orb. v.
Deep sylvian v.
Sup. sylvian v.
Car. a.
Uncal v.
Ant. hippo. v.
Med. temp. v.
Basal v.
Int. cer. v.
Ant. calc. v.
Ant. temp. basal v.
Ant. temp. v.
Str. sinus
Mid. temp. v.
Mid. temp. basal v.
V. of Labbé
Post. temp. basal v.
Occip. basal v.
Post. temp. v.
Med. tent. sinus
Trans. sinus

图 2-17（见彩图 2-17） 硬脑膜窦和桥静脉。**A**．上面观。**B**．除大脑镰和上矢状窦后的直上面观。**A** 和 **B**，根据它们终点的位置将静脉分为四组。上矢状组（深蓝色），汇入上矢状窦；小脑幕组（绿色），汇入横窦或外侧小脑幕窦；蝶骨组（红色），汇入蝶顶窦或海绵窦；大脑镰前组（紫色），直接或通过基底静脉、大脑大静脉或大脑内静脉汇入下矢状窦或直窦；颈内动脉经过海绵窦。中颅窝底脑膜窦伴随脑膜中动脉走行。内侧的小脑幕窦接受小脑的静脉支并汇入直窦。基底窦位于斜坡上。蛛网膜颗粒突入静脉腔隙。A.，动脉；Ant.，前；Ant. Med.，前内；Bas.，基底；Basal.，基部的；Calc.，距状；Car.，颈内；Cav.，海绵状的；Cent.，中央；Cer.，大脑；Deep，深的；Dura，硬脑膜；Front.，额；Frontopolar，额叶；Front. Orb.，额眶；Hippo.，海马的；Inf.，下；Int.，内；Lat.，外侧的；Med.，内侧的；Men.，脑膜的；Mid.，中间；Occip.，枕部；Olf.，嗅；Pacci. Gran.，蛛网膜颗粒；Par.，顶；Paracent.，旁中央；Paraterm.，旁终末；Pericall.，胼周；Pet.，岩部；Post.，后的；Post. Med.，后内的；Precent.，中央前；Sag.，矢状的；Sinus，窦；Sphen. Par.，蝶顶的；Str.，直的；Sup.，上；Sylvian.，侧裂；Temp.，颞的；Tent.，小脑幕（的）；Trans.，横的；Uncal，钩；V.，静脉；Ven.，静脉的。

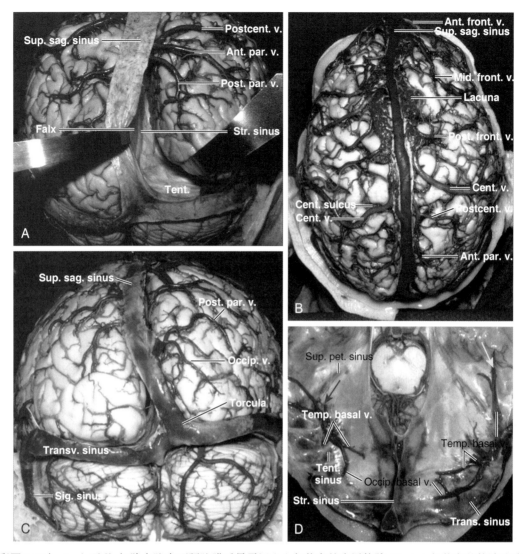

图 2-18（见彩图 2-18） A．上面观。切除大脑表面硬脑膜膜后暴露汇入上矢状窦的皮层静脉。B．入上矢状窦的静脉腔隙和桥静脉。邻近矢状窦的一个大静脉腔隙在汇入上矢状窦的桥静脉上方延伸，并流入上矢状窦。从右半球汇入上矢状窦的静脉是额前、额中、额后、中央沟、中央后沟和顶叶前静脉。C．大脑和小脑半球后面观。上矢状窦通过窦汇与横窦连接。右侧横窦微大于左侧。起源于半球后部的静脉直向前，恰好在窦汇上方汇入上矢状窦，在枕叶内侧留下一个空隙区，该区没有桥静脉汇入窦内。D．脑幕窦上面观。左侧颅底表面红箭头所指的一条长静脉汇入左侧小脑幕窦的支流。右侧颞基底静脉的多支汇入右侧小脑幕窦。黄箭头所指的静脉汇入右侧小脑幕窦的支流。Ant.，前；Basal.，基部的；Cent.，中央 Flax，大脑镰；Front.，额；Lacuna，腔隙；Mid.，中间；Occip.，枕部；Par.，顶；Pet.，岩部；Post.，后的；Postcent.，中央后；Sag.，矢状的；Sig.，乙状的；Sinus.，窦；Str.，直的；Sulcus.，沟；Sup.，上；Temp.，颞的；Tent.，小脑幕；Trans.，横；Torcula，窦汇；V.，静脉。

成。它附着于小脑幕内，引流到右侧或左侧横窦，右侧更为常见 [72-74,71]（图 2-17 和 2-19）。

横 窦

右侧和左侧横窦起于窦汇，在枕骨内表面的小脑幕附着处之间的浅沟内，从枕内粗隆向侧方走行。右侧的横窦、乙状窦和右侧颈内静脉是浅表静脉系统的主要回流路径，而左侧的横窦、乙状窦和左侧颈内静脉主要引流来于大脑深静脉系统的静

脉血，其中包括大脑内静脉、基底静脉和大脑大静脉 [77]（图 2-17 和 2-18）。

小脑幕窦

这些窦分为内侧群和外侧群 [76]。内侧的小脑幕窦是由小脑上表面静脉会聚而成，外侧小脑幕窦由颞叶、枕叶外侧面和基底面的静脉会聚形成。内侧群回流到横窦，外侧群回流到直窦和横窦 [77]。

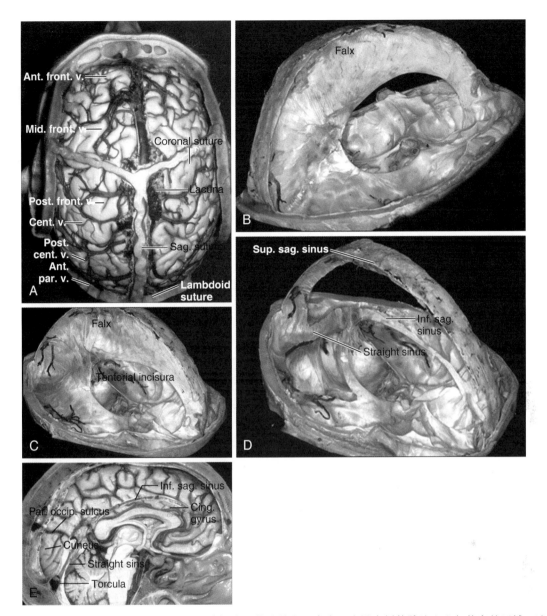

图 2-19（见彩图 2-19） A. 上面观。如图所示，恰好在冠状缝前方，常有一个没有桥静脉流入上矢状窦的区域，这是一个经胼胝体入路的合适位置。B. 外侧观。去除两侧大脑半球显示大脑镰和小脑幕切迹。C. 外侧观。D. 去除大脑镰，保留上矢状窦、下矢状窦和直窦。E. 大脑半球内侧面。除了下矢状窦和直窦以外，去除了其余大脑镰。Ant.，前；Cent.，中央；Cing.，扣带；Cyrus.，回；Coronal.，冠状的；Cuneus.，楔形的；Flax，大脑镰；Front.，额；Inf.，下；Lacuna，腔隙；Lambdoid，人字的；Mid.，中间；Occip.，枕部；Par.，顶；Post.，后的；Postcent.，中央后；Sag.，矢状的；Sinus，窦；Straight，直的；Sulcus.，沟；Sup.，上；Suture，缝；Tenterial incisura，小脑幕切迹；Torcula.，窦汇；V.，静脉。

海绵窦

这对大型的窦大约 2cm 长，1cm 宽。它们位于蝶鞍和蝶骨体的两侧。有许多含有血液通道的小梁。每个海绵窦接收来自上、下眼静脉及大脑半球外侧裂内的大脑浅中静脉的血液。海绵窦通过岩上窦与横窦和乙状窦的移行处相通，通过岩下窦与乙状窦相通[77]（见图 2-17）。

岩上窦

这对静脉窦是引流海绵状窦的小静脉通道。它们从海绵窦后端走行到横窦。双侧岩静脉窦位于小脑幕岩嵴的附着缘。浅表的大脑中浅静脉（sylvian vein）可能流入到岩上窦的一个称为蝶骨岩部窦的罕见支流[77]（见图 2-17）。

岩下窦

在岩下窦起于海绵窦后下缘，并引流海绵窦血液到颈内静脉窦。他们走行在岩骨和枕骨之间的沟内[78]。

脑膜静脉

引流大脑表面硬膜的小静脉通道称为脑膜静脉。他们通常是伴随脑膜动脉的小静脉窦。伴随脑膜动脉的脑膜静脉走行于动脉和颅骨之间。动脉嵌入静脉的事实，使它们在各自动脉的两边上有平行通路的外观。最大的脑膜静脉伴随脑膜中动脉。脑膜静脉的下端沿颅底回流到大的硬脑膜窦，其上端回流到静脉腔隙和上矢状窦。伴随脑膜中动脉前支的静脉回流到蝶顶窦或海绵窦，也可能经过蝶骨导静脉。伴随脑膜中动脉后支脑膜静脉汇入横窦。脑膜静脉可经过颅骨内表面浅表的隧道走行，因此它们有硬膜内和和板障内两条路径。脑膜静脉引流颅

盖的板障静脉[77]（图 2-20）。

硬脑膜的神经支配

硬脑膜的神经支配主要来自三叉神经的三个分支、上三个颈部脊神经和颈部交感干。

在前颅窝，硬脑膜是由筛前和筛后神经的脑膜分支和三叉神经的上颌支（脑膜中神经）和下颌支（棘孔神经）的脑膜分支支配。三叉神经节也发出一个小分支。脑膜中神经和棘孔神经主要支配中颅窝。棘孔神经是下颌支的分支，并伴随脑膜中动脉通过棘孔进入颅腔。它分为前、后支伴随该动脉主干支配中颅窝的硬脑膜。

小脑幕由起自眼支的小脑幕回返神经支配。后

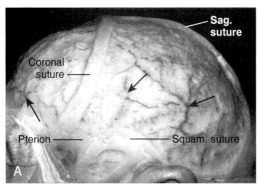
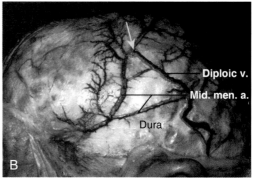
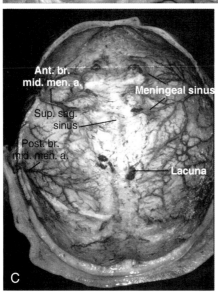

图 2-20（见彩图 2-20） **A**．除颅骨外板的同时保留骨缝，暴露内外板之间走行的板障静脉（红箭头）；**B**．去除内板暴露沿脑膜中动脉走行的脑膜窦，同时保留颅骨内后部大的桥静脉。桥静脉上端加入脑膜中动脉周围的静脉窦（黄箭头）。**C**．上面观。大脑半球硬膜含有沿脑膜静脉走行的小丛状静脉窦。脑膜中动脉最大的静脉窦沿脑膜动脉前后支走行，一直延伸到上矢状窦和静脉腔隙区域。A．，动脉；Ant．，前；Br．，分支；Coronal．，冠状的；Diploic，板障；Lacuna，腔隙；Men．，脑膜的；Meningeal，脑膜；Mid．，中间；Post．，后的；Pterion，翼点；Sag．，矢状的；Sinus，窦；Squam．，鳞的；Suture，缝；Sup．，上；V．，静脉。

颅窝硬脑膜由上部颈神经发出的脑膜升支支配。起自第一和第二颈神经的脑膜支通过舌下神经管和颈静脉孔进入颅腔。起自第二和第三颈神经的脑膜支通过枕骨大孔前部入颅。这些脑膜支包含从上部颈神经来的感觉纤维和从上部颈交感神经节来的交感神经纤维。描述了来自迷走神经和舌下神经的脑膜分支，及可能来自面神经和舌咽神经。迷走神经的分支来自上神经节，并支配后颅窝硬脑膜。来自舌下神经的纤维起于舌下神经管内，支配枕部硬脑膜、后颅窝底和前壁硬脑膜，以及岩下窦的硬脑膜层。

蛛网膜与软脑膜不含神经纤维。只有硬膜和血管有神经支配[78]。

参考文献

[1] Butler AB, Hodos W. Comparative Vertebrate Anatomy. Evolution and Adaption. New York: Wiley-Liss, 1996.
[2] Haines DE, Frederickson RG. The meninges. In Al-Mefty A, editor. Meningiomas. New York: Raven Press; 1991. p. 9–25.
[3] Warwick R, Williams PL, editors. Gray's Anatomy of the Human Body. 35th ed. New York: Churchill Livingstone; 1973.
[4] Yasuda A, Campero A, Martins C, Rhoton Jr A, Ribas GC. The medial wall of the cavernous sinus. Microsurgical anatomy. J Neurosurg 2004;55(1):179–90.
[5] Streeter GL. The developmental alterations in the vascular system of the brain of the human embryo. Contr Embryol 1918;24:5–38.
[6] Tanohata K, Maehara T, Noda M, Katoh H, Sugiyama S, Okazaki A. Anomalous origin of the posterior meningeal artery from the lateral medullary segment of the posterior inferior cerebellar artery. Neuroradiology 1987;29(1):89–92.
[7] Herman JM, Spetzler RF, Bederson JB, Kurbat JM, Zambramski JM. Genesis of a dural arteriovenous malformation in a rat model. J Neurosurg 1995;83:539–45.
[8] Kerber CW, Newton TH. The macro and microvasculature of the dura mater. Neuroradiology 1973;6:175–9.
[9] Lasjaunias P, Berenstein A. Surgical Neuroangiography, vol. 1. New York: Springer-Verlag; 1987.
[10] Lasjaunias P, Moret J. The ascending pharyngeal artery. Normal and pathologic radioanatomy. Neuroradiology 1976;11:77–82.
[11] Harris FS, Rhoton Jr. AL. Anatomy of the cavernous sinus. A microsurgical anatomy study. J Neurosurg 1976;45:169–80.
[12] Rhoton Jr. AL. The posterior cranial fossa: microsurgical anatomy and surgical approaches. Neurosurgery 2000;47(3):S195–210.
[13] Wallace S, Goldberg H, Leeds N, Mishkin M. The cavernous branches of the internal carotid artery. Am J Roentgenol Radium Ther Nucl Med 1967;101:34–46.
[14] Houser OW, Campbell JK, Campbell RJ, Sundt Jr. TM. Arteriovenous malformation affecting the transverse dural venous sinus-an acquired lesion. Mayo Clin Proc 1979;54:651–61.
[15] Merland JJ, Bories J, Djindjian R. The blood supply of the falx cerebri, the falx cerebelli and the tentorium cerebelli. J. Neuroradiol 1977;(4):175–202.
[16] Manelfe C, Roulleau J, Combelles R, Grisoli F. La vascularisation de la dure-mere du trou occipital. Neurochirurgie 1971;17(6):469–80.
[17] Newton TH. The anterior and posterior meningeal branches of the vertebral artery. Radiology 1968;91(2):271–9.
[18] Silvela J, Zamarron MA. Tentorial arteries arising from the external carotid artery. Neuroradiology 1978;14(5):267–9.
[19] Lapresle J, Lasjaunias P. Cranial nerve ischaemic arterial syndromes. Brain 1986;109:207–15.
[20] Mujica PH, Rosemblat AM, Luessenhop AJ. Subarachnoid hemorrhage secondary to an aneurysm of the ascending pharyngeal artery. Case report. J Neurosurg 1981;54:818–20.
[21] Gadre AK, Fayad JN, O'Leary MJ, Zakhary R, Linthicum FH. Arterial supply of the human endolymphatic duct and sac. Otoryngol Head Neck Surg 1993;108(2):141–8.
[22] Lasjaunias P, Theron J, Moret J. The occipital artery: anatomy, normal arteriographic aspects and embryological significance. Neuroradiology 1978;15:31–7.
[23] Chandler SB, Derezinki CF. The variations of the middle meningeal artery within the middle cranial fossa. Anat Rec 1935;62:309–16.
[24] Liu Q, Rhoton Jr. AL. Middle meningeal origin of the ophthalmic artery. Neurosurgery 2001;49(2):401–7.
[25] Royle G, Motson R. An anomalous origin of the middle meningeal artery. J Neurol Neurosurg Psychiatry 1973;36(5):874–6.
[26] McLennan JE, Rosembaum AE, Haughton VM. Internal carotid origins of the middle meningeal artery. Neuroradiology 1974;7:265–75.
[27] Houser OW, Baker Jr. HL, Rhoton Jr. AL, Okazaki H. Intracranial dural arteriovenous malformations. Radiology 1972;105:55–64.
[28] Wickbom I, Stattin S. Roentgen examination of intracranial meningiomas. Acta Radiol 1958;50:175–86.
[29] Blunt MJ. The blood supply of the facial nerve. J Anat 1954;88:520–4.
[30] Rhoton Jr. AL, Pulec JL, Hall GM, Boyd Jr. AS. Absence of bone over the geniculate ganglion. J Neurosurg 1968;28:48–53.
[31] Moret J, Lasjaunias P, Vignaud J, Doyon D. The middle meningeal blood supply to the posterior fossa. Neuroradiology 1978;16:306–7.
[32] Seeger JF, Hemmer JF. Persistent basilar/middle meningeal artery anastomosis. Radiology 1976;118(2):367–70.
[33] Waga S, Okada M, Yamamoto Y. Basilar-middle meningeal arterial anastomosis. Case report. J Neurosurg 1978;49(3):450–2.
[34] Baumel JJ, Beard DY. The accessory meningeal artery of man. J Anat 1961;95:386–402.
[35] Dilenge D, Geraud G. Accessory meningeal artery. Acta Radiol Suppl 1976;347:63–9.
[36] Lasjaunias P, Theron J. Radiographic anatomy of the accessory meningeal artery. Radiology 1976;121(1):99–104.
[37] Inoue T, Rhoton Jr. AL, Theele D, Barry ME. Surgical approaches to the cavernous sinus: a microsurgical study. Neurosurgery 1990;26(6):903–32.
[38] Parkinson D. Collateral circulation of the cavernous carotid artery: anatomy. Can J Surg 1964;7:251–68.
[39] Schnurer L, Stattin S. Vascular supply of intracranial dura from internal carotid artery with special reference to its angiographic significance. Acta Radiol (Diag) 1963;1:441–50.
[40] McConnell EM. The arterial blood supply of the human hypophysis cerebri. Anat Rec 1953;115:175–201.
[41] Smith DR, Ferry DJ, Kempe LG. The tentorial artery: its diagnostic significance. Acta Neurochir (Wien) 1969;21(1):57–69.
[42] Lasjaunias P. Anatomy of the tentorial arteries (letter). J Neurosurg 1984;61:1159–60.
[43] Handa H, Handa J, Tazumi M. Tentorial branch of the internal carotid artery (arteria tentorii). Am J Roentgen 1966;98(3):595–8.
[44] Stattin S. Meningeal vessels of the internal carotid artery and their angiographic significance. Acta Radiol 1961;55:329–36.
[45] Kramer R, Newton T. Tentorial branches of the internal carotid artery. Am J Roentgen 1965;95:826–30.
[46] Rhoton Jr. AL. The supratentorial cranial space. Microsurgical anatomy and surgical approaches. Neurosurgery 2002;51(4):S1–410.
[47] Ishii R, Ueki K, Ito J. Traumatic fistula between a lacerated middle meningeal artery and a diploic vein; case report. J Neurosurg 1976;44(2):241–4.

[48] Lasjaunias P, Moret J, Mink J. The anatomy of the inferolateral trunk (ILT) of the internal carotid artery. Neuroradiology 1977;13(4): 215–20.

[49] Vignaud J, Hasso AN, Lasjaunias P, Clay C. Orbital vascular anatomy and embryology. Radiology 1974;111(3):617–26.

[50] Kuru Y. Meningeal branches of ophthalmic artery. Acta Radiol 1967;6:241–51.

[51] Handa J, Shimizu Y. Dural arteriovenous anomaly supplied by the anterior falcine artery. Neuroradiology 1973;6:212–4.

[52] Pollock JA, Newton TH. The anterior falx artery: normal and pathologic anatomy. Radiology 1968;91:1089–95.

[53] Lasjaunias P, Brismar J, Moret J, Theron J. Recurrent cavernous branches of the ophthalmic artery. Acta Radiol Diagn (Stockh) 1978;19(4):553–60.

[54] Diamond MK. Homologies of the meningeal-orbital arteries of humans: a reappraisal. J Anat 1991;178:223–41.

[55] Padget DH. The development of the cranial arteries in the human embryo. Contrib Embryol 1949;32:205–62.

[56] Maiuri F, Donzelli R, de Divitiis O, Fusco M, Briganti F. Anomalous meningeal branches of the ophthalmic artery feeding meningiomas of the brain convexity. Surg Radiol Anat 1998;20(4): 279–84.

[57] Gabriele OF, Bell D. Ophthalmic origin of the middle meningeal artery. Radiology 1967;89(5):841–4.

[58] Lasjaunias P, Moret J, Manelfe C, Theron J, Hasso T, Seeger J. Arterial anomalies at the base of the skull. Neuroradiology 1977; 13(5):267–72.

[59] Watanabe A, Hirano K, Ishii R. Dural caroticocavernous fistula with both ophthalmic arteries arising from middle meningeal arteries. Neuroradiology 1996;38:806–8.

[60] Morris P. Practical Neuroangiography. Baltimore: Williams & Wilkins; 1997.

[61] Greitz T, Lauren T. Anterior meningeal branch of the vertebral artery. Acta Radiol 1968;7:219–24.

[62] Oliveira E, Rhoton Jr. AL, Peace D. Microsurgical anatomy of the region of the foramen magnum. Surg Neurol 1985;24:293–352.

[63] Haffajee MR. A contribution by the ascending pharyngeal artery to the arterial supply of the odontoid process of the axis vertebra. Clin Anat 1997;10:14–8.

[64] Lasjaunias P, Moret J, Theron J. The so-called anterior meningeal artery of the cervical vertebral artery. Neuroradiology 1978;17:51–5.

[65] Nishikawa M, Hashi K, Shiguma M. Middle meningeal-middle cerebral artery anastomosis for cerebral ischemia. Surg Neurol 1979; 12(3):205–8.

[66] Kwak S, Nagashima T, Kobayashi S. Anomalous origin of the posterior meningeal artery from the internal carotid artery. Neuroradiology 1980;19(2):103–4.

[67] Wollschlaeger PB, Wollschlaeger G. Eine infratentorielle meningeale arterie. Radiologe 1965;5:451–2.

[68] Wollschlaeger G, Wollschlaeger PB. Arterial anastomoses of the human brain. A radiographic-anatomic study. Acta Radiol Diagn (Stockh) 1966;5:604–14.

[69] Zeal AA, Rhoton Jr. AL. Microsurgical anatomy of the posterior cerebral artery. J Neurosurg 1978;48:534–59.

[70] Moore KL, Dalley AF. Clinically Oriented Anatomy. 3rd ed. Williams & Wilkins, Baltimore; 1992.

[71] Bisaria K. Anatomic variations of venous sinuses in the region of the torcular herophili. J Neurosurg 1985;62:90–5.

[72] Browning H. The confluence of dural venous sinuses. Am J Anat 1953;93:307–29.

[73] Huang Y, Okudera T, Ohta T, Robbins A. Anatomic variations of the dural venous sinuses. In: Kapp J, Schmidek H, editors. The Cerebral Venous System and Its Disorders. Orlando: Gune & Stratton; 1984. pp. 109–67.

[74] Kaplan H, Browder J, Knightly J, Rush B. Variation of the cerebral dural sinuses at the torcular herophili. Am J Surg 1972;124:456–61.

[75] Seoane E, Rhoton Jr. AL. Compression of the internal jugular vein by the transverse process of the atlas as the cause of cerebellar hemorrhage after supratentorial craniotomy. Surg Neurol 1999;51: 500–5.

[76] Braun JP, Tournade A, Panisset JL, Straub P. Anatomical and neuroradiological study of the veins of the tentorium and the floor of the middle cranial fossa, and their drainage to dural sinuses. J Neuroradiol 1978;5:113–32.

[77] Albert L, Rhoton Jr. MD. The cerebral veins. Neurosurgery 2002; 51(Suppl. 1):159–205.

[78] Gray's Anatomy, 39th ed. Philadelphia: Elsevier; 2005.

脑膜瘤的起源

Serdar Baki Albayrak,
Peter M. Black

王春红 译

前 言

脑膜瘤约占所有原发性脑肿瘤的30%，是颅内肿瘤最大的一个亚组[1-3]。它们可发生于任何年龄，但最常见于中年。女性更易发生颅内脑膜瘤，女性与男性的比例几乎为2：1。虽然，根据脑膜瘤和蛛网膜细胞之间在超微结构和细胞组织学的相似性，普遍认为：脑膜瘤来源于神经外胚层，起源于蛛网膜（脑膜内皮，蛛网膜帽）细胞，但对脑膜瘤的细胞起源还没有明确认定[4-21]。在脑膜细胞和成纤维细胞的相似性上，不同的脑膜瘤亚型（从脑膜内皮型到成纤维细胞型）的组织学表达与蛛网膜绒毛里各种非肿瘤细胞极其匹配。因此，关键的问题就在于：是一个万能的多潜能细胞引起了所有脑膜瘤的亚型？还是各个不同的脑膜瘤亚型起源于蛛网膜绒毛细胞里不同的细胞亚群的肿瘤启动细胞？对这个问题的答案仍然是模糊的，因为至今为止，尚没有确定可能会引起各种脑膜瘤亚型且含有独特的分子标记的脑膜瘤细胞的亚群。

尽管，过去几十年里，脑膜瘤在细胞遗传学上可能拥有明确的特征，但在分子角度人们仍然缺乏了解和很难确定。因此，肿瘤的组织病理分级不一定能预测其临床过程，特别是在非典型脑膜瘤[22,23]。目前在分子遗传学的研究结果提供了令人信服的证据：脑膜瘤发生是一个动态过程，肿瘤形成过程中潜在着分子动态变化的复杂性，而病理分级仅仅反映了肿瘤的短暂行为，在了解其复杂性中，病理分级功亏一篑。

最近，除了众所周知的第22对染色体的肿瘤抑制基因 *NF2* 基因的缺失，还发现了其他一些遗传变异，其中包括 INK4a-ARF 基因座的缺失，还提出了改变的生物学途径[22,24-28]，这些生物学路径有可能促进肿瘤生长。

虽然这些研究结果可能使得更深入地了解动态分子改变和脑膜瘤发生中不同的临床过程，然而根本的挑战仍然存在：脑膜瘤的起源和演化。

在这一章中，我们叙述关于脑膜瘤细胞起源的最新研究结果。众所周知，经典描述的"蛛网膜细胞衍生脑膜瘤"的概念是基于组织病理学及电子显微镜的研究。此外，最近在动物模型中分子和基因研究已经表明，*NF2* 基因的双等位基因失活导致了脑膜瘤的形成，在分子和基因水平上，进一步支持了"蛛网膜细胞衍生脑膜瘤"的概念[29,30]。

在这个意义上，脑膜瘤研究的进一步目标是确定是否有一些万能的脑膜瘤干细胞，如果有，其分子标记会是什么。

实现这一目标的第一步是从人的脑膜瘤组织样本中分离出可能的脑膜瘤干细胞，并在活体内建立一个新的脑膜瘤动物模型。下一步将是证明原始细胞的分子和基因的资料与体内形成的肿瘤细胞是相同的，这将证实脑膜瘤干细胞的存在。

蛛网膜细胞与脑膜瘤在组织学和超微结构上的相似性

蛛网膜颗粒，或蛛网膜绒毛，都是上矢状窦里小的蛛网膜突起，是其主要支流，参与脑脊液（CSF）的吸收过程。普遍认为，脑膜瘤起源于这些颗粒。1831 年，Bright 注意到脑膜瘤细胞和蛛网膜绒毛细胞之间的组织学相似之处。Cleland 和 Robin 第一次提出了脑膜瘤起源于蛛网膜细胞。不久之后，Schmidt 在超微结构水平上观察到：脑膜瘤细胞和蛛网膜细胞之间具有明显的组织学相似性，以及有关的细胞黏附机制和细胞外基质成分[11,13]（表 3-1）。

超微结构的相似性

人类蛛网膜绒毛由 5 层组成：内皮细胞层、纤维包膜、蛛网膜细胞层、帽细胞和中央的轴心。最外层，内层的内皮细胞在脑脊髓液吸收过程中起关键作用，含有许多微胞饮小泡（胞浆内空泡），并形成绒毛状突起。内皮细胞通过紧密连接而彼此相连。绒毛的蛛网膜细胞层是蛛网膜本身的直接延续。这种蛛网膜细胞层形成帽细胞集合体，其含有钙化的细胞器（砂粒体），这也是脑膜瘤的病理特征之一。蛛网膜细胞层含有大量的细胞外间隙，其可能含有颗粒物质和多层磷脂。这些间隙形成了从中央轴心到静脉腔的通道，而参与脑脊液的运输。此外，多边形的蛛网膜细胞通过连接复合体紧紧相连，连接复合体在脑膜瘤细胞中较少见[13]。文献中的几个研究显示，脑膜瘤合胞体区和正常蛛网膜绒毛在超微结构下相似，但是，脑膜瘤细胞的超微结构缺乏规律性，很少显示出交错结合[11,13,31]。

Yamashima 及其同事研究了蛛网膜绒毛和脑膜瘤的两种磷脂：磷脂酰胆碱和磷脂酰丝氨酸。人类蛛网膜绒毛有类似于肺表面活性物质的片层小体，并承担润滑蛛网膜细胞表面作用，从而促进脑脊液的吸收和流动。相反，磷脂酰丝氨酸在脑膜瘤螺纹中表现为环状丝带，其被认为是砂粒体的前身[32]。

细胞黏附机制

在一个肿瘤形成期间，肿瘤细胞通过黏附分子彼此连接。粘附分子分为几个亚组，其中包括钙粘蛋白、免疫球蛋白、选择素、整合素和黏蛋白。这些分子在肿瘤细胞与肿瘤细胞之间、肿瘤细胞与内

表 3-1 非肿瘤的蛛网膜细胞和脑膜瘤细胞的超微结构和组织学特征

	蛛网膜细胞	脑膜瘤细胞
蛛网膜帽细胞聚集体	砂粒体	砂粒体
多边形蛛网膜细胞	连接复合体和交错结合较多	连接复合体和交错结合较少
磷脂组织	多层磷脂酰胆碱体润滑蛛网膜细胞表面，使得脑脊液的流动和吸收更加容易	脑膜瘤螺纹中磷脂酰丝氨酸环状丝带，被认为是砂砾体的前身
上皮细胞钙黏蛋白的表达	在正常蛛网膜细胞上，它们集中在中间连接处，通过胞浆内微丝锚定到细胞骨架上	沿细胞边界分布，且在不同脑膜瘤亚型之间，E- 钙黏蛋白的表达存在差异
前列腺素 D_2 合成酶（PGDS）	主要位于蛛网膜细胞的糙面内质网上，并在中心蛛网膜细胞里检测到较高的浓度，这提示它可能在脑脊液吸收过程中起作用	PGDS 在脑膜瘤细胞中的确切作用仍有待确定，它可能是一个脑膜瘤细胞标志物之一

皮细胞、肿瘤细胞与细胞外基质之间的黏附中起关键作用，所有这些在原发肿瘤的形成或转移的不同阶段是至关重要的。在这里，我们讨论一些常见的黏附分子，它们在非肿瘤的蛛网膜组织和脑膜瘤细胞均有表达。

钙黏蛋白

钙黏蛋白是一组在细胞黏附中发挥决定性作用的糖蛋白，已知它类似于免疫球蛋白和整合素，是胚胎形态发生过程中基本要素之一。根据其组织分布，钙黏蛋白是分成四个亚型：上皮型（E）、神经型（N）、胎盘型（P）和血管型（V）。

上皮（E）- 钙黏蛋白是一种跨膜糖蛋白，通过 β- 连环蛋白在细胞与细胞之间的黏附中发挥作用。β- 连环蛋白间接结合上皮细胞钙黏蛋白到肌动蛋白丝上。这导致了在蛛网膜绒毛里相邻蛛网膜细胞之间强大的黏合力，从而使单个蛛网膜细胞能够承受在脑脊液吸收中的构象变化 [33,34]。

依赖上皮细胞钙黏蛋白的细胞黏附是一个依赖钙的过程，受许多细胞质蛋白调节，例如 α- 连环素、膜突蛋白、埃兹蛋白和根蛋白。最近的证据表明，钙黏蛋白介导的细胞间的黏附也受 NF2 基因编码的 Merlin 蛋白质控制，其在大多数脑膜瘤细胞中丢失或灭活。

钙黏蛋白除了在蛛网膜绒毛中参与脑脊液吸收过程，它们还在胚胎发育、正常组织的生长，以及肿瘤细胞巢维持中有深奥的作用。Shimoyama 及其同事报道，E- 钙黏蛋白在所有上皮组织和癌细胞均有表达，它的缺失可能有助于癌细胞的侵袭。有趣的是，大多数脑膜瘤呈现膨胀性增长，挤压而不浸润周围脑组织。E- 钙黏蛋白的表达可以一定程度上解释这种增长模式，特别是在合体细胞型和过渡型脑膜瘤中。一些实验研究报告脑膜瘤侵袭和 E- 钙黏蛋白的表达之间呈负相关。此外，在不同脑膜瘤亚型之间，E- 钙黏蛋白存在表达差异：它在合体细胞型中广泛表达，在过渡型中表达较少，在成纤维细胞型中不表达。在脑膜瘤类型里，这种 E- 钙黏蛋白表达的变化与蛛网膜绒毛里已知的相应细胞类型相关。Tohma 及其同事 [33] 认为：根据 E- 钙黏蛋白在不同类型的脑膜瘤里的表达形式，脑膜瘤可能起源于蛛网膜绒毛里的蛛网膜细胞或成纤维细胞（纤维膜），而不是单个统一的细胞。值得注意的是，

纤维囊和成纤维细胞型脑膜瘤不表达 E- 钙黏蛋白，而蛛网膜绒毛其他层（帽细胞团、蛛网膜层、核心蛛网膜细胞）和已经提出的相应的脑膜瘤类型均表达 E- 钙黏蛋白。Tohma 及其同事也表明，在超微结构上，E- 钙黏蛋白是沿脑膜瘤细胞的细胞边界分布，然而在正常蛛网膜细胞上，它们集中在中间连接处，通过胞浆内微丝锚定到细胞骨架上 [33]。E- 钙黏蛋白分布的变化被认为是在受体水平，E- 钙黏蛋白的失活，从而导致了结构上更加紊乱，造成胚胎细胞和脑膜瘤细胞的活力增强。

前列腺素 D_2 合成酶

前列腺素 D_2 合成酶（PGDS 或 β-trace）是在中枢神经系统（CNS）里合成前列腺素 D_2 发挥作用的一种酶 [9,35]。Yamashima 及其同事于 1997 年详细报道了在蛛网膜与脑膜瘤细胞里 PGDS 的功能。这项研究表明，PGDS 主要位于蛛网膜细胞的粗面内质网上，并在中心蛛网膜细胞里检测到较高的浓度，这提示它可能在脑脊液吸收过程中起作用 [9]。

作者还展示了在脑膜瘤细胞中 PGDS 呈广泛的表达。然而，除了由 Yamashima 及其同事提出的它可能是一个多功能脑膜瘤细胞标志物之外，PGDS 在脑膜瘤细胞里的确切作用仍有待确定。

细胞外基质

在文献中，有令人信服的证据表明脑膜瘤起源于蛛网膜细胞，理由是蛛网膜细胞和脑膜瘤在细胞外基质成分构成和分布具有相似性。

另有报道，两个基本的亚型（脑膜内皮型和成纤维细胞型脑膜瘤）的中间丝具有共同的超微结构特征，如波形蛋白、交错结合和桥粒 [11,36]。Bellon 及其同事 [37] 提出在过渡型脑膜瘤中 4 型胶原的细胞外沉积。同样，McComb 和 Bigner [38] 证明在过渡型和成纤维细胞型脑膜瘤中有层粘连蛋白纤丝状的分布，而在脑膜内皮型不存在。而且，Kubota 及其同事 [39] 发现，虽然Ⅰ、Ⅲ、Ⅳ胶原和层粘连蛋白在成纤维细胞型的肿瘤细胞之间弥漫分布，这些细胞外基质蛋白在脑膜内皮型纤维隔膜中也能检测到。纤维隔膜是肿瘤细胞簇的分隔。另外，Rutka 及其同事证明，培养的脑膜瘤细胞表达型Ⅰ和Ⅲ原胶原、

Ⅳ型胶原和层粘蛋白。与组织学亚型无关[40]。

总之，脑膜瘤细胞和非肿瘤性蛛网膜细胞的细胞外基质成分在蛋白数量及类型上具有显著相似之处。值得注意的是，在脑膜瘤的成纤维细胞型和脑膜内皮型里，细胞外基质蛋白的表达显示出不同的分布格局，这可能表明，这两个基本的脑膜瘤亚型可能来自不同的细胞类型。

基因和分子水平上的脑膜瘤起源

大部分的脑膜瘤是自发的或与常染色体显性遗传疾病——神经纤维瘤病2（NF2）相关。位于第22号染色体q12上神经纤维瘤病2（NF2）基因突变是脑膜瘤肿瘤发生的早期畸变，携带NF2的个人具有很高的发生脑膜瘤的风险[10,26,41-43]。NF2肿瘤抑制基因的双等位基因突变导致Merlin蛋白的缺失，Merlin蛋白被认为在调控软脑膜细胞增殖方面起关键作用。NF2基因的双等位基因失活是最初的，也是最常见的遗传缺陷，至少存在于50%（30%~70%）的自发脑膜瘤中[26,29,30,42]。此外，最近的研究发现，在剩余的约50%脑膜瘤中[7,8,44]，Merlin通过钙蛋白酶介导的蛋白质水解作用或在NF2基因50区的异常甲基化而失活。Merlin是像根蛋白一样的蛋白质，集中在细胞膜下方，参与控制细胞膜—细胞支架的相互作用。Merlin作用在于连接细胞膜蛋白和肌动蛋白丝，从而导致正常细胞生长的接触抑制。值得注意的是，与非肿瘤性蛛网膜细胞相比，脑膜瘤细胞Merlin免疫染色较弱。最近的研究显示，Merlin缺陷的脑膜瘤细胞易于形成细胞支架和细胞接触的缺陷、细胞形态的改变和细胞凋亡的延迟[41,44,45]。

另一种蛋白叫做4.1B，与Merlin属于同一蛋白超家族，集中在位于染色体18p11.32上的DAL1基因位点。尽管一些研究已经证明：高达76%的病例中，4.1 B蛋白表达的缺失，但是没有能证实DAL1基因位点本身是先天或后天的改变[46]。同样，已证实埃兹蛋白、根蛋白和膜突蛋白的编码基因没有突变，它们在结构上是Merlin的亲属[26,27,47]。

非典型脑膜瘤和恶性脑膜瘤有更复杂的基因畸变，位于染色体9p上G_1-S期间细胞周期检查点调节器、CDKN2A、CDKN2B和p14ARF的缺失，促成更具侵袭性的脑膜瘤表型[25,28]。最近，Kalamarides及其同事发现，在NF2等位基因灭活小鼠的脑膜瘤自然发展史中，NF2和p16^{Ink4a}基因突变有协同作用[30]。在这项研究中，作者调查发现，在NF2基因敲除的小鼠里，不管肿瘤什么等级，p16^{Ink4a}基因位点额外缺失增加脑膜瘤发生和脑膜内皮增殖的频率。同样，Kalamarides及其同事开发出一种早期的动物模型。在这种动物模型中，他们的目标是通过腺病毒载体敲除NF2基因小鼠的软脑膜的Cre重组酶[29]。结果，这些老鼠发生了一些类似于人类脑膜瘤的脑膜瘤亚型，因此，作者认为，蛛网膜细胞的NF2等位基因的激活减慢了鼠脑膜瘤的发展。

然而，相对于自发脑膜瘤，辐射诱发脑膜瘤较少表现第22号染色体上NF2基因突变或缺失。辐射诱发的脑膜瘤发生率不到被照射患者的1%，而且往往是多病灶的具有更强的侵袭性，可能是由于在1p，6q及7p上另外染色体的损失[26,41]。

在脑膜瘤发生中，上述的遗传变异和分子途径里相应的改变二者之间的相关性仍是一个难题。几项研究一直在调查脑膜瘤基因表达的整体图谱，目标在于更深入地了解这些肿瘤的分子生物学。Lal及其同事的一项最新研究表明，根据脑膜瘤基因表达整体图谱和潜在的分子机制，可将三种病理级别脑膜瘤分为低增殖脑膜瘤和高增殖脑膜瘤两大群[11]。本研究的结果，根据Ⅱ级脑膜瘤的基因表达模式，重新定义它为Ⅰ级或Ⅲ级。在这项研究中，描述了染色体的丢失或获得，但在研究的23例脑膜瘤标本中，没有发现基因的扩增。染色体的缺失率从高到低依次为染色体22、14q和1p。在染色体3p、6q、10、14q和18上检测到畸变，在染色体1q检测到获得。这项研究还称：由于观察到在Ⅰ级和Ⅲ级脑膜瘤之间调节TGF-β通路的基因畸变数量上有显著差异，所以转化生长因子-β（TGF-β）通路的改变可能导致Ⅲ级脑膜瘤间变。

本研究中提出的脑膜瘤分类还提供了重要的临床意义，因为回顾研究显示，非典型低增殖组较非典型的高增殖组存活时间长。然而，在脑膜瘤发生上，需要更多的研究来解释基因突变和细胞内信号通路分歧。

脑膜瘤起源中的脑膜瘤干细胞概念及其意义

干细胞可以被描述为可自我更新的万能细胞，最终能经多向分化形成多种细胞类型。同样，"肿瘤干细胞"的概念表示肿瘤细胞具有干细胞样的特征，导致肿瘤发生、肿瘤发展及耐受抗肿瘤药物。最初，这个概念来自于干细胞与白血病、多发性骨髓瘤和乳腺癌中的癌细胞之间自我更新机制的显著相似性。十多年前，Singh 及其同事，关于在髓母细胞瘤和胶质瘤中存在肿瘤干细胞，提供了惊人的证据 [48]。这项研究表明，CD133$^+$ 癌细胞有形成细胞群的潜能。该细胞群类似于有自我更新和分化能力的神经球。作者认为：肿瘤启动细胞的起源可能是一个表达 CD133 的正常神经干细胞，因为 CD133 作为一个神经干细胞表面标志，也可在正常胎儿大脑中检测到。几个最近的研究也显示类似的研究结果，暗示了正常的神经发生和癌症发生之间存在联系。

目前，还没有肿瘤干细胞所特有的专用标志物。虽然 CD133 似乎在髓母细胞瘤和胶质瘤的起始干细胞中广泛表达，但它也出现在正常的脑组织干细胞，以及不同肿瘤和正常组织的许多非干细胞中。其他经常提到的肿瘤干细胞标志物 CD44、Sca1 和 Thy1 也是如此。

近年来，基因芯片和基因组杂交技术使能够识别一些基因和信号通路，包括 Bmi-1、Tie-2、Shh、Notch 和 Wnt/β- 连环蛋白，这些可能控制干细胞。然而，这些基因在其他非肿瘤的细胞类型中也有功能。总之，对肿瘤干细胞而言，仍然没有完全确定的基因、后生标记或相关信号通路。

"脑膜瘤干细胞"的概念是其他几种实体瘤中肿瘤干细胞的延伸 [47]。

确定可能的脑膜瘤干细胞假定的方法应包括如下连续的步骤：

1. 在无血清神经干细胞（NSC）介质中培养来源于患者标本中的脑膜瘤细胞。
2. 利用组织病理方法（如免疫染色）、分子技术（如免疫印迹）和遗传工具（整体基因分析）分离可能的脑膜瘤干细胞。
3. 通过植入分离的脑膜瘤"干细胞"，建立活体的脑膜瘤动物模型。
4. 通过病理组织学、分子和基因比较，鉴定活体脑膜瘤细胞和最初的肿瘤样本。

支持脑膜瘤干细胞概念的初步结果

考虑到肿瘤启动细胞的细胞表面标志物，或者换句话说，"肿瘤干细胞"，对神经干细胞（NSC）介质中培养的脑膜瘤细胞的几种跨膜糖蛋白（包括 CD24、CD34、CD44、CD133 和 CD166）进行研究，也对从 I 级到 III 级脑膜瘤中获得石蜡包埋脑膜瘤组织切片进行了研究。此外，为了显示干细胞标志物和增殖标志物 Ki-67 的共同染色区域，进行了 Ki-67 和上述各个细胞表面标志物的双重染色。我们在体内及体外观察到，CD133 和 CD44 与细胞核增殖标志物 Ki-67 具有一致的共同区域。这些结果表明，脑膜瘤干细胞可能起源于 CD133$^+$ CD44$^+$ CD24$^-$ CD166$^-$ 的脑膜瘤细胞。此外，在体外，CD133$^+$ CD44$^+$ CD24$^-$ CD166$^-$ 脑膜瘤细胞群有显著的较长的存活时间，增强的增殖率。在我们查阅的文献中，乳腺癌干细胞具有类似的表达为 CD133$^+$ CD44$^+$ CD24$^-$ 表面标志物（表 3-2）。

还值得注意的是，乳腺癌也主要见于女性；因此，进一步研究阐明脑膜瘤和乳腺癌的一些共同的细胞内信号通路和遗传变异可能是可行的。

相位对比和免疫荧光（IF）的显微镜检查法证实了无血清（NSC）介质中培养的脑膜瘤细胞的生长。

上皮细胞膜抗原和弹性蛋白的表达

在许多研究中，免疫荧光染色已经强有力地证实了 NSC 介质中培养的脑膜瘤细胞中存在上皮细

表 3-2 不同实体瘤的肿瘤干细胞的细胞表面标记

胶质瘤	CD133$^+$	A2B5$^+$			
乳腺	CD133$^+$	CD44$^+$	CD24$^-$		
卵巢		CD44$^+$	CD24$^-$		
前列腺		CD44$^+$	CD24$^+$		
黑色素瘤	CD133$^+$	CD44$^+$	CD24$^+$	CD20$^+$	CD166$^+$
肺癌	Sca1$^+$	CD45$^-$			

膜抗原（EMA）和弹性蛋白。

前列腺素 D 合成酶的表达

前列腺素 D 合成酶（PGDS）是提出的体内脑膜瘤细胞标志物之一，其在蛛网膜细胞的生理作用前面已叙述。在我们培养的脑膜瘤细胞中，PGDS的免疫荧光染色呈阳性，这可能是支持潜在的脑膜瘤干细胞分化成脑膜瘤细胞的证据。

CD44 的表达

CD44 是一种广泛分布的细胞表面标志物和细胞黏附分子。选择性剪接的外显子插入 CD44 的mRNA 产生了不同的 CD44 亚型，各自参与不同的生物功能。Suzuki 及其同事证明了在各种脑膜瘤亚型中 CD44 的表达差异[49]。在这项研究中，似乎只有分泌型脑膜瘤表达 CD44 的变异形式，促进肿瘤细胞分化成上皮型脑膜瘤，而脑膜内皮型、纤维型和恶性脑膜瘤表达 CD44 的标准形式。此外，该文献其他一些的研究显示令人信服的证据，表明CD44 的过度表达往往与增强的迁移能力和脑膜瘤细胞的间变相关[49,50]。Sainio 及其同事证明了 NF2基因编码的 Merlin 蛋白与 CD44 位于共同区域，并指出通过埃兹蛋白、根蛋白和膜突蛋白，CD44 和细胞骨架相互作用，其在结构上与 Merlin 蛋白有关。同样，Morrison 及其同事提出的其他证据：在神经鞘瘤细胞株中，通过与 CD44 的互动作用，Merlin 有介导细胞生长间接接触抑制的作用。

我们观察到：在石蜡包埋切片中和体外免疫荧光显微镜下，CD44 与增殖标志物 Ki-67 有同位表达。

CD133 的表达

CD133（Prominin I），一个细胞表面抗原，位于一类五次跨膜蛋白之首。CD133 是 97-kDa 的糖蛋白，有五个跨膜区域，结合到细胞膜胆固醇，并用胆固醇依赖性方式与膜微区相连。尽管 CD133 确切的生物学功能尚不清楚，众所周知，在人类和小鼠中，它是干细胞和祖细胞包括神经和胚胎干细胞以及造血干和祖细胞的标志物。也有显示它在癌症中表达，包括一些白血病和脑肿瘤，大多是在胶质瘤和髓母细胞瘤。

石蜡包埋切片的免疫荧光染色显示 CD133 与核增殖标记物 Ki-67 同位表达。

在脑膜瘤细胞培养盘中，我们也检测到 CD133的广泛表达。一些细胞的上皮膜抗原和 CD133 的二重染色也呈阳性结果。观察到 CD133 和 EMA 的联合染色是特别值得注意的。因为 EMA 是脑膜瘤组织学诊断的重要标志物，可以想象的是 CD133 和EMA 的同时显示阳性染色的脑膜瘤细胞，可能是"潜在的脑膜瘤干细胞"。 对于这些脑膜瘤"干细胞"而言，CD133 可能是一个潜在的"表面标志物"。

CD166 的表达

CD166（ALCAM）是一个激活的白细胞黏附分子，通过 CD6 结合到细胞表面。它是一种属于免疫球蛋白超家族的糖蛋白，作为维护组织结构的黏附复合体的一部分，主要集中于上皮细胞的细胞间连接处。许多恶性肿瘤中检测到 CD166，包括黑色素瘤、前列腺癌、乳腺癌、大肠癌、膀胱癌和食管鳞状细胞癌。最近的一项实验研究显示：CD166 存在于培养的内皮细胞间连接处和在几个器官的上皮细胞相互接触的部位。至今为止，尚未见文献报道脑膜瘤表达 CD166。在培养的脑膜瘤细胞中，我们发现 CD166 弥散的阳性免疫荧光染色，提示了它在脑膜瘤"干细胞"分化和增殖中的潜在作用；然而，在石蜡包埋切片中，我们没有检测到恒定的 CD166染色，也没有观察到任何与 Ki-67 的同位表达。

结 论

关于脑膜瘤起源经典资料大多是基于电子显微镜和免疫组织化学的发现，显示脑膜瘤起源于蛛网膜细胞。然而，蛛网膜细胞并不一样，表现出广泛的细胞多样性，包括脑膜内皮、成纤维细胞、内皮细胞和在硬脑膜—蛛网膜边缘的细胞。最近的研究进一步支持了"蛛网膜衍生脑膜瘤"概念的观点：在裸鼠体内蛛网膜细胞上 NF2 等位基因的失活导致脑膜瘤形成。结合经典的发现和最近的证据强烈提示：脑膜瘤起源于蛛网膜细胞。不过，目前还不清楚哪个或者哪些蛛网膜细胞的特定类型是脑膜瘤的启动细胞。那么，脑膜瘤干细胞研究将有助于调查脑膜瘤的启动细胞。而且，在目前令人兴奋的这些结果下，一个"脑膜瘤干细胞"的概念并不太牵强。下一个挑战是发展一个活体动物模型，模仿脑膜瘤形成的自然过程。

参考文献

[1] CBTRUS. Statistical report: Primary Brains Tumors in the United States, 1998–2002. Published by the Central Brain Tumor Registry of the United States; 2005.

[2] Claus EB, Bondy ML, Schildkraut JM, Wiemels JL, Wrensch M, Black PM. Epidemiology of intracranial meningioma. Neurosurgery 2005;57(6):1088–95; discussion 1088–1095.

[3] Black PM. Meningiomas. Neurosurgery 1993;32(4):643–57.

[4] Vandenabeele F, Creemers J, Lambrichts I. Ultrastructure of the human spinal arachnoid mater and dura mater. J Anat 1996;189(Pt 2): 417–30.

[5] Nicholas DS, Weller RO. The fine anatomy of the human spinal meninges. A light and scanning electron microscopy study. J Neurosurg 1988;69(2):276–82.

[6] Weller RO. Microscopic morphology and histology of the human meninges. Morphologie 2005;89(284):22–34.

[7] Kaneko T, Yamashita T, Tohma Y, et al. Calpain-dependent proteolysis of merlin occurs by oxidative stress in meningiomas: a novel hypothesis of tumorigenesis. Cancer 2001;92(10):2662–72.

[8] Kimura Y, Koga H, Araki N, et al. The involvement of calpain-dependent proteolysis of the tumor suppressor NF2 (merlin) in schwannomas and meningiomas. Nat Med 1998;4(8):915–22.

[9] Yamashima T, Sakuda K, Tohma Y, et al. Prostaglandin D synthase (beta-trace) in human arachnoid and meningioma cells: roles as a cell marker or in cerebrospinal fluid absorption, tumorigenesis, and calcification process. J Neurosci 1997;17(7):2376–82.

[10] Sakuda K, Kohda Y, Matsumoto T, et al. Expression of NF2 gene product merlin in arachnoid villi and meningiomas. Noshuyo Byori 1996;13(2):145–8.

[11] Yamashima T. On arachnoid villi and meningiomas: functional implication of ultrastructure, cell adhesion mechanisms, and extracellular matrix composition. Pathol Oncol Res 1996;2(3):144–9.

[12] Yamashima T, Tohma Y, Nitta H, et al. Synthesis of multilamellar phospholipids in meningioma cells. Noshuyo Byori 1994;11(1):1–6.

[13] Yamashima T, Kida S, Yamamoto S. Ultrastructural comparison of arachnoid villi and meningiomas in man. Mod Pathol 1988; 1(3):224–34.

[14] Schachenmayr W, Friede RL. The origin of subdural neomembranes. I. Fine structure of the dura-arachnoid interface in man. Am J Pathol 1978;92(1):53–68.

[15] Yamashima T, Friede RL. [Light and electron microscopic studies on the subdural space, the subarachnoid space and the arachnoid membrane]. Neurol Med Chir (Tokyo) 1984;24(10):737–46.

[16] Kida S, Yamashima T, Kubota T, Ito H, Yamamoto S. A light and electron microscopic and immunohistochemical study of human arachnoid villi. J Neurosurg 1988;69(3):429–35.

[17] Haines DE, Frederickson RG. The meninges. In: Al-Mefty O, editor. Meningiomas. New York: Raven Press; 1991. p. 9–25.

[18] Lopes C, Mair WGP. Ultrastructure of the arachnoid membrane in man. Acta Neuropathol (Berlin) 1974;28:167–73.

[19] Alcolado R, Weller RO, Parrish EP, Garrod D. The cranial arachnoid and pia mater in man: anatomical and ultrastructural observations. Neuropathol Appl Neurobiol 1988;14(1):1–17.

[20] Tripathi RC. Ultrastructure of the arachnoid mater in relation to outflow of cerebrospinal fluid. A new concept. Lancet 1973;819: 8–11.

[21] Anderson DR. Ultrastructure of meningeal sheaths. Arch Opthalmol 1969;82:659–74.

[22] Kleihues P, Louis DN, Scheithauer BW, et al. The WHO classification of tumors of the nervous system. J Neuropathol Exp Neurol 2002;61(3):215–25; discussion 226–229.

[23] Kleihues P, Burger PC, Scheithauer BW. The new WHO classification of brain tumours. Brain Pathol 1993;3(3):255–68.

[24] Wrobel G, Roerig P, Kokocinski F, et al. Microarray-based gene expression profiling of benign, atypical and anaplastic meningiomas identifies novel genes associated with meningioma progression. Int J Cancer 2005;114(2):249–56.

[25] Perry A, Banerjee R, Lohse CM, Kleinschmidt-DeMasters BK, Scheithauer BW. A role for chromosome 9p21 deletions in the malignant progression of meningiomas and the prognosis of anaplastic meningiomas. Brain Pathol 2002;12(2):183–90.

[26] Simon M, Boström JP, Hartmann C. Molecular genetics of meningiomas: from basic research to potential clinical applications. Neurosurgery 2007;60(5):787–98; discussion 787–798.

[27] Simon M, Park TW, Köster G, et al. Alterations of INK4a(p16–p14arf)/INK4b(p15) expression and telomerase activation in meningioma progression. J Neurooncol 2001;55(3):149–58.

[28] Weber RG, Boström J, Wolter M, et al. Analysis of genomic alterations in benign, atypical, and anaplastic meningiomas: toward a genetic model of meningioma progression. Proc Natl Acad Sci USA 1997;94 (26):14719–24.

[29] Kalamarides M, Stemmer-Rachamimov AO, Takahashi M, et al. Natural history of meningioma development in mice reveals: a synergy of Nf2 and p16(Ink4a) mutations. Brain Pathol 2008;18 (1):62–70.

[30] Kalamarides M, Niwa-Kawakita M, Leblois H, et al. Nf2 gene inactivation in arachnoidal cells is rate-limiting for meningioma development in the mouse. Genes Dev 2002;16(9):1060–5.

[31] Yamashima T, Kida S, Kubota T, Yamamoto S. The origin of psammoma bodies in the human arachnoid villi. Acta Neuropathol 1986;71(1–2):19–25.

[32] Yamashima T, Yamashita J. Histological, ultrastructural and chromatographical discrimination of phospholipids in meningiomas. Acta Neuropathol 1990;80(3):255–9.

[33] Tohma Y, Yamashima T, Yamashita J. Immunohistochemical localization of cell adhesion molecule epithelial cadherin in human arachnoid villi and meningiomas. Cancer Res 1992;52(7):1981–7.

[34] Brunner EC, Romeike BF, Jung M, Comtesse N, Meese E. Altered expression of beta-catenin/E-cadherin in meningiomas. Histopathology 2006;49(2):178–87.

[35] Kawashima M, Suzuki SO, Yamashima T, Fukui M, Iwaki T. Prostaglandin D synthase (beta-trace) in meningeal hemangiopericytoma. Mod Pathol 2001;14(3):197–201.

[36] Nitta H, Yamashita T, Yamashita J, Kubota T. An ultrastructural and immunohistochemical study of extracellular matrix in meningiomas. Histol Histopathol 1990;5(3):267–74.

[37] Bellon G, Caulet T, Cam Y, et al. Immunohistochemical localisation of macromolecules of the basement membrane and extracellular matrix of human gliomas and meningiomas. Act Neuropathol 1985;66(3):245–52.

[38] McComb RD, Bigner DD. Immunolocalization of laminin in neoplasms of the central and peripheral nervous systems. J Neuropathol Exp Neurol 1985;44(3):242–53.

[39] Kubota T, Yamashima T, Hasegawa M, Kida S, Hayashi M, Yamamoto S. Formation of psammoma bodies in meningocytic whorls. Ultrastructural study and analysis of calcified material. Acta Neuropathol 1986;70(3–4):262–8.

[40] Rutka JT, Giblin J, Dougherty DV, McCulloch JR, DeArmond SJ, Rosenblum ML. An ultrastructural and immunocytochemical analysis of leptomeningeal and meningioma cultures. J Neuropathol Exp Neurol 1986;45(3):285–303.

[41] Perry A, Gutmann DH, Reifenberger G. Molecular pathogenesis of meningiomas. Neuro-oncol 2004;70(2):183–202.

[42] Giovannini M, Robanus-Maandag E, van der Valk M, et al. Conditional biallelic Nf2 mutation in the mouse promotes manifestations of human neurofibromatosis type 2. Genes Dev 2000;14(13): 1617–30.

[43] Riemenschneider MJ, Perry A, Reifenberger G. Histological classification and molecular genetics of meningiomas. Lancet Neurol 2006;5(12):1045–54. Erratum in: Lancet Neurol 2007;6(2):105.

[44] Kimura Y, Koga H, Araki N, et al. The involvement of calpain-dependent proteolysis of the tumor suppressor NF2 (merlin) in schwannomas and meningiomas. Nat Med 1998;4(8):915–22.

[45] McClatchey AI, Giovannini M. Membrane organization and tumor-igenesis—the NF2 tumor suppressor, Merlin. Genes Dev 2005; 19(19):2265–77.

[46] Robb VA, Li W, Gascard P, Perry A, Mohandas N, Gutmann DH. Identification of a third Protein 4.1 tumor suppressor, Protein 4.1R, in meningioma pathogenesis. Neurobiol Dis 2003;13(3):191–202.

[47] Sauvageot CM, Kesari S, Stiles CD. Molecular pathogenesis of adult brain tumors and the role of stem cells. Neurol Clin 2007;25 (4):891–924, vii.

[48] Singh SK, Clarke ID, Terasaki M, et al. Identification of a cancer stem cell in human brain tumors. Cancer Res 2003;63(18):5821–8.

[49] Suzuki SO, Iwaki T, Kitamoto T, Mizoguchi M, Fukui M, Tateishi J. Differential expression of CD44 variants among meningioma subtypes. Clin Mol Pathol 1996;49(3):M140–6.

[50] Rooprai HK, Liyanage K, King A, Davies D, Martin K, Pilkington GJ. CD44 expression in human meningiomas: an immunocytochemical, immunohistochemical and flow cytometric analysis. Int J Oncol 1999;14(5):855–60.

脑膜瘤的流行病学和自然病程

Lisa Calvocoressi,
Elizabeth B. Claus
贺宇波 译

前 言

在这一章，我们①提供描述性数据对脑膜瘤的影响；②描述这些肿瘤的自然病程；③回顾危险因子与保护因子。自始至终，我们批判性地评价文献并分析了认识上的差距。我们通过 MEDLINE 使用 PubMed 系统，检索出了发表于 2008 年 2 月关于自然历史和风险因素研究的文献。我们进行了搜索，限制为英文文章，利用关键词"脑膜瘤"与其他关键词结合，如"生物学"、"自然历史"、"长期"、"结果"，"手术 / 显微手术"，"放射治疗""辐射（电离）"，"辐射的影响"，"手机"，"职业"，"头外伤"，"头部损伤"，"过敏"，"乳腺癌癌"，"口服避孕药"，"雌激素替代疗法"，"激素受体"，"遗传"和"流行病学"等。我们从这些文章中和最近的关于颅内肿瘤的综述中获得了更多的提示[1-4]。我们利用从 PubMed 关键词查到的文章获得描述性的统计数字，来检索脑膜瘤与"发病率"、"流行"、"生存"、"复发"和"描述性流行病学"等的结合，还有从最近的关于美国中央颅内肿瘤登记中心（CBTRUS）的报告，这是 18 个登记处从 1998—2002 年的以志愿为基础的报告[5]。

描述性统计

1998—2002 年，给 CBTRUS 的报告中，从组织学上来看，脑膜瘤是最常见的原发性脑及中枢神经系统（CNS）肿瘤，占所有报道过的 63 698 例肿瘤中的 19 190（30.1%）（图 4-1）。93% 的脑膜瘤是良性的[5]。

发病率

CBTRUS 认为对于 2000 年的美国标准人口，年份、年龄调整过的每 10 万人，一个全面的脑膜瘤发生率为 4.52。种族 / 民族不同，比率差异不大（非西班牙裔白人为 4.46；非西班牙籍黑人是 4.58，其他种族的西班牙裔是 4.61），但临床新确诊的病例中，女性病例，是男性的两倍还要多，（6.01 *vs.* 2.75）[5]。脑膜瘤在儿童中是罕见的，约占所有儿童肿瘤的 3%；发病率随着年龄的增加呈线性增长（图 4-2）。平均诊断年龄是 64 岁[5]。

在美国，CBTRUS 在 1985 年至 1994 年间从 6 个人群登记处所收集的数据没有显示脑膜瘤的发病率增高[6]，另一个在 1950 年至 1990 年间明尼苏达州罗切斯特市所进行的研究亦未发现发病率增高[7]。然而，来自丹麦癌症登记处（1943—1997 年）的数据显示了脑膜瘤新发病例

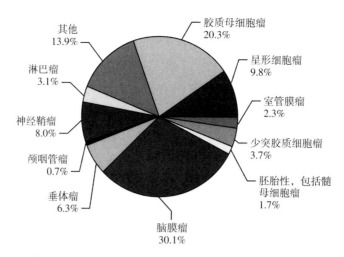

图 4-1 原发性脑肿瘤和中枢神经系统肿瘤的组织学分布，CBTRUS 1998-2002，n = 63,698.

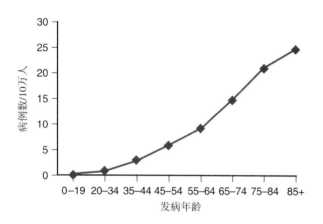

图 4-2 年龄相关的脑膜瘤发病率，1998-2002。美国脑肿瘤登记中心。

每 100 000 人口中从 0.61% 增加到了 2.42%，随着时间的推移有一个加速的增长[8]。1968-1997 年，在丹麦、瑞典、挪威、芬兰观察到类似的趋势[9]，而在日本，在 1973 年和 1993 年之间数据的基础上，发病率增加的发生率发生在 1980 年之前，紧随其后的是稳定的增长率[10]。在那里，增长的趋势被观测到，归因于越来越多地使用先进的影像技术，越来越多地接触潜在的危险因素[9,10]，还有就是随着时间的推移脑膜瘤特殊的组织学分型[8]。

生存，患病率和复发

以医院为基础的国家癌症数据库的数据，收集了从 1985 年到 1988 年和 1990 年到 1992 年大约 5

年的生存率，良性、非典型和恶性脑膜瘤，在美国分别为 70.1%、74.5% 和 54.5%[11,12]。来自芬兰、澳大利亚和瑞典的以人群为基础的数据发现，所有脑膜瘤的组织学亚型 5 年生存率为 73% ~ 94%[13-15]。这相对高的 5 年生存率反映在目前普遍使用的病例数。据康涅狄格和犹他州的注册数据的估计，在 2000 年的美国，138 000 的个体有肿瘤寄宿生长，患病率为每 10 万人中约 50.4 个[16]。此外，脑膜瘤可能复发。在 5 年内，患有良性脑膜瘤的 19.2% 的个体和患有恶性脑膜瘤的 32.4% 的个体出现了复发的症状[11]。

这些数据很可能是表示一个患有脑膜瘤的患者的下限的人数，因为很多疑有此病的患者进行了保守治疗（即，不进行手术干预和病理的明确），因此不可以被包括在国家数据库中，这个数据库用来生成估计肿瘤的发病率和流行程度。这里报告的各国不同事件的趋势可以反映现实的差异，但由于在不同时期评估上的差异，以及在报告的质量和评估方法上的差异，比较起来是困难的。丹麦癌症登记处被认为是有效的，并且是 95% ~ 99% 的完整[8]。相反的，个案报告在美国可能受到信息和选择偏差的影响。虽然 CBTRUS 与国家癌症登记处自 20 世纪 80 年代以来一直协同工作，去收集所有的原发脑肿瘤，包括良性肿瘤和不确定行为的肿瘤，这样的报道直到最近都是自愿的，必然是不完整的（完善的），基本模式反映的是美国东北部地区白人的数据[6]。2004 年，美国国会通过了良性脑瘤登记修改法案（公法 107-206），强制所有属于国家癌症登记程序（NPCR）的美国所有的癌症登记处去收集非恶性脑部肿瘤的数据。一旦这些数据变得有效，美国未来人口估计的准确性将提高。

自然病程和长期随访

一些脑膜瘤可能没有症状，偶然间被发现。其他一些脑膜瘤可能会引起毁灭性的相对突然发作的症状。或者，因为生长缓慢，有些肿瘤可能会引起更精细的神经症状，包括难以集中注意力或找出词语，臂部或腿部软弱或麻木，以及随之而来的步态和行走的问题[1]。此外，鉴于90%以上的脑膜瘤是良性的（WHO Ⅰ级），约5%是非典型的/交界型，3%～5%的是恶性的[1]。还有，这些肿瘤在大小、位置，以及和重要的血管和神经结果的关系不同[17]。这些表达多种多样，需要不同的治疗策略，每一个都有与之相关的风险和益处。通过对一系列病例长期预后的观察，治疗方法包括保守治疗、手术或放疗或二者兼有，有助于治疗方案的选择。我们通过治疗形式和组织学的分级回顾了脑膜瘤患者肿瘤进展和复发，肿瘤患者的生存、症状和生活质量的长期随访研究。

偶然发现和保守治疗

随着磁共振成像（MRI）和计算机体层摄影（CT）在临床环境中越来越多的应用，无症状脑膜瘤的就医变得普遍[18]，伴随而来的问题涉及他们的临床治疗。有几项小样本的研究（n=17～67）对偶然发现的和无症状的期间接受保守治疗的肿瘤患者做了报道，涵盖了脑膜瘤。在平均随访时间，范围2.7～6.2年，引起症状的患者比例很小，0～6%[19-22]。此外，平均随访时间1.3年到超过5年，大多数的患者（63%～100%）一点也没有或仅有有限的（<1cm³/年）肿瘤生长[18,20-24]。然而，这有相当大的变异性。例如，在一个对41个患者超过3.6年的随访研究中，生长率的范围0.48%～72%，结算出的肿瘤倍增时间在1.27年至143.5年之间变化[18]。

然而上述的研究观察了无症状个体中不同位置脑膜瘤的自然史，尤其是对于保守治疗的颅底肿瘤

的自然史进行了队列研究，他们中有很多是有症状的，但由于老年、患者喜好、医疗禁忌证或肿瘤被认为无法手术不再接受更积极的治疗。这些患者表现出的症状包括头痛、头晕、眩晕症、癫痫发作、听力和视力下降，面神经麻痹、三叉神经病变、吞咽问题、步态不稳[25,26]。对21位患有岩骨斜坡肿瘤的患者进行连续随访，平均6.8年，其中76%的病例可以观察到肿瘤生长，58%的病例有功能恶化，2例病例死于肿瘤相关性死亡[26]。在40例患有岩骨斜坡、海绵窦和前床突肿瘤的患者，影像学随访10年，58%的肿瘤证明有生长。平均6.9年的临床随访后，11例（28%）经历了新的或恶化的神经病变；23例（58%）发展成了麻痹或神经长束症状；2例（5%）单眼失明；2例致残[25]。

手术和放射治疗

良性肿瘤

在选定的病例中，包括仅仅或主要是良性脑膜瘤，这个研究由于其对315个在瑞典Karolinski医院接受治疗的颅底脑膜瘤的患者进行长期随访（平均18年）和历史性队列（1947-1982）研究而著称，可以对比最近的系列以进行比较。在该项研究中，5年中，接受了Simpson Ⅰ级或Ⅱ级手术切除的患者为4%，接受了Simpson Ⅲ～Ⅴ级切除的患者为25%～45%，这些都经历了症状性的复发。在20年的随访中，这些肿瘤患者中接受Ⅳ和Ⅴ级手术者100%均有症状进展[27]。最近，两个较大的研究，一个来自于梅奥（Mayo）医学中心（n=581：1978-1988）[28]，另外一个来自于佛罗里达大学（n=262：1964-1992）[29]，调查了颅内肿瘤位置的结果。在梅奥医学中心的系列研究中，80%的病例可以做到大部切除（GTR），5年无进展生存期（PFS）是88%，10年的为75%。仅仅部分切除（STR）时，5年和10年的进展生存期是相当低的，分别为61%和38%[28]。同样的，在仅手术治疗的病例中，福罗里达大学系列局部控制或原因相关性的生存期GTR比STR要高。然而，接收辅助治疗的STR病例拥有和GTR一样有利的结果：在15年的时间里，87%局部控制，86%特殊原因存活[29]。

在许多病例系列中，对大部切除和部分切除的复发和进展进行了评估，尤其集中在颅底肿瘤，对

那里进行手术是技术上的挑战[30]。Little 及其同事对岩骨斜坡肿瘤的 12 个研究进行了回顾，平均随访时间为 14 ～ 67 个月，展示复发 / 进展 0 ～ 42%，再一次与再切除的范围相关[31]。和 Sindou 及其同事的回顾一样，仅仅进行手术切除治疗的海绵窦肿瘤的复发 / 进展的研究，复发 / 进展 10% ～ 14%，平均随访 24 ～ 96 个月；在进行手术和放射治疗的病例，平均随访 40 ～ 73 个月，复发 / 进展 6.5% ～ 19%[32]。立体定向放射治疗的有效性作为肿瘤基本的和辅助的治疗手段，主要用于位于颅底的肿瘤，Goldsmith 的回顾性研究发现，5 年无进展生存期 86% ～ 98%。然而，作为主要治疗，后一种物理疗法主要局限在较小的肿瘤[17]。

除了肿瘤的生长和生存的报道，一些研究者开始进行脑膜瘤患者生活质量的研究。远期生活质量评估（KPS）[33]，其范围为从 0（最低）到 100（最高），衡量身体功能，并在几项研究中应用。手术治疗患者，术前平均 KPS 得分从 70 升至 90[34,35]。手术后，KPS 评分倾向于降低或保持术前水平[34-36]。然而，功能可能逐渐改善。在一项研究中，治疗后 1 年 KPS 评分均高于术前，但即使在那项研究中，所有的病人至少有一个障碍，包括复视（72%）、听力下降（48%）、面部麻木（45%）或平衡问题（38%）[36]。1 年随访中，两个小的研究，利用经过充分验证的 SF-36，SF-36 包含身体功能活动范围，作用的限制，身体的疼痛、活力、社会功能，还有心理健康[37-39]，发现 39% ～ 75% 的脑膜瘤患者功能要比接受标准治疗的患者差[40,41]。在布里格姆妇女医院（Brigham and Women's Hospital）对 164 个平均随访 33 个月的脑膜瘤患者进行外科手术治疗，47% 的患者表现出沮丧，因为不能够进行他们以前所能够进行的活动，虽然 87% 的受访者称自己"相当"或"非常"独立；77% 表示他们对生活质量"相当"或"非常"满意[42]。1977-1993 年，奥地利以 82 例接受治疗的脑膜瘤患者为研究对象，得出 60% 的患者有轻度至中度的生活质量损害，有 20% 的患者遭受中度到严重的身体伤残和能级病损。

非典型和恶性脑膜瘤

我们设置了 7 个病例系列，评价患有非典型和（或）恶性脑膜瘤患者的长期随访结果，这个系列记录了自 1995 年以来的数据。这些都是相对较小的研究，其中包括 22 ～ 119 个病例，反映出这些更有侵袭性肿瘤的罕见性。平均随访时间 3.5 ～ 8 年。正如预期，其中无进展生存期，良性肿瘤要比非典型和恶性脑膜瘤明显要高。此外，正如表 4-1 所示，无进展生存期，非典型脑膜瘤要比恶性脑膜瘤高出 5 ～ 10 年[44-47]。除此之外，所有的研究中，总体来说，5 年和 10 年生存率，非典型脑膜瘤也要比恶性脑膜瘤高[44-49]。

就良性肿瘤而言，如果切除得更彻底，要比非典型和恶性脑膜瘤预后更好[44,49]。治疗后的症状和生活质量在托马斯杰弗逊医院的一些小系列中得到描述，在那里，基于东部合作肿瘤学集团（ECOG）的执行情况，联合放疗后，18% 的患者得到改善，77% 一点没有改变，6% 的功能下降。在后处理期间，54% 的患者主诉有四肢无力，18% 或者失明或者失语，24% 有记忆力减退[48]。

然而，已发表病例系列的代表性是不确定的。这些用于研究非典型和恶性脑膜瘤，还有肿瘤保守治疗的患者数目，规模较小，并且决定对一个病例进行保守治疗可能会有所变化，既与临床实践和机构制度有关，也与临床考虑和患者的取向有关。此外，不同病例系列的比较，受到许多相关因素的阻碍，包括病人的性格特点、肿瘤组织学分型的标准、复发病例的比例（通常会有较差的结果）、时间周期覆盖、用于治疗的方法和途径。尽管如此，这些研究，结合人口统计数据表明，患有良性脑膜瘤的患者有相对较长的生存期，并有潜在的进展和复发，长期功能受损和生活质量下降的可能性。这证明，脑膜瘤对医疗保健系统有影响，不但需要为该人群提供适当的医疗和康复服务，也要根据已知风险与保护因子确定潜在的预防措施。

表 4-1 在非典型和恶性脑膜瘤中的复发 / 无进展和总生存率：选择 1995 年以来的系列病例[44-49]。

		5 年（%）	10 年(%)
复发 / 无进展生存	非典型	62 ～ 83	55
	恶性	27 ～ 72	15 ～ 34
总生存	非典型	59 ～ 95	59 ～ 79
	恶性	36 ～ 64	0 ～ 60

风险和保护因子

流行病学调查，主要是病例对照和队列研究，检验了这个与脑膜瘤相关的一系列可能暴露的潜在影响。我们关注的因素，已经得到越来越多的重视，我们关注的研究发展领域，具有良好的发展前景。当前的知识状态对这些暴露的影响总结在表 4-2。

电离辐射

电离辐射是脑肿瘤已知的少数危险因素之一 [1,3,4,50]。支持这种暴露和脑膜瘤之间联系的证据逐年增加超过 10 年，主要基于以下研究①原子弹的幸存者；②放射治疗的影响：③影像诊断学的影响。辐射可能与瘤性转化和肿瘤的进展有关，通过产生碱基对的改变和 DNA 的崩解，这些在 DNA 复制前不能被修复 [52]。在医学和牙科设备中的辐射，是典型的用戈瑞（Gy）来测量的。已经对低（＜ 10Gy）、中（10 ～ 20Gy）、高（＞ 20Gy）治疗剂量与脑膜瘤的风险之间的关系进行了研究 [52]。Sieverts（Svs），一种剂量的等价物，代表性地应用评价原子弹爆炸幸存者的电离辐射暴露中。在一个急性的暴露中，大于 4 倍的 Svs 便被认为是一种致死量 [53]。

调查长崎（1973-1992）[54] 和广岛（1975-1992）[55] 原子弹爆炸幸存者脑膜瘤危险性的研究发现，脑膜瘤发病率随着与爆炸震源的距离减小而越来越高。广岛研究也发现，在当时的爆炸袭击时，脑膜瘤发生率随放射线暴露剂量的增加而增加 [55]。普雷斯顿及其同事最更近的一个研究，基于收集 1958 年至 1995 年之间，爆炸发生时，在广岛和长崎的 80 160 个人的寿命研究（LSS）的数据，发现辐射剂量和所有神经系统肿瘤的风险总和之间存在显著相关性。然而，分别调查脑膜瘤的风险，即使风险提高，影响并不显著。这些研究人员估计，包括在寿命研究内的绝大多数的幸存者，被暴露在辐射剂量的小于 1Sv 的环境里，队列中少数（14%）经确定的神经系统肿瘤与辐射暴露相关 [56]。与该结论一致，米原康正（Yonehara）及其同事发现，在 LSS 人口中，中枢神经系统肿瘤的临床特点，比辐射诱导的肿瘤更符合"自然"发生的特点 [53]。

哈里森及其同事提供了用以区别自发的脑膜瘤和医学设备辐射诱导的脑膜瘤的标准（表 4-3）[52]，这个标准最初由卡恩（Cahan）开发，来鉴别辐射诱导的肉瘤 [57]。

区别自发的脑膜瘤和辐射诱导的脑膜瘤的共同特点可能包括诊断时年龄较小 [52,58-60]，较短的潜伏

表 4-2　暴露接触对脑膜瘤的影响

暴露	影响
电离辐射	放射治疗（高剂量和低剂量）是已明确的危险，尤其是在儿童。 诊断性医疗和牙科放射的影响不明确，需要进一步的研究。
手机	无危险证据，但需要更长期的随访。
职业暴露	铅暴露可能增加风险，但需要进一步的研究。
健康状况	有关头外伤和脑膜瘤之间的关系研究结果不一致 没有证据显示过敏症的保护效应。
激素	乳腺癌和脑膜瘤之间可能有微弱的联系。 通过少女初潮、怀孕、哺乳、妇女更年期，以及男女的肥胖来衡量的内源性类固醇激素影响不确切。 研究口服避孕药的使用和脑膜瘤的风险的结果相互矛盾，大多数研究表明没有影响。 研究激素替代疗法的治疗和脑膜瘤风险的结果相互矛盾，但是更大和更最近的研究提示风险增加。 在个体中，如果肿瘤表达孕激素受体则有更好的预后（与低细胞分裂指数有关）
基因	多发性神经纤维瘤 2（NF2）是一个已知的危险。 遗传多态性和他们与环境因素之间的相互作用的影响（正在研究中）。

表 4-3 辐射诱导的脑膜瘤诊断标准

脑膜瘤必备
1. 在照射的范围内出现。
2. 经过潜伏期后出现,足以表明肿瘤并不存在于辐射前(通常多年)。
3. 不同于任何先前已存在的肿瘤。
4. 有足够的发生频率来表明其因果关系。
5. 在辐射组比足够数量的对照组有更高的发生率。
额外的支持是发现设想存在动物模型和剂量依赖关系。

期[52],多发性病灶[52,58-60],相对高复发[52,60],非典型和恶性脑膜瘤的可能性更大[52,58,59,61,62]。人们可能会以为男性和女性会被诊断患有这些肿瘤有同等比例,如果他们确实由辐射引起,男女具有同样的易感性[58]。但是,这些数据是不一致的,一些研究显示了女性的优势,一些显示了男性的优势,一些在男性／女性比率上的不同基于辐射剂量[52,58,63]。

在接受头颅放射治疗的患者中,这些数据支持辐射诱导的脑膜瘤的存在,是令人信服的。尤其对儿童癌症幸存者的研究,证明了大剂量放射治疗和继发性的神经肿瘤(包括脑膜瘤)的发展之间有密切的联系[64-69]。这些包括了一个大型的回顾性研究,对2169名儿童和青少年的急性淋巴细胞白血病进行治疗,1962-1998年[66]在圣裘德医院进行。儿童癌症幸存者的研究,一组14 361名患者,在22岁之前有癌症史,1970-1986年,曾在26个协作医院中的一个接受治疗[68]。在后一组研究中,任何辐射剂量治疗进展为脑膜瘤的风险均显著升高(比值比[OR]:9.94;95%可信区间[95%CI]:1.54-29.7)。此外,风险随着辐射剂量增加而增加;在治疗剂量30~49.9Gy,比值比是96.3(CI:10.32-899.3)[68]。最初的诊断后,调查人员已经注意到一个发展为脑膜瘤的长潜伏期[65,66,68],在儿童癌症幸存者的研究中,从最初的诊断到发生脑膜瘤的中位时间是17年,是发生胶质瘤时间的两倍[68],强调了要充分评价风险需要长期随访的必要。虽然年轻一点与较短的潜伏期[67]和更大的风险[64]相关联;接受颅脑放射治疗的成年人也处于危险之中[52,70,71]。在一项研究中,其中包括200个病例和400个对照,

那些患有脑膜瘤的患者,对任何条件的放射治疗(CI:1.5-9.5),脑膜瘤的患病率提高3.7倍,而对神经肿瘤的放射治疗(CI:1.5-∞),脑膜瘤的患病率提高11.8倍[70]。

在上述研究的基础上,许多参与者被暴露在高剂量的辐射中,但有证据表明,相对较低的剂量也会产生影响,尤其是儿童患者。在此领域中,头癣的研究队列最广为人知。这个队列研究包括10 834个接受相对较低剂量辐射(平均1.5Gy)的儿童,此低剂量辐射在1948年到1960年间在以色列用超过5天的一个周期来治疗体癣。对照组包括匹配人口和兄弟姐妹对照[63]。发表于1988年[72]和2005年[63]的后续研究发现,在辐射组,脑膜瘤额外的相对风险是5.01(95% CI:2.66-9.80)[63]和9.5(95% CI:3.5-25.7)[72]。此外,风险随着剂量的增加而增加[63,72]。

除了放疗的风险,医疗和牙科影像学诊断也有潜在的风险。由普林斯顿·马丁及其同事主导的几项研究,在19世纪80年代进行了报道,发现脑膜瘤风险,在1960年以前,与接受全口牙X线摄影有关且随接受的频率增加而增加[73-76]。然而,后来由澳大利亚、德国、瑞典主导的研究表明,眼科X线和脑膜瘤之间一点也没有或有模棱两可的关联[77-79]。最近的病例对照研究表现出了相互矛盾的结果。1995-1998年在华盛顿特区,被诊断的200例病例中,在与脑膜瘤的风险(OR:2.06,95% CI:1.03-4.17)联系进行诊断以前,(每个人)有6次甚至更多的全口X线摄影序列,并被执行了15~40年,虽然不是一个剂量依赖关系[80]。然而,德国的大型INTERPHONE研究的组成部分没有发现任何联系[81]。

随着所有研究充满矛盾的发现,牙科放射对脑膜瘤风险的影响仍然是不确定的。因为来自于一个全口牙X线系列的辐射剂量,已经从20世纪40年代和50年代的1000~3000mGy大大减弱至90年代的不超过40mGy[80],未来的研究必须考量到随着时间的流逝,放射剂量上可能的改变。这些研究也应该有足够的能力去检测从人口统计学上来划分的不同的人口群体在风险上潜在的不同以及人口群体的其他特点,应该探索更新的牙科和医疗诊断程序的影响(如CT)。

手机

不像电离辐射，被认为可以伤害 DNA，手机发射的辐射使用射频（RF）的能量，不会导致分子和原子的离子化[82]。足够量的射频能量能加热并可能损伤组织，但不管是通过哪种机制，手机发射出的低水平射频能量对健康构成的风险还不为人所知[83]。不过，考虑到手机的普遍使用开始于 20 世纪 90 年代中期[84]，来自于这种新技术的健康风险的可能性需要进一步调查。

在一个 Meta 分析中[85]，包括发表于 2005 年 12 月 1 日之前的 8 项研究[83,84,86-91]，Lahkola 及其同事们没有观察到手机的使用对脑膜瘤进展的影响（合并 OR：0.87；95% CI：0.72-1.05）。因为肿瘤与手机暴露的相关可能出现在手机经常被使用的头部一侧，这些研究人员对所做的研究进行了额外的分析，检查手机使用和这些身体同侧脑膜瘤的关系，并没有发现有任何关联。因为手机技术已经转向了从模拟技术到数字电话的使用，这些研究人员还检查了所有颅内肿瘤与手机型号之间结合的风险，再次发现没有任何关联[85]。

该脑膜瘤风险的 Meta 分析已在前文进行了描述，包括来自 INTERPHONE 研究的两个报告[83,86]，最大的病例对照研究，到目前为止，进行了手机使用的自我报告的时间的影响，进行了相关的暴露对颅内和其他肿瘤发展的影响，此研究涵盖了 13 个国家[92]。自从此病例对照研究发表以来，另外由德国[93]和挪威[82]主导的两个来自于 INTERPHONE 研究的报告，已经为人们所知所用了。两个都没有发现脑膜瘤的风险随着手机的使用增加而增加。更进一步，近期一项手机使用的随访研究，在丹麦对 420 095 名手机用户进行的队列研究，也没有发现使用手机对脑膜瘤形成上的影响[94]。

虽然这些研究的结果是相当一致的，他们有一些方法上的缺点。除了丹麦的队列研究，大部分关于使用手机的证据是基于（这样一个）病例对照研究，对自称有暴露的进行测量评估。在 INTERPHONE 研究中，例如，发现了暴露（研究）报告中随机的和系统的误差[95]。此外，甚至最近出版的 INTERPHONE 的研究，（仅仅）包括了一个相当小的比例的个体，使用手机 10 年以上[83,86,93]。我们已经从电离辐射研究中学到，与其他肿瘤相比，

从暴露到脑膜瘤形成的时间是相当长的。因此，需要 20 年或更长时间的随访，来确定手机的影响[2,84,85]。此外，暴露可能取决于使用设备的类型[82]（如免提、蓝牙），同时还需要考虑到未来的工作。

职业暴露

几个提出假设的研究，检验了职业暴露是脑膜瘤潜在风险的代名词。正如拉贾罗曼及其同事们所综述，这些研究发现，脑膜瘤和一些职业之间有明显的关联，包括木匠、厨师、化学家、计算机专家、加油站服务人员、玻璃工人、检查员、保险代理、专业技术人员、精密工具制造者。在他们的研究中，脑膜瘤的风险与其曾经所经历的工作有关，车身钣金与喷漆，设计师/装潢师，机器操作者，机动车驾驶员、工业生产主管、老师或部门经理，或有曾经在军队服役的军人。这些研究人员称这个广泛的相关阅读资料列表可能包括两大类：①个人暴露于潜在的致癌物质（苯、溶剂、铅）和②个人职业有更大的诊断可能性[96]。

很少有研究致力于确定特殊职业暴露与脑膜瘤风险之间的关系。德国 INTERPHONE 研究网站最近报道的职业暴露在射频（RF）能量和脑膜瘤之间没有联系[97]。一个在美国进行的以医院为基础的病例对照研究，发现脑膜瘤和职业接触杀虫剂在性别上无差异，但的确发现暴露在除草剂中，女性风险增加[98]。此外，几项研究已经发现脑膜瘤的一项风险升高与职业铅暴露有关[99-101]。然而，由于潜在的接触测量误差和其他方法上的缺陷，所有的这些职业研究需谨慎解释。检查铅接触影响的额外的工作是有授权的。

其他的医疗条件

颅脑外伤

描述和争论头外伤和脑膜瘤之间的联系，已经进行了 100 多年[80,102]。Inskip 和 Bondy 对提议的生物学机制进行了综述，来解释头部受伤如何导致肿瘤性改变，包括氧自由基的产生，细胞分裂增殖增生和释放的内分泌物可能造成血脑屏障的破坏，从而使大脑暴露于这些正常情况下被限制的因子[51,103]。

在过去的 30 年里所进行的几个病例对照研究和队列研究检验了这个联系。一些病例对照研究没有发现任何联系[79,102]，但其他病例对照研究则显示了高风险。后者包括的几项研究：在洛杉矶州的男性和女性中研究这种联系[74-76]，一个发表于 1998 年的国际病例对照研究[104] 和在中国和华盛顿州所做的额外的病例对照研究[99,105]。然而，由于非专业人士都认为头外伤会导致脑肿瘤[74]，在病例组和对照组两者之间头部损伤的回忆差别可能人为地增加脑膜瘤的风险，是一个经常受到关注的位点[106]。一个由普雷斯顿 - 马丁及其同事们进行的病例对照研究，检查了头外伤对脑膜瘤和神经胶质瘤的影响后发现，仅仅脑膜瘤的风险升高，这个结果反驳了由于回忆偏倚带来的研究结果失真[74]。然而，一项研究发现，轻微的脑外伤比重型脑外伤对脑膜瘤的风险有更为显著的影响，另外一个研究发现，如果当时只包括不再加重的重伤，风险就不再升高[104]。这些背离直觉的发现归因于回忆偏倚[106]，因为病例组比对照组更能回忆和报告轻微头部损伤。两个没有倾向的队列研究方法，并未发现脑膜瘤风险增加与头部外伤相关[103,107]。最近的一个基于医院出院记录确诊为脑外伤的最大队列研究，包括丹麦的一个 228 005 人的研究，平均随访时间为 8 年。相对于人口发病率，研究人员发现，有头外伤的病人大部分的脑肿瘤发生于头部损伤后的第一年，他们将此归因于发现了先前存在的肿瘤。外伤后超过 1 年未发现额外的脑膜瘤（标准化的发病率比 [SIR]：1.2：95% CI：0.8-1.7）[106]。

变态反应

以极度活跃的免疫状态和细胞因子的抗炎作用为特点的过敏情况，被假定可减少异常细胞的生长和预防脑肿瘤的发生[2,108]。的确，在许多研究中，研究人员已经观察到母乳喂养对胶质瘤的保护效应[3]。然而，发表到 2006 年的多项研究的 Meta 分析中[79,109-117]，Linos 及其同事们并没有发现变态反应能避免机体发生脑膜瘤[108]。随后发表于 2007 年的论文，评估了变态反应对超过 1200 多名脑膜瘤病例的影响，包括丹麦、挪威、芬兰、瑞典、英国东南部也没有发现任何影响。

乳腺癌

文献上，有许多乳腺癌患者和脑膜瘤患者的个案例报告，但相对很少有研究力图量化这些肿瘤之间的联系[118]。卡斯特及其同事们鉴定了四个提供数值估计的研究[119-122]，其中三个发现了明显的联系[119,120,122]。他们自己的研究，基于来自西华盛顿州癌症登记处的数据，发现诊断脑膜瘤之后，乳腺癌的风险并没有显著的升高，同样，乳腺癌诊断以后，脑膜瘤的风险亦未显著升高[118]。自 2002 年以来，当此数据发表后，一项由 Lee 及其同事们进行的研究发现乳腺癌和随后的脑膜瘤之间没有任何联系[123]。到目前为止最大的研究，发表于 2007 年，此项研究调查了近 40 年来的瑞典癌症登记处的数据。研究还发现了 12 012 脑膜瘤患者，其中的 926 人发生了后续的初步诊断的癌症。调查人员观察到几种癌症的风险升高，包括大脑和甲状腺癌，发生在各个年龄的群体。仅在 50 ~ 59 岁的妇女中观察到乳腺癌的风险增加（SIR：1.61；95% CI：1.23-2.08）[124]。在两项家族性乳腺癌病史的研究中，一个家庭没有发现这些肿瘤和家族有任何直接关联[125]，而第二个则发现，在 < 50 岁的成年人中，家族性乳腺癌和脑膜瘤之间有着紧密的联系（OR：3.9；95% CI：1.4-11.0）[126]。

总的来说，这些发现提示在每个个体内部和整个家族，乳腺癌和脑膜瘤之间可能有联系。如果这些肿瘤相关，可能会有一个共同的遗传途径[1,118]。虽然在 60 例脑膜瘤大脑标本上没有发现乳腺癌易感基因突变[127]，但是探索其他可能的共同遗传因素更可能会引起人们的兴趣。这里也可能是常见的肿瘤间的激素驱动因素，比如激素替代疗法的应用或绝经晚期[1,118]。本文接下来将对该领域的研究进行详细阐述。

激素

在乳腺癌和脑膜瘤之间可能的联系，女性比男性脑膜瘤发病率要高[5]，报告说，在怀孕期间和月经周期的黄体期，脑膜瘤体积可能会增大[128-130]，一些脑膜瘤中激素受体的存在提示激素因子和脑膜瘤的风险之间可能存在的联系。人们对这一领域的研究已经产生了相当大的兴趣，因为它充满，预防和开发以激素为基础的治疗手段来控制肿瘤生长的希望，虽然临床研究结果依旧不明确[131,132]。我们回顾了在内源性和外源性类固醇激素以及在脑膜瘤肿瘤的激素受体所做的工作。

内源性激素

已经证实，血清高雌激素水平与月经及生殖因素可能增加在内源性雌激素中的暴露，这导致罹患乳腺癌的风险增加，包括早期的月经初潮和晚期的绝经。哺乳期和较早生第一胎由于减少了排卵性周期的次数而具有保护性[133]。探索乳腺癌是否具有共同的激素因子，并评估雌激素、孕激素和其他类固醇激素在脑膜瘤形成和发展中的循环水平的潜在影响，一些流行病学研究已经检查了女性的激素驱动指标。

关于月经初潮年龄，两个病例对照研究发现和脑膜瘤的风险没有联系[123,134]而较大年龄的月经初潮在大型群体的护士健康研究中与更高的风险关联，与研究人员所期望的相反[135]。同等显著的效应在此研究中无法观察到，在几个其他的研究中也无法观察到[134-136]。然而，研究人员进行了一项以医院为基础的病例对照研究，包括219例患者，确实发现了一个强大的保护作用，即第一次怀孕的年龄较低，有3次或更多次怀孕[123]。在一个研究中，母乳喂养的持续时间是一个不重要的保护性趋势[134]，大样本的额外工作是经过授权的。绝经期的影响由护士健康研究（Nurses Health Study）评价发现，绝经期前的女人和绝经期后没有使用任何激素治疗的女人相比，脑膜瘤的风险增加了（相对危险度[RR]，2.48；95% CI：1.29-4.77），校准年龄和体重指数（BMI）[135]。

较高的体重指数和肥胖与较高水平的雌激素和其他类固醇激素相关[137-139]，假设较高的体重指数可能通过这样的激素机制增加脑膜瘤的风险[140]，已经在男性和女性中都进行了调查，结果互相矛盾。在护士健康研究中，较高的体重指数会有脑膜瘤风险增加的趋势[135]，但在德国进行的一项回顾性研究，没有发现这样的关联[141]。在男性中，这个假说在最近的一个小的回顾性研究中对曾经历了开颅术的病人进行了调查。研究人员发现，患有脑膜瘤的男性比患有动脉瘤或胶质瘤的男性更加易于肥胖[140]。而在其他男性没有发现肥胖与脑膜瘤之间

的联系[141,142]，但是需要大样本的进一步研究。

虽然内源激素因素和脑膜瘤之间可能的联系会引起人们的兴趣，但缺乏流行病学证据。所有研究不一致的结果很可能是由于方法论上的因素，如小样本的样本量和残余混杂的可能性[135]。在男性，研究脑膜瘤和激素驱动之间的关系目前尚处于萌芽阶段。青春期的年龄和脱发的影响，在男性除了别的因素之外，现有文献报告的，应进行评估。两种性别的血清检测，将有助于阐明涉及的类固醇激素。

外源性激素

在联合口服避孕药（OCs）和雌激素替代疗法（HRT）的使用者中[143]，乳腺癌发病率有中度增高的风险。在六项关于脑膜瘤的研究中，检测了OCs的影响[118,123,134,135,144,145]，在没有联系的四个和两个研究中，发现了一个保护性的效应。其中一项基于人群的病例对照研究，包括脊膜瘤的病例，报道了降低的预期风险，使用口服避孕药超过3年相较于那些从未使用过口服避孕药者（OR：0.2；95% CI：0.1-0.7)[144]。另一项以医院为基础的病例对照研究，包括了所有的219例脑膜瘤事件，主要来自三个大医疗中心。相比没用使用过的病人，本研究发现了一个保护效应，对那些曾使用口服避孕药的人（OR：0.5；95% CI：0.4-0.8）和一个对正在使用者的更大的效应（OR：0.2；95% CI：0.0-0.8）。瑞典国家心理医学研究院对INTERPHONE研究检查了非口服避孕药的影响，包括黄体酮的皮下移植，避孕药具的注射，子宫内避孕器。这项研究发现脑膜瘤的预计风险升高，接近有意义（OR：2.7；95% CI：0.9-0.5）[145]，预示有更大研究的需求，能够独立的检查雌激素/孕激素和仅用黄体酮的避孕药的潜在影响。

我们确定了七个研究，致力于雌激素替代疗法（HRT）对脑膜瘤的影响[118,123,134,135,144-146]。三个病例对照研究发现没有影响[118,123,134]；早期病例对照研究限于脊膜瘤，发现仅仅应用雌激素的激素替代疗法，脑膜瘤的风险降低[144]；三项研究发现风险增加[135,145,147]。后者包括护士健康研究的大型队列研究，发现当前的RR为1.86（95% CI：1.07-3.24），而HRT使用者则没有[135]。此外，瑞典INTERPHONE（对讲机）研究显示，脑膜瘤风险估计稍微显著（与那些从未使用过HRT者相比），

在那些曾使用激素替代疗法的人中（OR：1.7；95% CI：1.0-2.8）和那些使用超过 10 年或更多年的人中（OR：1.9；95% CI：1.0-3.8），虽然缺乏一个明确的剂量依赖关系[145]。这方面最大并且最近发布的一个回顾性队列研究，以 Mayo Clinic Jacksonville 数据库为基础，包括 1390 例确诊病例，此激素替代疗法使用者比值比为 2.2，与非使用者相比（95% CI：1.9-2.6）[146]。

基于当前的外源性激素的使用认识，几乎没有证据表明 OCs 使脑膜瘤风险增加，虽然口服的和非口服的制剂仅黄体酮应引起注意。对于激素替代治疗的应用，有脑膜瘤风险增加的迹象。然而，大多数研究，样本量小，阻碍了有意义的亚组（例如，奇偶性）的分析，有限的能力进行暴露评估的细节和精度测量（如用量、时间、持续时间的使用和激素的使用 [仅仅使用雌激素，雌激素/孕激素同时使用，仅仅使用孕激素]）。此外，缺乏对外源性激素的研究。我们定位于一个研究，调查激素用来治疗妇科疾病（如不规则阴道出血），在这过程中，没有发现与脑膜瘤有关的联系[145]，——我们没有看到哪个研究已经检查了生育药物的影响。我们也无法鉴定外源性激素和脑膜瘤在人群中的流行病学研究。这是调查中的一个重要领域，在前列腺癌的治疗上得到了广泛的应用，诸如促黄体生成激素释放激素（LHRH）激动剂可能促进脑膜瘤的生长[148]。此外，除了检验外源激素对脑膜瘤发生的影响，这些激素对肿瘤进展的影响还有待进一步阐明[131]。

肿瘤激素受体

1979 年，Donnell 所描述的雌激素受体（ER）蛋白出现在 6 个脑膜瘤标本中的四个中[149]。自从此开创性工作之后，雌激素、孕激素受体和雄激素受体的流行已经得到多位研究人员量化，它们潜在的预后价值已经得到探索，一些抗激素治疗已经被试用，已经在这一地区开始流行病学研究。

2004 年，Wolfsberger 报道，69%（范围 10% ～ 100%）的脑膜瘤中孕激素受体阳性（PR +），涵盖 1988 年以来发表的 26 个研究[150]。虽然一些研究人员已经在妇女中找到了更多的 PR+ 脑膜瘤[151,152]，然而，这个发现没有得到其他人的确证[150,153-155]。PR 状态似乎不会随年龄改变而改变[156]。尽管 Donnell 的

早期工作，和 RP+ 相比，ER+ 脑膜瘤似乎是不常见的肿瘤[157-159]。一项研究显示，脑膜瘤中 PR+ 和 ER+ 受体同时发生的概率为 39%[154]。此外，两种已经确定的 PR 亚型在脑膜瘤中表达[160]，两种 ER 亚型也是如此[157]。Inoue 及其同事们发现了 PR-A，在男性和女性肿瘤中各占 40% 和 42%，而 PR-B 在男性和女性肿瘤中则各占 65% 和 53%[160]。Carroll 及其同事们在 68% 的脑膜瘤中发现了 ER-α[157]，在 44% 的脑膜瘤中发现了 ER-β[157]。虽然研究较少，但雄激素受体（ARs）在 29% ～ 67% 的脑膜瘤中被检测到[154,161-163]。在两项研究中，ER+ 和 AR+ 的肿瘤分布按照性别来区分没有显著差异[154,164]，但另一项研究发现 AR+ 肿瘤在女性中更常见。

在脑膜瘤中 PRs 的细胞核的定位表明它们是功能性的[165]。另外，一些体内和体外研究已经证明，抗孕激素治疗在降低脑膜瘤生长方面的效果，如在一项研究中，人类脑膜瘤被移植到裸鼠体内[166]。这些发现促使在临床机构探索对抗孕激素治疗的潜在疗效。然而，在长期（中位数为 35 个月）接受米非司酮治疗而没有切除的脑膜瘤中，28 个病例中仅有 8 例有较轻微的改善和不良反应，包括子宫内膜增生，已经得到重视[167]。因为 PR+ 在 WHO Ⅰ 级患者中比在高级别的肿瘤中更常见，Wolfsberger 建议 PR 的表达可能随着级别的升高而减少，可能限制了抗孕激素治疗的实用性[150]。的确，低表达或无 PR 表达与 MIB-1 细胞增殖指数较高[150]、细胞凋亡[164]、更高的肿瘤级别[155] 和其他不利的预后因素有关。此外，在 PR- 的脑膜瘤患者中，有前后一致的较差预后的证据，通过较差的无病生存期[158] 和更大的复发[153] 的可能性来衡量，或是作为一个单独预测或是联合高增生和有丝分裂指数或更高肿瘤级别[155,158]。与之相反，ER+ 脑膜瘤，虽然较少见，但在更高级别中明显，也是更具侵袭性的肿瘤[168]。然而，在两个 Ⅱ 期临床试验中，他莫昔芬治疗脑膜瘤患者取得了有限的效果[169,170]，虽然随后发生的另一病例报告显现出抗雌激素美雄烷的效果[171]。抗反转录病毒药物可能是功能性的[161]，但我们没有看到抗雄激素治疗对脑膜瘤的临床研究。

进一步的工作，通过同种型受体、组织亚型和其他参数以确定病人潜在的亚组，可能提升抗激素治疗的功效。例如，对乳腺癌患者，ER-β + 患

者从抗雌激素治疗药物他莫昔芬中受益较少，相比ER-α+的病人。在脑膜瘤患者中，抗雄激素治疗的功效随 ER 同种型的不同而不同[1]。考虑到两种 PR 亚型的存在，同样可以用于抗孕激素治疗的功效。治疗功效也会基于内源性激素的状况而不同，比如说应用米非司酮的治疗，相比绝经期的妇女来说，在男性和绝经前期的妇女中疗效更显著[167]。

在流行病学研究中，研究人员刚开始检查类固醇激素和肿瘤激素受体之间的关联。在探索性分析中，Custer 及其同事们发现，使用了 OCs 的妇女更容易患有肿瘤与低孕激素受体表达（比如，< 25%的细胞），相比从未使用过这些激素（OR：3.2；95% CI：1.3-8.0）的女性。这是一个令人兴奋的研究领域，作为与 PR 状态相关联的激素的识别和其他相关因素，对肿瘤的进展有治疗和预防的意义。评估内源激素的状态，外源激素的使用，肿瘤激素受体的现状和临床结果，如果在一个单一的流行病学研究中进行，对激素受体在肿瘤形成和进展中的错综复杂的相互影响，可以提供有价值的提示。

遗传病流行病学

脑膜瘤本身的遗传风险的研究，以及结合其他潜在的风险因素，有潜力极大地提高我们对肿瘤的了解，并提供更多有效的预防和治疗选择，通过识别高危人群组以及脑膜瘤的分类，来最佳地适应特定的治疗方法。在此我们报告，研究脑膜瘤来检查①家庭聚集和遗传综合征；②遗传多样性及基因 - 环境的相互作用。在我们讨论的遗传多态现象的研究中，我们主要集中在已经备受关注的流行病学研究方面。

家庭聚集和遗传综合征

为评估其潜在的遗传病因，调查是否一个疾病影响多个家庭成员是常见的起点。研究人员对受到脑膜瘤影响的家庭已进行了多个这样的研究。病例对照研究的结果有不一致，但是最近的对照研究发现个体脑膜瘤更加可能报告一个脑良性肿瘤的家族史（OR：4.5；95% CI：1.0-21.0）[126]。在病例对照研究和其他研究中潜在的错误，依靠自我报告的家族史，在由 Hemminki 及其同事们主持的两项研究中攻克，研究中使用医学上已经证实的数据发现了一

种家族性脑膜瘤的风险，数据来自瑞典家庭癌症数据库，一个接近完备的几世同堂登记处[125,172]。在他们最近的分析整合的脑膜瘤中，患者有父母患病史 SIR 为 3.06（95% CI：1.84-4.79），有兄弟姐妹患病的 SIR 为 4.41（95% CI：2.10-8.14）[172]。

但是否存在家族聚集性与遗传易感性、共享的环境因素，或者此两者有函数关系都不能从这些研究中确定。Malmer 及其合作研究者为解释这一结果进行了努力，他们应用瑞典数据库，在受到疾病影响的一级亲属（first-degree relatires，FDRs）配偶中检查在原发性脑瘤的风险。他们在配偶（SIR：0.96；95% CI：0.35-2.10）中没有发现额外的脑膜瘤，但是他们发现，在一级亲属中，观察到的脑膜瘤数量是预期的 2 倍（SIR：2.17；95% CI：1.44-3.14）[173]。

多发性神经纤维瘤 2 型（NF2）是对家庭聚类的一个遗传解释，这是一种罕见的常染色体显性疾病，高渗透伴随多种肿瘤，包括脑膜瘤[174]。NF2 由基因突变所引起，阻止 NF2 肿瘤抑制因子的活性，NF2 位于 22 号染色体长臂[175]。然而，研究人员在缺乏 NF2 的情况下也发现了脑膜瘤家族聚类[172,174,176]，这表明其他的遗传因素也可能涉及在内[174]。

遗传多态性和基因—环境的相互作用

因为大多数脑膜瘤是散发的，只有很小的一部分归因于罕见的、高渗透突变，现在关注点在于识别更常见、更小渗透性的基因其多态性潜在的影响，这些基因多态性结合环境和其他因素的潜在影响。举例来说，尽管电离辐射与脑膜瘤强烈相关，接受辐射的< 1% 的个体的发展为此肿瘤，这表明，一些个体从遗传易感性来讲更易于受环境危险的影响[177]。这在一个头癣的队列研究中进行了很好的阐述，被来自以色列癌症登记局的数据进行了放大。Flint-Richter 和 Sadetski 检查了 525 个家庭，包括有明确指向的成员：①患有辐射相关的脑膜瘤；②有辐射史但未发展为脑膜瘤；③患有脑膜瘤，但没有辐射史；④没有辐射史，也没有发展为脑膜瘤。相比之下，辐射相关的脑膜瘤的指向性病例，其一级亲属（FDRs）患有辐射相关脑膜瘤或癌症的比例更高。没有一个病例患有 NF2。这些发现显示出遗传易感性对电离辐射的不利影响，促进进一步的研究，以识别相关的特定的基因[176]。

可能的基因包括 DNA 修复、细胞周期调控、

细胞凋亡基因。然而，三个病例对照研究均未发现肿瘤抑制基因 *TP53* 的遗传多样性与正在进行研究的整个样本脑膜瘤之间的联系[178-180]。这些研究中的其中一个，当分析限制为有癌症家族史的个体时，这些具有 CC-CG-CC 基因的多态性组合的病人，其脑膜瘤的风险显著增加（OR：5.69；95% CI：1.81-17.96）[178]。另外，Malmer 及其同事们发现，单体型共济失调毛细血管扩张症（ATM）与脑膜瘤的风险有关。尤其是在脑膜瘤病例对照组，1-1-1-2-1 单体增加，2-1-2-1-1 单体减少[179]。更有甚者，Rajaraman 及其后续研究者发现，在 CASP8、Ex14-271A > T 和 Ex13+51G > C 中的两个变异型，分别与脑膜瘤的风险降低与升高有关[180]。最近的报告包括来自 INTERPHONE 研究主体中一个相对大的亚型（631 例病例组，637 例对照组），检查了 1127 个单核苷酸在 136 个 DNA 修复基因中的多态性（SNPs）[181]。该项研究发现了脑膜瘤危险性和 rs4968451 之间的一个显著的联系，这个联系在多重比较调整之后进行。这个 SNP 地图确定乳腺癌易感基因 1- 蛋白质 1 染色体的位置在内含子 4 的位置。因此，流行病学观察，支持这些肿瘤之间的易感因素[181]。

迄今为止，Sadetzki 及其同事们进行的唯一的研究，明确地检查了 DNA 修复和细胞周期控制基因在辐射和非辐射组（不同的）潜在的影响。这些研究者在他们研究中的所有的病例组和对照组，在细胞周期控制基因 Ki-ras 和 DNA 修复基因 ERCC2 中，发现了脑膜瘤形成和变异之间的一个联系。与 CC 基因型相比，细胞周期蛋白 D1 的纯合子 T 基因型在非辐射个体中显著增加了脑膜瘤的风险，非显著减少接受辐射治疗个体的脑膜瘤的风险（交互作用 $P = 0.005$）。与之类似，与 p16 的 GG 基因型相比，TG 基因型在辐射和非辐射组表现出了比较弱的逆效应（交互作用 $P = 0.005$）[177]。

Rajaraman 及其同事们已经检查了接触到铅的人群脑膜瘤潜在的遗传易感性，这是一个潜在的环境危险。他们的工作集中在 ALAD（氨基酮戊酸脱水酶）基因，这个基因为氨基酮戊酸脱水酶指定遗传密码，这个酶参与血红素的合成，被铅抑制。他们的第一个研究发现，G177C 的 ALAD2 等位基因多态性，在总例数上，尤其是在男性增加了脑膜瘤的风险[182]。一个随访研究，包括职业性铅暴露的评估，发现这个暴露在具有 ALAD2 等位基因的人群中非常显著地增加了脑膜瘤的风险。他们提出，他们的早期研究，在男性中观察到的 ALAD2 变异体和脑膜瘤之间的关系，可能与男性比女性接触铅更多有关[183]。

一些研究已经检查了脑膜瘤和基因之间的关系，涉及外源性物质、类固醇和氧化应激产物的新陈代谢（比如，S 转移酶 [GTS]，细胞色素 P450 [CYP] 和 NAD（P）：奎宁氧化还原酶 1 [NQ01]）。在对这些研究中的三个进行的一项 Meta 分析中[184-186]，Lai 及其同事们发现 GTST1 无效基因型，使风险升高（合并 OR：1.95；95% CI：1.02-3.76），而 GTSM1 则不会[187]。后来的研究发现，脑膜瘤风险增加，具有 GSTM3 *B/*B 基因型（在吸烟者中要大于不吸烟者），而脑膜瘤风险降低，则具有 CYP1B1 V4321 纯合子的变异体[188]。然而，在迄今为止最大的研究中，这些发现还没有得到证实。那项包括 546 个脑膜瘤病例的研究，没有发现脑膜瘤和 GSTM3、GSTT1、GSTP1、GSTM1、CPY1A1 或 NQ01 多态性之间的联系[189]。与先前的研究相对照，依靠以医院为基础的对照研究，在 Schwartzbaum 研究中的此对照研究是以人口为基础的。这种情况也许在一定程度上，详细说明了在那项研究中的无效发现；医院对照研究也许不代表普通人群，使用这样的对照研究可能产生不同的预期评价[187]。

正如已经讨论过的，有确切的证据来支持孕激素受体在脑膜瘤中的作用。最近的一项对 31 个脑膜瘤患者样本的初步研究报道，基因表达好像与 PR 受体状态的联系比 ER 受体状态要紧密得多。在 22 号染色体长臂上的基因，靠近 NF2 基因（22q12），在临床上最常见有表达变化，在 PR+ 对 PR– 的病变中，表达显著的上调，从而表明在 PR– 病变中 22q 一个较高的增长率。路径分析表明，胶原蛋白和细胞外基质通路的基因，最有可能被 PR 受体不同的状态表达。这些数据，虽然是初步的，也是首次通过激素受体状态检测脑膜瘤病例的基因表达，显示脑膜瘤与孕激素受体的联系要比雌激素受体的联系要紧密的多。PR 受体状态与 *NF2* 基因附近基因的表达有关，其中的基因突变已经被确定为许多脑膜瘤发生的最初事件。这些研究结果表明，PR 受体状态可能似乎是脑膜瘤基因亚组一个临床标记，确保在一个更大的数据集进行进一步检查[190]。

由于流行病学研究的环境和其他风险，遗传流行病学研究都容易受到许多潜在方法学的限制。摘要综述研究中，一些方法学上的问题也可能会影响结果。样本数偏小，因此限制了检测潜在的有意义的相关性的能力。此外，危重的病例可能已经不可能参加；一些参与者不愿意为 DNA 测试献血[179]；基因可能已经发生错误[191]；在一些研究中使用的医院对照研究，可能不能代表源人口。这些因素可能已经介绍了偏见或限制了研究结果的普遍性。此外，特定基因的多态性可能已经被误认为是稀有的变异体，也许不会被检查[179]。还有，在一个特定的研究中测试许多候选基因的一般做法，提出了检测一种伪正相关联系的可能性[178]。在许多情况下，报告相关性的首个遗传流行病学研究还没能重复[191]。的确，这项发现出现于此，应该被认为是一个开端。多重、精心设计的研究，需要进一步检查在探索性的工作中被鉴定的有希望的关联，需要检查附加遗传变异，结合环境和其他假定的危险因素。

总结和结论

脑膜瘤，是一种相当常见的脑肿瘤，在女性中要比男性更多见，可能完全无症状或可能导致致死性的症状。患有良性肿瘤并进行广泛的外科手术切除有可能愈后更好。患有此肿瘤的患者有相对较高的总生存率，但是肿瘤会进展和复发，生活质量可能大打折扣。这说明了识别风险和保护性因素以及在此基础上的预防和治疗策略的重要性。目前，只占脑膜瘤病例的一小部分的 NF2 和放射治疗，是唯一明确的风险。虽然目前缺乏手机使用和脑膜瘤之间相关联的证据，需要更多的随访时间来决定性地排除接触手机所产生的效应。越来越多的证据表明，外源性激素的使用可能会增加风险，进一步研究外源性和内源性激素将会阐明它们在肿瘤形成和进展中的影响。研究暴露接触对肿瘤激素受体表达的影响，比如外源性激素的使用，是流行病学研究的一个新的有前景的领域。此外，一个规模虽小但迅速发展的文献，正在探索遗传多态性对脑膜瘤的潜在影响。调查环境和激素风险结合基因变异信息的研究，可能大大提高我们对肿瘤发生的理解，并对预防和治疗肿瘤做出贡献。现在是从事这项工作的一个理想的时间，因为强制性的关于良性脑肿瘤的报告始于 2004 年，允许在基于人群的研究中更完整的病例确认以及使用遗传学和分子流行病学的新方法，让在庞大的人群中处理成千上万的基因变得轻而易举。

参考文献

[1] Claus EB, Bondy ML, Schildkraut JM, Wiemels JL, Wrensch M, Black PM. Epidemiology of intracranial meningioma. Neurosurgery 2005;57(6):1088–95; discussion 1088–1095.

[2] Fisher JL, Schwartzbaum JA, Wrensch M, Berger MS. Evaluation of epidemiologic evidence for primary adult brain tumor risk factors using evidence-based medicine. Prog Neurol Surg 2006;19:54–79.

[3] Fisher JL, Schwartzbaum JA, Wrensch MM, Wiemels JL. Epidemiology of brain tumors. Neurol Clin 2007;25(4):867–90, vii.

[4] Wrensch MM, Minn YY, Chew TT, Bondy MM, Berger MS. Epidemiology of primary brain tumors: current concepts and review of the literature. Neuro-oncol 2002;4(4):278–99.

[5] CBTRUS. Statistical report: Primary Brain Tumors in the United States, 1998–2002. Published by the Central Brain Tumor Registry of the United States; 2005.

[6] Jukich PJ, McCarthy BJ, Surawicz TS, Freels SS, Davis FG. Trends in incidence of primary brain tumors in the United States, 1985–1994. Neuro-oncol 2001;3(3):141–51.

[7] Radhakrishnan K, Mokri B, Parisi JE, O'Fallon WM, Sunku J, Kurland LT. The trends in incidence of primary brain tumors in the population of Rochester, Minnesota. Ann Neurol 1995;37(1):67–73.

[8] Christensen HC, Kosteljanetz MM, Johansen CC. Incidences of gliomas and meningiomas in Denmark, 1943 to 1997. Neurosurgery online. 2003;52(6):1327–33; discussion 1333.

[9] Klaeboe LL, Lonn SS, Scheie DD, et al. Incidence of intracranial meningiomas in Denmark, Finland, Norway and Sweden, 1968–1997. Int J Cancer 2005;117(6):996–1001.

[10] Kaneko SS, Nomura KK, Yoshimura TT, Yamaguchi NN. Trend of brain tumor incidence by histological subtypes in Japan: estimation from the Brain Tumor Registry of Japan, 1973–1993. J Neurooncol 2002;60(1):61–9.

[11] McCarthy BJ, Davis FG, Freels S, et al. Factors associated with survival in patients with meningioma. J Neurosurg 1998;88(5):831–9.

[12] Surawicz TS, Davis F, Freels S, Laws Jr ER, Menck HR. Brain tumor survival: results from the National Cancer Data Base. J Neurooncol 1998;40(2):151–60.

[13] Preston-Martin S, Staples M, Farrugia H, Giles G. Primary tumors of the brain, cranial nerves and cranial meninges in Victoria, Australia, 1982–1990: patterns of incidence and survival. Neuroepidemiology 1993;12(5):270–9.

[14] Sankila R, Kallio M, Jaaskelainen J, Hakulinen T. Long-term survival of 1986 patients with intracranial meningioma diagnosed from 1953 to 1984 in Finland. Comparison of the observed and expected survival rates in a population-based series. Cancer 1992;70(6):1568–76.

[15] Talback M, Stenbeck M, Rosen M. Up-to-date long-term survival of cancer patients: an evaluation of period analysis on Swedish Cancer Registry data. Eur J Cancer 2004;40(9):1361–72.

[16] Davis FG, Kupelian V, Freels S, McCarthy B, Surawicz T. Prevalence estimates for primary brain tumors in the United States by behavior and major histology groups. Neuro-oncol 2001;3(3): 152–8.

[17] Goldsmith BB, McDermott MW. Meningioma. Neurosurg Clin North Am 2006;17(2):111–20, vi.

[18] Nakamura MM, Roser FF, Michel JJ, Jacobs CC, Samii MM. The natural history of incidental meningiomas. Neurosurgery online. 2003;53(1):62–70; discussion 70.

[19] Go RS, Taylor BV, Kimmel DW. The natural history of asymptomatic meningiomas in Olmsted County. Minnesota. Neurology 1998;51(6):1718–20.

[20] Olivero WC, Lister JR, Elwood PW. The natural history and growth rate of asymptomatic meningiomas: a review of 60 patients. J Neurosurg 1995;83(2):222–4.

[21] Yano SS, Kuratsu JJ-i. Indications for surgery in patients with asymptomatic meningiomas based on an extensive experience. J Neurosurg 2006;105(4):538–43.

[22] Yoneoka YY, Fujii YY, Tanaka RR. Growth of incidental meningiomas. Acta Neurochir 2000;142(5):507–11.

[23] Firsching RP, Fischer AA, Peters RR, Thun FF, Klug NN. Growth rate of incidental meningiomas. J Neurosurg 1990;73(4):545–7.

[24] Herscovici ZZ, Rappaport ZZ, Sulkes JJ, Danaila LL, Rubin GG. Natural history of conservatively treated meningiomas. Neurology 2004;63(6):1133–4.

[25] Bindal R, Goodman JM, Kawasaki A, Purvin V, Kuzma B. The natural history of untreated skull base meningiomas. Surg Neurol 2003;59(2):87–92; discussion 92.

[26] Van Havenbergh T, Carvalho G, Tatagiba M, Plets C, Samii M. Natural history of petroclival meningiomas. Neurosurgery 2003; 52(1):55–62; discussion 62–74.

[27] Mathiesen TT, Lindquist CC, Kihlström LL, Karlsson BB. Recurrence of cranial base meningiomas. Neurosurgery online. 1996;39(1): 2–7; discussion 8.

[28] Stafford SL, Perry AA, Suman VJ, et al. Primarily resected meningiomas: outcome and prognostic factors in 581 Mayo Clinic patients, 1978 through 1988. Mayo Clin Proc 1998;73(10):936–42.

[29] Condra KS, Buatti JM, Mendenhall WM, Friedman WA, Marcus RB, Rhoton AL. Benign meningiomas: primary treatment selection affects survival. Int J Radiat Oncol Biol Phys 1997;39(2): 427–36.

[30] Black PM, Villavicencio AT, Rhouddou CC, Loeffler JS. Aggressive surgery and focal radiation in the management of meningiomas of the skull base: preservation of function with maintenance of local control. Acta Neurochir 2001;143(6):555–62.

[31] Little KM, Friedman AH, Sampson JH, Wanibuchi MM, Fukushima TT. Surgical management of petroclival meningiomas: defining resection goals based on risk of neurological morbidity and tumor recurrence rates in 137 patients. Neurosurgery online. 2005;56 (3):546–59; discussion 546.

[32] Sindou MM, Wydh EE, Jouanneau EE, Nebbal MM, Lieutaud TT. Long-term follow-up of meningiomas of the cavernous sinus after surgical treatment alone. J Neurosurg 2007;107(5):937–44.

[33] Karnofsky D, Burchenal J. The clinical evaluation of chemotherapeutic agents in cancer. In: MacLeod C, editor. Evaluation of Chemotherapeutic Agents. New York: Columbia University Press; 1949. p. 191–205.

[34] De Jesus O, Sekhar LN, Parikh HK, Wright DC, Wagner DP. Long-term follow-up of patients with meningiomas involving the cavernous sinus: recurrence, progression, and quality of life. Neurosurgery 1996;39(5):915–9; discussion 919–920.

[35] Roser F, Ebner FH, Ritz R, Samii M, Tatagiba MS, Nakamura M. Management of skull based meningiomas in the elderly patient. J Clin Neurosci 2007;14(3):224–8.

[36] Natarajan SK, Sekhar LN, Schessel D, Morita A. Petroclival meningiomas: multimodality treatment and outcomes at long-term follow-up. Neurosurgery 2007;60(6):965–79; discussion 979–981.

[37] McHorney CA, Ware JE, Lu JF, Sherbourne CD. The MOS 36–item Short-Form Health Survey (SF-36): III. Tests of data quality, scaling assumptions, and reliability across diverse patient groups. Med Care 1994;32(1):40–66.

[38] McHorney CA, Ware JE, Raczek AE. The MOS 36–Item Short-Form Health Survey (SF-36): II. Psychometric and clinical tests of validity in measuring physical and mental health constructs. Med Care 1993;31(3):247–63.

[39] Ware JE, Sherbourne CD. The MOS 36–item short-form health survey (SF-36). I. Conceptual framework and item selection. Med Care 1992;30(6):473–83.

[40] Lang DA, Neil-Dwyer G, Garfield J. Outcome after complex neurosurgery: the caregiver's burden is forgotten. J Neurosurg 1999;91(3): 359–63.

[41] Neil-Dwyer G, Lang DA, Davis A. Outcome from complex neurosurgery: an evidence based approach. Acta Neurochir 2000;142(4): 367–71.

[42] Kalkanis SN, Quinones-Hinojosa A, Buzney E, Ribaudo HJ, Black PM. Quality of life following surgery for intracranial meningiomas at Brigham and Women's Hospital: a study of 164 patients using a modification of the functional assessment of cancer therapy-brain questionnaire. J Neurooncol 2000;48(3):233–41.

[43] Mohsenipour I, Deusch E, Gabl M, Hofer M, Twerdy K. Quality of life in patients after meningioma resection. Acta Neurochir 2001; 143(6):547–53.

[44] Goyal LK, Suh JH, Mohan DS, Prayson RA, Lee JJ, Barnett GH. Local control and overall survival in atypical meningioma: a retrospective study. Int J Radiat Oncol Biol Phys 2000;46(1):57–61.

[45] Harris AE, Lee JYK, Omalu BB, Flickinger JC, Kondziolka DD, Lunsford LD. The effect of radiosurgery during management of aggressive meningiomas. Surg Neurol 2003;60(4):298–305; discussion 305.

[46] Liu YY, Liu MM, Li FF, Wu CC, Zhu SS. Malignant meningiomas: a retrospective study of 22 cases. Bull Cancer 2007;94(10):31.

[47] Palma LL, Celli PP, Franco CC, Cervoni LL, Cantore GG. Long-term prognosis for atypical and malignant meningiomas: a study of 71 surgical cases. J Neurosurg 1997;86(5):793–800.

[48] Coke CC, Corn BW, Werner-Wasik MM, Xie YY, Curran WJ. Atypical and malignant meningiomas: an outcome report of seventeen cases. J Neurooncol 1998;39(1):65–70.

[49] Pasquier D, Bijmolt S, Veninga T, et al. Atypical and malignant meningioma: outcome and prognostic factors in 119 irradiated patients. A multicenter, retrospective study of the rare cancer network. Int J Radiat Oncol Biol Phys 2008;71:1388–93.

[50] DeAngelis LM. Brain tumors. N Engl J Med 2001;344(2):114–23.

[51] Bondy MM, Ligon BL. Epidemiology and etiology of intracranial meningiomas: a review. J Neurooncol 1996;29(3):197–205.

[52] Harrison MJ, Wolfe DE, Lau TS, Mitnick RJ, Sachdev VP. Radiation-induced meningiomas: experience at the Mount Sinai Hospital and review of the literature. J Neurosurg 1991;75(4):564–74.

[53] Yonehara SS, Brenner AV, Kishikawa MM, et al. Clinical and epidemiologic characteristics of first primary tumors of the central nervous system and related organs among atomic bomb survivors in Hiroshima and Nagasaki, 1958–1995. Cancer 2004;101(7):1644–54.

[54] Sadamori NN, Shibata SS, Mine MM, et al. Incidence of intracranial meningiomas in Nagasaki atomic-bomb survivors. Int J Cancer 1996;67(3):318–22.

[55] Shintani TT, Hayakawa NN, Hoshi MM, et al. High incidence of meningioma among Hiroshima atomic bomb survivors. J Radiat Res 1999;40(1):49–57.

[56] Preston DL, Ron EE, Yonehara SS, et al. Tumors of the nervous system and pituitary gland associated with atomic bomb radiation exposure. J Natl Cancer Inst 2002;94(20):1555–63.

[57] Cahan W, Woodward H, Higinbotham NL, et al. Sarcomas arising in irradiated bone. Report of eleven cases. Cancer 1948;1:3–29.

[58] Al-Mefty OO, Topsakal CC, Pravdenkova SS, Sawyer JR, Harrison MJ. Radiation-induced meningiomas: clinical, pathological, cytokinetic, and cytogenetic characteristics. J Neurosurg 2004; 100(6):1002–13.

[59] Musa BS, Pople IK, Cummins BH. Intracranial meningiomas following irradiation--a growing problem? Br J Neurosurg 1995; 9(5):629–37.

[60] Sadetzki SS, Flint-Richter PP, Ben-Tal TT, Nass DD. Radiation-induced meningioma: a descriptive study of 253 cases. J Neurosurg 2002;97(5):1078–82.

[61] Caroli EE, Russillo MM, Ferrante LL. Intracranial meningiomas in children: report of 27 new cases and critical analysis of 440 cases reported in the literature. J Child Neurol 2006;21(1):31–6.

[62] Salvati MM, Caroli EE, Brogna CC, Orlando ER, Delfini RR.

High-dose radiation-induced meningiomas. Report of five cases and critical review of the literature. Tumori 2003;89(4):443-7.

[63] Sadetzki SS, Chetrit AA, Freedman LL, Stovall MM, Modan BB, Novikov II. Long-term follow-up for brain tumor development after childhood exposure to ionizing radiation for tinea capitis. Radiat Res 2005;163(4):424-32.

[64] Gold DG, Neglia JP, Dusenbery KE. Second neoplasms after megavoltage radiation for pediatric tumors. Cancer 2003;97(10): 2588-96.

[65] Goshen YY, Stark BB, Kornreich LL, Michowiz SS, Feinmesser MM, Yaniv II. High incidence of meningioma in cranial irradiated survivors of childhood acute lymphoblastic leukemia. Pediatr Blood Cancer 2007;49(3):294-7.

[66] Hijiya NN, Hudson MM, Lensing SS, et al. Cumulative incidence of secondary neoplasms as a first event after childhood acute lymphoblastic leukemia. JAMA 2007;297(11):1207-15.

[67] Mack EE, Wilson CB. Meningiomas induced by high-dose cranial irradiation. J Neurosurg 1993;79(1):28-31.

[68] Neglia JP, Robison LL, Stovall MM, et al. New primary neoplasms of the central nervous system in survivors of childhood cancer: a report from the Childhood Cancer Survivor Study. J Natl Cancer Inst 2006;98(21):1528-37.

[69] Kawahara II, Masui KK, Horie NN, et al. Radiation-induced meningioma following prophylactic radiotherapy for acute lymphoblastic leukemia in childhood. Pediatr Neurosurg 2007; 43(1):36-41.

[70] Phillips LE, Frankenfeld CL, Drangsholt MM, Koepsell TD, van Belle GG, Longstreth WT. Intracranial meningioma and ionizing radiation in medical and occupational settings. Neurology 2005;64(2):350-2.

[71] Yousaf II, Byrnes DP, Choudhari KA. Meningiomas induced by high dose cranial irradiation. Br J Neurosurg 2003;17(3):219-25.

[72] Ron EE, Modan BB, Boice JD, et al. Tumors of the brain and nervous system after radiotherapy in childhood. N Engl J Med 1988;319(16): 1033-9.

[73] Preston-Martin S, Hendersen B, Bernstein LL. Medical and dental x rays as risk factors for recently diagnosed tumors of the head. Natl Cancer Inst Monogra 1985;69:175-9.

[74] Preston-Martin SS, Mack WW, Henderson BE. Risk factors for gliomas and meningiomas in males in Los Angeles County. Cancer Res 1989;49(21):6137-43.

[75] Preston-Martin SS, Paganini-Hill AA, Henderson BE, Pike MC, Wood CC. Case-control study of intracranial meningiomas in women in Los Angeles County, California. J Natl Cancer Inst 1980;65(1):67-73.

[76] Preston-Martin SS, Yu MC, Henderson BE, Roberts CC. Risk factors for meningiomas in men in Los Angeles County. J Natl Cancer Inst 1983;70(5):863-6.

[77] Rodvall YY, Ahlbom AA, Pershagen GG, Nylander MM, Spännare BB. Dental radiography after age 25 years, amalgam fillings and tumours of the central nervous system. Oral Oncol 1998;34(4): 265-9.

[78] Ryan PP, Lee MW, North BB, McMichael AJ. Amalgam fillings, diagnostic dental x-rays and tumours of the brain and meninges. Eur J Cancer B Oral Oncol 1992;28B(2):91-5.

[79] Schlehofer BB, Blettner MM, Becker NN, Martinsohn CC, Wahrendorf JJ. Medical risk factors and the development of brain tumors. Cancer 1992;69(10):2541-7.

[80] Longstreth WT, Phillips LE, Drangsholt MM, et al. Dental X-rays and the risk of intracranial meningioma: a population-based case-control study. Cancer 2004;100(5):1026-34.

[81] Blettner MM, Schlehofer BB, Samkange-Zeeb FF, Berg GG, Schlaefer KK, Schüz JJ. Medical exposure to ionising radiation and the risk of brain tumours: Interphone study group, Germany. Eur J Cancer 2007;43(13):1990-8.

[82] Klaeboe LL, Blaasaas KG, Tynes TT. Use of mobile phones in Norway and risk of intracranial tumours. Eur J Cancer Prev 2007; 16(2):158-64.

[83] Lönn SS, Ahlbom AA, Hall PP, Feychting MM. Long-term mobile phone use and brain tumor risk. Am J Epidemiol 2005;

161(6):526-35.

[84] Inskip PD, Tarone RE, Hatch EE, et al. Cellular-telephone use and brain tumors. N Engl J Med 2001;344(2):79-86.

[85] Lahkola AA, Tokola KK, Auvinen AA. Meta-analysis of mobile phone use and intracranial tumors. Scand J Work Health Environ 2006;32(3):171-7.

[86] Christensen HC, Schüz JJ, Kosteljanetz MM, et al. Cellular telephones and risk for brain tumors: a population-based, incident case-control study. Neurology 2005;64(7):1189-95.

[87] Hardell LL, Hallquist AA, Mild KH, Carlberg MM, Påhlson AA, Lilja AA. Cellular and cordless telephones and the risk for brain tumours. Eur J Cancer Prev 2002;11(4):377-86.

[88] Hardell LL, Näsman AA, Påhlson AA, Hallquist AA, Hansson Mild KK. Use of cellular telephones and the risk for brain tumours: a case-control study. Int J Oncol 1999;15(1):113-6.

[89] Johansen CC, Boice JJ, McLaughlin JJ, Olsen JJ. Cellular telephones and cancer-a nationwide cohort study in Denmark. J Natl Cancer Inst 2001;93(3):203-7.

[90] Auvinen AA, Hietanen MM, Luukkonen RR, Koskela RSR-S. Brain tumors and salivary gland cancers among cellular telephone users. Epidemiology 2002;13(3):356-9.

[91] Hardell LL, Carlberg MM, Hansson Mild KK. Case-control study on cellular and cordless telephones and the risk for acoustic neuroma or meningioma in patients diagnosed 2000-2003. Neuroepidemiology 2005;25(3):120-8.

[92] Cardis EE, Richardson LL, Deltour II, et al. The INTERPHONE study: design, epidemiological methods, and description of the study population. Eur J Epidemiol 2007;22(9):647-64.

[93] Schüz JJ, Böhler EE, Berg GG, et al. Cellular phones, cordless phones, and the risks of glioma and meningioma (Interphone Study Group, Germany). Am J Epidemiol 2006;163(6):512-20.

[94] Schüz JJ, Jacobsen RR, Olsen JH, Boice JD, McLaughlin JK, Johansen CC. Cellular telephone use and cancer risk: update of a nationwide Danish cohort. J Natl Cancer Inst 2006;98(23): 1707-13.

[95] Vrijheid MM, Cardis EE, Armstrong BK, et al. Validation of short term recall of mobile phone use for the Interphone study. Occup Environ Med 2006;63(4):237-43.

[96] Rajaraman PP, De Roos AJ, Stewart PA, et al. Occupation and risk of meningioma and acoustic neuroma in the United States. Am J Indust Med 2004;45(5):395-407.

[97] Berg GG, Spallek JJ, Schüz JJ, et al. Occupational exposure to radio frequency/microwave radiation and the risk of brain tumors: Interphone Study Group, Germany. Am J Epidemiol 2006;164(6): 538-48.

[98] Samanic CM, De Roos AJ, Stewart PA, Rajaraman PP, Waters MA, Inskip PD. Occupational exposure to pesticides and risk of adult brain tumors. Am J Epidemiol Advanced Access published online Feburary 24, 2008.

[99] Hu JJ, Little JJ, Xu TT, et al. Risk factors for meningioma in adults: a case-control study in northeast China. Int J Cancer 1999; 83(3):299-304.

[100] Navas-Acién AA, Pollán MM, Gustavsson PP, Plato NN. Occupation, exposure to chemicals and risk of gliomas and meningiomas in Sweden. Am J Indust Med 2002;42(3):214-27.

[101] Cocco PP, Heineman EF, Dosemeci MM. Occupational risk factors for cancer of the central nervous system (CNS) among US women. Am J Indust Med 1999;36(1):70-4.

[102] Monteiro GTR, Pereira RA, Koifman RJ, Koifman SS. Head injury and brain tumours in adults: a case-control study in Rio de Janeiro, Brazil. Eur J Cancer 2006;42(7):917-21.

[103] Inskip PD, Linet MS, Heineman EF. Etiology of brain tumors in adults. Epidemiol Rev 1995;17(2):382-414.

[104] Preston-Martin SS, Pogoda JM, Schlehofer BB, et al. An international case-control study of adult glioma and meningioma: the role of head trauma. Int J Epidemiol 1998;27(4):579-86.

[105] Phillips LE, Koepsell TD, van Belle GG, Kukull WA, Gehrels JA, Longstreth WT. History of head trauma and risk of intracranial meningioma: population-based case-control study. Neurology

2002;58(12):1849–52.

[106] Inskip PD, Mellemkjacr LL, Gridley GG, Olsen JH. Incidence of intracranial tumors following hospitalization for head injuries (Denmark). Cancer Causes Control 1998;9(1):109–16.

[107] Annegers JF, Laws ER, Kurland LT, Grabow JD. Head trauma and subsequent brain tumors. Neurosurgery online. 1979; 4(3):203–6.

[108] Linos EE, Raine TT, Alonso AA, Michaud DD. Atopy and risk of brain tumors: a meta-analysis. J Natl Cancer Inst 2007;99(20): 1544–50.

[109] Brenner AV, Linet MS, Fine HA, et al. History of allergies and autoimmune diseases and risk of brain tumors in adults. Int J Cancer 2002;99(2):252–9.

[110] Cicuttini FM, Hurley SF, Forbes AA, et al. Association of adult glioma with medical conditions, family and reproductive history. Int J Cancer 1997;71(2):203–7.

[111] Hochberg FF, Toniolo PP, Cole PP, Salcman MM. Nonoccupational risk indicators of glioblastoma in adults. J Neurooncol 1990;8(1):55–60.

[112] Ryan PP, Lee MW, North BB, McMichael AJ. Risk factors for tumors of the brain and meninges: results from the Adelaide Adult Brain Tumor Study. Int J Cancer 1992;51(1):20–7.

[113] Schlehofer BB, Blettner MM, Preston-Martin SS, et al. Role of medical history in brain tumour development. Results from the international adult brain tumour study. Int J Cancer 1999;82(2): 155–60.

[114] Schoemaker MJ, Swerdlow AJ, Hepworth SJ, van Tongeren MM, Muir KR, McKinney PA. History of allergic disease and risk of meningioma. Am J Epidemiol 2007;165(5):477–85.

[115] Schwartzbaum JJ, Ahlbom AA, Malmer BB, et al. Polymorphisms associated with asthma are inversely related to glioblastoma multiforme. Cancer Res 2005;65(14):6459–65.

[116] Schwartzbaum JJ, Jonsson FF, Ahlbom AA, et al. Cohort studies of association between self-reported allergic conditions, immune-related diagnoses and glioma and meningioma risk. Int J Cancer 2003;106(3):423–8.

[117] Wiemels JL, Wiencke JK, Sison JD, Miike RR, McMillan AA, Wrensch MM. History of allergies among adults with glioma and controls. Int J Cancer 2002;98(4):609–15.

[118] Custer BS, Koepsell TD, Mueller BA. The association between breast carcinoma and meningioma in women. Cancer 2002;94 (6):1626–35.

[119] Emry J. The association between breast cancer and meningioma [master's thesis]. University of Southern California; 1984.

[120] Helseth AA, Mørk SSJ, Glattre EE. Neoplasms of the central nervous system in Norway. V. Meningioma and cancer of other sites. An analysis of the occurrence of multiple primary neoplasms in meningioma patients in Norway from 1955 through 1986. APMIS 1989;97(8):738–44.

[121] Jacobs DH, Holmes FF, McFarlane MJ. Meningiomas are not significantly associated with breast cancer. Arch Neurol 1992;49(7): 753–6.

[122] Schoenberg BS, Christine BW, Whisnant JP. Nervous system neoplasms and primary malignancies of other sites. The unique association between meningiomas and breast cancer. Neurology 1975;25(8):705–12.

[123] Lee EE, Grutsch JJ, Persky VV, Glick RR, Mendes JJ, Davis FF. Association of meningioma with reproductive factors. Int J Cancer 2006;119(5):1152–7.

[124] Davis FF, Tavelin BB, Grutsch JJ, Malmer BB. Second primary tumors following a diagnosis of meningioma in Sweden, 1958–1997. Neuroepidemiology 2007;29(1–2):101–6.

[125] Hemminki KK, Li XX, Collins VP. Parental cancer as a risk factor for brain tumors (Sweden). Cancer Causes Control 2001; 12(3):195–9.

[126] Hill DA, Linet MS, Black PM, et al. Meningioma and schwannoma risk in adults in relation to family history of cancer. Neuro-oncol 2004;6(4):274–80.

[127] Kirsch MM, Zhu JJ, Black PM. Analysis of the BRCA1 and BRCA2 genes in sporadic meningiomas. Genes Chromosomes Cancer 1997;20(1):53–9.

[128] Bickerstaff ER, Small JM, Guest IA. The relapsing course of certain meningiomas in relation to pregnancy and menstruation. J Neurol Neurosurg Psychiatry 1958;21:89–91.

[129] Smith JS, Quiñones-Hinojosa AA, Harmon-Smith MM, Bollen AW, McDermott MW. Sex steroid and growth factor profile of a meningioma associated with pregnancy. Can J Neurol Sci 2005;32(1):122–7.

[130] Hatiboglu MA, Cosar M, Iplikeioglu AC, Ozcan D. Sex steroid and epidermal growth factor profile of giant meningiomas associated with pregnancy. Surg Neurol 2008;69:356–62.

[131] Claus EB, Black PM, Bondy ML, et al. Exogenous hormone use and meningioma risk: what do we tell our patients? Cancer 2007;110(3):471–6.

[132] Sanson MM, Cornu PP. Biology of meningiomas. Acta Neurochir 2000;142(5):493–505.

[133] Feigelson HS. Breast cancer: epidemiology and molecular endocrinology. In: Henderson BE, Ponder B, Ross RK, editors. Hormones, Genes, and Cancer. New York: Oxford University Press; 2003. p. 120–38.

[134] Hatch EE, Linet MS, Zhang JJ, et al. Reproductive and hormonal factors and risk of brain tumors in adult females. Int J Cancer 2005;114(5):797–805.

[135] Jhawar BS, Fuchs CS, Colditz GA, Stampfer MJ. Sex steroid hormone exposures and risk for meningioma. J Neurosurg 2003;99 (5):848–53.

[136] Lambe MM, Coogan PP, Baron JJ. Reproductive factors and the risk of brain tumors: a population-based study in Sweden. Int J Cancer 1997;72(3):389–93.

[137] Hankinson SE, Willett WC, Manson JE, et al. Alcohol, height, and adiposity in relation to estrogen and prolactin levels in postmenopausal women. J Natl Cancer Inst 1995;87(17): 1297–302.

[138] Kaye SA, Folsom AR, Soler JT, Prineas RJ, Potter JD. Associations of body mass and fat distribution with sex hormone concentrations in postmenopausal women. Int J Epidemiol 1991;20(1): 151–6.

[139] Tworoger SS, Eliassen AH, Missmer SA, et al. Birthweight and body size throughout life in relation to sex hormones and prolactin concentrations in premenopausal women. Cancer Epidemiol Biomarkers Prev 2006;15(12):2494–501.

[140] Aghi MK, Eskandar EN, Carter BS, Curry WT, Barker FG. Increased prevalence of obesity and obesity-related postoperative complications in male patients with meningiomas. Neurosurgery online. 2007;61(4):754–60; discussion 760.

[141] Schneider BB, Pülhorn HH, Röhrig BB, Rainov NG. Predisposing conditions and risk factors for development of symptomatic meningioma in adults. Cancer Detect Prev 2005;29(5):440–7.

[142] Jacobs DH, McFarlane MJ, Holmes FF. Meningiomas and obesity reconsidered. Ann Neurol 1986;20(3):376.

[143] Reeves GK, Banks E, Key JA. The impact of exogenous hormone use on breast cancer risk. In: Henderson BE, Ponder B, Ross RK, editors. Hormones, Genes, and Cancer. New York: Oxford University Press; 2003. p. 139–56.

[144] Preston-Martin SS, Monroe KK, Lee PJ, et al. Spinal meningiomas in women in Los Angeles County: investigation of an etiological hypothesis. Cancer Epidemiol Biomarkers Prev 1995;4(4):333–9.

[145] Wigertz AA, Lönn SS, Mathiesen TT, Ahlbom AA, Hall PP, Feychting MM. Risk of brain tumors associated with exposure to exogenous female sex hormones. Am J Epidemiol 2006;164(7): 629–36.

[146] Blitshteyn SS, Crook JE, Jaeckle KA. Is there an association between meningioma and hormone replacement therapy? J Clin Oncol 2008;26(2):279–82.

[147] Blitshteyn S, Crook J, Jaeckle KA. Is there an association between meningioma and hormone replacement therapy? A study of women at the Mayo Clinic Jacksonville. Ninth Annual Meeting of the Society for Neuro-Oncology. November 18–21, 2004. Abstract EP-02. 2004.

[148] Lee KL, Terris MK. Luteinizing hormone-releasing hormone agonists and meningioma: a treatment dilemma. Urology 2003;62(2):351.

[149] Donnell MS, Meyer GA, Donegan WL. Estrogen-receptor protein in intracranial meningiomas. J Neurosurg 1979; 50(4):499–502.

[150] Wolfsberger SS, Doostkam SS, Boecher-Schwarz HGH-G, et al. Progesterone-receptor index in meningiomas: correlation with clinico-pathological parameters and review of the literature. Neurosurg Rev 2004;27(4):238–45.

[151] Blankenstein MA, Verheijen FM, Jacobs JM, Donker TH, van Duijnhoven MW, Thijssen JH. Occurrence, regulation, and significance of progesterone receptors in human meningioma. Steroids 2000;65(10–11):795–800.

[152] Carroll RS, Glowacka DD, Dashner KK, Black PM. Progesterone receptor expression in meningiomas. Cancer Res 1993;53(6):1312–6.

[153] Fewings PE, Battersby RD, Timperley WR. Long-term follow up of progesterone receptor status in benign meningioma: a prognostic indicator of recurrence? J Neurosurg 2000;92(3):401–5.

[154] Korhonen KK, Salminen TT, Raitanen JJ, Auvinen AA, Isola JJ, Haapasalo HH. Female predominance in meningiomas can not be explained by differences in progesterone, estrogen, or androgen receptor expression. J Neurooncol 2006;80(1):1–7.

[155] Roser FF, Nakamura MM, Bellinzona MM, Rosahl SK, Ostertag HH, Samii MM. The prognostic value of progesterone receptor status in meningiomas. J Clin Pathol 2004;57(10):1033–7.

[156] Roser FF, Nakamura MM, Ritz RR, et al. Proliferation and progesterone receptor status in benign meningiomas are not age dependent. Cancer 2005;104(3):598–601.

[157] Carroll RS, Zhang JJ, Black PM. Expression of estrogen receptors alpha and beta in human meningiomas. J Neurooncol 1999; 42(2):109–16.

[158] Hsu DW, Efird JT, Hedley-Whyte ET. Progesterone and estrogen receptors in meningiomas: prognostic considerations. J Neurosurg 1997;86(1):113–20.

[159] Maiuri FF, De Caro MB, Esposito FF, et al. Recurrences of meningiomas: predictive value of pathological features and hormonal and growth factors. J Neurooncol 2007;82(1):63–8.

[160] Inoue TT, Akahira JJ-I, Suzuki TT, et al. Progesterone production and actions in the human central nervous system and neurogenic tumors. J Clin Endocrinol Metab 2002;87(11):5325–31.

[161] Carroll RS, Zhang JJ, Dashner KK, Sar MM, Wilson EM, Black PM. Androgen receptor expression in meningiomas. J Neurosurg 1995;82(3):453–60.

[162] Chen JJ, Chen GG. Expression of androgen receptor in meningiomas. J Tongji Med U 2001;21(2):140–2.

[163] Maxwell MM, Galanopoulos TT, Neville-Golden JJ, Antoniades HN. Expression of androgen and progesterone receptors in primary human meningiomas. J Neurosurg 1993;78(3):456–62.

[164] Konstantinidou AE, Korkolopoulou PP, Mahera HH, et al. Hormone receptors in non-malignant meningiomas correlate with apoptosis, cell proliferation and recurrence-free survival. Histopathology 2003;43(3):280–90.

[165] Carroll RS, Zhang JJ, Dashner KK, Black PM. Progesterone and glucocorticoid receptor activation in meningiomas. Neurosurgery online 1995;37(1):92–7.

[166] Olson JJ, Beck DW, Schlechte JA, Loh PM. Effect of the antiprogesterone RU-38486 on meningioma implanted into nude mice. J Neurosurg 1987;66(4):584–7.

[167] Grunberg SM, Weiss MH, Russell CA, et al. Long-term administration of mifepristone (RU486): clinical tolerance during extended treatment of meningioma. Cancer Invest 2006;24(8):727–33.

[168] Pravdenkova SS, Al-Mefty OO, Sawyer JJ, Husain MM. Progesterone and estrogen receptors: opposing prognostic indicators in meningiomas. J Neurosurg 2006;105(2):163–73.

[169] Flaherty LE, Liu PY, Mitchell MS, et al. The addition of tamoxifen to dacarbazine and cisplatin in metastatic malignant melanoma. A phase II trial of the Southwest Oncology Group, (SWOG-8921). Am J Clin Oncol Cancer Clin Trials 1996;19(2):108–13.

[170] Goodwin JW, Crowley JJ, Eyre HJ, Stafford BB, Jaeckle KA, Townsend JJ. A phase II evaluation of tamoxifen in unresectable or refractory meningiomas: a Southwest Oncology Group study. J Neurooncol 1993;15(1):75–7.

[171] Oura SS, Sakurai TT, Yoshimura GG, et al. Regression of a presumed meningioma with the antiestrogen agent mepitiostane. Case report. J Neurosurg 2000;93(1):132–5.

[172] Hemminki KK, Li XX. Familial risks in nervous system tumors. Cancer Epidemiol Biomarkers Prev 2003;12(11 Pt 1):1137–42.

[173] Malmer BB, Henriksson RR, Grönberg HH. Familial brain tumours-genetics or environment? A nationwide cohort study of cancer risk in spouses and first-degree relatives of brain tumour patients. Int J Cancer 2003;106(2):260–3.

[174] Maxwell MM, Shih SD, Galanopoulos TT, Hedley-Whyte ET, Cosgrove GR. Familial meningioma: analysis of expression of neurofibromatosis 2 protein Merlin. Report of two cases. J Neurosurg 1998;88(3):562–9.

[175] Antinheimo J, Sankila R, Carpen O, Pukkala E, Sainio M, Jaaskelainen J. Population-based analysis of sporadic and type 2 neurofibromatosis-associated meningiomas and schwannomas. Neurology 2000;54(1):71–6.

[176] Flint-Richter P, Sadetzki S. Genetic predisposition for the development of radiation-associated meningioma: an epidemiological study. Lancet Oncol May 2007;8(5):403–10.

[177] Sadetzki SS, Flint-Richter PP, Starinsky SS, et al. Genotyping of patients with sporadic and radiation-associated meningiomas. Cancer Epidemiol Biomarkers Prev 2005;14(4):969–76.

[178] Malmer BB, Feychting MM, Lönn SS, Ahlbom AA, Henriksson RR. p53 Genotypes and risk of glioma and meningioma. Cancer Epidemiol Biomarkers Prev 2005;14(9):2220–3.

[179] Malmer BS, Feychting MM, Lönn SS, et al. Genetic variation in p53 and ATM haplotypes and risk of glioma and meningioma. J Neurooncol 2007;82(3):229–37.

[180] Rajaraman PP, Wang SS, Rothman NN, et al. Polymorphisms in apoptosis and cell cycle control genes and risk of brain tumors in adults. Cancer Epidemiol Biomarkers Prev 2007;16(8):1655–61.

[181] Bethke LL, Murray AA, Webb EE, et al. Comprehensive analysis of DNA repair gene variants and risk of meningioma. J Natl Cancer Inst 2008;100(4):270–6.

[182] Rajaraman PP, Schwartz BS, Rothman NN, et al. Delta-aminolevulinic acid dehydratase polymorphism and risk of brain tumors in adults. Environ Health Perspect 2005;113(9):1209–11.

[183] Rajaraman PP, Stewart PA, Samet JM, et al. Lead, genetic susceptibility, and risk of adult brain tumors. Cancer Epidemiol Biomarkers Prev 2006;15(12):2514–20.

[184] De Roos AJ, Rothman NN, Inskip PD, et al. Genetic polymorphisms in GSTM1, -P1, -T1, and CYP2E1 and the risk of adult brain tumors. Cancer Epidemiol Biomarkers Prev 2003;12(1):14–22.

[185] Elexpuru-Camiruaga JJ, Buxton NN, Kandula VV, et al. Susceptibility to astrocytoma and meningioma: influence of allelism at glutathione S-transferase (GSTT1 and GSTM1) and cytochrome P-450 (CYP2D6) loci. Cancer Res 1995;55(19):4237–9.

[186] Pinarbasi HH, Silig YY, Gurelik MM. Genetic polymorphisms of GSTs and their association with primary brain tumor incidence. Cancer Genet Cytogenet 2005;156(2):144–9.

[187] Lai RR, Crevier LL, Thabane LL. Genetic polymorphisms of glutathione S-transferases and the risk of adult brain tumors: a meta-analysis. Cancer Epidemiol Biomarkers Prev 2005;14(7):1784–90.

[188] De Roos AJ, Rothman NN, Brown MM, et al. Variation in genes relevant to aromatic hydrocarbon metabolism and the risk of adult brain tumors. Neuro-oncol 2006;8(2):145–55.

[189] Schwartzbaum JA, Ahlbom AA, Lönn SS, et al. An international case-control study of glutathione transferase and functionally related polymorphisms and risk of primary adult brain tumors. Cancer Epidemiol Biomarkers Prev 2007;16(3):559–65.

[190] Claus EB, Park PJ, Carroll RR, Chan JJ, Black PM. Specific genes expressed in association with progesterone receptors in meningioma. Cancer Res 2008;68(1):314–22.

[191] Ioannidis JP, Boffetta PP, Little JJ, et al. Assessment of cumulative evidence on genetic associations: interim guidelines. Int J Epidemiol 2008;37(1):120–32.

放射诱导的脑膜瘤

Felix Umansky,

Siegal Sadetzki,

Sergey Spektor,

Guy Rosenthal,

Shifra Fraifeld,

Yigal Shoshan

贺宇波 译

历史回顾

在 1895 年 11 月的一个晚上，威廉·康拉德·伦琴惊奇地发现了一个难以解释的发热现象出现在他的阴极射线管实验中的一个荧光屏上。连续几个星期，伦琴全神贯注的工作试图去解释这个谜团，在 12 月 22 日他发表了他发现的这个新的能量形式 [1]，他把它命名为 X 线，由 X 在数学上代表未知的事物而得名。1896 年，巨大数量，关于"伦琴射线"的科学新闻文章出现在报纸和书刊，以及主流科学及医学杂志上，像《柳叶刀》、《英格兰医学杂志》、《自然》和《科学》[2]。伦琴发表的论文，包括最著名的他妻子的手 X 线影像，预示着一个定义科学发现的现代时代即将来临，1905 年，也为他赢得了第一个诺贝尔物理学奖。他是 20 世纪第一个在与放射现象有关的研究中获得 20 多项诺贝尔奖项的人。

伦琴的发现极大地影响了其他实验室的重要研究。几个月内，亨利·贝克勒尔描述了铀的辐射散发属性；1898 年，玛丽·居里，作为一个年轻的科学家，为她的博士论文进行研究，发现了钋和镭，另外两个放射性元素。居里夫人委员会的成员报道，她的研究可能是

博士课题中发现的最重要的科学贡献。

玛丽和她的丈夫皮埃尔·居里从 100kg 废弃的沥青分离了少量的新元素，并描述了它们的原子性质特征。他们拒绝了把他们分离出来新元素申请为专利的建议，他们认为，科学研究应该为了本身的目的来进行，没有利益驱动，即使镭不久以后被生产出来，并以每克 100 000 美元的高价出售 [3]。因为他们的贡献，居里和贝克分享了 1903 年的诺贝尔物理学奖 [4]。在她的丈夫去世后，居里夫人在 1911 年因其在放射性领域的贡献，获得了第二项诺贝尔化学奖；她进行积极的科学研究，一直到 1934 年离开人世（图 5-1）。

射线潜在的诊断和治疗应用很快就被提出。伦琴的第一张图像让世界上的医生们如此兴奋，因为这个新的射线能够看到人体内部结构，以至于 X 线在他发现的几周内，就被用来诊断骨折和嵌入的子弹 [5]。1903 年在伦敦英国科学研究所的一个演讲和演示中，皮埃尔·居里提到镭用来治疗癌症的可能性，描述了在他的前臂上由于接受了 10h 一个样本量的镭的照射所导致的烧灼样的皮肤损伤，到了 20 世纪 20 年代，射线真正的常规应用于治疗目的。当表现出来的时候，他的手由于显著暴露于放射性物质的累积，居里博士溢出了少量的镭到实

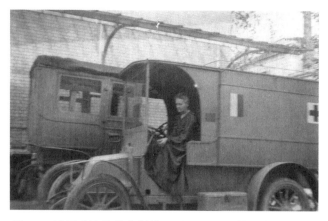

图 5-1 法国重大的伤亡促使玛丽·居里去筹集资金以准备救护车放射设备,她被红十字会选为放射学治疗的领袖。随着她的女儿艾琳·居里博士,设计了先进的放射学课程教导医师在士兵的体内定位异物的技术。Mme·居里因在战争期间在这里驾驶救护车而闻名。(Used with permission of Musée Curie, Paris, France.)

验台上;50 年后大厅里的一些表面上仍需要清洁,因为检测到了放射性物质[4]。

X 线的副作用以放射科医师和技师皮肤损害愈合缓慢的形式呈现,由此被早期注意到,但是暴露在 X 线之下的最大程度的危害是数十年都难以发现的。患者、技师、医生以及研究人员反复地暴露在大剂量的电离辐射下,没有任何屏蔽。X 线透视医师通过把他们的手直接放在 X 线下校准了他们的设备,很多人最后失去了他们的手指(图 5-2)。还有一些更严重的问题。美国发明家托马斯·爱迪生,他发明了第一个市场上可以买到的荧光镜,损害了他的眼睛,同时还有他的助手克拉伦斯·丹里,死于辐射诱导的皮肤癌转移。由于其严重的副作用,爱迪生在他的实验室停止使用 X 线。

X 线还吸引了公众的想象力。镭被广泛地认为有治疗疾病的能力。一个镭的剂量"在阳光下沐浴胃",被认为能治愈胃癌。Radithor,一种药物饮品,直到 1931 年仍然在柜台上销售。绑在四肢上的皮带、助听器、牙膏、面霜,还有生发水,都含有镭,一直被销售到 20 世纪 30 年代[7],还有鞋型透视检查在很多鞋店一直到 1950 年以后仍然是一种可提供的售后服务(图 5-3)[8,9]。

广大的公众意识到射线照射的危险性开始于1927 年晚期,那时候记者沃尔特·李普曼(Walter Lippman),然后还有《纽约世纪》报的编辑,曝光了被美国镭公司雇佣的去利用放射性物质油漆表盘的年轻人的命运。妇女们,在没有进行防护的大车间里工作,被指示用嘴唇点画笔,最后,掉光了牙齿,并在嘴巴、颈部和背部发展成了严重的骨质疏松。当这些妇女们临终时,李普曼责骂了法院的延迟,因为他们延迟了反对美国镭公司的条例,这些公司知道慢性暴露的危险,但是没有给他的工人提

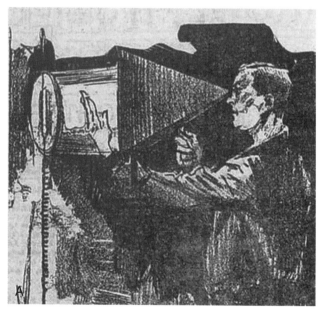

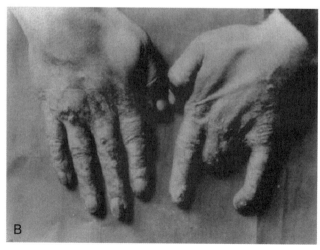

图 5-2 放射科医师通过把他们的手直接放置在 X 线的路径上来校准他们的荧光屏。很多人患上了严重的手灼伤,失去了手指,结果进展为癌症。(Used with permission of Radiology Centennial, Inc.)

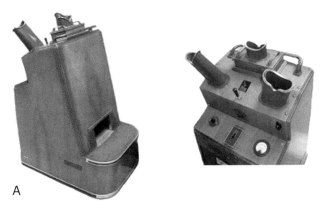
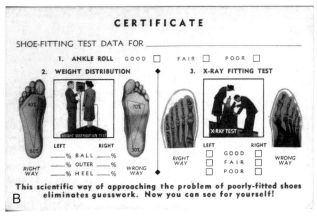

图 5-3 X 线鞋模荧光屏遍布美国的很多鞋店，直到 20 世纪 50 年代都能为顾客提供免费服务。（Used with permission of Oak Ridge Associated Universities.）

供任何额外保护[10]。这是个经典的例子，现在用来培训记者关于调查报告在社会变革中的作用。描述辐射危险性的学术文章也出现在第二次世界大战之前，特别是德国和法国的医学期刊[11,12]。X 线暴露指南于 1913 年发表于德国[13]。自从早期的限制建立以后，这一趋势在未来的数十年朝向更严格的方向发展[15]。

重要的附加的危险证据出现在 1927 年，那时，赫尔曼·约瑟夫·马勒（Hermahn Joseph Muller），基因研究的创造者，果蝇（黑腹果蝇）的自然变异率，在已发表的证据中，暴露在 X 线下，达到了 150 倍的增加。马勒展示出 X 线打破分离了基因，并对他们进行重组[16]。他因为自己的工作获得了 1947 年的诺贝尔医学奖，但是仅仅在 1947 年，在世界看到了 1945 年原子弹在广岛和长崎爆炸所带来的毁灭性的影响之后，对暴露在低水平射线下的遗传后果的担心开始蔓延[17]。

确定脑肿瘤治疗最佳的放射治疗参数和评价其危险性的研究开始于第一次世界大战后的那年。1938 年，Davidoff 及其同事们[11]记录了意义重大的组织和形态学的改变，特别是标记了神经胶质和神经组织，在猴子的脑和脊髓单次照射暴露在 10 ～ 50Gy 或两次照射暴露在 48 ～ 72Gy。Davidoff 推断，强度的改变最初由 X 线剂量决定，随着时间的推移，从放射暴露至尸体解剖，影响程度逐渐减小。Wachowski[12] 和其他人[18,19]也表示，暴露于电离辐射，对神经组织有退化变性作用。

由于这项工作，逐渐增加的证据，从放射暴露到电离辐射，神经组织长期以来一直被认为耐受直接伤害。在 1953 年发表病例报告的作者，描述了这样一个病人，他曾经接受了表面的 X 线治疗，为了治疗基底细胞癌，作者阐明，"大脑和神经组织通常耐受 X 线照射的直接伤害。"[20] 这个患者曾经持续进行表面剂量接近 25Gy，在颞叶深部约 2cm 处接受了 12.87Gy 的剂量。作者认为，她发展成一个"深部的、膨胀性的颅内非肿瘤性包块"是一个罕见的事件，不是放射暴露的结果。

众所周知，辐射能诱导神经组织的一系列广泛的改变，包括视力下降、听力丧失、激素失调、血管病变、脑组织和骨的坏死、萎缩、脱髓鞘改变、钙化、骨髓的脂肪变性、诱导中枢神经系统肿瘤的发生[21]。许多改变表现为剂量依赖性[14,22-26]。

自从原子弹爆炸 60 多年以来，对于幸存者和其他暴露在电离辐射中的人口广泛的研究的科学证据支持这个假设，即在人体暴露于电离辐射和发展为实体肿瘤之间有一个线性的剂量依赖关系。对所有的实体癌和白血病来说，疾病和死亡的剩余终生风险的评估基于一个大范围的剂量，从 0.005Sv 至 ＞ 2Sv。一个统计上显著的剂量依赖关系已经被显示出来，对于心脏病、中风、消化系统、呼吸系统、造血系统疾病，是否在很低剂量没有癌症的风险尚未明确[17]。

虽然我们对暴露于辐射中的致癌作用的机制还没有完全的认识，研究已经阐明了在复杂的生物体系统中，一些多种多样的反应。电离辐射战胜了电子环绕原子的分子键能，导致了多种多样直接和间接的诱导 DNA 损伤，包括 DNA 基数的改变，DNA-DNA 交链和 DNA- 蛋白交链，单链和双链 DNA 断裂 [27]。细胞机制有修复一些辐射诱导的损伤的能力；然而，一些损伤可能会大于细胞本身的修复能力。也有遗传因素能够改变细胞的修复机制，增加某些个体在受到辐射后发展为肿瘤的易感性 [28]。偶然的错误修复可能导致基因点突变，染色体易位和基因融合，这些都有潜在诱发肿瘤的可能性。辐射也可能引起更多细微的变异，从而改变基因表达，影响细胞内的氧化状态，导致自由基的形成，改变信号转换系统转录因子网络，从而直接或间接对代谢途径进行影响 [29]。

总之，在伦琴发现 X 线后的第一个世纪，积极有效地应用电离辐射诊断和治疗的有益作用，为医疗保健的变革作出了巨大贡献。然而，潜在的长期损害经常一而再地被医生和科学家低估，不过他们真正的动机是为患者提供好的医疗。随着优化使用诊断和治疗程序方法不断的发展，谨慎考虑伦琴神秘射线的力量仍是非常重要的。

辐射诱导的脑膜瘤

小规模描述脑膜瘤和暴露于电离辐射之间可疑联系的系列病例报道发表后 [30-32]，辐射和脑膜瘤之间因果的关联得以记录，在 1974 年一个分析流行学的研究中被 Modan 及其同事们记录 [33]。在这个队列研究中，展现了脑膜瘤和其他头部和颈部区域肿瘤升高的发病率，在作为儿童已接受辐射来治疗头癣的个体和与之对应的没有接受辐射的人群和兄弟姐妹作比较。辐射诱导的脑膜瘤（RIM）目前被认为是已知的暴露于电离辐射的最常见颅内肿瘤 [34-36]。

1991 年，Harrison 及其同事们 [35] 将辐射诱导的脑膜瘤（RIM）根据暴露水平分类。< 10Gy 的剂量，比如在 1909-1960 年间用来治疗头癣的剂量，被定为低剂量；10 ~ 20Gy，典型的用来治疗头颈部肿瘤或血管痣的辐射剂量，被定义为中间剂量；> 20Gy，用来治疗原发性或继发性脑肿瘤，被定义为高剂量。Harrison 的分类在神经外科的文献中被频繁引用。其他人认为，暴露水平 > 10Gy 即为高剂量 [37,38]。然而，美国国家科学院定义 0.1Gy 或者更低的暴露为低剂量，0.1 ~ 1Gy 为中间剂量，≥ 1Gy 为高剂量，在它的关于电离辐射对生物的影响Ⅶ（BEIR Ⅶ）中进行了阐述 [17]。

暴露于高剂量辐射治疗后的辐射诱导的脑膜瘤

Mann 及其同事 [32]，1953 年的著作，被普遍地认为第一篇报道的脑膜瘤应归因于先前的辐射。这个患者是一个 4 岁的女孩，她在婴儿时因视神经胶质瘤接受了 65Gy 的照射。

众多案例报道和少量病人系列，描述继发于高剂量辐射治疗的原发性脑肿瘤的脑膜瘤的发生，从最初的文章出现时已经公开出版。几个作者总结了他们自己的实际经验和 126 例文献报道 [35-41]。在这些患者中，辐射剂量从 22 ~ 87Gy。大多数高剂量辐射诱导的 RIM 患者在儿童、青少年或年轻成人时接受了辐射；然而，在中年和老年患者对原发性脑胶质瘤的放射治疗中继发的脑膜瘤也进行了描述 [37,39,41]。

有报道，辐射诱导的脑膜瘤进行检测的潜伏期从 2 年 [36,42] 至 59 年 [39]，甚至 63 年 [43]，在大多数系列中，平均潜伏期 10 ~ 20 年。潜伏期随着辐射剂量的增加和年轻患者辐射的年龄增加逐渐缩短 [35,37,40,44]。发生了 RIM 的系列患者的描述性研究，如上面提到的研究，可能低估了肿瘤发生真实的平均潜伏期。更准确的评估需要一个队列研究，包括大量的放射肿瘤原发性脑肿瘤的患者，尽可能长的随访期。

2006 年，Neglia 及其同事 [23] 发表了一个多中心嵌套式的病例对照研究，对 14 361 名儿童癌症存活的患者新发的原发性中枢神经系统肿瘤进行了研究，属于儿童癌症存活研究（CCSS）的一部分。在这个队列中，个体必须符合条件，即他们在 1970 年 1 月 1 日至 1986 年 12 月 31 日之间进行诊断和治疗；接受了原发性的诊断，诊断为白血病、中枢神经系统恶性肿瘤、霍奇金淋巴瘤、非霍奇金淋巴瘤、肾肿瘤、神经母细胞瘤、软组织肉瘤骨肉瘤；小于 21 岁；至少存活 5 年。数据分析为第二位原发性中枢神经系统肿瘤，在 2001 年 12 月 31 日结束研究。这项研究设计包括 28 种特殊化疗药物、外科规范、影像报告和放射治疗的特定剂量的分析管理。第二位原发性中枢神经系统治疗，包括 40 例胶质瘤，66 例脑膜瘤，在 116 例 CCSS 队列研究中得到诊断。在首次诊断中，3 例脑膜瘤是恶性的。每一案例患者匹配 4 个其他的群组成员，他们没有发生放射中枢神经系统肿瘤，从最初的癌症诊断后，根据首次癌症的年龄、性别、时间进行匹配。新的原发性中枢神经系统肿瘤在最初的原发性肿瘤诊断后 5 ~ 28 年被诊断。神经胶质瘤在原发性癌症诊断后评价 9 年被诊断，约 52.5% 从第一次癌症诊断后 5 年被诊断。脑膜瘤显示了一个比胶质瘤更长的潜伏期，在第一次癌症诊断后平均 17 年被诊断，71.2% 在 15 年后或更晚被诊断[23]。随访期从 15 年至 31 年不等，因此 31 年后对于潜伏期就没有可用的数据了。

暴露于治疗剂量的辐射，用来治疗原发性癌症，是继发性中枢神经系统肿瘤最重要的危险因素。任何放射治疗性的暴露都与胶质瘤（优势率 [OR]：6.87；95% 可信区间 [CI]：1.54-29.7）和脑膜瘤（OR：9.94；95% CI：2.17-45.6）风险的增加有关[23]。儿童癌症存活研究（CCSS）在高剂量辐射诱导的脑膜瘤的评估中是独一无二的，首先因为大量的病例，其次对化疗和放射治疗剂量测定的详细的医疗记录回顾，随访周期为 15 ~ 31 年，还有其研究的规模和结构。总的来说，这个研究结果提供了中枢神经系统继发性肿瘤（包括脑膜瘤）逐渐增加的风险令人信服的证据，继发于在儿童期治疗原发性的癌症从而暴露于治疗性的辐射。

高剂量辐射诱导的脑膜瘤的发生率可能增加，因为很大比例的患者由于原发性肿瘤接受放射治疗，以延长生存[37,44,45]。在高剂量头颅照射之后持续的严密随访是保证，特别是对于儿童[23,37,46,47]。

暴露于低至中等剂量照射之后的辐射诱导的脑膜瘤

脑膜瘤逐渐增加的风险在很多人中已有报道，他们因儿童期头癣接受了放射[30,31,33,48-54]，在婴儿期因皮肤血管瘤接受了放射治疗[22]，因为广岛和长崎的原子弹爆炸后的放射暴露[24,25,55-57]，还有就是暴露于一系列的牙科放射学研究[58-61]。

头癣放射治疗后的脑膜瘤

1909-1960 年，治疗头癣的国际标准是头皮放射照射，通过 Keinbock-Adamson 技术，这个技术被设计用来均匀一致地照射全部的头皮，曝光 5 处相互重叠的治疗区域[62]。在幻影剂量研究中，对这个技术谨慎认真的研究导致辐射 5 ~ 8Gy 的辐射剂量作用于头皮，1.4 ~ 1.5Gy 作用于脑表面，0.7Gy 作用于颅底[63,64]。头癣在某些地区是有传染性的（图 5-4），在 1960 年灰黄霉素被引入之前，放射治疗在这样的情况下被认为是标准治疗[65-68]。

使用本议定书治疗后的负面结果的第一个证据出现在 1929 年，一个报道说接近 1100 名儿童（年龄 5 ~ 12 岁）接受头癣治疗后，在 30 个孩子中发生了持续 4 ~ 14 天的嗜睡[69]。在 1932 年和 1935 年，新的报道描述了因头癣接受放射治疗的孩子，发生了其他的不良反应，头皮的萎缩和毛细血管扩张、癫痫、轻偏瘫、情绪改变，还有心室扩张[70,71]。

1966 年，长期的副作用的证据随着一项来自纽约大学医学中心的报道而增加，此报道在 1940 年与 1958 年间，对于 1801 个没有接受放射的患者，与 1908 例接受放射治疗的头癣患者相比较。在已接受辐射的人群中，有 9 例肿瘤，13 例白血病，6 例实体肿瘤，包括 2 例脑肿瘤——而相比非辐射组，仅有一例霍奇金淋巴瘤[63]。对这些患者一个后来的报道描述了额外的影响，包括精神科住院的比例越来越高，长期脑电图学的变化，还有神经系统永久性的功能改变[64]。

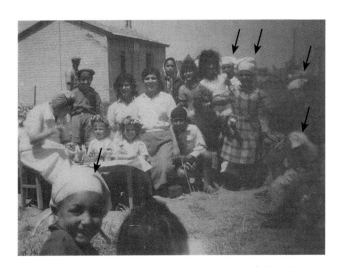

图 5-4　20 世纪 50 年代，在以色列 5 个孩子参加一个生日聚会，穿着白色绒线帽（箭头），后来因为头癣接受了辐射。（Photo used with permission.）

来自于以色列、美国、欧洲，还有前苏联关于放射诱导的脑膜瘤更多的报道接踵而来[30,31,35,48,49,54,72]。1983 年，Soffer 及其同事们[54]在一个 42 例的以色列放射诱导的脑膜瘤患者系列中描述了其独一无二的组织病理学特征。他的发现在下面进行了详细的讨论。从 1936 年至 1960 年，在以色列，大约 20 000 名犹太儿童，年龄 1 ～ 15 岁（平均 7 岁），还有一个未知数量的非犹太儿童，为了治疗头癣，接受了放射治疗，估计另外约 50 000 名儿童在移民前在海外接受放射治疗（personal communication from S. Sadetzki，April 15，2008）。

1974 年，Modan 及其同事们[33]发表了以色列头癣队列研究的第一个结果，在这个人群中，表明放射与脑膜瘤以及其他良性和恶性的头颈部肿瘤显著增加的风险有关。这个队列研究包括 10 834 名被辐射的个体，还有两个未被辐射的对照组，第一组（n = 10 834）从普通人群中抽取，第二组从未经治疗的患者中抽取（n = 5392）。非暴露组与辐射组通过年龄、性别、国别还有移民时期来配对。

使用以色列队列的研究仍在继续。1988 年，Ron 及其同事们[52]表明了脑膜瘤发生率一个 9.5 倍的增长，继发于对脑组织平均辐射照射水平线 1.5Gy 的辐射（范围 1.0 ～ 6.0Gy）。更近一些时候，Sadetzki 及其同事们[26]报道了每 Gy 额外的相对风险（ERR/Gy），在队列研究中平均 40 年的随访之后，良性脑膜瘤和恶性脑肿瘤，其各自的风险分别是 4.63（95% CI：2.43-9.12）和 1.98（95% CI：0.73-4.69）。良性和恶性肿瘤发生的风险与辐射的剂量成正相关。对脑膜瘤来讲，一个线性二次方程式模型比线性模型更适合，但是两种模型都是非常相似的，都达到了 2.6Gy，这一点在 95% 的可信区间之内。当暴露水平 > 2.6Gy 时，脑膜瘤的 ERR（额外的相对风险）达到了 18.82（95% CI：5.45-32.19）。而恶性肿瘤的 ERR/Gy 在辐射时随着年龄的增加而减小，而此种趋势在良性脑膜瘤中没有观察到。

不论是对于恶性还是良性的脑肿瘤，在 30 年或者更长的潜伏期后，风险依旧会增高。而绝大部分（74.6%）的良性脑膜瘤在接受辐射后 30 年或更长时间以上才被诊断，仅 54.8% 的良性脑肿瘤潜伏期超过 30 年[26]。一个独立的描述性研究对照了 253 例 RIM 和 41 例非 RIM 病例的人口统计学与临床特点。Sadetzki 及其同事们[53]的结论表明，诊断此类疾病时年龄更低（P = 0.0001），且多为颅骨肿瘤（P = 0.011），肿瘤更倾向于多发，复发率也明显增高（在此研究中无统计学意义）。

继发于幼儿时期皮肤血管瘤放疗的 RIM

Karlsson 及同事[22]对瑞典两个地区的人群（哥德堡和斯德哥尔摩人群）进行了一个大样本的继发于幼儿期血管瘤放射治疗后颅内肿瘤发生率的分析研究，样本包含 26 949 人，随访临床资料。治疗发生于 1920 年到 1965 年，两组人群的日期略有差异。在发生脑膜瘤的人群中，颅脑的平均辐射剂量为 0.031Gy（范围 0 ～ 2.26Gy），平均暴露时间为 7 个月（范围 2 ～ 30 个月）。在发生胶质瘤的个体中，颅脑的平均辐射剂量为 1.02Gy（范围 0 ～ 10.0Gy），平均暴露时间为 4 个月（范围 1 ～ 15 个月）。1958-1993 年，所有随访的发生颅内肿瘤的患者均在瑞典肿瘤登记中心登记，从接受辐射到发病的平均时间为 33 年。

受辐射组有 83 例颅内肿瘤患者，包括 33 例胶质瘤和 20 例脑膜瘤，与瑞典普通人群相比，标准化发生率（SIR）为 1.43（95% CI：1.14-1.78）。要分别计算脑膜瘤和胶质瘤的 SIR 则需要更大的样本量。脑膜瘤占所有肿瘤的 23%，但其中 43% 的患者接受的辐射剂量 ≥ 0.10Gy（P = 0.005）。作者发现在脑吸收剂量与颅内肿瘤的发生之间存在线性的剂量-反应关系，且在那些年龄更小的暴露者中肿瘤的发生率更高。

1945 年广岛和长崎原子弹爆炸后幸存者中的 RIM

在 1945 年广岛和长崎原子弹爆炸中的幸存者大约有 120 000 人，有一少半在 2000 年依然活着[17]。

生存期研究（LSS）[73]是一个进行中的队列研究，包括大约 86 500 名幸存者，均在震源 2.5 公里范围内，对照组为距原子弹爆心 3 ～ 10 公里的人群，此类人群接受的辐射可以忽略。LSS 提供评价暴露于电离辐射后健康风险的主要信息。人群数量庞大（不包括疾病或职业因素者）进行了一个长期的随访（1950 年并仍在进行中），暴露人群包括不同的性别和年龄，并对照了很多危险因素。在日本存活的幸存者中获得了关于疾病和发病率的多方面的数据。幸存者的辐射剂量来源于全身辐射。个体剂量各具特征，依据炸弹的不同生物学效应，距震源的距离，爆炸时所处的特定位置。例如，在典型日式房屋里的暴露者的辐射剂量降低了接近50%[17]。在爆炸后的 10 年内，发现在幸存者中与辐射相关的淋巴瘤的发病率非常高；但是实体瘤发病率的升高，实体瘤发生率与距离震中的直接关系到 1960 年才被公示[74]。在长崎的幸存者中，1946-1977 年对脑原发肿瘤的尸检研究发现只有 5 例脑膜瘤，研究者的结论显示在爆炸后的 32 年内在这些人群中没有证据显示脑膜瘤的发生率升高[75]。首例原子弹爆炸幸存者脑膜瘤发病率升高的报道出现在 1994 年，Shibata 及其同事报道了长崎的幸存者从 1981 年（爆炸 36 年后）脑膜瘤的发生率开始升高，并呈逐年上升趋势[24]。该报道得到长崎[55]和广岛[56,57]进一步研究的证实。1996 年，Sadamori 及其同事[55]报道长崎幸存者脑膜瘤发生的潜伏期为 36 ～ 47 年（平均为 42.5 年）。Shintani 及其同事报道了在距离震源很远而接受辐射水平极低的人群中脑膜瘤每年的发病率为 3.0 /10⁵，而距离震源 1.5 ～ 2.0km、1.0 ～ 1.5km、< 1.0km 的人群中每年的发病率分别为 6.3/10⁵、7.6/10⁵、20.0/10⁵。幸存者的总发病率以及三组人群各自的发病率均与极低辐射人群的发病率相比具有明显差异。研究者认为发病率依赖辐射剂量而升高，因为距离震源越近辐射剂量越大。

Preston 及其同事研究了从 1958 年到 1995 年间两个城市的幸存者的中枢神经系统肿瘤发病率与应用 Sievert（Sv）单位所测辐射剂量的关系。研究者发现有明显的统计学差异，并且剂量 - 反应性之间存在线性关系（ERR/Sv：1.2；95% CI：0.6-2.1）。在所有的中枢神经系统肿瘤中，并得出结论即使接受中等剂量的辐射（< 1Sv），中枢神经系统肿瘤的发病率也会升高。胶质瘤的发病率升高，虽然并未达到显著统计学差异水平（ERR/Sv：0.6；95% CI：–0.2 ～ 2.0）。在脑膜瘤中同样发现没有明显的统计学差异（ERR/Sv：0.06；95% CI：–0.01 ～ 1.8）。当对成人和儿童（以接受辐射时的年龄 20 岁为界限）脑膜瘤的发病率分开评估时，研究者发现与成人相比，儿童的发病率更高（分别为：ERR/Sv：1.3；95% CI：–0.05 ～ 4.3 和 0.4，95% CI：不小于 –0.1 ～ 1.7），虽然均未达到统计学显著意义。一般情况下，儿童代表了存活者中相对小部分的人群，在

20 岁或者之前接受辐射的幸存者归总为一组分析，限制了更小年龄风险分级的评估（如 10 岁或 12 岁或更小），而认为脑组织更易受到电离辐射的损害。两座城市中暴露于 γ 射线和超热中子的程度不同。依据所用辐射类型的不同，电离辐射的生物学效应也不同。在大多数的 RIM 研究中以 Gy 为计量单位，用以测量吸收剂量；而在 LSS 中则应用 Sv 为计量单位，是根据所用射线的类型通过加权因子计算综合吸收剂量。

牙科 X 线检查所致的 RIM

1953 年，Nolan 和 Patterson[76,77] 报道单次全口牙科 X 线检查对面部和颈部侧面的辐射剂量达到 75 rads（0.75 Gy）。他还观察到集中于脑膜的射线产生了高电离化点。他报道在暴露于 65 ～ 315 Rads 剂量的 9 例患者发生了血液改变。Nolan 的工作预期对洛杉矶诊断为脑膜瘤的女性 1980 进行病例对照研究，由 Preston-Martin 及其同事[59] 实施，发现脑膜瘤的发生与早期（< 20 岁）暴露于牙科 X 线存在关联。肿瘤位于小脑幕或幕上部位的病人暴露史 > 10 个月。在儿童或青少年时期接受放射检查的人群中进行风险评价，这些检查都在 1945 年之前，那时所用的牙科 X 线剂量很高。

在 1998 年和 2004 年，瑞典及美国的病例对照研究中显示，> 25 岁后接受牙科射线检查仍然能增加脑膜瘤的发生率。但是，牙科 X 线辐射范围与脑膜瘤发病率增加之间的关联存在争议。

在 1960 年之前，全口腔的检查剂量常接近 2Gy。现在用于牙科研究的剂量已经大大减低。在标准设备的断层研究中[78]，颅脑的暴露大约为 37 ～ 55μGy，而在数字设备中大约为 10 ～ 86μGy[79]。依据设备和成像协议，剂量存在很大差异。断层 X 线检查是剂量最高的口腔放射检查，为了牙正常工作接受数字 X 线头颅测量术的儿童的额叶的吸收剂量为 2.9 ～ 30.4μSv[80]。这种低水平的 X 线近似于在日常生活中接受的大自然中的辐射量。

临床表现

以单发的脑膜瘤为例，放射诱导的脑膜瘤具有典型的女性特征，在多数研究中，男女的发病率接近 1∶2[25,36,37,44,53,61]。在临床检查中发现放疗的典型

表现为头发稀疏或秃顶以及头皮萎缩[35,50,72,81]。根据大量治疗的辐射诱导脑膜瘤的经验，作者发现在这些病人中常能见到小头畸形，可能是在幼童时期受辐射后骨缝提早闭合所致。

继发于辐射的脑膜瘤特征性地发生在辐射野。在治疗头癣的患者中，多数肿瘤发生在颅骨[35,53,54,72]。在大剂量放射治疗原发性肿瘤的患者中，4%～19%的患者在颅底发现了辐射诱导的脑膜瘤。但Ghim及其同事发现在儿科高剂量放疗的患者中辐射诱导的颅盖骨脑膜瘤占很高比例[40]。

单发性脑膜瘤一般发生在50～60岁的人群中。平均年龄在45～58岁的患者曾接受过低剂量放疗[35,53-55,2,82]，而29～40岁的患者曾接受过高剂量放疗[35,36,38,39,42,45,83]，但也曾有报道称年龄更小[23,40]或更大[23,37,43]的患者接受过高剂量放疗后出现放射诱导性脑膜瘤。潜伏期因治疗时的放射剂量和年龄不同而存在差异。报道的低剂量RIM的最长平均潜伏期为42.5年，为位于长崎的存活者。在治疗头癣导致RIM的患者中，平均潜伏期为36.3年[53]。一项报道称在儿科的15位应用高剂量放射治疗原发肿瘤的患者中，平均年龄为2.5岁，出现RIM的潜伏期相对较短[40]。在这些患者中，脑膜瘤的诊断平均出现在原发治疗后的10.3年（范围5～15.5年），平均年龄为13岁。Strojan等在病例研究和文献综述中报道高剂量辐射诱导的脑膜瘤的平均潜伏期为18.7年。曾有报道称一例14岁男孩接受放射治疗颅后窝肿瘤后出现RIM的潜伏期为14个月[84]。Mack等研究发现接受放射时的年龄、剂量和潜伏期之间有明显的相关性[44]。其他人也报道过初治年龄小的患者出现RIM的潜伏期短[37,38]。在以色列的一项统计显示，15.8%RIM患者为多因素所致，而2.4%的单发脑膜瘤出现在放射治疗头癣的患者中（图5-5）[53]。RIM的特征性表现为临床攻击行为很强，手术和放疗后的再发率很高[35,36,39,49,53,54,72,85]。Sofer及其同事[54]发现RIM患者的再发率为18.7%，并且多数为多发，相比较于对照组的单发脑膜瘤患者再发率为3%。在接受手术全切后，RIM的再发率较对照组高很多，且RIM患者的复发出现更早。

仅根据影像学资料很难鉴别诊断RIM和SM，因为自发的脑膜瘤和暴露于射线后出现的脑膜瘤在MRI和CT上的表现一样。曾有过头部辐射史的患者若出现多发脑膜瘤，并且有典型的皮肤改变，要高度怀疑为RIM。MRI、CT对RIM和SM的诊断描述相似。在部分患者中，血管造影对于肿瘤的血管解剖显影可能有重要意义。

RIM的组织学亚型与SM相似，最常见的为脑膜上皮型、合胞体型、过渡型和成纤维细胞型[53,54,85]。Soffer及其同事[54]发现，与84例SM的组织学结果相比，42例低剂量RIM患者的细胞质增加、核异型、有丝分裂加速、局灶性坏死、骨浸润、肿瘤的脑组织浸润程度更高。Rubinstein等[72]的报道相似，细胞质含量高，异型的细胞核在核体积、形状、染色质密度等方面存在很大差异，数目众多的多核和巨核细胞，细胞核出现空泡包涵体。也提到了有丝分裂活跃、砂粒体、泡沫细胞和血管壁增厚。在不同的报道中，一些作者也报道了较高的增殖指数[86]和较高的非典型性或恶性比率[35-38,40,44,45,54,85,86]。

作者发现肿瘤的多样性与其他报道相似，但与SM相比，在RIM中非典型性（Ⅱ级）和间变性（Ⅲ级）的再发率更高（数据未发表过）。

放射性诱导的脑膜瘤的治疗

外科

RIM的治疗原则为尽可能地进行外科全切术。但是，由于一些患者不能接受不能再生的神经缺失，而无法进行完全切除。尤其是那些侵犯颅底的肿瘤。RIM的外科手术很复杂，由于这些肿瘤常常表现为多样性、攻击性的本质和高再发率、骨结构和血管的侵犯。尽管RIM的病因学与辐射相关，但在一些患者中，仍需要立体定向放射外科治疗或分次的立体定向放射外科治疗作为外科手术的补充，甚至代替外科手术治疗。在大量的位于颅骨的RIM外科治疗中，确定上矢状窦的位置为外科方案中关键的一步。根据我们的经验，MRI和MRV是评价未闭的最适方法，但在极罕见的情况下，可以进行血管造影检查。对于一些血供极其丰富的肿瘤，术前栓塞术是有帮助的。

在多数RIM患者中，设计手术入路需首先考虑头皮萎缩。在手术过程的安排中，多样性和高复发率也是需要考虑的关键问题（图5-6及病例报告）。根据接受的辐射剂量的不同，头皮表现为轻度或重度萎缩，并且血供稀少。一些患者的皮瓣厚度仅厚1.5～2.0mm，需要谨慎计划和精确技术操作以防

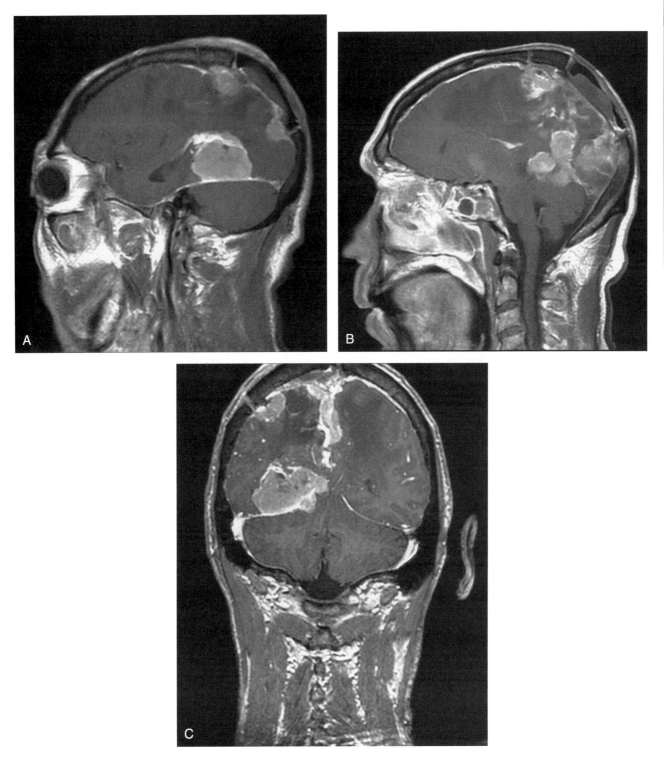

图 5-5　一位有多处肿瘤结节的多发性脑膜瘤的 65 岁老人，在儿童时期为治疗头癣接受了辐射。在他 57 岁第一次确诊之后，为了治疗复发的非典型脑膜瘤，他（先后）接受了三次外科手术、传统的放疗以及放射外科治疗。

止脑脊液漏和皮瓣裂开。在大多数 RIM 患者中，需要进行多次颅骨切开术，这增加了头皮萎缩患者的并发症发生率。当头皮萎缩很严重时，治疗可能需要整形外科的参与。

在一些头皮萎缩严重的患者中，可在辐射区周围获得健康皮肤。在前额下方、颞下方、枕后方的皮肤与凸面和头顶的皮肤相比，一般破坏较轻。在这些患者中，我们倾向于使用这些较为健康且血供较丰富的皮肤，因此我们开的切口比平时更低。避免使用头皮磁夹和电凝至关重要，因为这些操作可能导致皮肤边缘干燥和皱缩，进一步破坏易损的皮肤。皮瓣面积尽量小，并尽量应用线性或稍弧形的切口而不是马蹄形切口。

脑膜瘤的外科手术中，广泛切除很重要[87-90]，尤其是对于侵袭性高、再发率高的 RIM 至关重要[39]。骨侵犯与肿瘤的高复发性密切相关，因此被侵犯的骨组织需要彻底清除[35,54,72,91,92]。在怀疑或明确有骨瓣侵犯的病例中，我们采取对骨瓣进行高压灭菌或者用人工骨瓣代替。当肿瘤侵犯颅底或主要的硬脑膜窦时，则不可能达到广泛切除。这些患者的复发率较高[39,90,93]，应考虑辅以放射治疗。关闭切口时往往也要考虑皮肤的脆弱情况。不可能进行多层缝合，尤其在凸面脑膜瘤中，萎缩的头皮可能接受不了额外的缝合。对于很薄的头皮，作者常使用 3/0 的缝合线对皮肤和腱膜进行单层缝合，进行或不进行锁边缝合，避免使用可吸收线缝合。必须应用细的缝合线，可以进行单层密封缝合防止脑脊液漏。但是，当缝针间距太近时，组织坏死会成为潜在的严重后遗症。在这些患者的缝合中不适合应用 U 形针，因为应用它们很难达到密封且很容易损伤脆弱的萎缩头皮。

病例报告

60 岁的老年女性患者，在儿童时期曾进行过头癣的放射治疗，在 1989 年 41 岁的时候出现了两个小脑膜瘤，分别位于左额部和右枕部。在 1995 年进行枕部肿瘤全切之前，她一直进行常规的影像学检查观察。术后组织学病理显示为 WHO I 级良性脑膜瘤。

2003 年，MRI 显示左侧额部大的脑膜瘤跨过了中线并且侵犯了上矢状窦的前部，8 年前右枕病灶切除区出现了一个相对小的复发灶。旁矢状窦的病灶连同被侵犯的矢状窦部分和大脑镰被完全切除。组织病理显示为非典型性脑膜瘤，WHO II 级。术后未出现新的神经功能缺失。创伤性的脑脊液漏经腰骶引流得到成功治愈。该患者同时进行了头皮和颈部的 3 个基底细胞癌的手术切除。

之后，不足两年，在 2005 年 3 月，MRI 显示

两个病灶均扩大了。2003 年手术切除的旁矢状窦区的病灶又复发，现在为 2cm×2cm。在双额另外出现了两个小的脑膜瘤，1995 年手术切除的枕部病灶区又复发的脑膜瘤最大直径达到了 4cm。对枕部的肿瘤又实施了全切手术，病理显示仍为良性脑膜瘤 WHO I 级。在 2005 年 8 月，对于双额的病灶进行了 MRI 和 CT 引导下定向放疗，之后对于旁矢状窦的病灶进行了分次定向放疗。放疗两周之后，在患者右额的放射萎缩头皮区出现了裂伤，颅骨和颅骨钛铆钉暴露了出来（图 5-6A）。应用腰骶部引流处理了脑脊液漏，去除了颅骨钛铆钉，但是患者的头皮伤口处出现了慢性感染并且无法治愈。在 2006 年 7 月，整形外科进行了皮瓣旋转移植术来覆盖皮肤缺损处（图 5-6B）。尽管进行了局部和静脉的抗生素治疗，潜在的细菌感染仍无法控制。旋转的皮瓣出现了坏死，之后被切除。2006 年 9 月，将右侧背阔肌游离皮瓣移植于手术区，潜在的感染得到控制，游离皮瓣保持了良好的血管化和生命力（图 5-6C）。

在 2007 年下半年，由于之前手术过和放疗过的脑膜瘤复发，患者出现了神经功能减退（图 5-6D）。小的双额的凸面脑膜瘤依然存在，在左侧鞍突前又发现了一个新的小脑膜瘤。2008 年 1 月，对旁矢状窦的脑膜瘤又一次进行了类全切术，同时切除了暴露于术野中的 3 个小凸面脑膜瘤（图 5-6E）。原发病灶的组织病理为 WHO II 级脑膜瘤。出现了局部脑组织的侵犯，标记指数为 15%。术后无并发症且游离的皮瓣愈合良好（图 5-6F）。

这位患者仍在密切随访中。

立体定向放射外科和分次立体定向放射治疗

在 RIM 患者中由于年纪大、虚弱或其他因素不能进行外科根治性切除时，可能需要立体定向放射外科或分次立体定向放射治疗作为辅助的或基本的治疗方法。当资料有效时，在考虑到 RIM 患者原始剂量和照射野的情况下慎重实施治疗方案、剂量处方和操作。在外科或放射外科治疗后脑实质内和脑膜内仍有肿瘤细胞存活时应常规辅以放疗，尤其是对于 WHO II 或 III 级的脑膜瘤患者[87,88,92]。但常规的放疗在一些 RIM 患者中并不适合，他可能已经耐受了最大剂量的电离辐射。对于这些患者，FSR 和 SRS 建议进行分次立体定向放疗[98,99]。

一项最近研究，对 16 例患者的 20 个放射诱导

肿瘤进行了伽马刀放射治疗（17 例为典型的脑膜瘤，1 例为非典型脑膜瘤，1 例为神经鞘瘤），平均随访时间为 40 个月 [100]，发现结果与之前的报道（包括 SM 患者）研究相似 [98,99]。在立体定向放射外科中，将高分辨显微多点传送校正器安装于线性加速器上，我们发现 RIM 患者 WHO Ⅰ级的肿瘤控制率与报道的 WHO Ⅰ级 SM 脑膜瘤治疗结果近似。

这一结论的数据资料证据仍有限。

不幸的是，对于 WHO Ⅱ级或Ⅲ级的 RIM 和 SM 的立体定向放射外科效果均减低（分别为 50%和 17%）[99]。这些高级别的肿瘤预后均较差 [99,101,102]。

系统治疗

有报道称应用他莫昔芬或羟基脲治疗再发的不

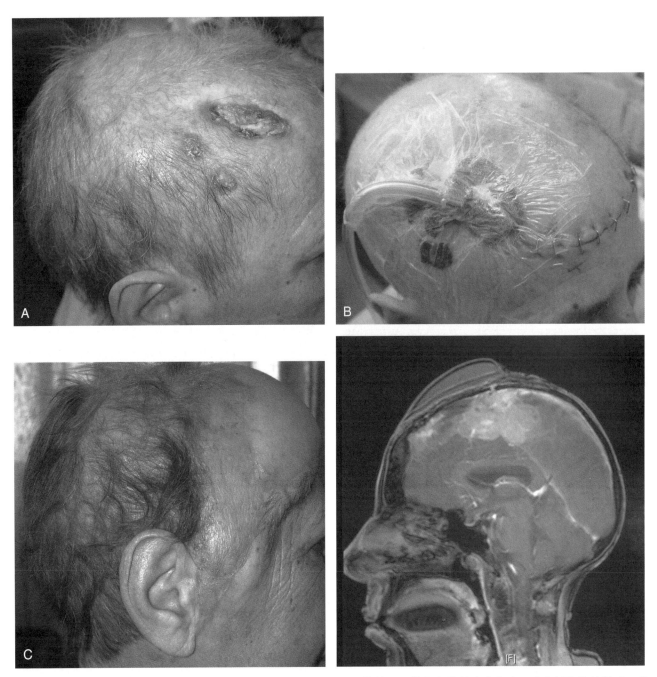

图 5-6（见彩图 5-6） **A**. 一位 60 岁的辐射诱发的脑膜瘤患者，用外科和立体定向放射治疗方法，治疗复发的脑膜瘤，伤口裂开。**B**. 延迟的旋转皮瓣结合外科真空技术，促进开裂伤口小粒形成。**C**. 延迟的旋转皮瓣失败后进行右侧背阔肌游离皮瓣技术。**D**. 钆增强 MRI，矢状位观，显示复发的非典型 WHO Ⅱ级的矢状窦旁辐射诱导的脑膜瘤。

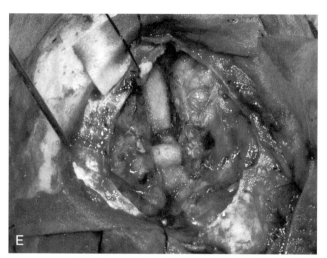

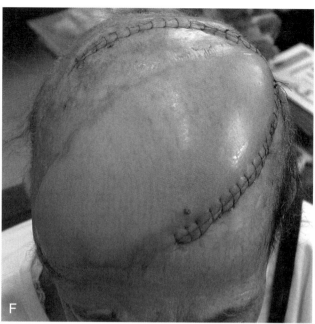

图 5-6 续（见彩图 5-6） E.矢状窦旁辐射诱导的脑膜瘤切除后，一并切除侵入上矢状窦和大脑镰的肿瘤，术中观。F.游离皮瓣的皮肤闭合后术后即刻观。

能手术切除的 SM[103, 104-106]。这两种药在我们科均被用于手术和放疗难以控制的 RIM 复发患者，但未进行可测反应。

放射诱导脑膜瘤的遗传学

遗传倾向

尽管暴露于电离辐射与脑膜瘤的发生之间的相关性很明显，但只有一小部分受照射者出现这种肿瘤。本研究支持了这个假说——在暴露于电离辐射后，遗传因素修正了脑膜瘤的风险，因此导致在辐射敏感度方面存在个体差异。

评价环境和遗传因素相互作用的标准设计需要确定 4 个样本。在本案例中，这 4 个样本包括受辐射组、未受辐射组、辐射对照组和未受辐射对照组。

头癣患者为本研究假说提供了一个理想基础[26,33]。为了扩大样本量，辐射和无辐射对照组通过以色列癌症登记处确定并通过补偿条例，遵从以色列头癣赔偿条例的框架。该法律由以色列议会制定于 1994 年，用以赔偿为了研究一些辐射相关的特定疾病而接受辐射的个体[107]。

根据这个嵌套的病例对照研究，Sadetzki 及其同事们发表了在 DNA 修复和细胞周期控制中 12 个候补基因可能作用的评测，类似于 NF2 基因，其被认为与 RIM 和 SM 中的家族性脑膜瘤相关。在 Ki-ras 和 ERCC2 基因中的单核苷酸多态性与脑膜瘤的风险增加相关（分别为 OR：1.76；95% CI：1.07-2.92，OR：1.68；95% CI：1.00-2.84），并且发现在辐射与细胞周期蛋白 D1、p16SNPs 之间有明显的相互作用（P 为 0.005 和 0.057），与 SM 相比，在 RIM 中为反函数关系。

在人群中存在辐射敏感性差异是公认的事实[17,109]。最近在头癣研究中直接证明了辐射敏感性差异，研究基于一个家族的数据，包括受辐射者和未受辐射者，有 RIM 者和无 RIM 者[28]。头癣为接触性传染病，北非的人群占很高比例，在大家族中常较明显，导致一种特有的情形即一部分家族成员暴露于电离辐射而另一部分没有。一个自然实验由此产生，可以同时评价在同一家族的受辐射成员中的暴露和遗传的效应（图 5-7）。

因为脑膜瘤的家族聚集现象非常少见，我们假定在没有 RIM 发病的家族，脑膜瘤的发病率约为 1%，而在有 RIM 发病的家族（提示有遗传敏感性），RIM 的发病率将更高。本研究组确定了 17 个家族（11%），其中 4 个中的 2 个一级亲属患上了脑膜瘤。

所有的家族病例发生于被辐射者。这些结果显示辐射后脑膜瘤的发生并不是随机事件，很有可能含有遗传成分。

基于暴露于电离辐射后脑膜瘤的发生率增加和脑膜瘤的遗传易感性，最近开始探究 DNA 修复基因中变异体对疾病易感性的作用[110]。分析的数据源于 5 个病例对照组，包括 631 个病例和 637 个对照病例，为跨国研究，评价使用移动电话是否能增加癌症风险（Interphone 研究）[111]。基因分析包括 136 个修复基因的基因分型，388 个假定的功能 SNPs。显示其中的 12 个 SNPs 有统计学相关性，三个为乳腺癌易感基因 - 交互蛋白（BRIP1），4 例与混乱的毛细血管扩张突变相关。观察到的最具有统计学意义的是 BRIP1 的 SNP rs4968451，经过多重检验之后仍具有统计学意义（$P = 0.009$），并且在风险观察的 5 个病例对照组中没有证据显示不同。认为 SNP 很可能有助于脑膜瘤的发生，在欧洲人群中携带此危险基因型发病率大约为 28%。

RIM 的体细胞改变

单发的脑膜瘤是最先被研究体细胞改变的实体瘤之一。这项最早的研究应用细胞遗传学技术，包括 Giemsa 染色、光谱核型分型（SKY）和比较基因杂交技术（CGH）（重点研究染色体畸变）。已有很多细胞遗传学的改变被报道；最常见的异常位于 22 号染色体，为单体或 22q 缺失，可以在 54% ～ 78% 的 SM 患者中见到。另一个常见的与肿瘤行为相关的染色体畸变为 1p 缺失。其他报道的在间变性和非典型性脑膜瘤中常见的染色体畸变为 3p、6q、10p、10q 和 14q，认为是肿瘤抑制基因的候补区[112,113]。

应用杂合子丢失研究，研究者可以定位在脑膜瘤中被删除的较小区域。进一步的研究设法鉴别在脑膜瘤结构中的特殊基因和蛋白质。可以导致多发性神经纤维瘤综合征并且已经被绘制出来为 22q12.2[114,115] 的 NF2 基因，在 50% 以上的 SM 中被删除[116,117]。一些研究得出了这个假说，即在 22q 上（如 BAM22，LARGE，MN1）可能存在其他抑癌基因参与脑膜瘤的形成[112]。

最近的研究已经确定了在早期和进展期脑膜瘤中的其他基因。在 60% 的脑膜瘤中发现 4.1B 基因失活，认为这是癌发生过程的早期变化，跟组织分级无关[118]。 在非典型和恶性脑膜瘤中，在数个基

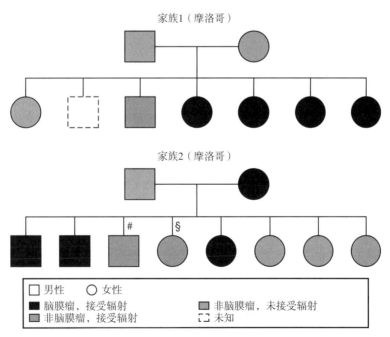

图 5-7（见彩图 5-7） 两个家庭的一级亲属中有 4 个辐射诱导的脑膜瘤的家庭树。第一个家庭，包括 7 个兄弟姐妹，其中 4 个姐姐和 1 个哥哥因为头癣接受了辐射。所有 4 个接受辐射的姐姐发展成了脑膜瘤。第二个家庭，包括 1 个接受过辐射的母亲和 8 个兄弟姐妹，其中 5 个兄弟姐妹接受了辐射。母亲和 3 个接受辐射的兄弟姐妹（2 个哥哥，1 个姐姐）发展成了脑膜瘤。2 个接受辐射的兄弟姐妹也被诊断为白血病或乳腺癌。（From Flint-Ritcher and Sadetzki[28]，with permission of Elsevier Science，Ltd.）

因中发现了基因改变,如 hTERT 和 K4A/INK4B[119]。

最近的研究应用微点阵或基因表达数据来分析单发脑膜瘤,但这些研究结果为小样本量和少数基因的特征,限制了他们的结论性。

仅有少数研究者评价过 RIM 的体细胞特征,更少有人对照 RIM 和非 RIM 之间的遗传变化。最早的关于 RIM 的 3 篇报道为病例报道,每篇都报道了一例患者在放射治疗原发肿瘤(包括皮肤癌、垂体瘤和胶质瘤)之后出现了脑膜瘤,3 例脑膜瘤的染色体组型显示 22 号染色体缺失,其中的 2 例还表现出在染色体 1、6、8 和 9 上的其他畸变[120-122]。

Zattara-Cannoni 及其同事们[123] 应用细胞形成技术研究了 6 例(4 例良性、2 例恶性)曾因原发肿瘤接受过放疗的脑膜瘤患者(图 5-8),均在 1 号和 22 号染色体上表现出相同的染色体异常排列。他们认为因为在 1 号和 22 号染色体上的重新排列出现在 1q11 区,所以与 RIM 形成有关的肿瘤抑制基因可能就位于该区域。

Al-Mefty 及其同事们对 16 个 RIM 病例的一系列肿瘤样本进行了研究。他们发现 89% 的病例出现了染色体 1p 的缺失、缺少或增加,67% 的病例出现了 6q 的缺少或缺失。

在 RIM 和 SM 的分子遗传改变的对照研究有限,主要是因为样本量小不能得出有意义的结果。在最早的应用分子基因工具对放射诱导实体瘤的研究中[124],研究者观察了 7 例 RIM(5 例 I 级、2 例 II 级)和 8 例 SM(7 例 I 级、1 例 III 级)患者。该研究评价了染色体变化、LOH、NF2 的变化和 NF2 基因产物的水平(schwannomin/merlin 蛋白)。在 57% 的 RIM 病例中发现了在 1p 上的等位基因缺失,29% 的病例发现了 22q 的缺失,然而这些变化在 SM 病例中的发生率分别为 30% 和 60% ~ 70%(图 5-9A)。虽然在 RIM 病例中未检测到 NF2 基因的改变,但在 50% 的 SM 中出现了该基因的改变。在检测的 4 例 RIM 中,NF2 水平均正常,但发现在非 RIM 肿瘤中 50% 活跃或减低(图 5-9B)。作者得出的结论为 NF2 基因失活在 RIM 病例的脑膜瘤形成中并不起作用;与非 RIM 相比,位于 22q 区的染色体缺失在 RIM 中更少见。他们认为,其他区域如 1p 可能在 RIM 的形成中起重要作用。

Rienstein 及其同事们[125] 对 16 例 RIM(14 例良性、2 例非典型性)和 17 例 SM(16 例良性、1 例非典型性)进行了细胞遗传学对照研究,发现最常见的缺失出现在 22 号和 1 号染色体上(在 RIM 和 SM 中分别为 56.2%、37.5% 和 47%、35.3%)。在 RIM 病例中,发现 2 例的 8 号和 12 号染色体在 DNA 复制时数量增加。作者得出结论 RIM 和 SM 患者具有相同的肿瘤发生过程。

Joachim 及其同事们[126] 分别对 25 例 RIM(9 例 WHO I 级、5 例 WHO II 级和 11 例 WHO III 级)

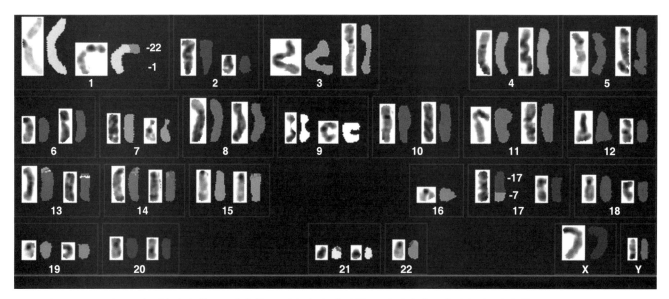

图 5-8(见彩图 5-8) 注意到在染色体 1 和染色体 22 之间的部分重排,一个染色体 7 终端缺失,染色体 7 和 17 之间部分重排。(From Zattara-Cannoni,et al.,[123] with permission of Elsevier Science,Ltd.)

和 36 例 SM（21 例 WHO Ⅱ 级和 15 例 WHO Ⅲ 级）的 6 个基因（*NF2*，*p53*，*PTEN*，K-*ras*，N-*ras*，H-*ras*）进行了研究。虽然在 *ras*、*p53* 和 *PTEN* 基因中，两组间并未发现突变率不同，但 RIM 和 SM（分别为 23% 和 56%，*P* < 0 .02）在 NF2 基因突变上表现不同。作者的结论为除了 NF2 基因，RIM 和 SM 的基因突变谱存在一定程度的重叠。

Rajcan-Separovic 及其同事们[127] 分析研究了 6 例 RIM（2 例良性，4 例恶性）和 1 例非典型性 SM。他们发现在 5 例异常核型的 RIM 中 4 例出现了 1p 和 7q 缺失，3 例出现了 6q 缺失，而 SM 病例在 1p，6q，14q，18q，22q 上出现了缺失。

概要

目前在 RIM 体细胞改变上的资料有限，大多数的样本量小，包括的组织学类型混杂——有可能具有不同的遗传变化，且未考虑受辐射程度。

一些研究者在 RIM 和非 RIM 的对照研究中，在异常特性方面并未发现明显不同。但 4 项研究提出 1p、6q、7p 的缺失可能在 RIM 的构成中发挥了作用。

结　论

不了解电离辐射滥用的危险性已经持续了 50 多年，直到近年来电离辐射破坏神经组织的敏感性才

被广泛接受。现在电离辐射被认为是脑膜瘤诱因中唯一确定的危险环境因素。大体上，文献中对剂量和反应性的线性关系达成了共识，有证据显示即使暴露于低剂量电离辐射，1Gy 或更低，就能增加脑膜瘤和其他良性及恶性脑肿瘤的风险。这种关系在儿童中表现的尤为明显。

以色列对曾在儿童时期 1 ~ 15 岁期间因治疗头癣接受过辐射的成人的调查显示，在儿童时期受过辐射者患脑膜瘤的风险明显增加。其他的研究也显示，在儿童时期为治疗皮肤血管瘤和其他儿童期癌症而接受放疗的个体，脑膜瘤的发病率明显增高。在 Hiroshima 和 Nagasaki 的研究中，有证据显示受辐射的成人患脑膜瘤的风险升高，在剂量和反应性之间存在线性关系，虽然并不存在统计学显著差异水平。在成人期放射治疗原发脑肿瘤后出现脑膜瘤的案例也有报道。

头癣治疗后出现的放射诱导性脑膜瘤的典型特征为秃顶和头皮萎缩，即使没有这些典型特征也不能排除放射治疗史。很多患者也会出现多发肿瘤。RIM 的年龄较 SM 者更小。有证据显示受过高治疗剂量辐射的患者的潜伏期更短。RIM 的组织学亚型与 SM 相似，但 RIM 的组织学特征还包括细胞质含量更高、核多形性、有丝分裂速度增加、局灶性坏死、骨浸润及肿瘤的脑组织浸润。在 RIM 中，非典型性（WHO Ⅱ 级）和间变性（WHO Ⅲ 级）更常见。故不用惊奇 RIM 的再发率比 SM 的高。

在受过电离辐射后产生脑膜瘤的遗传易感性直

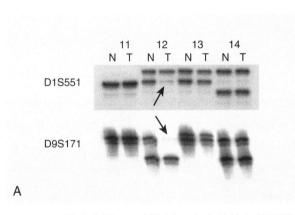

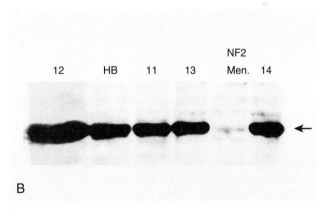

图 5-9　**A**. 图为病例 #12（箭头），杂合性缺失被证明发生在染色体 1p（标记 D1S551）和 9q（标记 D9S171）。N= 血液 DNA，T= 肿瘤 DNA。肿瘤轨道中微弱的信号可能由于污染普通细胞或肿瘤的异质性。图为病例 #11，注意到纯合子等位基因出现在轨道 D1S551 和 D9S171。保留的杂合性在病例 13 和 14 的两者的轨道中都被检测到。**B**. 图为 NF2 蛋白 66-kDa 带的表达的免疫蛋白印迹，通过右侧的箭头指示。注意到 NF2 蛋白在辐射状态下的高表达水平诱导脑膜瘤样本（比如，在人脑 [HB] 样本），仅仅在 NF2 衍生的脑膜瘤显著减少。（From Shoshan et al., with permission of the authors.）

接证据已经被昭示，但是还未发现辐射敏感性的特定基因。虽然提出了一些在 RIM 和 SM 的肿瘤发生过程中遗传改变上的潜在不同点，但并无特有的 RIM 遗传特性被明确。

以诊断和治疗为目的应用放射线的医疗益处很明显：X 线的发现导致了现代医学的重大变革。但是，结合历史记载和研究结果，建议在应用放射治疗良性疾病之前要慎重考虑，尤其是对于有很长存活时间的年轻人来说。在儿童期和青少年期进行影像检查时，当有合适的检查方法可以替代时，不要应用放射线检查。

参考文献

[1] Roentgen WC. Ueber eine neue Art von Strahlen. S B Phys Med Ges Wurzburg 1895;132–41.

[2] Morgan RH. The emergence of radiology as a major influence in American medicine. Caldwell Lecture, 1970. Am J Roentgenol Radium Ther Nucl Med 1971;111(3):449–62.

[3] Thomas A. The invisible light. British Society for the History of Radiation. http://www.bshr.org.uk/html/developemnt.html (Accessed March 9, 2008); 2001.

[4] Fröman N. Marie and pierre curie and the discovery of polonium and radium [Marshall-Lundén N, Trans.]. Nobel foundation (Nobelprize.org), http://nobelprize.org/cgi-bin/print?from=%2Fnobel_prizes%2Fphysics%2Farticles%2Fcurie%2Findex.html (Accessed February 17, 2008); 1996.

[5] Kent E. Radiology in 1896. The British Society for the History of Radiology. http://www.rhhct.org.uk/news/10.html (Accessed March 31, 2006); 1998.

[6] Duke University Rare Book, Manuscript, and Special Collections Library. Edison fears the hidden perils of the x-rays. Edison, Clarence Dally, and the hidden perils of the x-rays. New York World, Aug 3, 1903. Durham, NC: Rare Book, Manuscript, and Special Collections Library, Duke University. http://home.gwi.net/~dnb/read/edison/edison_xrays.htm (Accessed January 8, 2008).

[7] Caufield C. Multiple Exposures: Chronicles of the Radiation Age. New York: Harper & Row; 1989.

[8] Hempelmann LH. Potential dangers in the uncontrolled use of shoe-fitting fluoroscopes. N Engl J Med 1949;241(9):335.

[9] Williams CR. Radiation exposures from the use of shoe-fitting fluoroscopes. N Engl J Med 1949;241(9):333–5.

[10] Kovarik W. Mainstream media: the radium girls. In: Neuvil M, Kovarik W, editors. Mass Media and Environmental Conflict. Thousand Oaks, CA: Sage Publications; 1996. p. 33–52.

[11] Davidoff L, Cornelius G, Elsberg C, Tarlov I. The effect of radiation applied directly to the brain and spinal cord. Radiology 1938;31:451–63.

[12] Wachowski TJ, Chenault H. Degenerative effects of large doses of roentgen rays on the human brain. Radiology 1945;45:227–46.

[13] Gottfried KD, Penn G. Committee for Review and Evaluation of the Medical Use Program of the Nuclear Regulatory Commission, National Resource Council of the National Academies of Science: Radiation in medicine: a need for regulatory reform. National Academies Press, http://books.nap.edu/openbook.php?record_id=5154&page=R1 (Accessed January 8, 2008); 1996.

[14] Margulis AR. The lessons of radiobiology for diagnostic radiology. Caldwell Lecture, 1972. Am J Roentgenol Radium Ther Nucl Med 1973;117(4):741–56.

[15] Hendee WR. History, current status, and trends of radiation protection standards. Med Phys 1993;20(5):1303–14.

[16] Muller JM. Artificial transmutation of the gene. Science 1927;66:84–7.

[17] Committee to Assess Biological Effects of Ionizing Radiation (BEIR), National Research Council of the National Academy of Sciences. Health risks from exposure to low levels of ionizing radiation: BEIR VII-Phase 2. National Academy of Science, http://books.nap.edu/catalog.php?record_id=11340#toc (Accessed March 13, 2008); 2006.

[18] Lyman RS, Kupalov P, Scholz W. Effect of Roentgen rays on the central nervous system: results of large doses on brains of adult dogs. Arch Neurol Psychiatry 1933;29:56–87.

[19] Nemenow MI. Effect of Roentgen rays on the brain: experimental investigation by means of the conditioned reflex method. Radiology 1934;23:94–6.

[20] Foltz EL, Holyoke JB, Heyl HL. Brain necrosis following x-ray therapy. J Neurosurg 1953;10(4):423–9.

[21] Rabin BM, Meyer JR, Berlin JW, et al. Radiation-induced changes in the central nervous system and head and neck. Radiographics 1996;16(5):1055–72.

[22] Karlsson P, Holmberg E, Lundell M, et al. Intracranial tumors after exposure to ionizing radiation during infancy: a pooled analysis of two Swedish cohorts of 28,008 infants with skin hemangioma. Radiat Res 1998;150(3):357–64.

[23] Neglia JP, Robison LL, Stovall M, et al. New primary neoplasms of the central nervous system in survivors of childhood cancer: a report from the Childhood Cancer Survivor Study. J Natl Cancer Inst 2006;98(21):1528–37.

[24] Shibata S, Sadamori N, Mine M, Sekine I. Intracranial meningiomas among Nagasaki atomic bomb survivors. Lancet 1994;344(8939–8940):1770.

[25] Preston DL, Ron E, Yonehara S, et al. Tumors of the nervous system and pituitary gland associated with atomic bomb radiation exposure. J Natl Cancer Inst 2002;94(20):1555–63.

[26] Sadetzki S, Chetrit A, Freedman L, et al. Long-term follow-up for brain tumor development after childhood exposure to ionizing radiation for tinea capitis. Radiat Res 2005;163(4):424–32.

[27] Morgan WF, Day JP, Kaplan MI, et al. Genomic instability induced by ionizing radiation. Radiat Res 1996;146(3):247–58.

[28] Flint-Richter P, Sadetzki S. Genetic predisposition for the development of radiation-associated meningioma: an epidemiological study. Lancet Oncol 2007;8(5):403–10.

[29] Feinendegen L, Hahnfeldt P, Schadt EE, et al. Systems biology and its potential role in radiobiology. Radiat Environ Biophys 2008;47(1):5–23.

[30] Beller AJ, Feinsod M, Sahar A. The possible relationship between small dose irradiation to the scalp and intracranial meningiomas. Neurochirurgia (Stuttg) 1972;15(4):135–43.

[31] Munk J, Peyser E, Gruszkiewicz J. Radiation induced head and intracranial meningiomas. Clin Radiol 1969;20 90–4.

[32] Mann I, Yates PC, Ainslie JP. Unusual case of double primary orbital tumour. Br J Ophthalmol 1953;37(12):758–62.

[33] Modan B, Baidatz D, Mart H, et al. Radiation-induced head and neck tumours. Lancet 1974;1(7852):277–9.

[34] Al-Mefty O, Kersh JE, Routh A, Smith RR. The long-term side effects of radiation therapy for benign brain tumors in adults. J Neurosurg 1990;73(4):502–12.

[35] Harrison MJ, Wolfe DE, Lau TS, et al. Radiation-induced meningiomas: experience at the Mount Sinai Hospital and review of the literature. J Neurosurg 1991;75(4):564–74.

[36] Salvati M, Cervoni L, Puzzilli F, et al. High-dose radiation-induced meningiomas. Surg Neurol 1997;47(5):435–41; discussion 441–442.

[37] Musa BS, Pople IK, Cummins BH. Intracranial meningiomas following irradiation—a growing problem? Br J Neurosurg 1995;9(5):629–37.

[38] Strojan P, Popovic M, Jereb B. Secondary intracranial meningiomas after high-dose cranial irradiation: report of five cases and review of the literature. Int J Radiat Oncol Biol Phys 2000;48(1):65–73.

[39] Al-Mefty O, Topsakal C, Pravdenkova S, et al. Radiation-induced meningiomas: clinical, pathological, cytokinetic, and cytogenetic characteristics. J Neurosurg 2004;100(6):1002–13.

[40] Ghim TT, Seo JJ, O'Brien M, et al. Childhood intracranial meningiomas after high-dose irradiation. Cancer 1993;71(12):4091–5.

[41] Yousaf I, Byrnes DP, Choudhari KA. Meningiomas induced by high dose cranial irradiation. Br J Neurosurg 2003;17(3):219–25.

[42] Soffer D, Gomori JM, Siegal T, Shalit MN. Intracranial meningiomas after high-dose irradiation. Cancer 1989;63(8):1514–9.

[43] Kleinschmidt-DeMasters BK, Lillehei KO. Radiation-induced meningioma with a 63-year latency period. Case report. J Neurosurg 1995;82(3):487–8.

[44] Mack EE, Wilson CB. Meningiomas induced by high-dose cranial irradiation. J Neurosurg 1993;79(1):28–31.

[45] Salvati M, Cervoni L, Artico M. High-dose radiation-induced meningiomas following acute lymphoblastic leukemia in children. Childs Nerv Syst 1996;12(5):266–9.

[46] Gold DG, Neglia JP, Dusenbery KE. Second neoplasms after megavoltage radiation for pediatric tumors. Cancer 2003;97(10):2588–96.

[47] Ware ML, Cha S, Gupta N, Perry VL. Radiation-induced atypical meningioma with rapid growth in a 13–year-old girl. Case report. J Neurosurg 2004;100(5 Suppl. Pediatrics):488–91.

[48] Gabibov G, Kuklina A, Martynov V, et al. [Radiation-induced meningiomas of the brain]. Zh Vopr Neirokhir 1983;6:13–8 [Russian].

[49] Gomori JM, Shaked A. Radiation induced meningiomas. Neuroradiology 1982;23(4):211–2.

[50] Gosztonyi G, Slowik F, Pasztor E. Intracranial meningiomas developing at long intervals following low-dose X-ray irradiation of the head. J Neurooncol 2004;70(1):59–65.

[51] Kandel EI. Development of meningioma after x-ray irradiation of the head. Zh Vopr Nelrokhir 1978;1:51–3 [Russian].

[52] Ron E, Modan B, Boice Jr JD, et al. Tumors of the brain and nervous system after radiotherapy in childhood. N Engl J Med 1988;319(16):1033–9.

[53] Sadetzki S, Flint-Richter P, Ben-Tal T, Nass D. Radiation-induced meningioma: a descriptive study of 253 cases. J Neurosurg 2002;97(5):1078–82.

[54] Soffer D, Pittaluga S, Feiner M, Beller AJ. Intracranial meningiomas following low-dose irradiation to the head. J Neurosurg 1983;59(6):1048–53.

[55] Sadamori N, Shibata S, Mine M, et al. Incidence of intracranial meningiomas in Nagasaki atomic-bomb survivors. Int J Cancer 1996;67(3):318–22.

[56] Shintani T, Hayakawa N, Hoshi M, et al. High incidence of meningioma among Hiroshima atomic bomb survivors. J Radiat Res (Tokyo) 1999;40(1):49–57.

[57] Shintani T, Hayakawa N, Kamada N. High incidence of meningioma in survivors of Hiroshima. Lancet 1997;349(9062):1369.

[58] Longstreth Jr WT, Phillips LE, Drangsholt M, et al. Dental x-rays and the risk of intracranial meningioma: a population-based case-control study. Cancer 2004;100(5):1026–34.

[59] Preston-Martin S, Paganini-Hill A, Henderson BE, et al. Case-control study of intracranial meningiomas in women in Los Angeles County, California. J Natl Cancer Inst 1980;65(1):67–73.

[60] Preston-Martin S, Yu MC, Henderson BE, Roberts C. Risk factors for meningiomas in men in Los Angeles County. J Natl Cancer Inst 1983;70(5):863–6.

[61] Rodvall Y, Ahlbom A, Pershagen G, et al. Dental radiography after age 25 years, amalgam fillings and tumours of the central nervous system. Oral Oncol 1998;34(4):265–9.

[62] Adamson HA. Simplified method of x-ray application for the cure of ringworm of the scalp: Keinbock's method. Lancet 1909;1:1378–80.

[63] Albert RE, Omran AR, Brauer EW, et al. Followup study of patients treated by x-ray for tinea capitis. Am J Pub Health 1966;56:2114–20.

[64] Omran AR, Shore RE, Markoff RA, et al. Follow-up study of patients treated by X-ray epilation for tinea capitis: psychiatric and psychometric evaluation. Am J Pub Health 1978;68(6):561–7.

[65] Goldman L, Schwartz J, Preston RH, et al. Current status of Griseofulvin. JAMA 1960;172:532–8.

[66] Russell B, Frain-Bell W, Stevenson CJ, et al. Chronic ringworm infection of the skin and nails treated with griseofulvin. Report of a therapeutic trial. Lancet 1960;1:1141–7.

[67] Ziprkowski L, Krakowski A, Schewach-Millet M, Btesh S. Griseofulvin in the mass treatment of tinea capitis. Bull WHO 1960;23:803–10.

[68] Katzenellenbogen I, Sandbank M. [The treatment of tinea capitis and dermatomycosis with griseofulvin. Follow-up of 65 cases]. Harefuah 1961;60:111–5.

[69] Druckman A. Schlafsucht als Folge der Roentgenbestrahlung. Beitrag zur Strahlenempfindlichkeit des Gehirns. Strahlentherapie 33:382–4. Seen in Wachowski TJ, Chenault, H. Degenerative effects of large doses of roentgen rays on the human brain. Radiology 1945, 1929;45:227–246.

[70] Lorey A, Schaltenbrand G. Pachymeningitis nach Rontgenbestrahlung. Strahlentherapie 44:747–58. Seen in Wachowski, TJ, Chenault, H. Degenerative effects of large doses of roentgen rays on the human brain. Radiology 1945, 1932;45:227–246.

[71] Schaltenbrand G. Epilepsie nach Rontgenbestrahlung des Kopfes im Kindsalter. Nervenarzt 8:62–6. Seen in Wachowski, TJ, Chenault, H. 1945. Degenerative effects of large doses of roentgen rays on the human brain. Radiology 1935;45:227–246.

[72] Rubinstein AB, Shalit MN, Cohen ML, et al. Radiation-induced cerebral meningioma: a recognizable entity. J Neurosurg 1984;61(5):966–71.

[73] Health effects of radiation: findings of the radiation effects research foundation (RERF), National Academy of Sciences, http://dels.nas.edu/dels/rpt_briefs/rerf_final.pdf, (Accessed May 12, 2008); 2003.

[74] Harada T, Ishida MI. Neoplasms among A-bomb survivors in Hiroshima: first report of the Research Committee on Tumor Statistics, Hiroshima City Medical Association, Hiroshima, Japan. J Natl Cancer Inst 1960;25:1253–64.

[75] Kishikawa M, Yushita Y, Toda T, et al. Pathological study of brain tumors of the A-bomb survivors in Nagasaki [in Japanese]. Hiroshima Igaku 35:428–30. Seen in Shibata S, Sadamori N, Mine M, Sekine I. Intracranial meningiomas among Nagasaki atomic bomb survivors. Lancet 1994, 1982;344:1770.

[76] Nolan WE. Radiation hazards to the patient from oral roentgenography. J Am Dent Assoc 1953;47(6):681–4.

[77] Nolan WE, Patterson HW. Radiation hazards from theental x-ray units. Radiology 1953;61(4):625–9.

[78] Preece JW. Biological effects of panoramic radiography. In: Langland OE, Langlais RP, McDavid WD, DelBalso AM, editors. Panoramic radiology. 2nd ed. Philadelphia: Lea & Fehiger; 1989.

[79] Gijbels F, Jacobs R, Bogaerts R, et al. Dosimetry of digital panoramic imaging. Part I: Patient exposure. Dentomaxillofac Radiol 2005;34(3):145–9.

[80] Gijbels F, Sanderink G, Wyatt J, et al. Radiation doses of indirect and direct digital cephalometric radiography. Br Dent J 2004;197(3):149–52; discussion 140.

[81] Umansky F, Shoshan Y, Rosenthal G, et al. Radiation-induced meningioma. Neurosurg Focus 2008;24(5):E7.

[82] Pollak L, Walach N, Gur R, Schiffer J. Meningiomas after radiotherapy for tinea capitis—still no history. Tumori 1998;84(1):65–8.

[83] Domenicucci M, Artico M, Nucci F, et al. Meningioma following high-dose radiation therapy. Case report and review of the literature. Clin Neurol Neurosurg 1990;92(4):349–52.

[84] Choudhary A, Pradhan S, Huda MF, et al. Radiation induced menin-

gioma with a short latent period following high dose cranial irradiation: case report and literature review. J Neurooncol 2006;77:73–7.

[85] Al-Mefty O, Kadri PA, Pravdenkova S, et al. Malignant progression in meningioma: documentation of a series and analysis of cytogenetic findings. J Neurosurg 2004;101(2):210–8.

[86] Louis DN, Scheithauer BW, Budka H, et al. Meningiomas. In: Kleihues P, Cavenee WK, editors. World Health Organization Classification of Tumours. Pathology and Genetics: Tumors of the Nervous System. Lyon, France: International Agency for Research on Cancer (IARC) Press; 2000. p. 176–84.

[87] Borovich B, Doron Y. Recurrence of intracranial meningiomas: the role played by regional multicentricity. J Neurosurg 1986;64(1): 58–63.

[88] Borovich B, Doron Y, Braun J, et al. Recurrence of intracranial meningiomas: the role played by regional multicentricity. Part 2: Clinical and radiological aspects. J Neurosurg 1986;65(2):168–71.

[89] Jaaskelainen J. Seemingly complete removal of histologically benign intracranial meningioma: late recurrence rate and factors predicting recurrence in 657 patients. A multivariate analysis. Surg Neurol 1986;26(5):461–9.

[90] Simpson D. The recurrence of intracranial meningiomas after surgical treatment. J Neurol Neurosurg Psychiatry 1957;20(1):22–39.

[91] Stechison MT, Burkhart LE. Radiation-induced meningiomas. J Neurosurg 1994;80(1):177–8.

[92] Wilson CB. Meningiomas: genetics, malignancy, and the role of radiation in induction and treatment. The Richard C. Schneider Lecture. J Neurosurg 1994;81(5):666–75.

[93] Mirimanoff RO, Dosoretz DE, Linggood RM, et al. Meningioma: analysis of recurrence and progression following neurosurgical resection. J Neurosurg 1985;62(1):18–24.

[94] Aichholzer M, Bertalanffy A, Dietrich W, et al. Gamma knife radiosurgery of skull base meningiomas. Acta Neurochir (Wien) 2000;142(6):647–52; discussion 652–653.

[95] Debus J, Wuendrich M, Pirzkall A, et al. High efficacy of fractionated stereotactic radiotherapy of large base-of-skull meningiomas: long-term results. J Clin Oncol 2001;19(15):3547–53.

[96] Dufour H, Muracciole X, Metellus P, et al. Long-term tumor control and functional outcome in patients with cavernous sinus meningiomas treated by radiotherapy with or without previous surgery: is there an alternative to aggressive tumor removal? Neurosurgery 2001;48(2):285–94; discussion 294–296.

[97] Pirzkall A, Debus J, Haering P, et al. Intensity modulated radiotherapy (IMRT) for recurrent, residual, or untreated skull-base meningiomas: preliminary clinical experience. Int J Radiat Oncol Biol Phys 2003;55(2):362–72.

[98] Henzel M, Gross MW, Hamm K, et al. Significant tumor volume reduction of meningiomas after stereotactic radiotherapy: results of a prospective multicenter study. Neurosurgery 2006;59(6): 1188–94; discussion 1194.

[99] Kondziolka D, Mathieu D, Lunsford LD, et al. Radiosurgery as definitive management of intracranial meningiomas. Neurosurgery 2008;62(1):53–8; discussion 58–60.

[100] Jensen AW, Brown PD, Pollock BE, et al. Gamma knife radiosurgery of radiation-induced intracranial tumors: local control, outcomes, and complications. Int J Radiat Oncol Biol Phys 2005; 62(1):32–7.

[101] Kano H, Takahashi JA, Katsuki T, et al. Stereotactic radiosurgery for atypical and anaplastic meningiomas. J Neurooncol 2007;84(1):41–7.

[102] Mattozo CA, De Salles AA, Klement IA, et al. Stereotactic radiation treatment for recurrent nonbenign meningiomas. J Neurosurg 2007;106(5):846–54.

[103] Goodwin JW, Crowley J, Eyre HJ, et al. A phase II evaluation of tamoxifen in unresectable or refractory meningiomas: a Southwest Oncology Group study. J Neurooncol 1993;15(1):75–7.

[104] Mason WP, Gentili F, Macdonald DR, et al. Stabilization of disease progression by hydroxyurea in patients with recurrent or unresectable meningioma. J Neurosurg 2002;97(2):341–6.

[105] Newton HB. Hydroxyurea chemotherapy in the treatment of meningiomas. Neurosurg Focus 2007;23(4):E11.

[106] Newton HB, Scott SR, Volpi C. Hydroxyurea chemotherapy for meningiomas: enlarged cohort with extended follow-up. Br J Neurosurg 2004;18(5):495–9.

[107] Sadetzki S, Modan B. Epidemiology as a basis for legislation: how far should epidemiology go? Lancet 1999;353(9171):2238–9.

[108] Sadetzki S, Flint-Richter P, Starinsky S, et al. Genotyping of patients with sporadic and radiation-associated meningiomas. Cancer Epidemiol Biomarkers Prev 2005;14(4):969–76.

[109] International Commission on Radiological Protection. Genetic susceptibility to cancer. ICRP publication 79. Approved by the Commission in May 1997. Ann ICRP 1998;28(1–2):1–157.

[110] Bethke L, Murray A, Webb E, et al. Comprehensive analysis of DNA repair gene variants and risk of meningioma. J Natl Cancer Inst 2008;100(4):270–6.

[111] Cardis E, Richardson L, Deltour I, et al. The INTERPHONE study: design, epidemiological methods, and description of the study population. Eur J Epidemiol 2007;22(9):647–64.

[112] Ragel BT, Jensen RL. Molecular genetics of meningiomas. Neurosurg Focus 2005;19(5):E9.

[113] Claus EB, Bondy ML, Schildkraut JM, et al. Epidemiology of intracranial meningioma. Neurosurgery 2005;57(6):1088–95; discussion 1088–1095.

[114] Rouleau GA, Seizinger BR, Wertelecki W, et al. Flanking markers bracket the neurofibromatosis type 2 (NF2) gene on chromosome 22. Am J Hum Genet 1990;46(2):323–8.

[115] Wolff RK, Frazer KA, Jackler RK, et al. Analysis of chromosome 22 deletions in neurofibromatosis type 2–related tumors. Am J Hum Genet 1992;51(3):478–85.

[116] Lomas J, Bello J, Arjona D, et al. Genetic and epigenetic alteration of the NF2 gene in sporadic meningiomas. Genes Chromosomes Cancer 2005;42:314–9.

[117] Perry A, Gutmann DH, Reifenberger G. Molecular pathogenesis of meningiomas. J Neurooncol 2004;70(2):183–202.

[118] Lusis E, Gutmann DH. Meningioma: an update. Curr Opin Neurol 2004;17(6):687–92.

[119] Simon M, Bostrom JP, Hartmann C. Molecular genetics of meningiomas: from basic research to potential clinical applications. Neurosurgery 2007;60(5):787–98; discussion 787–798.

[120] Chauveinc L, Dutrillaux AM, Validire P, et al. Cytogenetic study of eight new cases of radiation-induced solid tumors. Cancer Genet Cytogenet 1999;114(1):1–8.

[121] Chauveinc L, Ricoul M, Sabatier L, et al. Dosimetric and cytogenetic studies of multiple radiation-induced meningiomas for a single patient. Radiother Oncol 1997;43(3):285–8.

[122] Pagni CA, Canavero S, Fiocchi F, Ponzio G. Chromosome 22 monosomy in a radiation-induced meningioma. Ital J Neurol Sci 1993;14(5):377–9.

[123] Zattara-Cannoni H, Roll P, Figarella-Branger D, et al. Cytogenetic study of six cases of radiation-induced meningiomas. Cancer Genet Cytogenet 2001;126(2):81–4.

[124] Shoshan Y, Chernova O, Juen SS, et al. Radiation-induced meningioma: a distinct molecular genetic pattern? J Neuropathol Exp Neurol 2000;59(7):614–20.

[125] Rienstein S, Loven D, Israeli O, et al. Comparative genomic hybridization analysis of radiation-associated and sporadic meningiomas. Cancer Genet Cytogenet 2001;131(2):135–40.

[126] Joachim T, Ram Z, Rappaport ZH, et al. Comparative analysis of the NF2, TP53, PTEN, KRAS, NRAS and HRAS genes in sporadic and radiation-induced human meningiomas. Int J Cancer 2001;94(2):218–21.

[127] Rajcan-Separovic E, Maguire J, Loukianova T, et al. Loss of 1p and 7p in radiation-induced meningiomas identified by comparative genomic hybridization. Cancer Genet Cytogenet 2003;144(1): 6–11.

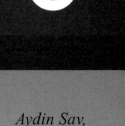

脑膜瘤的神经病理学

Aydin Sav,
Bernd W. Scheithauer

贺宇波 译

定 义

Cushing 首次杜撰了"meningioma"一词用来形容起源于脑膜细胞成分的原发肿瘤，包括所有原发的以脑膜细胞为主要成分的肿瘤。后来，这个词仅用于起源于蛛网膜颗粒或脑膜细胞的肿瘤[1]。从形态学上分类，涵盖的范围很广，包括良性（WHO Ⅰ级）、非典型性（WHO Ⅱ级）及恶性（WHO Ⅲ级）。脑膜瘤的子类型中添加许多描述性的术语，其中包括脑膜皮瘤型、纤维型、过渡型、砂粒体型、分泌型和微泡型。只有一小部分与实验结果或临床研究相符[2-4]。

脑膜瘤是典型的硬脑膜来源的肿瘤，好发于蛛网膜颗粒存在的部位。大多数见于成年人，且为特发性的起源，儿童偶发[5-6]。仅有极少数脑膜瘤出现于颅脑放射性照射之后[7-11]或者产生第二种类型的多发性神经纤维瘤。当脑膜瘤尤其是多发性的出现在儿童期或青春期时应该高度怀疑为后者[12]。少数脑膜瘤会伴发一些雌激素依赖的肿瘤，例如乳腺癌、子宫内膜癌[2]。

人口统计学

脑膜瘤是最常见的颅内非胶质细胞源性的肿瘤，好发于大脑镰旁[13]。据统计，有 20% 的脑膜瘤位于颅内，其中包括 15% 有症状者和 33% 无症状者。大多数脑膜瘤发生于中老年人群，儿童颅内病变中仅有 1.4% ～ 4% 为脑膜瘤[13]。脑膜瘤有性别倾向性，男女发病率比例为 2：1，但随着年龄增长比值变小。恶性脑膜瘤的男女发病率基本一致[13]，在尸检中偶然发现的脑膜瘤结果与此相符。

年度报告显示，脑膜瘤的发病情况大约为 2.3 ～ 3.1/100 000[13]。而在尸检的年度报告中显示尸检发现的脑膜瘤大约为 3.9 ～ 5.3/100 000[14]。无症状及有症状的发病率均随年龄增长有增高趋势。最近的研究显示，38.9% 的脑膜瘤是无症状的[15]，在女性患者和年龄超过 70 岁的患者中确实如此[14]。

在外科中，被称为脑膜瘤病的多发脑膜瘤大约占 1% ～ 5%[16]。这种肿瘤好发于女性和老年患者[13]。在 CT 中，8% 为脑膜瘤，而在尸检研究中则为 8% ～ 16%[13]。虽然多发的脑膜瘤发生于 NF2 相对较高的环境中，但这些患者并无其他特异性的疾病，如多发性的神经鞘瘤[13]。在携带 NF2 的人群中近半数患有单发的脑膜瘤，30% 患有多发的脑膜瘤[13]。一项研究表明，有 5% 的患者为脑膜瘤病，而其中只有 19% 的患者达到 NF2 的诊断标准[16]。家族遗传性的脑膜瘤病极少与 NF2 相关，仅有一例报道[16]。

特异位点

多数脑膜瘤是硬膜内的，多发生在颅内、椎管内或眼眶等多位。颅内的病变好发于蛛网膜颗粒，能使颅内压增高，包括质量效应和局部神经功能的缺失。与其他颅内实性肿瘤如胶质瘤和转移癌相比，脑膜瘤的症状相对较轻[2]。

神经影像学常常这样描述：球形、血管丰富、造影剂明显增强、硬膜起源的肿瘤。影像学上提示脑膜瘤诊断的术语为"硬脑膜尾征"，这是由于在瘤体和其深方的硬脑膜之间的新生物或肉芽组织呈楔形增强。一些脑膜瘤也会有罕见的形态，如位于蝶骨脊的肿瘤呈"地毯样"或"斑片状"浸润。微泡型的脑膜瘤——一种脑膜瘤的亚类型，常常与瘤内或瘤周囊泡形成有关[2]。在一些病例中，脑膜瘤几乎完全嵌入脑组织深部，并且合并周围脑组织的水肿[2]。

神经影像学对于脑膜瘤的诊断至关重要。在非增强 CT 中，脑膜瘤的密度常常表现为与灰质相同，很难辨别。在 CT 扫描中，钙化很常见并且表现为高密度[17]。在 MRI 中，大多数脑膜瘤表现为等信号，当纤维成分多或（和）钙化明显时，内部可伴有部分高信号[18]。通常，组织学上的级别越高，周围脑组织水肿越常见且范围越广。例如，非典型的和退行性的脑膜瘤常常与一些酶相关，这些酶能导致脑组织水肿[19,20]。因此，这就不难理解水肿常常与含高 MIB-1 标记指数的脑膜瘤相关[21]。脑组织侵犯的脑膜瘤表现为肿瘤与正常脑组织的边界不清，并伴有明显的水肿（图 6-1A），在 I 级或 II 级的病变中这种反应罕见。

在组织学上，脑膜瘤常常侵犯硬脑膜，并可能累及间质组织包括颅骨、骨膜和皮下组织(图6-1B)。

骨侵犯会引起颅骨肥厚，包含发自内板和外板的骨刺。与颅骨肥厚相关的头皮的隆起可能伴有骨膜的隆起和浸润，并且可能成为脑膜瘤的首发症状[2]。

组织学上，脉络丛的结构主要为脉管的折返、间充质和脑室壁上的软脑膜。因此，不必惊奇脉络丛间质内出现脑膜瘤。虽然这种情况少见，但仍可累及侧脑室[22]、第三脑室[2]甚至第四脑室[23]。脑膜瘤累及松果体的情况罕见[2]。

起源于视神经鞘的眶内脑膜瘤并不常见。解剖

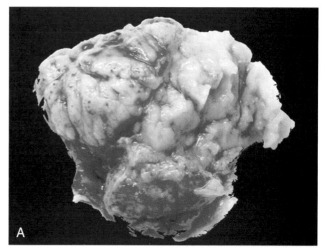

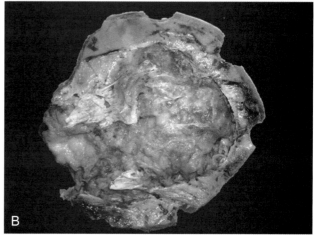

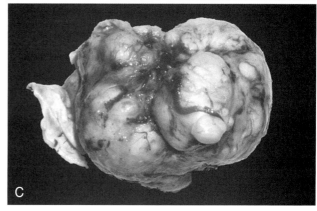

图 6-1（见彩图 6-1） **A**，表面不规则的脑膜瘤；**B**，侵入颅骨的脑膜瘤；**C**，光滑和分叶的脑膜瘤。

学上，仅有一小部分眶内脑膜瘤呈大块状生长，其他的位于眶内软组织中[2]。不难理解，患者会出现斜视、眼睑下垂和视力障碍等症状。

几乎所有的脊膜瘤都出现于髓外硬膜内。多数向邻近的脊髓扩展并引起节段性的神经功能缺失[2]。颈胸节段最易受累。几乎所有肿瘤都起源于脊神经根存在区域的腹侧或外侧。与脑膜瘤不同，脊膜瘤极少侵犯周围的骨组织。女性脊膜瘤的发病率远远高于脑膜瘤，二者的比例约为 10∶1[2]。脑膜瘤的组织学亚型有一个清晰的脊柱轴的倾向，包括砂粒体（血管结石）和透明细胞变异。

颅内的或椎管内的脑膜瘤的另外一个亚型位于硬脑膜外。虽然起源于硬膜，但瘤体主要位于硬膜外。少数脑膜瘤发生于骨内，这种骨内的脑膜瘤经常影响起源处的颅骨（板障脑膜瘤），起源于脑膜乳头座[2]，其中包括颞骨岩部和颞骨[24]。

极少数的脑膜瘤发生于鼻窦[25]、皮肤、肺组织[26]、纵隔和周围神经[2]。这些异位性的脑膜瘤认为有一部分来自软组织的直接延伸，而另一部分则是真正的异位。例如，发生在肺组织和（或）纵隔的脑膜瘤起源于个别的细胞微巢，它们在组织学上、免疫组织学上及超微结构上具有脑膜上皮特征。显微解剖的分子研究提出孤立的肺内病变可能并非新生物，而多发病灶才可能为真正的肿瘤或过渡性的病变或前期病变[2,27,28]。

大体标本所见

大多数脑膜瘤易于描述，质地柔软有弹性，表面光滑或呈分叶状（图 6-1C）。

脑膜瘤与脑膜的连接处典型的为宽基底[3,13,29-31]。大部分的脑膜瘤质地柔软，但纤维型的脑膜瘤非常坚硬。显微囊性亚型可能在某种程度上具相当的囊性，经常紧密地附着在脑表面。硬膜下方的侵犯很常见。与此相反，除了静脉窦，脑膜瘤很少侵犯静脉血管。在某种程度上，血管间隙受累容易导致向硬膜外蔓延和软组织受累。另外，通过骨孔或骨裂蔓延能够累及邻近的颅外腔隙，诸如眶腔或颅底[2]。

少数脑膜瘤的质地为粗大的颗粒状，这是由于其内含有丰富的微钙化——专业术语称作"砂粒体"，这类肿瘤常发生于硬脊膜或筛孔内。相比而言，骨化生很罕见，并且多数发生在椎管的病例中。如前文所述，脑膜瘤浸润或穿透骨组织将激发明显的骨肥厚。如前所述，发生于蝶骨翼上的脑膜瘤呈地毯样生长形成斑片状[32,33]。手术切除这种肿瘤很有挑战性。有时，重油脂让一个肿瘤呈现为亮黄色；与此相反，少数具有黏液瘤特征的脑膜瘤表现为灰色半透明状[2]。

脑膜瘤常压迫周围的脑组织但很少出现向脑实质浸润。通常，它们推压前方的软脑膜，形成一个分裂平面的边缘。微泡型是个特例，经常有宽基底附着于软脑膜表面。非典型的和退行性的脑膜瘤比良性病变更大[34]，并且肿瘤和脑组织之间的界面更广、更不规则。这类肿瘤很难完全清除，尤其是存在血管周围（Virchow-Robin）间隙受累或皮质受累。复发的肿瘤边界不清且易于与脑组织粘连或包围神经血管组织[2]。

脑膜瘤的组织学亚型

虽然所有的脑膜瘤均来源于硬膜细胞，但在组织学上的表现却有很大差异[3,29-33]。根据 2007 年 WHO 的分类标准，脑膜上皮型、纤维型及过渡型较为常见。总的来说，大多数的脑膜瘤亚型为Ⅰ级，临床过程较为平和。Ⅱ级（非典型性）和Ⅲ级（恶性）的脑膜瘤极具有浸润性。虽然如此，但很少发生转移。组织学上，Ⅱ级的非典型、脊索样和透明细胞肿瘤以及Ⅱ级的退行性、乳头状、棒状肿瘤构成了过渡期的肿瘤和高级别肿瘤。与Ⅰ级的肿瘤相比，Ⅱ级的肿瘤在整体切除之后更易复发。Ⅲ级的脑膜瘤具有很明显的恶性行为（表 6-1）[2,32,33]。脑膜瘤的这种分级是依据不同的组织学参数，具体阐述如下。

脑膜瘤的组织学表现有很大差异。多数预后较好。Ⅱ级脑膜瘤的特征不同，包括组织学模式和肿瘤的特征性参数（见后文）。常见的核分裂和细胞核异型并不代表其临床恶性行为很强。组织学参数常常用来诊断非典型性脑膜瘤（见后文），不依赖肿瘤的亚型，虽然很多类型被归为Ⅱ级和Ⅲ级。虽然大多数的脑膜瘤按照下面所描述的特点至少被归为某一种类型，但混合型的脑膜瘤很常见。世界卫生组织 2007 年的脑膜瘤分类标准主要是建立在不同脑

表 6-1 根据 WHO 分级的脑膜瘤组织学亚型

低复发风险的亚型和侵袭性生长的亚型		
		ICD-O 编码
上皮型脑膜瘤	WHO Ⅰ级	9531/0
纤维型（成纤维细胞型）脑膜瘤	WHO Ⅰ级	9532/0
过渡型（混合型）脑膜瘤	WHO Ⅰ级	9537/0
砂粒体型脑膜瘤	WHO Ⅰ级	9533/0
血管瘤型脑膜瘤	WHO Ⅰ级	9534/0
微囊型脑膜瘤	WHO Ⅰ级	9530/0
内分泌型脑膜瘤	WHO Ⅰ级	9530/0
富淋巴细胞型脑膜瘤	WHO Ⅰ级	9530/0
化生型脑膜瘤	WHO Ⅰ级	9530/0
复发可能更大和（或）更具有侵袭行为的亚型：任何高分化指数和（或）脑侵袭的亚型或级别（4 次有丝分裂数 / 10HPF）		
脊索样脑膜瘤	WHO Ⅱ级	9538/1
透明细胞型脑膜瘤（颅内）	WHO Ⅱ级	9538/1
乳头状脑膜瘤	WHO Ⅲ级	9538/3
棒状脑膜瘤	WHO Ⅲ级	9538/3

膜瘤的形态学表现相对特异基础之上 [32,33]。

脑膜瘤的组织学亚型

内皮型脑膜瘤

曾经被称为"合体细胞性脑膜瘤"，为脑膜瘤最常见且最典型的类型，由赘生细胞形成的大小不一、边界不清的小叶构成（图 6-2A）。

肿瘤细胞膜很复杂，超微结构表现为相互交织样，这就不难解释为什么在显微镜下很难分辨细胞膜边界。在脑膜瘤中纤维组织成分含量非常少。漩涡及砂粒体在脑膜瘤中相对来说也并不常见。

内皮型脑膜瘤的细胞具有典型的脑膜上皮细胞学形态，细胞核呈圆形或椭圆形，染色质细而少，核仁为单个且小，胞核内含有很多不同种类的包涵体，外以染色质包绕。这些包涵体包含的糖原在很多种类的脑膜瘤变异体内均可发现（图 6-2B、C）。

这些较大的分叶不应与在非典型脑膜瘤中常见的"薄膜"或缺少构造样式相混淆。

在小的活检标本中发现，脑膜细胞反应性的异常增生伴随其他过程可能会刺激脑膜瘤的发生。我们常见的有关联的如视神经胶质瘤，毗邻的肿瘤如

神经鞘瘤、慢性肾炎、蛛网膜炎、高龄等，偶尔与弥漫性的硬膜增厚（即硬脑膜炎）也有相关性 [35]。

纤维型脑膜瘤

纤维型脑膜瘤相对少见，尤其是结构纯粹者。在移行细胞性脑膜瘤中常出现这种类型（见后述）。纤维型脑膜瘤由梭形细胞平行排列或席纹状排列组成，细胞基质内含有丰富的胶原纤维（图 6-3）。

当细胞显著延长时，即使相对缺少胶原纤维，也会被称为纤维型。

细胞核常深染且比过渡型脑膜瘤的更长。核内包涵体、漩涡和砂粒体很少见到，但是可以见到胶原纤维束或血管的钙化 [2]。

过渡型脑膜瘤

为常见的联合体，移行细胞性脑膜瘤为原始的类型。在构型上，大多为内皮型脑膜瘤和纤维型脑膜瘤的中间体。在多数肿瘤内，小叶中心常见合胞体，在其周围可见长的纤维细胞束包绕。最引人注目的紧密漩涡为其最典型的特征，内可见散在的砂粒体。

砂粒体型脑膜瘤

这一名词应用于含有极丰富砂粒体的脑膜瘤（图 6-5）。

"砂粒体"一词并不限于一种特定的组织学亚型，而是很多肿瘤的过渡型。当砂粒体含量很多时会融合在一起，形成不规则的钙化，有时会与骨相连。极少数肿瘤内几乎被砂粒体代替，很难找到脑膜细胞。如前所述，这类肿瘤好发于硬脊膜或嗅沟部位，并且好发于中年女性 [33]。通常，砂粒体性脑膜瘤在生物学上归属为良性（WHO Ⅰ级）[2]。

血管瘤性脑膜瘤

几乎任一类型的脑膜瘤都能被高度血管化，但大部分在结构上主要以脑膜的和过渡的为主。血管瘤性脑膜瘤一词主要应用于那些血管丰富的脑膜瘤（图 6-6）。

在形态学上血管有很大差异，从小血管到大血管，血管壁从薄到厚及透明化。绝大多数的血管瘤性脑膜瘤在临床上和组织学上表现为良性，尽管很容易发现明显的核异型。依据血管的大小和结构，

可与成血管细胞瘤及血管畸形相鉴别。前者往往会有黄染。血管瘤性脑膜瘤不应该与现在已经废弃的"成血管细胞瘤"一词等同，它主要是指血管外皮细胞瘤。血管瘤性脑膜瘤周围常伴有大面积的水肿[33]。

微囊型脑膜瘤

　　组织学上，这种类型的脑膜瘤具有特征性的结

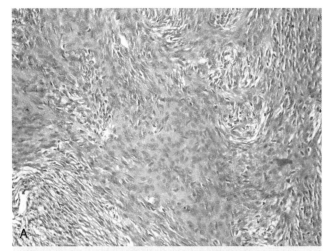

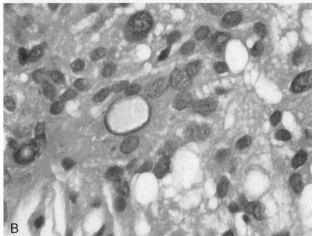

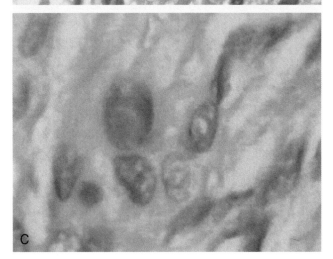

图 6-2（见彩图 6-2）　A，上皮型脑膜瘤显示的典型的"合胞体外观"。B，由于糖原沉积而得名的假包涵体导致核的部分清除。C，细胞核内容物（假包涵体）为糖原，由 PAS 结合淀粉酶展现出来。

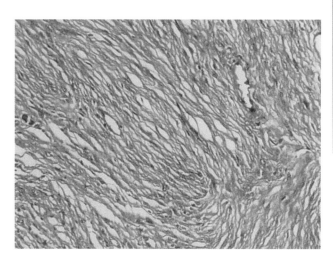

图 6-3（见彩图 6-3）　纤维性脑膜瘤由细长的富胶原的基质细胞构成。

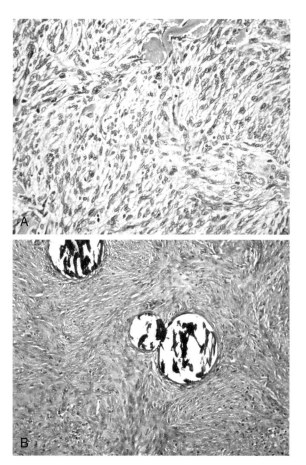

图 6-4（见彩图 6-4）　A，过渡型脑膜瘤有突出的小叶、涡状纹、胶原形成的血管。B，砂粒体。

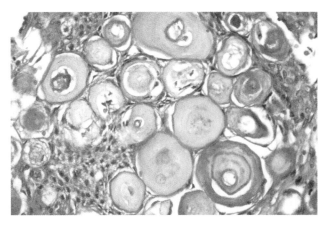

图 6-5（见彩图 6-5） 砂粒体型脑膜瘤包含为数很多的砂粒体。

构，细胞具有细长的突起，包绕细胞间的微囊，微囊内含有灰白色的嗜酸性黏液。大多数情况下，细胞膜上有很多微孔，结构疏松，并且具有特征性的玻璃样变性[36,37]。这些肿瘤细胞常伴某种程度的黄瘤化（图 6-7A、B），偶见呈明显嗜酸性、PAS 阳性的透明小体（图 6-7C）。

根据它的血管供应、泡沫细胞和散在的多形的细胞核（图 6-7D），这种类型的脑膜瘤也可能被误诊为成血管细胞瘤。

区别主要取决于肿瘤的部位和免疫组化：上皮细胞膜抗原和黄体酮受体阳性，同时缺乏神经元特异性烯醇酶(NSE)、抑制素和水通道蛋白[38,39]染色。

含有微囊的这种类型预后没有明显差异，虽然这种肿瘤比其他Ⅰ级肿瘤与脑表面相连的基底更

宽，水肿更明显[37]。在这种脑膜瘤的表面常常有大的囊泡[2]。

分泌型脑膜瘤

这种肿瘤的典型特征为病灶上皮分化，细胞腔内含有分离的、亮嗜酸性的、PAS 阳性的被称为"假砂粒体"的分泌物。这种特征在内皮型和过渡型的组织类型中很常见（图 6-8A）。

分泌型的脑膜瘤主要发生于女性，好发于额叶或蝶骨脊[40-43]。假砂粒体需与砂粒体相区分，砂粒体较大，呈层状，嗜酸性且钙质丰富，常出现在漩涡的中心。假砂粒体出现在细胞内，且单个细胞内可见多个，呈红色而不是蓝色，坚硬且不依赖漩涡存在。另外，它们有 CEA 免疫反应，且周围有聚丙烯腈细胞角蛋白阳性的细胞包绕（图 6-8B、C）。

最后，假砂粒体小体可能被误认为是微钙化。肥大细胞数量可能特别巨大，瘤周水肿显著[33,44]。

对分泌型脑膜瘤来说没有预后的意义，虽然它们几乎都是 WHO Ⅰ级且预后良好。在一些肿瘤中周围的水肿很明显[43]。有报道称肿瘤生长时血清中的癌胚抗原明显增高，而切除后明显降低[45]。

富淋巴浆细胞型脑膜瘤

这种罕见的脑膜瘤变异体的特点是有广泛的慢性感染。什么因素激发这种淋巴细胞和浆细胞的反应尚不清楚（图 6-9）[46]。

无论如何，它们主导了肿瘤，并使肿瘤的成分不清。常能见到罗素小体并存在生发中心[2]。将淋巴浆细胞样细胞性脑膜瘤作为一种特殊的临床病理实体已被质疑，因为它的行为与感染过程相似[47]。在一些病例中，有全身血液系统异常，诸如高球蛋白血症和顽固性的缺铁性贫血[2,33]。

化生性脑膜瘤

化生性脑膜瘤除了含有脑膜上皮的或过渡型的模式，还含有各种间充质成分包括骨、软骨、脂肪（图 6-10A）和黏液或黄瘤组织[48]（图 6-10B）。

这些可以孤立存在或合并存在。在含有丰富砂粒体的肿瘤中骨化常同时存在。骨组织也出现在间质纤维组织的矿化中。化生骨应该与脑膜瘤浸润的反应骨区分开来。黄瘤化常是脑膜瘤的局灶性特征，它常在组织学图片中占据主导。在脑膜瘤细胞

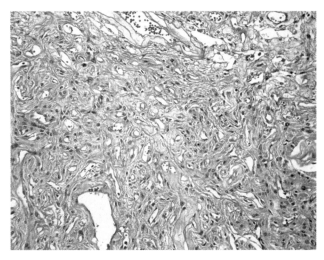

图 6-6（见彩图 6-6） 血管瘤型脑膜瘤富含小或中型的，明显透明样变的血管壁。

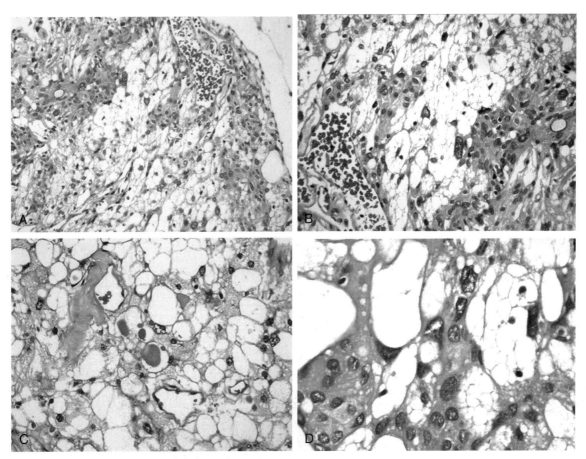

图 6-7（见彩图 6-7）　A，微泡型脑膜瘤有蜘蛛网般的显微囊泡特性，与吸引眼球的细长细胞一样的进程。B，肿瘤占据着细胞间的液体填充的空间，赘生性细胞发生黄瘤样变化。C，明亮的嗜酸性、PAS 阳性、透明样小滴。D，显微囊型脑膜瘤具有分散的大的多形态核。

内微血管脂肪的积聚不同于也同样罕见的脂肪细胞化生。黏液样化生罕见 [2,33]。脑膜瘤出现嗜酸性细胞转化是否考虑为化生尚未得到解决；无论如何，这种罕见的肿瘤被认为是相对恶性 [48-51]。

　　罕见的脑膜瘤表现为血管外皮细胞的增殖，这种特征有可能很突出 [52]。这类肿瘤周围常有水肿。罕见的脑膜瘤特征为腺样或假腺管样分化 [2]。这种改变的临床意义不清楚 [33]。

　　一种影响神经系统的罕见类型的"冲撞体"肿瘤包含脑膜瘤和胶质瘤 [2]。在大多数病例中这种巧合看似有联系，有推测指出脑膜瘤或各种间充质肿瘤诱导了胶质瘤的发生 [53]。一种空间相似的脑膜瘤 - 神经鞘瘤关联已经有文献报道，在 NFI 的影响下发生在小脑脑桥角 [54]。

常见肿瘤内的罕见形态学变异

　　在脑膜瘤中遇到的作为形态学广谱中的反映，这些罕见的肿瘤很难分类。类型的偏差比真正的变异要多，其中包括分布广泛、硬化（图 6-11），胶质纤维酸性蛋白表达（可疑的），颗粒纤维包涵体等特征 [49,55-57]，花瓣样酪氨酸结晶特征在脑膜瘤中很罕见 [58]。

　　大多数曾经被称作色素型脑膜瘤的肿瘤现在明确为黑色素瘤 [59,60]。最后，在极少的例子中，黑色素细胞进入邻近的脑膜瘤的脑膜内是黑色素瘤的特例 [33,61]。有时，脑膜瘤出现在转移癌（图 6-12A、B）[62-64] 或淋巴癌中 [65]。

攻击性行为的组织学模式

WHO Ⅱ级（非典型性）脑膜瘤

　　非典型性或 WHO Ⅱ级的脑膜瘤，被定义为

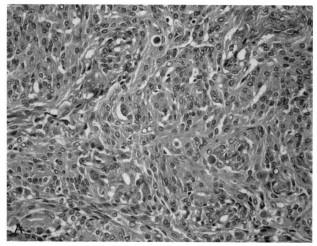

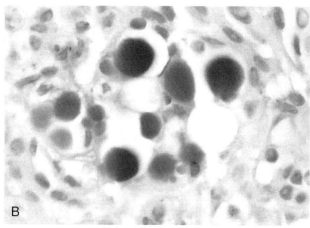

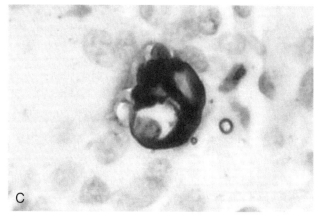

图 6-8（见彩图 6-8） **A**，分泌型脑膜瘤特点，细胞腔含有单个或多个，球形嗜酸性小体。**B**，细胞内腔含有 PAS 阳性的砂粒体（C）被聚丙烯腈细胞角蛋白阳性的细胞包绕。

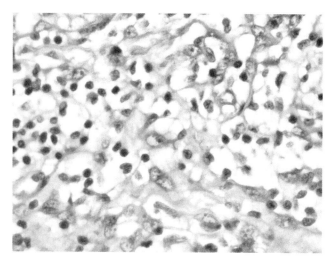

图 6-9（见彩图 6-9） 这个类型的脑膜瘤显示出慢性炎症反应，此反应由淋巴细胞和浆细胞按照不同比例形成。

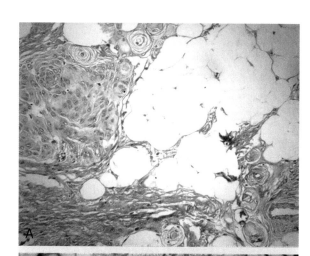

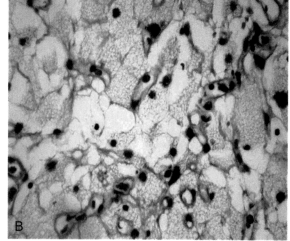

图 6-10（见彩图 6-10） **A**，化生型变异体可能以脂肪组织为特点。**B**，黄瘤样变。

"非典型"是由于有丝分裂性能增加或出现三个或以上的组织学特征：细胞过多，小细胞转化、巨核、连续性生长和自发的或地理的核心坏死[66]。有丝分裂性能增强的标准为在每 10 个高倍镜（×40）视野内可见到 4 个或更多的有丝分裂。与 WHO Ⅰ

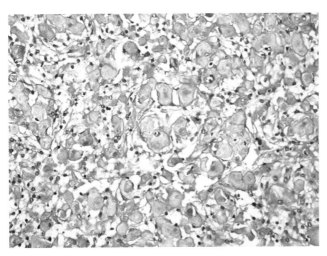

图 6-11（见彩图 6-11）　脑膜瘤细胞壁广泛硬化。

级脑膜瘤相比，上述标准能与高出 8 倍的复发率相一致，即使肿瘤被整个切除[66]。以前运用的交替分级方法已经被 WHO 分级标准所取代。这些包括①标识个别的参数加以总和与②简单地结合细胞过多或每 10 个高倍镜视野内见到更多的有丝分裂[34]。总的来说，非典型的脑膜瘤常表现为适中的 MIB-1 标记指数增加[2,33]。

脊索状脑膜瘤

这种不常见的脑膜瘤变体主要组成浅表组织脊索瘤，充满嗜酸性的束或小梁，有时含大量空泡细胞，细胞外有黏液性基质[68,69]（图 6-13A、B）。

虽然个别的例子目前几乎完全呈脊索状，但多数肿瘤都是从非常普通的脑膜瘤演变而来。若内皮型或过渡型中出现漩涡或砂粒体就很少再发生脊索变。单纯脊索变的临床意义不详。最近的 WHO 2007 年的分级标准强调只有当这种变体占主导地位时才能诊断[33]。慢性感染浸润可能夹杂着出现。脊索状脑膜瘤是一种典型的体积较大的幕上肿瘤，在几乎全切后复发率仍很高。所以将这类肿瘤归为 WHO Ⅱ级[69]。在非常罕见的情况下，患者会合并血液系统异常，例如卡斯尔曼病（Castleman's disease）[33]。

透明细胞型脑膜瘤

这种罕见的脑膜瘤变体常好发于小脑脑桥角、腰骶部的硬膜和马尾部位；并不完全起源于硬膜[2]。好发于儿童和青少年，并且细胞含有透明的富含糖

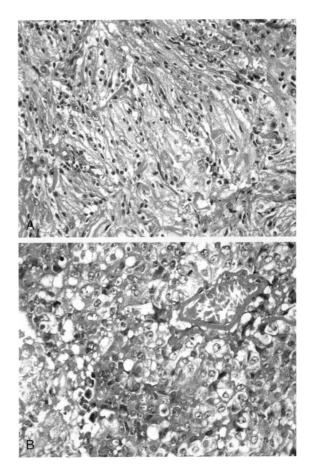

图 6-12（见彩图 6-12）　A，纤维性脑膜瘤。B，宿主转移性腺癌。

原的胞浆（图 6-14A）[23,69-71]。因此，这种肿瘤表现为 PAS 染色强阳性和易被淀粉酶分解。

大部分细胞排列无序，即使出现漩涡表现也不明显。缺少砂粒体。血管周围浓淡不匀和间质胶原沉积（图 6-14A）常为其突出特征，又可能使细胞构成模糊。

与脊索状脑膜瘤不同，透明细胞脑膜瘤常表现为 WHO Ⅰ级脑膜瘤的特征。尽管细胞核变化不明显且为低分化，但透明细胞脑膜瘤表现有明显的复发倾向。少数病例表现为局限在脑脊髓播散[33,72]。因此，透明细胞脑膜瘤被归为 WHO Ⅱ级。

棒状脑膜瘤

这种不常见的脑膜瘤变体的典型特征为含有偏心细胞核的棒状细胞呈簇状或片状排列，经常开放染色质并且核仁明显。这种棒状体包含中间丝涡旋而成的嗜酸性聚集物。在 HE 染色中呈纤丝样或蜡状，这种棒状改变可以是局部或泛发的特征（图 6-15A）[73-76]。

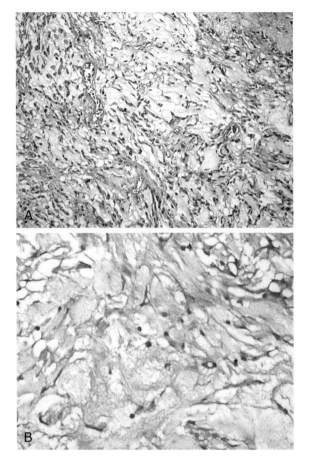

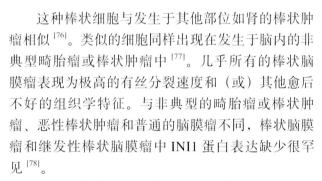

图 6-13（见彩图 6-13） **A**，脊索样脑膜瘤，特征性的索状或骨小梁周围可见嗜酸性粒细胞。**B**，大量的阿新蓝（Alcian-blue）阳性的黏液样基质。

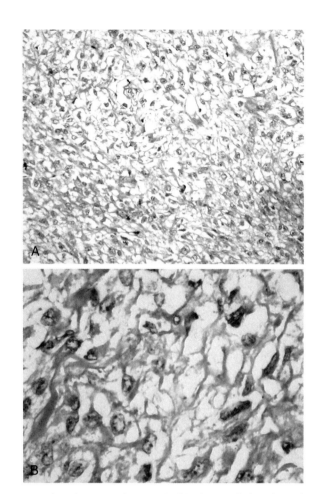

图 6-14（见彩图 6-14） **A**，透明细胞型脑膜瘤由富含糖原的清澈的细胞质组成。**B**，间质胶原沉积。

这种棒状细胞与发生于其他部位如肾的棒状肿瘤相似[76]。类似的细胞同样出现在发生于脑内的非典型畸胎瘤或棒状肿瘤中[77]。几乎所有的棒状脑膜瘤表现为极高的有丝分裂速度和（或）其他愈后不好的组织学特征。与非典型的畸胎瘤或棒状肿瘤、恶性棒状肿瘤和普通的脑膜瘤不同，棒状脑膜瘤和继发性棒状脑膜瘤中 INI1 蛋白表达缺少很罕见[78]。

跟脊索状脑膜瘤一样，棒状脑膜瘤的显著特征为明显增高的肿瘤复发率。WHO 2007 分类中建议只有当这种改变占主导地位时才加以诊断[33]。当遇到局部的棒状改变时，观察者应注明，虽然这种肿瘤的行为还有待确定[33]。棒状脑膜瘤常表现为攻击性的临床过程并与 WHO Ⅲ级相一致[174,75]。有时肿瘤表现为棒状和乳头状脑膜瘤形态相结合（图 6-15B）[2]。

乳头状脑膜瘤

乳头状脑膜瘤很少见，有时在儿科遇到[5,33,79]。常出现散在的有丝分裂。它们的典型形态学特征为肿瘤细胞常位于血管周围，这与室管膜瘤血管周围的假菊花征类似（图 6-16）[33,79,80]。

与室管膜瘤相比，乳头状脑膜瘤细胞更接近血管，并且常在血管周围被短小纤细的羟基链霉素纤维呈辐射状隔离开，呈星状结构。乳头状脑膜瘤应被保留而不应用于这类脑膜瘤，包括乳头状的结构在过程中假性开裂而致或者赘生细胞在有分化能力的血管套周围出现坏死而形成。跟棒状脑膜瘤一样，乳头状脑膜瘤的复发率常增加。75% 的病例出现脑组织侵犯，55% 复发，20% 发生转移（主要转移至肺），大致一半死亡[79,81]。鉴于它们攻击性的临床行为[79]，单纯从组织学来讲 WHO 分级为 Ⅲ

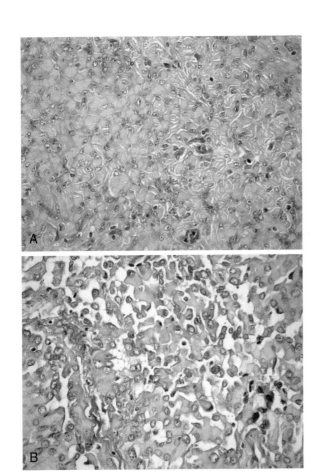

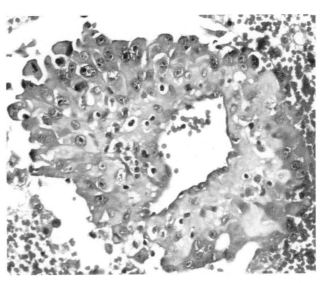

图 6-16（见彩图 6-16）　乳头状脑膜瘤具有独特的血管周围的假菊形团形成。

图 6-15（见彩图 6-15）　**A**，棒状脑膜瘤由成片的棒状细胞组成。**B**，棒状脑膜瘤细胞具有偏心的细胞核，具有经常开放的染色质，一个突出的核仁，内含物为嗜酸性的胞浆。

膜瘤之间 [33]。在这些病例中，我们更倾向于用分裂指数来加以区分。

级 [5,33,80]。历史上，Cushing 和 Eisenhaidt 在 1938 年最先报道了这种罕见的病例，他们的病人 Dorothy May Russell 曾经历了 17 次颅内脑膜瘤切除手术并且在她的尸检中发现了肺转移灶 [1]。

组织学分级

脑膜瘤的分级主要依据其对脑的侵袭性即恶性和以肿瘤的组织学亚型、特殊的组织学特征为依据的多参数 [3]。当 WHO 的脑膜瘤分级标准不适用时，MIB-1 指数可用来确定肿瘤级别并预测愈后。

最新的 2007 WHO 脑膜瘤分级体系是很多研究中心共同研究得出的综合临床病理，评价了组织学分级参数和包括攻击性行为的组织学亚型，如表 6-2 所示 [33,81,82]。组织学亚型包括脊索型、透明细胞型、乳头型和棒状型 [50, 51]。

WHO Ⅲ级（间变性、恶性）脑膜瘤

非典型性脑膜瘤过度异常，出现明显的恶性组织学特征被称为间变性脑膜瘤。这些包括癌、黑色素瘤、肉瘤明显的恶性细胞学特征或有丝分裂指数明显增加（每 10 高倍镜视野即 0.16mm^2 下 20 或更多有丝分裂）[81]。肿瘤内若出现以上标准则与 WHO Ⅲ级相符合，且为致命性的，存活的中位年龄 < 2 年 [81]。如前所述，单凭其侵袭性，诊断为间变性脑膜瘤并不充分 [81]。因为脑膜瘤的恶性进程与胶质瘤相似，是异型性和有丝分裂活性持续增高的过程，常能遇到肿瘤表现介于普通的非典型性和退行性脑

WHO Ⅱ级（非典型性）脑膜瘤特征

脑侵袭性

虽然没有真正的包膜，但典型的脑膜瘤表面光滑，对下方的脑组织没有侵袭性。依据定义，对脑组织的侵袭性指的是肿瘤主体打破与正常脑组织之间的黏合膜及软膜向下方的皮质浸润（图 6-17A）。

在巨大肿瘤表面外围常能看到一些小的被分离的大脑皮质碎片，与脑膜瘤的软膜相连。这些和血管周围的累及不应与脑侵袭相混淆（图 6-17B）。

表 6-2　脑膜瘤 WHO 分级

Ⅰ级（典型）脑膜瘤：无Ⅱ或Ⅲ级病变的组织学特征或形式的脑膜瘤
Ⅱ级（非典型）脑膜瘤
具有脑侵袭性，和（或）
≥ 4 个，但是 < 20 个有丝分裂数 / 10HPF，和（或）以下 3 个或更多：
增加的细胞结构
小细胞改变
突出的核仁
体系构架丢失（"片状"）
由于肿瘤术前栓塞可以解释的坏死，和（或）
脊索样或透明细胞样亚型
Ⅲ级（"未分化"）脑膜瘤
明显的间变类癌，黑色素瘤，或肉瘤，和（或）
20 个或更多的有丝分裂数 /10HPF，和（或）
棒状或乳头状亚型

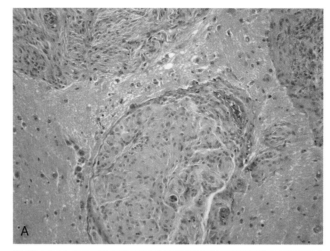

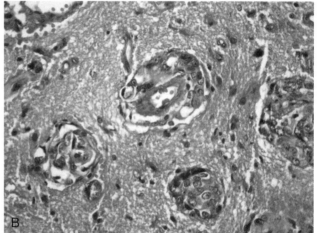

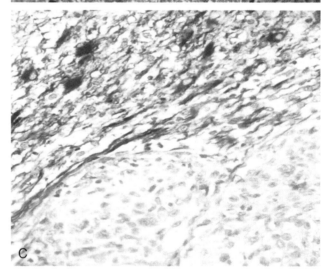

图 6-17（见彩图 6-17）　**A**，脑组织中的肿瘤组织舌。**B**，肿瘤组织涉及的 Virchow-Robin 空间。**C**，伴有反应性胶质增生的侵袭性脑膜瘤。免疫反应性的胶质纤维酸性蛋白。

　　虽然后者能增加局部复发的概率，但与侵袭性的预后意义不同。前面已经介绍过，根据常规标准，脑侵袭性的预后等同于 WHO Ⅱ级（非典型脑膜瘤）。不是所有的侵袭性脑膜瘤在组织学上相似。应用Ⅱ级的分类标准，确定是典型或非典型。

　　脑膜瘤与正常脑组织的关系可以用 GFAP 染色评价，因为它能检测到超越正常脑组织的舌或岛，这些在常规的组织学中易被遗漏。侵袭性的脑肿瘤常诱导神经胶质增生（图 6-17C）[3,33]。

　　对硬膜、骨甚至颅外软组织的浸润在病变切除后对颅顶的影响不大，但是若是侵袭颅底则预后不好。矢状窦旁的病变常浸润并最终堵塞上矢状窦。若有充足的脉络组织形成，在不引起皮质梗死的情况下被侵犯的窦常被切除[2,3,33]。海绵窦被侵犯常导致死亡率显著增高。

增快的有丝分裂速度

　　在脑膜瘤的不同个例中有丝分裂的数目差异很大。然而有时在普通的、分化较好的或 WHO Ⅰ级的病例中，也能看到丰富的有丝分裂，但没有其他的异型特征（图 6-18）。

　　根据定义，每 10 高倍镜视野有 ≥ 4（< 20）为 WHO Ⅱ级，而 ≥ 20 则为 WHO Ⅲ级（未分化脑膜瘤）[2,33]。在双峰曲线上两者的分布形成双峰曲

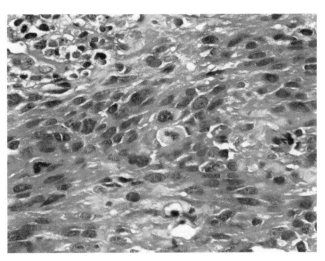

图 6-18（见彩图 6-18） 有丝分裂旺盛但没有非典型或恶性的其他特征的脑膜瘤。

线，极少数肿瘤的有丝分裂在 15 ～ 19/10 高倍镜视野。

片样结构

缺少小叶或其他典型的低倍镜下的模式，它们的弥漫性生长被称为"片样"（图 6-19）。时常伴发其他非典型的组织学特征。这种特征有很大的主观性；通常，至少有一个完整的低倍镜视野（×4）范围被累及。

核仁突出

在典型的 I 级脑膜瘤中核仁小但清晰，而在 II

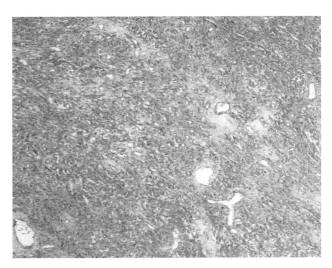

图 6-19（见彩图 6-19） 丢失叶或者片体系结构是常见的非典型脑膜瘤的特征。

级和 III 级脑膜瘤中则变得很突出，常为局灶性的很少广泛出现（图 6-20）。另外，它们常表现为紫罗兰色。

细胞质增加

虽然这种特征可以通过确定一个假定直径显微视野内细胞核的个数来定量，但是细胞质的评价具有很大的主观性，因为比 I 级脑膜瘤的要大很多（图 6-21）。

小细胞化

小细胞化呈斑片状，常在病灶内多发，整个细胞和细胞核均减小（图 6-22）。

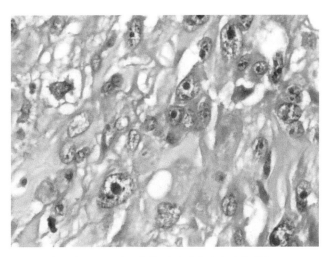

图 6-20（见彩图 6-20） 非典型脑膜瘤中突出的核仁。

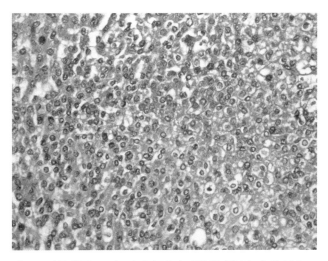

图 6-21（见彩图 6-21） 和 I 级上皮型脑膜瘤相比，细胞过多。

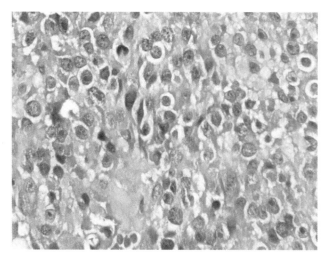

图 6-22（见彩图 6-22） 小细胞改变。注意细胞和细胞核尺寸的斑片状减少。

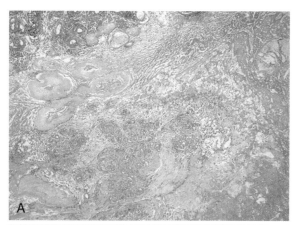

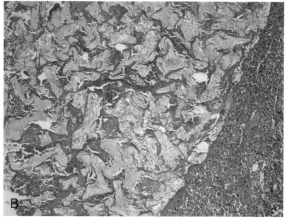

图 6-23（见彩图 6-23） A，很少有常见的区域性坏死与高级别肿瘤相伴随。B，由于广泛性的栓塞，导致坏死发生。

坏死

坏死常呈小中心形式出现，周围常被活性细胞形成的假栅栏所包围。地图样的坏死，尤其是广泛的坏死很少见且与高级别的肿瘤相关（图 6-23A）。

大片的坏死常能见到，主要是术前瘤内出现栓塞。它们的表现常为急性且为单相（图 6-23B）。

在这些病例中，血管中确实有栓塞的成分[82]。因为这些出现栓塞的肿瘤常较大、攻击性强、属于 WHO Ⅱ级（非典型），见到小灶性的自发坏死和有丝分裂并不奇怪[82]。但是，有丝分裂和 MIB-1 指数增高常出现与发生栓塞的区域相关。如果这变化由治疗引起则肿瘤的级别高于普通分级[83,84]。但是如果肿瘤体积和非典型性加速坏死，这些肿瘤的分级仍应用无坏死肿瘤的分级标准则值得考虑[2,33]。

细胞增殖和倍数性

有丝分裂活性

一般而言，从良性到非典型性再到未分化型（恶性），肿瘤细胞的增殖数量增加。有丝分裂指数与肿瘤的容积增长率大致一致[85]。不同级别肿瘤的有丝分裂指数（每 10 个高倍视野下总数）明显不同：良性肿瘤为 8.08±0.05，非典型性为 4.8±0.9，恶性肿瘤为 19±4.1[86]。

MIB-1 标记

虽然在脑膜瘤的 WHO 分级中并没有确定 MIB-1 标记指数，但预后意义明显不同并且 MIB-1 指数与结局呈负相关[87,88]。但是，对于有丝分裂，MIB-1 标记指数呈明显增高趋势，从 WHO Ⅰ级或良性（平均为 3.8%）到 Ⅱ级或非典型性（平均为 7.2%）到 Ⅲ级或间变性脑膜瘤。事实上，一些研究表明 MIB-1 标记指数超过 4% 将有复发的风险，类似于 WHO Ⅱ级或非典型性脑膜瘤；若指数超过 20% 则死亡率明显提高，类似于 WHO Ⅲ级或间变性脑膜瘤[81,88]。虽然这种方法很吸引人，但每个实验室技术和解释的不同根据他们的研究结果很难获得固定的截断值。技术的评估要减去复发和不复发肿瘤的期望重叠值[89]。虽然当过量时没有一个明确的阈值标准来定义 Ⅱ级或 Ⅲ级，但在近似全切的肿瘤中水平若近似 4% 或更高则明显降低不复发的存活率[88]。Perry 及其同事的研究表明，Ⅰ级、Ⅱ

级、Ⅲ级肿瘤的平均值在近似全切的肿瘤中分别为7%～25%，29%～52%，50%～94%[66,81]。在另一个研究中显示，一个相似的标准即超过3%则发现预后不良。如前所述，MIB-1指数在坏死的核心更高[83,84]，不过观察的意义一直存在争议[36,82]。

对于增殖指数而言，组织取样也是一个问题。实验者应该不应该通过计算任意部位或指数最高部位来估测整体的MIB-1指数？两项研究揭示了此争论[87,91]。随机抽样研究的方法获得的Ⅰ级、Ⅱ级、Ⅲ级的平均MIB-1指数分别为1.15、3.33和9.45[87]。在预计的高指数区取样，发现指数的水平更高，分别为2.2、5.5和16.3。有趣的是，随机取样的方式与结果的相关性更好。

倍数性

流式细胞计数研究表明二倍体和非整倍体脑膜瘤的出现近似等频率，并且非整倍体与核的多形性、高细胞密度、有丝分裂活性、对脑组织和软组织的浸润性及复发有显著的相关性[33]。

WHO Ⅲ级（间变性、恶性）脑膜瘤的独具特征

间变性

大部分脑膜瘤是或保留在WHO Ⅰ级或多数变为Ⅱ级或非典型性。只有极少数的病例特征完全符合间变性的标准。早期，大多数Ⅲ级或间变性脑膜瘤的诊断是依据有丝分裂活性增高（>20/10HPF）而不是癌、黑色素瘤、肉瘤的细胞学特征。这类肿瘤几乎所有都存在坏死。部分脑膜瘤是从非典型性转变为间变性，伴随着增殖活性的显著增高和脑膜内皮表现的缺少[2,3,33]。只有极少数的间变性或Ⅲ级脑膜瘤为新形成的。

其他特征

其他与不好的临床结果相关的因素包括次全切和缺少免疫染色黄体酮受体[92,93]。这两者都增加复发的可能。前文中提到分级要考虑栓塞是因为栓塞与核仁体积增大、有丝分裂活性和MIB-1的比率密切相关。在概念上，这类病变分级相对较高，虽然详细分析总结了用无坏死病变的标准分级坏死病变需慎重[33,82]。

免疫组化结果

脑膜瘤最有特征性实用的标记是细胞膜的EMA免疫反应性（图6-24）[2,89]。

对于基本的脑膜瘤亚型，内皮型和过渡型的脑膜瘤比纤维型的脑膜瘤染色更显著。各种的细胞质染色及一些膜的着色也能在神经鞘瘤中见到，是一个重要的鉴别诊断[2,3,33]。对于更复杂的，大约20%的脑膜瘤对S-100蛋白染色有反应，主要出现在纤维变体中[2,77]。脊索状的脑膜瘤的EMA染色仅表现为斑片状。与蛛网膜起源一致，这些病变对间隙接头蛋白C26和C43有免疫反应[94]。对弹性蛋白弥散反应在所有类型的脑膜瘤中均能见到，这种特征不能用于类型的鉴别诊断。分泌型脑膜瘤中能特征性地看到细胞角蛋白反应，局限于假砂粒体周围快速染色[2,33]。这些细胞和假砂粒体均呈CEA阳性[2,3,33]。有趣的是，这些细胞对弹性蛋白阴性。很多其他的脑膜瘤也对细胞角蛋白。染色依赖于特殊的角蛋白和肿瘤亚型。例如，在一项研究中，大多数的脑膜瘤对CK18反应而对CK20不反应[95]。在同一研究中，间变性脑膜瘤表现相同[95]。但另一研究中发现，恶性脑膜瘤常对AE1、AE3、CAM5.2和角蛋白反应[96]。在一些研究中发现找到Claudin-1也可以作为有用的诊断标志[97]。这同样能被它是紧密连接而不是桥粒所证实。另一个可能有用的标记需要对黄体酮受体进一步研究[33]。

虽然脑膜瘤普遍为神经胶质酸性蛋白阴性，但

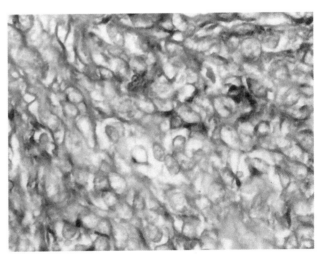

图 6-24（见彩图 6-24） EMA膜形式的免疫反应性，是脑膜瘤的一个可靠的特征。

有报道显示尤其是在富含细丝的棒状体型病变中能看到散在细胞的胞质染色[75,88,98,99]。在过渡型细丝丰富的细胞中偶尔确实能看到很多种抗体非特异性的摄取,这种少见的发现被认为诊断价值不大。

黄体酮受体的免疫反应是 WHO Ⅰ级和Ⅱ级脑膜瘤的规律,在高级别的脑膜瘤中表现得很不突出[92]。

超微结构

脑膜瘤特征性的超微结构包括:①富含中间丝(或蛋白);②复杂的指状突起,尤其是在内皮型脑膜瘤中;③细胞间的桥粒连接。这些细胞表面的特化结构及中间丝在纤维型脑膜瘤中很少见,且细胞之间被胶原分隔开。由于富含胶原,纤维型脑膜瘤表现出显著的间充质表现。分泌型脑膜瘤的特征为在脑膜内皮细胞里有一个或多个网眼。它们的表面线样排列着短尖的微绒毛包绕电子致密的非定型分泌物。微胞型脑膜瘤典型特征为长的桥粒结合的细胞突包绕细胞间低电子密度的基质。在这些变体中也能看到大的胞质溶酶体[33]。

细胞和分子遗传学

一个关键和早期的遗传事件归因于 NF2 与肿瘤相关,在脑膜瘤和室管膜瘤中以及散在的病例中发现位于染色体 22q12 的 NF2 基因失活[93,102,103]。结果是它的基因产物 merlin 表达缺失[93,103]。这种遗传当量染色体 22 单体性缺失[104,105]。

首先大多数Ⅰ级病变为正常核型或 22 单体性,脑膜瘤的细胞分子变化出现。而缺失和增多同时发生,大部分的注意力集中在前者。这些变化如何与肿瘤的进程相关联尚不清楚,但 1q、14q、18q、22q19 的异常可能与肿瘤的进程有关[104-107]。候补基因如在 9p 上的 p16 已经被评估[106-108]。9p21、6q、10 和 17q 的异常可能与间变性有关[102,106,108-110]。

脑膜瘤是第一批经过验证的具有基因突变的实体瘤。大多数的变化为染色体 22 的缺失[105]。有趣的是,NF2 突变的发生率在纤维型和移行细胞性脑膜瘤中比内皮型的要高得多[102,103]。大体上,染色体组型的异常在非典型性和间变性脑膜瘤中更普遍[109,111]。在另一些与脑膜瘤相关的染色体异常中,染色体 1[112] 短臂的缺失和同源染色体 6、10、14、18 和 19 的丢失经常见到[105,112]。分子遗传学结果表明大约半数的脑膜瘤有等位基因丢失包括染色体 22q12[33]。另外,非典型脑膜瘤常表现为染色体臂 1p、6q、9q、10q、14q、17p 和 18q 的等位基因丢失,提出进程与基因存在于此有关[103,107,109,112-114]。在间变性脑膜瘤中,这些变化 6q、9p、10、14q 同源染色体的缺失很经常出现。染色体的获得株高表现在高级别脑膜瘤包括染色体 20q、12q、15q、1q、9q 和 17q[33]。

影响预后因素

在非典型脑膜瘤 WHO 分级的纲要里简单涉及了与复发相关的因素。这些是依据在全切病变中出现的频率。次全切明显影响复发率。

就 WHO Ⅲ级(间变性)脑膜瘤而言,形态学标准在 WHO 分级纲要里也已经形成。间变性脑膜瘤的复发率大约是 50% ～ 95%[34,66,81,115]。恶性的组织学特征与短存活率相关,中位存活年龄 < 2 年。WHO Ⅰ级病变的复发率大约为 5% ～ 25%,而在非典型性脑膜瘤中约为 30% ～ 50%[34,66,81,115]。

如前所述,黄体酮受体免疫反应的缺少与高级别的组织学分级相关。因此,黄体酮受体的不足与预后有关,并且是复发和存活的重要影响因素。分析依据黄体酮受体的状态和有丝分裂指数,多元分析依据黄体酮受体染色缺失、有丝分裂活性指数 > 6,并且间变性脑膜瘤(WHO Ⅲ级)状态显示这些因素联合是预后差的有效的预测器[92,116]。

鉴别诊断

因为脑膜瘤的组织学表现有很大差异,就不难理解它们的组织学鉴别诊断也涵盖很广泛的病例谱,包括非新生物和新生物。我们的讨论仅限于对新生物的关注。

血管外皮细胞瘤

以低级别和高级别的形式出现,这种恶性肿

瘤的特征为卵圆形到长形的细胞呈簇状或杂乱状，"鹿角样"血管，网硬蛋白丰富的间质和极高的有丝分裂活性。脑膜瘤偶尔也会出现鹿角样血管，但存在于一定程度的漩涡和核的胞质内容物形成时。

组织化学和免疫组化有助于鉴别诊断。网硬蛋白染色有效是因为在血管外皮细胞瘤中常有细胞间的网硬蛋白，但脑膜瘤内一般没有。EMA 反应性限于时常出现的边界不清且质地疏松的区域。这容易混淆因为在高级别的非典型或间变性脑膜瘤中阳性常不足或缺乏 [2,33,117]。

单发的纤维型肿瘤

这种肿瘤最近才有描述发生在中枢神经系统，与纤维型脑膜瘤相似但表现为明显的嗜酸性胶原带并缺少漩涡和砂粒体。对 CD34 和 bcl2 以及 CD19 广泛的免疫反应性，是鉴别诊断有用的线索 [2,118]。

施旺细胞瘤

这种常见的中枢神经肿瘤类似于纤维型脑膜瘤。组织学上，脑膜瘤缺少与海绵状区域的紧密束状连接。在第Ⅷ对脑神经施旺细胞瘤里常缺少以贝罗凯小体（Verocay body）形式存在的细胞栅栏，但是若出现则可诊断。施旺细胞长棒状的细胞核明显区别于纤维型脑膜瘤的短梭状的细胞核。涂片标本适用于解决这个常见的鉴别问题。来自施旺细胞瘤的组织能对抗被分散为单个细胞，即使被严重挤压和涂擦。

虽然 20% 的脑膜瘤可能对 S-100 蛋白有反应，但它们缺乏像在施旺细胞瘤内见到的广泛阳性。施旺细胞瘤不对 EMA 膜染色；即便是染色也是斑片状且为胞质内。

成血管细胞瘤

成血管细胞瘤很少发生于幕上，但若发生则易与黄瘤化的脑膜瘤相混淆。常规的标准是有空泡细胞，细胞核多形性和明显的血供。与脑膜瘤的细胞膜可对 EMA 染色不同，成血管细胞瘤通常含丰富

的网硬蛋白，因为其有丰富的毛细血管（网硬蛋白变体）并对 S-100 蛋白、神经元特异性烯醇酶尤其是对抑制素和水通道均匀反应 [119,120]。在成血管细胞瘤内也能见到不同的神经胶质酸性蛋白染色，尤其是在细胞变体中 [2,33]。

毛细胞性星形细胞瘤

由于星形细胞瘤的形态学谱很广，有可能与脑膜瘤相混淆，尤其是微胞型脑膜瘤或生长在小脑桥脑角的脑膜瘤。GFAP 免疫组化可以很容易地解决此问题，因为胶质瘤对此反应较强。

转移癌

发生在硬膜的球形转移癌容易与脑膜瘤相混淆，且在诊断间变性脑膜瘤时要考虑到有转移癌的可能。组织学参数如核深染和核异型在鉴别诊断中的价值有限。即使良性脑膜瘤中也可能有细胞核异型的古怪细胞，但这类肿瘤的有丝分裂活性缺失或仅散在分布。细胞学标本是有价值的，因为大部分脑膜瘤即使是恶性肿瘤，也会表现脑膜特征，包括胞核内容物、细胞的包绕等。若有丝分裂活性缺失则可以很快地排除恶性的可能。EMA 染色对鉴别脑膜瘤和转移癌帮助不大，但往往癌的反应性更强。细胞角蛋白虽然在Ⅰ级脑膜瘤中很少表达，但Ⅲ级脑膜瘤中常能见到，虽然往往缺少 CK20 反应 [95]。一些上皮的标记物如 BerEP4 也能帮助鉴别癌 [96]。除了在分泌型脑膜瘤内存在，CEA 常局限出现在癌中。黄体酮受体的价值也有限，因为在间变性脑膜瘤中经常是没有的。

原发的硬膜肉瘤也对鉴别诊断提出了挑战。脑膜纤维肉瘤的典型特征是鱼骨样结构，网硬蛋白外围和 EMA 免疫反应缺乏。虽然如此，所谓的脑膜肉瘤事实上为间质化生突出的间变性脑膜瘤，可能没有残存的脑膜成分或免疫表型 [2]。在这种情况下，诊断为脑膜肉瘤是不可避免的。

参考文献

[1] Cushing H, Eisennhardt L. Meningiomas: Their Classification, Regional Behavior, Life History and Survival End Results. Springfield, IL: Charles C Thomas; 1938.

[2] Burger PC, Scheithauer BW. Meningiomas. In: Burger PC, Scheithauer BW, editors. AFIP Atlas of Tumor Pathology: Tumors of the Central Nervous System. Washington, DC: American Registry of Pathology; 2007.

[3] Burger PC, Scheithauer BW, Vogel FS. Surgical Pathology of the Nervous System and its Coverings. 4th ed. New York: Churchill Livingstone; 2002.

[4] Schiffer D. Brain Tumors. Biology, Pathology and Clinical References. Berlin: Springer-Verlag; 1997.

[5] Deen Jr HG, Scheithauer BW, Ebersold MJ. Clinical and pathological study of meningiomas of the first two decades of life. J Neurosurg 1982;56:317.

[6] Perry A, Dehner LP. Meningeal tumors of childhood and infancy. An update and literature review. Brain Pathol 2003;13:386.

[7] Al-Mefty O, Topsakal C, Pravdenkova S, Sawyer JR, Harrison MJ. Radiation-induced meningiomas: clinical, pathological, cytokinetic, and cytogenetic characteristics. J Neurosurg 2004;100:1002.

[8] Joachim T, Ram Z, Rappaport ZH, et al. Comparative analysis of the NF2, TP53, PTEN, KRAS, NRAS and HRAS genes in sporadic and radiation-induced human meningiomas. Int J Cancer 2001;94:218.

[9] Sadetzki S, Flint-Richter P, Ben-Tal T, Nass D. Radiation-induced meningioma: a descriptive study of 253 cases. J Neurosurg 2002;97:1078.

[10] Salvati M, Caroli E, Brogna C, Orlando ER, Delfini R. High-dose radiation-induced meningiomas. Report of five cases and critical review of the literature. Tumori 2003;89:443.

[11] Starshak RJ. Radiation-induced meningioma in children: report of two cases and review of the literature. Pediatr Radiol 1996; 26:537.

[12] Evans DG, Birch JM, Ramsden RT. Paediatric presentation of type 2 neurofibromatosis. Arch Dis Child 1999;81:496.

[13] Goldstein RA, Jorden MA, Harsh IV. Meningiomas: Natural History, Diagnosis and Imaging. Philadelphia: Lippincott, Williams & Wilkins; 2005.

[14] Kuratsu J, Kochi M, Ushio Y. Incidence and clinical features of asymptomatic meningiomas. J Neurosurg 2000;92:766.

[15] DeAngelis LM. Brain tumors. N Engl J Med 2001;344:114.

[16] Antinheimo J, Sankila R, Carpen O, Pukkala E, Sainio M, Jaaskelainen J. Population-based analysis of sporadic and type 2 neurofibromatosis-associated meningiomas and schwannomas. Neurology 2000;54:71.

[17] Love S, Louis DN, Ellison DE. Greenfield's Neuropathology. London: Hodder Arnold; 2008.

[18] Elster AD, Challa VR, Gilbert TH, Richardson DN, Contento JC. Meningiomas: MR and histopathologic features. Radiology 1989;170:857.

[19] Mahmood A, Caccamo DV, Tomecek FJ, Malik GM. A typical and malignant meningiomas: a clinicopathological review. Neurosurgery 1993;33:955.

[20] Tamiya T, Ono Y, Matsumoto K, Ohmoto T. Peritumoral brain edema in intracranial meningiomas: effects of radiological and histological factors. Neurosurgery 2001;49:1046.

[21] Ide M, Jimbo M, Yamamoto M, Umebara Y, Hagiwara S, Kubo O. MIB-1 staining index and peritumoral brain edema of meningiomas. Cancer 1996;78:133.

[22] Nakamura M, Roser F, Bundschuh O, Vorkapic P, Samii M. Intraventricular meningiomas: a review of 16 cases with reference to the literature. Surg Neurol 2003;59:491.

[23] Carlotti Jr CG, Neder L, Colli BO, et al. Clear cell meningioma of the fourth ventricle. Am J Surg Pathol 2003;27:131.

[24] Thompson LD, Bouffard JP, Sandberg GD, Mena H. Primary ear and temporal bone meningiomas: a clinicopathologic study of 36 cases with a review of the literature. Mod Pathol 2003;16:236.

[25] Thompson LD, Gyure KA. Extracranial sinonasal tract meningiomas: a clinicopathologic study of 30 cases with a review of the literature. Am J Surg Pathol 2000;24:640.

[26] Suster S, Moran CA. Unusual manifestations of metastatic tumors to the lungs. Semin Diagn Pathol 1995;12(2):193.

[27] Gaffey MJ, Mills SE, Askin FB. Minute pulmonary meningothelial-like nodules. A clinicopathologic study of so-called minute pulmonary chemodectoma. Am J Surg Pathol 1988;12:167.

[28] Ionescu D, Sasatomi E, Aldeeb D, et al. Pulmonary meningothelial-like nodules. A genotypic comparison with meningiomas. Am J Surg Pathol 2004;28:207.

[29] Kepes JJ. Meningiomas. Biology, Pathology, and Differential Diagnosis. New York: Masson; 1982.

[30] Lantos PL, Vandenberg SR, Kleihues P. Tumours of the Nervous System. London: Arnold; 1996.

[31] Russell DS, Rubinstein LJ. Pathology of Tumours of the Nervous System. London: Arnold; 1989.

[32] Louis DN, Scheithauer BW, Budka H. Meningiomas. In: Kleihues P, Cavanee WK, editors. Pathology and Genetics of Tumours of the Nervous System. Lyon, France: International Agency for Research on Cancer; 2000.

[33] Perry A, Louis DN, Scheithauer BW, Budka H, von Deimling A. Meningiomas. In: Louis DN, Ohgaki H, Wiestler OD, Cavanee WK, editors. WHO Classification of Tumours of the Central Nervous System World Health Organization Classification of Tumours. 4th ed. Lyon: International Agency for Research on Cancer; 2007. p. 164-72.

[34] Maier H, Ofner D, Hittmair A, Kitz K, Budka H. Classic, atypical, and anaplastic meningioma: three histopathological subtypes of clinical relevance. J Neurosurg. 1992;77:616.

[35] Perry A, Lusis EA, Gutmann DH. Meningothelial hyperplasia: a detailed clinicopathologic, immunohistochemical and genetic study of 11 cases. Brain Pathol 2005;15:109.

[36] Ng HK, Poon WS, Goh K, Chan MS. Histopathology of post-embolized meningiomas. Am J Surg Pathol 1996;20:1224.

[37] Paek SH, Kim SH, Chang KH, et al. Microcystic meningiomas: radiological characteristics of 16 cases. Acta Neurochir (Wien) 2005;147:965.

[38] Nagashima G, Fujimoto T, Suzuki R, Asai J, Itokawa H, Noda M. Dural invasion of meningioma: a histological and immunohistochemical study. Brain Tumor Pathol 2006;23(1):13.

[39] Tan WL, Wong JH, Liew D, Ng IH. Aquaporin-4 is correlated with peri-tumoural oedema in meningiomas. Ann Acad Med Singapore 2004;33(5 Suppl.):S87.

[40] Budka H. Hyaline inclusions (Pseudopsammoma bodies) in meningiomas: immunocytochemical demonstration of epithelial-like secretion of secretory component and immunoglobulins A and M. Acta Neuropathol 1982;56:294.

[41] Buhl R, Hugo HH, Mihajlovic Z, Mehdorn HM. Secretory meningiomas: clinical and immunohistochemical observations. Neurosurgery 2001;48:297.

[42] Kepes JJ. The fine structure of hyaline inclusions (pseudopsammoma bodies) in meningiomas. J Neuropathol Exp Neurol 1975;34:282.

[43] Probst-Cousin S, Villagran-Lillo R, Lahl R, Bergmann M, Schmid KW, Gullotta F. Secretory meningioma: clinical, histologic, and immunohistochemical findings in 31 cases. Cancer 1997;79:2003.

[44] Tirakotai W, Mennel HD, Celik I, Hellwig D, Bertalanffy H, Riegel T. Secretory meningioma: immunohistochemical findings and evaluation of mast cell infiltration. Neurosurg Rev 2006;29:41.

[45] Louis DN, Hamilton AJ, Sobel RA, Ojemann RG. Pseudopsammomatous meningioma with elevated serum carcinoembryonic antigen: a true secretory meningioma. Case report. J Neurosurg 1991;74:129.

[46] Horten BC, Urich H, Stefoski D. Meningiomas with conspicuous plasma cell-lymphocytic components: a report of five cases. Cancer 1979;43:258.

[47] Bruno MC, Ginguene C, Santangelo M, et al. Lymphoplasmacyte rich meningioma. A case report and review of the literature. J Neurosurg Sci 2004;48:117.

[48] Roncaroli F, Scheithauer BW, Laeng RH, Cenacchi G, Abell-Aleff P, Moschopulos M. Lipomatous meningioma: a clinicopathologic

study of 18 cases with special reference to the issue of metaplasia. Am J Surg Pathol 2001;25:769.

[49] Caldarella A, Buccoliero AM, Marini M, Taddei A, Mennonna P, Taddei GL. Oncocytic meningioma: a case report. Pathol Res Pract 2002;198:109.

[50] Midi A, Sav A, Belirgen M. Oncocytic meningioma exhibiting chordoid differentiation in its recurrence and histologic grading: case report (review of literature). J Neurol Sci (Turkish) 2005;22:428.

[51] Roncaroli F, Riccioni L, Cerati M, et al. Oncocytic meningioma. Am J Surg Pathol 1997;21:375.

[52] Robinson JC, Challa VR, Jones DS, Kelly Jr DL. Pericytosis and edema generation: a unique clinicopathological variant of meningioma. Neurosurgery 1996;39:700.

[53] Lalitha VS, Rubinstein LJ. Reactive glioma in intracranial sarcoma: a form of mixed sarcoma and glioma ("sarcoglioma"): report of eight cases. Cancer 1979;43(1):246.

[54] Izci Y, Secer HI, Gönül E, Ongürü O. Simultaneously occurring vestibular schwannoma and meningioma in the cerebellopontine angle: case report and literature review. Clin Neuropathol 2007; 26(5):219.

[55] Alexander RT, McLendon RE, Cummings TJ. Meningioma with eosinophilic granular inclusions. Clin Neuropathol 2004;23:292.

[56] Haberler C, Jarius C, Lang S, et al. Fibrous meningeal tumours with extensive non-calcifying collagenous whorls and glial fibrillary acidic protein expression: the whorling-sclerosing variant of meningioma. Neuropathol Appl Neurobiol 2002;28:42.

[57] Kim NR, Im SH, Chung CK, Suh YL, Choe G, Chi JG. Sclerosing meningioma: immunohistochemical analysis of five cases. Neuropathol Appl Neurobiol 2004;30:126.

[58] Couce ME, Perry A, Webb P, Kepes JJ, Scheithauer BW. Fibrous meningioma with tyrosine-rich crystals. Ultrastruct Pathol 1999;23:341.

[59] Litofsky NS, Zee CS, Breeze RE, Chandrasoma PT. Meningeal melanocytoma: diagnostic criteria for a rare lesion. Neurosurgery 1992;31(5):945.

[60] Brat DJ, Giannini C, Scheithauer BW, Burger PC. Primary melanocytic neoplasms of the central nervous systems. Am J Surg Pathol 1999;23(7):745.

[61] Nestor SL, Perry A, Kurtkaya O, et al. Melanocytic colonization of a meningothelial meningioma: histopathological and ultrastructural findings with immunohistochemical and genetic correlation: case report. Neurosurgery 2003;53:211.

[62] Cserni G, Bori R, Huszka E, Kiss AC. Metastasis of pulmonary adenocarcinoma in right sylvian secretory meningioma. Br J Neurosurg 2002;16:66.

[63] Elmaci L, Ekinci G, Kurtkaya O, Sav A, Pamir MN. Tumor in tumor: metastasis of breast carcinoma to intracranial meningioma. Tumori 2001;87:423.

[64] Watanabe T, Fujisawa H, Hasegawa M, et al. Metastasis of breast cancer to intracranial meningioma: case report. Am J Clin Oncol 2002;25:414.

[65] Sonet A, Hustin J, De Coene B, et al. Unusual growth within a meningioma (leukemic infiltrate). Am J Surg Pathol 2001;25:127.

[66] Perry A, Stafford SL, Scheithauer BW, Suman VJ, Lohse CM. Meningioma grading: an analysis of histologic parameters. Am J Surg Pathol 1997;21:1455.

[67] Jaaskelainen J, Haltia M, Servo A. Atypical and anaplastic meningiomas: radiology, surgery, radiotherapy, and outcome. Surg Neurol 1986;25:233.

[68] Couce ME, Aker FV, Scheithauer BW. Chordoid meningioma: a clinicopathologic study of 42 cases. Am J Surg Pathol 2000;24:899.

[69] Heth JA, Kirby P, Menezes AH. Intraspinal familial clear cell meningioma in a mother and child. Case report. J Neurosurg 2000;93:317.

[70] Jallo GI, Kothbauer KF, Silvera VM, Epstein FJ. Intraspinal clear cell meningioma: diagnosis and management: report of two cases. Neurosurgery 2001;48:218.

[71] Zorludemir S, Scheithauer BW, Hirose T, Van Houten C, Miller G, Meyer FB. Clear cell meningioma. A clinicopathologic study of a potentially aggressive variant of meningioma. Am J Surg Pathol 1995;19:493.

[72] Oviedo A, Pang D, Zovickian J, Smith M. Clear cell meningioma: case report and review of the literature. Pediatr Dev Pathol 2005;8:386.

[73] Bannykh SI, Perry A, Powell HC, Hill A, Hansen LA. Malignant rhabdoid meningioma arising in the setting of preexisting ganglioglioma: a diagnosis supported by fluorescence in situ hybridization. Case report. J Neurosurg 2002;97:1450.

[74] Kepes JJ, Moral LA, Wilkinson SB, Abdullah A, Llena JF. Rhabdoid transformation of tumor cells in meningiomas: a histologic indication of increased proliferative activity: report of four cases. Am J Surg Pathol 1998;22:231.

[75] Parwani AV, Mikolaenko I, Eberhart CG, Burger PC, Rosenthal DL, Ali SZ. Rhabdoid meningioma: cytopathologic findings in cerebrospinal fluid. Diagn Cytopathol 2003;29:297.

[76] Perry A, Scheithauer BW, Stafford SL, Abell-Aleff PC, Meyer FB. "Rhabdoid" meningioma: an aggressive variant. Am J Surg Pathol 1998;22:1482.

[77] Perry A. Meningiomas. In: Russell and Rubinstein's Pathology of Tumors of the Nervous System. 7th ed. London: Hodder Arnold; 2006.

[78] Perry A, Fuller CE, Judkins AR, Dehner LP, Biegel JA. INI1 expression is retained in composite rhabdoid tumors, including rhabdoid meningiomas. Mod Pathol 18(7):951.

[79] Kros JM, Cella F, Bakker SL, Paz YGD, Egeler RM. Papillary meningioma with pleural metastasis: case report and literature review. Acta Neurol Scand 2000;102:200.

[80] Ludwin SK, Rubinstein LJ, Russell DS. Papillary meningioma: a malignant variant of meningioma. Cancer 1975;36:1363.

[81] Perry A, Scheithauer BW, Stafford SL, Lohse CM, Wollan PC. "Malignancy" in meningiomas: a clinicopathologic study of 116 patients, with grading implications. Cancer 1999;85:2046.

[82] Perry A, Chicoine MR, Filiput E, Miller JP, Cross DT. Clinicopathologic assessment and grading of embolized meningiomas: a correlative study of 64 patients. Cancer 2001;92:701.

[83] Paulus W, Meixensberger J, Hofmann E, Roggendorf W. Effect of embolisation of meningioma on Ki-67 proliferation index. J Clin Pathol 1993;46:876.

[84] Patsouris E, Laas R, Hagel C, Stavrou D. Increased proliferative activity due to necroses induced by pre-operative embolization in benign meningiomas. J Neurooncol 1998;40(3):257.

[85] Jaaskelainen J, Haltia M, Laasonen E, Wahlström T, Valtonen S. The growth rate of intracranial meningiomas and its relation to histology. An analysis of 43 patients. Surg Neurol 1985;24(2):165.

[86] Maier H, Wanschitz J, Sedivy R, Rossler K, Ofner D, Budka H. Proliferation and DNA fragmentation in meningioma subtypes. Neuropathol Appl Neurobiol 1997;23:496.

[87] Nakasu S, Li DH, Okabe H, Nakajima M, Matsuda M. Significance of MIB-1 staining indices in meningiomas: comparison of two counting methods. Am J Surg Pathol 2001;25:472.

[88] Perry A, Stafford SL, Scheithauer BW, Suman VJ, Lohse CM. The prognostic significance of MIB-1, p53, and DNA flow cytometry in completely resected primary meningiomas. Cancer 1998;82:2262.

[89] Abramovich CM, Prayson RA. Histopathologic features and MIB-1 labeling indices in recurrent and nonrecurrent meningiomas. Arch Pathol Lab Med 1999;123:793.

[90] Hsu DW, Efird JT, Hedley-Whyte ET. MIB-1 (Ki-67) index and transforming growth factor-alpha (TGF alpha) immunoreactivity are significant prognostic predictors for meningiomas. Neuropathol Appl Neurobiol 1998;24:441.

[91] Rezanko T, Akkalp AK, Tunakan M, Sari AA. MIB-1 counting methods in meningiomas and agreement among pathologists. Anal Quant Cytol Histol 2008;30(1):47.

[92] Hsu DW, Efird JT, Hedley-Whyte ET. Progesterone and estrogen receptors in meningiomas: prognostic considerations. J Neurosurg 1997;86:113.

[93] Perry A, Cai DX, Scheithauer BW, et al. Merlin, DAL-1, and progesterone receptor expression in clinicopathologic subsets of meningioma: a correlative immunohistochemical study of 175 cases. J Neuropathol Exp Neurol 2000;59:872.

[94] Arishima H, Sato K, Kubota T. Immunohistochemical and ultrastructural study of gap junction proteins connexin26 and 43 in human arachnoid villi and meningeal tumors. J Neuropathol Exp Neurol 2002;61:1048.

[95] Miettinen M, Paetau A. Mapping of the keratin polypeptides in meningiomas of different types: an immunohistochemical analysis of 463 cases. Hum Pathol 2002;33:590.

[96] Liu Y, Sturgis CD, Bunker M, et al. Expression of cytokeratin by malignant meningiomas: diagnostic pitfall of cytokeratin to separate malignant meningiomas from metastatic carcinoma. Mod Pathol 2004;17:1129.

[97] Hahn HP, Bundock EA, Hornick JL. Immunohistochemical staining for claudin-1 can help distinguish meningiomas from histologic mimics. Am J Clin Pathol 2006;125:203.

[98] Hojo H, Abe M. Rhabdoid papillary meningioma. Am J Surg Pathol 2001;25:964.

[99] Su M, Ono K, Tanaka R, Takahashi H. An unusual meningioma variant with glial fibrillary acidic protein expression. Acta Neuropathol 1997;94:499.

[100] Lamszus K, Lachenmayer L, Heinemann U, et al. Molecular genetic alterations on chromosomes 11 and 22 in ependymomas. Int J Cancer 2001;91:803.

[101] Lamszus K, Vahldiek F, Mautner VF, et al. Allelic losses in neurofibromatosis 2-associated meningiomas. J Neuropathol Exp Neurol 2000;59:504.

[102] Lamszus K. Meningioma pathology, genetics, and biology. J Neuropathol Exp Neurol 2004;63:275.

[103] Perry A, Gutmann DH, Reifenberger G. Molecular pathogenesis of meningiomas. J Neurooncol 2004;70:183.

[104] Lekanne Deprez RH, Riegman PH, van Drunen E, et al. Cytogenetic, molecular genetic and pathological analyses in 126 meningiomas. J Neuropathol Exp Neurol 1995;54:224.

[105] Zang KD. Meningioma: a cytogenetic model of a complex benign human tumor, including data on 394 karyotyped cases. Cytogenet Cell Genet 2001;93:207.

[106] Perry A, Banerjee R, Lohse CM, Kleinschmidt-DeMasters BK, Scheithauer BW. A role for chromosome 9p21 deletions in the malignant progression of meningiomas and the prognosis of anaplastic meningiomas. Brain Pathol 2002;12:183.

[107] Weber RG, Bostrom J, Wolter M, et al. Analysis of genomic alterations in benign, atypical, and anaplastic meningiomas: toward a genetic model of meningioma progression. Proc Natl Acad Sci USA 1997;94:14719.

[108] Bostrom J, Meyer-Puttlitz B, Wolter M, et al. Alterations of the tumor suppressor genes CDKN2A (p16(INK4a)), p14(ARF), CDKN2B (p15(INK4b)), and CDKN2C (p18(INK4c)) in atypical and anaplastic meningiomas. Am J Pathol 2001;159:661.

[109] Al-Mefty O, Kadri PA, Pravdenkova S, Sawyer JR, Stangeby C, Husain M. Malignant progression in meningioma: documentation of a series and analysis of cytogenetic findings. J Neurosurg 2004;101:210.

[110] Buschges R, Ichimura K, Weber RG, Reifenberger G, Collins VP. Allelic gain and amplification on the long arm of chromosome 17 in anaplastic meningiomas. Brain Pathol 2002;12:145.

[111] Perry A, Jenkins RB, Dahl RJ, Moertel CA, Scheithauer BW. Cytogenetic analysis of aggressive meningiomas: possible diagnostic and prognostic implications. Cancer 1996;77:2567.

[112] Kolles H, Niedermayer I, Schmitt C, et al. Triple approach for diagnosis and grading of meningiomas: histology, morphometry of Ki-67/Feulgen stainings, and cytogenetics. Acta Neurochir (Wien) 1995;137:174.

[113] Ozek MM, Sav A, Pamir MN, Ozer AF, Ozek E, Erzen C. Pleomorphic xanthoastrocytoma associated with von Recklinghausen neurofibromatosis. Childs Nerv Syst 1993;9:39.

[114] Simon M, von Deimling A, Larson JJ, et al. Allelic losses on chromosomes 14, 10, and 1 in atypical and malignant meningiomas: a genetic model of meningioma progression. Cancer Res 1995;55:4696.

[115] Korshunov A, Shishkina L, Golanov A. Immunohistochemical analysis of p16ink4a, p14arf, p18ink4c, p21cip1, p27kip1 and p73 expression in 271 meningiomas correlation with tumor grade and clinical outcome. Int J Cancer 2003;104:728.

[116] Brandis A, Mirzai S, Tatagiba M, Walter GF, Samii M, Ostertag H. Immunohistochemical detection of female sex hormone receptors in meningiomas: correlation with clinical and histological features. Neurosurgery 1993;33:212.

[117] Perry A, Scheithauer BW, Nascimento AG. The immunophenotypic spectrum of meningeal hemangiopericytoma: a comparison with fibrous meningioma and solitary fibrous tumor of meninges. Am J Surg Pathol 1997;21:1354.

[118] Cristi E, Perrone G, Battista C, Benedetti-Panici P, Rabitti C. A rare case of solitary fibrous tumour of the pre-sacral space: morphological and immunohistochemical features. In Vivo 2005;19(4):777.

[119] Jung SM, Kuo TT. Immunoreactivity of CD10 and inhibin alpha in differentiating hemangioblastoma of central nervous system from metastatic clear cell renal cell carcinoma. Mod Pathol 2005;18(6):788.

[120] Weinbreck N, Marie B, Bressenot A, et al. Immunohistochemical markers to distinguish between hemangioblastoma and metastatic clear-cell renal cell carcinoma in the brain: utility of aquaporin1 combined with cytokeratin AE1/AE3 immunostaining. Am J Surg Pathol 2008;May 15.

脑膜瘤的生物学

Peter M. Black,
Farazana Tariq

胡昌辰 译

前 言

脑膜瘤不仅在临床上而且在肿瘤生物学上也具有一些重要特点[1]，本书的其他章节将讨论生物学中的染色体改变和血管分子部分。本章主要讨论与脑膜瘤生长及发展密切相关的生长因子，类固醇激素以及其他一些分子。这些也许能够更好理解脑膜瘤的发病机制并能够提供更好的治疗。包括：

- 生长因子及其受体，包括血小板源性生长因子（PDGF）、表皮细胞生长因子（EGF）、血管内皮细胞生长因子（VEGF）、成纤维细胞生长因子（FGF）。
- 类固醇激素，包括雌激素、黄体酮和雄激素。
- 其他因子，包括生长抑素、多巴胺、干扰素、白介素及内皮素等。

生长因子及其受体

生长因子是天然蛋白，在细胞的生长和增殖中起重要作用。生长因子对肿瘤的生长起重要作用的最早认识来自于血小板源性生长因子（PDGF），其是致瘤病毒的产物，可刺激生长导致肿瘤[2]，

对脑膜瘤起重要的生长因子及其受体包括 PDGF、EGF、VEGF 和 FGF。

脑膜瘤的生长紊乱虽然大部分归因于基因改变[3,4]，但生长因子及其受体也具有重要的作用。例如，甲基化能使特定的基因的生物学作用失活[1]，我们实验室多年前脑膜瘤克隆形成能力的研究表明至少一些脑膜瘤是多克隆的，也就是说，其并非来自同一母细胞，表明环境因素在他们的生长中也许具有更重要的作用[5]。其中生长因子就是这些因素中的重要部分。

血小板源性生长因子（PDGF）

PDGF 具有 4 个不同的亚型：PDGF-A、PDGF-B、PDGF-C 和 PDGF-D，在人类肿瘤中，这些分子根据环境的不同产生二聚体如 PDGF AA、PDGF BB 和 PDGF AB 等不同的激活形式[6-8]，这些通过细胞表面的 α 和 β 两个受体激活了细胞反应。PDGF-β 受体通过 PDGF-BB 配体的激活产生自磷酸化作用，导致相关信号传导通路的激活（图 7-1）。Western blot 分析结果已经表明分裂素激活的蛋白酶（MAPK）存在，并且在大脑脑膜瘤中激活的（MAPK）可作为 PDGF 信号通路的传导者，促进肿瘤组织的生长。这些信号转导的下调就是调节促进肿瘤的

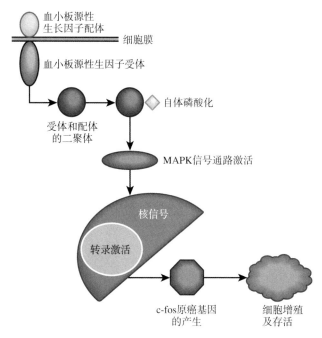

图 7-1　PDGF 作用简图。

c-fos 等原癌基因的表达。

　　运用 Northern blot，PCR 以及免疫组化的研究表明，脑膜瘤转录表达 PDGF 家族的 3 个成员：PDGF-A、PDGF-B 和 PDGFR-B[6-8]，虽然 PDGF-A 和 PDGF-B 都在脑膜瘤中表达，但在脑膜瘤细胞的培养中，作为配体发挥主要功能的是 PDGF-BB，其可促进肿瘤的 c-fos 等原癌基因的表达。

　　一些脑膜瘤中 PDGF 亚型及其受体的表达表明他们在同一细胞上配体刺激受体产生自分泌环路。脑膜瘤细胞的培养时 c-*sis*/PDGF-2 激活原癌基因和 PDGF 受体及其蛋白的表达也支持该假说[9-11]。分裂素及其受体的共表达促进人脑膜瘤细胞的生长及发展[12,13]。这些自分泌环可被单克隆抗体阻滞，也许可能成为未来脑膜瘤治疗的新选择[14,15]。在此基础上，一些药物已经开始进行实验。Schrell 及其同事应用一种生长因子清除剂舒拉明（Suramine），来抑制培养的脑膜瘤细胞的增殖。后者可引起细胞停止于细胞周期的 S 和 G_2/M 期。Trapidil（曲匹地尔、唑嘧胺、曲匹地尔）可通过封闭有丝分裂的作用点拮抗 PDGF 作用，从而对脑膜瘤的生长产生剂量依赖的抑制作用[13]。这些分子以及其他 PDGF 拮抗物 Gleevec 对复发的不能手术的脑膜瘤的治疗可能有一定的意义。

　　与良性脑膜瘤比较，非典型性脑膜瘤中，PDGF-BB 和 PDGFβ 受体表达增加，这可能是有用的预后指标和治疗靶标之一。

血管内皮细胞生长因子（VEGF）

　　VEGF 是重要的血管生长因子，通过提高肿瘤组织的血液供应从而在促进肿瘤生长中起重要作用。反转录 PCR（RT-PCR），酶联免疫吸附试验（ELISA）和免疫组化分析表明了 VEGF 在脑膜瘤的表达。这些研究表明了 VEGF 亚型及其 mRNA 稳定性因子 HuR 在脑膜瘤中表达增强。图 7-2 描述了 VEGF 发挥其细胞内效应的机制。脑膜瘤 VEGF 较高水平的表达与其瘤周水肿及肿瘤病理级别有关[16-18]。Abe 和 Black 证明瘤周水肿能够弥散和局部发生[18]，弥散类型与脑膜瘤内皮细胞的渗透性有关，最可能的是与肿瘤的浸润性生长有关[19]。

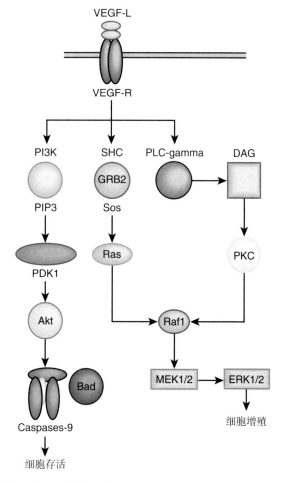

图 7-2　VEGF 作用简图。

术前栓塞导致的脑膜瘤缺氧环境可使缺氧诱导因子及 mRNA 稳定性因子表达增加，后者可促进脑膜瘤组织中 VEGF 表达的增加[20,21]。脑膜瘤组织中通过缺氧诱导因子及 HuR 表达后 VEGF 表达上调。虽然 VEGF 的表达水平与脑膜瘤的组织学亚型无直接关系，但在一些脑膜瘤中 VEGF 及与其结合的 flt-1 确实高表达[22]。一项研究表明：肿瘤复发与 VEGF 的表达水平无直接关系[23]，但 VEGF 及其受体的表达可导致脑膜瘤浸润性生长。VEGF 单克隆抗体可作为一种重要的药物治疗高级别的脑膜瘤，目前，阿瓦斯丁（Avastin）正在一些中心进行应用（Patrick Wen, Dana-Farber Brigham Women's Cancer Center, personal communication）。

表皮生长因子（EGF）

表皮生长因子及其受体在包括肺癌在内的全身各系统的许多肿瘤中起重要作用。几项研究已表明激活的 EGF 受体在脑膜瘤中有表达[23,24]。激活的 EGF 受体与包含 SH2 区域衔接蛋白的 Shc 相互作用，后者从 EGF 受体上通过激活 Ras 信号通路转导丝裂信号[25]。现在的研究表明在脑膜瘤中 EGF 受体调节磷脂酶 Cγ1 活性，后者在肿瘤细胞中被认为具有抗凋亡作用[26]。EGF 受体表达水平的降低依赖于手术切除的程度。血清 EGFR 水平的检测有可能成为术后检测的一项指标并且可能被用来检测复发[26]。免疫组化研究表明 EGF 受体免疫反应性可用来作为脑膜瘤短期生存预测的一项指标。非典型脑膜瘤患者低表达 EGF 受体是短期生存的一个强有力的信号[27]。抗 EGF 受体也许可能在治疗复发及高级别脑膜瘤中发挥重要的作用。

成纤维细胞生长因子（FGF）

FGF 具有促血管生成和细胞有丝分裂的双重作用，参与脑膜瘤的自发生成及自身生长。免疫组化研究表明在脑膜瘤细胞中 FGF 及 FGFR 的表达[28-30]。配体和受体在脑膜瘤均表达也支持脑膜瘤的这种自身内分泌机制的假说，该现象能够被用来形成治疗方案。

FGF 信号对内皮细胞和肿瘤细胞的生长及迁徙是非常重要的，这些能够用来作为抗胶质瘤的治疗策略，目前正在尝试运用携带负表达 FGF-R 的溶瘤单纯疱疹病毒来实验这一计划。其在实验模型中能够帮助破坏肿瘤细胞和肿瘤内皮细胞，为将来脑膜瘤的治疗提供了一个新的治疗靶点[31]。靶向 FGF 信号或其他生长因子信号的治疗策略有一个共同的问题是脑膜瘤可通过几条信号通路，这使得单一靶向治疗效果有限。

性激素和脑膜瘤

有重要的证据表明性激素在脑膜瘤的生长中起重要作用。脑膜瘤在女性发病多于男性：65% 的颅内和 85% 椎管内的脑膜瘤发生于女性[11]。观察发现：妊娠期脑膜瘤生长加速，而产后阶段月经周期的黄体期脑膜瘤萎缩，这些都表明类固醇性激素在脑膜瘤流行病学中的重要作用。许多研究已经表明脑膜瘤中性激素的存在，并在这些研究的基础上一些治疗药物已经成为脑膜瘤治疗中的一个选择。

雌激素受体

雌激素受体在脑膜瘤中的作用一直以来就有争议。早期的研究通过免疫组化发现雌激素受体表达率波动于 30% ~ 80%。最近的研究发现雌激素受体 A 和 B（ER-A 和 ER-B）在脑膜瘤中有表达[32-34]。这些受体在脑膜瘤细胞中不一定具有功能，他们在脑膜瘤生长中的功能仍具有争议。在一些肿瘤中通过评估雌激素受体的状态也许并无特殊意义，所以根据受体的表达进行治疗是无效的。更重要的是雌激素受体在一些非典型性脑膜瘤和复发脑膜瘤中表达缺失，我们对一些复杂脑膜瘤根据受体理论进行治疗结果也是无效的[35]。在组织培养中，脑膜瘤受体表达快速缺失，因此试图通过细胞培养来评估药物效果可能是无效的。

激素替代治疗问题和脑膜瘤的生成是一个复杂的问题，最近有一篇综述对此进行了探讨[36]。

黄体酮受体

许多免疫组化研究表明了孕激素受体在脑膜瘤的表达[37]，通过一些培养研究表明，这些受体可能

具有一定的功能 [38]。尽管这样，靶向这些受体还是效果不明显。作为治疗靶标在非典型性和间变脑膜瘤中由于受体不足或缺乏，其作用是有限的，并不能作为一种有效的内科治疗方法。

黄体酮受体（Pg-R）表达似乎更多地与脑膜瘤预后良好有关。受体表达的下降被认为是不良预后、高复发率及浸润性生物学特性的一个征兆 [39-42]。低表达或缺失表达黄体酮受体使脑膜瘤的临床过程恶化，Pg-R 与抗凋亡分子 bcl2 和增殖指数 ki-67 呈负相关的分子事件也支持该临床现象。Pg-R 的降低与 bcl2、ki-67 的上升被认为是 完全切除后的脑膜瘤（WHO Ⅰ级）复发的预测分子现象 [43]。

高表达 Pg-R 的不能进行手术切除的良性脑膜瘤在应用抗孕激素治疗后结果并不令人满意。临床试验获得了轻度的消退，尤其是在男性和绝经前的患者长期治疗后。长期的治疗有很好的耐受性及很小的不良反应，包括疲劳、热潮红、男性女性型乳房 / 乳房敏感、皮疹、停经、性欲降低、子宫内膜增生以及息肉 [44]。

激素治疗患者产生各种反应的部分原因可能由于肿瘤表达甾体激素受体辅助因子，如甾体激素受体共活化物（SRC-1）和转录中介因子 2（TIF 2），这些因子改变了脑膜瘤对激素治疗的反应 [45]。

雄激素受体

Carroll 及其同事研究了雄激素受体（AR）在大脑脑膜瘤的表达情况，发现女性患者较男性患者有更高的表达，细胞核区的组织化学染色也表明 AR 在基因表达中可能有一定的作用 [46]。Lesch 及其同事验证了雌激素受体免疫反应性和雄激素结合力的正相关性，提出了雄激素作为预测分析的可能性及对肿瘤治疗的意义 [47]。

其他受体及分子

生长抑素受体

在几乎所有的脑膜瘤中都有表达，表明其有可能作为放射诊断，诊断及预后指标之一。体外可抑制其生长 [48]。生长抑素受体（ssT2）在几乎所有脑膜瘤中有表达，对于肿瘤的残留或复发的影像诊断有一定的意义 [49]。早期的临床试验已经表明生长抑素类似剂（物）对复发脑膜瘤有一定的抑制作用 [50]。同时可观察到生长抑素类似剂（物）可以改变脑膜瘤中 VEGF 的产生，从而减轻瘤周水肿 [51]。

实验室研究发现生长抑素通过抑制培养细胞的腺苷酸环化酶从而促进脑膜瘤的生长，这无论对于体外还是体内研究来说都有巨大的临床意义。

多巴胺受体

多巴胺受体（D1、D2）、泌乳素受体在脑膜瘤中都有表达，通过 PCR 研究发现仅 D1 受体被激活 [54]。目前多巴胺在脑膜瘤生长中的作用仍不甚明了，但细胞培养结果表明多巴胺能的类似药物 SKF-38393 对脑膜瘤细胞有抑制作用 [55,56]。

内皮素

内皮素通过两个受体 ET-A 和 ET-B 来发挥作用。其可能是脑膜瘤重要的生长因子之一，可通过诱导 DNA 合成和血管生成发挥作用 [57,58]。在大脑脑膜瘤中 VEGF 和 ET-A 呈正相关 [59]。

在高级别脑膜瘤中 ET-A 的表达增加，以此为据，运用选择性 ET-A 拮抗物 BQ23 作用于外科手术切除后培养的脑膜瘤细胞，发现有剂量依赖的生长抑制作用 [60,61]。ET-1 受体拮抗物有可能成为脑膜瘤的治疗药物。

干扰素和脑膜瘤

研究发现干扰素（IFN-α）对术后残留的脑膜瘤、复发脑膜瘤和手术禁忌的脑膜瘤有一定的治疗效果。治疗前运用 ^{11}C 的正电子断层扫描技术（PET）扫描后决定该患者是否适合进行该治疗 [62]。

长期的治疗研究表明在一些选择性患者中干扰素具有抑制肿瘤作用及潜在的益处 [63,64]。IFN-α 可能的作用机制是通过 PDGF 和 EGF 抑制脑膜瘤 DNA 的合成 [65]。

有早期报道 IFN-β 治疗多发性硬化患者诱发脑膜瘤的发生[66]。

细胞因子

一些研究已经发现白介素 -1（IL-1）、IL-6、抑瘤素 M 可影响脑膜瘤细胞的活性。表明白介素有自分泌环对脑膜瘤的细胞生长有抑制作用。重组细胞因子将来有可能作为非手术和复发脑膜瘤的治疗措施之一[66,67]。

总　结

了解脑膜瘤的生物学特点对一些不能手术切除的非手术、复发和高级别脑膜瘤的新药开发具有重要的意义。

致　谢

本章工作由 Brain Science Foundation 资助。

参考文献

[1] Zhu J, Frosch MP, Busque L, Beggs AH, Dashner K, Gilliand DG, et al. Analysis of meningiomas by methylation and transcription based clonality assays. Cancer Res 1995;55(17):3865–72.

[2] Krisch M, Santarius T, Black P. Molecular biology of meningiomas and peripheral nerve sheath tumors. Concepts Neurosurg 1997; 8:126–45.

[3] Leon S, Zhu J, Black PM. Genetic aberrations in human brain tumors. Neurosurgery 1993;34:708–22.

[4] Black PM, Carroll R, Zhang Z. The molecular biology of Hormones and Growth Factor Receptors on meningiomas. Acta Neurochir 1996;65(Suppl.):50–3.

[5] Zhu JJ, Maruyama T, Jacoby LB, Herman JG, Gusell JF, Black PM, et al. Clonal analysis of a case of multiple meningiomas using multiple molecular genetic approaches: pathology case report. Neurosurgery 1999;45(2):409–16.

[6] Black PM, Carroll R, Glowacka D, Riley K, Dashner K. Platelet derived growth factor expression and stimulation in human meningiomas. J Neurosurg 1994;81(3):388–93.

[7] Maxwell M, Galanopoulos T, Hedley-Whyte ET, Black PM, Antoniades HN. Human meningiomas co-express platelet derived growth factor and PDGF-receptor gene and their protein products. Int J Cancer 1990;46(1):16–21.

[8] Black P, Carroll R, Zhang J. The molecular biology of hormones and growth factor receptors in meningiomas. Acta Neurochir 1996; 65(Suppl.):50–3.

[9] Todo T, Adams EF, Fahlbusch R, Dingermann T, Werner H. Autocrine stimulation of human meningioma cells by platelet derived growth factor. J Neurosurg 1996;84(5):852–8; discussion 858–859.

[10] Adams EF, Todo T, Schrell UM, Thierauf P, White MC, Fahlbusch R. Autocrine control of human meningioma proliferation: secretion of platelet derived growth factor like molecules. Int J Cancer 1991; 49(3):398–402.

[11] Shamah SM, Alberta JA, Giannobile WV, Guha A, Kwon YK, Carroll RS, et al. Detection of activated platelet derived growth factor receptor in human meningioma. Cancer Res 1997;57:4141–7.

[12] Yang SU, Xu GM. Expression of PDGF and its receptors as well as their relationship to proliferating activity and apoptosis of meningiomas in human meningiomas. J Clin Neurosci 2001;8(Suppl. 1):49–53.

[13] Schrell UM, Gauer S, Kiesewetter F, et al. Inhibition of proliferation of human cerebral meningioma cells by suramin, effect on cell growth, cell cycle phase, extracellular growth factor and PDGF-BB autocrine growth loop. J Neurosurg 1995;82:600–7.

[14] Todo TE, Adams F, Fahlbusch R. Inhibitory effect of trapidil on human meningiomas cells proliferation autocrine growth stimulation. J Neurosurg 1993;78:463–9.

[15] Sakuma T, Nakagawa T, Ido K, Takeuchi H, Sato K, Kubota T. Expression of vascular endothelial growth factor-A and mRNA stability factor HuR in human meningiomas. J Neurooncol 2008;88(2): 143–55.

[16] Jensen RL, Soleau S, Bhayani MK, Christiansen D. Expression of hypoxia inducible factor 1 and correlation with preoperative embolization of meningiomas. J Neurosurg 2002;97(3):658–67.

[17] Kalkanis SN, Carroll RS, Zhang JP, Zamani AA, Black PM. Correlation of vascular endothelial growth factor messenger RNA expression with peritumoral vasogenic cerebral edema in meningiomas. J Neurosurg 1996;85:1059–101.

[18] Abe T, Black PM, Ojemann RG, Hedley-White ET. Cerebral edema in intracranial meningiomas: evidence for local and diffuse patterns and factors associated with its occurrences. Surg Neurol 1994;42:471–5.

[19] Park K, Kim JH, Nam DH, Lee JI, Kim JS, Hong SC, et al. Vascular endothelial growth factor expression under ischemic stress in human meningiomas. Neurosci Lett 2000;283(1):45–8.

[20] Christi C, Lechapt-Zalcman E, Adle-Biassette H, Nachev S, Gherrardi RK. Vascular permeability factor /vacular endothelial growth factor (VPF/VEGF) and its receptor flt-1 in microcystic meningiomas. Acta Neuropathol 1999;98(4):4.

[21] Majuri F, De Carol Model B, Esposito F, Capacitance P, Stressful V, Pettiness G, et al. Recurrence of meningiomas: predictive value of pathological features and hormonal and growth factors. J Neurooncol 2007;82(1):63–8.

[22] Jones NR, Rossi ML, Gregorious M, Hughes JT. Epidermal growth factor receptor in 72 meningiomas. Cancer 1990;66(1):152–5.

[23] Carroll RS, Black PM, Zhang J, Kirsch M, Percec I, Lau N, et al. Expression and activation of epidermal growth factor receptor in meningiomas. J Neurosurg 1997;87(2):315–23.

[24] Johnson MD, Horiba M, Winnier AR, Arteaga CL. The epidermal growth factor receptor is associated with phospholipase C gamma 1 in meningiomas. Hum Pathol 1994;25(2):146–53.

[25] Kong YG, Su CB, Ren ZY, Wang RZ. Measurement of epidermal growth factor receptor concentration in the pre- and postoperative serum in patients with meningiomas. Zhongguo Yi Xue Ke Xue Yuan Xue Bao 2002;24(4):427–9.

[26] Smith JS, Lal A, Harmon-smoth M, Bollen AW, McDermott MW. Association between absence of epidermal growth factor immunoreactivity and poor prognosis in patients with atypical meningioma. J Neurosurg 2007;106(6):1034–40.

[27] Paulus W, Grothe C, Sensenbrenner M, Janet T, Baur I, Graf M, et al. Localization of basic fibroblastic growth factor, a mitogen and angiogenic factor, in human brain tumors. Acta Neuropathol 1990;79(4):418–23.

[28] Ueba T, Takahashi JA, Fukumoto M, Ohta M, Ito N, Oda Y, et al. Expression of fibroblastic growth factor receptor -1 in human glioma and meningioma tissues. Neurosurgery 1994;34(2):221–5; discussion 225–226.

[29] Todo T, Kondo T, Kirino T, Asai A, Adams EF, Nakamura S, et al. Expression and growth stimulatory effect of fibroblast growth factor 9 in human brain tumors. Neurosurgery 1998;43(4):337–46.

[30] Liu TC, Zhang T, Fukuhara H, Kuroda T, Todo T, Canron X, et al. Dominant-negative fibroblast growth factor receptor expression enhances antitumoral potency of oncolytic herpes virus in neural tumors. Clin Cancer Res 2006;12:6791–9.

[31] Brandis A, Mirzai S, Tatagiba M, Walter GF, Samoo M, Ostertag H. Immunohistochemical detection of female sex hormone receptors in meningiomas: correlation with clinical and histological features. Neurosurgery 1993;33(22):212–7; discussion 217–218.

[32] Carroll R, Zhang J, Black PM. Expression of estrogen receptor alpha and beta in human meningiomas. J Neurooncol 1999;42(2):109–16.

[33] Pravdenkova S, Al-Mefty O, Sawyer J, Husain M. Progesterone and estrogen receptors: opposing prognostic indicators in meningiomas. J Neurosurg 2006;105(2):161–2; discussion 162.

[34] Konstantinidou AE, Korkolopoulo P, Mahera H, Kotsiakis X, Hranioti S, Eftychiadis C, et al. Hormone receptor in non-malignant meningiomas correlates with apoptosis, cell proliferation and recurrence-free survival. Histopathology 2003;43(3):280–90.

[35] Hsu DW, Efridt JT, Hedley-Whyte ET. Progesterone and estrogen receptor in meningiomas: prognostic considerations. J Neurosurg 1997;86(1):113–20.

[36] Claus EB, Black PM, Bondy ML, Calvocressi L, Schildkrut JM, Wiemels JL, et al. Exogenous hormone use and meningioma risk. Cancer 2007;110:471–6.

[37] Carroll R, Glowacka D, Dashner K, Black PM. Progesterone receptors in meningiomas. Cancer Res 1993;53:1312–6.

[38] Carroll RS, Zhang J, Dashner K, Black PM. Progesterone and glucocorticoid receptor activation in meningiomas. Neurosurgery 1995;37:496–504.

[39] Piquer J, Cedar M, Lluch A, Barcia Salorio JL, Garcia-Conde J. Correlation off female steroid hormone receptor with histologic feature in meningiomas. Acta Neurochir (Wien). 1991;110(1–2):38–43.

[40] Kostron H, Daxenbichler G, Maier H. Steroid receptor in atypical histology as prognostic parameters in meningioma. Wien Klin Wochenschr 1990;102(18):525–8.

[41] Maiuri F, De Carol Model B, Esposito F, Capacitance P, Stressful V, Pettinato G, et al. Recurrence of meningiomas: predictive value of pathological features and hormonal and growth factors. J Neurooncol 2007;82(1):63–8.

[42] Metellus P, Nanni I, Dussert C, Trinkhaus M, Fuentes S, Chinot O, et al. Prognostic implications of biologic markers in intracranial meningiomas: 120 cases. Neurochirugie 2008;54:750–6.

[43] Verheijen FM, Donker GH, Viera CS, et al. Progesterone receptors, bcl-2 and bax expression in meningiomas. J Neurooncol 2002; 56(1):35–41.

[44] Grunberg SM, Weiss MH, Russell CA, Spita IM, Ahmadi J, Sandun A, et al. Long-term administration of mifepristone (RU486): clinical tolerance during extended treatment of meningiomas. Cancer Invest 2006;24(8):727–33.

[45] Carroll RS, Brown M, Zhang J, DiRenzo J, Font De Mora J, Black PM. Expression of a subset of steroid receptor cofactor is associated with progesterone receptor expression in meningiomas. Clin Cancer Res 2002;6(90):3570–5.

[46] Carroll RS, Zhang J, Dashner K, Sar M, Wilson EM, Black PM. Androgen receptor expression in meningiomas. J Neurosurg 1995; 82(3):453–60.

[47] Lesch KP, Schott W, Engl FG, Gross S, Thierauf P. Gonadal steroid receptors in meningiomas. J Neurol 1987;234(5):328–33.

[48] Kunert-Radek J, Stepien H, Radek A, Pawlikoski M. Somatostatin suppression of meningioma cell proliferation in vitro. Acta Neurol Sci 1987;75(6):434–6.

[49] Reubi JC, Laissue J, Krenning E, Lamberts SW. Somatostatin receptor in human cancer: incidence, characteristics, functional correlate and clinical implications. J Steroid Biochem Mol Biol 1992; 43(1–3):27–35.

[50] Chamberlain MC, Glantz MJ, Fadul CE. Recurrent meningioma: salvage therapy with long acting somatostatin analogue. Neurology 2007;469(10):969–73.

[51] Pistolesi S, Fontanini G, Boldrini L, et al. The role of somatostatin in vasogenic meningioma associated brain edema. Tumori 2003;89(2): 136–40.

[52] Koper JW, Markstein R, Kohler C, Kwekkeboom DJ, Avezzat CJ, Lamberts SW, et al. Somatostatin inhibits activity of adenylate cyclase in cultured human meningioma cells and stimulates their growth. J Clin Endocrinol Metab 1992;74(3):543–7.

[53] Prat R, Banzo J, Diaz FZ. Somatostatin receptors in meningioma: diagnostic and therapeutic value. Rev Neurol 1997;25(148):2002–5.

[54] Carroll RS, Schrell UM, Zhang J, Dashner K, Nomikos P, Fahlbusch R, et al. Dopamine D1, dopamine D2, and prolactin receptor messenger ribonucleic acid expression by the polymerase chain reaction in human meningiomas. Neurosurgery 1996;38(2):367–75.

[55] Schrell UM, Nomikos P, Fahlbusch R. Presence of dopamine D1 and absence of Dopamine D2 receptor in human cerebral meningioma tissue. J Neurosurg 1992;77(2):288–94.

[56] Schrell UM, Fahlbusch R, Adams EF, Nomikos P, Reif M. Growth of cultured human cerebral meningioma is inhibited by dopaminergic agents. Presence of high affinity dopamine-D1 receptors. J Clin Endocrinol Metab 1990;77(6):1669–71.

[57] Jimenez-Hakim E, El-Azouzi M, Black PM. The effect of prolactin and bombesin on growth of meningioma derived cells in monolayer culture. J Neurooncol 1993;16:185–90.

[58] Kitagawan N, Tsutsumi K, Niwa M, et al. Expression of a functional endothelin (ETA) receptor in human meningiomas. J Neurosurg 1994;86(4):723–31.

[59] Bolderini L, Pisotolesi S, Grisfredi S, et al. Expression of endothelin 1 and its angiogenic role in meningiomas. Virchows Arch 2006; 449(5):546–53.

[60] Paggota U, Arzberger T, Hopfner U, et al. Expression and localization of endothelin-1 and endothelin receptor in human meningiomas. Evidence for a role in tumoral growth. J Clin Invest 1995; 96(4):2017–25.

[61] Kitagawa N, Tsutsumi K, Niwa M, et al. A selective endothelin ETA antagonist, BQ-123, inhibits ^{125}I-endothelin-1(^{125}I-ET-1) binding to human meningiomas and antagonizes ET-1–induced proliferation of meningioma cells. Cell Mol Neurobiol 1994;14(2):105–18.

[62] Muhr C, Gudjonsson O, Lilja A, Hartman M, Zhang ZJ, Langstrom B. Meningioma treated with interferon-alpha, evaluated with ((11) C)-L-methionine positron emission tomography. Clin Cancer Res 2001;7(8):2269–76.

[63] Kaba SE, DeMonte F, Bruner JM, Kyritsis AP, Jaeckle KA, Levin V, et al. The treatment of recurrent unresectable and malignant meningioma with interferon alpha-2B. Neurosurgery 1997;40(2):271–5.

[64] Koper JW, Zwarthoff EC, Hagemeijer A, Braakman R, Avezaat CJ, Bergstrom M, et al. Inhibition of growth of meningioma cells by recombinant interferon-alpha. Eur J Cancer 1991;27(4):416–9.

[65] Zhang ZJ, Muhr C, Wang JL. Interferon-alpha inhibits the DNA synthesis induced by PDGF and EGF in cultured meningioma cells. Anticancer Res 1996;16(2):717–23.

[66] Drevalagas A, Xinou E, Karacostas D, Parissis D, Karkavelas G, Milonas I. Meningioma growth and interferon beta-1b treated multiple sclerosis: co-incidence or relationship. Neuroradiology 2005; 47(7):516–9.

[67] Todo T, Adams EF, Rafferty B, Fahlbusch R, Dingermann T, Werner H. Secretion of interleukin-6 by human meningioma cells: possible autocrine inhibitory regulation of neoplastic cell growth. J Neurosurg 1994;81(3):394–401.

脑膜瘤的分子生物学和遗传学

V.P. Collins

胡昌辰 译

概 述

脑膜瘤是一种生长缓慢的肿瘤，常发病于中老年患者，它的发病率占所有原发性脑肿瘤的 37%。小而生长缓慢的脑膜瘤只有在影像学（神经放射检查）[1]和尸检中[2]偶尔被检测到。脑膜瘤的发病率很难评估，并且更多的是通过症状诊断来判定。在一个瑞典的尸检调查中显示 12 000 个病例中发病率为 1.44%。研究表明近 40 年来脑膜瘤的发病率有所增加，但是随着新的成像技术的广泛使用，确诊依然较难。脑膜瘤常见于女性，男女发病比例约为 1∶2，在脊柱的比例高达 1∶10。多发性肿瘤多与遗传性肿瘤有关，例如神经纤维瘤病 2 型，属于少见的儿童脑膜瘤，多发于男性。这些病的浸润性和恶性形式也常见于男性。这些不同暗示此病的影响因素为遗传、激素，或者两者共同作用的结果。

脑膜瘤广布于硬脑膜、颅腔、椎管内。当前，世界卫生组织（WHO）将中枢神经系统（CNS）的脑膜瘤的病理类型至少分为 9 种，I 级，包括脑膜内皮型、纤维型、混合型、砂粒体型、血管型、微囊型、分泌型、淋巴浆细胞型、化生型。II 级包括脊索样型、透明细胞型和非典型脑膜瘤，III 级包括乳头状、横纹肌和间变性脑膜瘤。非典型和间变型脑膜瘤可属于上述任何一个组织类型，但是必须符合其他基本条件，比如细胞数和有丝分裂指数的增加、坏死的存在和恶性细胞学特征。脑膜瘤几乎很少转移，一般在局部扩张和浸润。脑膜瘤的病理特征在第 5 章详述。

家族性脑膜瘤临床综合征

人们早已知道，脑膜瘤和双侧听神经瘤是 NF2 综合征的一个重要特征。但是，有些家族显示脑膜瘤易感性的增加，而没有 NF2 综合征的特征[3]。最近，分子遗传学研究这些家庭中该疾病与 NF2基因没有联系[4]，表明有一个或多个独立因素促进了这些特异性脑膜瘤发生。在这些家庭中发生的脑膜瘤类型常是脑膜内皮型脑膜瘤，有趣的是，与其他更常见的脑膜瘤类型比较，这些散发的脑膜瘤的 NF2 基因突变发生率较低，如后所述[3,5]。其他遗传肿瘤综合征中脑膜瘤的发病率增加有 Werner、Cowden、Gorlin 以及多发性内分泌腺瘤病（MEN）1 型[3,6,7]。脑膜瘤也见于一些其他肿瘤综合征和非肿瘤综合征，如 Li-Fraumeni、Turner 和 Hunter-MacDonald 等[8,9]。

细胞遗传学

脑膜瘤是最早进行细胞遗传学研究的人类实体肿瘤之一。20 世纪 60 年代，染色体显带技术发展仍不成熟，研究报道近端着丝粒染色体极易丢失[11,12]。使用此技术后证实丢失的是 22 号染色体[13,14]。这一发现随后被多项研究证实。由于细胞遗传学分析需要选择性地短期培养细胞，这些发现是否能够代表患者体内大多数的脑膜瘤细胞仍然不得而知。1987 年，采用多态 DNA 标记法研究同质化肿瘤组织 DNA 表明，22 号染色体丢失发生于绝大多数患者，但不是所有患者[15-18]。

分子遗传学

NF2 基因（作为一种脑膜瘤抑制基因）的鉴定

随着分子生物学方法的建立，在 WHO 划定的 I 级脑膜瘤中，约 50% 存在 22 号染色体单体，另有 > 10% 存在 22q12 区等位基因的缺失[15,17-19]。22 号染色体的缺失在不同类型的脑膜瘤缺失率变化较大[20]。对 126 例散发肿瘤使用基因组杂交法研究发现，此种缺失常见于成纤维细胞性脑膜瘤（> 80%），其次为过渡型（> 60%），脑膜内皮型罕见（< 40%）[21]。其他类型则较少见到。

与此同时，研究表明，NF2 基因连锁于 22q12 区。1993 年，NF2 基因被证实[22,23]，临床上确立了具有 NF2 综合征的脑膜瘤症状，具有 22 号染色体单个拷贝缺失的脑膜瘤中多数具有 NF2 基因突变。因此，NF2 基因被确认是脑膜瘤的一个抑制基因[20,24,25]。在脑膜瘤中，NF2 等位基因的丢失和保留的等位基因突变常导致肿瘤抑制蛋白的缺失。肿瘤抑制基因蛋白缺失可能是由于野生型基因拷贝的启动子甲基化造成的表达抑制所致。但是，在脑膜瘤中，几乎没有证据支持 NF2 启动子甲基化的机制[21]。

鉴于 22 号染色体等位基因（包括一个 NF2 基因）的丢失和保留的 NF2 基因频繁突变关系密切，在不同亚型脑膜瘤中野生型 NF2 基因缺失发生率是不同的。纤维型脑膜瘤的 NF2 基因突变发生率最高（> 50%），而在变异脑膜瘤中的突变率则低至 18%[21]。野生型 NF2 基因的丢失也发生在少见的儿童脑膜瘤患者中[26]。与遗传基因数据相符的是，NF2 基因编码蛋白质（俗称 merlin 蛋白）的免疫组织细胞化学分析表明，其常表达于脑膜内皮型脑膜瘤而在其他许多类型中没有[27-30]。

脑膜瘤不是野生型 NF2 基因缺失的唯一肿瘤，也会发生在许多神经鞘瘤、脊髓室管膜瘤（60%）及恶性间皮瘤中[33,34]。在突变肿瘤中发现的有恶性黑色素瘤，甲状腺癌。在其他肿瘤类型中没有 NF2 基因状况的报道。

因此，至少 30% 的所有脑膜瘤和多数内皮型脑膜瘤的 22q 等位基因没有缺失，NF2 基因也没有出现突变和异常甲基化。这些基因是否涉及脑膜瘤癌变尚不清楚。虽然 NF2 基因编码 4.1 超家族基因的一个成员，但其他成员的研究仍不明朗。脑膜瘤的杂合体缺失表明 18p11.32 位点 DAL1 基因（也被称为 EPB41L3；4.1B）复制和表达丢失[35,36]。不同的研究报道结果不尽相同，现在还不清楚这种情况频繁发生，但是免疫细胞化学分析表明蛋白表达的缺失在脑膜瘤中的发生率高达 76%[30,35,37]。然而，几乎没有发现保留的 DAL1 等位基因出现突变[38]；也无启动子甲基化的发生。EPB41 基因（1p36；编码 4.1R 蛋白）也在被研究但也无确切证据表明上述事件的发生[39]。ezrin 和 radixin 基因家族其他成员未发现异常拷贝数并且膜突的突变筛查结果为阴性[37]。

不包括 NF2 基因位点的 22q 位点的间质性缺失，暗示了另一种脑膜瘤抑制基因也位于这个染色体上。SMARCB1/INI1 基因（无野生非典型畸胎/rhaboid 肿瘤型）、MN1 基因和异常病例等一些候选基因也已被研究证实[40,41]。散发性脑膜瘤中 22q12 位点上的纯合性缺失导致在缺失区检测到 β-adaptin 基因（AP1B1 或 BAM22）。70 例脑膜瘤中的 9 例中发现了表达缺失，其中的 7 例没有 NF2 基因异常出现。然而，没有进一步研究报道 22q 位点上有无其他可能的肿瘤抑制基因。

NF2 基因的转录和翻译

在 22q12.2 位的 NF2 肿瘤抑制基因是由 17 个外显子组成，基因组区有 95kb（图 8-1）。它编码至少 8 个选择性剪接的开放阅读框，主要有 2 个剪接变异体。在转录时第一个且是最长的开放阅读框有 1 785 个碱基包括有选择性剪接外显子 16，编码 595 个氨基酸的一个 merlin 蛋白分子（也称为亚型 1）。第二个稍短些的开放阅读框包括外显子 16，但改变了 3'端序列，编码 590 个氨基酸（见图 8-1）。缺乏外显子 2、外显子 3 或者两者同时缺乏的其他的剪接变异体及其他亚型均处于低表达水平[44]。对亚型 1 和亚型 2 的研究没有发现剪接变异体编码蛋白质的功能。几乎所有组织均有约 6.1kb 和 2.7kb 的转录产物，但不同组织的表达率不同[44]。还有一些组织也可表达约 3.9kb 的转录产物。有证据证实

转录起始发生于多个起始位点，这影响 5'未转录序列的长度而导致 3'非编码序列的转录区有大量的碱基[44]。全长剪接变异体编码的蛋白与 4.1/ERM（ezrin、radixin、moesin）家族蛋白有 47% 的相似度，此 4.1/ERM 家族蛋白参与了细胞骨架和细胞膜蛋白（merlin 蛋白包括 moesin、ezrin 和 radixin）的连接[23]。

这个蛋白家族的组织结构相同。N 端结构域是一个球形结构，其次是一个 α- 螺旋和一个带电荷的 C 端结构域（图 8-2）。家族成员的 N 端结构域有 65% 的同源性，而 C 端结构域离散同源性不足 30%。merlin 蛋白折叠由于 8 ~ 121 与 200 ~ 320 位的氨基酸残基相互作用所致，形成的 N 端球形

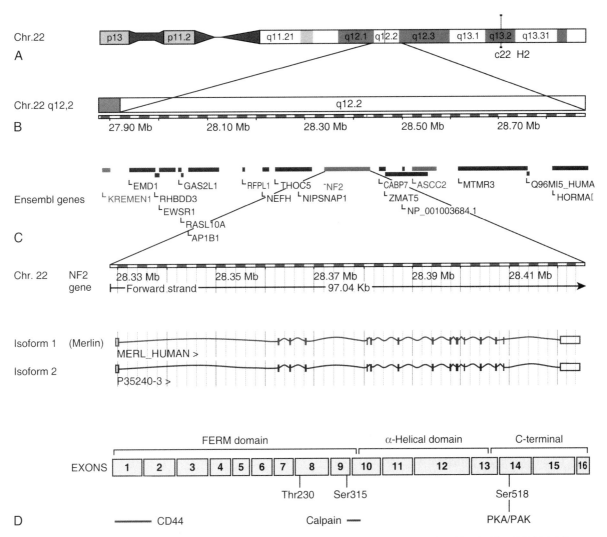

图 8-1（见彩图 8-1）　图示不久前了解的 NF2 基因的位置，基因构成及两个显性剪接变异体的概貌。（数据来源于 Ensembl release 49，2008 年 03 月，http：//www.ensembl.org/index.html）。**A** 和 **B**，NF2 基因的位置和它在 22 号染色体上的邻近基因。**C**，通常命名为亚型 1 和 2 的两个显性剪接变体显示了包括了转录物的外显子。merlin 蛋白（亚型 1）包括了编码外显子 1 ~ 15 和 17 的残基。**D**，merlin 蛋白（亚型 1）的主要区域的轮廓，一些区域被认为包括了与其他区域的相互作用，就像 230 位点的苏氨酸，315 位点的丝氨酸，518 位点的丝氨酸的磷酸化，改变了蛋白的构象，功能上非常重要。

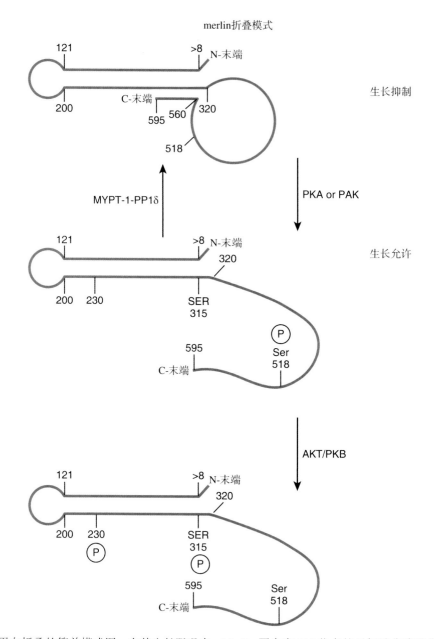

图 8-2 merlin 蛋白折叠的简单模式图。在其生长阻遏中，Merlin 蛋白在 518 位点的丝氨酸非磷酸化并且 C- 端氨基酸与折叠的 N 末端区域联合。当 PAK（p21 激活的激酶）或 PKA（cAMP- 依赖的激酶 A）磷酸化时，C 末端与 N 末端的结合被抑制。当 230 位点的苏氨酸和 315 位点的丝氨酸通过 AKT/PKB 获得磷酸化时导致了遍在蛋白化作用和降解作用。518 位点的丝氨酸通过 MYPT-1-PP1∂ 发生脱磷酸（作用）。

结构构成了膜定位所需的 FERM 区（图 8-2）。NF2 基因的错义突变扰乱了此区 [45-47]。C 端的 580 ～ 595 位残基和球形结构的 302 ～ 308 位残基相互作用 [45,48,49]。N 端球形区的相互作用受 518 位的丝氨酸磷酸化调节。磷酸化的 merlin 蛋白不能正确折叠，导致了其生长抑制力和细胞膜的前定位失活（图 8-2）。此磷酸化被认为与有活性的 p-21 激酶（PAKs）和 cAMP 依赖的蛋白激酶 A（PKA）有

关 [50-54]。去磷酸化与肌球蛋白磷酸酶 MYPT-1-PP1∂ 有关 [55]。近来研究表明 merlin 蛋白通过 ACT1/PKB 激酶将 230 位苏氨酸和 315 位丝氨酸磷酸化，从而导致 C 端结构域结合球形 N 端结构域生长抑制力的失活和 merlin 蛋白泛素化降解 [56]。

有证据表明在其生长抑制结构中，merlin 蛋白可通过阻断依赖 ERM（ezrin、radixin、moesin）激活的 RAS 来抑制 RAS-ERK 通路，这与 ERM 蛋白、

Grb2、SOS、丝状肌动蛋白复合体的结构相关[57]。merlin 蛋白与至少 34 种其他蛋白相互作用，如何通过 NF2 剪接变异体编码类似蛋白来影响或改变这些相互作用仍不明确。有关野生型 merlin 蛋白相互作用复合体的综述和如何控制细胞增殖见参考文献[58,59]。

2 个主要剪接变异体中的第二个包括外显子 16（亚型 2），编码 590 个残基的短链蛋白，它的 C 端不与 N 端的球形结构域相互作用。此剪接体也无肿瘤抑制功能。N 端结构域可与一些 merlin 结合蛋白（例如 SLC9A3R1/NHERF/EBP50）相互作用[45,48,49,60]。对其他剪接变异体的蛋白知之其少。

脑膜瘤中 NF2 的突变以及他们对蛋白质功能的影响

NF2 基因突变体的等位基因的缺失可发生在各种等级的脑膜瘤中。最近发表的报道中对来自 NF2 家族和其他散发肿瘤的 NF2 突变的 Meta 分析，报告了 1141 例 NF2 突变体[611]。有 1070 种小的基因变化，42 例基因内变化（涉及一个或多个外显子），29 例整基因删除和整个染色体重排。持续表达的单个外显子事件与体细胞变异相比，更有可能是无义的或者只导致结合点变化。体细胞变异更倾向于移码突变，这会影响 merlin 蛋白的编码序列。这项研究包含了来自 180 例脑膜瘤变异的数据。脑膜瘤中的体细胞变异在转录编码 5' FERM 结构域的密码子区更常见，在外显子 14 和 15 处存在变异的完全缺失。体细胞变异在不同病理学的肿瘤中有所差异，比如，脑膜瘤和神经鞘瘤，后者在外显子 14 和 15 处有变异。变异的大部分会导致亚型 1 和亚型 2 编码的蛋白质的截尾，少于 10% 的所有未截尾的小替换体聚集在外显子 2 和 3 处，暗示这个区域可能对于 merlin 蛋白亚型 1 的肿瘤抑制子活动十分关键。有些 *NF2* 剪切变异体可能不会受编码序列外显子 2 和 3 的移码引起小变异的影响，因为他们隔绝了这些外显子。大部分变异都是小片段的插入或删除，或者无义突变（只影响接合点）产生终止子，或者导致移码，主要发生在基因的 5' 末端，产生一个截尾的并且可能无功能的蛋白质产物[21,62]。很难理解为什么表达无处不在的 *NF2* 基因在患者 *NF2* 基因的持续变异时主要发展为神经鞘瘤和脑膜瘤。

进展中的基因和非典型性及间变性脑膜瘤

在非典型性及间变性脑膜瘤中，NF2 基因的变异和等位基因的缺失与在 WHO I 级的肿瘤中发生的概率大概相等。然而，非典型性及间变性脑膜瘤表现出了大范围的由缺失、增添和复制组成的异常情况的拷贝数，影响了许多染色体和染色体区域。1p、6q、10、14q、18q 的缺失和 1q、9q、12q、15q、17q 和 20 的增添，以及 9p 的缺失，17q23 区域的增添或低复制数在非典型性脑膜瘤中十分常见。

1p 的缺失是已报道的第二位最常见的异常情况。最常缺失的区域已被绘制到 1p36（恶性星形细胞瘤和其他肿瘤中常发生缺失）和 1p33-34[62]。这些区域的几种候选的肿瘤抑制子基因已被筛选到，包括 P73、CDKN2C、RAD54L 和 ALPL，其作用还不确定。TP73 基因的突变体个例已有报道，并且在许多重要的事件中，在只保留有一个等位基因的情况下，TP73 启动子的甲基化已被报道过[63]。然而，这些区域的大部分基因突变或甲基化还未被系统研究过。

9p 处的缺失已被明确证实与间变性脑膜瘤的进化有关。CDKN2A、CDKN2B 和 p14^ARF 纯合子缺失，拷贝的缺失以及保留的拷贝数的突变都在 9p21 上发生。CDKN2A 和 p14^ARF 在遗传学上是紧密缠绕在一起的。两者分别有自己的启动子和第一个外显子，同时在 CDKN2A 的外显子 2 和 3 处接合有 p14^ARF，通过使用 CDKN2A 的两个外显子中另外一个替换的阅读框，从而进行转录。这三个基因的纯合子缺失常见于原发胶质母细胞瘤中[64]。CDKN2A 和 CDKN2B 编码的蛋白质结合与阻遏 CDK4、CDK6 和 cyclin D1 形成异质二聚体，此为细胞周期限制点的 RB1 的磷酸化所需要的，最终抑制 RB1 通路。他们的缺失解除了对此过程的调控，从而使得细胞异常进入细胞周期的 S 期。如果这发生在正常 p53 通路中，细胞有可能走向凋亡。然而，p14^ARF 是一个 MDM2 蛋白的负调控子，MDM2 参与 p53 的降解。p14^ARF 的缺失解除了对 MDM2 蛋白的调控，允许 p53 的非正常降解，从而解除了对 p53 通路的调控。

尽管染色体 10 的缺失很常见，但靶向基因并未明确确定。10q23 处 PTEN 基因已被研究，只确认了偶然的突变。14q 缺失的靶向目标已确认为 NDRG2 基因。研究表明，保留的拷贝数的高度甲基化通常与不表达一起发生[65]。尽管 TP53（17p13.1）突变的的概率很小，但据报道 17q21 区域的拷贝数在增加，而 RPS6KB1 基因已被表明为潜在的靶标[67]。

克隆性单体、复发及多发性脑膜瘤

X-染色体失活和 NF2 突变的研究表明，在复发的、多散发的脑膜瘤中，相同的 X 染色体灭活或保留的 NF2 基因的突变，表明他们是单克隆肿瘤，早期复发时真正来源于原发肿瘤，多发性病变常来源于局部扩撒[68-72]。一些散在的多发性脑膜瘤可解释为原发性 NF2 突变基因零星散布与其间[73]。

总 结

36 年来，自从脑膜瘤 22 号染色体缺失事件被建立以来，我们一直致力于探索这些肿瘤的分子机制。然而，仍有许多工作要做。我们并不知道所有 NF2 基因剪接变异体的功能。我们还不知道 merlin 蛋白如何与其分子伴侣相互作用，也不知道野生型蛋白如何导致脑膜瘤、神经鞘瘤、室管膜瘤、间皮瘤的发生，这些肿瘤中 NF2 基因表达普遍存在。涉及未分化的非典型和间变性脑膜瘤基因进展仍不清楚。大多数的脑膜瘤及一些少见类型的发生机制仍不清楚。想要搞清楚这些肿瘤分子水平的发生机制和提供对患者有用的帮助，我们仍需做大量的研究。

参考文献

[1] Vernooij MW, Ikram MA, Tanghe HL, et al. Incidental findings on brain MRI in the general population. N Engl J Med 2007;357:1821.

[2] Rausing A, Ybo W, Stenflo J. Intracranial meningioma: a population study of ten years. Acta Neurol Scand 1970;46:102.

[3] Louis DN, Ramesh V, Gusella JF. Neuropathology and molecular genetics of neurofibromatosis 2 and related tumors. Brain Pathol 1995;5:163.

[4] Pulst SM, Rouleau GA, Marineau C, et al. Familial meningioma is not allelic to neurofibromatosis 2. Neurology 1993;43:2096.

[5] Heinrich B, Hartmann C, Stemmer-Rachamimov AO, et al. Multiple meningiomas: Investigating the molecular basis of sporadic and familial forms. Int J Cancer 2003;103:483.

[6] Asgharian B, Chen YJ, Patronas NJ, et al. Meningiomas may be a component tumor of multiple endocrine neoplasia type 1. Clin Cancer Res 2004;10:869.

[7] Goto M, Miller RW, Ishikawa Y, et al. Excess of rare cancers in Werner syndrome (adult progeria). Cancer Epidemiol Biomarkers Prev 1996;5:239.

[8] Schoemaker MJ, Swerdlow AJ, Higgins CD, et al. Cancer incidence in women with Turner syndrome in Great Britain: a national cohort study. Lancet Oncol 2008;9:239–46.

[9] Armstrong L, Graham GE, Schimke RN, et al. The Hunter-McDonald syndrome with expanded phenotype including risk of meningioma: an update and review. Am J Med Genet A 2008;146:83.

[10] Caspersson T, Zech L, Johansson C, et al. Identification of human chromosomes by DNA-binding fluorescent agents. Chromosoma 1970;30:215.

[11] Mark J. Chromosomal patterns in human meningiomas. Eur J Cancer 1970;6:489.

[12] Zang KD, Singer H. Chromosomal constitution of meningiomas. Nature 1967;216:84.

[13] Zankl H, Zang KD. Cytological and cytogenetical studies on brain tumors. 4. Identification of the missing G chromosome in human meningiomas as no. 22 by fluorescence technique. Humangenetik 1972;14:167.

[14] Mark J, Levan G, Mitelman F. Identification by fluorescence of the G chromosome lost in human meningiomas. Hereditas 1972;71:163.

[15] Dumanski JP, Rouleau GA, Nordenskjold M, et al. Molecular genetic analysis of chromosome 22 in 81 cases of meningioma. Cancer Res 1990;50:5863.

[16] Okazaki M, Nishisho I, Tateishi H, et al. Loss of genes on the long arm of chromosome 22 in human meningiomas. Mol Biol Med 1988;5:15.

[17] Seizinger BR, de la Monte S, Atkins L, et al. Molecular genetic approach to human meningioma: loss of genes on chromosome 22. Proc Natl Acad Sci USA 1987;84:5419.

[18] Dumanski JP, Carlbom E, Collins VP, et al. Deletion mapping of a locus on human chromosome 22 involved in the oncogenesis of meningioma. Proc Natl Acad Sci USA 1987;84:9275.

[19] Seizinger BR, Rouleau G, Ozelius LJ, et al. Common pathogenetic mechanism for three tumor types in bilateral acoustic neurofibromatosis. Science 1987;236:317.

[20] Ruttledge MH, Sarrazin J, Rangaratnam S, et al. Evidence for the complete inactivation of the NF2 gene in the majority of sporadic meningiomas. Nat Genet 1994;6:180.

[21] Hansson CM, Buckley PG, Grigelioniene G, et al. Comprehensive genetic and epigenetic analysis of sporadic meningioma for macro-mutations on 22q and micro-mutations within the NF2 locus. BMC Genomics 2007;8:16.

[22] Rouleau GA, Merel P, Lutchman M, et al. Alteration in a new gene encoding a putative membrane-organizing protein causes neurofibromatosis type 2. Nature 1993;363:515.

[23] Trofatter JA, MacCollin MM, Rutter JL, et al. A novel moesin-, ezrin-, radixin-like gene is a candidate for the neurofibromatosis 2 tumor suppressor. Cell 1993;72:791.

[24] Lekanne Deprez RH, Bianchi AB, Groen NA, et al. Frequent NF2 gene transcript mutations in sporadic meningiomas and vestibular schwannomas. Am J Hum Genet 1994;54:1022.

[25] Twist EC, Ruttledge MH, Rousseau M, et al. The neurofibromatosis type 2 gene is inactivated in schwannomas. Hum Mol Genet 1994;3:147.

[26] Begnami MD, Rushing EJ, Santi M, et al. Evaluation of NF2 gene deletion in pediatric meningiomas using chromogenic in situ hybridization. Int J Surg Pathol 2007;15:110.

[27] Den Bakker MA, van Tilborg AA, Kros JM, et al. Truncated NF2 proteins are not detected in meningiomas and schwannomas. Neuropathology 2001;21:168.

[28] Hitotsumatsu T, Iwaki T, Kitamoto T, et al. Expression of neurofibromatosis 2 protein in human brain tumors: an immunohistochemical study. Acta Neuropathol (Berl) 1997;93:225.

[29] Lee JH, Sundaram V, Stein DJ, et al. Reduced expression of schwannomin/merlin in human sporadic meningiomas. Neurosurgery 1997; 40:578.

[30] Perry A, Cai DX, Scheithauer BW, et al. Merlin, DAL-1, and progesterone receptor expression in clinicopathologic subsets of meningioma: a correlative immunohistochemical study of 175 cases. J Neuropathol Exp Neurol 2000;59:872.

[31] Jacoby LB, MacCollin M, Barone R, et al. Frequency and distribution of NF2 mutations in schwannomas. Genes Chromosomes Cancer 1996;17:45.

[32] Ruttledge MH, Rouleau GA. Role of the neurofibromatosis type 2 gene in the development of tumors of the nervous system. Neurosurg Focus 2005;19:E6.

[33] Robinson BW, Musk AW, Lake RA. Malignant mesothelioma. Lancet 2005;366:397.

[34] Ebert C, von Haken M, Meyer-Puttlitz B, et al. Molecular genetic analysis of ependymal tumors. NF2 mutations and chromosome 22q loss occur preferentially in intramedullary spinal ependymomas. Am J Pathol 1999;155:627.

[35] Nunes F, Shen Y, Niida Y, et al. Inactivation patterns of NF2 and DAL-1/4.1B (EPB41L3) in sporadic meningioma. Cancer Genet Cytogenet 2005;162:135.

[36] Gutmann DH, Donahoe J, Perry A, et al. Loss of DAL-1, a protein 4.1-related tumor suppressor, is an important early event in the pathogenesis of meningiomas. Hum Mol Genet 2000;9:1495.

[37] van Tilborg AA, Morolli B, Giphart-Gassler M, et al. Lack of genetic and epigenetic changes in meningiomas without NF2 loss. J Pathol 2006;208:564.

[38] Martinez-Glez V, Bello MJ, Franco-Hernandez C, et al. Mutational analysis of the DAL-1/4.1B tumour-suppressor gene locus in meningiomas. Int J Mol Med 2005;16:771.

[39] Piaskowski S, Rieske P, Szybka M, et al. GADD45A and EPB41 as tumor suppressor genes in meningioma pathogenesis. Cancer Genet Cytogenet 2005;162:63.

[40] Lekanne Deprez RH, Riegman PH, Groen NA, et al. Cloning and characterization of MN1, a gene from chromosome 22q11, which is disrupted by a balanced translocation in a meningioma. Oncogene 1995;10:1521.

[41] Schmitz U, Mueller W, Weber M, et al. INI1 mutations in meningiomas at a potential hotspot in exon 9. Br J Cancer 2001;84:199.

[42] Peyrard M, Fransson I, Xie YG, et al. Characterization of a new member of the human beta-adaptin gene family from chromosome 22q12, a candidate meningioma gene. Hum Mol Genet 1994;3:1393.

[43] Ruttledge MH, Xie YG, Han FY, et al. Physical mapping of the NF2/meningioma region on human chromosome 22q12. Genomics 1994;19:52.

[44] Chang LS, Akhmametyeva EM, Wu Y, et al. Multiple transcription initiation sites, alternative splicing, and differential polyadenylation contribute to the complexity of human neurofibromatosis 2 transcripts. Genomics 2002;79:63.

[45] Gutmann DH, Haipek CA, Hoang Lu K. Neurofibromatosis 2 tumor suppressor protein, merlin, forms two functionally important intramolecular associations. J Neurosci Res 1999;58:706.

[46] Brault E, Gautreau A, Lamarine M, et al. Normal membrane localization and actin association of the NF2 tumor suppressor protein are dependent on folding of its N-terminal domain. J Cell Sci 2001;114:1901.

[47] Gary R, Bretscher A. Ezrin self-association involves binding of an N-terminal domain to a normally masked C-terminal domain that includes the F-actin binding site. Mol Biol Cell 1995;6:1061.

[48] Bashour AM, Meng JJ, Ip W, et al. The neurofibromatosis type 2 gene product, merlin, reverses the F-actin cytoskeletal defects in primary human Schwannoma cells. Mol Cell Biol 2002;22:1150.

[49] Sherman L, Xu HM, Geist RT, et al. Interdomain binding mediates tumor growth suppression by the NF2 gene product. Oncogene 1997;15:2505.

[50] Alfthan K, Heiska L, Gronholm M, et al. Cyclic AMP-dependent protein kinase phosphorylates merlin at serine 518 independently of p21-activated kinase and promotes merlin-ezrin heterodimerization. J Biol Chem 2004;279:18559.

[51] Kissil JL, Johnson KC, Eckman MS, et al. Merlin phosphorylation by p21-activated kinase 2 and effects of phosphorylation on merlin localization. J Biol Chem 2002;277:10394.

[52] Morrison H, Sherman LS, Legg J, et al. The NF2 tumor suppressor gene product, merlin, mediates contact inhibition of growth through interactions with CD44. Genes Dev 2001;15:968.

[53] Shaw RJ, Paez JG, Curto M, et al. The Nf2 tumor suppressor, merlin, functions in Rac-dependent signaling. Dev Cell 2001;1:63.

[54] Xiao GH, Beeser A, Chernoff J, et al. p21-activated kinase links Rac/Cdc42 signaling to merlin. J Biol Chem 2002;277:883.

[55] Jin H, Sperka T, Herrlich P, et al. Tumorigenic transformation by CPI-17 through inhibition of a merlin phosphatase. Nature 2006;442:576.

[56] Tang X, Jang SW, Wang X, et al. Akt phosphorylation regulates the tumour-suppressor merlin through ubiquitination and degradation. Nat Cell Biol 2007;9:1199.

[57] Morrison H, Sperka T, Manent J, et al. Merlin/neurofibromatosis type 2 suppresses growth by inhibiting the activation of Ras and Rac. Cancer Res 2007;67:520.

[58] Scoles DR. The merlin interacting proteins reveal multiple targets for NF2 therapy. Biochim Biophys Acta 2008;1785:32.

[59] Curto M, McClatchey AI. Nf2/Merlin: a coordinator of receptor signalling and intercellular contact. Br J Cancer 2008;98:256.

[60] Gonzalez-Agosti C, Wiederhold T, Herndon ME, et al. Interdomain interaction of merlin isoforms and its influence on intermolecular binding to NHE-RF. J Biol Chem 1999;274:34438.

[61] Ahronowitz I, Xin W, Kiely R, et al. Mutational spectrum of the NF2 gene: a meta-analysis of 12 years of research and diagnostic laboratory findings. Hum Mutat 2007;28:1.

[62] Bello MJ, de Campos JM, Vaquero J, et al. High-resolution analysis of chromosome arm 1p alterations in meningioma. Cancer Genet Cytogenet 2000;120:30.

[63] Lomas J, Aminoso C, Gonzalez-Gomez P, et al. Methylation status of TP73 in meningiomas. Cancer Genet Cytogenet 2004; 148:148.

[64] Collins VP. Mechanisms of disease: genetic predictors of response to treatment in brain tumors. Nat Clin Pract Oncol 2007;4:362.

[65] Lusis EA, Watson MA, Chicoine MR, et al. Integrative genomic analysis identifies NDRG2 as a candidate tumor suppressor gene frequently inactivated in clinically aggressive meningioma. Cancer Res 2005;65:7121.

[66] Verheijen FM, Sprong M, Kloosterman JM, et al. TP53 mutations in human meningiomas. Int J Biol Markers 2002;17:42.

[67] Buschges R, Ichimura K, Weber RG, et al. Allelic gain and amplification on the long arm of chromosome 17 in anaplastic meningiomas. Brain Pathol 2002;12:145.

[68] Larson JJ, Tew Jr JM, Simon M, et al. Evidence for clonal spread in the development of multiple meningiomas. J Neurosurg 1995; 83:705.

[69] Stangl AP, Wellenreuther R, Lenartz D, et al. Clonality of multiple meningiomas. J Neurosurg 1997;86:853.

[70] von Deimling A, Kraus JA, Stangl AP, et al. Evidence for subarachnoid spread in the development of multiple meningiomas. Brain Pathol 1995;5:11.

[71] von Deimling A, Larson J, Wellenreuther R, et al. Clonal origin of recurrent meningiomas. Brain Pathol 1999;9:645.

[72] Zhu JJ, Maruyama T, Jacoby LB, et al. Clonal analysis of a case of multiple meningiomas using multiple molecular genetic approaches: pathology case report. Neurosurgery 1999;45:409.

[73] Evans DG, Watson C, King A, et al. Multiple meningiomas: differential involvement of the NF2 gene in children and adults. J Med Genet 2005;42:45.

脑膜瘤和脑水肿

Debabrata Mukhopadhyay,

Giorgio Carrabba,

Abhijit Guha

胡昌辰 译

前 言

美国脑肿瘤数据库数据中心显示脑膜瘤占原发性脑肿瘤的 30% 以上[1]。男女患者的发病率有明显差异。在女性中脑膜瘤占颅内肿瘤的 38%，男性占 20%，这种不同仍明显高于脊髓髓外肿瘤的比率[2]。年龄也是脑膜瘤发病的相关要素，年龄增加使得脑膜瘤的发病率增加，儿童发病率为 0.3/100 000，老年人 > 8.4/100 000[3]。

由于多数脑膜瘤都是起源于蛛网膜帽细胞且是轴位的缓慢生长。因此，许多脑膜瘤包括那些相对较大的，都是无症状并不需积极干预的，尤其在老年人和并发症患者中。然而，由于局部生长、邻近脑结构和脑神经受压、相邻的皮层的刺激能引起癫痫发作，浸润脑神经、相邻硬脑膜、颅底结构可导致疼痛症状。大部分症状发展缓慢，与良性脑膜瘤的潜在滋生有关。如其他肿瘤治疗方法一样，择期手术辅助放射疗法可提供最小复发率而具有长期治愈或肿瘤控制率，然而，某些局部脑膜瘤及其亚型脑膜瘤仍在多个学科和肿瘤分子生物学研究方面面临技术挑战[2]。

在少数情况下，脑膜瘤可能会导致更严重的症状，有几个潜在的病因：

- 少数情况下，已有的或可发展为恶性脑膜瘤的脑膜瘤迅速积累并入侵脑实质，因此生物学行为本质为肉瘤。
- 急性肿瘤或相关症状的扩张可能产生瘤内出血。
- 由于脑脊髓液（CSF）通路的阻塞，肿瘤脱落和干扰脑脊液再吸收的结果导致脑积水。
- 瘤周脑水肿失调，这是本章的主要课题。

脑膜瘤和瘤周脑水肿

脑膜瘤伴发瘤周脑水肿（PTBE）是比较常见的，在不同类型中出现率为 40% ~ 92%[4-6]。PTBE 导致神经功能缺失从而使病人的身体状况下降和术后有副作用，其发生机制尚不清楚。尽管这种状况很少发生，但是 PTBE 仍在患者的术前、术后为一个重要的临床问题[7,8]。正如下文所述，脑膜瘤的结构、病理和分子机制与 PTBE 的联系正在研究中，单一的病因不可能完全说明一切问题。例如，特别显著的 PTBE 多发生于恶性脑膜瘤，但大多数良性脑膜瘤也具有 PTBE（图 9-1 和图 9-2）。病灶周围的静脉窦或引流静脉也与其有关联，但带有显著 PTBE 的脑膜瘤常发生于颅

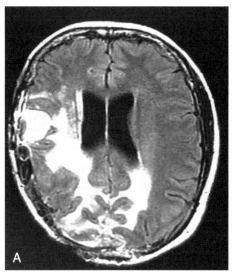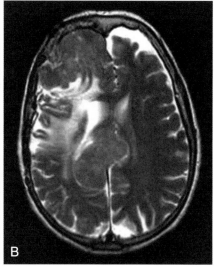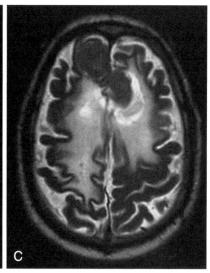

图 9-1 PTBE 在恶性脑膜瘤（WHO Ⅲ级）中较良性脑膜瘤更常见。但由于其发病率低，具有明显 PTBE 的脑膜瘤大多是具不同组织学级别的良性肿瘤。对 3 例具有广泛瘤周水肿的恶性脑膜瘤进行了研究。**A**，MRI FLAIR 轴位像显示了一例进行了多次手术切除的右侧凸面的恶性脑膜瘤；**B**，MRI T2 轴位像显示了一例镰上的恶性脑膜瘤，整个大脑镰及部分右侧额叶凸面受侵；**C**，MRI T2 轴位像显示了另一例镰上的恶性脑膜瘤具有广泛的双侧水肿。

底、凸面及旁矢状区（图 9-2）。脑膜瘤的大小也与 PTBE 有关，但文献中也有记录表明大型脑膜瘤没有明显水肿，而一位患者中有 2 个较小型脑膜瘤的患者却具有明显的瘤周水肿（图 9-2D）。

　　研究者基本认同，组织学水平上，在恶性脑膜瘤中，将蛛网膜或软膜下延伸的肿瘤从脑部完整的分离或切除与 PTBE 的发生率、严重性有关。脑膜瘤实质中 T2 信号的变化与蛛网膜的开放及缺失有关（图 9-3B、C）。术前的影像学特征可以帮助计划最大范围的切除而神经损伤最小，尤其生长在重要功能区域的脑膜瘤，如脑干脑膜瘤（图 9-3C）。

脑水肿的定量分析及其机制

　　根据病因，脑水肿可分为细胞毒性、血管源性和经室管膜性三类。梗阻性脑积水导致的经室管膜性脑水肿是由脑脊液屏障的生理缺乏所致。少数情况下，在更早期，发生经室管膜性脑水肿的梗阻性脑积水可能是位于脑脊液循环通路上的脑膜瘤的一种症状。细胞毒性脑水肿由中枢神经系统的细胞成分肿胀和缺乏维持正常内外离子、渗透压平衡的能量供应的结果。脑缺血导致的神经元、神经胶质细胞和血管内皮细胞在数分钟内由于缺乏 ATP，使依

赖 ATP 在维持渗透压梯度中起重要作用的离子运输通道阻滞导致这些细胞膨胀。离子泵的失控伴随细胞内钠离子迅速积累导致细胞外自由水内流，并且为了维持渗透压平衡造成细胞肿胀。另外，如钙等细胞内其他离子的积累、磷脂酶的激活和花生四烯酸的释放，导致氧自由基的释放，最终细胞死亡。

　　血管源性水肿是与细胞内、外的 PTBE（瘤周水肿）最相关的水肿类型，包括脑膜瘤[9]。其特点是，由血脑屏障障碍导致细胞外液量增加，脑毛细血管内皮细胞对人血白蛋白等大分子蛋白质的通透性增加。完整血脑屏障主要超微结构基础为血管内皮细胞紧密连接或闭锁小带，是区分全身中枢血管与全身其他系统血管的关键不同之处。除了紧密连接，完全成熟的血脑屏障也依赖于足突胶质的围绕，并且在中枢神经系统的内皮细胞中缺乏跨细胞囊泡运输的胞饮作用。与细胞毒性水肿比，血管性水肿的发病更多是亚急性到慢性的，因为它要求血脑屏障基底层破坏才能导致发病，如前所述。然而，急性细胞性水肿从几小时到几天即可发展为血管性水肿，因为内皮细胞和神经胶质细胞死亡导致了血脑屏障的破坏。早期的脑肿瘤中，血脑屏障超微结构的破坏通常不是继发于原发的细胞毒性损伤。它可能是由肿瘤引发的一种潜在的可逆机制、生理和分子改变共同作用的结果，后有详述。为了更好地

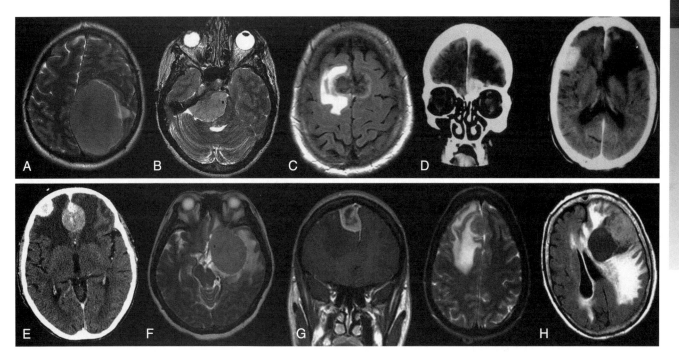

图 9-2 一些病例表明脑膜瘤的大小及位置并不是瘤周水肿的单一决定因素。**A**，大的凸面脑膜瘤有较小的水肿（MRI T2 轴位像）；**B**，明显脑干受压的大的岩骨斜坡脑膜瘤无明显的瘤周水肿（MRI T2 轴位像）；**C**，中等大小的大脑镰脑膜瘤于左侧有明显的浸润，但仅在右侧额叶有明显的瘤周水肿。**D**，小的前颅底脑膜瘤具有广泛的左额叶水肿（CT 轴位及冠位重建）；有趣的是，该患者右侧凸面脑膜瘤并未显示瘤周水肿；**E**，嗅沟脑膜瘤具有双侧额叶水肿（CT 轴位）；同时有右侧凸面小的脑膜瘤；**F**，大的左侧的蝶骨嵴脑膜瘤具有明显的瘤周水肿（MRI T2 轴位像）；**G**，小的大脑镰脑膜瘤具有不对称的脑水肿（T1 冠状位强化 +T2 轴位 MRI）；**H**，大的凸面囊性脑膜瘤周围具有明显的半球水肿（轴位 FLAIR MRI）。

了解和治疗 PTBE，在临床前和临床过程中量化设置很有必要。因此，简单的水肿指数定义的磁共振成像（MRI）的体积测量为：

$$水肿体积 + 肿瘤体积 / 肿瘤体积$$

已证明是可信的测量手段[10-13]。因此，定义的水肿指数 1 意味着不包括 PTBE。

与 PTBE 相关的脑膜瘤的潜在病因

许多流行病学的研究调查，可能会涉及脑膜瘤中 PTBE 发生的因素。这些因素包括年龄、性别、肿瘤大小、肿瘤部位、肿瘤分叶、病理亚型、级别分类、动脉供血类型（脑膜 ± 软脊膜），静脉引流类型（浅、深、矢状窦旁，窦受侵）和瘤周脑缺血情况。总之，这些流行病学因素都不能预测也不能提供脑膜瘤中 PTBE 统一合理的解释。

性别、年龄、大小和位置

众所周知，脑膜瘤表达雌激素和孕激素受体[14-16]，可能与女性患病率有一定的联系，孕妇肿瘤增长显著。脑膜瘤中的 PTBE 与性激素受体之间的联系正在被研究[17]。在 22 例患者中检测到雌激素和孕激素受体，并且通过 CT 扫描估计 PEBT 的量。在此 22 例中，19 例为孕激素受体阳性，所有脑膜瘤患者伴有严重的 PTBE，无 1 例为雌激素受体阳性。如果的确如此，可用抗孕激素疗法来治疗PTBE。虽然令人鼓舞，但是一些研究并不能证明PTBE 与性激素、性别有联系[18,19]，无法验证抗孕激素疗法对脑膜瘤生长的效果。

与性别类似，年龄的增加被认为可导致更高的PTBE 发病率，并且手术并发症也较高[18]。然而，尽管增加的年龄确实可能会使病人产生更高的手术风险，但多数研究者没有能够验证这个推测，即没有全身并发症和 PTBE 的增加[19]。肿瘤大小也无法明确与 PTBE 的量有关。在调查的 175 例患者中发

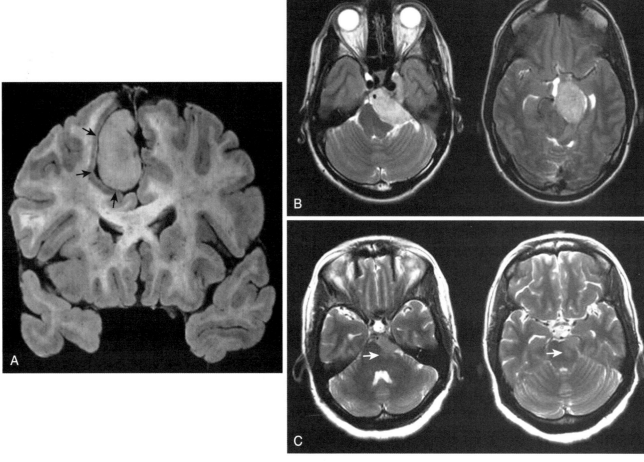

图 9-3　保护具有明显瘤周水肿的脑膜瘤轴位的蛛网膜平面的重要性。**A**，一例大脑镰脑膜瘤病理标本的冠状位从肿瘤边界上分离的蛛网膜平面。**B**，一例大的左侧岩骨斜坡脑膜瘤，有明显的脑干移位，轴位 T2 像表明无明显水肿，有可能蛛网膜边界受到了保护；**C**，一例岩骨斜坡脑膜瘤轴位 T2 像，脑干受压不明显，但是瘤周水肿在脑桥和中脑明显（箭头所示），表明蛛网膜边界受损明显。术前检查是非常重要的，有时肿瘤边界有可能突破蛛网膜边界，所以有时可选择保留脑干轴位一层肿瘤而非冒风险去损伤脑干。

现，PTBE 的增加可导致脑膜瘤更大的尺寸 [20,21]。然而，在 55 例和 25 例两个独立的组中，肿瘤大小与 PTBE 无关 [18]。如图 9-2D 所示，同我们的经验相似，位于前颅底的体积较小但具有显著 PTBE 的脑膜瘤，较对侧体积较大但无明显症状的脑膜瘤更需要手术。

　　脑膜瘤的位置与 PTBE 的相关性仍存有争议。一些研究报道，额叶蝶骨嵴脑膜瘤的 PTBE 发病率较大脑其他区域增加 [22,23]。据推测，是阻碍大脑中静脉回流的结果。然而，随后的研究认为，静脉回流受阻的程度并不与 PTBE 有明确的联系。同样，大脑镰旁、凸面和前颅窝的脑膜瘤也与 PTBE 有关 [19]。然而，另外一些研究却发现，源自凸面、镰

旁、蝶骨脊、小脑幕、鞍上区、小脑脑桥角、后颅窝的脑膜瘤与 PTBE 的发生并没有任何的相关性 [18]。似乎有一些共识，后颅窝的脑膜瘤一般不会产生 PTBE [18,19,24,25]。一个合理的解释是：与幕上皮质比较，在后颅窝中白质相对较少，因此优先发生血管性水肿 [25]。然而，也许更可能的解释是：在后颅窝中的脑膜瘤及其他肿瘤发病早期症状即可被检测到，此时可能还没有滋生出 PTBE。

肿瘤边缘、亚型、分级

　　诊断 PTBE 的一个重要指标是肿瘤边缘的形态。边缘不规则的脑膜瘤归类为"分叶型"，而边缘

光滑的为"非分叶型"。一个报道中称分叶型脑膜瘤更易增长 PTBE[26]，而其他研究则无此类报道 [18]。另一些研究证实认为组织学亚型或脑膜瘤 WHO 分级与 PTBE 发生率有关 [10,12,27,28]。尤其是脑膜内皮型脑膜瘤，更易侵入并能损害软脑膜和皮层。更容易使水肿进入脑白质，较成纤维细胞型脑膜瘤更易发生 PTBE[29]。

然而，其他研究没有发现这些，也没有发现 PTBE 与良性脑膜瘤亚型的关联性 [18,19,30]。人们普遍认为，与良性脑膜瘤亚型相反的是，非典型或恶性脑膜瘤引起更严重的 PTBE。这可能由于突破了蛛网膜和软膜界限延伸浸润至大脑的快速生长。另外，更高级别的脑膜瘤还分泌大量的细胞因子，后有讨论。

肿瘤血管生成

脑膜瘤的血液供应与 PTBE 交织在一起，尤其那些直接从大脑血液循环中得到血供的脑膜瘤 [10]。MRI 血管成像表明 PTBE 与肿瘤脑血管血液供应和软膜的位置直接相关。与此相反，只由硬脑膜动脉引起的脑膜瘤与 PTBE 关联最小。软膜血液供给的存在表明肿瘤和大脑间的蛛网膜层面的不连续，后者是参与 PTBE 的关键病理组织。这使软膜血液供应和 PTBE 的联系可以被预测 [12]，有趣的是，如后所述有关血管性水肿的分子机制，肿瘤中血管内皮生长因子（VEGF）表达增加是由于软脑膜的血液供应而不是来自硬脑膜。尽管软脑膜血供和 PTBE 的联系符合逻辑并且一些研究也是支持的，但是并不是所有的研究小组都同意 [10,12]。

静脉阻塞

由于肿瘤较差的静脉回流导致的静脉淤血被认为是引起 PTBE 的主要原因之一。在调查的 25 例幕上脑膜瘤患者中，MRI 和超选择性血管造影证明了供血动脉和静脉引流 [31]。研究结果之一是，静脉回流不良使 PTBE 发病率上升，与瘤内压力增加有关。肿瘤内静脉充血可提高血管源性细胞因子的浓度，包括血管内皮生长因子，并导致脑膜血管通透性增加，导致血脑屏障和 PTBE 的改变。另一个静脉高压诱导 PTBE 的机制是皮质静脉直接受压。保护包绕在脑膜瘤周围并引流其血供进入皮质大静脉窦的静脉是脑膜瘤手术的重要组成部分。不这样做会导致严重的术后水肿和静脉栓塞。虽然皮质静脉阻塞可以提供一个解释：为什么一些小的脑膜瘤反而具有明显的 PTBE（见图 9-2），但并不是一个普遍的发现，因为另一些研究报道，皮质静脉受压与 PTBE 没有直接的关系 [31]。

治疗的后遗症

脑膜瘤的手术或放射治疗可诱发或恶化 PTBE。一项脑膜瘤手术切除后 CT 和 MRI 检测结果发现，PTBE 在 CT 上表现为低密度的 PTBE 50% 4 天发生，90% 在 14 天后消除 [32]。超过这个时间，持续的低密度可能一直存在于脑软化区。常规、分次或单组放射治疗后迟发的 PTBE 恶化也已经被充分认识 [33,34]。放疗后发生严重 PTBE 的平均时间约为 5.5 个月，每次可维持 16 个月 [34]。有趣的是，放疗后 PTBE 常见于位于矢状窦区附近的脑膜瘤。虽然未经证实，一个合理的机制可能与肿瘤坏死、炎症、血管亚急性扩张引起的玻璃样变以及皮质引流静脉、矢状窦的闭塞等有关 [33,34]。如下文所述，一个支持的观点是，系统的皮质类固醇药物不能控制临床严重的 PTBE 而选用手术切除时，会导致脑膜瘤中缺氧调节和一些基因表达（VEGF 和 HIF-1）的增加 [34]。

PTBE 相关脑膜瘤的分子生物学

如前面的讨论，对与 PTBE 相关的脑膜瘤的流行病学、病理、临床还是结构因素并没有一个统一的解释。然而，普遍认为，血脑屏障损伤是导致 PTBE 的必需条件，并且需要突破脑瘤周围的蛛网膜边界 [29,35]。然而，单纯蛛网膜损伤却不足以引发 PTBE，但是却容易使肿瘤细胞释放的各种细胞因子通过邻近完整性受损的血脑屏障得到大量释放 [36]。蛛网膜的损伤妨碍了这些细胞因子通过脑脊液的清除和稀释，促使其通过破裂的软膜渗透入脑组织中。此外，如血管内皮生长因子等不仅水肿源性且血管源性的，能促进新血管生成和脑肿瘤血管网的建立。如前所述，这些脑肿瘤血管通常缺乏一个成熟的血脑屏障，从而进一步加剧 PTBE。

是什么促使脑膜瘤释放的水肿细胞因子和血管生成因子从而促进 PTBE？一个最重要，研究的最透彻的肿瘤（包括脑膜瘤）生长因子是血管内皮生长因子。血管内皮生长因子最初被描述为水肿细胞因子和血管通透性因子（VPF）[37]。后来随着血管通透性因子和血管内皮生长因子的研究证明其同源性并且是同一种蛋白。血管内皮生长因子是一个 34 ~ 45kd 的二聚体可溶性的糖基化蛋白，与血小板衍生生长因子（PDGF）具有同源性。血管内皮生长因子家族的几个成员已经确定（VEGF-A，VEGF-B，VEGF-C 和 VEGF-D，PIGF），虽然结构有所不同但都可调节血管并与淋巴系统有关（图9-4A）。VEGF-A 即为 VEGF，在血管生成和正常发育生理方面起着关键作用，癌症中的病理性血管生成也如此。VEGF 有多种亚型，含量丰富、易扩散的最小的两个亚型是 $VEGF_{121}$ 和 $VEGF_{165}$（图9-4B）。VEGF 是内皮细胞的一种强有丝分裂原和趋化因子也包括诱导蛋白酶的合成（纤维蛋白溶酶原激活剂、胶原酶等），可降解细胞外基质[38-40]。血管内皮生长因子的重要作用本章无详述，但通过临床试验证明，利用各种方式来抑制 VEGF 的发生从而抑制肿瘤血管的生成和肿瘤的生长是一种有希望的治疗策略。

VEGF 能增加血浆蛋白通过正常血管的通透性，而不引起炎症或内皮细胞损伤[41]。在诱发血管性水肿中它的作用效果比组胺高约 1000 倍，可直接作用于动、静脉的内皮细胞，而不是平滑肌细胞或成纤维细胞。特异性作用于内皮细胞是由于内皮细胞特异性表达两个同源血管内皮生长因子受体 VEGFR-1（或 Flt-1）和 VEGFR-2（或 Flk-1/KDR）的结果（图9-4A）。血清中最富含的血管内皮生长因子亚型是 $VEGF_{165}$，与 VEGFR-2 特异性结合，在肿瘤血管生成和肿瘤的生长中起着主导作用[42-44]。VEGF 在 mRNA 的表达水平与脑膜瘤的瘤周水肿有一定的关联性[45]。我们希望通过免疫组化来分析 VEGF 的表达水平并进一步探讨其与脑膜瘤血管化的关联性[36]。用脑膜瘤血管化的程度与 PTBE 的级别进行关联研究，后者可以用前述的水肿指数来计量。虽然所有有意义的水肿指数的脑膜瘤（> 2，PTBE 的最大范围是脑膜瘤最大直径的 2 倍）具有丰富的血管生成和高度的 VEGF 表达，但并不是所有具有明显血管生成的脑膜瘤都有明显的 PTBE。假定 PTBE 的发生，需要蛛网膜的损伤和肿瘤细胞分泌高水平的血管内皮生长因子。为支持这项假设另一组研究证明，脑膜瘤血管内皮细胞表达的 VEGFR-1 和 VEGFR-2 与肿瘤内 VEGF 表达水平和这些肿瘤的 PTBE 有关[46]。

尽管涉及血管内皮生长因子，但血管内皮生长因子如何诱导脑膜瘤 PTBE 仍有待讨论。两个可能的机制已提出，它们不是相互排斥而是独立、协同的，如图9-5所示。其中一个机制认为，脑膜瘤生长时 VEGF 作为水肿细胞因子导致了蛛网膜损伤（见图9-2和图9-3）[47]。蛛网膜损伤后，可溶性的 VEGF 能导致血管通透性增加以及软脑膜的微血管扩散。另一个可能的机制指出具有明显的 PTBE 的脑膜瘤中血管内皮生长因子可高水平表达[36]。除了肿瘤的生长发育可促进蛛网膜和细胞外基质的破裂，血管内皮生长因子可调节一些蛋白酶的表达[48]（见图9-2和图9-3）。已证实，在脑膜瘤中 PTBE 与基质金属蛋白酶9（MMP-9）的表达相关，MMP-9 是一种常见整联蛋白、有效的蛋白水解酶，能破坏基底膜（IV 型胶原）和结缔组织[48]。此外，整联蛋白如 αvβ3 和 αvβ5 在脑膜瘤的血管生成、侵袭和表达中发挥重要作用，特别是在具有明显新生血管的脑瘤区和 PTBE 发生区[49]。与正常大脑相反的是，脑膜瘤瘤周脑组织的整联蛋白高水平表达如 αvβ5，激活了非成熟的水肿相关的血管[49]。整联蛋白、细胞黏合素（细胞外基质糖蛋白和 αvβ5 的配体）的作用与 PTBE 程度、血管内皮生长因子表达有关[50]。

一些脑膜瘤 VEGF 的高水平表达可能导致严重的 PTBE 原因还不清楚。在脑膜瘤和人类癌症中，原始突变、扩增、易位导致血管内皮生长因子表达的增加并没有确定原因。在肿瘤内缺氧的差异引起怀疑，因为缺氧环境是最有力的生理 VEGF 诱导因素[51]。脑膜瘤中不同的局部缺血程度，表明缺血环境可能诱发血管内皮生长因子从而导致 PTBE 的发育[52]。缺氧诱发血管内皮生长因子，是通过增加缺氧诱导因子 -1α（HIF -1α 的）的稳定转录，它作用于缺氧反应元件（HRE）血管内皮生长因子启动子区。此外，缺氧使血管内皮生长因子在 mRNA 水平较稳定并且诱导血小板衍生生长因子（PDGF）和表皮生长因子(EGF)，后者可诱导管内皮生长因子表达。

然而，肿瘤缺氧的变化可能并不是脑膜瘤中

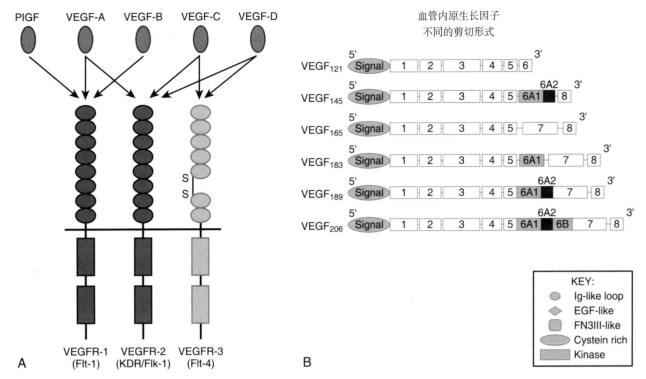

图 9-4（见彩图 9-4） VEGF：A，VEGF 受体及其特异性的高亲和力配体。VEGF-A 与肿瘤毛细血管生成和水肿关系最密切。图示为其主要的超微结构特征。所有的 3 个受体均是酪氨酸激酶受体，结合配体后能够激活重要的胞内信号通路，后者控制毛细血管生成、细胞增殖及趋向性。B，6 个 VEGF 亚型来源于如图所示的不同 mRNA 剪切体。表达量最高的及可溶性的是 VEGF$_{165}$。

血管内皮生长因子的表达差异主要的潜在病因。正如前面所讨论，如果缺氧区范围大则血管内皮生长因子水平较高那么瘤周水肿明显，但是还没有得到验证。由此产生了一个论点，生长启动子畸变可增加血管内皮生长因子的表达，并且蛛网膜的损伤更易导致 PTBE。这些生长因子包括转化生长因子（TGF-β）、成纤维细胞生长因子（FGF）、细胞因子白细胞介素 6（IL - 6）、血小板活化因子（PAF）和前列腺素[11,56]。此外，下游信号通路作用于这些细胞因子受体（p21 基因 -Ras 和 PI3 激酶），也能诱导 VEGF 的表达[36]。总之，脑膜瘤和其他癌症缺乏血管内皮生长因子表达上调的原发遗传基础。然而，血管内皮生长因子可诱导肿瘤缺氧和初级遗传改变可能是 PTBE 的分子机制，比如异常生长因子受体信号通路。

脑膜瘤中 PTBE 的治疗原则

长期以来脑膜瘤治疗采用保留蛛网膜的显微

切除。在某些情况下，手术移除需要脑膜瘤较小，并且多数临床症状决定于 PTBE 的具体状况（见图 9-2）。脑肿瘤区的蛛网膜的保留可避免损坏皮质回流静脉而不是为了切除后 2/3 矢状窦旁脑膜瘤，此可以减少术后由 PTBE 增加、静脉扩张及静脉梗死导致的神经功能障碍和脑皮质功能下降。术前水肿的 MRI 检测可显示脑肿瘤区有一个蛛网膜的裂口（见图 9-3）。将脑瘤区瘤块全部切除后可使 PTBE 增加的概率很高，死亡率显著，尤其脑干重要区。在这种情况下，应该避开肿瘤区中"地毯"式的肿瘤。在一些非重要区，肿瘤区可成功全切除并且无负面效应。

在患者不能进行手术或围手术时期，治疗 PTBE 的主要药物是皮质类固醇[57,58]。类固醇通过稳定血管内皮细胞通透性和抑制血管源性水肿来降低肿瘤细胞血管内皮生长因子的表达及抑制大脑微血管床对血管内皮生长因子等细胞因子的反应[59]。VEGF 用于增加血管内皮细胞钙离子内流，后者与细胞骨架的重排细胞相关，同时后者能够通过类固醇拮抗[60]。地塞米松对 PTBE 的临床效果令人患者

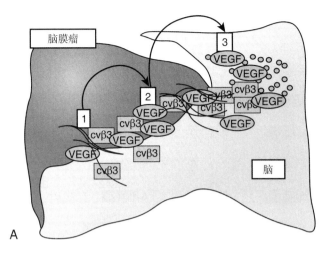

A

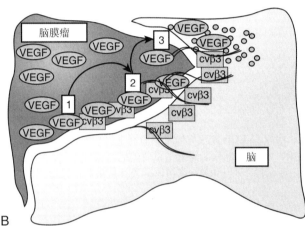

B

图 9-5（见彩图 9-5） 瘤周水肿发生机制的两个不同假说的概括。值得注意的是，这些假说在同一个患者身上并不是相互排斥的，而是相互独立甚至相互促进的。 **A**，①开始时脑膜瘤与周围脑组织之间的蛛网膜边界出现破口。② 脑组织和脑膜瘤的脉管系统被激活并表达 αvβ3 整合素。③ 一旦蛛网膜边界被破坏，脑膜瘤释放生长因子包括 VEGF 自由弥散到脑组织中导致水肿并且诱导和募集未成熟的血管到肿瘤周围，进一步加重了瘤周水肿。**B**，① 脑膜瘤 VEGF 的过度表达是起始，脑膜瘤 VEGF 表达增加的原因仍然不清，包括环境因素，例如缺氧；原发的基因改变，如生长因子信号通路。增加的 VEGF 通过促进毛细血管生成促进脑膜瘤生长，在恶性脑膜瘤中更加明显。与 PTBE 也有明显的相关性。②另外，脑膜瘤 VEGF 表达增加通过释放各种蛋白酶和表达 αvβ3 整合素导致了蛛网膜边界的破坏。③ 随后脑实质中脑膜瘤生长因子的外渗通过破坏血脑屏障导致了血管性水肿，通过不成熟的脉管系统促进了肿瘤新生血管的生成。

和家属欣慰。然而，长期使用类固醇可导致体重增加、糖尿病、免疫功能下降、骨质疏松症、肠胃病、肌病、静脉血栓形成或肺栓塞。这些副作用使得在脑膜瘤瘤周水肿的处理中需要密切监测和预防性的应用。

降低 PTBE 发病率而不用类固醇的治疗策略可选择靶向性 VEGF 或 VEGF 受体。目前，临床前和临床研究的 VEGF 拮抗剂包括中和或阻断 VEGF 抗体和小分子 VEGF 受体抑制剂 [61]。除了 PTBE，VEGF 拮抗剂还可通过抗血管生成效应影响整体瘤的生长。在 PTBE 中值得关注的另一种化合物——环氧合酶 -2（COX-2）抑制剂，其在脑膜瘤中的表达无处不在 [62]。COX-2 是一种产生炎症介质的酶，并且是花生四烯酸合成前列腺素的限速酶。前列腺素通过血管生成、抗凋亡和影响细胞增殖而具有致瘤性。非甾体抗炎药（NSAIDs）和选择性 COX-2 抑制剂是前列腺素的有效拮抗剂并且有抗肿瘤发生作用。此外，COX-2 抑制剂也减少了转录因子 Sp1 的表达，它能抑制血管内皮生长因子的产生及其表达 [63]。此外，COX-2 抑制剂 SC-236 胶质瘤模型证明了乐观的结果 [64]。Rofecoxib，另一个特异性 COX-2 抑制剂，效果同地塞米松的 PTBE 动物模型。Celecoxib，特异性 COX-2 抑制剂，尽管不是立即见效并且使用持续时间不同但对治疗 PTBE 是有效的 [62]。虽然前景可行，但这些非类固醇类药物都没有被最终证明是相当或优于传统的类固醇，因此类固醇仍是药物治疗 PTBE 时的首选。

结 论

与脑膜瘤相关的 PTBE 的致病原因仍不清楚，可能是多方面的。至少，涉及了脑瘤区蛛网膜管腔闭塞引起的细胞因子（特别是血管内皮生长因子）外渗到实质，从而导致血管源性水肿和新生血管的产生。少数的 PTBE 能决定术后的临床表现和术后症状表现。当前，医学治疗 PTBE 采用类固醇，但有副作用。因此，手术切除脑膜瘤对于长期治疗是可行的。对脑膜瘤生物学的更深的了解需要提供更多的生物学知识，并且提供与 PTBE 相关肿瘤有帮助的治疗见解。

参考文献

[1] CBTRUS (2005). Statistical Report: Primary Brain Tumors in the United States, 1998–2002. Hinsdale: Central Brain Tumor Registry of the United States; 2006.

[2] Bernstein M, Berger MS. Neuro-Oncology: The Essentials. New York: Thieme; 2008.

[3] Youmans JR. Neurological Surgery. Philadelphia: WB Saunders; 1996.

[4] Abe T, Black PM, Ojemann RG, Hedley-White ET. Cerebral edema in intracranial meningiomas: evidence for local and diffuse patterns and factors associated with its occurrence. Surg Neurol 1994;42(6):471–5.

[5] Al-Mefty O. Meningiomas. New York: Raven Press; 1991.

[6] Schmidek HH. Meningiomas and Their Surgical Management. Philadelphia: WB Saunders; 1991.

[7] Sawaya R, Hammoud M, Schoppa D, et al. Neurosurgical outcomes in a modern series of 400 craniotomies for treatment of parenchymal tumors. Neurosurgery 1998;42(5):1044–55; discussion 1055–1046.

[8] Sacko O, Sesay M, Roux FE, et al. Intracranial meningioma surgery in the ninth decade of life. Neurosurgery 2007;61(5):950–4; discussion 955.

[9] Stummer W. Mechanisms of tumor-related brain edema. Neurosurg Focus 2007;22(5):E8.

[10] Bitzer M, Wockel L, Luft AR, et al. The importance of pial blood supply to the development of peritumoral brain edema in meningiomas. J Neurosurg 1997;87(3):368–73.

[11] Constantini S, Tamir J, Gomori MJ, Shohami E. Tumor prostaglandin levels correlate with edema around supratentorial meningiomas. Neurosurgery 1993;33(2):204–10; discussion 211.

[12] Inamura T, Nishio S, Takeshita I, Fujiwara S, Fukui M. Peritumoral brain edema in meningiomas: influence of vascular supply on its development. Neurosurgery 1992;31(2):179–85.

[13] Bitzer M, Opitz H, Popp J, et al. Angiogenesis and brain oedema in intracranial meningiomas: influence of vascular endothelial growth factor. Acta Neurochirurg 1998;140(4):333–40.

[14] Carroll RS, Glowacka D, Dashner K, Black PM. Progesterone receptor expression in meningiomas. Cancer Res 1993;53(6):1312–6.

[15] Carroll RS, Zhang J, Black PM. Expression of estrogen receptors alpha and beta in human meningiomas. J Neuro-oncol 1999;42(2):109–16.

[16] Black PM. Meningiomas. Neurosurgery 1993;32(4):643–57.

[17] Benzel EC, Gelder FB. Correlation between sex hormone binding and peritumoral edema in intracranial meningiomas. Neurosurgery 1988;23(2):169–74.

[18] Gurkanlar D, Er U, Sanli M, Ozkan M, Sekerci Z. Peritumoral brain edema in intracranial meningiomas. J Clin Neurosci 2005;12(7):750–3.

[19] Brandis A, Mirzai S, Tatagiba M, et al. Immunohistochemical detection of female sex hormone receptors in meningiomas: correlation with clinical and histological features. Neurosurgery 1993;33(2):212–7; discussion 217–218.

[20] Bitzer M, Wockel L, Morgalla M, et al. Peritumoural brain oedema in intracranial meningiomas: influence of tumour size, location and histology. Acta Neurochirurg 1997;139(12):1136–42.

[21] Bitzer M, Topka H, Morgalla M, et al. Tumor-related venous obstruction and development of peritumoral brain edema in meningiomas. Neurosurgery 1998;42(4):730–7.

[22] Go KG, Kamman RL, Wilmink JT, Mooyaart EL. A study on peritumoral brain edema around meningiomas by MRI and contrast CT. Acta Neurochir Suppl (Wien) 1994;60:365–8.

[23] Stevens JM, Ruiz JS, Kendall BE. Observations on peritumoral oedema in meningioma. Part II: Mechanisms of oedema production. Neuroradiology 1983;25(3):125–31.

[24] Maiuri F, Gangemi M, Cirillo S, et al. Cerebral edema associated with meningiomas. Surg Neurol 1987;27(1):64–8.

[25] Tamiya T, Ono Y, Matsumoto K, Ohmoto T. Peritumoral brain edema in intracranial meningiomas: effects of radiological and histological factors. Neurosurgery 2001;49(5):1046–51; discussion 1051–1042.

[26] Nakano T, Asano K, Miura H, Itoh S, Suzuki S. Meningiomas with brain edema: radiological characteristics on MRI and review of the literature. Clin Imaging 2002;26(4):243–9.

[27] Go KG, Wilmink JT, Molenaar WM. Peritumoral brain edema associated with meningiomas. Neurosurgery 1988;23(2):175–9.

[28] Lobato RD, Alday R, Gomez PA, et al. Brain oedema in patients with intracranial meningioma. Correlation between clinical, radiological, and histological factors and the presence and intensity of oedema. Acta Neurochirurg 1996;138(5):485–93; discussion 493–484.

[29] Ide M, Jimbo M, Kubo O, et al. Peritumoral brain edema and cortical damage by meningioma. Acta Neurochir Suppl (Wien) 1994; 60:369–72.

[30] Gilbert JJ, Paulseth JE, Coates RK, Malott D. Cerebral edema associated with meningiomas. Neurosurgery 1983;12(6):599–605.

[31] Tanaka M, Imhof HG, Schucknecht B, et al. Correlation between the efferent venous drainage of the tumor and peritumoral edema in intracranial meningiomas: superselective angiographic analysis of 25 cases. J Neurosurg 2006;104(3):382–8.

[32] Shirotani T, Shima K, Chigasaki H. Resolution of peritumoral brain edema following excision of meningioma. Acta Neurochir Suppl (Wien) 1994;60:416–8.

[33] Chen CH, Shen CC, Sun MH, et al. Histopathology of radiation necrosis with severe peritumoral edema after gamma knife radiosurgery for parasagittal meningioma. A report of two cases. Stereotact Funct Neurosurg 2007;85(6):292–5.

[34] Kan P, Liu JK, Wendland MM, Shrieve D, Jensen RL. Peritumoral edema after stereotactic radiosurgery for intracranial meningiomas and molecular factors that predict its development. J Neuro-oncol 2007;83(1):33–8.

[35] Ide M, Jimbo M, Yamamoto M, et al. MIB-1 staining index and peritumoral brain edema of meningiomas. Cancer 1996;78(1):133–43.

[36] Provias J, Claffey K, delAguila L, et al. Meningiomas: role of vascular endothelial growth factor/vascular permeability factor in angiogenesis and peritumoral edema. Neurosurgery 1997;40(5):1016–26.

[37] Senger DR, Galli SJ, Dvorak AM, et al. Tumor cells secrete a vascular permeability factor that promotes accumulation of ascites fluid. Science (NY) 1983;219(4587):983–5.

[38] Leung DW, Cachianes G, Kuang WJ, Goeddel DV, Ferrara N. Vascular endothelial growth factor is a secreted angiogenic mitogen. Science (NY) 1989;246(4935):1306–9.

[39] Unemori EN, Ferrara N, Bauer EA, Amento EP. Vascular endothelial growth factor induces interstitial collagenase expression in human endothelial cells. J Cell Physiol 1992;153(3):557–62

[40] Pepper MS, Ferrara N, Orci L, Montesano R. Vascular endothelial growth factor (VEGF) induces plasminogen activators and plasminogen activator inhibitor-1 in microvascular endothelial cells. Biochem Biophys Res Commun 1991;181(2):902–6.

[41] Senger DR, Van de Water L, Brown LF, et al. Vascular permeability factor (VPF, VEGF) in tumor biology. Cancer Metastas Rev 1993; 12(3–4):303–24.

[42] Millauer B, Shawver LK, Plate KH, Risau W, Ullrich A. Glioblastoma growth inhibited in vivo by a dominant-negative Flk-1 mutant. Nature 1994;367(6463):576–9.

[43] Millauer B, Longhi MP, Plate KH, et al. Dominant-negative inhibition of Flk-1 suppresses the growth of many tumor types in vivo. Cancer Res 1996;56(7):1615–20.

[44] Millauer B, Wizigmann-Voos S, Schnurch H, et al. High affinity VEGF binding and developmental expression suggest Flk-1 as a major regulator of vasculogenesis and angiogenesis. Cell 1993; 72(6):835–46.

[45] Kalkanis SN, Carroll RS, Zhang J, Zamani AA, Black PM. Correlation of vascular endothelial growth factor messenger RNA expression with peritumoral vasogenic cerebral edema in meningiomas. J Neurosurg 1996;85(6):1095–101.

[46] Otsuka S, Tamiya T, Ono Y, et al. The relationship between peritumoral brain edema and the expression of vascular endothelial growth factor and its receptors in intracranial meningiomas. J Neuro-oncol 2004;70(3):349–57.

[47] Yoshioka H, Hama S, Taniguchi E, et al. Peritumoral brain edema associated with meningioma: influence of vascular endothelial growth factor expression and vascular blood supply. Cancer 1999;85(4):936–44.

[48] Paek SH, Kim CY, Kim YY, et al. Correlation of clinical and biological parameters with peritumoral edema in meningioma. J Neuro-oncol 2002;60(3):235–45.

[49] Bello L, Zhang J, Nikas DC, et al. Alpha(v)beta3 and alpha(v)beta5 integrin expression in meningiomas. Neurosurgery 2000; 47(5):1185–95.

[50] Kilic T, Bayri Y, Ozduman K, et al. Tenascin in meningioma: expres-

sion is correlated with anaplasia, vascular endothelial growth factor expression, and peritumoral edema but not with tumor border shape. Neurosurgery 2002;51(1):183–92; discussion 192–193.

[51] Shweiki D, Itin A, Soffer D, Keshet E. Vascular endothelial growth factor induced by hypoxia may mediate hypoxia-initiated angiogenesis. Nature 1992;359(6398):843–5.

[52] Tatagiba M, Mirzai S, Samii M. Peritumoral blood flow in intracranial meningiomas. Neurosurgery 1991;28(3):400–4.

[53] Levy AP, Levy NS, Wegner S, Goldberg MA. Transcriptional regulation of the rat vascular endothelial growth factor gene by hypoxia. J Biol Chem 1995;270(22):13333–40.

[54] Stein I, Neeman M, Shweiki D, Itin A, Keshet E. Stabilization of vascular endothelial growth factor mRNA by hypoxia and hypoglycemia and coregulation with other ischemia-induced genes. Mol Cell Biol 1995;15(10):5363–8.

[55] Levy AP, Levy NS, Goldberg MA. Post-transcriptional regulation of vascular endothelial growth factor by hypoxia. J Biol Chem 1996; 271(5):2746–53.

[56] Hirashima Y, Hayashi N, Fukuda O, et al. Platelet-activating factor and edema surrounding meningiomas. J Neurosurg 1998;88(2): 304–7.

[57] Ruderman NB, Hall TC. Use of glucocorticoids in the palliative treatment of metastatic brain tumors. Cancer 1965;18:298–306.

[58] Jelsma R, Bucy PC. The treatment of glioblastoma multiforme of the brain. J Neurosurg 1967;27(5):388–400.

[59] Merrill MJ, Oldfield EH. A reassessment of vascular endothelial growth factor in central nervous system pathology. J Neurosurg 2005;103(5):853–68.

[60] Criscuolo GR, Lelkes PI, Rotrosen D, Oldfield EH. Cytosolic calcium changes in endothelial cells induced by a protein product of human gliomas containing vascular permeability factor activity. J Neurosurg 1989;71(6):884–91.

[61] Takamoto T, Sasaki M, Kuno T, Tamaki N. Flk-1 specific kinase inhibitor (SU5416) inhibited the growth of GS-9L glioma in rat brain and prolonged the survival. Kobe J Med Sci 2001;47(4):181–91.

[62] Ragel BT, Jensen RL, Gillespie DL, Prescott SM, Couldwell WT. Ubiquitous expression of cyclooxygenase-2 in meningiomas and decrease in cell growth following in vitro treatment with the inhibitor celecoxib: potential therapeutic application. J Neurosurg 2005; 103(3):508–17.

[63] Wei D, Wang L, He Y, et al. Celecoxib inhibits vascular endothelial growth factor expression in and reduces angiogenesis and metastasis of human pancreatic cancer via suppression of Sp1 transcription factor activity. Cancer Res 2004;64(6):2030–8.

[64] Portnow J, Suleman S, Grossman SA, Eller S, Carson K. A cyclooxygenase-2 (COX-2) inhibitor compared with dexamethasone in a survival study of rats with intracerebral 9L gliosarcomas. Neuro-oncol 2002;4(1):22–5.

10

脑膜瘤中的血管生成

Türker Kiliç,

Peter M. Black

胡昌辰 译

引 言

为了获得营养，肿瘤细胞生长最初依赖微生物环境的被动扩散[1]。1947年，Algire[2] 研究表明肿瘤进一步生长需要形成新生血管。Folkman[3] 在 1971 年证实了这个理论，并提出了直径 > 2mm 的实体瘤的生长确实依赖于血管生成。血管生成研究可能在今后几十年改变医学的面貌，预计全球 5 亿人将得益于促血管生成或抗血管生成治疗[4]。

对这些血管生成的基本原则，脑膜瘤也不例外[5]。脑膜瘤主要从颈外动脉循环中的脑膜血管获得血液供应。在 60% 病人中还存在另外一种血液供应——脑软膜血管[6]。脑膜瘤中可见多种血管，从稀疏血管到高度密集的血管[7-9]。它们还显示了不同程度的瘤周水肿，从无到有乃至威胁生命的情况[10]。与神经胶质瘤不同之处在于，没有科学证据表明脑膜瘤病理等级与水肿有关[11]。不过，在脑膜瘤形成和发展期间不论解剖位置如何，在手术操作和血管内处理以及这些肿瘤复发过程中血管生成活跃程度确实是重要的。

本章的目的是为研究者和外科医生在脑膜瘤血管生成方面提出主要理论依据，内容主要分两部分。第一部分为研究者提供与血管生成和毛细血管生成主题相关的摘要和基本知识；第二部分叙述了这个领域的研究现状。

正常和病理情况下血管生成、毛细血管生成的基本原理

胚胎第一个血管网是在体节开始时形成，建立于血管生成过程中。在小鼠中第一批血岛由 E7.0 ~ 7.5 周围胚外中胚层原位分化产生。它们位于两胚层间，形成了卵黄囊内层[12-15]。胚胎中卵黄囊胚外循环、原始心脏和胚胎主血管丛，作为背主动脉、卵黄静脉，形成于血管生成过程中。虽然原始的血管丛仍然存在，但在胚胎中它重建早期迹象依然可见。网络重建是指对血管段数量或位置进行重排，并建立功能适应，该功能适应并没有可衡量的网络扩展[16-18]。血管融合减少了血管段数，并产生了更大的血管。在其他地方较大的血管消失和（或）变成更小片段的网络，然后再增加这些片段的数目[19.20]。这些进程导致相同的主血管丛转移至次血管丛，后者是一个更加复杂的结构。主血管丛和次血管丛的进一步扩张在毛细血管生成过程中发生。毛细血管生成是指从已经存在

的血管中生成[20]。这意味着两种不同的机制：内皮发芽和套叠式的微血管生长（IMG）。毛细血管生成建立在迄今为止无血管区域。关于器官中血管网的形成，有些是由血管形成的，例如，肺和脾，而其他如大脑，则来源于毛细血管。

血管生成

在第一次描述活体动物血管原位构建中，有些是来自于早期鸡胚活体显微观察，这可以追溯到 19 世纪[21,22]。Sabin[23] 给出了血管生成过程大部分详细分析，并进行了定义，使之清楚区别于毛细血管生成。

考虑到血液岛，卵黄囊胚外中胚层细胞被称为血管母细胞。这些细胞增殖分化，形成血管壁内皮细胞的前体（血管芽细胞）和位于管腔造血细胞的前体。血液群岛融合成主血管丛[24,25]。胚胎内近侧段中胚层细胞对称的聚集在胚胎外侧，形成"前心内膜管"[24]。后者融合于前肠门户。融合区形成心脏的心内膜。和心脏紧密相连的是两腹背主动脉。这些血管通过血管母细胞组装，形成 4 个主要渠道。然后两背主动脉融合形成一个血管。卵黄动脉或脐肠系膜动脉由背主动脉远端分出。它们与类似卵黄静脉的卵黄囊血管融合，该融合由正在发育的心脏静脉窦区分裂形成。尿囊中胚层产生脐血管。这表明大型胚内血管形成早期就依赖于血管融合和分裂，靠血管生成引起进一步生长和重建。血管母细胞也可以从胚胎内转移到其他地方形成血管丛。鸡—鹌鹑杂交实验表明，胚内血管芽细胞存在两种类型；一个来自胚脏壁中胚层，可产生造血细胞，不同于其他由胚体壁中胚层产生的细胞[26]。器官血管来源于中胚层和内胚层（如肺和脾），主要由血管生成而发生[25]。

血管发生随后由内胚层和中胚层诱导生成[25-28]。当第一个血岛形成时，血管内皮细胞生长因子（VEGF）在胚外内胚层和中胚层获得表达。在 8.5 天，胚内体腔血管丛开始形成时，环内胚层细胞明显表达 VEGF，而中胚层细胞表达中等。此阶段的内胚层细胞以旁分泌方式表达 VEGF-A 受体 flk-1（VEGFR-2，KDR）[12,27]，并且 flk-1 的下调表达由 VEGF 诱导发生[29]。随后的基因靶向研究表明 flk-1$^{-/-}$ 小鼠并不能发生血管生成而且整个胚胎

期也不能形成血岛，由于缺少中胚层细胞分化形成成血管细胞也不能形成卵黄囊。胚胎在 E8.5 ～ 9.5 死亡[30]。VEGF 的第二类酪氨酸激酶受体 flt-t（VEGFR-1），同步表达于早期胚胎发展时期的内皮细胞[31]。Flt-1$^{-/-}$ 小鼠也于 E8.0/E9.0 死亡，也不能形成包括血岛的正常组织器官。

小鼠单一 VEGF 等位基因的失活引起胚胎于 E11 和 E12 间死亡。VEGF$^{+/-}$ 胚胎显示出了许多发育畸形，包括心脏畸形、背侧大动脉的畸形以及卵黄囊中有核红细胞数目的减少。这表明 VEGF 表达的水平有助于维持成血管细胞的分化[32]。完全来源于胚胎干细胞（ES）的纯合 VEGF-A 缺失胚胎（产生于纯合 VEGF-A 缺失的 ES 细胞的四倍体聚合物）在怀孕中期（E9.5）由于严重的心血管缺失而死亡。这些结果都表明胚胎 VEGF 的表达需要精确的调节。另外，其他生长因子，例如，转化生长因子 β（TGF-β），也表明与卵黄囊造血和血管发生有关联[12,16]。

毛细血管生成

毛细血管生成，由两个不同过程组成：血管内皮细胞的芽生和 IMG 引起的管腔分裂。从外胚层—中胚层衍生的器官，如大脑和神经外胚层，是由毛细血管生成血管化的[16]。

毛细血管生成的芽生模式

首次描述了血管芽生的过程可追溯到盖伦帕加马（约公元 130-200 年），对沿着脐静脉分支生长的胚胎发育和植物进行了对比[33]。最近，采用了多种模型阐述了发芽形成的精确概念。其中最重要的是鸡胚绒毛尿囊膜（CAM）模型和角膜模型[34,35]。发芽过程包括几个连续步骤，Ausprunk 及 Folkman 和许多其他作者对这些步骤进行了描述[36,37]。

（注意：步骤 1 和 11 专门针对肿瘤情况，如脑膜瘤等。）

1. 肿瘤原发部位血管生成抑制的缺失。
2. 血管生成刺激源附近的小静脉侧基底膜的局部降解（胶原酶、纤溶酶原激活剂等）。新的毛细血管起源于小静脉或其他毛细血管。
3. 血管内皮细胞向血管刺激源迁移。

4．双极模式的血管内皮细胞定位。

5．腔（胞内或胞间空泡）的形成。

6．芽生尖端的内皮细胞有丝分裂。

7．不同芽生连接形成环。

8．环形成后开始流动。

9．周细胞或平滑肌细胞最终沿毛细血管（血管壁成熟）外的内皮细胞排列。

10．新的基底膜形成。

11．圆柱状肿瘤沿新血管扩散并三维延伸。

毛细血管生成的内折模式

IMG 在各种组织和器官，胚胎和成人的血管生成中已有发现[17,38,39]。此外，以鸡 CAM 和肿瘤异种移植为模型系统，依靠体内视频显微镜证明了由细胞完成的一些机制，从而证明了其存在。这些机制是利用光和电子显微镜分析连续片段证实的[17,18]。

下面的步骤是 IMG 分析形成中所有机制共有的[16-18,38,39]：

1．生长发育主要发生在所有大小血管静脉端（成人新生血管发现动脉 IMG）和流通毛细管区[18,38,39]。

2．内皮细胞层先围绕血管壁内间质组织（支柱核心）然后撤退。这导致了围绕该单位的血管腔外翻。这个过程意味着基底膜或基质降解导致了内皮细胞层有组织的运动[16-18,38,39]。

3．支柱(或间质组织结构[ITS])从组织折叠分离、支柱（或 ITS）分裂或侧血管壁直接分离，依赖于另一个关键步骤，血管内皮细胞变薄，直到反细胞膜融合，形成跨细胞孔[16-18,38,39]。

4．胶原纤维的合成是形成和稳定 ITS 或支柱的核心必需的一步[16-18,38,39]，并已用电子显微镜在几乎所有的支柱或 ITS 检测到。但是是否与其他类型的胶原蛋白有关尚未报道。Ⅰ型胶原蛋白通过免疫组织化学在肿瘤新生血管周围和畸形脑血管能检测到[40,41]。

5．内皮细胞增殖发生是必需的，但内皮细胞有丝分裂不是这一进程必需的。有强烈的证据表明在胚胎以及成人血管生成中，外周内皮细胞融入了内皮细胞层[16]。

在成人组织修复或肿瘤血管生成，血管壁周内皮细胞（成纤维细胞、周细胞、平滑肌细胞）与 IMG 有关[38,39]。成纤维细胞表达内皮细胞特有的标记，如血小板内皮细胞黏附分子（PECAM）、flt-1 和 tie-2，在组织修复和肿瘤中可检测到。

6．IMG 形成步骤中流动是永久的。

7．基底膜最终形成。

芽生的机制和 IMG 比较证明了几种步骤是相同的，但也有一些不同。最重要的区别是观点，强调管腔扩张观点与管腔扩张后细胞外基质组织观点相对。在血管生成萌芽过程中，血管腔的扩大产生了新血管，而 IMG 组织的胞外基质（支柱核心）单位决定围绕这些单位的管腔的扩张。

血管网络重塑

重构对于优化这个新形成网络的功能是必要的[42,43]。这不仅意味着新血管段（血管）的增加而且意味着以前血管的去除[16,17]。重塑还包括血管段的不同程度增长，这一过程称为修剪[20]。血管壁新内皮细胞的产生致使修剪发生。随着融合血管段大小的增加，相反，随着血管段的分离大小降低。这两个过程影响着段数的多少。因此，重构和修剪是同时发生的[18]。

血管网络重建的发生也是适应分流情况。许多血管生成分子，例如，血小板衍生生长因子 B（PDGF- B）和转录因子在血管内皮细胞表达，而它们血管壁周血管细胞受体在剪应力分布改变后上调表达[44]。体外研究发现内皮细胞在分流附近时，较大剪应力梯度暴露细胞分裂增加，细胞活力增加[45]。网络的重建也与较大血管的血管壁成熟和稳定有关，这基于间质细胞或成纤维细胞的募集和分化，最终形成周细胞和平滑肌细胞[18,46]。

毛细血管生成的分子调控

在一般情况下，毛细血管生成的分子调控是对其特有步骤的调控。因此，血管生成抑制剂通过干扰这些步骤来促进内皮细胞增生、迁移或血管形成。关于 IMG，诱导内皮细胞拉伸变薄，内皮层运动的能力是至关重要的。诱导内皮细胞细胞膜融合形成跨细胞孔是除基质蛋白质水解，胶原纤维合成以外的必须步骤。迄今为止，许多血管生成生长因子已被证实。最突出的是成纤维细胞生长因子1和2（FGF-1，酸性；FGF-2，碱性），血小板衍生生长因子（PDGF），肝细胞生长因子（HGF，分散系数），VEGF-A，VEGF-B，VEGF-C，转化生长因子α（TGF-）和白细胞介素-8（IL-8）[47]。此外，血管生成素以及酪氨酸激酶受体及其配体Eph-B/ephrin-B系统在血管生成中的重要作用也已证明[46,48,49]。

VEGF-A 及其受体（flk-1 和 flt-1）

类似于其在血管形成中的作用，VEGF-A 也参与毛细血管生成调节。许多研究表明，体外 VEGF大多能促进内皮细胞迁移和管的形成。VEGF 族成员拥有不同的能力可以促进这些功能[50,51]。VEGF+/– 胚胎在第 11 ～ 12 天因脉管系统中常见的缺陷而死亡。这些缺陷包括伴随组织坏死的卵黄囊和胚内大血管异常，卵黄静脉与卵黄囊缺乏融合，血管没有从周神经丛生长进入大脑神经上皮[32]。这证实了 VEGF 对胚胎血管生成的重要性。有趣的是，在血管生成为主要血管化机制的器官中检测到高水平表达，而在毛细血管再生为主要血管化机制的器官中表达水平较低[12]。但 Flk-1 受体（VEGFR-2）在血管生成早期占主要地位，Flt-1（VEGFR-1）在主血管神经丛和随后的毛细血管再生过程中占主要地位。因而 Flt-1[–/–] 小鼠在卵黄囊和整个胚胎中的血管大而膨胀而非小管丛状[52]。

血管生成素 /tie 系统

tie 受体是酪氨酸激酶受体另一家族。它们连同 tie-2 受体（血管生成素）对毛细血管再生调控起重要作用。酪氨酸激酶受体如 VEGF 受体，是血管内皮细胞表达的主要受体家族[53]。纯合突变小鼠缺少 tie-1 或 tie-2 受体发生严重血管畸形，在 E13.5，P0（tie-1）和 E9.5，10.5（tie-2）间死亡[54]。这表明，两种受体在胚胎毛细血管再生过程中起关键作用。tie-2 受体缺陷胚胎详细分析显示，心内膜和心肌层间缺乏相互联系而产生心脏畸形。胚外卵黄囊循环中发现大血管异常，乃至整个胚胎形成许多血管网，例如周神经血管丛和肠血管丛[16,54]。超微结构分析证明很多地方内皮细胞无法拉伸（与细胞外

基质互相作用），周内皮细胞无法募集（周细胞、平滑肌和心肌细胞的前体）。这造成了异常的组织折叠和组织支柱的形态，他们不能分开胚胎血管，而对照组却可以。此外，根据 IMG 原则，原位形成的血管环被扰乱。因此，闭环系统入侵神经外胚层和周间质后，导致对照组胚胎周神经丛的数量减少，tie-2 突变体结构逐渐复杂[18]。tie-2 基因敲除的胚胎中重建血管的唯一机制是基于反向血管壁的扁平收缩。其次，随着两个跨细胞孔形成，两反向内皮细胞频繁的收缩、膜融合。随着孔的形成，细胞形成了新的分支点，将血管永久分成两段。然而，与组织褶皱区（在正常情况下分裂为血管段）相比，收缩区直径较大。因此，新分离片段与野生片段相比更小，彼此离得更远。这些畸形血管网显示，胚胎很可能无法进行生理气体交换。整个胚胎组织坏死细胞检测支持这种解释[18]。将纯合小鼠血管生成素 1（Ang-1）目的突变，Ang-1 是专门激活 tie-2 受体的配体，纯合小鼠表现出相应的表型[46]。Ang-1 在周内皮细胞中表达，意味着旁分泌调节[18]。此外，Ang-1 使内皮细胞趋化，但不会引起内皮细胞在体外增殖或形成管腔[55]。这些数据共同支持着 Angiopoietin-1/tie-2 系统促进 IMG 而非内皮发芽这一假设。虽然 Koblizek 及其同事[56]发现 Ang-1 专门诱导体外血管生成系统内皮发芽，但他们证实了 Ang-1 对内皮细胞只有微弱的有丝分裂。此外，Ang-1 利于暴露于 VEGF 或酸性 FGF的血管网的生存，阻止了生长因子撤退引发的细胞凋亡。此外，与对照组相比，Ang-1 在成年鼠皮肤中的转基因过表达导致了更大、更多高度分支血管[57]。Ang-1 与 VEGF 共同作用确保胚胎毛细血管生成[16,18,22]在成人角膜模型的微型检测中得到证实。在这个系统中 Ang-1 和 VEGF 的共同作用与单独 VEGF 作用相比增强了毛细血管密度，增加了基底动脉管腔直径[58]。

Ang-2 虽然也与 tie-2 受体特异结合，但它没有激活作用和阻碍 Ang-1 活性作用。因而突变小鼠过度表达 Ang-2 配体的表型与 tie-2 或 Ang-1 缺陷小鼠一致[59]。有趣的是成年小鼠卵巢周期的原位杂交结果显示，Ang-2 与 VEGF 在血管内增长地区共表达可能通过内皮发芽促进了血管生成。Ang-2 在缺失 VEGF 中的表达与血管退化区域有关。相应的数据在角膜微囊分析中获得，角膜微囊中 Ang-2 和

VEGF 共同引起细长血管形成和"游离发育中的毛细血管顶端的发芽细胞"[58]。

tie-1 受体酪氨酸激酶最初与内皮细胞的存活和血管壁的稳定作用有关。tie-1 受体缺陷突变型小鼠在血管壁和看似坏死的内皮细胞中出现孔[54]。对这些小鼠最近的研究证明了其组织和器官的血管数明显增加。超微结构分析发现，与对照组相比许多血管内皮细胞处于"活跃状态"。这些活跃的内皮细胞和许多投射到血管腔的细胞丝状伪足一起延伸，甚至还连接到对面的血管壁。这些细胞在不涉及组织核心分离的地方还显示了频繁的穿孔和跨细胞孔。这些数据共同支持 tie-1 受体可能是一种毛细血管生成抑制剂这一假设，这将逆转 tie-2/Ang-1 系统的功能。这可能也影响 IMG 机制所必需的细胞膜融合过程[18]。缺乏 tie-1 和 tie-2 受体的双重突变胚胎最近的分析显示，其表型与 tie-2 缺陷小鼠一致（严重性增加，突变特征开始较早。）

ephrin-B/Eph-B 系统

最近另一受体酪氨酸激酶家族 Eph-B 受体及其配体 ephrins，已被证明能促进胚胎和肿瘤的毛细血管生成[48,49]。有趣的是，ephrins 是不可溶性配体，但它们是膜附着的，它们与受体的结合需要细胞间的接触[48]。这说明配体和受体间是互相传递信号的[60]。ephrin-B2 配体严格位于动脉内皮细胞，而相应的 Eph-B4 受体只标记静脉内皮细胞。ephrin-B2 基因敲除小鼠与 tie-1 或 tie-2 受体缺陷小鼠相比有血管缺陷，如主血管丛持久的存在[48]。这些研究表明动脉和静脉在典型的生理特性形成前至少部分由基因决定。ephrin-B2 缺陷小鼠动脉和静脉是严格分离的，而对照组卵黄囊中动脉和静脉血管是交互存在的。和 Ang-1/tie-2 基因敲除小鼠一样，周内皮细胞缺失或离内皮细胞层很远。前主静脉分支也受到了影响，缺乏重建迹象[48]。此外，另一项调查证实了 Eph-B2 受体表达广泛，Eph-B 受体和 ephrin-B2 配体在周内皮细胞表达，Eph-B/ephrin-B 系统在主血管丛重建中可能发挥作用[49]。为了调查内皮 ephrin-B2 功能是否可以通过 ephrin-B2 对周血管细胞表达来补偿，在小鼠中特别删除了发育中血管的内皮细胞和心内膜 ephrin-B2 基因。该表型与 ephrin-B2 无效突变产生表型一致，表明周内皮细胞 ephrin-B2 的表达不足以弥补内皮细胞和心内膜

ephrin-B2 的丢失[61]。

VEGF、血管生成素和 ephrins 的相互作用

这些数据表明，VEGF 可能是涉及血管生成调控的主要生长因子之一。随后血管生成素 /tie 系统被激活然后与 VEGF 共同在毛细血管生成阶段一起作用。而 VEGF 促进内皮细胞迁移、增殖和血管形成，其对皱褶的影响尚未报道。然而 flt-1$^{-/-}$ 和 VEGF$^{+/-}$ 表型与 Ang-1/tie-2 基因敲除表型一致。这是否可以追溯到 IMG 细胞机制仍需进一步研究。Ang-1 及其 tie-2 受体的明确参与 IMG 调控，对这方面已建立两项详细研究[18,46]。关于 Ang-2 的作用及其与 VEGF 的共同作用目前的研究表明它们能促进内皮发芽。这是因为 Ang-2 干扰了 Ang-1 作用，并与血管生长区域 VEGF 共同表达，所以 Ang-2 有利于 VEGF 促进内皮发芽[59]。然而，这并不意味着 VEGF 在 IMG 机制中是有效的。此外，由于卵巢循环中形成的血管反映了环的形态，而不是无血流灌注的单盲段发芽，由此可推想出 IMG 形成原位环可能是一个相关的机制。当然，这些问题将来都需要在组织学和超微结构水平进行连续片段分析。

有趣的是，Ang/tie 系统和 ephrin-B/Eph-B 系统在毛细血管生成中有类似的作用。血管生成素可能通过细胞间隙从间质细胞将信号物质转运到内皮细胞，以确保它们的"交流和联系"。这有利于 IMG 机制多样化，这种机制需要周内皮细胞的参与以保证稳定皱褶形成和血管网形成、生长、重建的 ITSs 的形成。IMG 期间内皮细胞层实际上向间质撤退形成褶皱和环。Ephrin-B/Eph-B 系统可以发挥类似的效果。此外，它允许循环两侧内皮细胞间"交流"，接着在动脉和静脉间建立直接的细胞接触。这些动脉和静脉内皮细胞在 IMG 间缺乏支持细胞的毛细管区开始接触[39,62]。

血管生成的其他调节因子

许多内皮细胞和周内皮细胞间连接属于缝隙连接类型，不仅连接这些细胞，也允许这些细胞间的交流。间隙连接蛋白结合素 45（Cx45）缺失的转基因小鼠毛细血管生成极度异常，死于 E9.5 和 E10.5 间。虽然血管生成似乎未受到影响，但随后并没有发生主血管丛的重建，特别是在卵黄囊中也未形成

大小不同的血管。此外，平滑肌细胞在整个胚胎大部分主动脉中并不存在[61]。这些缺陷强调内皮细胞和周内皮细胞层之间交流的重要性，因为这种交流是 IMG 所必需的。

基质金属蛋白酶（MMPs）是胞外基质（ECM）依靠生长因子的蛋白裂解重建的必要条件，也是促进细胞迁移的 ECM 降解、终止迁徙信号的调节受体裂解的必要条件[63]。最近，RECK（一种膜锚定糖蛋白）能够抑制三种 MMPs（MMP-9、MMP-2，和 MTI-MMP），并在间质细胞和血管平滑肌细胞中广泛表达，对小鼠的生长有重要作用。RECK$^{-/-}$ 小鼠死于 E10.5。RECK 缺陷引起胶原蛋白水解增加、基膜缺陷以及随之而来的主血管丛重建失败。与此相反，RECK 的过度表达阻碍了肿瘤的毛细血管生成，可能是因为 ECM 重建遭到了破坏[64]。这表明，胶原纤维降解和合成需严格平衡才能进行正常血管重建（胶原纤维是 ITS 和支柱核心的重要组成部分）。

Notch 基因家族编码参与细胞间信号传递的大跨膜受体。Notch1 和 Notch4 在胚胎血管内皮细胞中表达[65]。Notch1$^{-/-}$ 和 Notch1/Notch4 双突变胚胎显示出了毛细血管生成过程中的严重缺陷，表现为持久存在的卵黄囊主血管丛、杂乱的肌节间血管、背主动脉和前主静脉[66]。这些缺陷类似于胚胎 tie-2、Angiopoietin$^{-/-}$ 和 ephrinB2/EphB4- 缺陷。

整合素（整联蛋白），一个异二聚体跨膜蛋白家族，包括至少 16 个 α- 螺旋和 8 个 β- 折叠，形成 ECM 细胞黏附受体，在血管形态发生中起到了重要作用。该整合的作用似乎很复杂。虽然整合素连接证实了特定细胞与 ECM 相互作用引起细胞黏附和迁移，但它也诱导了胞内信号事件，其中许多在生长因子受体结合后被激活[67,68]。例如，碱性成纤维细胞生长因子（FGF-2）促血管成功能似乎决定于整联蛋白 avB3 连接[67]。在血管发育的转录调控识别研究最新进展表明，FGF-2 诱导了内皮细胞内同源基因 *Hox D3*[69]。而 *Hox D3* 的过表达引起了整联蛋白 avB3 的表达[70]。EPAS/ 缺氧诱导因子 2a 和致癌基因 LIM（唯一转录因子 Lmo2）在毛细血管生成过程中主血管丛重建的重要作用可通过突变小鼠分析决定[71]。

病理状态下的血管生成

细胞机制

血管生成在许多病理状况下被诱发，如伤口愈合、慢性炎症、动脉粥样硬化和肿瘤。通过对肿瘤血管生长的广泛研究表明了肿瘤依赖血管生成[3,72]。此外，事实证明肿瘤通过开始释放血管生长因子转换成血管新生表型[73]。到目前为止，肿瘤血管生成与其他病理状态的血管生成均被认为是由正常的血管生成（即内皮出芽）[36] 所致。生理血管生成和肿瘤血管生成有什么区别呢？血管生成表型的转换和有效的抗血管生成剂像血小板反应蛋白[74,75]、血管抑素[76]、内皮抑素[77]、血管生成抑制素[78] 意味着促进剂和抑制剂的净平衡调节血管生长。这种平衡可以转向病理情况，通常发生在肿瘤中，负调控因子减少而正调控因子占优势[79-81]。这可以解释为什么肿瘤毛细血管生成是无限的。但是，促进剂和抑制剂间的不平衡本质是什么呢？是否与血管的不平衡生长有结构关联，或只是血管更多地形成肿瘤？肿瘤循环的病理因素表明肿瘤血管生长是一个受到干扰的过程[82]。愈合伤口和基质组成生长之间的比较表明了两个系统间许多相似和不同，并导致肿瘤作为"不愈合伤口"的表征[83,84]。源于成人肿瘤和正常生理血管的内皮细胞的基因表达图谱与正常组织血管内皮细胞相比具有相似性，表明内皮细胞不是组织修复中毛细血管生成和肿瘤毛细血管生成之间差异的主要来源[85]。

Patan 及其同事[17] 用活体内视频显微镜证明了套叠式微血管生长是肿瘤毛细血管生成的替代机制。这些研究表明，肿瘤血管生成遵循套叠式微血管生长原则，但也包括了病理学的差异。组织核心和 ITSs 的形成频繁发生，包括一系列互相矛盾的步骤（阻塞后片段的形成）的完成，与胚胎相比它们用的时间要短得多[16,17]。

在肿瘤周围组织中或伤口缝合中远离伤口缝合处，小静脉和更小静脉组织通过分裂过程将以前存在的血管网扩大。腔内纤维蛋白沉积开始形成节段，通过内皮细胞迁移形成微小褶皱。这些褶皱由胶原纤维固定并在血管腔中心辐射型连接。ITSs 常从中分离。因此分裂也基于 IMG，甚至在大动脉处被检测到[39]。在组织修复中，先前网络建立了与新形成的环系统的联系，后者在肿瘤系统中并未检测到。在肿瘤中，分裂也包括病理变化，这些变化导致盲端管的形成，但伤口愈合中不存在这种情况[38,39]。因此伤口不像肿瘤一样，形成了一个连接完美的血管网络，这有利于灌注和复氧。缺氧诱导的毛细血管生成在伤口愈合后停止。肿瘤血管网病变结构有利于异常循环，可能延续了缺氧驱动毛细血管生成，也可能调解正调控因子成为主导地位。这些数据表明，肿瘤循环的病理生理条件基于异常血管网结构，源于血管形成和生长的病理机制[38,39]。后者可能是肿瘤细胞入侵血管壁细胞的后果，随后周内皮肿瘤细胞取代内皮细胞，形成镶嵌式血管[86]。

最新研究证明起源于成人骨髓的循环内皮前体细胞（CEPs）在成人血管生成中的重要作用[87-89]。特别是在缺血组织中，CEPs 作为内皮细胞增殖的替代品有助于毛细血管生成。在血管生成缺陷，抗 ID 肿瘤的突变小鼠中，肿瘤血管生成在野生型骨髓或 VEGF 动员干细胞中可以恢复。新生成的肿瘤血管在很大程度上由供体 CEPs 组成[90]。

分子调控

对生长因子诱导和促进肿瘤及其他病理条件血管生成作用的研究越来越多。VEGFs 和 FGFs 是描述最多的。VEGF 最初在肿瘤中发现并作为血管通透性因子（VPF）被描述，这基于它能增加血管通透性的功能[91]。肿瘤缺氧是很普遍的，VEGF 以及 FGF 在病理条件下表达上调[92,93]。因此，两个生长因子家族成员在体内体外由多个肿瘤表达丝毫不奇怪[47,91,94,95]。此外，通过应用中和抗体[96]或由反转录病毒介导干扰 Flk-1 表达来阻断肿瘤 VEGF 通路，抑制了体内的多种肿瘤细胞系的生长[97,98]。同样 sflt-1 局部高表达抑制肿瘤的生长和转移[99,100]。血管生成素和 tie 受体也与病理状态的血管生成有关。已证明用腺病毒载体介导的可溶性 tie-2 受体特异结合肿瘤 tie-2 受体可减少肿瘤的生长和转移[101]。此外，黑色素瘤中 VEGF 受体通路和 tie-2 通路对黑色素瘤生长至关重要。但是，由于一条通路抑制不能由另一条补偿，所以这两个系统是独立的调节因子[102]。在早期肿瘤形成过程中，Ang-2 于肿瘤细胞与宿主共存的血管中表达，随后消失。在后一阶段，Ang-2 与 VEGF 在毛细血管生成占主导地位肿瘤边缘共表达[103]。早期宿主肿瘤血管共存理论受到了挑战，一些数据表明宿主血管 IMG（组织核心和 ITSs）征象，在肿瘤植入 3～4 天后宿主血管被肿瘤细胞围绕。这些血管形成一个肿瘤细胞初步定位点，多数肿瘤细胞仍在植入区迁移[39]。向极小肿瘤（<1 mm³）生长的宿主血管与 VEGF，VEGFR-2 和 Ang-2 同时表达。宿主血管周围被肿瘤细胞入侵，而不是共同侵染[104]。所有这些数据都来源于肿瘤异种移植的研究中，在这个研究中高度转移细胞（产生毛细血管生成因子）被注入健康待实验动物中。因此，肿瘤异种移植形成的早期事件可能与转移生长生理相关。能够想象得到所有描述的现象都一起共存。

更多的早期肿瘤生理机制的研究是转基因小鼠模型的肿瘤自发生成分析，该分析揭示了癌前病变毛细血管生成的诱导[105]。血管生成依赖于 VEGF 启动和血小板衍生生长因子（PDGF）对血管的维持[106]。Sun 及其同事[107]设计了一种新分子 GFB-204，结合 PDGF 和 VEGF，阻碍了 PDGF 和 VEGF 与其受体的结合，从而抑制了 PDGF 和 Flk-1 酪氨酸磷酸化。GFB-204 特异结合 PDGF 和 VEGF 的，不抑制 ERK1/2、Akt 和 STAT3 导致的 EGF、IGF-1 和 FGF 分子的兴奋。GFB-204 抑制血管内皮细胞迁移和体外血管网的形成。GFB-204 处理的小鼠抑制了移植的人体肿瘤细胞生长和毛细血管生成。

p53 肿瘤抑制基因（在大多数人类癌细胞中没有活性）缺陷的肿瘤细胞使缺氧条件下凋亡率下降，这可能使它们不依赖于血管供应，对抗血管生成策略缺乏反应，这使得肿瘤依赖血管生成而生长的概念复杂化[108]。有趣的是，tie-1 受体在缺氧条件下表达可能是体外对 VEGF 的应答[109]。tie-1 在伤口愈合过程第 3 天于靠近伤口缝合的大血管附近表达，第 7 天在伤口产生的新生血管系统小血管中表达[109]。Flt-1 在不同的时间和位置也表现出了相应的表达模式[109]。这些研究结果与大静脉壁上环形成的开始及其进一步重建相匹配。最近的研究表明皮肤伤口愈合期间的周细胞中 Ang-1 的表达类似于胚胎[110]。关于缺血组织毛细血管新生，bFGF、VEGF-A 及其两个酪氨酸激酶受体的表达在缺血心肌层肌细胞和巨噬细胞中增加[111-113]。目前使用 VEGF 和 FGF 诱导缺血组织血管新生的第一期临床试验正在进行中[47,114,115]。

因此，胚胎血管形成最重要的调节因子在成人病理条件下发挥了相似作用。但它们关于血管生成生理和病理机制的精确作用仍有待确定。此外，肿瘤中干扰肿瘤生长和转移的有效血管生成抑制因子的检测 [74-76,78-81,116-118]，增加了血管生成促进因子和抑制因子之间失衡的检出机会，将更具有特征性，人类肿瘤的抗血管治疗及其他病理情况在未来将更加成功。

脑膜瘤血管生成

脑膜瘤是富含血管的肿瘤，遵循血管生成的基本规律 [5,119-122]。因此，抑制血管生成是一个有前景的研究领域，特别是对复发性脑膜瘤的治疗 [123,124]。脑膜瘤主要从颈外动脉循环中的脑膜血管获得血液供应。另外一个供应是脑—软膜血管供应，在大约 60% 患者中存在 [6]。脑膜瘤富含血管，从稀少血管化到高度血管化的脑膜瘤 [7-9]。它们还显示瘤周脑水肿的不同程度，从无生命威胁至威胁生命的状况 [10]。与神经胶质瘤相反，脑膜瘤水肿和病理等级间没有联系 [11]。然而，不论其解剖位置如何，脑膜瘤形成和发展过程中血管生成活跃程度在手术管理、血管内管理和肿瘤复发中是很重要的。

在过去 10 年中，研究脑膜瘤血管生成机制记载了血管生成因子、成纤维细胞生长因子 -2、VEGF 和 PDGF 的表达 [11,125-127]。研究还指出，VEGF 的表达与内皮细胞中其同源受体的表达相结合，从而支持了脑膜瘤血管生成的旁分泌机制 [128,129]。然而，生长因子并不是血管生成的唯一调节因子。这些细胞因子、基质蛋白和血管细胞之间的交互作用网是启动和调节血管生成事件的关键。例如，黏蛋白是在血管生成促进微环境中的基质蛋白之一，可能在脑膜瘤血管生成中具有重要作用 [5]。内皮细胞在体外与黏蛋白基质连接，在那里它们延长形成互连过程。内皮细胞在其他基质蛋白，如纤维连接蛋白、胶原蛋白或粘连蛋白上生长时这种变化不会发生 [40,41,68]。这表明，黏蛋白可能促进这些细胞的增殖和运动。研究还表明，内皮细胞粘连腱糖蛋白由膜联蛋白和整合蛋白调节，包括 αVβ3 整合蛋白，这是毛细血管生成所需的。Bello 及其同事 [130] 提出

脑膜瘤 αVβ3 整合通过玻连蛋白和腱糖蛋白的相互作用促进内皮细胞黏附和迁移。人脑微血管内皮细胞体内和原位研究还表明血管细胞参与血管新生增殖，有助于腱糖蛋白沉积。脑膜瘤中腱糖蛋白表达和 VEGF 表达具有相关性。这种关系表明，腱糖蛋白是一种非特异性血管基质分子，可能在肿瘤血管生成中有重要作用 [5]。

许多人对脑膜瘤瘤周水肿进行了研究（见第 9 章）[6,119-122]。患者的年龄和性别、肿瘤大小、位置、浸润性、血管、侵袭力和血管结构压缩性似乎都与瘤周水肿不相关。然而成血管细胞亚型、孕激素受体的存在以及脑膜瘤细胞增殖指数均与水肿有关，这可能反映了血脑屏障的破坏以及肿瘤细胞本身分泌物质 [131]。Hirashima 及其同事 [132] 发现 PDGF 在瘤周水肿的形成中至关重要。Goldman 及其同事 [133]、Yoshioka 及其同事 [134] 提出 VEGF 可能是脑膜瘤相关水肿的主要因子。Kalkanis 及其同事 [135] 分析了 16 例脑膜瘤，Provias 及其同事 [10] 分析了 18 例脑膜瘤，伴瘤周水肿的肿瘤与无水肿的有高水平 VEGF mRNA。Quindlen 和 Bucher[136] 分析了 15 例脑膜瘤，研究表明瘤周水肿体积和组织型纤溶酶原激活物容的量相关。这些研究结果表明，瘤周水肿脑膜瘤显示出了更大的增殖活性，产生更高的血管营养和血管活性因子。在对 135 例患者进行的研究中，Mantle 及其同事 [137] 将瘤周水肿作为脑可能浸润生长的潜在的放射标记，研究表明脑组织浸润是全切除后肿瘤复发残留细胞的可能来源。

血管内皮生长因子 -A（VEGF-A），也称血管通透性因子，被认为是毛细血管生成和水肿形成的关键调节因子。VEGF-A mRNA 在脑膜瘤细胞中表达 [10,133]。几项研究表明，脑膜瘤 VEGF-A 水平与瘤周水肿程度有关 [6,10,133]。此外，VEGF-A 显著表达的脑膜瘤通常可通过脑—软膜动脉获得血液供应，VEGF-A 的表达以及脑—软膜血液供应均与脑水肿程度有关 [6]。

两个小型研究表明，VEGF-A mRNA 水平表达可能与脑膜瘤血供有关 [10,138]。然而，当确定了 69 个脑膜瘤 VEGF-A 的蛋白质水平后，其与微血管密度并不相关可以得到证实 [11]。与脑胶质瘤相比，微血管密度与病理等级也不相关。然而，间变性脑膜瘤中 VEGF-A 水平比良性脑膜瘤明显升高 10 倍而在非典型脑膜瘤升高 2 倍。人脑膜瘤蛋

白提取物中的 VEGF-A 诱导毛细血管样管形成和体外血管内皮细胞迁移，表明了它在这方面具有生物活性[11]。另一项研究报道了 VEGF-A 蛋白表达和良性脑膜瘤复发有一定的关系[139]。综合上述，这些研究结果表明 VEGF- A 可能参与脑膜瘤血管重建和毛细血管生成，但是，这不会导致血管数目随着病理等级增加而增加。假定许多恶性脑膜瘤有更高的氧气和代谢需求，VEGF-A 可能通过调节血管通透性促进适应。缺氧只有在非典型和间变型脑膜瘤中导致肿瘤坏死。因此，其他致病机制可能参与了脑膜瘤 VEGF 上调。脑膜瘤中 EGF 和 PDGF 过表达被证实并可促进脑膜瘤成长[140]。这就提出了这种可能性：这些生长促进因子不仅促进肿瘤细胞有丝分裂，也通过诱导 VEGF 上调从而诱导新生血管生成。

有的研究表明脑膜瘤生长依赖类固醇激素[141]。此外，孕激素受体在脑膜瘤高水平表达[142]。从细胞的角度来看，血管内皮生长因子上调与脑膜瘤孕激素水平可能存在一种有意义的关系。大鼠雌性生殖系统研究结果表明，VEGF mRNA 的表达在产生类固醇激素的细胞和对类固醇激素应答的细胞中受激素调节[143]。这些发现可能表明，雌激素受体的兴奋可能会增加脑膜瘤中 VEGF 的表达。

脑膜瘤表达 P1GF 和 VEGF- B[144,145]。Weindel 及其同事[146] 报道了一些脑膜瘤的 P1GF 表达。VEGF 相关的分子与高亲和力 VEGFR-1 结合，缺氧时并不上调表达[147]。虽然这些发现的生物学意义有待阐明，但很容易使我们推测脑膜瘤很有可能用独特的 VEGF 和 VEGF 相关分子刺激毛细血管生成并诱导水肿的形成。这可以解释 VEGF 在这些肿瘤中的异构表达。Pistolesi 及其同事[148,149] 推测，更高的代谢需求可以引起微血管模式，可能是由于快速增长随之恶化的肿瘤临床表现。在这个意义上说，血管模式可作为预测因子，以便把更多注意力在瘤周水肿复发或形成可能性更高的 I 级脑膜瘤。血管本身模式似乎取决于 VEGF 亚型种类：Ⅱ 和 Ⅲ 级脑膜瘤（即出现许多微血管）表达可溶性亚型 121 和 165，而 189 亚型则在 I 级脑膜瘤中常被检测到。

其他几个生长因子，包括 VEGF-B、胎盘生长因子、肝细胞生长因子和成纤维细胞生长因子 -2，在脑膜瘤中的情况也被进行了研究。然而，这些因素和脑膜瘤血管生成之间或者是恶性程度没有明确相关性。此外，其他几个生长因子及其受体，包括表皮生长因子、血小板衍生生长因子和胰岛素样生长因子的表达等在脑膜瘤中的情况也被进行了研究[120,150]。

我们实验室对角膜新生血管模型进行了体内研究，表明脑膜瘤病理分级明确地决定了其毛细血管活性（图 10-1）[34]。图 10-2 显示了恶性脑膜瘤血管生成活性可以与胶质母细胞瘤的血管生成活性相比，它在肿瘤血管生成方面有极大的潜在活性。复发脑膜瘤血管新生活性，目前正在我们的实验室检测。另外一个重要的临床实验发现 γ- 刀对血管生成的抑制作用。我们最近的数据表明，γ- 刀放射外科剂量依赖性的放射治疗抑制了角膜新生血管模型中动静脉畸形的血管新生[151]。同样的，初步数据证明，大鼠角膜新生血管模型中立体定向 γ- 刀照射抑制了脑膜瘤床周围的新生血管（图 10-2）。

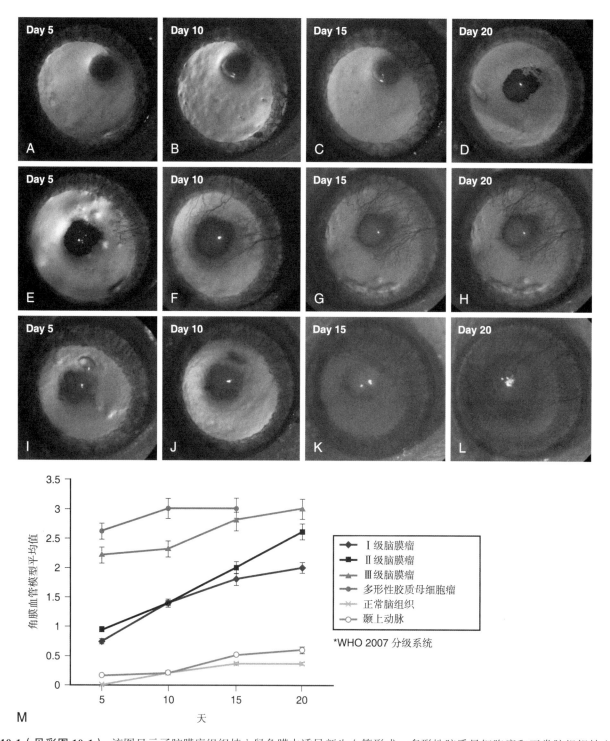

图 10-1（见彩图 10-1） 该图显示了脑膜瘤组织植入鼠角膜中诱导新生血管形成。多形性胶质母细胞瘤和正常脑组织植入分别作为阳性和阴性对照。值得注意的是脑膜瘤组织的血管活性随着组织学级别的增加而增加。另外该图值得注意的是恶性脑膜瘤的血管活性只能与多形性胶质母细胞瘤的血管活性相比较，而后者具有最强的血管活性的人类恶性肿瘤。该图显示了植入的角膜模型中脑膜瘤周围新生血管的生成；上面行是 I 级脑膜瘤，中间行是 II 级，最下一行是 III 级脑膜瘤。

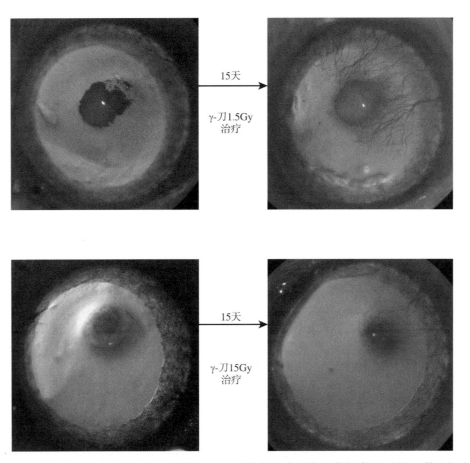

图 10-2（见彩图 10-2） 该图显示了在同样的鼠角膜模型中，γ 刀放射治疗干扰脑膜瘤诱导的新生血管的初步数据。角膜模型的其中一只眼睛给予 15 Gyγ 刀放射治疗后的脑膜瘤其血管生成活性得到抑制，而作为对照的同一只动物的另一只眼在 γ 刀放射治疗期间按给予 1.5 Gy 的普放治疗抑制效果不明显。

参考文献

[1] Dvorak HF. Angiogenesis: update 2005. J Thromb Haemost 2005;3:1835–42.

[2] Algire G. The Biology of Melanomas. New York: New York Academy of Sciences Press; 1947.

[3] Folkman J. Tumor angiogenesis: therapeutic implications. N Engl J Med 1971;285:1182–6.

[4] Carmeliet P. Angiogenesis in life, disease and medicine. Nature 2005;438:932–6.

[5] Kilic T, et al. Tenascin in meningioma: expression is correlated with anaplasia, vascular endothelial growth factor expression, and peritumoral edema but not with tumor border shape. Neurosurgery 2002;51:183–92; discussion 192–3.

[6] Bitzer M, et al. Angiogenesis and brain oedema in intracranial meningiomas: influence of vascular endothelial growth factor. Acta Neurochir (Wien) 1998;140:333–40.

[7] Pamir MN, Ozduman K, Belirgen M, Kilic T, Ozek MM. Outcome determinants of pterional surgery for tuberculum sellae meningiomas. Acta Neurochir (Wien) 2005;147:1121–30;discussion 1130.

[8] Pamir MN, Kilic T, Bayrakli F, Peker S. Changing treatment strategy of cavernous sinus meningiomas: experience of a single institution. Surg Neurol 2005;64(Suppl. 2):S58–66.

[9] Pamir MN, Kilic T, Ozduman K, Ture U. Experience of a single institution treating foramen magnum meningiomas. J Clin Neurosci 2004;11:863–7.

[10] Provias J, et al. Meningiomas: role of vascular endothelial growth factor/vascular permeability factor in angiogenesis and peritumoral edema. Neurosurgery 1997;40:1016–26.

[11] Lamszus K, et al. Vascular endothelial growth factor, hepatocyte growth factor/scatter factor, basic fibroblast growth factor, and placenta growth factor in human meningiomas and their relation to angiogenesis and malignancy. Neurosurgery 2000;46:938–47; discussion 947–8.

[12] Miquerol L, Gertsenstein M, Harpal K, Rossant J, Nagy A. Multiple developmental roles of VEGF suggested by a LacZ-tagged allele. Dev Biol 1999;212:307–22.

[13] Poole TJ, Coffin JD. Vasculogenesis and angiogenesis: two distinct morphogenetic mechanisms establish embryonic vascular pattern. J Exp Zool 1989;251:224–31.

[14] Cockerill GW, Gamble JR, Vadas MA. Angiogenesis: models and modulators. Int Rev Cytol 1995;159:113–60.

[15] Coffin JD, Harrison J, Schwartz S, Heimark R. Angioblast differentiation and morphogenesis of the vascular endothelium in the mouse embryo. Dev Biol 1991;148:51–62.

[16] Patan S, Haenni B, Burri PH. Implementation of intussusceptive microvascular growth in the chicken chorioallantoic membrane (CAM). Microvasc Res 1997;53:33–52.

[17] Patan S, Munn LL, Jain RK. Intussusceptive microvascular growth in a human colon adenocarcinoma xenograft: a novel mechanism of tumor angiogenesis. Microvasc Res 1996;51:260–72.

[18] Patan S. TIE1 and TIE2 receptor tyrosine kinases inversely regulate embryonic angiogenesis by the mechanism of intussusceptive microvascular growth. Microvasc Res 1998;56:1–21.

[19] Risau W. Angiogenesis and endothelial cell function. Arzneimittelforschung 1994;44:416–7.

[20] Risau W. Mechanisms of angiogenesis. Nature 1997;386:671–4.

[21] Reagan F. Vascularization phenomenain fragments of embryonic bodies-completely isolated from yolk-sac blastoderm. Anat Rec 1915;9:329–41.

[22] His W. Untersuchungen über die erste Anlage des Wirbelthierliebes. Leibzig; 1868.

[23] Sabin F. Studies on the origin of blood-vessels and of red blood-corpuscles as seen in the living blastoderm of chicks during the second day of incubation. Contributions to Embryology 1920.

[24] Risau W, Flamme I. Vasculogenesis. Annu Rev Cell Dev Biol 1995;11:73–91.

[25] Pardanaud L, Yassine F, Dieterlen-Lievre F. Relationship between vasculogenesis, angiogenesis and haemopoiesis during avian ontogeny. Development 1989;105:473–85.

[26] Pardanaud L, et al. Two distinct endothelial lineages in ontogeny, one of them related to hemopoiesis. Development 1996;122: 1363–71.

[27] Flamme I, Breier G, Risau W. Vascular endothelial growth factor (VEGF) and VEGF receptor 2 (flk-1) are expressed during vasculogenesis and vascular differentiation in the quail embryo. Dev Biol 1995;169:699–712.

[28] Flamme I. Is extraembryonic angiogenesis in the chick embryo controlled by the endoderm? A morphology study. Anat Embryol (Berl) 1989;180:259–72.

[29] Kremer C, Breier G, Risau W, Plate KH. Up-regulation of flk-1/vascular endothelial growth factor receptor 2 by its ligand in a cerebral slice culture system. Cancer Res 1997;57:3852–9.

[30] Shalaby F, et al. Failure of blood-island formation and vasculogenesis in Flk-1-deficient mice. Nature 1995;376:62–6.

[31] Breier G, Clauss M, Risau W. Coordinate expression of vascular endothelial growth factor receptor-1 (flt-1) and its ligand suggests a paracrine regulation of murine vascular development. Dev Dyn 1995;204:228–39.

[32] Ferrara N, et al. Heterozygous embryonic lethality induced by targeted inactivation of the VEGF gene. Nature 1996;380:439–42.

[33] Harris C. The Heart and Vascular System in Ancient Greek medicine. Oxford: Clarendon Press; 1973.

[34] Konya D, et al. Testing the angiogenic potential of cerebrovascular malformations by use of a rat cornea model: usefulness and novel assessment of changes over time. Neurosurgery 2005;56:1339–45; discussion 1345–6.

[35] Ausprunk DH, Folkman J. Migration and proliferation of endothelial cells in preformed and newly formed blood vessels during tumor angiogenesis. Microvasc Res 1977;14:53–65.

[36] Folkman J. How is blood vessel growth regulated in normal and neoplastic tissue? G.H.A. Clowes memorial Award lecture. Cancer Res 1986;46:467–73.

[37] Folkman J. Tumor angiogenesis. Adv Cancer Res 1985;43:175–203.

[38] Patan S, et al. Vascular morphogenesis and remodeling in a human tumor xenograft: blood vessel formation and growth after ovariectomy and tumor implantation. Circ Res 2001;89:732–9.

[39] Patan S, et al. Vascular morphogenesis and remodeling in a model of tissue repair: blood vessel formation and growth in the ovarian pedicle after ovariectomy. Circ Res 2001;89:723–31.

[40] Kilic T, et al. Expression of structural proteins and angiogenic factors in normal arterial and unruptured and ruptured aneurysm walls. Neurosurgery 2005;57:997–1007; discussion 997–1007.

[41] Kilic T, et al. Expression of structural proteins and angiogenic factors in cerebrovascular anomalies. Neurosurgery 2000;46:1179–91; discussion 1191–2.

[42] Harrigan MR. Angiogenic factors in the central nervous system. Neurosurgery 2003;53:639–60; discussion 660–1.

[43] Zadeh G, Guha A. Angiogenesis in nervous system disorders. Neurosurgery 2003;53:1362–76.

[44] Sumpio BE, et al. Regulation of PDGF-B in endothelial cells exposed to cyclic strain. Arterioscler Thromb Vasc Biol 1998;18:349–55.

[45] Nagel T, Resnick N, Dewey Jr CF, Gimbrone Jr MA. Vascular endothelial cells respond to spatial gradients in fluid shear stress by enhanced activation of transcription factors. Arterioscler Thromb Vasc Biol 1999;19:1825–34.

[46] Suri C, et al. Requisite role of angiopoietin-1, a ligand for the TIE2 receptor, during embryonic angiogenesis. Cell 1996;87:1171–80.

[47] Ware JA, Simons M. Angiogenesis in ischemic heart disease. Nat Med 1997;3:158–64.

[48] Wang HU, Chen ZF, Anderson DJ. Molecular distinction and angiogenic interaction between embryonic arteries and veins revealed by ephrin-B2 and its receptor Eph-B4. Cell 1998;93:741–53.

[49] Adams RH, et al. Roles of ephrinB ligands and EphB receptors in cardiovascular development: demarcation of arterial/venous domains, vascular morphogenesis, and sprouting angiogenesis. Genes Dev 1999;13:295–306.

[50] Keyt BA, et al. Identification of vascular endothelial growth factor determinants for binding KDR and FLT-1 receptors. Generation of receptor-selective VEGF variants by site-directed mutagenesis. J Biol Chem 1996;271:5638–46.

[51] Carmeliet P, et al. Impaired myocardial angiogenesis and ischemic cardiomyopathy in mice lacking the vascular endothelial growth factor isoforms VEGF164 and VEGF188. Nat Med 1999;5:495–502.

[52] Shibuya M. Vascular endothelial growth factor (VEGF)-Receptor2: its biological functions, major signaling pathway, and specific ligand VEGF-E. Endothelium 2006;13:63–9.

[53] Sato TN, Qin Y, Kozak CA, Audus KL. Tie-1 and tie-2 define another class of putative receptor tyrosine kinase genes expressed in early embryonic vascular system. Proc Natl Acad Sci USA 1993;90:9355–8.

[54] Sato TN, et al. Distinct roles of the receptor tyrosine kinases Tie-1 and Tie-2 in blood vessel formation. Nature 1995;376:70–4.

[55] Witzenbichler B, Maisonpierre PC, Jones P, Yancopoulos GD, Isner JM. Chemotactic properties of angiopoietin-1 and -2, ligands for the endothelial-specific receptor tyrosine kinase Tie2. J Biol Chem 1998;273:18514–21.

[56] Koblizek TI, Weiss C, Yancopoulos GD, Deutsch U, Risau W. Angiopoietin-1 induces sprouting angiogenesis in vitro. Curr Biol 1998;8:529–32.

[57] Suri C, et al. Increased vascularization in mice overexpressing angiopoietin-1. Science 1998;282:468–71.

[58] Asahara T, et al. Tie2 receptor ligands, angiopoietin-1 and angiopoietin-2, modulate VEGF-induced postnatal neovascularization. Circ Res 1998;83:233–40.

[59] Maisonpierre PC, et al. Angiopoietin-2, a natural antagonist for Tie2 that disrupts in vivo angiogenesis. Science 1997;277:55–60.

[60] Davis S, et al. Ligands for EPH-related receptor tyrosine kinases that require membrane attachment or clustering for activity. Science 1994;266:816–9.

[61] Gerety SS, Anderson DJ. Cardiovascular ephrinB2 function is essential for embryonic angiogenesis. Development 2002;129:1397–410.

[62] Patan S. Vasculogenesis and angiogenesis as mechanisms of vascular network formation, growth and remodeling. J Neurooncol 2000; 50:1–15.

[63] Chang C, Werb Z. The many faces of metalloproteases: cell growth, invasion, angiogenesis and metastasis. Trends Cell Biol 2001; 11:S37–43.

[64] Oh J, et al. The membrane-anchored MMP inhibitor RECK is a key regulator of extracellular matrix integrity and angiogenesis. Cell 2001;107:789–800.

[65] Del Amo FF, et al. Expression pattern of Motch, a mouse homolog of *Drosophila* Notch, suggests an important role in early postimplantation mouse development. Development 1992;115:737–44.

[66] Krebs LT, et al. Notch signaling is essential for vascular morphogenesis in mice. Genes Dev 2000;14:1343–52.

[67] Eliceiri BP. Integrin and growth factor receptor crosstalk. Circ Res 2001;89:1104–10.

[68] Seker A, et al. Expression of integrins in cerebral arteriovenous and cavernous malformations. Neurosurgery 2006;58:159–68; discussion 159–68.

[69] Oettgen P. Transcriptional regulation of vascular development. Circ Res 2001;89:380–8.

[70] Boudreau N, Andrews C, Srebrow A, Ravanpay A, Cheresh DA. Induction of the angiogenic phenotype by Hox D3. J Cell Biol 1997;139:257–64.

[71] Yamada Y, Pannell R, Forster A, Rabbitts TH. The oncogenic LIM-only transcription factor Lmo2 regulates angiogenesis but not vasculogenesis in mice. Proc Natl Acad Sci USA 2000;97:320–4.

[72] Greenblatt M, Shubi P. Tumor angiogenesis: transfilter diffusion studies in the hamster by the transparent chamber technique. J Natl Cancer Inst 1968;41:111–24.

[73] Folkman J, Watson K, Ingber D, Hanahan D. Induction of angiogenesis during the transition from hyperplasia to neoplasia. Nature 1989;339:58–61.

[74] Good DJ, et al. A tumor suppressor-dependent inhibitor of angiogenesis is immunologically and functionally indistinguishable from a fragment of thrombospondin. Proc Natl Acad Sci USA 1990; 87:6624–8.

[75] DiPietro LA. Thrombospondin as a regulator of angiogenesis. EXS 1997;79:295–314.

[76] O'Reilly MS, et al. Angiostatin: a novel angiogenesis inhibitor that mediates the suppression of metastases by a Lewis lung carcinoma. Cell 1994;79:315–28.

[77] O'Reilly MS. Angiostatin: an endogenous inhibitor of angiogenesis and of tumor growth. EXS 1997;79:273–94.

[78] Pike SE, et al. Vasostatin, a calreticulin fragment, inhibits angiogenesis and suppresses tumor growth. J Exp Med 1998;188:2349–56.

[79] Rastinejad F, Polverini PJ, Bouck NP. Regulation of the activity of a new inhibitor of angiogenesis by a cancer suppressor gene. Cell 1989;56:345–55.

[80] Bouck N. Tumor angiogenesis: the role of oncogenes and tumor suppressor genes. Cancer Cells 1990;2:179–85.

[81] Folkman J. Angiogenesis in cancer, vascular, rheumatoid and other disease. Nat Med 1995;1:27–31.

[82] Jain RK. Determinants of tumor blood flow: a review. Cancer Res 1988;48:2641–58.

[83] Dvorak HF. Tumors: wounds that do not heal. Similarities between tumor stroma generation and wound healing. N Engl J Med 1986;315:1650–9.

[84] Nagy JA, et al. Pathogenesis of ascites tumor growth: angiogenesis, vascular remodeling, and stroma formation in the peritoneal lining. Cancer Res 1995;55:376–85.

[85] St Croix B, et al. Genes expressed in human tumor endothelium. Science 2000;289:1197–202.

[86] Hammersen F, Endrich B, Messmer K. The fine structure of tumor blood vessels. I. Participation of non-endothelial cells in tumor angiogenesis. Int J Microcirc Clin Exp 1985;4:31–43.

[87] Asahara T, et al. Bone marrow origin of endothelial progenitor cells responsible for postnatal vasculogenesis in physiological and pathological neovascularization. Circ Res 1999;85:221–8.

[88] Asahara T, et al. Isolation of putative progenitor endothelial cells for angiogenesis. Science 1997;275:964–7.

[89] Luttun A, Carmeliet G, Carmeliet P. Vascular progenitors: from biology to treatment. Trends Cardiovasc Med 2002;12:88–96.

[90] Lyden D, et al. Impaired recruitment of bone-marrow-derived endothelial and hematopoietic precursor cells blocks tumor angiogenesis and growth. Nat Med 2001;7:1194–201.

[91] Folkman J. Seminars in Medicine of the Beth Israel Hospital, Boston. Clinical applications of research on angiogenesis. N Engl J Med 1995;333:1757–63.

[92] Shweiki D, Itin A, Soffer D, Keshet E. Vascular endothelial growth factor induced by hypoxia may mediate hypoxia-initiated angiogenesis. Nature 1992;359:843–5.

[93] Kuwabara K, et al. Hypoxia-mediated induction of acidic/basic fibroblast growth factor and platelet-derived growth factor in mononuclear phagocytes stimulates growth of hypoxic endothelial cells. Proc Natl Acad Sci U S A 1995;92:4606–10.

[94] Ferrara N. Role of vascular endothelial growth factor in the regulation of angiogenesis. Kidney Int 1999;56:794–814.

[95] Dvorak HF, Nagy JA, Feng D, Brown LF, Dvorak AM. Vascular permeability factor/vascular endothelial growth factor and the significance of microvascular hyperpermeability in angiogenesis. Curr Top Microbiol Immunol 1999;237:97–132.

[96] Kim KJ, et al. Inhibition of vascular endothelial growth factor-induced angiogenesis suppresses tumour growth in vivo. Nature 1993;362:841–4.

[97] Millauer B, et al. Dominant-negative inhibition of Flk-1 suppresses the growth of many tumor types in vivo. Cancer Res 1996;56: 1615–20.

[98] Millauer B, Shawver LK, Plate KH, Risau W, Ullrich A. Glioblastoma growth inhibited in vivo by a dominant-negative Flk-1 mutant. Nature 1994;367:576–9.

[99] Kong HL, et al. Regional suppression of tumor growth by in vivo transfer of a cDNA encoding a secreted form of the extracellular domain of the flt-1 vascular endothelial growth factor receptor. Hum Gene Ther 1998;9:823–33.

[100] Goldman CK, et al. Paracrine expression of a native soluble vascular endothelial growth factor receptor inhibits tumor growth, metastasis, and mortality rate. Proc Natl Acad Sci USA 1998;95:8795–800.

[101] Lin P, et al. Antiangiogenic gene therapy targeting the endothelium-specific receptor tyrosine kinase Tie2. Proc Natl Acad Sci USA 1998;95:8829–34.

[102] Siemeister G, et al. Two independent mechanisms essential for tumor angiogenesis: inhibition of human melanoma xenograft growth by interfering with either the vascular endothelial growth factor receptor pathway or the Tie-2 pathway. Cancer Res 1999;59:3185–91.

[103] Holash J, et al. Vessel cooption, regression, and growth in tumors mediated by angiopoietins and VEGF. Science 1999;284:1994–8.

[104] Vajkoczy P, et al. Microtumor growth initiates angiogenic sprouting with simultaneous expression of VEGF, VEGF receptor-2, and angiopoietin-2. J Clin Invest 2002;109:777–85.

[105] Naumov GN, Akslen LA, Folkman J. Role of Angiogenesis in Human Tumor Dormancy: Animal models of the Angiogenic Switch. Cell Cycle 5:2006.

[106] Kilic T, et al. Intracranial inhibition of platelet-derived growth factor-mediated glioblastoma cell growth by an orally active kinase inhibitor of the 2–phenylaminopyrimidine class. Cancer Res 2000;60:5143–50.

[107] Sun J, et al. Inhibiting angiogenesis and tumorigenesis by a synthetic molecule that blocks binding of both VEGF and PDGF to their receptors. Oncogene 2005;24:4701–9.

[108] Yu JL, Rak JW, Coomber BL, Hicklin DJ, Kerbel RS. Effect of p53 status on tumor response to antiangiogenic therapy. Science 2002;295:1526–8.

[109] McCarthy MJ, Crowther M, Bell PR, Brindle NP. The endothelial receptor tyrosine kinase tie-1 is upregulated by hypoxia and vascular endothelial growth factor. FEBS Lett 1998;423:334–8.

[110] Sundberg C, Kowanetz M, Brown LF, Detmar M, Dvorak HF. Stable expression of angiopoietin-1 and other markers by cultured pericytes: phenotypic similarities to a subpopulation of cells in maturing

vessels during later stages of angiogenesis in vivo. Lab Invest 2002;82:387–401.

[111] Banai S, et al. Upregulation of vascular endothelial growth factor expression induced by myocardial ischaemia: implications for coronary angiogenesis. Cardiovasc Res 1994;28:1176–9.

[112] Arras M, et al. Monocyte activation in angiogenesis and collateral growth in the rabbit hindlimb. J Clin Invest 1998;101:40–50.

[113] Li J, et al. VEGF, flk-1, and flt-1 expression in a rat myocardial infarction model of angiogenesis. Am J Physiol 1996;270:H1803–11.

[114] Baumgartner I, et al. Constitutive expression of phVEGF165 after intramuscular gene transfer promotes collateral vessel development in patients with critical limb ischemia. Circulation 1998;97:1114–23.

[115] Laham RJ, Simons M, Sellke F. Gene transfer for angiogenesis in coronary artery disease. Annu Rev Med 2001;52:485–502.

[116] O'Reilly MS, et al. Endostatin: an endogenous inhibitor of angiogenesis and tumor growth. Cell 1997;88:277–85.

[117] Boehm T, Folkman J, Browder T, O'Reilly MS. Antiangiogenic therapy of experimental cancer does not induce acquired drug resistance. Nature 1997;390:404–7.

[118] O'Reilly MS, Pirie-Shepherd S, Lane WS, Folkman J. Antiangiogenic activity of the cleaved conformation of the serpin antithrombin. Science 1999;285:1926–8.

[119] McCutcheon IE. The biology of meningiomas. J Neurooncol 1996;29:207–16.

[120] Sanson M, Cornu P. Biology of meningiomas. Acta Neurochir (Wien) 2000;142:493–505.

[121] Smith DA, Cahill DW. The biology of meningiomas. Neurosurg Clin N Am 1994;5:201–15.

[122] Whittle IR, Smith C, Navoo P, Collie D. Meningiomas. Lancet 2004;363:1535–43.

[123] Folkman J, Browder T, Palmblad J. Angiogenesis research: guidelines for translation to clinical application. Thromb Haemost 2001;86:23–33.

[124] Folkman J. Angiogenesis inhibitors: a new class of drugs. Cancer Biol Ther 2003;2:S127–33.

[125] Black P, Carroll R, Zhang J. The molecular biology of hormone and growth factor receptors in meningiomas. Acta Neurochir Suppl (Wien) 1996;65:50–3.

[126] Lamszus K. Meningioma pathology, genetics, and biology. J Neuropathol Exp Neurol 2004;63:275–86.

[127] Lamszus K, Heese O, Westphal M. Angiogenesis-related growth factors in brain tumors. Cancer Treat Res 2004;117:169–90.

[128] Zagzag D, et al. Tenascin-C expression by angiogenic vessels in human astrocytomas and by human brain endothelial cells in vitro. Cancer Res 1996;56:182–9.

[129] Zagzag D, et al. Tenascin expression in astrocytomas correlates with angiogenesis. Cancer Res 1995;55:907–14.

[130] Bello L, et al. Alpha(v)beta3 and alpha(v)beta5 integrin expression in meningiomas. Neurosurgery 2000;47:1185–95.

[131] Black PM. Meningiomas. Neurosurgery 1993;32:643–57.

[132] Hirashima Y, et al. Platelet-activating factor and edema surrounding meningiomas. J Neurosurg 1998;88:304–7.

[133] Goldman CK, et al. Brain edema in meningiomas is associated with increased vascular endothelial growth factor expression. Neurosurgery 1997;40:1269–77.

[134] Yoshioka H, et al. Peritumoral brain edema associated with meningioma: influence of vascular endothelial growth factor expression and vascular blood supply. Cancer 1999;85:936–44.

[135] Kalkanis SN, Carroll RS, Zhang J, Zamani AA, Black PM. Correlation of vascular endothelial growth factor messenger RNA expression with peritumoral vasogenic cerebral edema in meningiomas. J Neurosurg 1996;85:1095–101.

[136] Quindlen EA, Bucher AP. Correlation of tumor plasminogen activator with peritumoral cerebral edema. A CT and biochemical study. J Neurosurg 1987;66:729–33.

[137] Mantle RE, Lach B, Delgado MR, Baeesa S, Belanger G. Predicting the probability of meningioma recurrence based on the quantity of peritumoral brain edema on computerized tomography scanning. J Neurosurg 1999;91:375–83.

[138] Samoto K, et al. Expression of vascular endothelial growth factor and its possible relation with neovascularization in human brain tumors. Cancer Res 1995;55:1189–93.

[139] Yamasaki F, et al. Recurrence of meningiomas. Cancer 2000; 89:1102–10.

[140] Carroll RS, et al. Expression and activation of epidermal growth factor receptors in meningiomas. J Neurosurg 1997;87:315–23.

[141] Speirs V, Boyle-Walsh E, Fraser WD. Constitutive co-expression of estrogen and progesterone receptor mRNA in human meningiomas by RT-PCR and response of in vitro cell cultures to steroid hormones. Int J Cancer 1997;72:714–9.

[142] Maxwell M, Galanopoulos T, Neville-Golden J, Antoniades HN. Expression of androgen and progesterone receptors in primary human meningiomas. J Neurosurg 1993;78:456–62.

[143] Shweiki D, Itin A, Neufeld G, Gitay-Goren H, Keshet E. Patterns of expression of vascular endothelial growth factor (VEGF) and VEGF receptors in mice suggest a role in hormonally regulated angiogenesis. J Clin Invest 1993;91:2235–43.

[144] Donnini S, Machein MR, Plate KH, Weich HA. Expression and localization of placenta growth factor and PlGF receptors in human meningiomas. J Pathol 1999;189:66–71.

[145] Maxwell M, Galanopoulos T, Hedley-Whyte ET, Black PM, Antoniades HN. Human meningiomas co-express platelet-derived growth factor (PDGF) and PDGF-receptor genes and their protein products. Int J Cancer 1990;46:16–21.

[146] Weindel K, Moringlane JR, Marme D, Weich HA. Detection and quantification of vascular endothelial growth factor/vascular permeability factor in brain tumor tissue and cyst fluid: the key to angiogenesis? Neurosurgery 1994;35:439–48; discussion 448–9.

[147] Enholm B, et al. Comparison of VEGF, VEGF-B, VEGF-C and Ang-1 mRNA regulation by serum, growth factors, oncoproteins and hypoxia. Oncogene 1997;14:2475–83.

[148] Pistoles S, et al. Angiogenesis in intracranial meningiomas: immunohistochemical and molecular study. Neuropathol Appl Neurobiol 2004;30:118–25.

[149] Peker S, Abacioglu U, Bayrakli F, Kilic T, Pamir MN. Gamma knife radiosurgery for cavernous sinus plasmacytoma in a patient with breast cancer history. Surg Neurol 2005;63:174–6.

[150] Black P, Carroll R, Zhang J. The molecular biology of hormone and growth factor receptors in meningiomas. Acta Neurochir Suppl 1996;65:50–3.

[151] Kilic K, et al. Inhibition of angiogenesis induced by cerebral arteriovenous malformations using gamma knife irradiation. J Neurosurg 2007;106:463–9.

脑膜瘤的诊断

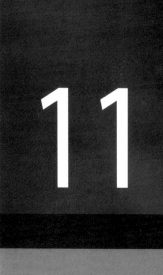

脑膜瘤的临床表现

Onder Us,
Dilaver Kaya

胡昌辰 译

概 述

脑膜瘤来源于形成蛛网膜的脑膜细胞而形成的肿瘤。因此,发生于脑实质外的脑膜瘤是中线外肿瘤[1]。女性发病高于男性,所有确诊的脑膜瘤中约65%发生于50～60岁的女性。很少发生于儿童,所有脑膜瘤中仅1.5%发生于儿童及青少年,且男孩占主要比例[2]。小儿脑膜瘤的位置与临床表现与成人不同[3]。恶性脑膜瘤较良性脑膜瘤更具有破坏性及更快的生长速度,这使其具有不同的临床行为及评估方式。肢体麻痹和头痛是最常见的临床征象[4]。脑膜瘤可来源于颅内及脊髓的任何部位。经常发生于颅内静脉窦并经常受到侵犯。脑膜瘤通过不同的机制,包括部位、大小及特殊部位的功能,产生一些神经症状[5]。这些症状及体征包括轻偏瘫、视野缺损、脑神经障碍等。由于脑膜瘤生长缓慢,在获得明确诊断以前,患者可有一些长期的敏感症状产生[6]。由于生长缓慢,脑组织适应性地发生改变,代偿机制在脑膜瘤晚期失去作用[7]。直径 < 2.0cm 的脑膜瘤未引起临床症状的中老年患者往往是在尸检时才发现。大约1/3脑膜瘤患者在获得诊断时无症状,或者是行无关的影像学检查时才被发现的。

局部的神经功能缺失

局部的神经功能缺失是由于肿物对周围组织结构的占位破坏或损害神经功能而产生。肿瘤的位置可能与特异的神经症状有关,例如头痛、肌肉无力、头晕或者脑神经症状。局部的神经功能缺失一般来说可能与脑膜瘤的压迫有关(脑神经、脑和脊髓),并且可通过肿瘤起源的位置进行初步估计。许多前颅底来源的脑膜瘤表现较大,精神症状及行为障碍尤其是人格变化。当肿瘤紧靠颅底时,经常破坏颅底骨质。有时甚至在颅底骨质外面产生外生骨疣。

矢状窦旁和镰旁是最常见的脑膜瘤发生部位(30%～50%)[8]。根据这些脑膜瘤的症状可以区分肿瘤起源部位的不同:前、中、后1/3矢状窦旁和镰[9]。如起源于中1/3矢状窦旁和镰最常见的表现是局灶性癫痫发作或者是下肢起始的渐进性的运动和感觉功能的下降。如起源前1/3矢状窦旁和镰一般起病隐袭不宜早期诊断。可能有渐进性的精神和性格方面的变化,头痛也经常发生(图11-1)。

凸面脑膜瘤经常起源于凸面硬脑膜的任何区域,但更多见于冠状缝和旁矢状面区域附近。他们在硬膜表面生长,一般直到长得很大才会出现症状。不同的部位产生不同的症状及体征，例如，顶叶优势，半球的脑膜瘤引起格斯特曼综合征（Gerstmann's syndrome）（脑顶枕叶症候群）（计算力缺失、失写、手指失认、定向力障碍），非优势半球顶叶脑膜瘤产生对侧触觉和视觉的减退或缺失。枕叶肿瘤产生视野缺失，如同侧偏盲。

嗅沟脑膜瘤来源于筛（状）板和额蝶缝的蛛网膜细胞，占颅内脑膜瘤的10%[10]。这些脑膜瘤可慢慢向双侧扩大生长并推挤额叶。诊断依靠同侧或双侧的嗅觉丧失或同侧或双侧的失明及视神经萎缩、头痛及精神改变[11]。下限的视野缺损是最常见的体征。嗅沟脑膜瘤可引起 Foster Kennedy 综合征（同侧视神经萎缩和对侧视盘水肿）。这个综合征最初是在这些脑膜瘤患者中描述的，但实际上仅发生于一部分患者。其他一些共同的症状是性格改变、认知障碍和精神障碍[12]。精神改变例如情感淡漠、意志缺失、暂时性肌麻痹、混乱、健忘等。经常被家庭

成员多年中观察发现，这些症状可能是首发症状。

鞍上脑膜瘤起源于鞍结节[13]，鞍膈和蝶骨面较少见。占所有颅内肿瘤的3%～10%[1]。鞍上脑膜瘤的症状包括视力丧失、嗅觉丧失、精神紊乱、癫痫和头痛[14]。不对称的视力丧失，单眼或双眼的视力丧失是最常见的诊断症状。其他症状包括头晕、自制力差、耳鸣、晕厥、运动缺陷、嗜睡，以及内分泌紊乱。鞍上脑膜瘤中鞍结节脑膜瘤最常见，可引起两颞侧偏盲，区别于其他鞍上脑膜瘤，很少引起内分泌紊乱。Cushing 首先描述了该症状[15,16]。

蝶骨嵴脑膜瘤来源于蝶骨小翼。蝶骨嵴是颅内脑膜瘤第三个常见部位[17]。其在蝶骨嵴生长，可逐渐向内侧生长进入海绵窦，向前生长进入眼眶，向外生长进入颞骨。在蝶骨嵴内侧和眼眶内生长经常引起视神经损害，导致进行性的视力下降；色觉缺失，尤其是中心性视野缺损；直接光反射消失。如果脑膜瘤继续生长，完全压迫视神经，引起单眼视

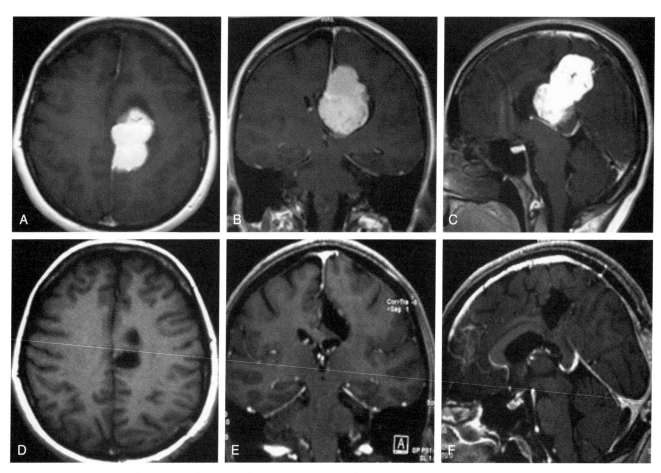

图 11-1 41 岁，女性患者，主因头痛伴右下肢力弱而入院。**A**，轴位；**B**，冠位；**C**，矢状位 T1 加权像显示左侧大脑镰旁脑膜瘤。术后未强化的 T1 像（**D**）和强化冠位（**E**）和矢状位（**F**）MRI。（Courtesy of Prof Pamir）

神经萎缩，继而双眼萎缩。肿瘤生长进入海绵窦内导致脑神经（动眼神经、滑车神经、展神经、视神经、三叉神经上颌支），以及交感神经纤维和静脉血液循环的损伤。引起复视、Horner 综合征、眼睑肿胀和眼球突出。其中最突出的是缓慢进展的单眼突出。展神经是颅内最先受影响的神经，导致侧向凝视时产生复视。球状脑膜瘤可以扩展到颅内，导致神经功能紊乱或损害，如运动功能减弱等，这些脑膜瘤引起不同的临床症状。包括嗅觉丧失、动眼神经麻痹、托 - 亨综合征（Tolosa-Hunt 疼痛性眼肌麻痹），有时有 Foster Kennedy 综合征（对侧眼的视盘水肿）以及精神异常。

床突旁脑膜瘤也称为蝶骨嵴内侧或中间脑膜瘤，起源于前床突的脑膜[18]。症状和体征包括视觉障碍、脑神经的损害（Ⅲ、Ⅳ、Ⅴ、Ⅵ和Ⅶ对脑神经），头痛和癫痫发作（图 11-2）。

视神经鞘脑膜瘤占脑膜瘤的 1% ～ 2%，依据在眼眶、视神经管和颅内位置的不同有不同的症状[19]。一般是单侧发生。患者最初的典型表现是患眼的视力下降或视力模糊，但客观检查有可能正常。在一些大的脑膜瘤中，眼底镜检查经常发现失明、视盘水肿、视神经萎缩和眼底血管畸形[20,21]。这些肿瘤的主要特征是早期的视力丧失（图 11-3）。多发性神经纤维瘤 Ⅱ 型与脑膜瘤有关，尤其是视神经鞘脑膜瘤[22]。在这些患者中，家族史是非常重要的。

浸润生长如海绵窦的海绵窦脑膜瘤来源于海绵窦，或者作为大脑膜瘤的一部分，如蝶骨嵴脑膜瘤、眼眶脑膜瘤、中颅窝脑膜瘤、斜坡脑膜瘤或颞骨岩部脑膜瘤。他们的症状与先前讨论的蝶骨嵴脑膜瘤类似，但他们可能较温和及较少浸润性生长[23]。这些患者临床上通常有视力丧失的主诉。

脑室内脑膜瘤通常位于侧脑室三角区[24]。侧脑室脑膜瘤属于静止期肿瘤，常常具有一些非特异性症状，包括视盘水肿、头痛、无力、精神改变，以及视野缺损。

幕下脑膜瘤（后颅窝脑膜瘤）占所有脑膜瘤的 10%[25]，分为斜坡区域、颞骨岩部背外侧面（小脑脑桥角）、小脑凸面、枕骨大孔、颈静脉孔区。症状和体征包括头痛、小脑功能障碍和耳鸣（图 11-4）。

小脑脑桥角脑膜瘤是听神经瘤外第二位常见的 CPA 区占位。CPA 脑膜瘤起源于三叉神经外侧面，该部位脑膜瘤的症状和体征包括听力缺失、头痛、小脑功能障碍、面神经痛和侵犯三叉神经后的麻木感，侵犯皮质脊髓束的长的锥体束征以及侵犯前庭（耳）蜗神经的前庭功能障碍。脑膜瘤也可侵犯后组脑神经[26]。

小脑半球脑膜瘤占全部脑膜瘤的 1% ～ 2%，占后颅窝脑膜瘤的 10% ～ 20%[25]。这些病变经常比邻横窦、乙状窦和窦汇。可附着于小脑硬膜、岩骨硬膜或者小脑幕。其中一些在长大后也无症状。患者可表现为后颅窝病变的常见症状：头痛和小脑功能障碍。

岩骨斜坡脑膜瘤源于斜坡及颞骨岩部中段到第 Ⅴ 对脑神经。该病变可沿颞骨岩部生长侵入海绵窦和中颅窝。症状的产生依赖于以下因素：脑神经的受侵情况，尤其三叉神经第一支、前庭蜗神经、面神经、展神经和动眼神经（图 11-5）。第Ⅲ、Ⅳ和Ⅵ

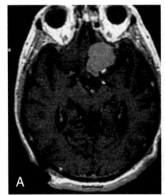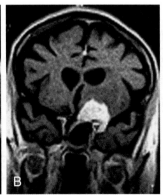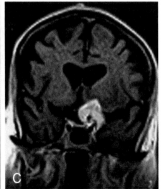

图 11-2 65 岁，男性患者，主因左眼视力丧失而入院。A，轴位；B、C，冠状位强化 MRI 提示左侧蝶骨嵴脑膜瘤。（Courtesy of Prof Pamir）

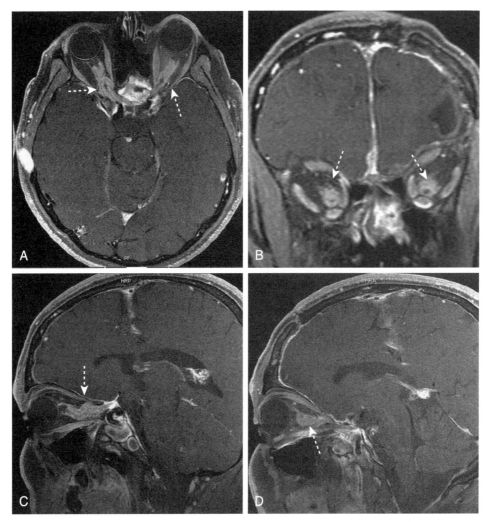

图 11-3　26 岁，男性，主因双眼视力完全丧失而入院。**A**，轴位；**B**，冠位；**C**、**D**，矢状位强化 MRI 显示右侧（**C**）和左侧（**D**）视神经鞘脑膜瘤。

对脑神经的功能缺失并不多见。其他症状包括小脑或脑干皮质脊髓束的受压症状。一般来说，岩骨斜坡脑膜瘤很少侵入基底动脉及其分支引起其底动脉供血不足。

枕骨大孔脑膜瘤症状和体征包括单侧颈痛；莱尔米特征（Lhermitte's）；舌咽神经、迷走神经和副神经受侵，感觉迟钝；起源一个手臂的感觉和运动功能的缺失并逐渐进展到其他肢体；手部肌肉萎缩（图 11-6）。由于位置觉障碍，患者也可表现为手臂、手，尤其手指的缓慢的手足徐动症。

颈静脉孔脑膜瘤并不常见，约占后颅窝脑膜瘤的 4%。后颅窝脑膜侵入颈静脉孔更多见于其他部位来源的脑膜瘤。该部位脑膜瘤的临床症状主要是后组脑神经症状（Ⅸ、Ⅹ、Ⅺ 和 Ⅻ）。这些患者可

听力丧失、搏动性耳鸣、中耳占位 [27,28]。

脊膜瘤最常见于胸段 [29]。一项 174 例脊膜瘤的研究表明，70% 的患者很少或完全无神经功能缺失，30% 有显著的甚至严重的手术前的损害症状 [30]。这些患者主要症状是疼痛 [29]。脊膜瘤可产生 Brown–Sequard 综合征（对侧痛觉下降同侧的力弱及位置觉减弱），括约肌减弱，甚至完全的四肢轻瘫或下肢轻瘫。

颅内压升高

颅内压升高引起的头痛、呕吐及视盘水肿三联征，是大脑膜瘤，尤其是恶性脑膜瘤的继发表现。

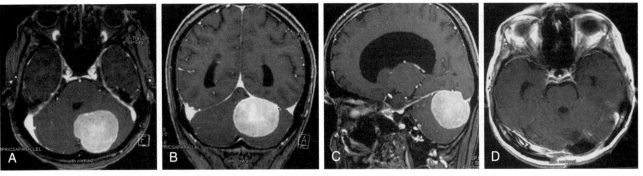

图 11-4　70 岁，女性，主因行走障碍入院。**A**，冠位；**B**，矢状位；**C**，轴位，强化 MRI 提示左侧小脑幕脑膜瘤。左侧小脑半球和第四脑室受压。**D**，术后强化轴位 T1 像。

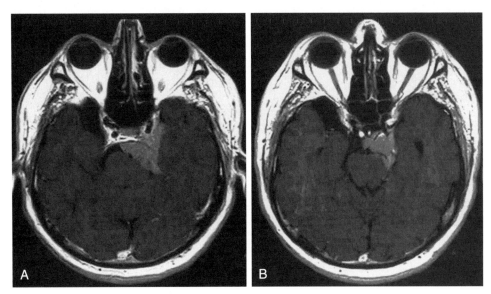

图 11-5　56 岁，女性，主因复视和第Ⅵ对脑神经麻痹而行神经外科手术治疗。**A**，轴位强化 MRI 显示左侧岩斜区脑膜瘤和（**B**）伽马刀治疗术后。

虽然少见，但非常重要。颅内压升高的症状及体征可能与脑膜瘤本身体积的增大有关，也可能与显著的脑水肿有关，后者是对一些体积并不大的肿瘤相关的血管性水肿的一些反应。

　　肿瘤的位置与颅内压增高的症状和体征关系更加密切。脑室内脑膜瘤常见于侧脑室、第三脑室及第四脑室 [31]。症状主要就是颅内压增高，无其他定位症状。由于脑脊液循环通路受阻产生脑积水 [24]。来源于后 1/3 的矢状窦和镰旁的脑膜瘤主要表现为头痛及其他颅内压增高的症状及体征。也可有视觉症状，经常是视野缺损。来源于蝶骨嵴、小脑脑桥角、小脑凸面和岩骨斜坡脑膜瘤经常仅仅表现为颅内压增高症状包括头痛及视盘水肿 [32]。在脑膜瘤的

生长过程中经常发生梗阻性脑积水，尤其是后颅窝来源的脑膜瘤，阻塞了脑脊液循环通而引起 [33]。

帕金森综合征

　　帕金森综合征可由任何类型的脑肿瘤引起，但最常见于蝶骨嵴脑膜瘤，矢状窦旁脑膜瘤和前颅窝底脑膜瘤关系密切。黑质纹状体系受体积较大脑肿瘤的压迫致其功能异常似乎是发病的机制 [34]。脑膜瘤的范围及其瘤周水肿是引起压迫的主要原因并且影响了基底节区的血流灌注。外科完整切除脑膜瘤也许是最有效的治疗手段 [35]。

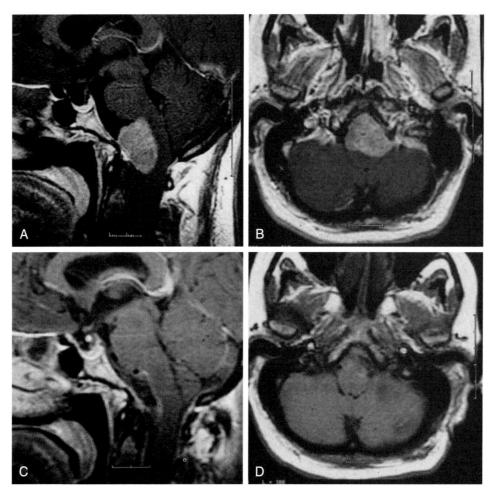

图 11-6 50 岁，女性患者，四肢轻瘫而入院。矢状位（A）和轴位（B）强化 MRI 显示枕骨大孔脑膜瘤。（C）和（D）是术后矢状位和轴位图像。

癫痫发作

　　以癫痫为首发症状的病例中大约 3% ~ 12% 的成人和 0.2% ~ 6% 的儿童是由中枢神经系统肿瘤所致[36-38]。癫痫，对于原发的中枢神经瘤来说较转移更常见，经常是首发症状[39]。幕上脑膜瘤癫痫发生率是 29% ~ 67%[40,41]。癫痫发作类型经常与肿瘤侵犯大脑的部位有关[42,43]。颞叶损伤经常引起部分性癫痫发作、失神、味觉和嗅觉症状。部分运动性和感觉性发作常见于中央沟周围损伤。第二躯体运动区和感觉区占位损伤常引起部分发作。全身性的强直阵挛发作经常是部分发作的泛化[44]。癫痫持续状态的发生 3.5% ~ 6.3% 由脑肿瘤引起[45,46]。非惊厥癫痫持续状态应该与脑肿瘤引起的急性精神状态的改变相鉴别。原发中枢神经系统肿瘤中，不同的部位有不同的癫痫发作风险：顶叶（80%）、颞

叶（74%）、额叶（62%）[47]。86% 脑膜瘤，80% 胶质瘤和肿瘤相关癫痫的发作与肿瘤位置有关[48,49]。但是，1/3 的脑瘤和癫痫患者，致癫痫病灶并不与肿瘤位置相符，这种现象被称为第二致癫痫灶[50]，表明致癫痫灶的活跃放电诱发了距原发灶远隔部位的阵发活动，发作也许是多因素的，并且发生率取决于肿瘤的类型和位置[51-53]。肿瘤组织内部和周围癫痫活动的病理生理改变是非常复杂的，到现在也只弄清楚其中一部分。但是，也有证据表明脑肿瘤相关癫痫也许由于脑肿瘤周围的脑组织的改变而引起，并非肿瘤本身。可能的机制包括肿瘤相关的不同的结构、生化和组织的改变。解释肿瘤的若干机制见图 11-7。包括代谢失衡、pH 异常、氨基酸和神经受体的失衡、酶的改变和免疫活动度[54-56]。众所周知，病灶周围结构的改变能引起皮层抑制剂（γ-氨基丁酸 [GABA]、牛磺酸）和兴奋剂（谷氨酸、天冬氨酸），离子（镁、铁）的改变。胞外 pH 的变

化调整神经兴奋性。肿瘤周围皮层较正常皮层的 pH 偏碱性[57]。瘤周和瘤内 pH 的改变能引起兴奋性和抑制性平衡的打破。

　　脑肿瘤中涉及的谷氨酸信号通路已经研究多年[58]。谷氨酸信号通路包括一大簇蛋白分子及谷氨酸运载体及其受体。谷氨酸是脑内主要的兴奋性神经递质之一。在中枢神经系统，甚至当胞外谷氨酸浓度低至 2～5 μmol/L 时仍可完全引起兴奋性中毒[57,59]。病灶周围谷氨酸脱羧酶的免疫反应性和异常的谷氨酸脱羧酶转运与谷氨酸浓度增加及兴奋性增加有关[60,61]。非胶质瘤的瘤周水肿谷氨酸水平明显高于胶质瘤的瘤周水肿及正常脑白质[62]。肿瘤相关癫痫的发病机制也许与 γ- 氨基丁酸（GABA）介导的抑制缺失有关[63]。神经节神经胶质瘤是顽固性

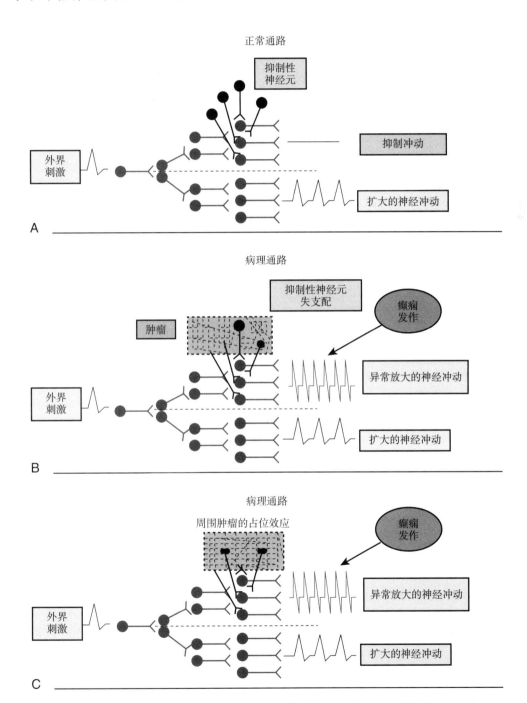

图 11-7（见彩图 11-7）　图示正常的神经功能（**A**），以及两个可能的肿瘤相关癫痫发作机制（**B**，**C**）。在 **A** 图中，抑制性神经元（黑色），正常的兴奋通路（红色）和信号通路。肿瘤引起的去神经（**B**）水肿和对抑制性神经元的质量效应（g），导致过度兴奋。

癫痫的年轻患者进行手术治疗的最常见的肿瘤原因之一。在神经节瘤，包括 GABA 受体信号通路在内的突触传递，是一个尚未完全明了的问题[64]。另外，苯二氮䓬类 -GABA（A）受体结合率在胚胎发育不良的神经上皮肿瘤中很低[65]。Brown 及其同事检测了外周型苯二氮䓬类受体在肿瘤中的位置及功能[66]。在胶质母细胞瘤活检中，外周型的苯二氮䓬类受体在细胞核中有表达，在星形细胞瘤中发现在胞浆中有表达，在脑膜瘤和室管膜肿瘤组织活检中表达缺失。

相对生长缓慢的肿瘤更容易致癫痫，而生长较快的肿瘤致痫率更低（表 11-1），不同的肿瘤致痫机制也不同，例如，胶质瘤（大脑内）浸润生长入周围脑组织而脑膜瘤（大脑外）并不浸润而是简单的压迫及变形周围脑组织。在脑膜瘤，癫痫可能是许多病理生理机制作用的结果[47,67,68]：①瘤周脑组织的形态学改变（异常的神经迁移）；②皮质受压；③局部水肿；④微观的肿瘤浸润；⑤局部皮层的敏感性增加；⑥抑制和兴奋机制的失衡。

术前部分或持续癫痫发作的脑膜瘤患者行Ⅰ或Ⅱ级切除后约 40% ～ 50% 的患者仍然癫痫发作[41,48]。很少的研究关注于脑膜瘤切除后的癫痫发作。Flyger 及其同事观察了术后产生癫痫的情况[69]，他们观察到 41.1% 术前无癫痫发作的患者在术后发生癫痫。同样，Foy 及其同事报道脑膜瘤切除后约 22% 发生术后癫痫[70]。Chozick 及其同事评估了 158 例脑膜瘤患者术后癫痫的发生率。他们发现了术后癫痫发生的 6 个相关因素[71]：①术前癫痫发生情况；②术前言语障碍；③肿瘤的位置；④肿瘤切除的范围；⑤术后药物治疗情况；⑥术后水肿情况。相反，一些研究发现肿瘤切除范围与和癫痫的发作无明显的统计学意义[72]。术前和脑膜瘤术后

表 11-1　不同肿瘤类型的癫痫发生率（%）

肿瘤类型	癫痫发生率（%）
少突胶质细胞瘤	70 ～ 92
星型细胞瘤	46 ～ 83
脑膜瘤	29 ～ 70
胶质母细胞瘤	27 ～ 40
转移瘤	25 ～ 35

数据来自 Salmaggi et al.,[39] Penfield et al.,[40] Chan et al.,[41] Kurland et al.,[43] Lynam et al.,[47] Sutherland et al.,[51] Whittle et al.,[52] Beaumont et al.,[56] Villemur et al.,[67] Moots et al.,[74] Sirven et al.,[82] Vecht et al.[83]

早期 EEG 对术后癫痫发作的预测是无帮助的[73]。术后癫痫的早期发作 66.7% 出现于术后 48h[74]。术后癫痫的患者中，约 71.2% 在抗惊厥疗法后未再发作，约 15% ～ 40% 的术前无癫痫发作的脑膜瘤患者在术后发生癫痫[41,48,69,70]。这些结果表明脑肿瘤改变了局部脑组织的内环境及神经递质的释放。

癫痫的治疗

总体来说，原发脑肿瘤的患者约 60% 表现的癫痫，另外 10% ～ 20% 的患者在其他症状后也发生癫痫[49,73]。肿瘤相关癫痫经常对抗癫痫药物有耐受性[73,75,76]，用抗癫痫药物对肿瘤患者癫痫发作的最佳处理仍然不很明确，没有一种抗癫痫药物对肿瘤相关癫痫有明确疗效[77]。肿瘤相关癫痫在处理上的困难归咎于一些因素，例如，肿瘤生长和药物相互作用。控制效果差最主要的原因之一是目前有效的抗癫痫药物的不足甚至匮乏。Schaller 和 Ruegg 认为脑瘤患者癫痫发作目前抗癫痫药物控制效果差的主要原因是以下 3 个原因：①大部分抗癫痫药物通过封闭离子通道及增加 GABA 来减少其兴奋机制；但肿瘤相关癫痫可能由于瘤周脑组织代谢改变等机制而引起。②癫痫可能由于肿瘤进展而引起，并不会受抗癫痫药物的干预。③由于药物间相互作用或血浆蛋白水平低导致达不到有效的抗癫痫药物浓度。

应用抗癫痫药物可导致非常严重的副作用[79]。严重的皮疹，包括 Stevens Johnson 综合征，可发生于苯妥英、卡马西平、拉莫三嗪。卡马西平、丙戊酸、苯妥英苯巴比妥单独应用时有潜在的血液学副作用。左乙拉西坦具有较小的变应原性和较少的药物间相互作用，现在更多被推荐使用[76,77,80,81]。Lynam 及其同事研究了首次诊断脑肿瘤的 147 例患者发生癫痫的处理[47]。苯妥英是最常见的治疗药物，也是最常见需要中断的药物而改为左乙拉西坦。最常见的副作用是皮疹和肝转氨酶的升高，这样，常更改为左乙拉西坦。在他们研究的首发的中枢神经系统肿瘤和癫痫的患者中，对于癫痫的处理，75% 需要单一疗法，23% 需多药疗法，在转移瘤组中，83% 运用单一疗法处理。

在预防脑肿瘤患者癫痫发作的抗癫痫药物中仅

有苯妥英、苯巴比妥和丙戊酸盐进行了前瞻性的、随机性的及对照性的实验研究。对 5 个随机对照实验的 Meta 分析发现运用抗癫痫药物（苯妥英、苯巴比妥和丙戊酸盐）在预防原发脑肿瘤、脑膜瘤及脑转移瘤的癫痫发作是无效的 [82]。而且，发现无论是肿瘤类型还是手术方式都不会影响癫痫发作。抗癫痫药物对预防脑肿瘤患者癫痫发作不仅无效而且能引起严重的副作用 [83]。而且，抗癫痫药物副作用在脑肿瘤患者中较正常人群发生率更高 [75,84]。

在这些随机研究的基础上，美国神经病学学会指南中并未对脑肿瘤患者推荐应用抗癫痫药物预防癫痫的发作 [75]，术后如果患者 1 周内无癫痫发作史可停用抗癫痫药物。在脑肿瘤患者和顽固性癫痫患者即使给予足量的内科药物治疗，神经外科治疗方法依然必须予以考虑。立体定向放射外科也被推荐用于治疗非手术的、小的、复发的或者次全切除术后的脑膜瘤患者 [85,86]，治疗目标是阻止肿瘤的进一步生长并保护正常的神经功能。对于主要的或者辅助的治疗策略这都是一个安全而有效的选择 [87,88]。

参考文献

[1] Black PM. Meningiomas. Neurosurgery 1993;32:643.

[2] Rushing EJ, Olsen C, Mena H, et al. Central nervous system meningiomas in the first two decades of life: a clinicopathological analysis of 87 patients. Neurosurgery 2005;103(Suppl. 6):489.

[3] Ferrante L, Acqui M, Artico M, Mastronardi L, Fortuna A. Pediatric intracranial meningiomas. Br J Neurosurg 1989;3:189.

[4] Jaaskelainen J, Haltia M, Servo A. Atypical and anaplastic meningiomas: radiology, surgery, radiotherapy and outcome. Surg Neurol 1986;25:233.

[5] Fisher JL, Schwartzbaum JA, Wrensch M, Berger MS. Evaluation of epidemiologic evidence for primary adult brain tumor risk factors using evidence-based medicine. Prog Neurol Surg 2006;19:54.

[6] Kalamarides M, Goutagny S. Meningiomas. Rev Prat 2006;56(16):1792.

[7] Sırven JI, Malamut BL. Clinical Neurology of the Older Adult. Philadelphia: Lippincott Williams and Wilkins; 2002.

[8] Tuna M, Göçer AI, Gezercan Y, Vural A, Ildan F, Haciyakupoglu S, et al. Huge meningiomas: a review of 93 cases. Skull Base Surg 1999;9(3):227.

[9] Maxwell RE, Chou SN. Parasagittal and Falx Meningiomas. Philadelphia: WB Saunders Company; 1991.

[10] Hentschel SJ, DeMonte F. Olfactory groove meningiomas. Neurosurg Focus 2003;14:e4.

[11] Medrano V, Mallada Frechin J, López Hernández N, Fernández Izquierdo S, Piqueras Rodríguez L. Olfactory seizures and parasellar meningioma. Rev Neurol 2004;38(5):435.

[12] Vieregge P, Reinhardt V, Kretschmar C. Meningioma in psychiatry. Clinico-pathologic contribution to differential cerebral organic psychosyndrome diagnosis in middle and advanced age. Schweiz Arch Neurol Psychiatr 1990;141:269.

[13] Pamir MN, Ozduman K, Belirgen M, Kilic T, Ozek MM. Outcome determinants of pterional surgery for tuberculum sellae meningiomas. Acta Neurochir (Wien) 2005;147(11):1121.

[14] Brihaye J, Brihaye-van Geertruyden M. Management and surgical outcome of suprasellar meningioma. Acta Neurochir [Suppl] (Wien) 1988;42:124.

[15] Maurice V, Ropper AH. Adams and Victor's Principles of Neurology. New York: McGraw-Hill; 2001.

[16] Al Mefty O, Smith RR. Tuberculum Sellae Meningiomas. New York: Raven Press; 1999.

[17] Patankar T, Prasad S, Goel A. Sphenoid wing meningioma—an unusual cause of duro-optic calcification. J Postgrad Med 1997; 43(2):48.

[18] Pamir MN, Belirgen M, Ozduman K, Kılıç T, Ozek M. Anterior clinoidal meningiomas: analysis of 43 consecutive surgically treated cases. Acta Neurochir (Wien) 2008;May 29. [Epub ahead of print].

[19] Miller NR. Primary tumours of the optic nerve and its sheath. Eye 2004;18:1026.

[20] Dutton JJ. Optic nerve sheath meningiomas. Surv Ophthalmol 1992;37(3):167.

[21] Saeed P, Rootman J, Nugent RA, White VA, Mackenzie IR, Koornneef L. Optic nerve sheath meningiomas. Ophthalmology 2003; 110(10):2019.

[22] Bosch MM, Wichmann WW, Boltshauser E, Landau K. Optic nerve sheath meningiomas in patients with neurofibromatosis type 2. Arch Ophthalmol 2006;124(3):379.

[23] Jacob M, Wydh E, Vighetto A, Sindou M. Visual outcome after surgery for cavernous sinus meningioma. Acta Neurochir (Wien) 2008; 150(5):421.

[24] Bhatoe HS, Singh P, Dutta V. Intraventricular meningiomas: a clinicopathological study and review. Neurosurg Focus 2006;15: 20(3):E9.

[25] Roberti F, Sekhar LN, Kalavakonda C, Wright DC. Posterior fossa meningiomas: surgical experience in 161 cases. Surg Neurol 2001;56:8.

[26] Voss NF, Vrionis FD, Heilman CB, Robertson JH. Meningiomas of the cerebellopontine angle. Surg Neurol 2000;53:439.

[27] Gilbert ME, Shelton C, McDonald A, et al. Meningioma of the jugular foramen: glomus jugulare mimic and surgical challenge. Laryngoscope 2004;114:25.

[28] Mcdonald A, Salzman KL, Harnsberger HR, et al. Primary jugular foramen meningioma: imaging appearance and differentiating features. AJR Am J Roentgenol 2004;182:373.

[29] Peker S, Çerçi A, Özgen S, et al. Spinal meningiomas: evaluation of 41 patients. J Neurosurg Sci 2005;49:7.

[30] Solero CL, Fornari M, Giombini S, et al. Spinal meningiomas: review of 174 operated cases. Neurosurgery 1989;25:153.

[31] McDermott MW. Intraventricular meningiomas. Neurosurg Clin N Am 2003;14(4):559.

[32] Lyngdoh BT, Giri PJ, Behari S, Banerji D, Chhabra DK, Jain VK. Intraventricular meningiomas: a surgical challenge. J Clin Neurosci 2007;14(5):442.

[33] Voss NF, Vrionis FD, Heilman CB, Robertson JH. Meningiomas of the cerebellopontine angle. Surg Neurol 2000;53:439.

[34] Kondo T. Brain tumor and parkinsonism. Nippon Rinsho 1997; 55(1):118.

[35] Salvati M, Frati A, Ferrari P, Verrelli C, Artizzu S, Letizia C. Parkinsonian syndrome in a patient with a pterional meningioma: case report and review of the literature. Clin Neurol Neurosurg 2000;102(4):243.

[36] Bromfield EB. Epilepsy in patients with brain tumors and other cancers. Rev Neurol Dis 2004;1(Suppl. 1):S27.

[37] Ibrahim K, Appleton R. Seizures as the presenting symptom of brain tumours in children. Seizure 2004;13:108.

[38] Wyllie E. The Treatment of Epilepsy: Principles and Practice. Philadelphia: Lippincott Williams & Wilkins; 2001.

[39] Salmaggi A, Riva M, Silvani A, Merli R, Tomei G, Lorusso L, et al. Lombardia Neuro-oncology Group. A multicentre prospective collection of newly diagnosed glioblastoma patients in Lombardia, Italy. Neurol Sci 2005;26(4):227.

[40] Penfield W, Erickson TC, Tarlov I. Relation of intracranial tumours

and symptomatic epilepsy. Arch Neurol Psychiatry 1940;44:300.

[41] Chan RC, Thompson GB. Morbidity, mortality, and quality of life following surgery for intracranial meningiomas. A retrospective study in 257 cases. J Neurosurg 1984;60(1):52.

[42] Chang JH, Kim JA, Chang JW, Park YG, Kim TS. Sylvian meningioma without dural attachment in an adult. J Neurooncol 2005; 74(1):43.

[43] Kurland LT, Schoenberg BS, Annegers JF, Okazaki H, Molgaard CA. The incidence of primary intracranial neoplasms in Rochester, Minnesota, 1935–1977. Ann NY Acad Sci 1982;381:6.

[44] Regis J, Sanson M, Kalamarides M. Recurrent multiple meningioma and generalized seizure. Neurochirurgie 2005;51(2):129.

[45] Scholtes FB, Renier WO, Meinardi H. Generalized convulsive status epilepticus: causes, therapy, and outcome in 346 patients. Epilepsia 1994;35(5):1104.

[46] Hui AC, Lam AK, Wong A, Chow KM, Chan EL, Choi SL, et al. Generalized tonic-clonic status epilepticus in the elderly in China. Epileptic Disord 2005;7(1):27.

[47] Lynam LM, Lyons MK, Drazkowski JF, Sirven JI, Noe KH, Zimmerman RS, et al. Frequency of seizures in patients with newly diagnosed brain tumors: a retrospective review. Clin Neurol Neurosurg 2007;109(7):634.

[48] Ramamurthi B, Ravi B, Ramachandran V. Convulsions with meningiomas: incidence and significance. Surg Neurol 1980;14(6):415.

[49] Hildebrand J, Lecaille C, Perennes J, Delattre JY. Epileptic seizures during follow-up of patients treated for primary brain tumors. Neurology 2005;65:212.

[50] Morrell F. Varieties of human secondary epileptogenesis. J Clin Neurophysiol 1989;6(3):227.

[51] Sutherland GR, Florell R, Louw D, Choi NW, Sima AA. Epidemiology of primary intracranial neoplasms in Manitoba. Canada. Can J Neurol Sci 1987;14(4):586.

[52] Whittle IR, Beaumont A. Seizures in patients with supratentorial oligodendroglial tumours. Clinicopathological features and management considerations. Acta Neurochir (Wien) 1995;135(1–2):19.

[53] Bianchi L, De Micheli E, Bricolo A, Ballini C, Fattori M, Venturi C, et al. Della Corte LExtracellular levels of amino acids and choline in human high grade gliomas: an intraoperative microdialysis study. Neurochem Res 2004;29(1):325.

[54] Bateman DE, Hardy JA, McDermott JR, Parker DS, Edwardson JA. Amino acid transmitter levels in gliomas and their relationship to the incidence of epilepsy. Neurol Res 1988;10:112.

[55] Tada M, deTribolet N. Recent advances in immunobiology of brain tumours. J Neurooncol 1993;17:261.

[56] Beaumont A, Whittle IR. The pathogenesis of tumour associated epilepsy. Acta Neurochir (Wien) 2000;142:1.

[57] Gerweck LE, Seetharaman K. Cellular pH gradient in tumour versus normal tissue-potential exploitation for the treatment of cancer. Cancer Res 1996;56:1194.

[58] Takano T, Lin JH, Arcuino G, Gao Q, Yang J, Nedergaard M. Glutamate release promotes growth of malignant gliomas. Nat Med 2001;7:1011.

[59] Van Den Bosch L, Van Damme P, Bogaert E, Robberecht W. The role of excitotoxicity in the pathogenesis of amyotrophic lateral sclerosis. Biochim Biophys Acta 2006;1762:1068.

[60] Lyons SA, Chung WJ, Weaver AK, Ogunrinu T, Sontheimer H. Autocrine glutamate signaling promotes glioma cell invasion. Cancer Res 2007;67(19):9463.

[61] Ishiuchi S, Yoshida Y, Sugawara K, Aihara M, Ohtani T, Watanabe T, et al. Ca^{2+}-permeable AMPA receptors regulate growth of human glioblastoma via Akt activation. J Neurosci 2007;27(30):7987.

[62] Kimura T, Ohkubo M, Igarashi H, Kwee IL, Nakada T. Increase in glutamate as a sensitive indicator of extracellular matrix integrity in peritumoral edema: a 3.0-tesla proton magnetic resonance spectroscopy study. J Neurosurg 2007;106(4):609.

[63] Irlbacher K, Brandt SA, Meyer BU. In vivo study indicating loss of intracortical inhibition in tumor-associated epilepsy. Ann Neurol 2002;52(1):119.

[64] Aronica E, Boer K, Becker A, Redeker S, Spliet WG, van Rijen PC, et al. Gene expression profile analysis of epilepsy-associated ganglio-gliomas. Neuroscience 2008;151(1):272.

[65] Richardson MP, Hammers A, Brooks DJ, Duncan JS. Benzodiazepine-GABA(A) receptor binding is very low in dysembryoplastic neuroepithelial tumor: a PET study. Epilepsia 2001;42(10):1327.

[66] Brown RC, Degenhardt B, Kotoula M, Papadopoulous V. Location-dependent role of the human glioma cell peripheral-type benzodiazepine receptor in proliferation and steroid biosynthesis. Cancer Lett 2000;156(2):125.

[67] Villemure JG, de Tribolet N. Epilepsy in patients with central nervous system tumors. Curr Opin Neurol 1996;9:424.

[68] Wolf HK, Roos D, Blumcke I, Pietsch T, Wiestler OD. Perilesional neurochemical changes in focal epilepsies. Acta Neuropathol (Berl) 1996;91:376.

[69] Flyger G. Epilepsy following radical removal of parasagittal and convexity meningiomas. Acta Psychiatr Neurol Scand 1956;31:245.

[70] Foy PM, Copeland GP, Shaw MD. The incidence of postoperative seizures. Acta Neurochir 1981;55:253.

[71] Chozick BS, Reinert SE, Greenblatt SH. Incidence of seizures after surgery for supratentorial meningiomas: a modern analysis. J Neurosurg 1996;84(3):382.

[72] Rothoerl RD, Bernreuther D, Woertgen C, Brawanski A. The value of routine electroencephalographic recordings in predicting postoperative seizures associated with meningioma surgery. Neurosurg Rev 2003;26(2):108.

[73] Moots PL, Maciunas RJ, Eisert DR, Parker RA, Laporte K, Abou-Khalil B. The course of seizure disorders in patients with malignant gliomas. Arch Neurol 1995;52:717.

[74] Lieu AS, Howng SL. Intracranial meningiomas and epilepsy: incidence, prognosis and influencing factors. Epilepsy Res 2000;38(1):45.

[75] Glantz MJ, Cole BF, Forsyth PA, Recht LD, Wen PY, Chamberlain MC, et al. Practice parameter: anticonvulsant prophylaxis in patients with newly diagnosed brain tumors. Report of the Quality Standards Subcommittee of the American Academy of Neurology. Neurology 2000;54(10):1886.

[76] Vecht CJ, van Bremen M. Optimizing therapy of seizures in patients with brain tumors. Neurology 2006;67(Suppl. 4):S10.

[77] Engel J, Pedley TA. Epilepsy: A Comprehensive Textbook. Philadelphia: Lippincott Williams & Wilkins; 2008.

[78] Schaller B, Rüegg SJ. Brain tumor and seizures: pathophysiology and its implications for treatment revisited. [published retraction appears in Epilepsia 44:1463, 2003]. Epilepsia 2003;44:1223.

[79] Hildebrand J. Management of epileptic seizures. Curr Opin Oncol 2004;16(4):314.

[80] Vecht CJ, Wagner GL, Wilms EB. Interactions between antiepileptic and chemotherapeutic drugs. Lancet Neurol 2003;2(7):404.

[81] van Breemen MS, Vecht CJ. Optimal seizure management in brain tumor patients. Curr Neurol Neurosci Rep 2005;5(3):207.

[82] Sirven JI, Wingerchuk DM, Drazkowski JF, Lyons MK, Zimmerman RS. Seizure prophylaxis in patients with brain tumors: a meta-analysis. Mayo Clin Proc 2004;79:1489.

[83] Vecht CJ, Wagner GL, Wilms EB. Treating seizures in patients with brain tumors: Drug interactions between antiepileptic and chemotherapeutic agents. Semin Oncol 2003;30(6 Suppl. 19):49.

[84] Wen PY, Marks PW. Medical management of patients with brain tumors. Curr Opin Oncol 2002;14:199.

[85] Brell M, Villà S, Teixidor P, Lucas A, Ferrán E, Marín S, et al. Fractionated stereotactic radiotherapy in the treatment of exclusive cavernous sinus meningioma: functional outcome, local control, and tolerance. Surg Neurol 2006;65(1):28.

[86] Kondziolka D, Flickinger JC, Perez B, et al. Judicious resection and/or radiosurgery for parasagittal meningiomas: outcomes from a multicenter review. Neurosurgery 1998;43:405.

[87] Pamir MN, Kiliç T, Bayrakli F, Peker S. Changing treatment strategy of cavernous sinus meningiomas: experience of a single institution. Surg Neurol 2005;64:(Suppl. 2):S58.

[88] Pamir MN, Peker S, Kilic T, Sengoz M. Efficacy of gamma-knife surgery for treating meningiomas that involve the superior sagittal sinus. Zentralbl Neurochir 2007;68(2):73.

脑膜瘤的神经眼科学

Tulay Kansu

姚晓辉 译

概　述

神经眼科学是眼科学中一个复杂、涉及范围广泛的领域，也是对神经肿瘤诊断及随访非常重要的领域之一。掌握微小的体征如瞳孔异常、脑神经麻痹或视野缺损对发现重要意义的颅内脑膜瘤起着关键作用。神经影像上的准确诊断及治疗依赖神经解剖的准确掌握及神经眼科学的检查。临床表现或许简单为视力丧失或复视，或许因损伤的部位不同而复杂。神经解剖及眼神经生理的掌握对准确的诊断非常必要。脑膜瘤的神经眼科学症状的发现取决于肿瘤的大小及其沿着向神经眼症方向发展的部位。脑膜瘤源自蛛网膜颗粒细胞，它们存在于三层脑膜的任意一层。肿瘤可发生于视通路的任何地方，包括脑干、海绵窦、大脑皮层、蛛网膜下腔、眶尖，也可能为其邻近结构。以眼科症状为最初主要表现的脑膜瘤主要位于海绵窦、鞍结节、视神经鞘、眶部、蝶骨嵴和嗅沟。其他的位于大脑凸面、大脑镰和矢状窦旁、中颅窝、小脑脑桥角、斜坡、枕大孔、小脑幕及脑室，这些部位通常在产生眼部症状之前有癫痫发作或局部神经症状。

海绵窦脑膜瘤

海绵窦是一个内含内皮组织、小梁及韧带的血腔。每一侧的海绵窦包含颈内动脉（和交感神经丛）、动眼神经、滑车神经、展神经及三叉神经的第1、第2支。海绵窦脑膜瘤首先起源来自覆盖中颅窝底岩尖的脑膜，其次为海绵窦中的脑膜。

海绵窦脑膜瘤临床表现来自一个或多个眼运动神经和血管受到压迫或损害。海绵窦脑膜瘤的患者常表现为眼运动神经的损害：眼睑下垂、复视、瞳孔不等或完全的眼肌麻痹，最常见的症状是眼运动神经麻痹所致的复视。海绵窦中动眼神经的损伤可产生部分或完全的动眼神经麻痹。瞳孔改变通常是动眼神经的完全麻痹，表现为瞳孔扩大和对光反应消失或调节不能（图 12-1）。动眼神经不完全麻痹，瞳孔可能正常，也可能最初由重症肌无力产生的眼病所误诊。如果瞳孔缩小，就要考虑眼交感神经的损伤。缓慢进行性的压迫如脑膜瘤、动脉瘤可能导致动眼神经纤维之间的错乱再生，它会产生以下症状中的一个或几个：向上注视时眼内收，向一侧注视时瞳孔缩小，向下注视时上眼睑抬高（图12-2）。

滑车神经的麻痹通常伴随其他眼运

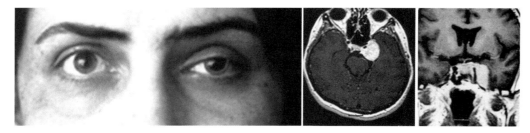

图 12-1 海绵窦脑膜瘤致第Ⅲ对脑神经麻痹，病人瞳孔散大及调节不能，同时上睑下垂。

动神经的功能障碍。当动眼神经及滑车神经都受损时，滑车神经的麻痹可由观察眼睛向下注视时巩膜血管的内旋断定。

展神经的麻痹很少单独存在。在现代影像学技术之前，和海绵窦脑膜瘤相关的单独存在的不能诊断的慢性展神经麻痹及忽轻忽重的外展神经麻痹常被描述[6-8]。由于眼交感神经与展神经在海绵窦中距离较近，因此同侧的 Horner 征会伴随一侧的展神经麻痹[1]。如果三叉神经受累，一些患者会出现眼睛周围及内部、眼眶及上脸面感觉迟钝或疼痛。

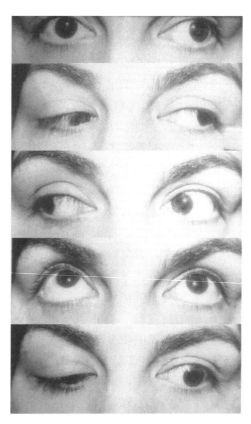

图 12-2 左侧第Ⅲ对脑神经异常再生，致患者向下注视时眼睑上台。

间歇性外斜视和神经麻痹性角膜病被报道是海绵窦脑膜瘤一种罕见的症状[9-10]。眼睛神经性肌强直是同一神经支配的一个或多个眼肌痉挛所导致的间歇性眼睛偏斜，通常是动眼神经。眼肌痉挛典型的是由持续极度的注视诱发。尽管放疗是最常见的原因，但是许多患有海绵窦脑膜瘤的病人并未行放疗[11-12]。

如果视神经被通过眶上裂长入眼眶的肿瘤或长入颅内段或视神经管段的肿瘤损害，病人会出现视力丧失和视野缺损。凝视所致的黑蒙是暂时的单眼视力丧失，它发生于眼眶肿瘤、视神经鞘脑膜瘤和海绵窦脑膜瘤所导致的眼睛向特殊方向的偏心凝视[13]。凝视所致的黑蒙产生的机制可能是神经轴突冲动的抑制或暂时的视神经缺血。

当海绵窦脑膜瘤压迫其内的血管或延伸至眶内时，病人就会出现轻度的眼球突出。

治疗的决定通常很困难，因为颈内动脉与肿瘤非常近且常常被包含其中。脑神经的致残率是海绵窦脑膜瘤的切除的一个关键问题。眼外肌功能障碍可能是颅内Ⅲ、Ⅳ、Ⅵ对脑神经受到损伤。有报道在海绵窦脑膜瘤被切除后致永久性的眼肌功能障碍占到14%～58%[14-18]。最初，学者们认为用颅底入路切除肿瘤时可使颅神经致残率在一个可以使人接受的范围内。但是，使用现在所有的颅底手术技术完全切除肿瘤通常是不必要的努力，这会导致并发症及降低患者的生活质量，而这是可以通过更保守的治疗避免。眼外肌损伤十分棘手，因为这是影响患者术后生活质量最主要的决定性因素。现在，作者们喜欢更保守点的治疗，切除海绵窦外的肿瘤保护脑功能，留下海绵窦内的肿瘤而保护脑神经[19-21]。合适的患者可在手术期间可以通过牺牲第Ⅵ对脑神经而修复第Ⅲ对脑神经[22]。

γ-刀放射治疗作为海绵窦脑膜瘤的一种方法能

有效降低致残率。尽管它不能根除肿瘤，但是它可以使肿瘤的自然发展史得到乐观改变，能够帮助临床治愈或稳定临床症状。一个临床前瞻研究表明 > 90% 的病例神经症状稳定或得到改善，术后脑神经麻痹非常少（放疗术后脑神经麻痹 0% ～ 1%）。但是，视器官对放射线的敏感性是海绵窦脑膜瘤放疗的局限。Duma 及其同事报道 34 例病人中有 2 例在放疗后产生放射性神经病变。切除海绵窦外接近视神经的肿瘤也许能消除此问题，这个距离应保持在放疗肿瘤边缘和最接近视神经的解剖结构之间从而保护视神经。

　　肿瘤对视神经的压迫程度决定视力的预后。肿瘤压迫的部分解除可能就有帮助，但是在这种情况下视神经的缺血也是一个问题。有报道 2 例颅底脑膜瘤术后迟发型缺血性视神经病变，且应用尼莫地平和血流动力学治疗成功。另外，有些病人症状和体征可能自发消退。

嗅沟脑膜瘤

　　嗅沟脑膜瘤来自前颅窝中部鸡冠和鞍结节之间。尽管肿瘤起自中部，但是它可主要向一边生长。它们通常双侧生长但可能不对称且在出现症状之前就长得很大 [32]。它可与鞍结节脑膜瘤相鉴别，因为它在颅底更靠前，且没有鞍结节脑膜瘤更易损伤视神经和视交叉 [33]。肿瘤通常不易发现直到患者出现颅内高压的症状及体征，及对颅内视神经压迫致缓慢进展的视力丧失或额前叶受压产生症状。在有些病人，嗅沟脑膜瘤生长于视神经之间挤压颈内动脉和大脑前动脉。颞侧视神经受到这些血管的压迫会产生双侧鼻侧视野缺损 [34]。少见情况下，当视神经缺血时就会产生急剧的视力丧失 [1]。单侧或双侧的视神经萎缩常常发生，且通常不对称。由嗅沟脑膜瘤致视神经压迫或颅内压增高所导致的视神经萎缩及对侧的视盘水肿、嗅觉丧失即著名的 Foster Kennedy 三联征 [35]。视力丧失可能双侧伴有一侧的视盘肿胀。视神经前部连续的缺血会产生一只眼睛急剧的视盘水肿和对侧的视神经萎缩，这就是 Pseudo-Foster Kennedy 综合征 [36]。

　　现阶段的显微外科技术使得嗅沟脑膜瘤的切除效果非常好，有较高的全切除率和较低的并发症发生 [33]。文献表明有较高的视力改善（80% ～ 100%）而没有视力恶化 [33,37,38]。

视神经鞘脑膜瘤

　　视神经鞘脑膜瘤可能最初来自眶尖或视神经管的脑膜细胞，也可能来自侵入视神经管的颅内脑膜瘤，他们也被称为原始的视神经脑膜瘤或眼周脑膜瘤。大多数原始视神经鞘脑膜瘤是单侧的，有报道 6% 为双侧，这些中 60% 为视神经管内 [39-41]。其次视神经鞘脑膜瘤来自颅内，通常在蝶骨嵴或鞍结节并侵入视神经管。在多数情况下，是很难确定脑膜瘤是起自后部的眶尖或视神经管而侵入颅内，还是肿瘤源自颅内而侵入视神经管。

　　这些肿瘤表现为无痛及单眼隐匿性进行性的视力丧失，最初波动性的视力丧失常被误诊为视神经炎的一个症状。

　　视物模糊通常伴随视盘水肿，在一些患者中会因为眼球的运动而加重或诱发。眼球突出和运动受限在视神经功能障碍后就会发生。在一些患者中会出现少见的症状包括眼周或球后痛、不适感及复视。

　　有时这些肿瘤最初无视乳头改变表现。检查色觉，相对消除红色觉和黄色觉对比，及相对传入瞳孔缺陷可能为视神经病提供线索。当肿瘤位于眶内段视神经周围或压迫眶内段视神经时，视神经乳头通常肿胀。当患者的视力逐渐丧失，视神经乳头肿胀就开始消退，视神经乳头表面就会出现侧支血管。侧支血管在视神经乳头上是不正常的血管，它直接来自视网膜到脉络膜的血流，这表明视网膜静脉压因良好的侧支循环而升高。视力丧失、视神经萎缩及侧支血管这三联征是视神经鞘脑膜瘤的特征。但是，这也可以发生在视神经胶质瘤、蝶骨嵴脑膜瘤、老年性青光眼及中心视网膜静脉闭塞。这种侧支血管仅发现于 1/3 视神经鞘脑膜瘤。在萎缩的过程中他们变得细小或消退。

　　当肿瘤来自眶尖或视神经孔时，就会出现缓慢的进行性视力丧失而没有眶部症状，视神经盘通常是正常的。尽管患者通常出现明显的潜在视神经病，诊断仍会被耽误，视力丧失原因仍搞不清。在罕见病例中，现在的神经影像技术仍不能发现视神经孔中微小的肿瘤。任何患者患有缓慢进展的、伴有视神经萎缩的单侧视力丧失，都应怀疑有视神经鞘脑膜瘤。视神经鞘脑膜瘤也可侵犯眼球内，但非常罕见[41,45]。转移瘤、淋巴瘤、动脉瘤及炎性占位如结节病或炎性硬化等都可以引起类似视神经鞘脑膜瘤的症状，这些都应作为怀疑患视神经鞘脑膜瘤的鉴别诊断[40,46-48]。

后部筛窦及蝶窦出现扩大、充气，就像肺泡膨胀，被报道见于蝶骨眶部脑膜瘤，被认为是邻近部位脑膜瘤的一种征象[49]。

视神经鞘脑膜瘤的诊断依赖一系列的影像学资料。高分辨率 CT、薄层 MRI 及超声使得早期诊断成为可能，且大多数病人不用活检[40,50]。

增强 CT 扫描对诊断视神经鞘脑膜瘤是非常好的影像学技术。薄层扫描（1.5 ~ 3mm）被用来评估肿瘤的范围。由于视神经鞘脑膜瘤来自硬脑膜，因此它通常表现为视神经明显的梭状增厚。视神经鞘脑膜瘤通常均匀增大。另外，线状的、散在的或斑片状的钙化常能看到。视神经鞘脑膜瘤主要有三种影像学上的形态特征：管状、梭形及球形。脑膜瘤长于视神经周围，视神经直径被挤压变小，在冠扫上表现为"牛眼样"，平扫上为车轨样。这可与视神经胶质瘤鉴别，视神经胶质瘤神经本身扩展，在冠扫上没有牛眼征。这种变化在静脉注射增强剂后非常明显，但是神经周围的钙化常被增强掩盖，它可在增强前的软组织窗及骨窗上很好的辨认。用钆剂增强的脂肪抑制序列 MRI，脑膜瘤在 T1 像上表现为明显的局部或管状强化。相对于脑组织，脑膜瘤在 T1 上为低信号，在 T2 上为高信号。MRI 还可以提供其侵犯颅内程度的足够信息。超声对视神经鞘脑膜瘤的神经直径扩大及内部钙化很有帮助。

初期的视神经鞘瘤脑膜瘤治疗是有争议的，因为他们很少危及生命。由于对视神经周围血管软膜的损害而导致缺血坏死，外科切除常导致视力丧失。有一定视力的患者通常并不适合做手术切除。手术切除被认为是减小继发眶内的并发症，如进行性突眼，只要肿瘤侵入眶内，眼睛就会全盲。当肿瘤向颅内延伸是否决定手术依靠①对侧的视神经或视交叉是否受到威胁；②肿瘤的大小、位置及生长速度；③受侵犯的眼睛是否保留视力[40,51,53,54]。

对于那些侵及视交叉的脑膜瘤，手术对保存视

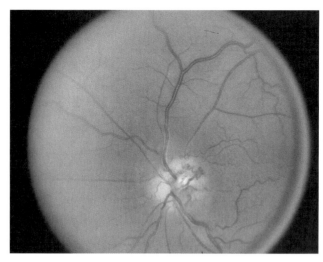

图 12-3（见彩图 12-3） 视神经盘表面形成侧支吻合血管。

力是不必要的冒险，放疗是唯一的治疗选择。普通放疗不是优先选择，因为高剂量会损伤神经、视网膜及垂体，而低剂量无效。分次适行放疗似乎是一种选择，在侵袭性或进展的病例中表明可以提高和稳定视力。其他的方法有一种新的无框架放疗设备如机器人辅助的电脑刀，它是一种影像学辅助的放疗系统，它能提供有框系统的适行及精确，同时能分次放疗。

眶内脑膜瘤

眶内脑膜瘤既不来自视束，也罕见来自颅内脑膜。最初的眶内脑膜瘤来自眶内异位的（硬膜外）脑膜组织[58-60]。这些肿瘤位于硬膜外但压迫视神经、眶内容物、眶上裂内结构、海绵窦及额颞叶。视力丧失及突眼是其特征。如果视力正常，眼球运动受限可导致复视。当脑膜瘤侵及右眼眶及右中颅窝前部时，脉络膜视网膜襞是非常罕见的表现[61]。

眶内脑膜瘤不同于视神经鞘脑膜瘤。眶内脑膜瘤应用显微外科手术切除带来日后视力改善很平常[11]。眶骨内的脑膜瘤是慢性视神经病及突眼的一个少见原因。由于它不常见，因此最初被误诊为骨内脑膜瘤及纤维结构不良。

手术切除是首选的治疗。无框架计算机影像辅助使手术能安全切除肿瘤。当切除骨内的肿瘤时影像辅助尤其有用，因为它校准时不会漂移。

蝶骨嵴脑膜瘤

蝶骨嵴的脑膜瘤传统上分为三种类型：外部、中间及内部（内侧）。外侧蝶骨嵴脑膜瘤生长于翼点到外侧裂或肿瘤侵及蝶骨嵴硬膜和蝶骨嵴，产生明显的骨质增厚或骨质增生（斑片状）。鉴别诊断包括所有产生局部骨质增生的损害（如骨瘤、Paget 病、神经性肉瘤病、结核、淋巴病及纤维发育不良）。

蝶骨嵴外侧脑膜瘤通常在产生症状及体征之前长得非常大。大部分病人最后产生头痛、视盘水肿及颅内压增高症状。一些病人出现幻视。尽管他们外侧源自翼点，但是最后都会跨过蝶骨嵴向内发展从而产生与内侧肿瘤一样的症状和体征。病人产生缓慢进展的单眼突出及眶周水肿。同侧颞叶明显肿胀数年后产生骨质增生和蝶骨大翼的增厚（图12-4）。当肿瘤持续生长及眶骨后部渐进性增厚，突眼就变得严重，同侧注视时就会产生复视。视神经受压所致的视力丧失很少见且发生较晚，这最终导致视神经乳头苍白。尽管视神经乳头肿胀偶然发生，但它是眶部视神经直接受压的结果而不是颅内压增高导致的。

中 1/3 蝶骨嵴脑膜瘤通常没有症状及体征，除非它们长得足够大通过侵犯的颅骨侵入眶内或者延伸至眶上裂和视神经管，而产生与内 1/3 蝶骨嵴脑膜瘤同样的临床症状。它们可能压迫同侧颞叶产生抽搐、同向性偏盲及最终导致颅内压增高。

内侧蝶骨嵴脑膜瘤来自蝶骨嵴内侧，也就是蝶骨小翼。这些肿瘤很小的时候就产生眼部症状及体征，因为它们接近视神经管、眶上裂及海绵窦。其特征性的症状是伴随视神经病体征的一侧的进行性视力丧失。色觉减退、视野缺损、相对中枢性的瞳孔改变及视神经萎缩都是其早期症状。由于当眼部症状出现时肿瘤通常较小所以患者一般没有头痛或颅内局部症状，患者也不会就医。一侧的视力丧失进行性发展，直到病人失明及严重的视神经萎缩。也有报道像垂体卒中那样的急剧视力丧失发生[66]。各种视野缺损在每个眼都能看到（如双鼻侧缺损、中心暗点）。当 Willebrand 膝神经纤维在同侧视神经远侧部包括视交叉受到损伤，颞侧视野缺损在无症状的对侧眼睛就会发生。视神经束受损会导致对侧眼睛不一致的同侧视野缺损。如果导致一侧眼睛视力进行性丧失的肿瘤长到足够大，就会最终产生颅内高压。这时，同侧视神经萎缩，对侧眼视盘水肿（Foster Kennedy 综合征）[35-67]。由于前部视路的压迫性损害，青光眼，像视盘凹陷和视野缺损，就会发生[68]。

由内侧蝶骨嵴脑膜瘤产生的另一个主要的眼部症状及体征是海绵窦、眶上裂、眼眶受到损害。一些患者最初表现复视和突眼。展神经、动眼神经和滑车神经可能受损，少数病例的患者整个眼肌都会麻痹。它们会阻断眼交感神经从而产生 Horner 征。如果肿瘤通过眶上裂延伸至眶内，视神经就会肿胀，视力丧失就会发生。突眼可能由于眼静脉受压或肿瘤侵犯蝶骨嵴。有 3 例病例报道同侧脑膜瘤侵犯视神经导致视网膜下脉络膜新生侧支血管形成，尽管这可能是种巧合[69]。

有报道当部分切除蝶骨嵴脑膜瘤时，完全上眼睑下垂的两例病人间断的不自主的单眼睑上抬[70]。眼睑有时自发性上抬，可能的解释是感觉刺激神经的错乱再生。

大多数内侧蝶骨嵴脑膜瘤在产生其他神经症状之前出现眼部症状及体征。它们有时延伸至前颅窝或中颅窝，从而产生额叶或颞叶症状，后者会产生同向性偏盲或象限盲。

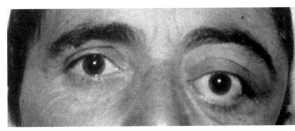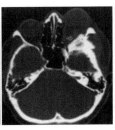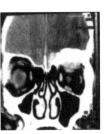

图 12-4　左侧蝶骨嵴脑膜瘤致眼眶及蝶骨嵴骨质增生，注意患者也有左侧突眼。

影像学技术如 CT、MRI 可明确诊断，增强扫描对诊断这些肿瘤高度敏感。大部分肿瘤可以外科切除使得视神经或视交叉减压。肿瘤越接近中线，切除就越不完全，并发症就越会出现。在外科治疗复发的蝶骨眶部脑膜瘤的 15 例病人中最常见的症状是进行性突眼而没有神经症状[72]。接近中线的肿瘤通常延伸至对侧，这需要分次手术切除一侧再切除另一侧。鉴于高的并发症和术后神经功能缺损，对于期望开颅手术，立体定向放射治疗被认为是有吸引力的选择。

鞍结节（蝶鞍）脑膜瘤

鞍结节脑膜瘤典型的位于蝶鞍上视交叉下正中部位，而不是视交叉后部、稍前方及视神经侧方。在一些病例中，肿瘤巨大延伸至蝶骨平台、鞍部和海绵窦，区分鞍结节脑膜瘤与其他来自蝶骨平台、嗅沟、床突、鞍部及中部蝶骨嵴的脑膜瘤是非常困难的。有时脑膜瘤不是附着于鞍结节，似乎来自鞍膈，这种叫做鞍膈脑膜瘤[75,76]。

慢性进展性的视力损害是最常见的初期症状。许多视力丧失的病人都伴有视神经萎缩，但在一些病例，视神经似乎正常或视盘周围神经纤维层轻度萎缩，这就会导致诊断延误。鞍结节脑膜瘤最常见的误诊是球后视神经炎[77]。肿瘤的生长通常是不对称的，从而导致最初单眼的、伴中心暗点的波动性视力丧失和视交叉前部联合症状。这些病人最初被考虑患球后视神经炎，但是进展性视力丧失最终打消此念头。因为肿瘤生长在多数病人是缓慢隐匿性的，评估和诊断常被延误，一个眼或双眼最终因视

交叉的压迫产生严重的视力丧失。术前和术后眼科学的评估对视力及视野都是必须的。视觉诱发电位对早期的认识和视神经的压迫及术后检测很有用[78]。大多数鞍结节脑膜瘤病人的症状及体征的产生经历很长一段时间，通常数月至数年，但是很少患者会突发视力障碍。头痛是第二个常见症状，大约发生在一半的患者身上，有时这是唯一的症状。

鞍结节脑膜瘤患者的典型症状是双眼不对称的视神经功能障碍而导致视力丧失、色觉障碍、视野缺损及视神经苍白（图 12-5）。少数的患者产生单侧的视神经病变伴视野缺损如中心或旁中心暗点、颞侧或鼻侧偏盲、视力的高度受限或视野缩窄[79]。一些病人则表现为远端视神经受损症状，如一只眼视力丧失，对侧眼睛颞上象限视野缺损，无症状眼（联合性盲点）。在一些病例中，由于颅内段视神经颞侧伴纤维损伤致双鼻侧视野缺损，这通常发生在视交叉后部。在这些病例中，肿瘤生长于视神经之间，把他们推向颈内动脉旁边。更常见的是视交叉损伤致双颞侧偏盲。当肿瘤向后生长或视交叉前置，最初的视野缺损可能就是视神经束损害致同向性偏盲[1]。

鞍结节脑膜瘤甚少长得巨大产生颅内症状。在这种情况下可能视盘水肿伴随椎体束征或精神症状。复视通常是由于颅内高压或肿瘤长入海绵窦致一侧或双侧展神经麻痹所致。

CT 扫描是诊断肿瘤侵及颅骨的范围及位置的有效方法，而 MRI 对鉴别诊断垂体瘤及肿瘤与邻近血管和视神经小管内的侵及程度是必要的。

鞍结节脑膜瘤患者的视力预后各种各样，多数病例报道 40%～70% 的患者视力改善[80-82]。另外，50% 的患者视野改善及保留正常视野。虽然如

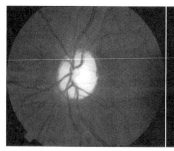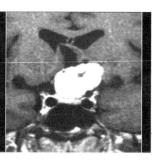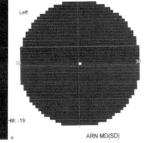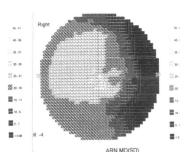

图 12-5（见彩图 12-5） 鞍结节脑膜瘤患者的眼底及视野检查，左眼的视神经原发性萎缩，患者因左侧视神经及视交叉受侵导致双眼不对称的视野缺损。

此，多数研究表明 12% ～ 15% 的患者视力进一步变差[83]。

及时的治疗目的为保留及改善视力。治疗包括肿瘤的切除和视交叉的减压[77,84]。肿瘤的压迫或视神经通路前部的毁损致单眼完全性的失明在及时减压手术后并不能恢复，尤其当视盘表面正常时[85]。目前的治疗是手术切除，尽管完全切除还不能达到。这些肿瘤呈"斑片状"生长确是事实。鞍上脑膜瘤手术的患者视力预后很好，尽管复发很常见（高达 50%），但通常手术后 10 年以上才发生。复发的频率与手术切除的硬脑膜区域是相称的。复发的病人至少一只眼的视力可能会丧失，二次手术或放疗并不能改善。因此，鞍上脑膜瘤的患者过去相信要想完全切除肿瘤就应该进行长期的一系列术后临床检查及神经影像学检查去检测及尽早地进一步治疗复发肿瘤。术后放疗应作为没有完全切除的鞍上脑膜瘤患者一种方法。影响术后患者视力的最重要的因素是视力症状的持续时间、肿瘤大小、术前视力的功能。诊断越早，术前视力功能可能相对就越好，肿瘤体积就越小。

凸面脑膜瘤

凸面脑膜瘤可能位于额叶、顶叶及颞叶。这些肿瘤通常产生颅内高压及视盘水肿的症状和体征。如果肿瘤波及枕叶，就会产生视野缺损偏盲。

镰旁及矢状窦旁脑膜瘤

大脑镰脑膜瘤通常分为大脑镰前 1/3、中 1/3、后 1/3。矢状窦旁脑膜瘤生于上矢状窦及大脑镰之间。

前部的脑膜瘤通常压迫一侧或双侧的额叶，它们被发现之前可能长得很大。目前，许多患者有一侧的锥体束征及视盘水肿。相当长一段时间后患者在视盘水肿后会出现视神经萎缩（图 12-6）。头痛是突出的症状。抽搐、运动感觉障碍、帕金森症、精神运动障碍可能也会出现。

中 1/3 大脑镰或矢状窦是矢状窦旁脑膜瘤和大脑镰脑膜瘤最常见的部位。这个区域的肿瘤甚少产生由于颅内高压所导致的头痛或视力症状。最常见的体征是对侧杰克逊癫痫发作或感觉、运动神经障碍。窦旁脑膜瘤有时偶然发现于影像学检查中。一例少见的头痛的 61 岁患者发现巨大窦旁脑膜瘤成功手术切除。术后很短时间他就出现双侧视力进行性丧失仍有头痛。他被诊断为在广泛切除后患有癌性脑膜炎。脑膜瘤并不能导致这种症状。

后 1/3 的大脑镰旁脑膜瘤最少见，但可能最容易导致视力上的症状[87]。它们可能因压迫一侧或双侧的枕叶引起一侧或双侧的偏盲或象限盲（图 12-7）。它们也可能产生不成形的幻视癫痫症状或短暂的同向性偏盲。另外，当肿瘤阻塞后 1/3 矢状窦，它们可能产生脑假瘤样症状，这可能因长时间的持续视盘水肿致视神经萎缩而产生不可逆的视力丧失[88,89]。

肿瘤波及大脑镰小脑幕连接处非常罕见，且以头痛、步态障碍和早期的视盘水肿为特征。波及脑神经（第 V、VI、VII 和 VIII 对）、同向性偏盲、向上注视受限、轻度偏瘫、构音障碍、尿失禁及精神颓废也可能发生[90]。

肿瘤压迫视神经束或视辐射的远距离效应可能产生假性局部定位征象。中心黄斑回避、周围紧缩感、不一致的偏盲、双颞侧偏盲都有报道[1]。

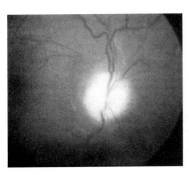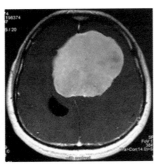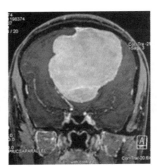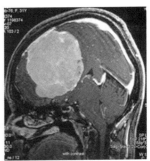

图 12-6（见彩图 12-6） 前矢状窦旁脑膜瘤眼底显示视盘水肿导致的继发性视神经萎缩。

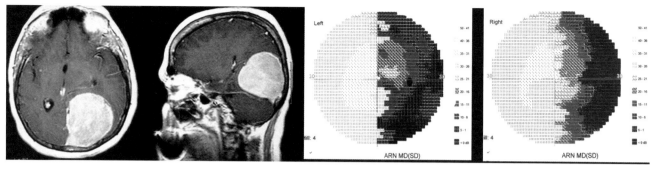

图 12-7 左枕部脑膜瘤致右颞侧及左鼻侧视野偏盲。

中颅窝脑膜瘤

中颅窝脑膜瘤引起的眼睛症状包括一侧或双侧的视盘水肿有时伴有视力丧失和视神经萎缩，脑神经病变和同向性偏盲或象限盲。双侧的视盘水肿通常与颅内高压有关，也可能直接压迫同侧的视神经所致。动眼神经和三叉神经通常受到影响[91]。

后颅窝脑膜瘤

小脑脑桥角脑膜瘤患者的神经症状包括感觉神经的听力丧失、前庭性眼球震颤、三叉神经感觉障碍和小脑性共济失调。其他的患者可能有展神经麻痹、面部感觉减退、低组脑神经病变、精神状态改变或这些症状的复合体。视盘水肿可能出现在颅内高压的患者，如果损伤不被消除也可能进展为视神经萎缩。在一些患者，当肿瘤被发现时，视盘水肿所致的视神经萎缩已经存在[92,93]。

两例患者被发现在切除 CPA 脑膜瘤后的数年出现注视诱发的耳鸣。第Ⅷ对脑神经在两例患者中都被切断。这种耳鸣伴随两眼迅速扫视运动、追踪样运动和前庭眼运动。耳鸣归因于前庭神经核和蜗神经核之间的不正常相互作用，其次可能是神经萌芽[94]。

在后颅窝脑膜瘤病例中有关瞳孔改变的动眼神经麻痹最初归因于局部缺血。在切除肿瘤后神经症状及体征立即消失。第Ⅲ对脑神经的麻痹归因于脑干的变形[95]。

斜坡脑膜瘤的患者通常有头痛，伴随步态障碍、听力障碍、眩晕或视力障碍，尤其是复视。视盘水肿、听力丧失和共济失调是常见症状。颅内神经症状也非常常见，三叉神经、展神经、面神经和前庭神经最常受到影响（图 12-8）。

枕骨大孔脑膜瘤常出现进展性神经症状[97]。眼球震颤常出现，它可能是水平性、扭转性、向下、向上或罕见的周期交替的眼球震颤。在一些患者中可能出现 Horner 征。

脑室内脑膜瘤

脑室内脑膜瘤在长到足够大有症状之前长的非

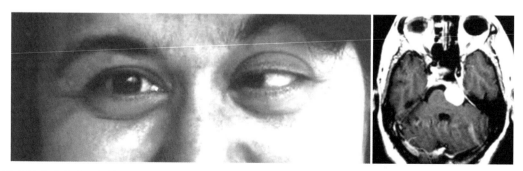

图 12-8 左侧岩斜脑膜瘤致左侧第Ⅵ脑神经麻痹。

表 12-1　颅内脑膜瘤神经眼科学的症状及体征摘要

海绵窦脑膜瘤	嗅沟脑膜瘤	视神经鞘脑膜瘤（原始视神经脑膜瘤）	鞍结节脑膜瘤	蝶骨嵴脑膜瘤
• 复视 • 动眼神经麻痹；初级神经异常再生 • 第六对脑神经麻痹 • 第四对脑神经麻痹 • 眼交感神经轻度麻痹；瞳孔缩小和 Horner 症 • 眼神经性肌强直 • 三叉神经第一支分布区疼痛 • 如果波及眶上裂时出现视力丧失 • 黑蒙诱发的凝视 • 眼球突出 • 间歇性的内斜视 • 角膜病，角膜溃疡	• 进行性单侧或双侧视力丧失 • 出血导致急剧视力丧失 • 单侧或双侧视神经萎缩 • 视神经萎缩，对侧视盘水肿，嗅觉丧失：Foster Kennedy 综合征	• 进行性单侧视力丧失 • 波动性进程 • 视神经萎缩 • 视力模糊 • 黑蒙诱发的凝视 • 视盘水肿 • 视神经睫状分流血管 • 突眼 • 眼球运动受限	• 进行性视力丧失 • 双侧不对称的视神经功能障碍 • 视神经萎缩 • 视乳盘水肿；罕见 • 复试：第五对脑颅神经麻痹 • 视野缺损 • 双颞侧偏盲，象限盲，单侧颞侧视野缺损 • 鼻侧视野丧失（后置视交叉） • 同向偏盲（前置视交叉） • 一侧眼视力丧失和对侧优势颞区视野缺损（前联合）	• 进行性单侧视力丧失 • 视神经萎缩 • 视野缺损 • 中心盲 • 双鼻侧视野缺损 • 中心盲点 + 对侧暂时性视野缺损（前联合） • 双颞侧视野缺损：视交叉 • 对侧视盘水肿(Foster Kennedy 综合征) • 突眼 • Ⅲ、Ⅳ、Ⅵ、Ⅴ1 神经麻痹症状，眼肌麻痹 • Miosis-Horner 综合征

眶壁脑膜瘤	凸面脑膜瘤	镰旁和窦旁脑膜瘤	颅中窝脑膜瘤	小脑脑桥角脑膜瘤
• 视力丧失 • 突眼 • 眼球运动受限 • 脉络膜视网膜褶	• 癫痫 • 视盘水肿 • 视野缺损	• 头痛 • 长期颅高压：视盘水肿 • 幻视，暂时性偏盲，癫痫 • 假象的局部视野缺损	• 单侧或双侧视神经盘肿胀 • 视力丧失和视神经萎缩 • 脑神经病变(Ⅲ，Ⅴ) • 同向性偏盲或象限盲	• 前庭性眼球震颤 • 展神经麻痹 • 视盘水肿 • 视盘水肿后的视神经萎缩

斜坡脑膜瘤	枕骨大孔脑膜瘤	脑室内脑膜瘤		
• 复视 • 视盘水肿 • 脑神经病变：展神经麻痹	• 眼球震颤：水平性，旋转性，向下性，向上性，周期交替性眼球震颤 • Horner 症	• 视盘水肿 • 同向性偏盲，下方为主 • 幻视，通常为变形的，闪光或短线 • ICP 眼球震颤：罕见颅高压致展神经麻痹 • 其他眼运动神经麻痹和其他脑神经病变 • 背侧中脑综合征（Parinaud 综合征）		

常慢。它们来自脑室顶的脉络膜组织[98]。

侧脑室脑膜瘤可能表现为头痛、恶心、呕吐及颅内压增高所致的短暂性视力丧失。病人常有视盘水肿。约50%的患者有局部神经症状。可能有对侧同向性偏盲，通常局限于斑片状。视野的缺损是肿瘤压迫枕叶的视辐射所致。有些患者有幻视，通常是不定型及闪光或断线、假性偏头痛。罕见病例，肿瘤压迫小脑上脚产生小脑症状、共济失调和眼球震颤。颅高压可致展神经麻痹。其他眼运动神经麻痹不常发生。

第三脑室脑膜瘤较侧脑室脑膜瘤少见[99]。其临床特征是非特异性的，与颅高压有关。间断性的头痛是早期主要症状，但是视力丧失或复视也可能发生。意识错乱、昏睡、步态障碍及尿失禁都可能发生。视盘水肿常见。当肿瘤主要位于后部时，就会压迫中脑产生部分或完全的背侧中脑症状（Parinaud征）。

患者患有第四脑室脑膜瘤，当肿瘤阻断脑脊液循环时就会产生颅高压的症状及体征。

治疗应根据肿瘤的部位选择外科手术方式。

脑膜瘤的视力并发症及各种治疗方法

脑膜瘤是最常见的颅内良性肿瘤。它们直接压迫周围结构产生神经损害。视力症状通常是特殊部位脑膜瘤的首发症状。它们的发现及正确的认识才能及时地选择合适的治疗。各种治疗可能发生视力并发症，它也可能与复发肿瘤的症状相混淆。

- 视神经在手术中直接损伤通常是不可逆的。有报道两例患者在手术切除颅底脑膜瘤后发生迟发型视神经缺血，并用尼莫地平和改变血流动力学方法成功治愈[29]。手术中因第Ⅲ、Ⅳ、Ⅵ、Ⅵ对脑神经损伤可能导致眼外肌功能障碍。

- 术前栓塞可能并发视网膜动脉闭塞，这将导致严重的视力丧失[100]。

- 放疗潜在的并发症有视网膜病、视神经萎缩、脑坏死和继发恶性肿瘤[101-103]。正确的分次照射及剂量可使损伤减到最小。眼运动神经偶然放电产

生其支配的肌肉持续性的收缩可致眼神经性肌强直[12]。复视的短暂发作可自发或在持续偏向凝视之后发生。在多数病例，在蝶鞍和鞍旁区放疗后眼神经性肌强直持续数月或数年，通常波及动眼神经，展神经少见。另一种不同于眼神经性肌强直是颅底经放疗后产生动眼神经周期性的痉挛性麻痹[104]。

- 尽管立体定向放疗在视力通路附近治疗所致眼神经病少见，MRI引导下视通路放射最高剂量限制在8Gy以下可能会减少并发症的发生[105]。

在手术和或放疗之后，定期的影像学检查及眼科监测对肿瘤的复发是必要的。

颅内脑膜瘤的神经眼科学方面的症状及体征总结在表12-1。

参考文献

[1] Cockerham KP, Maron JC, Bejjani GK. Tumors of the meninges and related tissues: meningiomas and sarcomas. In: Neil R, Miller NJN editors. Walsh & Hoyt's Clinical Neuro-Ophthalmology. Lippincott Williams & Wilkins, 2005. p. 1484–518.

[2] www.brighamandwomens.org/neurosurgery/meningioma

[3] Golnik KC, Miller NR, Long DM. Rate of progression and severity of neuro-ophthalmologic manifestations of cavernous sinus meningiomas. Skull Base Surg 1992;2(3):129–33.

[4] Shechtman DL, Woods AD, Tyler JA. Pupil sparing incomplete third nerve palsy secondary to a cavernous sinus meningioma: challenges in management. Clin Exp Optom 2007;90(2):132–8.

[5] Schatz NJ, Savino PJ, Corbett JJ. Primary aberrant oculomotor regeneration. A sign of intracavernous meningioma. Arch Neurol 1977; 34(1):29–32.

[6] Gurinsky JS, Quencer RM, Post MJ. Sixth nerve ophthalmoplegia secondary to a cavernous sinus lesion. J Clin Neuroophthalmol 1983;3(4):277–81.

[7] Volpe NJ, Lessell S. Remitting sixth nerve palsy in skull base tumors. Arch Ophthalmol 1993;111(10):1391–5.

[8] Galetta SL, Smith JL. Chronic isolated sixth nerve palsies. Arch Neurol 1989;46(1):79–82.

[9] White WA, Mohney BG, Woog JJ. Cavernous sinus meningioma presenting as intermittent exotropia in a 2–year–old girl. Can J Ophthalmol 2007;42(2):341.

[10] Vantieghem G, Maudgal PC. Neuroparalytic keratopathy as the first sign of a cerebral meningioma. Bull Soc Belge Ophtalmol 2007; (303):81–6.

[11] Jacob M, Vighetto A, Bernard M, Tilikete C. Ocular neuromyotonia secondary to a cavernous sinus meningioma. Neurology 2006; 66(10):1598–9.

[12] Ela-Dalman N, Arnold AC, Chang LK, Velez FG, Lasky 3rd JL. Abducens nerve ocular neuromyotonia following non-sellar or parasellar tumors. Strabismus 2007;15(3):149–51.

[13] Koch MU, Houtman AC, de Keizer RJ. Gaze-evoked amaurosis associated with cavernous sinus meningioma. Eye 2006.

[14] Al-Mefty O, Smith RR. Surgery of tumors invading the cavernous sinus. Surg Neurol 1988;30(5):370–81.

[15] DeMonte F, Smith HK, Al-Mefty O. Outcome of aggressive removal of cavernous sinus meningiomas. J Neurosurg 1994;81(2):245–51.

[16] Knosp E, Perneczky A, Koos WT, Fries G, Matula C. Meningiomas of the space of the cavernous sinus. Neurosurgery 1996;38(3): 434–442; discussion 442–434.

[17] O'Sullivan MG, van Loveren HR, Tew Jr JM. The surgical resectability of meningiomas of the cavernous sinus. Neurosurgery 1997; 40(2):238–44; discussion 245–237.

[18] Klink DF, Sampath P, Miller NR, Brem H, Long DM. Long-term visual outcome after nonradical microsurgery patients with parasellar and cavernous sinus meningiomas. Neurosurgery 2000;47(1):24–31; discussion 31–22.

[19] Blake PY, Miller NR, Long DM. Treatment of cavernous sinus meningiomas. J Neurosurg 1995;82(4):702–3.

[20] Klink DF, Sampath P, Miller NR, Brem H, Long DM. Long-term visual outcome after nonradical microsurgery in patients with parasellar and cavernous sinus meningiomas. Am J Ophthalmol 2000; 130(5):689.

[21] Lee JH. Meningiomas: Diagnosis, Treatment, and Outcome. New York: Springer, 2008.

[22] Sekhar LN, Lanzino G, Sen CN, Pomonis S. Reconstruction of the third through sixth cranial nerves during cavernous sinus surgery. J Neurosurg 1992;76(6):935–43.

[23] Hasegawa T, Kida Y, Yoshimoto M, Koike J, Iizuka H, Ishii D. Long-term outcomes of Gamma Knife surgery for cavernous sinus meningioma. J Neurosurg 2007;107(4):745–51.

[24] Roche PH, Pellet W, Fuentes S, Thomassin JM, Regis J. Gamma knife radiosurgical management of petroclival meningiomas results and indications. Acta Neurochir (Wien) 2003;145(10):883–8; discussion 888.

[25] Nicolato A, Foroni R, Alessandrini F, Maluta S, Bricolo A, Gerosa M. The role of Gamma Knife radiosurgery in the management of cavernous sinus meningiomas. Int J Radiat Oncol Biol Phys 2002; 53(4):992–1000.

[26] Iwai Y, Yamanaka K, Ishiguro T. Gamma knife radiosurgery for the treatment of cavernous sinus meningiomas. Neurosurgery 2003; 52(3):517–24; discussion 523–514.

[27] Pendl G, Schrottner O, Eustacchio S, Ganz JC, Feichtinger K. Cavernous sinus meningiomas–what is the strategy: upfront or adjuvant gamma knife surgery? Stereotact Funct Neurosurg 1998;70: (Suppl. 1):33–40.

[28] Duma CM, Lunsford LD, Kondziolka D, Harsh GR, Flickinger JC. Stereotactic radiosurgery of cavernous sinus meningiomas as an addition or alternative to microsurgery. Neurosurgery 1993;32(5): 699–704; discussion 704–5.

[29] Van Lindert E, Hassler W, Saletta AD. Delayed ischemic optic neuropathy after surgery on skull base meningiomas successfully treated with nimodipine and rheological therapy: report of two cases. Skull Base Surg 2000;10(4):207–10.

[30] Burde RM, Smith JL. Spontaneous reduction of growth rate of a large intracranial meningioma. J Clin Neuroophthalmol 1984;4(2): 137–8.

[31] Pless M, Lessell S. Spontaneous visual improvement in orbital apex tumors. Arch Ophthalmol 1996;114(6):704–6.

[32] Slavin ML. Acute, severe, symmetric visual loss with cecocentral scotomas due to olfactory groove meningioma. J Clin Neuroophthalmol 1986;6(4):224–7.

[33] Hentschel SJ, DeMonte F. Olfactory groove meningiomas. Neurosurg Focus 2003;14(6):e4.

[34] O'Connell JE, Du Boulay EP. Binasal hemianopia. J Neurol Neurosurg Psychiatry 1973;36(5):697–709.

[35] Massey EW, Schoenberg B. Foster Kennedy syndrome. Arch Neurol 1984;41(6):658–9.

[36] Lepore FE, Yarian DL. A mimic of the "exact diagnostic sign" of Foster Kennedy. Ann Ophthalmol 1985;17(7):411–2.

[37] Zevgaridis D, Medele RJ, Mueller A, Hischa AC, Steiger H-J. Meningiomas of the sellar region presenting with visual impairment: Impact of various prognostic factors on surgical outcome in 62 patients. Acta Neurochir Suppl 2001;143:471–6.

[38] Turazzi S, Cristofori L, Gambin R, Bricolo A. The pterional approach for the microsurgical removal of olfactory groove meningiomas. Neurosurgery 1999;45(4):821–5; discussion 825–826.

[39] Miller NR. New concepts in the diagnosis and management of optic nerve sheath meningioma. J Neuroophthalmol 2006;26(3):200–8.

[40] Dutton JJ. Optic nerve sheath meningiomas. Surv Ophthalmol 1992;37(3):167–83.

[41] Hart Jr WM, Burde RM, Klingele TG, Perlmutter JC. Bilateral optic nerve sheath meningiomas. Arch Ophthalmol 1980;98(1):149–51.

[42] Miller NR, Solomon S. Retinochoroidal (opticiliary) shunt veins, blindness and optic atrophy: a non-specific sign of chronic optic nerve compression. Aust N Z J Ophthalmol 1991;19(2):105–9.

[43] Imes RK, Schatz H, Hoyt WF, Monteiro ML, Narahara M. Evolution of optociliary veins in optic nerve sheath meningioma. Evolution. Arch Ophthalmol 1985;103(1):59–60.

[44] Mashayekhi A, Shields JA, Shields CL. Involution of retinochoroidal shunt vessel after radiotherapy for optic nerve sheath meningioma. Eur J Ophthalmol 2004;14(1):61–4.

[45] Schittkowski M, Hingst V, Stropahl G, Guthoff R. [Optic nerve sheath meningioma with intraocular invasion–a case report]. Klin Monatsbl Augenheilkd 1999;214(4):251–4.

[46] Fox B, Pacheco P, DeMonte F. Carcinoma of the breast metastatic to the optic nerve mimicking an optic nerve sheath meningioma: case report and review of the literature. Skull Base 2005;15(4):281–7; discussion 287–289.

[47] Selva D, Rootman J, Crompton J. Orbital lymphoma mimicking optic nerve meningioma. Orbit 2004;23(2):115–20.

[48] Landau K, Horton JC, Hoyt WF, Wilson CB. Aneurysm mimicking intracranial growth of optic nerve sheath meningioma. J Clin Neuroophthalmol 1990;10(3):185–7.

[49] Miller NR, Golnik KC, Zeidman SM, North RB. Pneumosinus dilatans: a sign of intracranial meningioma. Surg Neurol 1996;46(5): 471–4.

[50] Eddleman CS, Liu JK. Optic nerve sheath meningioma: current diagnosis and treatment. Neurosurg Focus 2007;23(5):E4.

[51] Gossman MV. Meningioma, optic nerve sheath. Retrieved from www.emedicine.com/oph/topic671, 2007 (accessed August 15, 2009).

[52] Kanamalla US. The optic nerve tram-track sign. Radiology 2003; 227(3):718–9.

[53] Liu JK, Forman S, Moorthy CR, Benzil DL. Update on treatment modalities for optic nerve sheath meningiomas. Neurosurg Focus 2003;14(5):e7.

[54] Roser F, Nakamura M, Martini-Thomas R, Samii M, Tatagiba M. The role of surgery in meningiomas involving the optic nerve sheath. Clin Neurol Neurosurg 2006;108(5):470–6.

[55] Subramanian PS, Bressler NM, Miller NR. Radiation retinopathy after fractionated stereotactic radiotherapy for optic nerve sheath meningioma. Ophthalmology 2004;111(3):565–7.

[56] Landert M, Baumert BG, Bosch MM, Lutolf UM, Landau K. The visual impact of fractionated stereotactic conformal radiotherapy on seven eyes with optic nerve sheath meningiomas. J Neuroophthalmol 2005;25(2):86–91.

[57] Romanelli P, Wowra B, Muacevic A. Multisession CyberKnife radiosurgery for optic nerve sheath meningiomas. Neurosurg Focus 2007;23(6):E11.

[58] Miller NR. Neuro-Ophthalmology of orbital tumors. Clin Neurosurg 1985;32:459–73.

[59] Boulos PT, Dumont AS, Mandell JW, Jane Sr JA. Meningiomas of the orbit: contemporary considerations. Neurosurg Focus 2001;10(5):E5.

[60] Spraul CW, Gareis O, Lang GK. [Primary extradural meningioma of the orbits: a report of a patient and review of the literature]. Klin Monatsbl Augenheilkd 1996;209(5):322–7.

[61] Yeung L, Lai CC, Chen TL, Wu WC. Chorioretinal folds associated with a meningioma. Chang Gung Med J 2005;28(8):575–80.

[62] Henchoz L, Borruat FX. Intraosseous meningioma: a rare cause of chronic optic neuropathy and exophthalmos. Klin Monatsbl Augenheilkd 2004;221(5):414–7.

[63] Bou-Assaly W, Illner A, Mosier KM, Kalnin A, Pritz MB. Intra-osseous meningioma of the orbit: an unusual presentation (2007: 5b). Eur Radiol 2007;17(8):2192–4.

[64] Gruber A, Bavinzski G, Killer M, Richling B. Preoperative embolization of hypervascular skull base tumors. Minim Invasive Neurosurg 2000;43(2):62–71.

[65] Wong GK, Poon WS, Lam MK. The impact of an armless frameless neuronavigation system on routine brain tumour surgery: a prospective analysis of 51 cases. Minim Invasive Neurosurg 2001;44(2):99–103.

[66] Marano SR, Sonntag VK, Spetzler RF. Planum sphenoidale meningioma mimicking pituitary apoplexy: a case report. Neurosurgery 1984;15(6):859–62.

[67] Mariniello G, Bonavolonta G, de Divitiis E. Papilledema as a 'false' localizing sign. Clin Neurol Neurosurg 2002;104(1):69–71.

[68] Kalenak JW, Kosmorsky GS, Hassenbusch SJ. Compression of the intracranial optic nerve mimicking unilateral normal-pressure glaucoma. J Clin Neuroophthalmol 1992;12(4):230–5; discussion 236–7.

[69] Lee MS, Lessell S. Choroidal neovascularisation associated with meningioma. Br J Ophthalmol 2005;89(10):1384–6.

[70] Egan RA, Warner JE. Intermittent reversal of complete ptosis associated with sphenoid wing meningiomas. Can J Ophthalmol 2006;41(4):497–9.

[71] De Jesus O, Toledo MM. Surgical management of meningioma en plaque of the sphenoid ridge. Surg Neurol 2001;55(5):265–9.

[72] Maroon JC, Kennerdell JS, Vidovich DV, Abla A, Sternau L. Recurrent spheno-orbital meningioma. J Neurosurg 1994;80(2):202–8.

[73] Peele KA, Kennerdell JS, Maroon JC, Kalnicki S, Kazim M, Gardner T, et al. The role of postoperative irradiation in the management of sphenoid wing meningiomas. A preliminary report. Ophthalmology 1996;103(11):1761–6; discussion 1766–1767.

[74] Elia AE, Shih HA, Loeffler JS. Stereotactic radiation treatment for benign meningiomas. Neurosurg Focus 2007;23(4):E5.

[75] Chi JH, McDermott MW. Tuberculum sellae meningiomas. Neurosurg Focus 2003;14(6):e6.

[76] Kinjo T, al-Mefty O, Ciric I. Diaphragma sellae meningiomas. Neurosurgery 1995;36(6):1082–92.

[77] Lin MC, Bee YS, Sheu SJ. A suprasellar meningioma simulating atypical retrobulbar optic neuritis. J Chin Med Assoc 2003;66(11): 689–92.

[78] Hershenfeld SA, Sharpe JA. Monocular temporal hemianopia. Br J Ophthalmol 1993;77(7):424–7.

[79] Hidajat RR, McLay JL, Goode DH, Hidayat JR. The value of VEP in the diagnosis and post-operative monitoring of meningioma. Doc Ophthalmol 2006;113(3):165–9.

[80] Yasargil M. Microneurosurgery. Stuttgart-NewYork: Thieme Verlag; 1996.

[81] Pamir MN, Ozduman K, Belirgen M, Kilic T, Ozek MM. Outcome determinants of pterional surgery for tuberculum sellae meningiomas. Acta Neurochir (Wien) 2005;147(11):1121–30; discussion 1130.

[82] Goel A, Muzumdar D, Desai K. Tuberculum Sellae Meningioma: A Report on Management on the Basis of a Surgical Experience with 70 Patients. Neurosurgery 2002;51(6):1358–64.

[83] Chicani CF, Miller NR. Visual outcome in surgically treated suprasellar meningiomas. J Neuroophthalmol 2003;23(1):3–10.

[84] Fahlbusch R, Schott W. Pterional surgery of meningiomas of the tuberculum sellae and planum sphenoidale: surgical results with special consideration of ophthalmological and endocrinological outcomes. J Neurosurg 2002;96(2):235–43.

[85] Bampoe J, Ranalli P, Bernstein M. Postoperative reversal of complete (monocular) blindness in skull base meningioma: case report. Can J Neurol Sci 2003;30(1):72–4.

[86] Arsava EM, Cikrikci BI, Mocan G, Tekkok I, Kansu T. Postoperative progressive visual loss. Surv Ophthalmol 2004;49(5): 509–12.

[87] Mooney AJ, Carey P, Ryan M, Bofin P. Parasagittal parieto-occipital meningioma with visual hallucinations. Am J Ophthalmol 1965;59:197–205.

[88] Marr WG, Chambers JW. Occlusion of the cerebral dural sinuses by tumor simulating pseudotumor cerebri. Am J Ophthalmol 1966; 61(1):45–9.

[89] Repka MX, Miller NR. Papilledema and dural sinus obstruction. J Clin Neuroophthalmol 1984;4(4):247–50.

[90] Quinones-Hinojosa A, Chang EF, McDermott MW. Falcotentorial meningiomas: clinical. neuroimaging, and surgical features in six patients. Neurosurg Focus 2003;14(6):e11.

[91] Smolin G. Middle cranial fossa meningioma. Causing unilateral loss of visual acuity. Am J Ophthalmol 1966;61(4):798–802.

[92] Granick MS, Martuza RL, Parker SW, Ojemann RG, Montgomery WW. Cerebellopontine angle meningiomas: clinical manifestations and diagnosis. Ann Otol Rhinol Laryngol 1985;94(1 Pt 1): 34–8.

[93] Voss NF, Vrionis FD, Heilman CB, Robertson JH. Meningiomas of the cerebellopontine angle. Surg Neurol 2000;53(5):439–46; discussion 446–437.

[94] Wall M, Rosenberg M, Richardson D. Gaze-evoked tinnitus. Neurology 1987;37(6):1034–6.

[95] Winterkorn JM, Bruno M. Relative pupil-sparing oculomotor nerve palsy as the presenting sign of posterior fossa meningioma. J Neuroophthalmol 2001;21(3):207–9.

[96] Mayberg MR, Symon L. Meningiomas of the clivus and apical petrous bone. Report of 35 cases. J Neurosurg 1986;65(2):160–7.

[97] Akalan N, Seckin H, Kilic C, Ozgen T. Benign extramedullary tumors in the foramen magnum region. Clin Neurol Neurosurg 1994;96(4):284–9.

[98] Bhatoe HS, Singh P, Dutta V. Intraventricular meningiomas: a clinicopathological study and review. Neurosurg Focus 2006;20 (3):E9.

[99] Brunette JR, Walsh FB. Neurophthalmological aspects of tumours of the third ventricle. Can Med Assoc J 1968;98(25): 1184–92.

[100] Kunikata H, Tamai M. Cilioretinal artery occlusions following embolization of an artery to an intracranial meningioma. Graefes Arch Clin Exp Ophthalmol 2006;244(3):401–3.

[101] Stelzer KJ. Acute and long-term complications of therapeutic radiation for skull base tumors. Neurosurg Clin N Am 2000;11(4):597–604.

[102] Levi L. Radiation retinopathy after therapy for meningioma. Ophthalmology 2005;112(8):1484.

[103] Girkin CA, Comey CH, Lunsford LD, Goodman ML, Kline LB. Radiation optic neuropathy after stereotactic radiosurgery. Ophthalmology 1997;104(10):1634–43.

[104] Miller NR, Lee AG. Adult-onset acquired oculomotor nerve paresis with cyclic spasms: relationship to ocular neuromyotonia. Am J Ophthalmol 2004;137(1):70–6.

[105] Carvounis PE, Katz B. Gamma knife radiosurgery in neuro-ophthalmology. Curr Opin Ophthalmol 2003;14(6):317–24.

脑膜瘤的 CT 评价

Canan Erzen

吉宏明 译

概　述

CT 和 MR 是当前脑膜瘤成像的主要方法，二者所提供的诊断信息相辅相成（互为补充）。MR 提供极好的软组织分辨率，有极佳的成像能力；而 CT 则提供了精细的骨解剖结构、骨质增生或破坏的病理变化和脑膜瘤所致的钙化或骨化。同时脑膜瘤的 CT 成像不仅利于诊断还有助于制定术前计划和评估预后。

大部分脑膜瘤有典型的 CT 表现[1]，诊断明确，颅内脑膜瘤诊断率平扫达 85%，增强达 95%[2,3]。脑室内或无瘤周水肿的小型脑膜瘤在平扫 CT 上易漏诊。典型的脑膜瘤平扫 CT 表现为边缘锐利的，圆形或半圆形，等或高密度占位。

CT 技术

CT 是医学史上最杰出的一项发明，它对医学各专业的发展作出了贡献并且革命性地直接在二维空间里看到了大脑成像，因此对神经科学的进步更加意义非凡。第一台 CT 的设计和建造是由英国工程师 Newbold Hounsfield 在英国 EMI 研究实验室完成，首张 CT 图像于 1972 年在伦敦 Atkinson Morley 医院获得，显示出一个额叶脑瘤，立刻让人们对医学界这项新技术的诊断能力确信不疑[4]。美国塔夫茨的 Allan McLeod Cormack 独立发明了一种数学方法用于 CT 扫描，G.N. Hounsfield 和 A.M. Cormack 因此成就获得了 1979 年诺贝尔医学奖[4]，因此，首台 CT 机被称为 EMI 头部扫描仪，主要技术进展用于快速患者扫描和快速图像重建。第一代 CT 脑单层扫描需 5 分钟[5]，随着新技术的引进，如螺旋 CT 已明显缩短了扫描时间，最后，在 1998 年发展到了多排 CT 技术，该技术使用一系列的探测器以扫描式旋转，每片上测试过 64 层，扫描 250mm 的组织仅用 4s，完成全身检查仅用 30s，如此短的扫描时间对于急诊、外伤、儿童和急性脑血管病患者有极大优势。

尽管 CT 已经是一个广泛应用的实用影像技术，但其成像速度仍在改进。其扫描速度的提高使 CT 血管、静脉和灌注成像等临床新技术应用成为可能，最近，CT 血管造影术的质量提高甚至可与导管造影媲美。多排 CT 重建技术如：多平面重建（multiplanar reformation，MPR），最大密度投影（maximum intensity projection，MIP）和容积放弃技术（volume rendering techniques，VRT）技术。CT 的良好空间、时间分辨率及三维成像使其成为当今广泛应用的诊断技术。2005

年 Matsumoto 及同事 [6] 应用动态 CT 血管造影分别显示了脑 AVM 和脑膜瘤的供应动脉和引流静脉；2007 年多排螺旋 CT 技术进一步发展为实时动态成像 [7]；64 排螺旋 CT 2s 可全身扫描 40 层 [7]，在 32mm 的扫描范围内可显示脑 AVM 的局部脑血管的血流动力学情况、供血动脉、血管巢、引流静脉。256 排动态 CT 扫描仪很快将应用于全脑检查，届时可用 CT 血管造影来评价全身血管 [7]。进一步的技术发展，如减影去骨 CT 血管造影技术，即动脉增强、平扫薄层图像同层相减，可更好地分辨邻近骨的血管结构 [8]。

由于辐射是 CT 的一个主要限制，CT 扫描的安全性有待进一步提高。尽管 CT 检查仅占所有放射检查的 15%，但其辐射剂量却占病人总辐射剂量的 70% 以上。这引起人们对放射性肿瘤风险的关注，尤其是儿童和青少年患者 [9]，需更加严格执行如"尽可能合理的低"等放射剂量限制方式。做 CT 检查患者所承受的放射剂量取决于扫描参数如：X 线管电流、球管旋转时间、峰值电压、螺距和 X 线准直。这些参数的降低会减少检查患者所承受的放射剂量，但同时也增加声噪，影响成像质量。所以建议开单医生应首先依临床需求申请 CT 检查的程度和深度，以减少可能的辐射；同样的，CT 医师也应根据患者检查所需的厚度和 CT 值要求，用剂量调制策略来修改 X 线管电流，预设参考图像的质量和噪音声级。参照质量依需求而定，如扫描小动脉瘤或评价脊柱时则需薄层重建等。而目前更新的多层重建技术已取而代之，进一步减少了患者所遭受的辐射。此外，一些简单操作也有助于进一步减少辐射量，譬如：对于高密度病变（如血肿）、可重复 CT 扫描；对于以研究为主要目的而分辨率要求不高的检查（如灌注 CT），可设置低剂量扫描。要尽可能避免重复检查，晶体和角膜尤其如此。

脑膜瘤的 CT 检查策略

由于应用广泛，及时可行，效价比高，医师读片简易，CT 扫描已成为急性神经功能障碍成像的选择方式，尤其是急诊患者。脑的标准 CT 检查是 6mm 层厚平扫，不过，除非仅为了显示钙化，否则这样的参数对于脑膜瘤成像来说是远远不够的。即使在急诊情况下，也需行更细致、快速的扫描，方能提供全面具体的 CT 影像信息。如欲排除脑膜瘤，则非离子型碘造影剂的增强扫描是必需的；如欲显示与脑膜瘤相邻的骨结构，则需 1 ～ 3mm 层厚的螺旋 CT 扫描且骨窗观察。三维 CT 重建需采用螺旋扫描。若要显示脑膜瘤的供血动脉或其周的重要血管结构，则需行 CT 三维血管重建。使用造影剂自动注射泵，扫描时间极短的多排 CT 可显示血管造影的动脉时相，同时使静脉干扰降至最小。上述所有的 CT 成像方式均可在急诊状态下数分钟内完成且诊断简单明了。

脑膜瘤的 CT 影像特点

常规的 CT 检查用来评估脑膜瘤在颅内的位置、大小、边缘及肿瘤特征，判定有无占位效应、水肿及脑疝 [10,11]。表 13-1 总结了脑膜瘤的常见 CT 特征，但脑膜瘤的 CT 表现可是多样的，因此也要注意其个性化的特点。

部位与大小

脑膜瘤是轴外肿瘤，所以其轴外来源的 CT 表现对其诊断十分重要。在某些情况下肿瘤以广基与硬脑膜或骨质相连，使其轴外起源在 CT 上表现得十分明显。但有时肿瘤与硬脑膜又粘连甚少，致 CT 不易显示 [12]。另外两种提示轴外占位的 CT 表现为：环绕或部分环绕肿瘤的脑脊液裂隙和脑皮质凹形 [12,13]。弧形的低密度脑脊液裂隙是由于粘连的脑膜和肿瘤压迫所致 [11]（图 13-1A）；肿瘤占位效应明显时此征象在 CT 上不明显。而脑皮质凹形则是由于肿瘤压迫使脑沟消失和皮质折叠、变形所致。此征象为其他轴外肿瘤所共有 [14]（图 13-1A，B）。

脑膜瘤颅内常见的好发部位依次为：大脑半球凸面、矢状窦或大脑镰旁、蝶骨嵴、嗅沟、鞍上及鞍结节、后颅窝、小脑凸面、小脑幕、小脑脑桥角、枕大孔区和脑室内 [10]。脑膜瘤多为单发，偶有多发的脑膜瘤，占 10% [15]，或为神经纤维瘤病 II 型的表现之一，占 4.2% [16-18]。多发脑膜瘤一般有家族遗传倾向 [18]，脑膜瘤偶有合并颅内其他肿瘤甚至与全身癌症的颅内转移瘤共存。

表 13-1　脑膜瘤 CT 征象一览表

特征	具体表现
位置及大小	系轴外病变（广基与硬脑膜粘连，有脑脊液裂隙，脑皮质凹形）
	可位于脑室内
	可位于颅骨内
肿瘤形态	球状、分叶或斑块状
	单发或多发
肿瘤边缘	大多数情况下边缘清楚、光滑
	可呈蘑菇状
密度	50% ～ 65% 高密度
	25% 等密度
	1% ～ 3% 低密度
对比增强	90% 均匀、明显强化
	10% 轻度强化
	由于坏死、囊变、钙化或出血可不均匀强化
钙化	20% ～ 30% 钙化
	可见砂粒状、不规则状、放射或环形钙化
骨质改变	占脑膜瘤 20% ～ 44%
	78% 骨增生
	20% 溶骨样变
	其余浸润或混合
水肿	占脑膜瘤 60%
	在嗅沟、矢状窦旁和凸面脑膜瘤常见
	轻度、中度和重度中线移位各占 1/3
血管	显示供血及邻近血管

肿瘤形态与边界

大多数脑膜瘤为单发，呈球形（图 13-2A）或分叶状（图 13-2B），边界清楚且十分光滑。在恶性脑膜瘤中可见周围脑组织受浸润，但大多数非典型和恶性脑膜瘤仍与周围脑组织界限清楚[10,12]。如前所述，瘤周可见脑脊液间隙[11]；肿瘤形态受瘤周解剖结构的影响（图 13-2C）。有时分叶状如蘑菇型的脑膜瘤表现为不规则形、边缘模糊或表面指样突起（图 13-2D）。有的作者认为这些征象表明其潜在的恶性倾向[19]，然而，蘑菇型在部分良性脑膜瘤也可见。正如此例所示，良性和恶性脑膜瘤的 CT 影像十分相似。恶性脑膜瘤也可边缘清楚、锐利，极少

或无瘤周水肿。总之，不能只依靠 CT 所见鉴别良性还是恶性脑膜瘤[12]。

扁片状脑膜瘤较少见，其沿硬脑膜如地毯般片状生长（图 13-2E）。在颅骨与钙化的扁片状脑膜瘤间，类脑脊液样（图 13-2F）线状低密度透亮区被一些作者认为是脑膜瘤的特有征象[20]，而 CT 上扁片状脑膜瘤局部骨质增生发生率很高[20]。

密度

CT 平扫，54% ～ 75% 的脑膜瘤呈现较邻近脑组织密度高的均一占位[10,12,16]（图 13-3A），25% 以上为等密度，小的等密度脑膜瘤又不伴瘤周水肿时在 CT 上很容易被忽略（图 13-3B）。质地均匀的低密度脑膜瘤很少见，仅占所有脑膜瘤的 1% ～ 5%[10,16]。高密度的形成是由于高血运、细胞的过度增殖、水分减少和钙化[2,16,21]。明显而广泛的钙化表现为局灶性显著高密度[22]。脑膜瘤灶内出血少见，急性出血的密度比肿瘤高而较钙化低（图 13-3C），随后出血的密度逐渐减低，最终 3 ～ 4 周后变为低密度。较大的钙化、囊变、坏死或出血会致 CT 上脑膜瘤密度不均。局灶性非增强性低密度区表示囊变、陈旧性出血或坏死，占所有脑膜瘤的 5% ～ 23%[1,12]（图 13-3D）。脑膜瘤出血合并坏死很少见，少见的还有身体其他部位肿瘤的脑膜瘤瘤内转移灶[23]，更罕见的是脑膜瘤的脂肪变和黄变，它们在 CT 上表现为明显的低密度[24]。

对比增强

脑膜瘤系轴外高血运肿瘤，标准的增强 CT 扫描，90% 的脑膜瘤呈显著、均一强化（图 13-4A）。10% 的脑膜瘤呈轻度强化[12]（图 13-4B）。几乎不强化的脑膜瘤仅可见于微囊型病理变化[15]；而囊性脑膜瘤则显示与硬脑膜毗邻的囊壁强化（图 13-4C）。坏死或完全钙化的脑膜瘤几乎不强化，或靠测 CT 值判断其是否强化。高血运大脑膜瘤的瘤内坏死可致不均匀强化（图 13-4D，E），一些丰血运大脑膜瘤通常瘤周由扩张的静脉包绕，在增强 CT 上可看到小的、管状结构深入瘤内（图 13-4F）。

MRI 影像上显示的硬脑膜尾征，是由于炎性或肿瘤细胞浸润硬脑膜使其明显增强所致，约 60% 脑

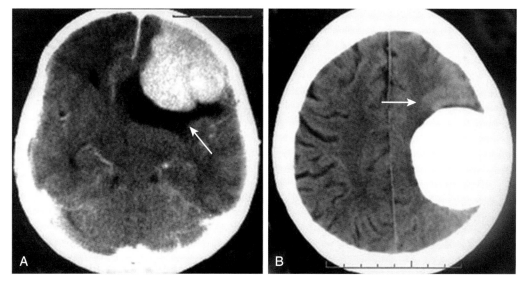

图 13-1 　脑膜瘤为轴外肿瘤，肿瘤广基与硬脑膜粘连及环绕肿瘤的脑脊液间隙（**A**），脑皮质凹形征（**B**）表明其系轴外占位。
（Courtesy of Canan Erzan，MD，Marmara University School of Medicine，Istanbul，Turkey.）

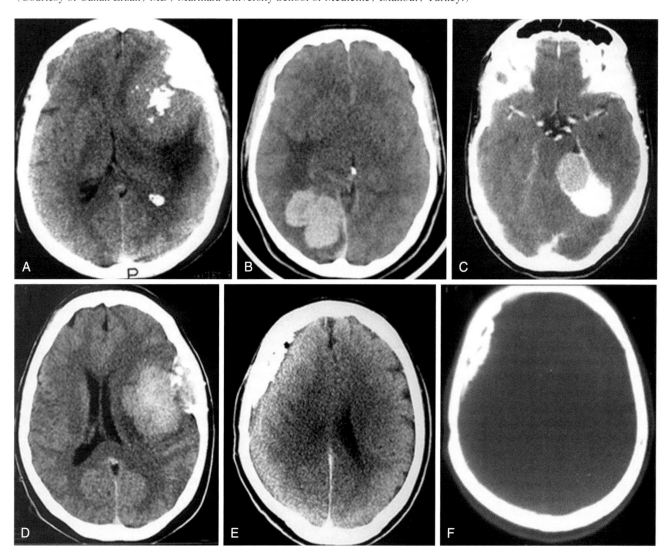

图 13-2 　脑膜瘤形态各异。大部分脑膜瘤为球形（**A**）或分叶状（**B**）。脑膜瘤颅内生长的位置影响其形态：如幕上凸面脑膜瘤，由于生长阻力小，故环生发点呈球形（**A**）；而后颅窝脑膜瘤则呈扁平状（**C**）；又有些脑膜瘤表面呈指状或分叶状，称为蘑菇型（**D**）；另有一类脑膜瘤沿硬脑膜生长呈扁片状（**E**）；在肿瘤与相当于硬脑膜的内板间有线状低密度透亮区（**F**）。
（C ourtesy of Canan Erzan，MD，Marmara University School of Medicine，Istanbul，Turkey.）

膜瘤有此征[12,25]。由于的技术原因，此征在 CT 影像上不明显，因为造影剂所限，CT 增强无法区分增强的硬脑膜与其周高密度的骨质。

钙 化

历史上，传统 X 线片检查时，钙化就是最可靠的脑膜瘤诊断指征[21]；该征象也同样适用于 CT[21]。脑膜瘤瘤内钙化在 CT 影像上颇具特征。CT 平扫，20% ~ 30% 的脑膜瘤可见钙化[2,5,26]，其大小和分布多变，可为局灶性或弥散性；细小的均一分布像砂粒样的钙化称为砂粒型脑膜瘤，CT 密度增高（图 13-5A）。这是脑膜瘤最常见的钙化形式，与砂粒样的钙化相比，大的钙化少见，且形态多样，常表现为：标点状、星状、环状、圆形或不规则状（图 13-5B ~ E）。脑膜瘤可明显钙化，甚至部分或完全骨化（图 13-5F）。钙化更常见于过渡型和成纤维细胞型脑膜瘤[32]，非典型和恶性脑膜瘤钙化率极低。有作者认为脑膜瘤钙化可预示预后，即有钙化的脑膜瘤不宜复发[27]。

骨质改变

据文献报道，脑膜瘤引起邻近骨质的变化率为 20% ~ 44%[16,20,28-30]。骨质改变表现为增生占 78%，骨质破坏占 22%[16]。进一步研究发现，脑膜瘤骨质变化的 CT 表现分为 3 类：骨质增生、溶解和浸润。此三种改变可彼此同时存在，或在肿瘤的不同生长期，以其中一种骨质改变为主（表 13-2）。

脑膜瘤的骨质增生表现为骨皮质（图 13-6A）或皮质和髓质的密度同时增高（图 13-6B）。其可均匀增生以致各层结构不改变且影像上清晰可辨，而不均匀和伴有囊变的局灶性增生则可致骨结构变形（图 13-6C，D），此外骨质增生还可同时伴有骨质溶解（图 13-6E，F）。虽然目前的理论认为脑膜瘤的骨质增生系反应性骨质下化骨所致，但已有研究发现，在广泛增生的蝶骨嵴和前颅凹底脑膜瘤，病理切片中髓质骨内可见大量的肿瘤细胞[5,26,28]。此外，邻近脑膜瘤的溶骨性改变，则表明肿瘤的生长速度快[28]。另有研究表明，为确保术后不复发，必须彻底切除肿瘤侵及的骨质和硬膜[29]。总之，利用薄层和高分辨率 CT，对脑膜瘤患者受侵骨质的显示具有很重要的诊断价值。

脑膜瘤可导致骨质破坏，骨质破坏的另一种形式为骨质溶解，其边缘可清楚（图 13-7A，B）或不规则（图 13-7C，D）；仅涉及骨皮质或颅骨全层，但骨结构不变，这一点与恶性肿瘤不同[31]。Kim 及其同事[32]发现，56% 的横纹肌样脑膜瘤有骨增生的改变，约一半有骨破坏；Nakasu 及其同事[27]发现易导致骨溶解的脑膜瘤术后复发率高。

脑膜瘤致骨改变的第三种形式为浸润和疏松，CT 影像表现为骨密度减低，但主要结构不变（图

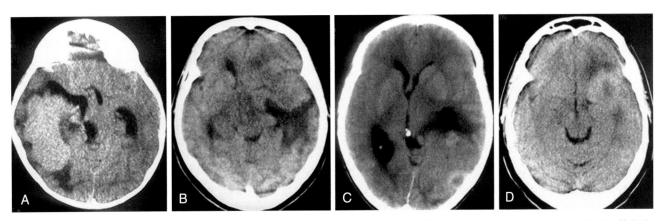

图 13-3 典型的脑膜瘤在非增强 CT 影像上表现为高密度，伴瘤周水肿时在其衬托下高密度显示更明显（**A**）；相反，等密度小脑膜瘤、无瘤周水肿时则极易漏诊（**B**）。急性出血的密度明显高于原脑膜瘤（**C**）但低于钙化灶（图 13-4）。脑膜瘤内出现局灶性低密度影表示囊变、陈旧性出血或坏死（**D**）。（Courtesy of Canan Erzan, MD, Marmara University School of Medicine, Istanbul, Turkey.）

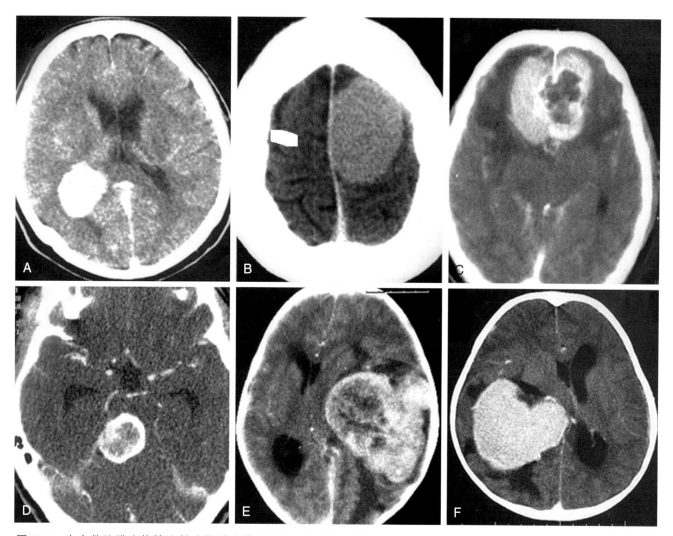

图 13-4 大多数脑膜瘤静脉注射造影剂后明显增强。脑膜瘤是轴外血供丰富的肿瘤,所以大部分情况下呈明显均一强化(**A**)。然而,有时强化不明显(**B**);或由于瘤内囊变可强化不均一(**C**);或脑膜瘤内无明显强化(**D**);或瘤内坏死导致不均匀强化(**E**);增强 CT 可见扩张的血管(**F**)。(Courtesy of Canan Erzan,MD,Marmara University School of Medicine,Istanbul,Turkey.)

13-7E,F)。

特殊脑膜瘤的骨质改变

蝶骨嵴脑膜瘤:骨质增生发生率很高,可达 90%[33],目前认为是由于肿瘤细胞浸润所致,所以该部位手术后的复发率高很可能与难以切除的广泛骨浸润有关[34]。骨质增生常发生于颅骨内板,增厚并致密度增高,边缘呈均匀、粗糙或针尖状(图 13-8A);CT 影像上与对侧相比骨结构明显受损(图 13-8B)。蝶骨嵴脑膜瘤的骨质增生改变与骨纤维异常增生症相似,CT 上扩展的髓质腔和毛玻璃状的骨改变支持骨纤维异常增生症的诊断。因为嗅沟脑膜瘤紧邻筛板和蝶骨平台,所以 1/5 的病例可直接

侵入筛窦及蝶窦[35];像蝶骨嵴脑膜瘤一样,嗅沟脑膜瘤也有较高的手术后复发率[34]。高分辨率、薄层和多平面重建 CT 及增强扫描可明确是否有颅底骨和鼻旁窦受侵(图 13-8C)。

颞骨脑膜瘤:Hamilton 及其同事[36]分析了颞骨脑膜瘤的影像特征,依生发部位和生长方向,将其分为鼓室盖、颈静脉孔和内听道型三类。鼓室盖和颈孔脑膜瘤侵及中耳,鼓室盖脑膜瘤起自中颅窝底、长向中耳道,横向颞骨致骨小梁增厚[36]。相反,颈静脉孔区脑膜瘤则以颅骨内播散的形式引起颅底弥漫性受侵,从而导致颅骨浸润和疏松,而非增生和破坏,所以骨结构不变[36,37]。有时骨质疏松很明显,需要与颞骨骨髓炎相鉴别。内听道脑膜瘤

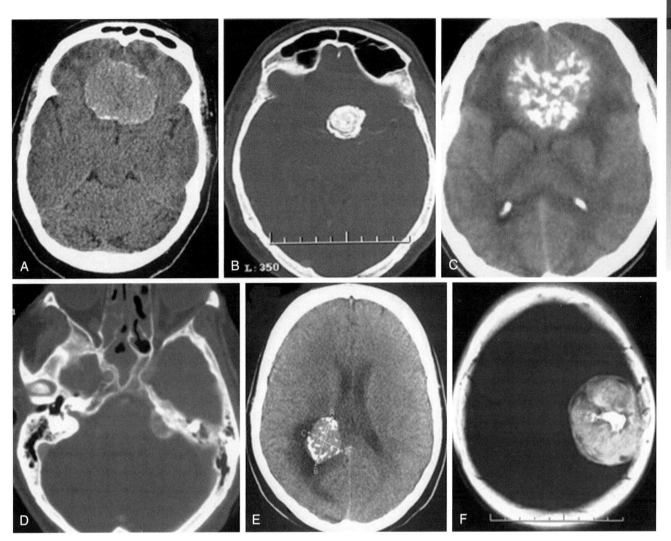

图 13-5 瘤内钙化是脑膜瘤的特征性影像表现。最常见的类型是均匀的砂粒样钙化，它在 CT 上呈高密度（**A**）；有时可见到全钙化的脑膜瘤（**B**）；此外，还可见到星状（**C**）、环状（**D**）和点状（**E**）钙化，甚至肿瘤骨化（**F**）。（Courtesy of Canan Erzan，MD，Marmara University School of Medicine，Istanbul，Turkey.）

表 13-2 脑膜瘤所致骨质变化一览表

1. 骨增生		2. 骨溶解	3. 骨和浸润疏松
A. 无结构变化	B. 结构变化	结构变化	无结构变化
1A1：骨皮质密度均匀增加（图 13-6A）	1B1：骨质密度增加 + 皮质形态改变（图 13-6C）	2.1：皮质缺失（图 13-7A）	3.1：皮质骨厚度变薄、密度减低（图 13-7E）
1A2：骨皮质和髓质密度均匀增加（图 13-6B）	1B2：骨密度增加 + 皮质和髓质形态改变（图 13-6D）	2.2：皮质和随质缺失但边缘锐利（图 13-7B，C）	3.2：皮质和髓质骨厚度变薄、密度减低（图 13-7F）
	1B3：骨增厚 + 皮质溶解（图 13-6E）	2.3：皮质和髓质缺失但边缘模糊（图 13-7D）	
	1B4：骨质增厚 + 皮质和髓质溶解溶解（图 13-6F）		

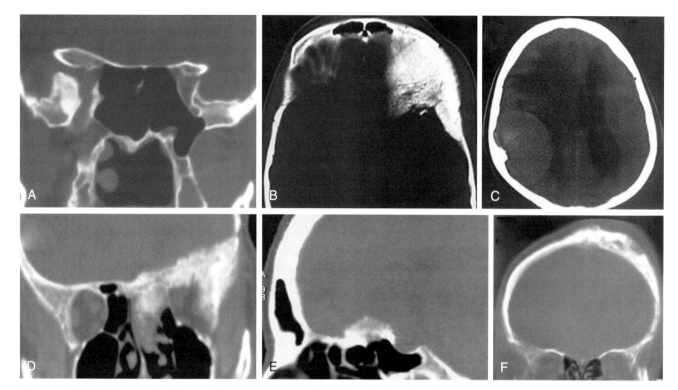

图 13-6 脑膜瘤引起邻近骨质增生，而骨质增生可改变骨结构的完整性（**A，B**）或致骨结构改变（**C-F**）。结构正常的骨质增生，其皮质（表 13-2 和 1A1）或皮质和髓质（表 13-2，B 和 1A2）密度增高；有时可骨质结构破坏，表现为皮质（表 13-2 C 和平 1B1）或皮质和髓质（表 13-2 D 和 1B2）的破坏。（Courtesy of Canan Erzan，MD，Marmara University School of Medicine，Istanbul，Turkey.）

罕见，其在 CT 上需依钙化或骨增生与听神经瘤相鉴别[38,39]。

岩斜区脑膜瘤：该区近 1/3 的脑膜瘤能引起岩骨继发性改变[40,41]。40% 为钙化，若有溶骨改变时，要与其他可引起骨质破坏的肿瘤鉴别，它们包括：脊索瘤、软骨肉瘤和转移瘤。3D 动态 CT 血管成像可显示岩斜区脑膜瘤血管包裹的情况[6,7]。

枕大孔区脑膜瘤：该区 1/5 的脑膜瘤致骨增生[42]（图 13-9A-D），而少有骨溶解；原发的颅骨内脑膜瘤非常罕见，原发的硬膜外和异位脑膜瘤占 2%。这其中原发的颅骨内脑膜瘤占 14%[43-46]。Lang 将原发的颅骨内脑膜瘤分为突面型和颅底型。在颅骨脑膜瘤的 CT 影像上，表现为颅骨表面增生、肥厚、凸起或变形者占 59%；表现为骨皮质的破坏性溶解和浸润者占 35%；表现为增生和溶骨兼有者占 6%[47]（图 13-10A，B）。尽管 26% 的颅骨脑膜瘤同时侵及颅骨和硬脑膜，但颅底骨脑膜瘤与颅底扁片状脑膜瘤的鉴别仍然困难[43-46,48]。

水肿和占位效应

几乎所有脑膜瘤都有占位效应。60% 的脑膜瘤出现瘤周脑水肿[26,49-51]（图 13-11A），且脑白质内显著，某些部位的脑膜瘤更易出现严重的脑水肿，如嗅沟脑膜瘤、矢状窦和部分镰旁脑膜瘤[16]。水肿的范围和程度与脑膜瘤的大小和病理无关，也无预后意义[11]。脑膜瘤瘤周脑水肿的病理生理机制尚不完全清楚[52]，脑膜瘤患者由于水肿及占位效应所致的中线结构移位程度：严重 30%，中度 40%，轻度 30%[16]（图 13-11B，C）。伴严重水肿的中颅窝脑膜瘤，要高度预防钩回疝形成。

血管

3D CT 血管造影可显示肿瘤供血血管及瘤周重要血管结构[26,49-51]（图 13-11A）。颅底脑膜瘤可以包裹颈内动脉、基底动脉及其分支从而导致血管狭

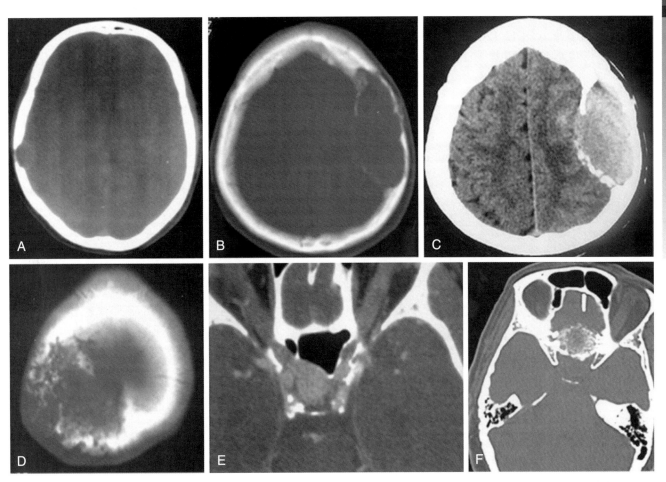

图 13-7　脑膜瘤可引起骨质变薄或破坏。在皮质（表 13-2 A 和 2.1）或皮质和髓质（表 13-2 B、C 和 2.2），骨质溶解区可见清楚的边缘，骨质溶解还可致边缘不规则（表 13-2 D 和 2.3）。脑膜瘤所致另一种骨质改变为浸润和疏松，CT 影像表现为骨结构厚度不变，但密度减低，可涉及皮质或皮质和髓质。（Courtesy of Canan Erzan，MD，Marmara University School of Medicine，Istanbul，Turkey.）

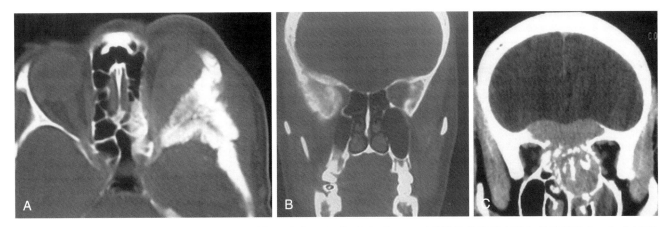

图 13-8　前颅窝脑膜瘤骨质受损发生率高。在轴位（**A**）和冠位（**B**）像上，可见蝶骨嵴脑膜瘤引起的骨质增生，如此例所示嗅沟脑膜瘤（**C**），常能看到侵及鼻旁窦。（Courtesy of Canan Erzan，MD，Marmara University School of Medicine，Istanbul，Turkey.）

窄^[111]。3D CT 血管造影可显示由于脑膜瘤包裹所致的不规则血管壁（图 13-12C）。动态 CT 扫描可用来鉴别强化的大血管与肿瘤^[53]。

在 3D CT 血管造影的晚期，常规 CT 静脉成像可显示脑的大静脉和静脉窦受压或移位^[54]（图 13-12D，E）；然而，若肿瘤与静脉窦同时期强化程度

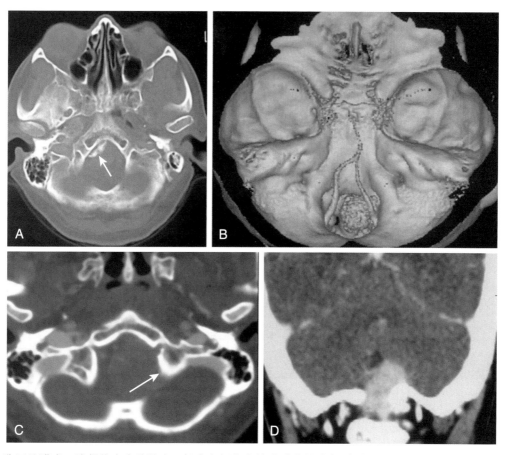

图 13-9 枕大孔区脑膜瘤。该部位有多种肿瘤，但瘤内钙化支持脑膜瘤的诊断（**A**），CT 3D 血管成像显示了肿瘤与周围骨质及后循环血管的关系（**B**），可见邻近枕骨的增生（**C**）及肿瘤和枕骨大孔的关系（**D**）。（Courtesy of Canan Erzan，MD，Marmara University School of Medicine，Istanbul，Turkey.）

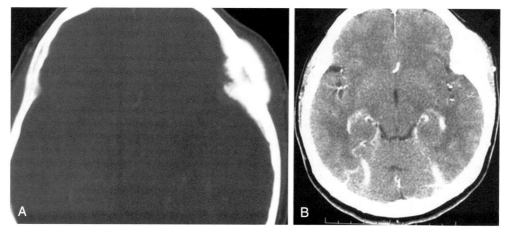

图 13-10 颅骨脑膜瘤导致伴骨皮质溶解的骨质增生（**A**），与扁平斑片状脑膜瘤不同，它不伴软组织占位影（**B**）。（Courtesy of Canan Erzan，MD，Marmara University School of Medicine，Istanbul，Turkey.）

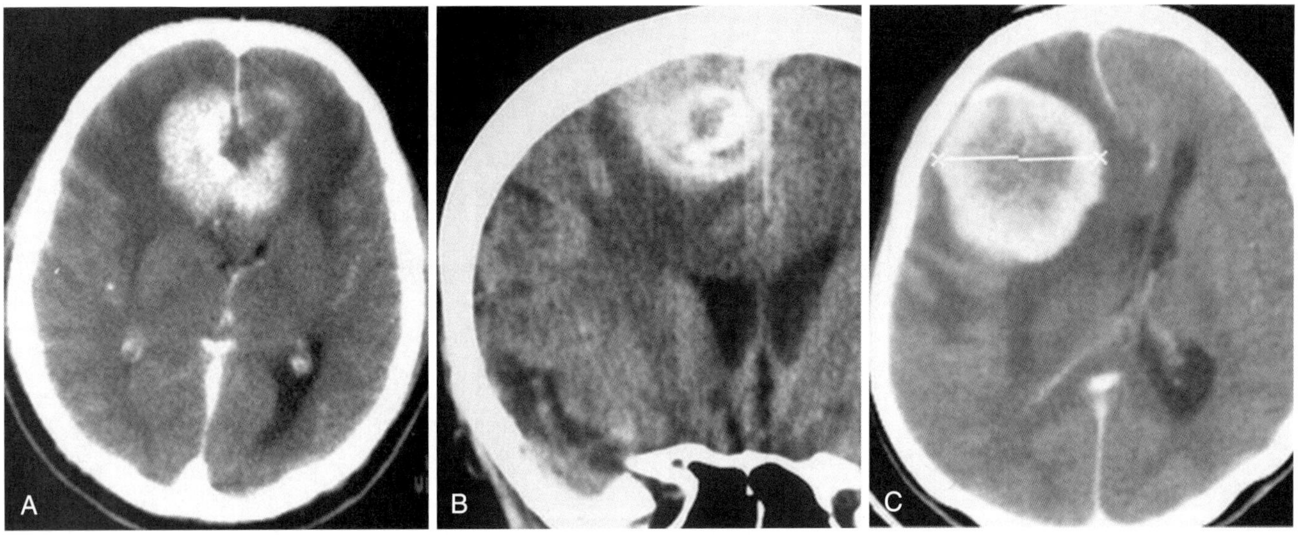

图 13-11　脑膜瘤引起明显瘤周水肿。某些部位的脑膜瘤，如前颅底脑膜瘤有很高的瘤周水肿发生率（**A**），水肿的程度与肿瘤的大小和病理无关，水肿引起的占位效应和中线移位程度可轻（**B**）可重（**C**）。（Courtesy of Canan Erzan，MD，Marmara University School of Medicine，Istanbul，Turkey.）

相同，则难以显出受侵的静脉窦[54]。脑膜瘤的颅底 X 线片可显示扩大的脑膜血管孔和因静脉充血所致的扩大的压迹[10,11]，同样的，3D CT 重建也可见此征象。

脑膜瘤的 CT 鉴别诊断

　　脑膜瘤占所有颅内肿瘤的 13% ~ 26%[15]，因此是神经外科的常见肿瘤。有趣的是，大部分的良性脑膜瘤却有不同的影像学表现[1]。因此需与许多其他肿瘤、炎性病变、感染性病变和血管性病变以及一些非病理性的改变相鉴别。

　　一些颅骨肿瘤和轴内或轴外肿瘤均与脑膜瘤有相似的 CT 表现[55]。骨瘤、成骨细胞瘤和软骨瘤均可发生于大脑镰；恶性间叶细胞肿瘤，如镰旁肉瘤亦与脑膜瘤相似；嗜酸性肉芽肿、皮样囊肿、浆细胞瘤、动脉瘤性骨囊肿及巨细胞瘤和转移癌都会引起与脑膜瘤所致相似的局灶性骨质损害。与脑膜瘤所致的弥散性骨质增生相比，骨瘤或成骨细胞瘤更加局灶、密度高、界限清；而骨纤维异常增殖症则骨髓腔更宽，骨皮质更薄。尽管偶有不均匀的骨质硬化，但骨纤维异常增殖症的典型 CT 表现为均一、毛玻璃状；而脑膜瘤常侵及骨皮质并伴骨质外软组织增强影。单发脑膜转移瘤，尤其在继发骨质改变

时[56]，与脑膜瘤最难鉴别。颅底骨质放射状增生可见于脑膜瘤、血管瘤、浆细胞瘤、白血病浸润、骨肉瘤、尤文肉瘤和弥漫性溶血性贫血[57]。前列腺癌骨转移与颅骨内脑膜瘤的鉴别诊断也极具挑战性；而白血病所致的继发性软脑膜浸润则常表现为多发的强化小结节。

　　常见的轴外肿瘤（如神经鞘瘤）与脑膜瘤相似[58]，位于小脑脑桥区时更不易鉴别[38,58,59]。神经鞘瘤的影像学表现为：肿瘤长入内听道内，几无钙化，且不伴有明显骨质破坏或增生；而脑膜瘤影像学表现为：小脑脑桥角池内，肿瘤明显、均一强化，广基与岩骨相连，可有局灶性明显钙化且常伴有颅骨继发改变。CT 可以显示肿瘤的形态、骨质的改变并行内听道测量[60]。其他的轴外肿瘤（如神经纤维瘤），呈中度强化，多发生于椎管内或颅颈交界区，尤其伴有多发性神经纤维瘤病时，其影像学表现与枕大孔区或颈静脉孔区脑膜瘤极相似。血管外皮细胞瘤罕见，其影像学表现与显著强化的脑膜瘤相似[55,61]，但 CT 血管成像可显示该肿瘤的明显血管化。

　　需要与脑膜瘤鉴别的轴内肿瘤为：胶质瘤、血管网织细胞瘤和颅咽管瘤。有时，脑膜瘤出现瘤内坏死，CT 影像上与胶质瘤鉴别困难[62,63]。当血管网织细胞瘤与软脑膜相连时，与小脑囊性脑膜瘤鉴别困难；此时，显著强化的附壁结节，而非全囊壁强

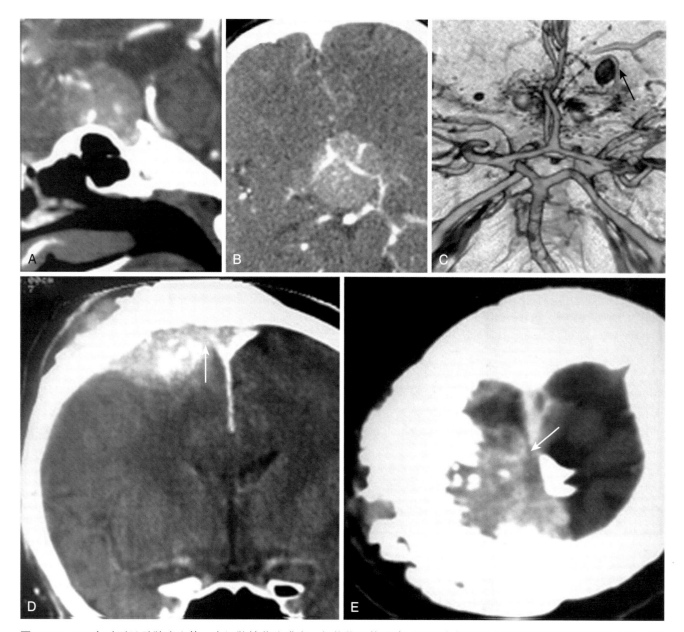

图 13-12 CT 有时可显示肿瘤血管。本组鞍结节脑膜瘤，矢状位血管重建可见肿瘤与颈内动脉和基底动脉的关系 (**A**)，以及与颈内动脉主要分支的关系，鞍结节 (**B**) 或小的额叶底面 (**C**) 脑膜瘤上方大脑前动脉的分支被拉伸。CT 也可显示静脉受侵的情况，如本组矢状窦旁脑膜瘤侵及上矢状窦 (**D**)。对比两侧窦壁 (**D**)，也可见上矢状窦完全受侵 (**E**)。(Courtesy of Canan Erzan，MD，Marmara University School of Medicine，Istanbul，Turkey.)

化有助于血管网状细胞瘤的诊断。钙化的颅咽管瘤与鞍结节脑膜瘤相似；CT 3D 重建可很好的显示其原发部位，同时还能显示邻近骨质的变化，均有助于诊断。

炎性病变（如肉芽肿和结核）常见于鞍上池内，与鞍结节脑膜瘤相似 [64]；这些病变，特别是结核瘤可以像脑膜瘤一样钙化，但其多发。而结节病、结核性或真菌性肉芽肿均可引起脑膜炎症从而在 CT 影像上表现为脑脊膜广泛增厚且明显强化，此种改变与脑膜瘤的脑膜尾征明显不同。

慢性脑叶内出血与凸面脑膜瘤相似，但多层 CT 重建可显示脑叶出血为轴内病变，而凸面脑膜瘤明显强化且伴骨质改变 [65]。同样，伴血栓形成及部分钙化的巨、大型脑内动脉瘤也与伴钙化的海绵窦动脉瘤相似。有时，硬脑膜动静脉畸形也与脑膜瘤相似[66]。CT 血管成像可以显示脑膜瘤的滋养和供血血管及动脉瘤的载瘤动脉。

　　总之，由于脑膜瘤具有多样和不典型的影像特征，故其鉴别诊断复杂，联合应用 CT 和 MRI 可提高脑膜瘤影像学诊断的敏感性和特异性。

参考文献

[1] Russell EJ, George AE, Kricheff II, Budzilovich G. Atypical computed tomography features of intracranial meningioma: radiological-pathological correlation in a series of 131 consecutive cases. Radiology 1980;135:673–82.

[2] Williams AL, Haughton VM. Cranial Computerized Tomography. St. Louis: Mosby; 1985.

[3] Ketonen L. Computerized tomography for diagnosis of supratentorial tumors. Acta Neurol Scand Suppl 1978;67:153–64.

[4] Oransky I, Sir Godfrey N. Hounsfield. Lancet 2004;364:1032.

[5] Claveria L, Sutton D, Tress BM. The radiological diagnosis of meningiomas, the impact of EMI scanning. Br J Radiol 1977; 50:15–22.

[6] Matsumoto M, Kodama N, Sakuma J, et al. 3D-CT arteriography and 3D-CT venography: the separate demonstration of arterial-phase and venous-phase on 3D-CT angiography in a single procedure. AJNR Am J Neuroradiol 2005;26:635–41.

[7] Matsumoto M, Kodama N, Endo Y, et al. Dynamic 3D-CT angiography. AJNR Am J Neuroradiol 2007;28:299–304.

[8] Tomandl BF, Hammen T, Klotz E, Ditt H, Stemper B, Lell M. Bone-subtraction CT angiography for the evaluation of intracranial aneurysms. AJNR Am J Neuroradiol 2006;27:55–9.

[9] Linton OW, Mettler Jr FA. National conference on dose reduction in CT, with an emphasis on pediatric patients. AJR Am J Roentgenol 2003;181:321–9.

[10] Osborn AG. Diagnostic Neuroradiology. St. Louis: Mosby; 1994.

[11] Taveras JM. Neuroradiology. 3rd ed. Baltimore: Williams & Wilkins; 1996.

[12] Osborn AG. Brain tumors and tumorlike masses: classification and differential diagnosis. In: Osborn AG, editor. Diagnostic Neuroradiology. St. Louis: Mosby, 1994. p. 401–528.

[13] Higer HP, Pedrosa P, Schuth M. MR imaging of cerebral tumors: state of the art and work in progress. Neurosurg Rev 1989;12:91–106.

[14] George AE, Russell EJ, Kricheff II. White matter buckling: CT sign of extraaxial intracranial mass. AJR Am J Roentgenol 1980; 135:1031–6.

[15] Louis DN, Scheithauer BW, Budka H, von Deimling A, Kepes JJ. In: Kleihues P, Cavenee WK, editors. Meninigomas. Lyon: The WHO Classification of Tumors of the Nervous System; 2002. p. 176–84.

[16] Pamir MN, Erbengi A, Zileli T, Ozgen T. Diagnostic features and efficacy of cranial computerized tomography in intracranial meningiomas. Cerrahpasa Tip Fakultesi Dergisi 1983;1983:47.

[17] Mautner VF, Lindenau M, Baser ME, et al. The neuroimaging and clinical spectrum of neurofibromatosis 2. Neurosurgery 1996;38: 880–5; discussion 885–6.

[18] Louis DN, Ramesh V, Gusella JF. Neuropathology and molecular genetics of neurofibromatosis 2 and related tumors. Brain Pathol 1995;5:163–72.

[19] New PF, Hesselink JR, O'Carroll CP, Kleinman GM. Malignant meningiomas: CT and histologic criteria, including a new CT sign. AJNR Am J Neuroradiol 1982;3:267–76.

[20] Kim KS, Rogers LF, Lee C. The dural lucent line: characteristic sign of hyperostosing meningioma en plaque. AJR Am J Roentgenol 1983;141:1217–21.

[21] Gouliamos AD, Jimenez JP, Goree JA. Computed tomography and skull radiography in the diagnosis of calcified brain tumor. AJR Am J Roentgenol 1978;130:761–4.

[22] Vassilouthis J, Ambrose J. Computerized tomography scanning appearances of intracranial meningioma. An attempt to predict the histological features. J Neurosurg 1979;50:320–7.

[23] Elmaci L, Ekinci G, Kurtkaya O, Sav A, Pamir MN. Tumor in tumor: metastasis of breast carcinoma to intracranial meningioma. Tumori 2001;87:423–7.

[24] Kepes JJ. Lipidized meningothelial tumor cells in "xanthomatous" meningioma express macrophage antigen. J Neuropathol Exp Neurol 1994;53:384–8.

[25] Goldsher D, Litt AW, Pinto RS, Bannon KR, Kricheff II. Dural "tail" associated with meningiomas on Gd-DTPA-enhanced MR images: characteristics, differential diagnostic value, and possible implications for treatment. Radiology 1990;176:447–50.

[26] Rohringer M, Sutherland GR, Louw DF, Sima AA. Incidence and clinicopathological features of meningioma. J Neurosurg 1989; 71:665–72.

[27] Nakasu S, Nakasu Y, Nakajima M, Matsuda M, Handa J. Preoperative identification of meningiomas that are highly likely to recur. J Neurosurg 1999;90:455–62.

[28] Sheporaitis LA, Osborn AG, Smirniotopoulos JG, Clunie DA, Howieson J, D'Agostino AN. Intracranial meningioma. AJNR Am J Neuroradiol 1992;13:29–37.

[29] Simpson D. Recurrence of intracranial meningiomas after surgical treatment. J Neurol Neurosurg Psychiatry 1957;20:22–39.

[30] Pieper DR, Al-Mefty O, Hanada Y, Buechner D. Hyperostosis associated with meningioma of the cranial base: secondary changes or tumor invasion. Neurosurgery 1999;44:742–6.

[31] Alvarez F, Roda JM, Perez Romero M, Morales C, Sarmiento MA, Blazquez MG. Malignant and atypical meningiomas: a reappraisal of clinical, histological, and computed tomographic features. Neurosurgery 1987;20:688–94.

[32] Kim EY, Weon YC, Kim ST, et al. Rhabdoid meningioma: clinical features and MR imaging findings in 15 patients. AJNR Am J Neuroradiol 2007;28:1462–5.

[33] Terstegge K, Schorner W, Henkes H, Heye N, Hosten N, Lanksch WR. Hyperostosis in meningiomas: MR findings in patients with recurrent meningioma of the sphenoid wings. AJNR Am J Neuroradiol 1994; 15:555–60.

[34] Mirimanoff RO, Dosoretz DE, Linggood RM, Ojemann RG, Martuza RL. Meningioma: analysis of recurrence and progression following neurosurgical resection. J Neurosurg 1985;62:18–24.

[35] Nakamura M, Struck M, Roser F, Vorkapic P, Samii M. Olfactory groove meningiomas: clinical outcome and recurrence rates after tumor removal through the frontolateral and bifrontal approach. Neurosurgery 2007;60:844–52; discussion 844–52.

[36] Hamilton BE, Salzman KL, Patel N, et al. Imaging and clinical characteristics of temporal bone meningioma. AJNR Am J Neuroradiol 2006;27:2204–9.

[37] Macdonald AJ, Salzman KL, Harnsberger HR, Gilbert E, Shelton C. Primary jugular foramen meningioma: imaging appearance and differentiating features. AJR Am J Roentgenol 2004;182:373–7.

[38] Nakamura M, Roser F, Mirzai S, Matthies C, Vorkapic P, Samii M. Meningiomas of the internal auditory canal. Neurosurgery 2004;55: 119–27; discussion 127–8.

[39] Asaoka K, Barrs DM, Sampson JH, McElveen Jr JT, Tucci DL, Fukushima T. Intracanalicular meningioma mimicking vestibular schwannoma. AJNR Am J Neuroradiol 2002;23:1493–6.

[40] Carvalho GA, Matthies C, Tatagiba M, Eghbal R, Samii M. Impact of computed tomographic and magnetic resonance imaging findings on surgical outcome in petroclival meningiomas. Neurosurgery 2000;47:1287–94; discussion 1294–5.

[41] Van Havenbergh T, Carvalho G, Tatagiba M, Plets C, Samii M. Natural history of petroclival meningiomas. Neurosurgery 2003;52: 55–62; discussion 62–4.

[42] Pamir MN, Kilic T, Ozduman K, Ture U. Experience of a single institution treating foramen magnum meningiomas. J Clin Neurosci

2004;11:863–7.

[43] Arana E, Diaz C, Latorre FF, et al. Primary intraosseous meningiomas. Acta Radiol 1996;37:937–42.

[44] Agrawal V, Ludwig N, Agrawal A, Bulsara KR. Intraosseous intracranial meningioma. AJNR Am J Neuroradiol 2007;28:314–5.

[45] Tokgoz N, Oner YA, Kaymaz M, Ucar M, Yilmaz G, Tali TE. Primary intraosseous meningioma: CT and MRI appearance. AJNR Am J Neuroradiol 2005;26:2053–6.

[46] Ammirati M, Mirzai S, Samii M. Primary intraosseous meningiomas of the skull base. Acta Neurochir (Wien) 1990;107:56–60.

[47] Crawford TS, Kleinschmidt-DeMasters BK, Lillehei KO. Primary intraosseous meningioma. Case report. J Neurosurg 1995;83:912–5.

[48] Som PM, Sachdev VP, Sacher MM, Stollman AL, Lawson W. Intrafrontal sinus primary meningioma. Neuroradiology 1991;33:251–2.

[49] Goldman CK, Bharara S, Palmer CA, et al. Brain edema in meningiomas is associated with increased vascular endothelial growth factor expression. Neurosurgery 1997;40: 1269–77.

[50] Kilic T, Bayri Y, Ozduman K, et al. Tenascin in meningioma: expression is correlated with anaplasia, vascular endothelial growth factor expression, and peritumoral edema but not with tumor border shape. Neurosurgery 2002;51:183–92; discussion 192–3.

[51] Ide M, Jimbo M, Kubo O, Yamamoto M, Takeyama E, Imanaga H. Peritumoral brain edema and cortical damage by meningioma. Acta Neurochir Suppl (Wien) 1994;60:369–72.

[52] Sklar EM, Schatz NJ, Glaser JS, Sternau L, Seffo F. Optic tract edema in a meningioma of the tuberculum sellae. AJNR Am J Neuroradiol 2000;21:1661–3.

[53] Hirsch WL Jr, Hryshko FG, Sekhar LN, et al. Comparison of MR imaging, CT, and angiography in the evaluation of the enlarged cavernous sinus. AJR Am J Roentgenol 1988;151:1015–23.

[54] Wetzel SG, Kirsch E, Stock KW, Kolbe M, Kaim A, Radue EW. Cerebral veins: comparative study of CT venography with intraarterial digital subtraction angiography. AJNR Am J Neuroradiol 1999;20: 249–55.

[55] Johnson MD, Powell SZ, Boyer PJ, Weil RJ, Moots PL. Dural lesions mimicking meningiomas. Hum Pathol 2002;33:1211–26.

[56] Laidlaw JD, Kumar A, Chan A. Dural metastases mimicking meningioma. Case report and review of the literature. J Clin Neurosci 2004;11:780–3.

[57] Isla A, Alvarez F, Gutierrez M, Gamallo C, Garcia-Blazquez M, Vega A. Primary cranial vault lymphoma mimicking meningioma. Neuroradiology 1996;38:211–3.

[58] Louw D, Sutherland G, Halliday W, Kaufmann J. Meningiomas mimicking cerebral schwannoma. J Neurosurg 1990;73:715–9.

[59] Jackler RK, Parker DA. Radiographic differential diagnosis of petrous apex lesions. Am J Otol 1992;13:561–74.

[60] Naidich TP, Lin JP, Leeds NE, et al. Computed tomography in the diagnosis of extra-axial posterior fossa masses. Radiology 1976; 120:333–9.

[61] Kochanek S, Schroder R, Firsching R. Hemangiopericytoma of meninges. I. Histopathological variability and differential diagnosis. Zentralbl Neurochir 1986;47:183–90.

[62] Amundsen P, Dugstad G, Syvertsen AH. The reliability of computer tomography for the diagnosis and differential diagnosis of meningiomas, gliomas, and brain metastases. Acta Neurochir (Wien) 1978; 41:177–90.

[63] Steinhoff H, Lanksch W, Kazner E, et al. Computed tomography in the diagnosis and differential diagnosis of glioblastomas. A qualitative study of 295 cases. Neuroradiology 1977;14:193–200.

[64] Sandhu FA, Schellinger D, Martuza RL. A vascular sarcoid mass mimicking a convexity meningioma. Neuroradiology 2000;42:195–8.

[65] Schwartz A, Gass A, Hennerici M. Stroke vignette. Epidural hematoma and hemorrhagic infarction mimicking a left temporal meningioma. Cerebrovasc Dis 1999;9:251–2.

[66] Perry JR, Tucker WS, Chui M, Bilbao JM. Dural cavernous hemangioma: an under-recognized lesion mimicking meningioma. Can J Neurol Sci 1993;20:230–3.

脑膜瘤的 MRI 评价

Canan Erzen,
Alp Dinçer
吉宏明 译

概　述

MRI 是脑膜瘤术前诊断的新技术，标准 MRI 的诊断精度约为 95%，而对比增强 MRI 更易发现脑膜瘤并使其在影像学上更具特征[1]。如此高的诊断率归因于 MRI 的独特技术，本章将描述众多的脑膜瘤 MRI 特征。

常用的 MRI 序列

许多医学中心采用传统的磁共振成像序列，多平面的 T1、T2 加权像及 5mm 层厚的 T1 加权像，即可提供足够的影像信息明确脑膜瘤的诊断并完善其术前形态的评估。然而，特殊部位的脑膜瘤，如肿瘤位于鞍旁或小脑脑桥角时，则需要较高的空间分辨率。此时，需采用较通常脑部扫描更薄的层厚（2～3mm）与更多的扫描层面，以达到更精的分辨率。同时此方法不仅可准确定位脑膜瘤，还有助于辨别其邻近的血管和脑神经结构。

尽管在后颅凹肿瘤的增强方面表现欠佳，但自旋回波（SE）仍是获得强化前后 T1 加权的标准序列。然而，涡自旋回声（TSE）或者快速自旋回波（FSE）

则是 T2 加权 FLAIR 的首选技术。T2 加权 FLAIR 现已是常规脑部 MRI 的一部分，其权重的 T2 抑制了自由水而凸显了脑表面或脑室内的脑膜瘤。对比强化后高空间分辨 3D GRE T1 加权像也可作为常规的脑部 MRI 成像工具，尤其对于后颅窝占位，可利用多层实时后处理获得无伪影（artefact-free）成像，此外流序列还可较好显示脑膜瘤的血管结构。

当脑膜瘤在眶内和髓质骨内时，增强后脂肪饱和（Fat-saturation）技术可用以鉴别肿瘤及其周脂质。对于增强前 T1 呈高信号的脑膜瘤该技术也可很好地鉴别其瘤内脂肪。

钙化与出血有时在 MRI 常规序列上难以鉴别，而梯度重聚回波 T2*（GRE T2*）特有的磁敏感性可用作二者的常规鉴别手段。此外，3D GRE 序列时相和磁敏感加权成像（susceptibility weighted imaging，SWI）对鉴别出血与钙化也非常灵敏。

与硬脑膜有关的脑膜瘤 MRI 表现

脑膜瘤起源于贴附于硬脑膜内层的蛛网膜脑膜上皮细胞，MRI 可以显示脑膜瘤与硬脑膜的密切关系。正常的硬脑膜为无神经元的结缔组织，T1、T2 序列上表现为紧邻颅骨内板下方的薄层低信号影（图 14-1）。注射造影剂后，硬脑膜、大脑镰、小脑幕和海绵窦呈层状不连续强化（图 14-2）[2]。MRI 所显示的硬脑膜及其邻近的脑膜瘤可提示其系轴外病变以及脑膜瘤的生发部位。在这方面，MRI 优于 CT 成像，因为 CT 上，颅骨与强化的硬脑膜均显示为高密度影，无法彼此分辩。对于硬脊（脑）膜病理变化的显示，MRI 较 CT 敏感 2～3 倍[3]。脑膜瘤与硬脑膜的粘连通常为广基且夹角为钝角，提示其为轴外病变（图 14-2 和图 14-3）。与硬脊膜窄基的脑膜瘤极少见，

而此时邻近增宽的蛛网膜下腔可使其基底颈部显而易见。

硬脊膜和邻近肿瘤的颅骨内板病理性强化，均称为硬脊膜强化；其原因可能是异常的毛细血管通透性增加、局部血流量增加、水肿、肿瘤浸润硬脊膜和手术所致[2]。邻近脑膜瘤的局灶性硬脑膜强化随与肿瘤距离增加而逐渐平滑地变细，称为硬脑膜"尾征"（图 14-4）。52%～72% 的脑膜瘤 MRI 可现此征象，但它并非脑膜瘤特有，淋巴瘤、肉瘤、神经鞘瘤、转移瘤、神经梅毒和血管外皮细胞瘤均可出现此征[4-10]。非增强扫描时，脑膜"尾征"还可

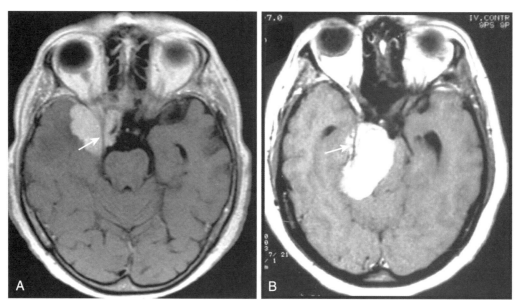

图 14-1　T1 加权像增强扫描，相对于明显强化的脑膜瘤，硬膜呈线状低信号；如图海绵窦脑膜瘤（**A**）和岩斜区脑膜瘤（**B**）。（Courtesy of Canan Erzan, MD, Marmara University School of Medicine, Istanbul, Turkey.）

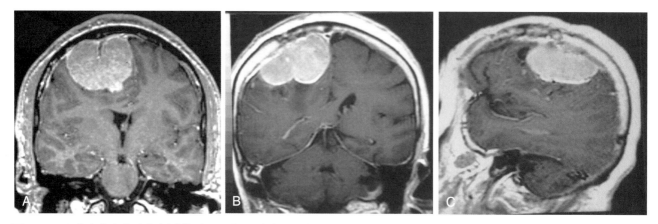

图 14-2　显示脑膜瘤宽基与硬膜粘连，而邻近肿瘤的硬膜呈线状增强，增厚如小脑幕。（图 **A** 和图 **B** 为冠状位；图 **C** 为矢状位，CE T1 加权像）。（Courtesy of Canan Erzan, MD, Marmara University School of Medicine, Istanbul, Turkey.）

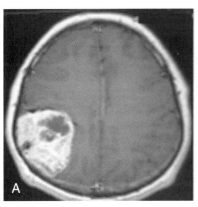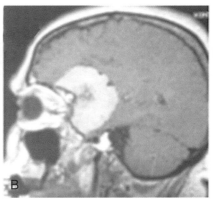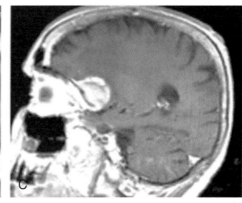

图 14-3　脑膜瘤与其粘连的硬膜夹角为钝角，反映其广基与轴外的特性。（图 **A** 为轴位；图 **B** 和图 **C** 为矢状位，CE T1 加权像）。（Courtesy of Canan Erzan, MD, Marmara University School of Medicine, Istanbul, Turkey.）

见于 MR FLAIR 成像，在此序列中，脑膜瘤和脑膜"尾征"均可显现，但后者较肿瘤信号更高[11]。

脑膜瘤轴外占位征象

轴外占位征象是重要的影像学征象，但当肿瘤与硬脑膜关系不清时，该征象不易判断（图 14-5）。肿瘤与脑组织间的脑脊液界面是另一轴外占位征象（图 14-6）。有时，脑膜瘤周蛛网膜下腔可扩大呈囊状。还有一种脑膜瘤轴外占位征象：邻近脑皮质"锁扣"征和脑白质挤压征（图 14-7）。

脑膜瘤边界与形态

脑膜瘤边界与形态通常规则，边缘锐利，且作为轴外肿瘤其周边有脑脊液环（图 14-8）。尽管系轴外肿瘤，脑膜瘤仍可突入邻近脑皮质，呈不规则的边缘；边缘向外分叶状生长的脑膜瘤，被称为"蘑菇形"脑膜瘤（图 14-9）。

脑膜瘤强化的 MRI 表现

MRI 对比增强剂为钆螯合物，它可以缩短某些组织的 T1 弛豫时间，从而在 T1 加权序列上升高其

信号强度，尤其可以提高残余、复发和多发脑膜瘤的 MRI 检出率[12]。早期的 MRI 未行增强扫描，一些在 T1 和 T2 序列上与脑组织信号相同的脑膜瘤未被检出[1]。所以常规增强扫描是提高脑膜瘤检出率所必需的。脑膜瘤 T1 信号质地均匀，T2 呈明显高信号（图 14-10）。伴有钙化、囊变、坏死和出血的脑膜瘤信号明显降低且质地不均匀（图 14-11）。强化与脑膜瘤病理分型无关[13]。对比增强剂是有效的影像诊断工具，但肾功能障碍的患者要慎用，肾纤维化与 MRI 对比增强剂的某些成分有关。

脑膜瘤水肿的 MRI 表现

尽管脑膜瘤属于轴外病变，但仍可导致轻到重度的血管源性脑白质水肿，其发生率可达 75%[14]。伴钙化的脑膜瘤血管源性脑水肿发生率低[15]。脑水肿的形成与许多因素有关，其中包括：脑膜瘤的形态、对邻近脑组织的机械性损伤、周围血管的受压、血管内生成因子的影响、肿瘤的表面积过大、瘤－脑界面受侵以及 T2 加权像脑膜瘤高信号等[14-16]。然而，脑膜瘤周水肿的确切机制目前尚不清楚，但弥散－张量成像等新技术可提供更多的信息。脑白质血管源性水肿表现为"指状"，T1 加权像显示低信号，FLAIR 和 T2 加权像显示均一高信号（图 14-12）。被包在水肿内的等信号小脑膜瘤需增强扫描方能显示。

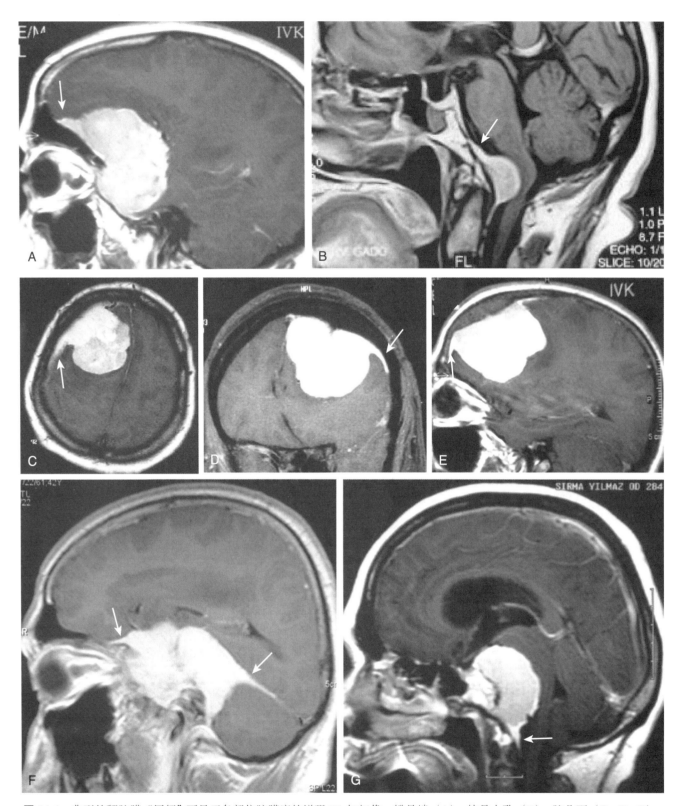

图 14-4 典型的硬脑膜"尾征"可见于各部位脑膜瘤的增强 T1 加权像。蝶骨嵴（**A**）、枕骨大孔（**B**）、脑凸面（**C**、**D**、**E**）、蝶岩斜区（**F**）、岩斜区（**G**）。（Courtesy of Canan Erzan, MD, Marmara University School of Medicine, Istanbul, Turkey.）

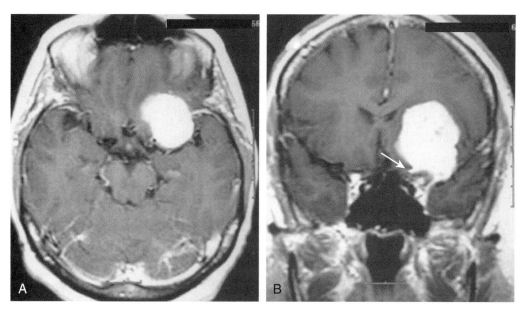

图 14-5　肿瘤与硬脑膜的关系有助于脑膜瘤的解剖分型。虽然在轴位增强 T1 加权像上脑膜瘤的真正来源未被辨识出来（**A**），但冠状位上其增生的前床突及该附着处的硬膜"尾征"（图 **B** 中箭头），表明它是床突脑膜瘤。（Courtesy of Canan Erzan, MD, Marmara University School of Medicine, Istanbul, Turkey.）

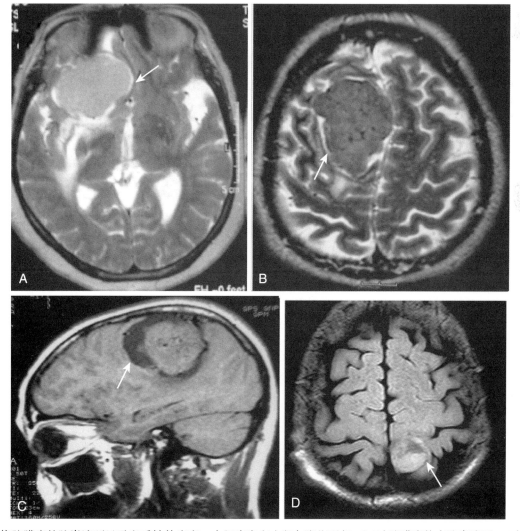

图 14-6　围绕脑膜瘤的脑脊液环显示它系轴外病变。本组床突（**A**）和大脑凸面（**B**、**C**、**D**）脑膜瘤均有脑脊液环，T2 加权像（**A**、**B**）呈高信号，T1 加权像（**C**）和 FLAIR 成像（**D**）呈低信号。（Courtesy of Canan Erzan, MD, Marmara University School of Medicine, Istanbul, Turkey.）

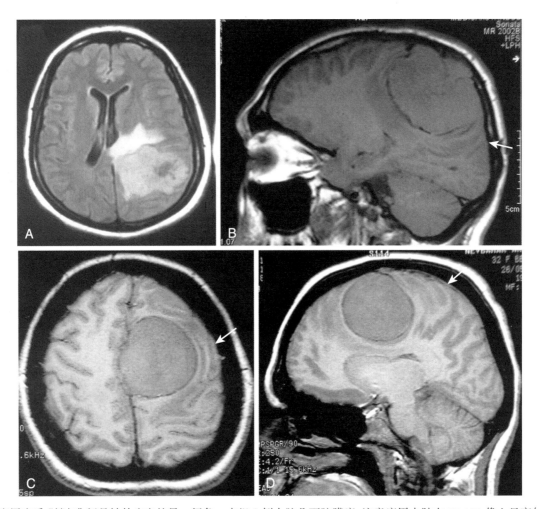

图 14-7　瘤周皮质"锁扣"征是轴外病变的另一征象。本组 3 例大脑凸面脑膜瘤,注意瘤周水肿在 FLAIR 像上呈高信号（A）,T1 加权像凸面脑膜瘤显示瘤周脑脊液间隙（B 图箭头）以及另外 1 例凸面脑膜瘤（C 与 D 图中箭头）。（Courtesy of Canan Erzan, MD, Marmara University School of Medicine, Istanbul, Turkey.）

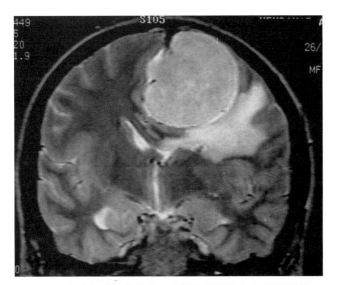

图 14-8　脑膜瘤系轴外肿瘤,通常与周围脑组织界限清楚、锐利、规则。本例为矢状窦旁脑膜瘤 T2 加权像。（Courtesy of Canan Erzan, MD, Marmara University School of Medicine, Istanbul, Turkey.）

脑膜瘤的 MRI 信号强度特征

　　人们对脑膜瘤的信号强度特点进行了广泛的研究,并与其病理分型相联系。Elster 及其同事发现,T1 加权像序列上,62% 的脑膜瘤与皮质等信号,38% 的脑膜瘤呈高信号,信号强度与组织病理无关（图 14-13）[17]。在质子像和 T2 加权像上,50% 的脑膜瘤与皮质等信号,40% 的脑膜瘤呈略高信号（图 14-14）[18]。75% 的脑膜瘤 T2 加权像信号强度可能与其病理亚型有关,信号强度的改变与病理相关[17]。纤维型脑膜瘤富有胶原基质,所以 T2 加权像呈低信号(图 14-15)。过渡型脑膜瘤富有砂粒体,所以 T2 加权像也呈低信号（图 14-16）。合体细胞型脑膜瘤微囊部分在 T2 加权像上呈高信号（图 14-

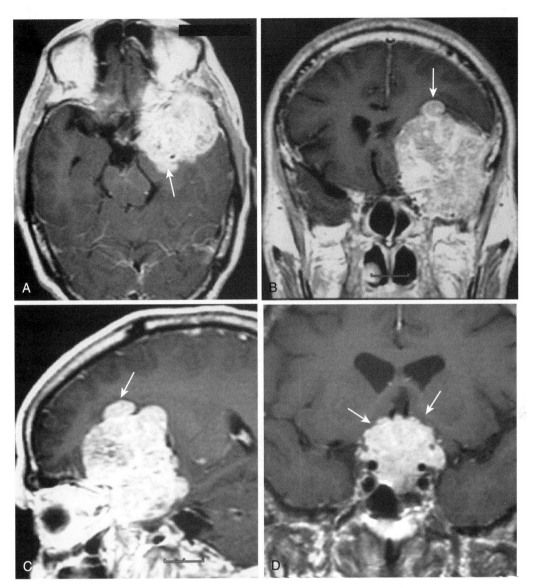

图 14-9　边缘不规则，有外生性结节称为蘑菇形脑膜瘤。本组增强 T1 加权像巨大蝶骨嵴脑膜瘤（**A**、**B**、**C**）和鞍结节脑膜瘤（**D**）。（Courtesy of Canan Erzan, MD, Marmara University School of Medicine, Istanbul, Turkey.）

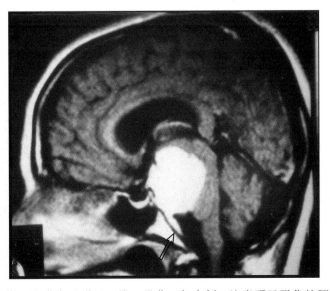

图 14-10　总之，增强 T1 加权像，脑膜瘤呈明显、均一强化。如本例，注意明显强化的硬膜尾征（箭头）。（Courtesy of Canan Erzan, MD, Marmara University School of Medicine, Istanbul, Turkey.）

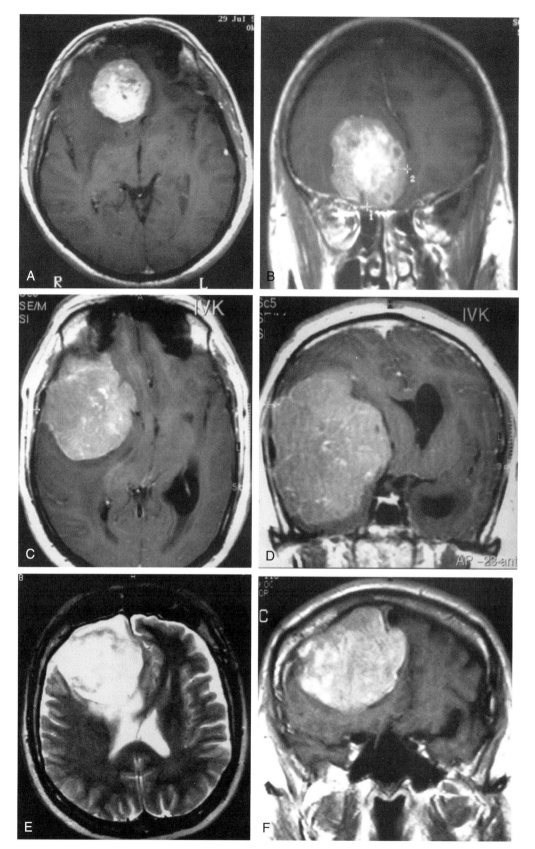

图 14-11 脑膜瘤内钙化和血管可致不均匀强化。嗅沟脑膜瘤（**A** 和 **B**）由于钙化和明显的瘤内血管，增强 T1 加权像显示瘤内信号不均匀。本例巨大蝶骨嵴脑膜瘤 MRI 也因瘤内血管而强化不均（**C** 和 **D**），还有微囊合体细胞型脑膜瘤也可以不均匀强化（**E** 和 **F**）。（Courtesy of Canan Erzan, MD, Marmara University School of Medicine, Istanbul, Turkey.）

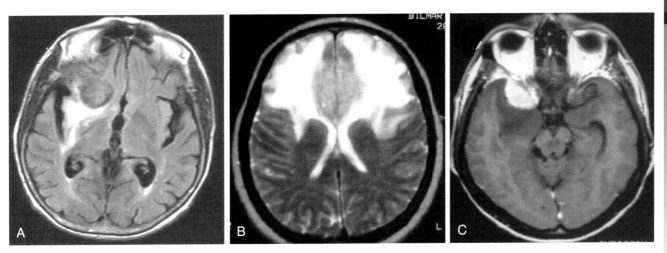

图 14-12　大部分脑膜瘤都有程度不同的瘤周水肿，且 MRI 的各序列均可显示。脑膜瘤周血管源性水肿 FLAIR 序列呈明显高信号（**A**），T2 加权像呈明显均一高信号（**B**）。水肿范围与肿瘤大小无关，很小的一个床突旁脑膜瘤可以产生明显的钩回水肿和肿胀（**C**）。（Courtesy of Canan Erzan, MD, Marmara University School of Medicine, Istanbul, Turkey.）

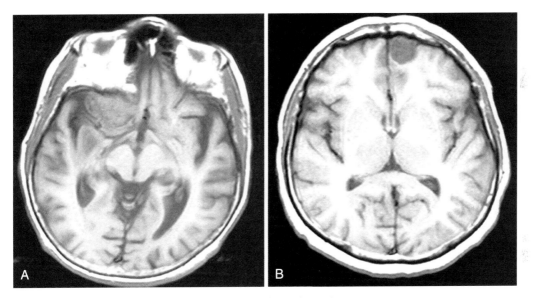

图 14-13　T1 加权像，脑膜瘤常与脑皮质等信号（**A**），有时低信号（**B**）。（Courtesy of Canan Erzan, MD, Marmara University School of Medicine, Istanbul, Turkey.）

11E, F)[13]。血管瘤型脑膜瘤富含细胞及血管，所以 T2 加权像呈斑状高信号（图 14-17）[13]。

　　Russel 及其同事的一组病例中，脑膜瘤坏死发生率为 14%，此时 T2 加权像表现为质地不均匀的高信号，而囊肿则表现为质地均匀的高信号（图 14-18）。非典型和恶性脑膜瘤的信号强度与良性脑膜瘤无差异[13]。最近 WHO 将透明细胞型脑膜瘤归类为 Ⅱ 级，认为它椎管内发生率高并易复发。如果脑膜瘤伴广泛的软脑膜强化，则要考虑透明细胞型脑膜瘤，并注意观察随访其侵袭性[20]。Kim 及其

同事研究了 15 例间变型横纹肌样型脑膜瘤，发现囊变占 38%、广泛水肿占 75%、骨质增生占 50% 以及骨质破坏 25%。同时作者认为，上述影像征象无助于鉴别高分级肿瘤或良性脑膜瘤[20]。

不常见的脑膜瘤 MRI 征象

　　15% 的脑膜瘤可表现为少见的 MRI 影像学征象，从而使诊断复杂化甚至导致误诊。脑膜瘤伴出

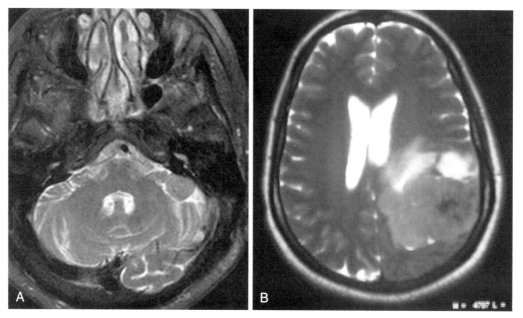

图 14-14　T2 加权像，脑膜瘤可与脑皮质等信号（**A**），或轻度低信号（**B**）。（Courtesy of Canan Erzan, MD, Marmara University School of Medicine, Istanbul, Turkey.）

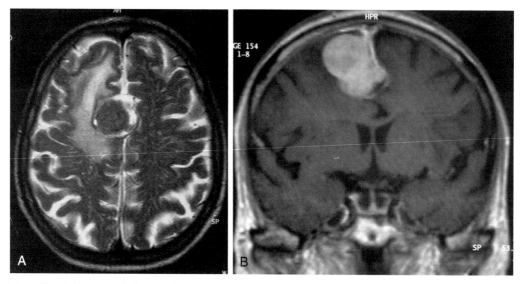

图 14-15　T2 加权像，纤维型脑膜瘤呈低信号（**A**），增强 T1 加权像不均匀强化（**B**）。（Courtesy of Canan Erzan, MD, Marmara University School of Medicine, Istanbul, Turkey.）

血，使 MRI 上产生出血的多种信号强度使其确诊困难[21]。瘤内出血伴瘤内坏死，在非 3T 以上的 MRI 上，用 T1 加权像 和 T2 加权像无法鉴别二者。T2 加权像序列，慢性出血呈低信号而肿瘤坏死为高信号；瘤内微小出血可利用 T2 加权梯度回波（GE）成像使其呈针状低信号。若脑膜瘤伴硬膜下、蛛网膜下腔或脑叶内出血时，此时的瘤外出血表现可导

致误诊；特别是非增强扫描时，脑膜瘤与其周出血信号一致。在 FLAIR 像上，蛛网膜下腔出血可呈脑沟内高信号；回顾文献发现有 33 例脑膜瘤伴同侧硬膜下血肿[22]。

有报道称，个别脑膜瘤内有脂肪蓄积或化生，称为"成脂肪细胞型"脑膜瘤，它表现为 T1 加权像高信号、T2 加权像轻度低信号[22]。

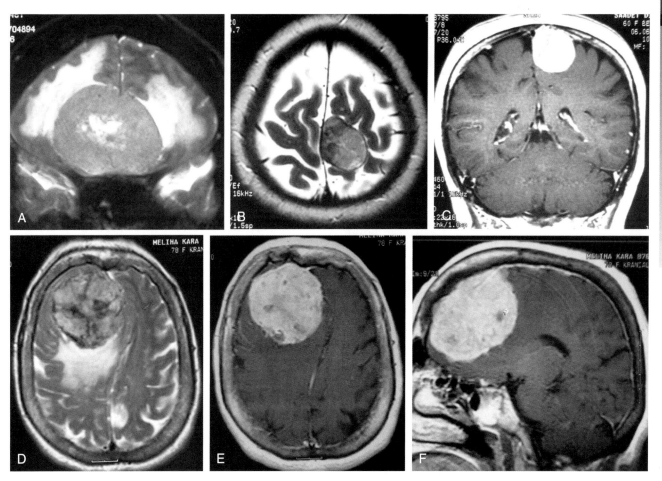

图 14-16　砂粒体型脑膜瘤，T2 加权像呈等、高混杂信号（**A**、**B**），增强 T1 加权像呈均一强化（**C**）；严重钙化的砂粒体型脑膜瘤，T2 加权像呈低信号（**D**），增强 T1 加权像呈不均一强化（**E**、**F**）。（Courtesy of Canan Erzan, MD, Marmara University School of Medicine, Istanbul, Turkey.）

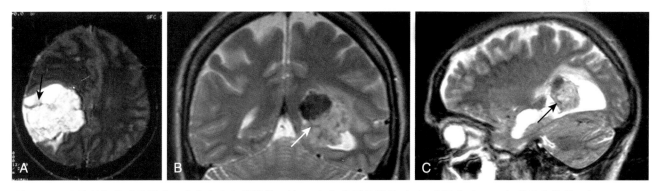

图 14-17　血管母细胞型脑膜瘤，瘤内富含血管结构，故 T2 加权像可见线状（**A**）或迂曲（**B**、**C**）的流空信号。（Courtesy of Canan Erzan, MD, Marmara University School of Medicine, Istanbul, Turkey.）

大多数脑膜瘤与硬脑膜宽基底，但有少数脑膜瘤与硬脑膜粘连甚窄，被称为"带蒂脑膜瘤"（图 14-19）。更少见者，有的脑膜瘤与硬脑膜毫无粘连，此影像表现常见于儿童。

还有文献报道，少数颅内外沟通型脑膜瘤，其内外两部分信号强度不同（图 14-20）。如颈静脉孔区脑膜瘤咽旁部分呈低信号、轻度强化；该影像表现与其病理和胶原蛋白含量高有关，而胶原蛋白含

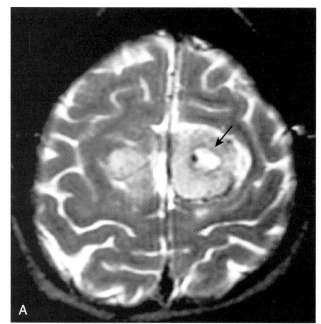

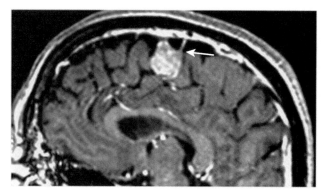

图 14-19 大多数脑膜瘤与硬膜宽基底，但有少数脑膜瘤与硬脑膜粘连其窄，被称为"带蒂脑膜瘤"。（Courtesy of Canan Erzan, MD, Marmara University School of Medicine, Istanbul, Turkey.）

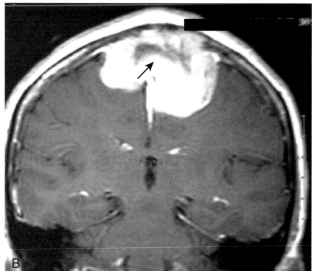

量增高则是由于成纤维细胞易迁移脑膜瘤颅外部分所致[23]。

囊性脑膜瘤不常见，但其术前影像有助于手术计划的制订。脑膜瘤囊变有三种类型。纯囊性变 T2 加权像表现为均匀高信号和 T1 加权像囊壁强化；此时要注意与囊性神经鞘瘤及囊性星形细胞瘤相鉴别（图 14-21）。第二种类型可能是由于肿瘤的坏死或退行性变产生不规则囊腔和囊壁所致，T2 加权像表现为不均匀高信号（图 14-22）。第三种也是最常见的脑膜瘤囊变类型为瘤外囊肿，此变形的囊肿可能是纯蛛网膜囊肿或由于蛛网膜粘连使脑脊液淤积所致（图 14-23）[24]。FLAIR 成像可用来鉴别囊肿与脑脊液，尤其是脑膜瘤瘤外囊肿[25]。

多发脑膜瘤发生率约 9%[26]。尽管常发生于神经纤维瘤病 II 型，但绝大多数多发脑膜瘤并不具有该病特征。而此时一定要行多层面对比增强扫描以防漏诊多发小脑膜瘤（图 14-24）[1]。总之，脑膜瘤可发生于具有脑膜上皮细胞的任何部位，譬如有蛛网膜的脑神经、脊椎管和脑室内。肿瘤的解剖部位也影响手术决策，因此，很有必要了解脑膜瘤典型的和不常见的发生部位。颅内脑膜瘤的发生部位依次为：大脑凸面、矢状窦旁、蝶骨嵴、前颅窝底、后颅窝、小脑脑桥角、岩斜区、斜坡脑室内和眶内（图 14-25）。然而，1% 的脑膜瘤可以发生于硬脑脊膜外或异位，故颅骨板障内、颅盖部头皮、鼻旁窦、咽旁间隙甚至胸腔纵隔内均可发生[27]。

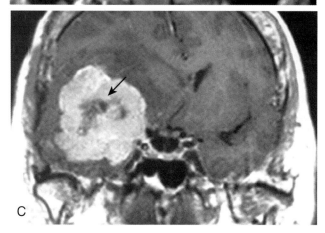

图 14-18 脑膜瘤坏死不常见，若有则表现为：T2 加权像高信号（**A**），增强像上不规则非强化区（**B**、**C**）。（Courtesy of Canan Erzan, MD, Marmara University School of Medicine, Istanbul, Turkey.）

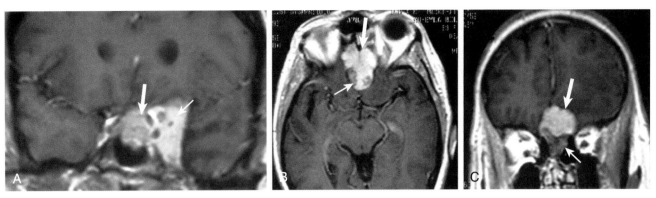

图 14-20　若脑膜瘤生长为颅内、外两部分，则其信号强度不同（大、小箭头）。一例海绵窦脑膜瘤增强 T1 加权像显示蝶窦部分强化不明显（**A**）；一例鞍结节脑膜瘤增强 T1 加权像显示筛窦部分为低信号（**B**、**C**）。（Courtesy of Canan Erzan, MD, Marmara University School of Medicine, Istanbul, Turkey.）

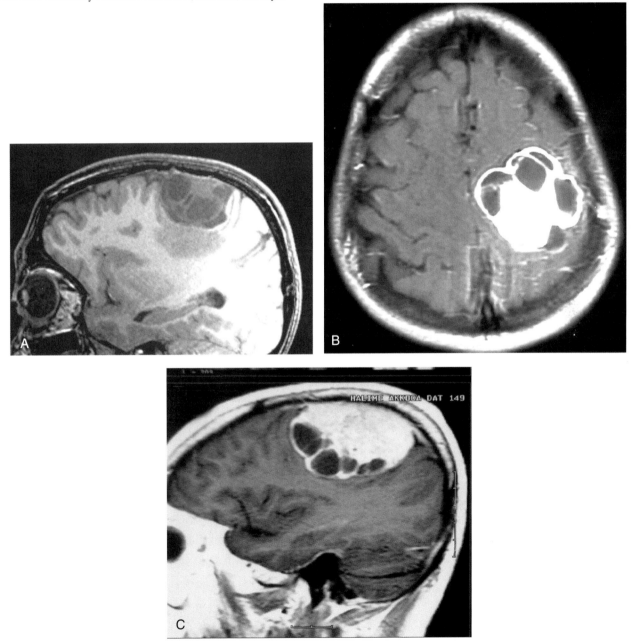

图 14-21　囊性脑膜瘤也不常见。一例大脑突面囊性脑膜瘤，平扫 T1 加权像（**A**）和增强 T1 加权像（**B**、**C**），囊壁强化有助于瘤内囊肿的诊断。（Courtesy of Canan Erzan, MD, Marmara University School of Medicine, Istanbul, Turkey.）

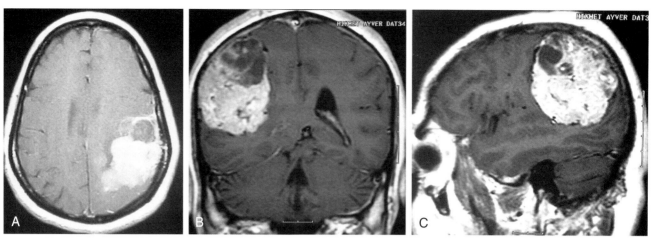

图 14-22　增强 T1 加权像（**A**、**B**、**C**），一例大脑突面囊性脑膜瘤，显示其外周部局灶性囊样变，质地不均匀，边缘不规则，说明是坏死所致，而非真性囊肿。（Courtesy of Canan Erzan, MD, Marmara University School of Medicine, Istanbul, Turkey.）

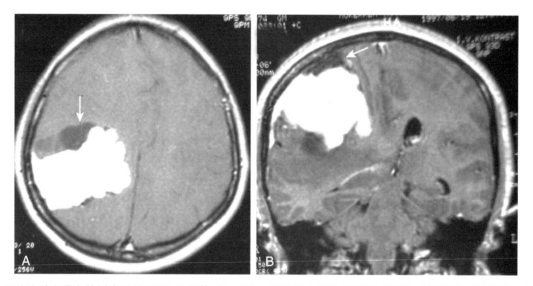

图 14-23　也可见到脑膜瘤外周囊肿增强 T1 加权像（**A**、**B**）。可能是由于脑脊液形成腔隙或蛛网膜囊肿所致。（Courtesy of Canan Erzan, MD, Marmara University School of Medicine, Istanbul, Turkey.）

脑膜瘤钙化和骨质改变的 MRI 影像特点

MRI 发现脑膜瘤钙化的能力有限。明显的钙化 T2 加权像呈低信号（图 14-26），但轻中度钙化 T1 加权像和 T2 加权像均不易发现。砂粒体 T1 加权像和 T2 加权像呈等信号；传统 MRI 成像中，瘤内血管表现为点状、线状低信号或流空效应。若未显出完整典型的血管形态，则信号流空还可见于钙化和出血。最近，GRE T2* 和 SWI 序列被广泛用来发现微小钙化。

脑膜瘤骨质变化的发生率占 25% ～ 48%[28-30]。其形式多样，表现为：骨质增生、骨质溶解和破坏，三种形式可单独或相互并存。脑膜瘤骨质变化诊断的金标准是高分辨率 CT，但所有骨质也应经 MRI 评估。正常的颅骨内外板 T1 和 T2 加权像呈无结构低信号，而富含脂肪的板障 T1 加权像呈高信号。骨质增生有时表现为增厚的低信号颅板，有时表现为不均匀高信号或强化（图 14-27）；但由于骨

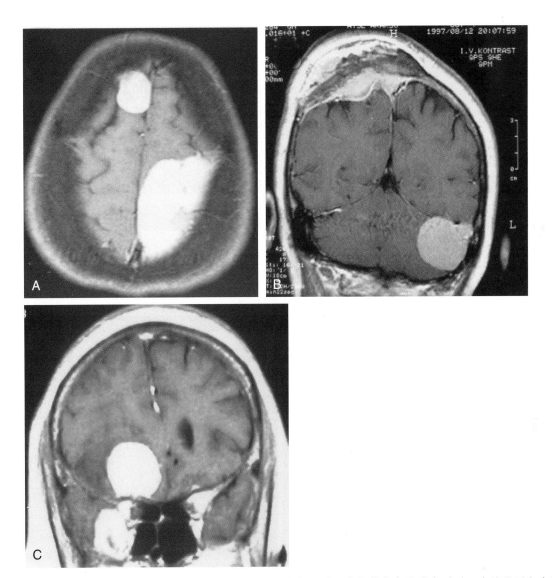

图 14-24 约 1/10 的脑膜瘤系多发。增强 T1 加权像：显示了两个相互独立的矢状窦旁脑膜瘤（**A**），大脑凸面和小脑幕脑膜瘤同存（**B**），蝶骨嵴与床旁脑膜瘤共存（**C**）。（Courtesy of Canan Erzan, MD, Marmara University School of Medicine, Istanbul, Turkey.）

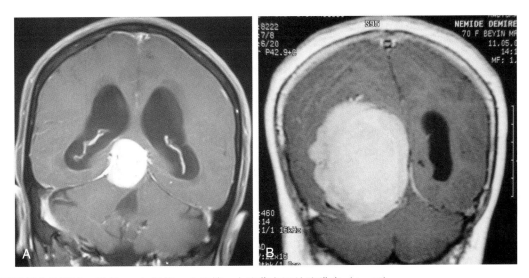

图 14-25 罕见部位脑膜瘤。增强 T1 加权像：大脑镰 - 小脑幕交汇处脑膜瘤（**A**、**B**）。

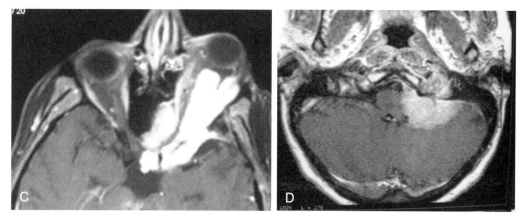

图 14-25 续　鼻旁窦内脑膜瘤（**C**），颈静脉孔区脑膜瘤（**D**）。（Courtesy of Canan Erzan, MD, Marmara University School of Medicine, Istanbul, Turkey.）

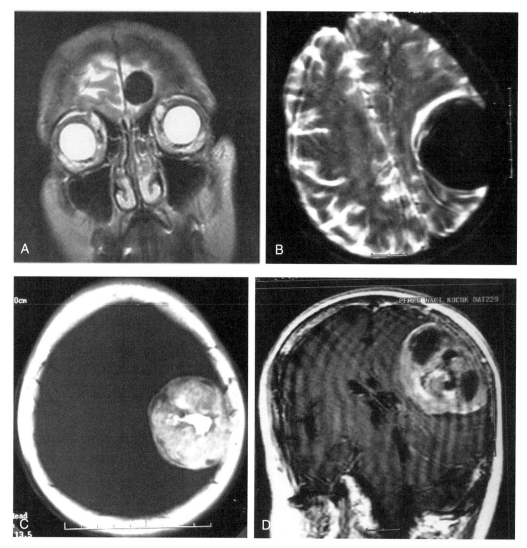

图 14-26　MRI 显示钙化有限。明显钙化 T2 加权像呈低信号（**A**、**B**）及相应 CT 所见（**C**），钙化的脑膜瘤可呈不均匀强化（**D**、**E**）及相应头颅侧位 X 线片（**F**）。

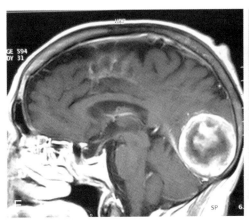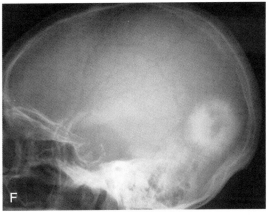

图 14-26 续　MRI 显示钙化有限。明显钙化 T2 加权像呈低信号（**A**、**B**）及相应 CT 所见（**C**），钙化的脑膜瘤可呈不均匀强化（**D**、**E**）及相应头颅侧位 X 线片（**F**）。(Courtesy of Canan Erzan, MD, Marmara University School of Medicine, Istanbul, Turkey.)

皮质和骨小梁在 MRI 上无信号，故骨质疏松和溶解不易分辨。若邻近肿瘤的颅骨内发现高信号，或脂肪抑制对比增强序列发现骨质强化，可诊断颅骨受肿瘤侵及而非刺激（图 14-28 和图 14-29）。

脑膜瘤瘤周血管的 MRI 影像表现

常规 MRI T1 和 T2 加权像可以显示血管结构的流空样变，无需血管造影，可显示脑膜瘤邻近血管的移位、包裹和狭窄（图 14-30）。有些静脉窦旁脑膜瘤，若窦内血液流速慢，则无流空效应致窦不显影，此时，需行 MRV（磁共振静脉成像）以了解是否有肿瘤所致的静脉窦狭窄或栓塞（图 14-31、图 14-32 和图 14-33）。

脑膜瘤的影像学鉴别诊断

脑膜瘤需与各种肿瘤和感染性占位病变相鉴别（图 14-34）。由于血管外皮细胞瘤也基于硬脊膜且易发生于镰旁，所以影像学上与脑膜瘤极相似，也有相同的 MRI 信号特征、瘤内出血、蘑菇状、富含血管及骨质受侵。所以要明确诊断必须行有创的血管造影[10]。

神经鞘瘤是第二种常见的轴外肿瘤，也常有囊变和出血，但少有钙化和骨质增生；如果靠近硬脊膜也可出现脑膜"尾征"。神经鞘瘤 T1 加权

像呈低信号，T2 加权像呈高信号；而脑膜瘤常与脑皮质信号接近。肉芽肿类疾病，如结节病、结核瘤、浆细胞肉芽肿以及脂质肉芽肿病（Eidheim chester disease，ECD）和罗 - 道病（Rosai-Dorfman disease）也可呈基于硬膜且与脑膜瘤信号相似的占位影；神经节神经胶质瘤和多形性黄色星形细胞瘤位置贴近小脑幕时与囊性脑膜瘤极相似。脑膜转移瘤、浆细胞瘤、淋巴瘤和白血病脑膜浸润除了多发外，单个病灶也与脑膜瘤极相似。邻近小脑幕的血管性病变，如海绵窦海绵状血管瘤也易被误诊为脑膜瘤；脑室内脑膜瘤与脉络丛乳头状瘤影像相似，但后者常伴脑积水；侵入脑内的脑膜瘤易被误诊为轴内肿瘤，尤其脑膜瘤具有非典型特征时。在上述易混淆的情况下，须牢记，这些占位病变均富含水，故 T2 加权像呈高信号；而脑膜瘤常与脑皮质信号相等。若鉴别仍困难时，需进一步应用更先进的 MRI 技术，在后一章单独论述。

残余和复发脑膜瘤的 MRI 影像表现

若手术全切脑膜瘤和受侵的硬膜及颅骨，可以长期不复发，但这只是一部分病例，许多脑膜瘤会术后复发。脑膜瘤的复发率报道不一，良性脑膜瘤约为 7% ～ 20%，非典型性脑膜瘤约为 29% ～ 40%，恶性脑膜约为 50% ～ 78%[21]。手术切除肿瘤的程度是决定其是否复发和制定术后治疗策略的重要因素。常规增强 MRI 对脑膜瘤残余的诊断非

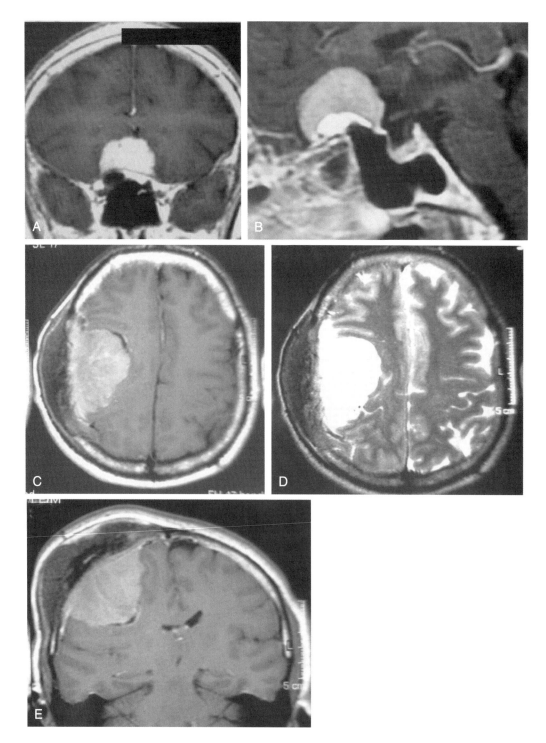

图 14-27 骨质改变表现为：增生、溶解或二者并存。增生时骨质变厚，但信号强度不一。同一例鞍结节脑膜瘤，其骨质肥厚表现为增强 T1 加权像高信号（**A**、**B**）；而一例大脑凸面脑膜瘤，增强 T1 加权像（**C**）和 T2 加权像（**D**）显示颅板全层增厚，其中有低信号脂肪；但增强 T1 加权像（**E**）并未显骨质强化。

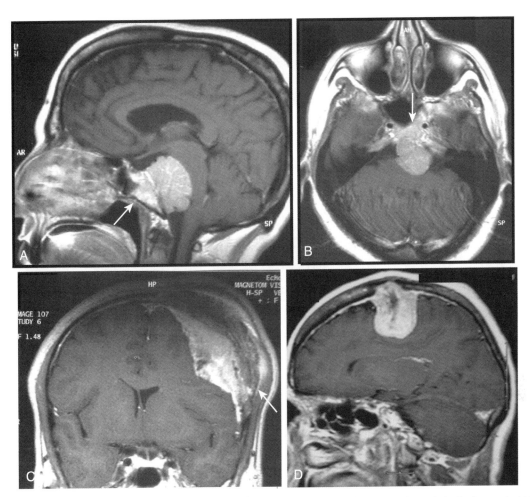

图 14-28　骨质改变的严重程度可以从微细到明显。某些情况下，骨质改变非常微细：增强 T1 加权像（**A**、**B**）显示，斜坡内脂肪信号消失，低信号系骨膜，且硬膜消失，表明斜坡脑膜瘤的骨质浸润。一例大脑凸面脑膜瘤（**C**）增强 T1 加权像显示明显的骨增厚伴局灶性骨浸润，增强 T1 加权像（**D**）显示接近脑膜瘤生发处的受侵颅骨明显强化。

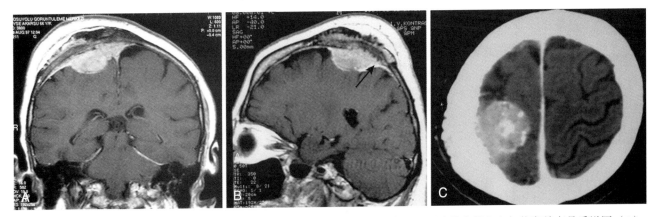

图 14-29　脑膜瘤骨质增生和溶解可并存。冠状位增强 T1 加权像显示一例大脑凸面脑膜瘤侵入上矢状窦并有骨质增厚（**A**），而矢状位增强 T1 加权像则显示瘤 - 骨交界处可疑强化，表明骨质受侵（**B**），CT 证实了骨质溶解（**C**）。

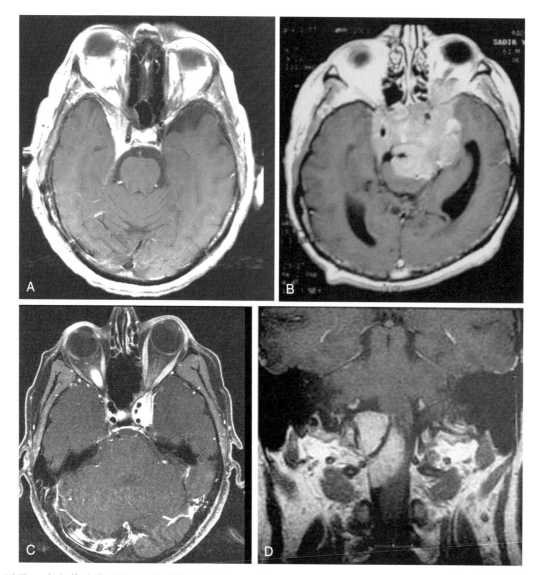

图 14-30　增强 T1 加权像动脉显示为无信号的流空结构。海绵窦脑膜瘤包裹动脉血管（**A**），蝶岩区脑膜瘤包裹双侧颈内动脉和基底动脉（**B**），海绵窦脑膜瘤致左颈内动脉瘤狭窄（**C**），枕大孔区脑膜瘤浸润致血管壁不规则（**D**）。（Courtesy of Canan Erzan, MD, Marmara University School of Medicine, Istanbul, Turkey.）

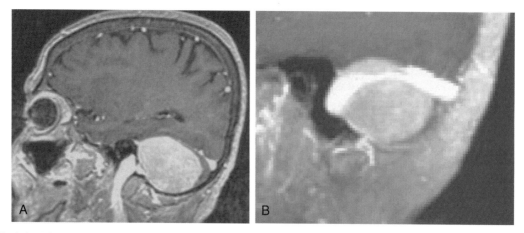

图 14-31　静脉窦受邻近脑膜瘤压迫。此征象有时可在增强 T1 加权像上显示，如本例岩斜区脑膜瘤（**A**、**B**）。（Courtesy of Canan Erzan, MD, Marmara University School of Medicine, Istanbul, Turkey.）

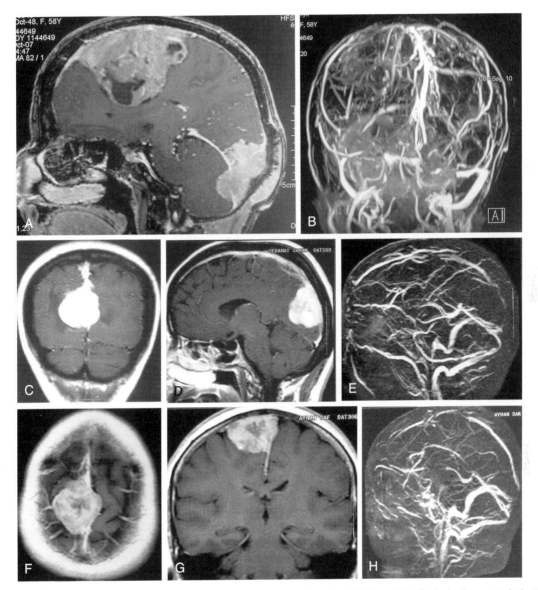

图 14-32　脑膜瘤可浸润甚至阻断静脉窦，MRI 静脉成像能很好地显示此征。增强 T1 加权像（**A**）和 MRV（**B**）显示窦汇脑膜瘤压迫使窦汇闭塞，增强 T1 加权像示矢状窦旁脑膜瘤侵及上矢状窦（**C、D**），MRV 示上矢状窦流速变慢（**E**），轴位和冠状位 T1 加权像（**F，G**）显示上矢状窦脑膜瘤，MRI 显示该肿瘤并未完全阻断上矢状窦（**H**）。（Courtesy of Canan Erzan, MD, Marmara University School of Medicine, Istanbul, Turkey.）

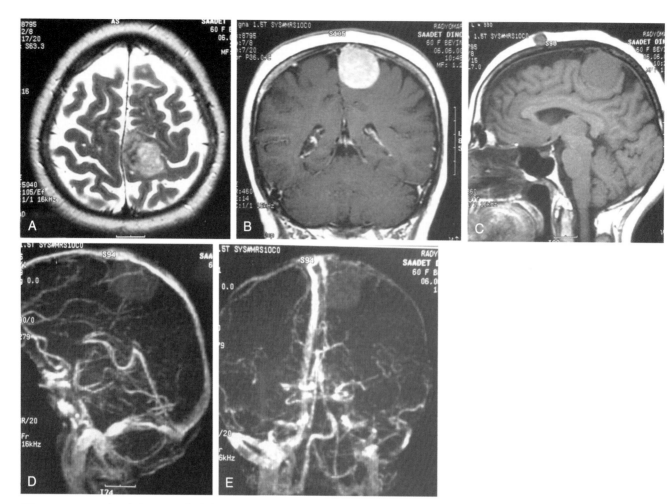

图 14-33　MRI 可以清晰地显示静脉窦。轴位 T2 加权像（**A**），冠状位增强 T1 加权像（**B**），矢状位非增强 T1 加权像（**C**）显示一上矢状窦脑膜瘤，MRV（**D**、**E**）清晰地显示出上矢状窦。

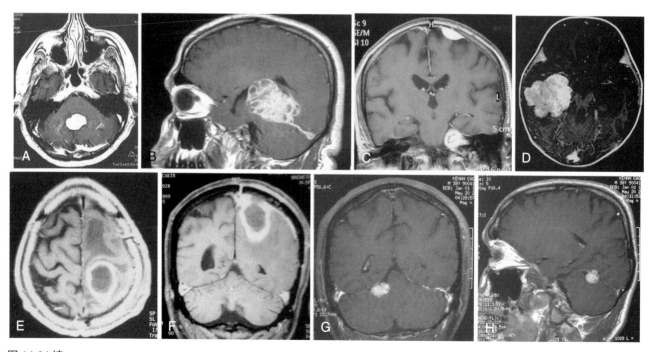

图 14-34 续

常敏感。根据我们的经验，许多神经系统肿瘤，术后 48 小时内，增强 MRI 可以有效、准确地显示其残余的大小[31-33]。对于复杂部位如海绵窦，MRI 的组织分辨率很高，所以在决定是否有残余存在方面远优于 CT。由于解剖移位和血液、脑脊液的混杂，术后早期影像容易掩盖小的脑膜瘤残余，所以必须行增强扫描以突显肿瘤（图 14-35）。

　　MRI 影像学随访时间间隔为：恶性脑膜瘤 3 个月，良性脑膜瘤 1 年。多层面薄层成像和造影剂对比增强可提供病变形态的精致细节，也可显示残余和复发肿瘤。尤其是放疗后的脑膜瘤常表现为强化较放疗前明显，可能是由于纤维化较前明显（图 14-36）。

结　论

　　脑膜瘤的影像表现复杂而多变，应用高分辨、多层多种 MRI 序列，可提供大量有助于脑膜瘤诊断和治疗计划制定的信息。

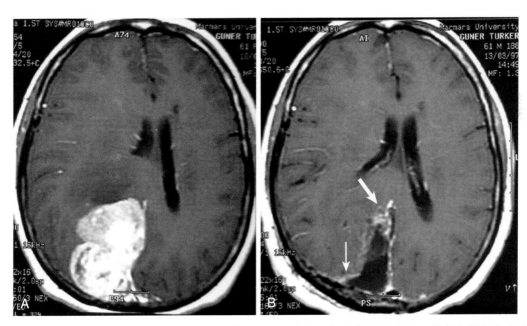

图 14-35　早期术后增强 MRI 能明显而准确地显示出残余脑膜瘤的大小。与术前（**A**）相比，该例脑膜瘤术后（**B**）增强 T1 加权像显示肿瘤全切除，残腔术野仅少量渗血（大箭头）和正常脑膜强化（小箭头）。（Courtesy of Canan Erzan, MD, Marmara University School of Medicine, Istanbul, Turkey.）

图 14-34　脑膜瘤的 MRI 表现多样，所以需与之相鉴别的病变也有多种。血管外皮细胞瘤 MRI 影像学上与脑膜瘤极相似。（**A**）增强 T1 加权像显示一例脑室内血管外皮细胞瘤，（**B**）增强 T1 加权像显示一例囊性小脑幕血管外皮细胞瘤，神经鞘瘤有时也难与脑膜瘤相鉴别，（**C**）增强 T1 加权像显示一例神经鞘瘤突入内听道，同时并存大脑凸面脑膜瘤，此种情况在 NF-2 时常见，（**D**）增强 T1 加权像显示一例明显强化的脉络丛乳头状瘤，除伴脑积水外，影像学特征与脑膜瘤相似，（**E**、**F**）增强 T1 加权像显示脑膜瘤也有与脑膜转移瘤相似的 MRI 影像学特征。（**G**、**H**）增强 T1 加权像显示一例附着于小脑幕的海绵状血管瘤也呈现与脑膜瘤相似的 MRI 特征。（Courtesy of Canan Erzan, MD, Marmara University School of Medicine, Istanbul, Turkey.）

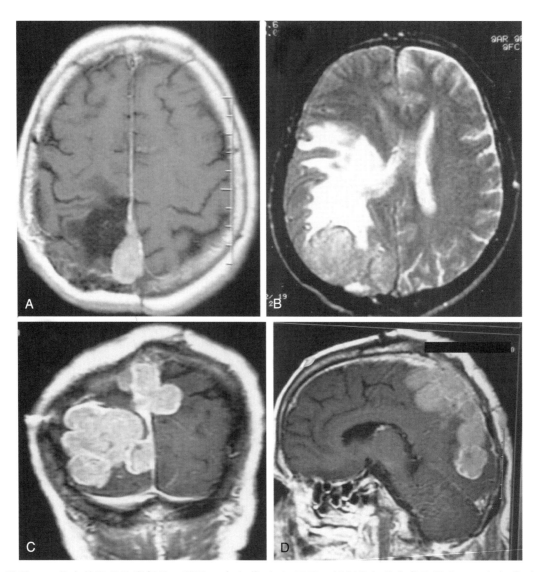

图 14-36　增强 MRI 能有效发现肿瘤复发。增强 T1 加权像（**A**）显示一例复发矢状窦旁脑膜瘤，T2 加权像（**B**）和增强 T1 加权像（**C、D**）显示了围绕上矢状窦的多个复发脑膜瘤。（Courtesy of Canan Erzan, MD, Marmara University School of Medicine, Istanbul, Turkey.）

参考文献

[1] Zimmerman RD. MRI of intracranial meningiomas. In: Al-Mefty O, editor. Meningiomas. New York: Raven Press; 1991. p. 209–23.

[2] Smirniopoulos JG, Murphy MF, Rushing EJ, et al. From the archives of AFIP: patterns of contrast enhancement in the brain and meninges. Radiographics 2007;27:525–51.

[3] Kreuzberg B, Kastner J, Ferda J. The contribution of MRI to the diagnosis of diffuse meningeal lesions. Neuroradiology 2004;46:198–20.

[4] Bourekas EC, Wildenhain P, Lewin JS, et al. The dural sign revisited. Am J Neuroradiol 1995;16:1514–6.

[5] Aoki S, Sasaki Y, Machida T, Tanioka H. Contrast enhanced images in patients with meningiomas: importance of enhancement of the dura adjacent to the tumor. Am J Neuroradiol 1990;11:935–8.

[6] Wallace EW. The dural tail sign. Radiology 2004;233:56–7.

[7] Wiggins RH III, Harnsberger HR, Salzman KL, et al. The many faces of facial nerve schwannoma. Am J Neuroradiol 2006;27:694–9.

[8] Tokumaro A, Toshihiro O, Tsuneyoshi E, et al. Prominent meningeal enhancement adjacent to meningioma on Gd-DTPA-enhanced MR images: histopathologic correlation. Radiology 1990;175:431–3.

[9] Goldsher D, Litt AW, Pinto RS. Dural "tail" associated with meningiomas on Gd-DTPA- enhanced MR images: characteristics, differential diagnostic value, and possible implications for treatment. Radiology 1990;176:447–50.

[10] Sibtain NA, Butt S, Connar SEJ. İmaging features of central nervous system haemangiopericytomas. Eur Radiology 2007;17:1685–93.

[11] Takeguchi T, Miki H, Shimizu T, et al. The dural "tail" of intracranial meningiomas on fluid attenuated inversion-recovery images. Neuroradiology 2004;46:130–5.

[12] Haughton VM, Rim AA, Czervionke LF, et al. Sensitivity of Gd-DTPA-enhanced MR imaging of benign extraaxial tumors. Radiology 1988;166:829–33.

[13] Maiuri F, İaconetta G, de Divitiis O, et al. Intracranial meningiomas: correlations between MR imaging ant histology. Eur J Radiol 1999;31:69–75.

[14] Bradac GB, Ferszt R, Bender A, Schorner W. Peritumoral edema in meningioma: a radiological and histological study. Neuroradiology 1986;28:304–12.

[15] Stevens JM, Ruiz JS, Kendall BE. Observations on peritumoral edema in meningioma. II. Mechanisms of edema production. Neuroradiology 1983;25:125–31.

[16] Nakano T, Asano K, Miura H, Itoh S, Suzuki S. Meningiomas with brain edema: radiological characteristics on MRI and review of the literature. Clin Imaging 2002;26:243–9.

[17] Elster AD, Challa VC, Gilbert TH, et al. Meningiomas: MR and histopathologic features. Radiology 1989;1170:857–62.

[18] Zimmerman RD, Fleming CA, Saint-Luis LA, et al. Magnetic resonance imaging of meningiomas. Am J Neuroradiology 1985;6:149–57.

[19] Russel EJ, Geoerge AG, Kircheff II, et al. A typical computed tomographic features of intracranial meningioma. Radiology 1980;135:673–82.

[20] Lee W, Chang K-H, Choe G, et al. MR imaging features of clear-cell meningiomas with diffuse leptomeningeal seeding. Am J Neuroradiol 2000;21:130–2.

[21] Kim EY, Weon YC, Kim ST, Kim H-J, Byun HS, Lee JI, Kim JH. Rhabdoid meningioma: clinical features and MR imaging findings in 15 patients. Am J Neuroradiol 2007;28:1462–5.

[22] Lefranc F, Nagy N, Dewitte O, Baleriaux D, Brotchi J. Intracranial meningiomas revealed by non-traumatic subdural haematomas; a series of four cases. Acta Neurochirur (Wien) 2001;143:977–83.

[23] Shimono T, Fumiharu A, Yamamoto A, et al. Different signal intensities between intra-and extracranial components in jugular foramen meningioma: an enigma. Am J Neuroradiol 2005;26:1122–7.

[24] Wasenko JJ, Hochhauser L, Stopa EG, Winfield JA. Cystic meningiomas: MR characteristics and surgical correlations. Am J Neuroradiol 1994;15:1959–65.

[25] Aprile I, Iaiza F, Lavaroni A, et al. Analysis of cystic intracranial lesions performed with fluid attenuated inversion recovery MR imaging. Am J Neuroradiol 1999;20:1259–67.

[26] Lusin JO, Nakagawa H. Multiple meningiomas evaluated by computed tomography. Neurosurgery 1981;9:137–41.

[27] Buetow MP, Buetow PC, Smirniotopoulos JG. From the archives of the AFIP: typical, atypical and misleading features in meningioma. Radiographics 1991;11:1087–106.

[28] Terstegge K, Schorner W, Henkes H, et al. Hyperostosis in meningiomas: MR findings in patienys with recurrent meningioma of the sphenoid wings. Am J Neuroradiol 1994;15:555–60.

[29] Pieper DR, Al-Mefty O, Hanada Y, Buechner D. Hyperostosis associated with meningioma of the cranial base: secondary changes or tumor invasion. Neurosurgery 1999;44:742–7.

[30] Sheporaitis LA, Osborn AG, Smirniotoupolos JG, et al. Intrcranial meningioma. Am J Roentgenol 1992;13:37–9.

[31] Ekinci G, Akpinar IN, Baltacioglu F, et al. Early-postoperative magnetic resonance imaging in glial tumors: prediction of tumor regrowth and recurrence. Eur J Radiol 2003; 45:99–107.

[32] Kilic T, Ekinci G, Seker A, Elmaci I, Erzen C, Pamir MN. Determining optimal MRI follow-up after transsphenoidal surgery for pituitary adenoma: scan at 24 hours postsurgery provides reliable information. Acta Neurochir (Wien) 2001;143:1103–26.

[33] Pamir MN, Kilic T, Ture U, Ozek MM. Multimodality management of 26 skull-base chordomas with 4–year mean follow-up: experience at a single institution. Acta Neurochir (Wien) 2004;146:343–54.

脑膜瘤先进的 MRI 及 PET 成像

Menachem M. Gold,

Joaquim M. Farinhas,

Keivan Shifteh,

Jacqueline A. Bello

吉宏明 译

概　述

通过常规影像学典型的特征性表现诊断脑膜瘤不难。然而，10% ～ 15% 的脑膜瘤呈非典型样表现，如边缘状强化、囊变、出血、明显的瘤周水肿，或脑实质受侵[1]。这类脑膜瘤影像与伴有囊变或坏死的轴内恶性肿瘤相似。此外，还有部分轴外病变，如转移性病变或淋巴瘤也有与脑膜瘤相似的常规影像学表现。良性、非典型型和恶性脑膜瘤手术全切除后，5 年复发率分别为 3%、38% 和 78%[2]。为此，更为先进的非侵袭性成像技术可提供有用的诊断信息，以辅助外科手术、治疗计划的制订以及预测预后[3]。

磁共振弥散加权成像

弥散是指分子在温度作用下随机运动的方式。MRI 弥散加权成像（DWI）技术是测量氢原子在生物体内的弥散系数，弥散系数又通过表观弥散系数（ADC）得以量化，生物组织内水分子的弥散高度依赖细胞内外空间比。弥散加权成像（DWI）已被有效用以急性中风的处理，最近，也被用来评估原发性脑瘤。研究已显示出 ADC 值、瘤细胞结构与肿瘤级别的关系：具有高增殖瘤细胞构成的原发脑瘤或典型的高级别原发脑瘤，较低级别脑瘤相比 ADC 值下降[4-6]。恶性脑瘤的低 ADC 值区很可能反映了瘤细胞结构紧密的潜在组织学类型，相对降低了细胞外分数，抑制了水分子的运动或弥散[7,8]。

脑膜瘤周组织 DWI 和 ADC 图不如 T1 增强像清晰[9]。典型的脑膜瘤 DWI 表现为与周围白质等密度，ADC 值轻度增高[4,8]。实质性胶质瘤、转移瘤和脑膜瘤 ADC 值均相近[9]。

分析 DWI 鉴别典型与非典型和恶性脑膜瘤潜在作用的研究结果迥然[10-13]。（图 15-1 和 图 15-2）。这些研究有一个共同的缺陷，即样本量小，故可能导致其结果不同。一项研究调查了 DWI 评估脑膜瘤瘤周水肿的潜在作用，发现典型及非典型脑膜瘤之间的 ADC 值没有显著差异[11]。此外，脑膜瘤与星形细胞瘤和转移性疾病的瘤周水肿 ADC 值也无显著差异[12]。因此 DWI 在脑膜瘤影像检查中的作用还有待于发展，还应采取更大样本的研究。

磁共振灌注成像

肿瘤磁共振灌注成像的总体原理

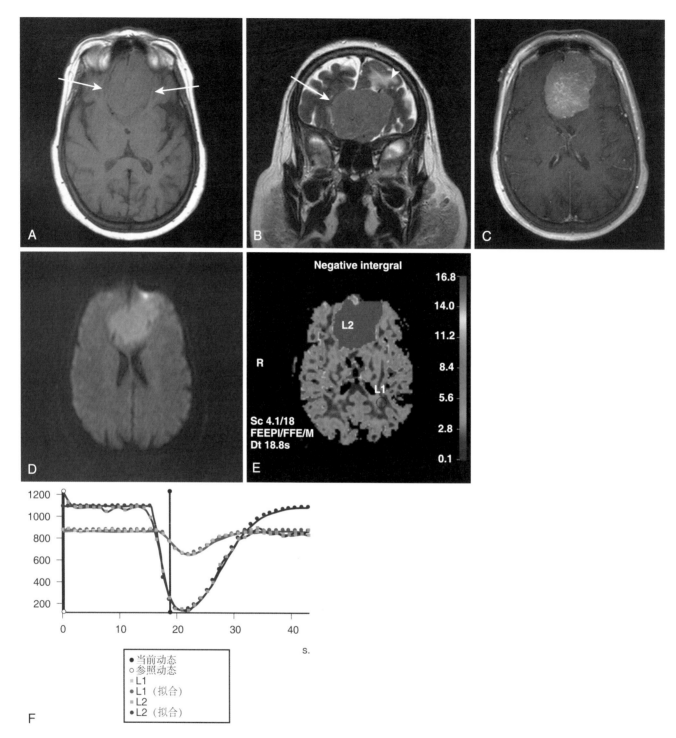

图 15-1（见彩图 15-1） 蝶骨平台脑膜瘤（Ⅰ级）**A**：MRI 轴位加 T1 加权像，**B**：冠状位 T2 加权像显示等密度均匀占位（箭头），有明显占位效应，侧脑室额角受压。左额叶可见血管源性水肿（箭头）。增强 T1 加权像（**C**）可见均匀强化，弥散加权（DWI）（**D**）示尽管病变级别低，但呈高信号；动态磁敏感灌注彩图（**E**）显示肿瘤血供丰富；（**F**）时间 - 信号曲线图，显示随时间其灌注的变化，曲线下区表示 rCBV，肿瘤（绿色曲线）与正常白质（红色曲线）的 rCBV 比率大约是 9.0。

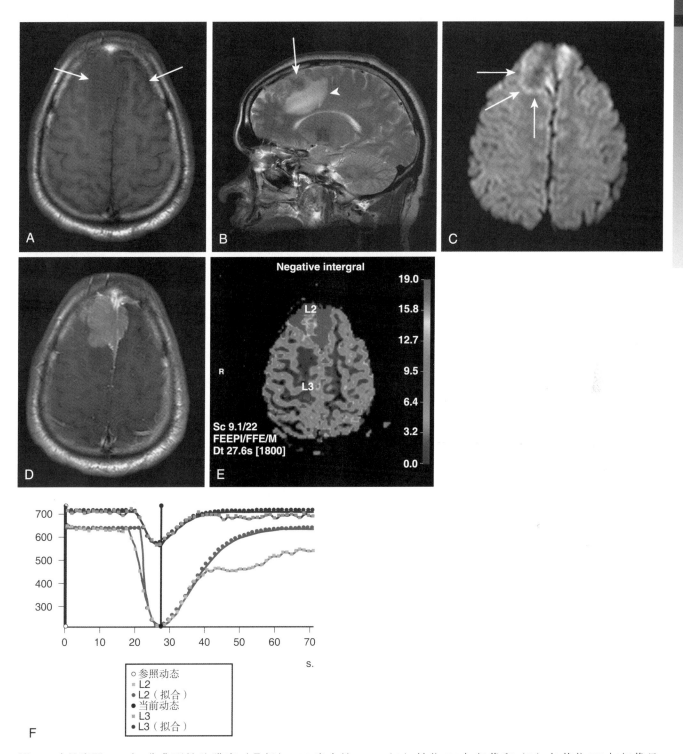

图 15-2（见彩图 15-2） 非典型性脑膜瘤（Ⅱ级），43 岁女性 MRI（**A**）轴位 T1 加权像和（**B**）矢状位 T2 加权像显示矢状窦旁不均匀占位（箭头），起自大脑镰前部。肿瘤下方白质内血管源性水肿侵及胼胝体（箭头）；弥散加权像（**C**）：病变显示 外周限制性弥散（箭头），T1 增强扫描肿瘤明显强化（**D**）；动态磁敏感灌注彩图（**E**）显示肿瘤血供丰富；相应的时间 - 信号曲线图（**F**）显示当造影剂到达肿瘤时下降支陡峭下降（快速充盈），然后上升支较慢恢复至基线水平（消退）。此模式是脑膜瘤血管造影的典型表现，即通过动脉期的高血运肿瘤染色，持续到静脉晚期，然后缓慢消失。

是，肿瘤生长代谢的增加需要细胞的快速增长和更新；反过来，又促使新生血管形成或再生，从而导致瘤床内高血流容积和高血流量[14]。考虑到微血管密度和脑血容量（rCBV）之间的关系，以及相关微血管密度与肿瘤分级的关系，高级别的肿瘤一般会有更高的脑血容量rCBV。

利用磁共振评估组织灌注的最好方法是动态磁敏感成像，该技术利用了顺磁性造影剂T2敏感效应，此方法T2信号的下降与特定组织内的造影剂浓度成正比。用动态对比增强MR测量脑血容量（rCBV）显示出与肿瘤级别（世界卫生组织WHO的肿瘤分级方案）良好的相关性[15]。

脑膜瘤富含血管，因此常规的MRI影像明显强化；相应的，脑膜瘤rCBV值升高，甚至超过高级别胶质瘤[16-18]。尝试用rCBV评估脑膜瘤分级基本无效[19]（图15-1和15-2）。

磁共振灌注成像的另一方法为动脉自旋标记法（ASL），该技术属于内源性对比法，原理为患者自身的血液进入欲成像的肿瘤体积前，通过MRI脉冲被磁性标记[20]。因为使用了纯内源性扩散示踪剂，动脉自旋标记（ASL）技术可直接测量组织的血流灌注，而不受血脑屏障破坏的影响。而利用外源性造影剂的动态磁敏感成像技术则相反（图15-3）。

最新研究认为，通过磁共振灌注成像评估内皮渗透率以区分脑膜瘤级别尚有作用；尤其发现非典型性脑膜瘤较典型的脑膜瘤通透性显著增高。可以假设，是由于非典型脑膜瘤的毛细管通透性高及内皮细胞间隙大所致[19]。

有时，传统的MRI并不能区分脑膜瘤与单侧脑膜转移瘤；但由于脑膜瘤膜的血容量（rCBV）高，若测得较低的脑血容量（rCBV）则提示为转移瘤[21]。另一方面，血管丰富的转移瘤，诸如肾细胞癌、黑色素瘤或神经内分泌癌（Merkel细胞癌）可表现为rCBV值升高，此时，则无法与脑膜瘤相鉴别[21,22]。

磁共振质子波谱

磁共振质子波谱（MRS）属于非侵袭成像技术，可提供额外的活体组织生化信息，是解剖成像极有

用的补充[23-25]。采集的波谱数据以频谱(线或峰图)的形式进行分析，每个谱峰的特征是由其谐振频率、高度、宽度和面积组成。高度或峰下面积可计算出质子的相对浓度。由磁共振质子波谱检测到的主要脑代谢物有：胆碱、肌酸、N-乙酰天门冬氨酸（NAA）、乳酸、肌醇、谷氨酰胺和谷氨酸、脂质、氨基酸亮氨酸和丙氨酸[26]。

利用MRS，依据丙氨酸的升高，大多数的脑膜瘤可与其他颅内肿瘤明确鉴别（图15-3续）。脑膜瘤丙酮酸激酶被L-丙氨酸所抑制，导致丙酮酸池的增加，从而转化为丙氨酸峰[27]，为一个位于1.47ppm的倒置双峰，被认为是脑膜瘤相对特异的波峰[28-30]。然而，在一些文章报道，却没有发现脑膜瘤的丙氨酸峰，仅瘤内坏死区呈现少量丙氨酸[27,31,32]；在0.9 ppm和1.30 ppm处低的或缺失的脂质峰是区别脑膜瘤与胶质瘤的一个特征性波谱特点[33,34]。

MRS也可以用来鉴别典型脑膜瘤与非典型或恶性脑膜瘤。在一项意在比较脑膜瘤MRS特征的研究中，25例良性脑膜瘤WHO I级，5例脑膜瘤WHO II和III级[35]，非良性脑膜瘤组（7.85 ± 3.23）与良性脑膜瘤组（2.56 ± 1.26）相比较，胆碱与肌酸平均比率明显增高。同一研究还报道了[35]，位于1.3 ppm处的亚甲基峰与瘤内坏死和高级别肿瘤高度相关。胆碱浓度的增加在MRS表现为一个大的胆碱峰，很可能反映了细胞膜合成与细胞结构的增加。胶质瘤恶性级别与胆碱高浓度的相关性已被证实[36,37]。有特征性的亚甲基峰所提示的脑膜瘤坏死，若之前未做过肿瘤栓塞，要高度怀疑恶性[38]。

乳酸和脂质含量的增加提示有梗死区，是脑膜瘤患者接受栓塞治疗后MRS的特征性表现[39]。只行栓塞而未做手术的脑膜瘤患者，长期随访MRS显示瘤内脂肪变性[40]。

脑膜瘤正电子发射体层扫描

目前，已广泛应用PET诊断颅外恶性肿瘤[41]，很多恶性肿瘤相对于周围组织的葡萄糖高代谢率使其极易被PET显示。脑组织的葡萄糖代谢占身体总额的25%，皮质新陈代谢活跃的背景下，肿瘤的放射敏感性降低。影像结构相似的病变，如典型的脑

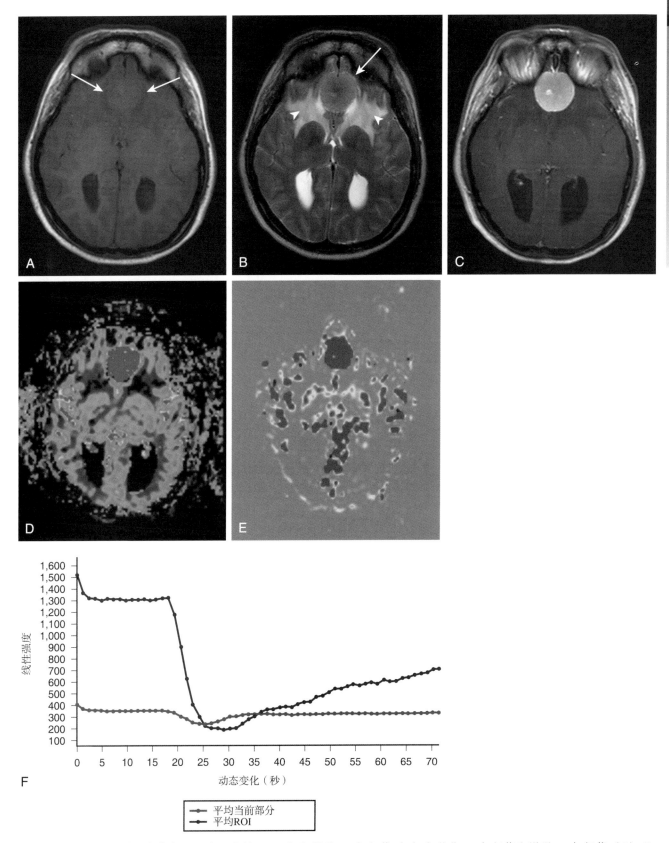

图 15-3（见彩图 15-3） 脑膜瘤，39 岁，女性 MRI（**A**）轴位 T1 加权像（**B**）矢状位 T2 加权像和增强 T1 加权像（**C**）显示一明显强化的占位（箭头），起自蝶骨平台，伴广泛的"蝶翼样"血管源性水肿（小箭头）；动态敏感灌注彩图（**D**）和动脉自旋标记（**E**）技术显示肿瘤高血供；相应的时间 - 信号曲线图（**F**）显示当造影剂到达肿瘤时下降支陡峭下降（快速充盈），然后上升支较慢恢复至基线水平（消退）。

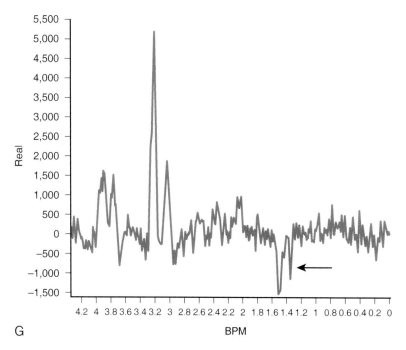

G   BPM

图 15-3 续（见彩图 15-3） 磁共振波谱 MRS（G）显示位于 1.47 ppm 处的倒置双峰（箭头），提示瘤内高丙氨酸（E, G courtesy of Michael Lipton, MD, New York, NY.）。

膜瘤，肿瘤的诊断更为困难（图 15-4）。而此时通过 FDG-PET 发现脑膜瘤有时却很容易（图 15-5）。

目前，[18F] 氟代脱氧葡萄糖（FDG）是 FDA 批准的唯一中枢神经系统放射示踪剂。除了恶性级别很高的肿瘤，大部分颅内肿瘤都显示较正常灰质低的 FDG-PET 活动，其中包括脑膜瘤。病理分级高的脑膜瘤显示出高[18F]FDG 摄取率。一项研究[42]表明，FDG PET 有助于鉴别低级别与高级别或恶性肿瘤（图 15-6）。

当前，正在进行新的中枢神经系放射示踪剂研究，如利用正电子发射体标记肿瘤蛋白质代谢中的氨基酸。大量研究显示，正电子标记的氨基酸显示肿瘤较 FDG PET 更为敏感[43-46]。此外，原发颅内肿瘤（包括脑膜瘤）放射示踪剂还有：[11C] 甲基蛋氨酸（11C [MET]）[42]、[18F] 氟胸苷（[18F] FLT)[47] 和 [18F] 氟代酪氨酸[18F]TYR PET[45]。[11C] 甲基蛋氨酸相当短的半衰期限制了其应用。

肿瘤对氨基酸示踪剂的摄取取决于许多方面，如脑血流、血脑屏障的完整性及与组织的结合力等因素。建议用不同的氨基酸示踪剂来探测蛋白的跨膜转运及其在瘤内的合成[48]。不论是 [11C] 甲基蛋氨酸（11C [MET]）还是 [18F] 氟代酪氨酸 [18F] TYR PET 似乎都与瘤内蛋白跨膜转运有良好相关

性，而 14C 亮氨酸（[14C] Leu）则有良好的蛋白合成相关性。进一步报道显示，L- [1-11C] 酪氨酸 PET 也可用来估算蛋白合成率[49]，还有研究显示了高级别肿瘤血脑屏障的破坏致瘤内 [11C] 甲基蛋氨酸（[11C] MET）像代谢一样的被动转运和"泄漏"[50]。

通过受损的血脑屏障放射性示踪剂被摄入坏死的各种瘤组织内，并不显示特别的肿瘤特征。但它的确提示了通常的侵袭过程。而且，在病理类型相似的肿瘤间，以及生长部位不同的同一肿瘤间扩散率不同[51]。

目前，已经在用 [11C] MET PET 来评价干扰素治疗术后残留或无法手术的脑膜瘤[52]。这一研究表明，PET 可以弥补脑膜瘤术后 MRI 随访的不足。PET 还可以更清楚地显示 MRI 和 CT 影像无法清楚显示的微小脑膜瘤。

同样的，贴近颅底、静脉窦和眼眶的小脑膜瘤，在传统影像上不易评估其大小，而 [11C] MET PET 则显出其优势。一项研究表明，将 PET 图像与 MRI 和 CT 图像相融合可以更精确地显示脑膜瘤[43]。经 [11C] MET PET 影像测算体积后，40% 的微小肿瘤由于被低估，而改变了先前依 MRI 和 CT 融合所制定的治疗计划。相反，有 20% 的微小肿瘤体积被高

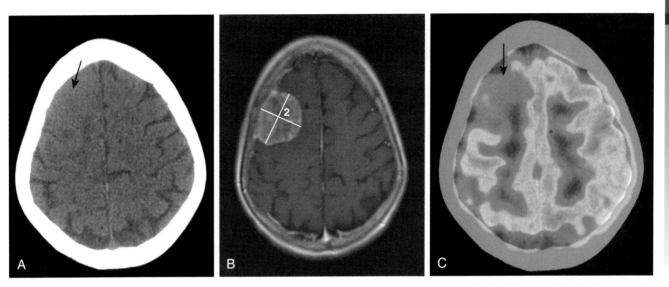

图 15-4（见彩图 15-4）　颅内典型脑膜瘤　轴位平扫 CT（**A**）显示右额占位（黑箭头）与灰质密度相近；轴位增强 MRI T1 加权像（**B**）显示病变不均匀强化；相应轴位 PET/CT 灌注（**C**）显示右额轴外占位伴 FDG 低摄取灶（与灰质相比）（Courtesy of Yosef Fox, MD, New York, NY.）。

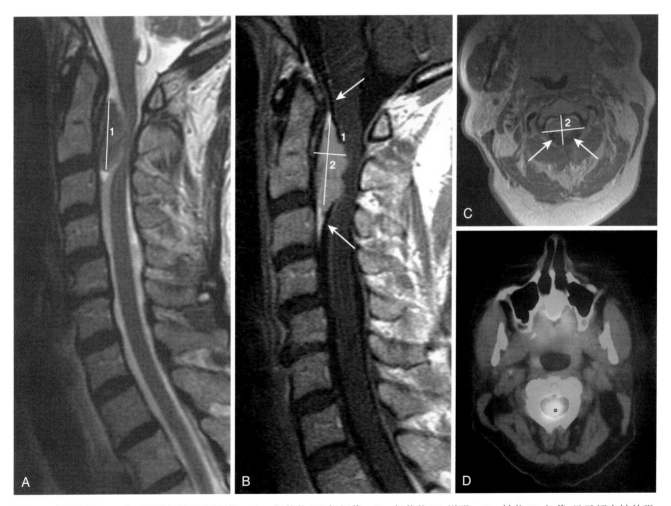

图 15-5（见彩图 15-5）　延颈交界区脑膜瘤。**A**：矢状位 T2 加权像；**B**：矢状位 T1 增强；**C**：轴位 T1 权像 显示颅内轴外强化性占位，与延颈交界区压迫脊髓（白箭头），头侧和尾侧均可见硬膜尾征（**B** 图箭头）；**D**：轴位 PET/CT 灌注成像显示瘤内 FDG 明显高摄取灶（红箭头），椎管部分肿瘤 FDG 高摄取更加明显（黑箭头）（Courtesy of Yosef Fox, New York, NY.）。

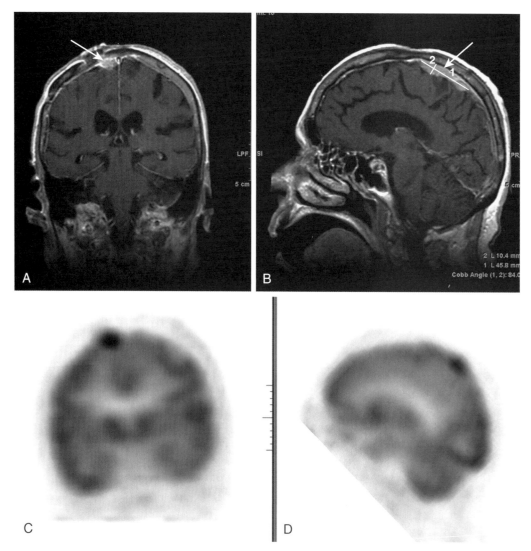

图 15-6　非典型复发脑膜瘤　**A**：冠状位，**B**：矢状位 T1 加权增强显示大脑凸面顶部宽基底、强化不均匀性占位（白箭头）；**C**：冠状位，**D**：矢状位 FDG-PET 成像显示邻近皮层的占位呈示踪剂高摄取灶。（Courtesy of Yosef Fox, MD, New York, NY.）

估。进一步的大样本研究，可以更好地揭示肿瘤实际大小与治疗计划的相关性，以免重要组织结构受损。

　　FDG PET 已被当做一种用于鉴别复发肿瘤与放射性坏死的无创方法 [53]。但高代谢的放射性坏死在 MRI 影像上呈现强化，且 FDG 摄取率与复发肿瘤相似 [53]。几项研究证实，颅外的炎性病变也有与复发肿瘤相似 FDG 摄取率 [54-56]

　　众所周知，脑膜瘤载有生长抑素受体 [57]。在一组应用 DOTA-d-Phe1-Tyr3 奥曲肽（DOTA-TOC）的 28 例患者的研究中，用 68Ga 放射标记生长素拟物，竟发现脑膜瘤。小至 7mm 的脑膜瘤可通过相

当高的 [68Ga] DOTA-TOC 摄取率得以发现。这项研究证实，带有生长抑素拟物的脑膜瘤 PET 影像，较之周围的脑、骨和软组织，有更高的 [68Ga] DOTA-TOC 摄取率。这会影响颅底脑膜瘤的治疗方案 [59]。此外，该方法有助于区别脑膜渗出与脑膜反应 [59]。

　　在一组 13 例脑膜瘤患者的研究中，研究人员发现 PET/CT、[2-18F] 氟代酪氨酸（[18F] TYR）、L 氨基酸转运蛋白 1（LAT1）可以互补；后两者分别为氨基酸的一个转运标志物和 L- 型氨基酸转运底物。其中 38% 的病例中肿瘤的大小被 MRI 高估，而 8% 的病例被低估。这一研究结果证实了早期的

研究[43]，即 PET、MRI 和 CT 在脑膜瘤的评估方面可以互补。

　　虽然 CT 仍是评价骨质的金标准，但 MET PET 和［18F］TYR 可以提供其他信息。来自颅底脑膜瘤手术骨质增生的评估显示 51% 有瘤细胞浸润[45]。目前尚无证据表明肿瘤对颅骨的直接浸润，但已知脑膜瘤放射示踪剂亲和力的升高。局灶性升高的肿瘤及受侵组织信号和 PET/CT 更精细的分辨率可以更准确地评估受侵颅骨的手术方案和放射治疗计划。

　　PET 还可以早期发现肿瘤术后功能的异常变化。而这些改变通过 MRI 或 CT 无法测得。且这些信息还可能会影响后续手术或放疗的时间间隔。研究还发现，经过质子射线治疗的脑膜瘤，尽管体积并无变化[51]，但其［11C］MET 摄入率较治疗前降低，这一现象产生的机制目前尚不清楚；可能的解释有：放疗后细胞再生能力下降，细胞凋亡，放疗影响了小血管致其栓塞。

　　脑膜瘤核成像的研究评估目前相对不足，关于其临床应用仅得出一些有限的结论。随着很有前景的新放射示踪剂被不断地发现，核成像的应用有可能更加普及和特异。

参考文献

[1] Buetow MP, Buetow PC, Smirniotopoulos JG. Typical, atypical, and misleading features in meningioma. Radiographics 1991;11:1087–106.

[2] Jaaskelainen J, Haltia M, Servo A. Atypical and anaplastic meningiomas: radiology, surgery, radiotherapy, and outcome. Surg Neurol 1986;25:233–42.

[3] Ayerbe J, Lobato RD, de la Cruz J, et al. Risk factors predicting recurrence in patients operated on for intracranial meningioma. A multivariate analysis. Acta Neurochir (Wien) 1999;141:921–32.

[4] Eis M, Els T, Hoehn-Berlage M, Hossmann KA. Quantitative diffusion MR imaging of cerebral tumor and edema. Acta Neurochir Suppl (Wien) 1994;60:344–6.

[5] Sugahara T, Korogi Y, Kochi M, et al. Usefulness of diffusion-weighted MRI with echo-planar technique in the evaluation of cellularity in gliomas. J Magn Reson Imaging 1999;9:53–60.

[6] Tien RD, Felsberg GJ, Friedman H, Brown M, MacFall J. MR imaging of high-grade cerebral gliomas: value of diffusion-weighted echoplanar pulse sequences. AJR Am J Roentgenol 1994;162:671–7.

[7] Szafer A, Zhong J, Anderson AW, Gore JC. Diffusion-weighted imaging in tissues: theoretical models. NMR Biomed 1995;8:289–96.

[8] Vorisek I, Hajek M, Tintera J, Nicolay K, Sykova E. Water ADC, extracellular space volume, and tortuosity in the rat cortex after traumatic injury. Magn Reson Med 2002;48:994–1003.

[9] Stadnik TW, Chaskis C, Michotte A, et al. Diffusion-weighted MR imaging of intracerebral masses: comparison with conventional MR imaging and histologic findings. AJNR Am J Neuroradiol 2001;22:969–76.

[10] Filippi CG, Edgar MA, Ulug AM, Prowda JC, Heier LA, Zimmerman RD. Appearance of meningiomas on diffusion-weighted images: correlating diffusion constants with histopathologic findings. AJNR Am J Neuroradiol 2001;22:65–72.

[11] Hakyemez B, Yildirim N, Gokalp G, Erdogan C, Parlak M. The contribution of diffusion-weighted MR imaging to distinguishing typical from atypical meningiomas. Neuroradiology 2006;48:513–20.

[12] Kono K, Inoue Y, Nakayama K, et al. The role of diffusion-weighted imaging in patients with brain tumors. AJNR Am J Neuroradiol 2001;22:1081–8.

[13] Yamasaki F, Kurisu K, Satoh K, et al. Apparent diffusion coefficient of human brain tumors at MR imaging. Radiology 2005;235:985–91.

[14] Jackson A, Kassner A, Annesley-Williams D, Reid H, Zhu XP, Li KL. Abnormalities in the recirculation phase of contrast agent bolus passage in cerebral gliomas: comparison with relative blood volume and tumor grade. AJNR Am J Neuroradiol 2002;23:7–14.

[15] Ludemann L, Grieger W, Wurm R, Budzisch M, Hamm B, Zimmer C. Comparison of dynamic contrast-enhanced MRI with WHO tumor grading for gliomas. Eur Radiol 2001;11:1231–41.

[16] Cha S, Knopp EA, Johnson G, Wetzel SG, Litt AW, Zagzag D. Intracranial mass lesions: dynamic contrast-enhanced susceptibility-weighted echo-planar perfusion MR imaging. Radiology 2002;223:11–29.

[17] Hakyemez B, Erdogan C, Bolca N, Yildirim N, Gokalp G, Parlak M. Evaluation of different cerebral mass lesions by perfusion-weighted MR imaging. J Magn Reson Imaging 2006;24:817–24.

[18] Kremer S, Grand S, Remy C, et al. Cerebral blood volume mapping by MR imaging in the initial evaluation of brain tumors. J Neuroradiol 2002;29:105–13.

[19] Yang S, Law M, Zagzag D, et al. Dynamic contrast-enhanced perfusion MR imaging measurements of endothelial permeability: differentiation between atypical and typical meningiomas. AJNR Am J Neuroradiol 2003;24:1554–9.

[20] Silva AC, Kim SG, Garwood M. Imaging blood flow in brain tumors using arterial spin labeling. Magn Reson Med 2000;44:169–73.

[21] Kremer S, Grand S, Remy C, et al. Contribution of dynamic contrast MR imaging to the differentiation between dural metastasis and meningioma. Neuroradiology 2004;46:642–8.

[22] Kremer S, Grand S, Berger F, et al. Dynamic contrast-enhanced MRI: differentiating melanoma and renal carcinoma metastases from high-grade astrocytomas and other metastases. Neuroradiology 2003;45:44–9.

[23] Dowling C, Bollen AW, Noworolski SM, et al. Preoperative proton MR spectroscopic imaging of brain tumors: correlation with histopathologic analysis of resection specimens. AJNR Am J Neuroradiol 2001;22:604–12.

[24] Majos C, Cucurella G, Aguilera C, Coll S, Pons LC. Intraventricular meningiomas: MR imaging and MR spectroscopic findings in two cases. AJNR Am J Neuroradiol 1999;20:882–5.

[25] Usenius JP, Kauppinen RA, Vainio PA, et al. Quantitative metabolite patterns of human brain tumors: detection by 1H NMR spectroscopy in vivo and in vitro. J Comput Assist Tomogr 1994;18:705–13.

[26] Castillo M, Kwock L, Mukherji SK. Clinical applications of proton MR spectroscopy. AJNR Am J Neuroradiol 1996;17:1–15.

[27] Castillo M, Kwock L. Clinical applications of proton magnetic resonance spectroscopy in the evaluation of common intracranial tumors. Top Magn Reson Imaging 1999;10:104–13.

[28] Kinoshita Y, Yokota A. Absolute concentrations of metabolites in human brain tumors using in vitro proton magnetic resonance spectroscopy. NMR Biomed 1997;10:2–12.

[29] Majos C, Alonso J, Aguilera C, et al. Proton magnetic resonance spectroscopy ((1)H MRS) of human brain tumours: assessment of differences between tumour types and its applicability in brain tumour categorization. Eur Radiol 2003;13:582–91.

[30] Shimizu H, Kumabe T, Tominaga T, et al. Noninvasive evaluation of malignancy of brain tumors with proton MR spectroscopy. AJNR Am J Neuroradiol 1996;17:737–47.

[31] Gill SS, Thomas DG, Van Bruggen N, et al. Proton MR spectros-

copy of intracranial tumours: in vivo and in vitro studies. J Comput Assist Tomogr 1990;14:497–504.

[32] Harting I, Hartmann M, Bonsanto MM, Sommer C, Sartor K. Characterization of necrotic meningioma using diffusion MRI, perfusion MRI, and MR spectroscopy: case report and review of the literature. Neuroradiology 2004;46:189–93.

[33] Majos C, Alonso J, Aguilera C, et al. Utility of proton MR spectroscopy in the diagnosis of radiologically atypical intracranial meningiomas. Neuroradiology 2003;45:129–36.

[34] Negendank WG, Sauter R, Brown TR, et al. Proton magnetic resonance spectroscopy in patients with glial tumors: a multicenter study. J Neurosurg 1996;84:449–58.

[35] Shino A, Nakasu S, Matsuda M, Handa J, Morikawa S, Inubushi T. Noninvasive evaluation of the malignant potential of intracranial meningiomas performed using proton magnetic resonance spectroscopy. J Neurosurg 1999;91:928–34.

[36] Poptani H, Gupta RK, Roy R, Pandey R, Jain VK, Chhabra DK. Characterization of intracranial mass lesions with in vivo proton MR spectroscopy. AJNR Am J Neuroradiol 1995;16:1593–603.

[37] Tedeschi G, Lundbom N, Raman R, et al. Increased choline signal coinciding with malignant degeneration of cerebral gliomas: a serial proton magnetic resonance spectroscopy imaging study. J Neurosurg 1997;87:516–24.

[38] Perry A, Stafford SL, Scheithauer BW, Suman VJ, Lohse CM. Meningioma grading: an analysis of histologic parameters. Am J Surg Pathol 1997;21:1455–65.

[39] Wakhloo AK, Juengling FD, Van Velthoven V, Schumacher M, Hennig J, Schwechheimer K. Extended preoperative polyvinyl alcohol microembolization of intracranial meningiomas: assessment of two embolization techniques. AJNR Am J Neuroradiol 1993;14:571–82.

[40] Bendszus M, Martin-Schrader I, Warmuth-Metz M, Hofmann E, Solymosi L. MR imaging- and MR spectroscopy-revealed changes in meningiomas for which embolization was performed without subsequent surgery. AJNR Am J Neuroradiol 2000;21:666–9.

[41] Schulthess V, Gustav K. Molecular anatomic imaging: PET-CT and SPECT-CT integrated modality imaging. 2nd ed. Lippincott: Williams and Wilkins; 2006.

[42] Ogawa T, Inugami A, Hatazawa J, et al. Clinical positron emission tomography for brain tumors: comparison of fludeoxyglucose F 18 and L-methyl-11C-methionine. AJNR Am J Neuroradiol 1996;17:345–53.

[43] Grosu AL, Weber WA, Astner ST, et al. 11C-methionine PET improves the target volume delineation of meningiomas treated with stereotactic fractionated radiotherapy. Int J Radiat Oncol Biol Phys 2006;66:339–44.

[44] Grosu AL, Weber WA, Riedel E, et al. L-(Methyl-11C) methionine positron emission tomography for target delineation in resected high-grade gliomas before radiotherapy. Int J Radiat Oncol Biol Phys 2005;63:64–74.

[45] Rutten I, Cabay JE, Withofs N, et al. PET/CT of skull base meningiomas using 2–18F-fluoro-L-tyrosine: initial report. J Nucl Med 2007;48:720–5.

[46] Voges J, Herholz K, Holzer T, et al. 11C-methionine and 18F-2–fluorodeoxyglucose positron emission tomography: a tool for diagnosis of cerebral glioma and monitoring after brachytherapy with 125I seeds. Stereotact Funct Neurosurg 1997;69:129–35.

[47] Chen W, Cloughesy T, Kamdar N, et al. Imaging proliferation in brain tumors with 18F-FLT PET: comparison with ^{18}F-FDG. J Nucl Med 2005;46:945–52.

[48] Ishiwata K, Kubota K, Murakami M, Kubota R, Senda M. A comparative study on protein incorporation of L-[methyl-^{3}H]methionine, L-[1-^{14}C]leucine and L-2-[^{18}F]fluorotyrosine in tumor bearing mice. Nucl Med Biol 1993;20:895–9.

[49] Pruim J, Willemsen AT, Molenaar WM, et al. Brain tumors: L-[1-C-11]tyrosine PET for visualization and quantification of protein synthesis rate. Radiology 1995;197:221–6.

[50] Roelcke U, Radu E, Ametamey S, Pellikka R, Steinbrich W, Leenders KL. Association of rubidium and C-methionine uptake in brain tumors measured by positron emission tomography. J Neurooncol 1996;27:163–71.

[51] Iuchi T, Iwadate Y, Namba H, et al. Glucose and methionine uptake and proliferative activity in meningiomas. Neurol Res 1999;21:640–4.

[52] Muhr C, Gudjonsson O, Lilja A, Hartman M, Zhang ZJ, Langstrom B. Meningioma treated with interferon-alpha, evaluated with [(11)C]-L-methionine positron emission tomography. Clin Cancer Res 2001;7:2269–76.

[53] Fischman AJ, Thornton AF, Frosch MP, Swearinger B, Gonzalez RG, Alpert NM. FDG hypermetabolism associated with inflammatory necrotic changes following radiation of meningioma. J Nucl Med 1997;38:1027–9.

[54] Jones HA, Clark RJ, Rhodes CG, Schofield JB, Krausz T, Haslett C. Positron emission tomography of 18FDG uptake in localized pulmonary inflammation. Acta Radiol Suppl 1991;376:148.

[55] Palmer WE, Rosenthal DI, Schoenberg OI, et al. Quantification of inflammation in the wrist with gadolinium-enhanced MR imaging and PET with 2-[F-18]-fluoro-2–deoxy-D-glucose. Radiology 1995;196:647–55.

[56] Yamada S, Kubota K, Kubota R, Ido T, Tamahashi N. High accumulation of fluorine-18–fluorodeoxyglucose in turpentine-induced inflammatory tissue. J Nucl Med 1995;36:1301–6.

[57] Schmidt M, Scheidhauer K, Luyken C, et al. Somatostatin receptor imaging in intracranial tumours. Eur J Nucl Med 1998;25:675–86.

[58] Henze M, Dimitrakopoulou-Strauss A, Milker-Zabel S, et al. Characterization of ^{68}Ga-DOTA-D-Phe1–Tyr3–octreotide kinetics in patients with meningiomas. J Nucl Med 2005;46:763–9.

[59] Henze M, Schuhmacher J, Hipp P, et al. PET imaging of somatostatin receptors using [[68]GA]DOTA-D-Phe1–Tyr3–octreotide: first results in patients with meningiomas. J Nucl Med 2001;42:1053–6.

脑膜瘤的血管造影评价

Feyyaz Baltacıoğlu,
Canan Erzen
吉宏明 译

概　述

过去几十年间，传统的脑血管造影是发现、诊断和研究所有颅内占位（包括脑膜瘤）主要的影像手段。自 1930 年以来血管造影技术已经发展的相当成熟。利用数字剪影和三维成像等新技术，以及副作用小、耐受性好的造影剂，极大地提高了诊断率和血管造影的安全性。血管造影技术的另一重要进展就是血管内治疗，该技术治疗作用独特。先进的血管造影技术和设备使病人的检查过程更舒适。尽管如此，血管造影仍然是一项侵袭性的技术，它需要特殊的技能和专业知识，同时，尽管发生率很低，也还伴有较严重的并发症和辐射损害的风险。近 40 年来，在不断发展该技术的同时，人们还更广泛应用了其他新技术，其中包括 CT 和 MRI。这些技术极高的诊断率和微侵袭的特征极大地减少了侵袭性检查手段（如血管造影）的使用，但脑血管造影并非完全无用。其新技术和进展仍可提供有关血管的更全面的信息。就目前技术而言，血管造影仍可提供 CT 和 MRI 所无法提供的诊断信息，如可提供较其他微侵袭技术分辨率更高的脑瘤血管影像[1-3]。并且，血管造影提供的不只是颅内血管的高分辨率图像，还可通过造影剂在血管内流动时的空间和时间分析，提供肿瘤血管的详细解剖结构和重要功能信息。所以，我们认为，很好地利用血管造影术和它所提供的信息，能使我们更好地了解脑膜瘤。本章的目的就是总结脑膜瘤血管造影的所有可利用信息。

脑膜瘤行血管造影的主要适应证就是显示肿瘤的多支供血血管，特别是较粗大的可考虑术前栓塞的血管[4]。再者，特殊部位或与静脉窦粘连的脑膜瘤也需做详细的血管造影[5]。本章介绍脑膜瘤血管数字减影的典型特征、供血及周围血管与静脉窦的关系和肿瘤在某些部位时的特征。

血管造影技术

脑膜瘤患者行血管造影有限制，因此要严格掌握适应证。故每一例脑膜瘤的血管造影都要依其部位和需求而个性化设计。常规 6 根血管检查，有时不必，有时又不足。一般而言，非选择性的常规颈总动脉造影很少能提供足够的信息，譬如，无法显示肿瘤的硬脑膜血供[6]。所以选择性的颈外动脉（ECA）、颈内动脉（ICA）以及椎动脉系统血管造影是必需的。欲行术前栓塞时，血管的选择及肿瘤血管的超选择更为必要。血管造影一定要显示肿瘤血管和与之相关的血管解剖区域。静脉期显影对了解与肿瘤有关的静脉和静脉窦十分重要[7]。

脑膜瘤血管造影的特征

血管造影可以显示大量有关脑膜瘤的诊断信息，包括：解剖部位，与其他占位的鉴别诊断，良、恶性的生物学行为，显示供血血管目前是金标准，显示血流动力学或肿瘤浸润的变化以及血管的病理改变，肿瘤与邻近血管的关系，静脉窦以及重要受侵静脉的显影。尽管血管造影有很高的诊断价值，但由于其操作的侵袭性和并发症风险，目前，脑膜瘤的血管造影适应证仍有较大限制。再者，有关脑膜瘤的许多信息可由侵袭性小的 CT 和 MRI 精确提供，故作为术前检查的脑膜瘤血管造影，其首要目的是明确肿瘤的血供及相关血管情况。

血管造影可显示血供丰富的肿瘤。既往血管造影对于肿瘤及其良、恶性质的鉴别（如脑膜瘤、胶质瘤和转移瘤）作用甚大。其中最重要的鉴别依据是通过肿瘤的血流速度，分流速加快和流速正常。流速加快几乎总提示恶性的病理特征；但血管母细胞型脑膜瘤和实体性血管网织细胞瘤例外。病理上，脑膜瘤有丰富的血管床，而且一些脑膜瘤造影剂循环更快，同时早期出现引流及扩张的静脉（图 16-1）[8]。

肿瘤血管

脑膜瘤是基于硬脑膜的轴外肿瘤。其供血血管来自肿瘤附着处正常的硬脑膜供血动脉。根据血供的中心及分布情况，显示肿瘤供血可来自颈外动脉、颈内动脉和椎动脉系统[9]。随着肿瘤体积增大，大多数脑膜瘤出现软脑膜供血（图 16-2）。绝大多数脑膜瘤的血管供应来自颈外循环，另外一大部分脑膜瘤的血管供应由颈外和颈内（或椎动脉）双重提供，只有少数脑膜瘤无颈外供血。脑室内脑膜瘤所占比例不足所有脑膜瘤的 1%，通常位于脑室内，由脉络膜前上动脉参与供血，并引流至室管膜下静脉[10]。

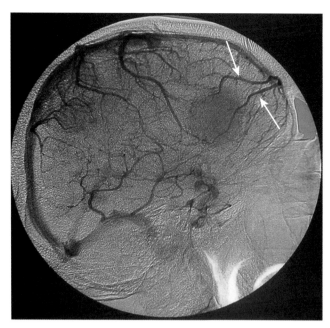

图 16-1 大脑镰脑膜瘤。右颈动脉 DSA 检查显示肿瘤染色延迟至静脉极晚期。箭头显示主要的引流静脉。（Courtesy of Canan Erzen, MD, Marmara University School of Medicine, Istanbul, Turkey.）

大脑凸面及非颅底脑膜瘤主要由颈外动脉系统供血，所以十分明显的颈外供血是诊断脑膜瘤的有力依据。但是，另外一些侵及脑膜的肿瘤有时也有明显颈外供血[11]。此时，流速加快和骨质破坏有助于转移瘤和恶性胶质瘤的诊断，而脑膜瘤虽然可有骨质破坏但常伴有骨质增生或肥厚。有报道，即使 3 套血管系统均行造影，有的脑膜瘤仍不显影或呈无血管区[12]。虽然无特异的血管染色，但可显示充盈缺损区。在我们这一组病例中，有一例选择性颈内动脉造影呈现无血管区脑膜瘤（图 16-3）。总之，小的、扁平状床突脑膜瘤乏血管，而大脑凸面和矢状窦旁脑膜瘤富血管。

矢状窦旁和大脑凸面脑膜瘤可作为讨论脑膜瘤血管特征的范例。凸面的硬脑膜供血主要是脑膜中动脉（MMA），是最常见的由于为脑膜瘤供血而增粗的血管（图 16-4）[13]。凸面脑膜瘤血供主要来自 MMA 及相应的脑膜动脉[14,15]。中线处脑膜中动脉供血可为双侧；可显示肿瘤经常侵及邻近颅骨，侵及邻近颅骨的脑膜瘤可显示供血动脉穿凿经颅骨及肿瘤附着处硬脑膜入瘤内，可来自颞浅动脉和枕动脉等头皮血管（图 16-5）。正常情况下，颈内动脉较颈外动脉血流流速快，但脑膜瘤表现为，在颈总动脉造影时，颈外动脉提前显影。过度的血流导致

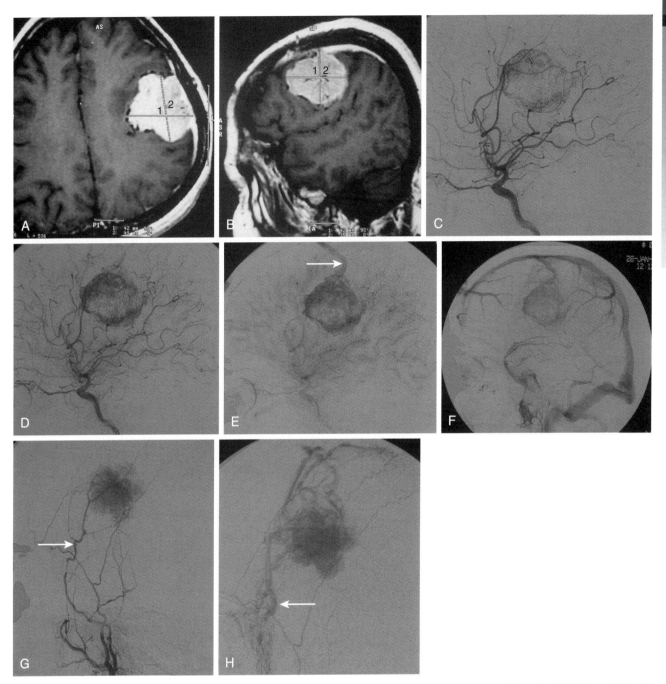

图 16-2 右额大脑凸面脑膜瘤。**A**、**B**，T1 加权增强 MR 轴位和矢状位像；**C ~ F**，选择性左颈动脉系列血管造影显示来自大脑中动脉分支密集的软膜供血，以瘤周为著。箭头显示了肿瘤静脉早期引流向上矢状窦。**G**、**H**，选择性左颈外动脉血管造影显示瘤中心日射状增强血供。（Courtesy of Canan Erzen, MD, Marmara University School of Medicine, Istanbul, Turkey.）

了供血动脉分叉前起始段的迂曲。Taveras 和 Wood 曾报道该迂曲可以是正常的变异，但若超过 1 ~ 2cm 的血管长度且持续存在便是病理状态[16]。若大脑中动脉系肿瘤主要供血血管，则血管扩张增粗和早期显影也可以见于其主干。脑膜瘤主要供血血管的终末端常发出许多放射状小血管分支，这些放射状分

支节点被称为门，代表瘤中心。由颈内动脉和颈外动脉双重供血的脑膜瘤，门几乎总是由颈外动脉供血形成[16]。在动脉显影早期，放射状分布的纤细肿瘤血管显影清晰，之后成团状"毛细血管染色"。脑膜瘤主要血供特征性地呈现以门为中心的广泛细小分支，这些细微的肿瘤新生血管显示为线状，远

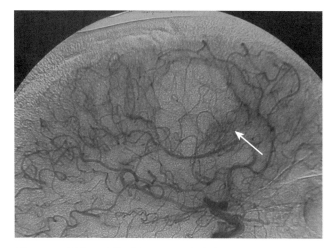

图 16-3　侧位，动脉时相，右颈内动脉 DSA 检查显示无血管区以及由矢状窦旁脑膜瘤引起的大脑前动脉分支移位。箭头显示占位无血管区前下方局灶性淡染，很可能是由于肿瘤压迫脑实质所致。（Courtesy of Canan Erzen, MD, Marmara University School of Medicine, Istanbul, Turkey.）

离瘤中心后不再有分支。如此分布的血管称为"日射状"[17]。而且该日射中心常有邻近骨的增厚或溶解[18]。此为脑膜瘤特征，但也偶见于血管外皮细胞瘤。毛细血管期，肿瘤内造影剂均匀分布形成团状"染色"。有些脑膜瘤染色十分均匀，可能是血管更为细小的缘故，所以看不到任何血管[19]。此外，与侵袭性的肿瘤，譬如胶质瘤相比较，脑膜瘤的毛细血管染色边界清楚。脑膜瘤的供血血管来自

于颈内、颈外动脉的独立分支，而毛细血管染色则是由浓密的团状血管形成。脑膜瘤特别是大型脑膜瘤，常有软脑膜血管供血而形成浓染（图 16-7 和图 16-8）[13]。肿瘤染色一直持续到静脉晚期，也是脑膜瘤的一个特征（图 16-1）。脑膜瘤尽管有丰富的供血动脉和毛细血管丛，但有时一些大的重要静脉结构却显示不清。有的脑膜瘤静脉引流至深部 Galenic 静脉。

颅底的硬脑膜血供更为复杂，且大多数颅底脑膜瘤为多重供血。譬如，前颅窝底镰旁和嗅沟脑膜瘤血供可来自于脑膜前动脉，而脑膜前动脉系眼动脉筛前、筛后的分支[20]。中颅窝底脑膜瘤的血管造影检查要求显示双侧颌内动脉。颈内动脉的脑膜支可给向后生长的脑膜瘤供血。对于中线处的脑膜瘤，必须行双侧颈动脉系统造影以显示可能的对侧供血（图 16-9）。中颅窝的蝶骨大、小翼脑膜瘤由颈内、颈外动脉双重供血。硬脑膜与软脑膜血管间的吻合支也要引起注意[9]。前、中颅窝脑膜瘤的血供应仔细检查眼动脉的起始部，因为它变异很大。中颅窝脑膜瘤也可由脑膜回返支供血，它是眼动脉和（或）颈内动脉海绵窦段的小分支。鞍区和鞍旁脑膜瘤可由颈内动脉的分支，如圆孔动脉、翼管动脉、副脑膜动脉、脑膜中动脉和咽升动脉供血。小脑幕裂孔区脑膜瘤主要由颈内动脉供血[21]。对于后颅窝和枕大孔区脑膜瘤，一定要行颈外动脉及其分

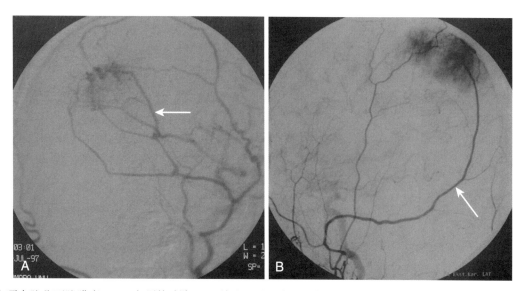

图 16-4　右顶大脑凸面脑膜瘤。A，右颈外动脉 DSA 检查显示肿瘤的血供来自大脑中动脉；B，左矢状窦旁脑膜瘤。左颈外造影显示肿瘤染色来自于增粗的脑膜中动脉；箭头显示了较颞浅动脉增粗的程度。（Courtesy of Canan Erzen, MD, Marmara University School of Medicine, Istanbul, Turkey.）

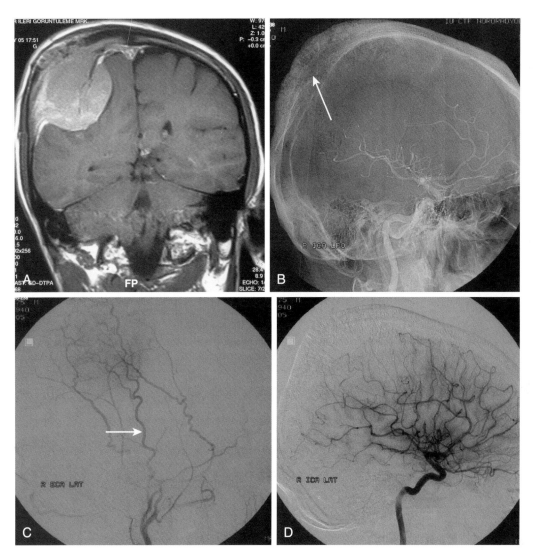

图 16-5　右顶巨大脑膜瘤。**A**，冠状增强 MRI 显示肿瘤长入硬膜下腔，侵入颅骨全层，并且扩展到皮下组织。注意瘤内供血动脉蒂部。**B**，侧位非减影 DSA 检查。箭头显示邻近骨增厚伴溶解。**C**，侧位右颈外动脉 DSA 检查。箭头显示因供血于肿瘤而增粗且迂曲的脑膜中动脉和颞浅动脉。**D**，侧位右颈内动脉造影显示无肿瘤供血，但大脑中动脉分支明显前移。（Courtesy of Canan Erzen, MD, Marmara University School of Medicine, Istanbul, Turkey.）

支，咽升动脉以脑膜后动脉供血 [22,23]。然而，脑膜后动脉也可起自脑膜中动脉或椎动脉，为后颅窝硬膜和小脑镰供血。枕动脉脑膜支为后颅窝外侧区供血；斜坡前下及枕大孔区由椎动脉的脑膜支供血。对于斜坡脑膜瘤，因为常由双侧颈内动脉海绵窦段供血，所以必须行双侧颈内动脉造影。小脑脑桥角脑膜瘤常由脑膜中动脉分支供血，但也可接受咽升动脉和枕动脉的供血。这些区域的血管造影检查最好用超选择导管。

非肿瘤性血管与肿瘤的关系

占位效应

　　脑膜瘤是轴外占位性病变且有占位效应，所以其典型征象应为：肿瘤周围的脑血管远离硬脑膜，弧形移位。脑膜瘤的软膜供血显影要与邻近受压脑组织的明显强化相鉴别，后者常伴不扩张但移位的血管。

　　动脉的特殊移位形式是某些脑膜瘤的特征性表现。嗅沟脑膜瘤的血管移位表现为：A1 和大脑前动

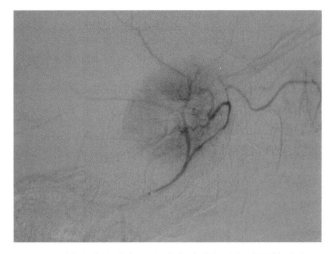

图 16-6 蝶骨嵴脑膜瘤。脑膜中动脉超选择微导管造影显示瘤内细小的日射状血管。（Courtesy of Canan Erzen, MD, Marmara University School of Medicine, Istanbul, Turkey.）

脉向上移位和 A2、A3 向后移位（图 16-10）[20]。相反，鞍结节脑膜瘤仅表现为：颈内动脉海绵窦上段向后移位（图 16-11）。岩骨斜坡脑膜瘤通常并不引起颈内动脉的形态和走行变化（图 16-12），而海绵窦脑膜瘤则将颈内动脉岩骨段和海绵窦段向内推移（图 16-13）[24]。蝶骨嵴脑膜瘤将大脑中动脉 M1 段向上抬高，同时将颈内动脉海绵窦上段向内推移（图 16-14）。与之相反，前床突脑膜瘤一般不影响颈内动脉走行（图 16-15）。松果体区脑膜瘤依肿瘤与大脑大静脉的位置关系，可引起 Galen 静脉和大脑内静脉的向上或向下移位（图 16-16）[25]。

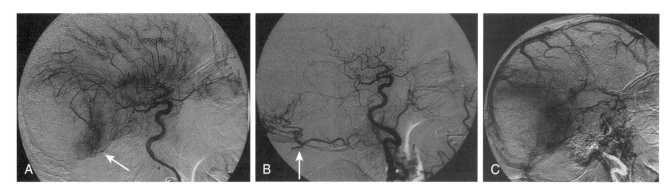

图 16-7 右枕脑膜瘤。**A**，侧位动脉期选择性右颈内动脉造影。**B**，侧位像。箭头显示来自枕动脉的硬膜血供于瘤中心显影。**C**，静脉晚期。来自于右大脑后动脉迂曲、扩张的软膜供血血管呈包绕肿瘤的新月形染色。上矢状窦后下部，紧邻肿瘤处显示无血流。（Courtesy of Canan Erzen, MD, Marmara University School of Medicine, Istanbul, Turkey.）

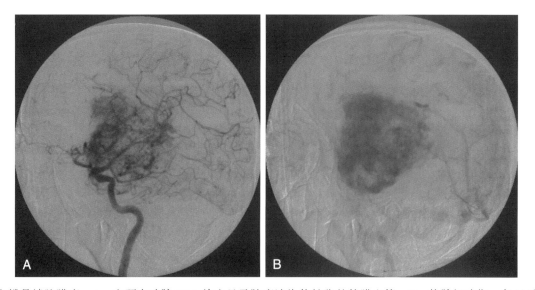

图 16-8 左蝶骨嵴脑膜瘤。**A**，左颈内动脉 DSA 检查显示肿瘤浓染伴扩张的软膜血管。**B**，静脉极晚期，仍显示肿瘤延迟性浓染，注意多支静脉引流。（Courtesy of Canan Erzen, MD, Marmara University School of Medicine, Istanbul, Turkey.）

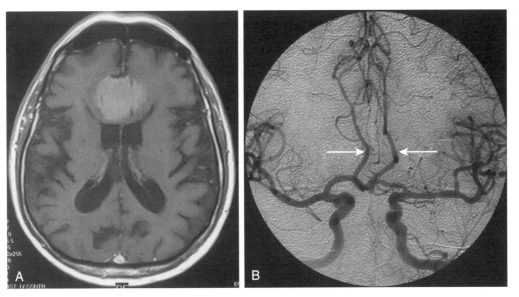

图 16-9　大脑镰脑膜瘤。**A**，轴位。MRI 对比增强显示肿瘤向两侧大脑半球扩张，并且包裹两侧大脑前动脉 A2 段。**B**，前后位。左颈内动脉 DSA 检查显示与右颈动脉同时受压，以及通过前交通动脉对侧良好的血供。箭头显示双侧大脑前动脉 A2 段由于脑膜瘤的占位效应彼此分离。（Courtesy of Canan Erzen, MD, Marmara University School of Medicine, Istanbul, Turkey.）

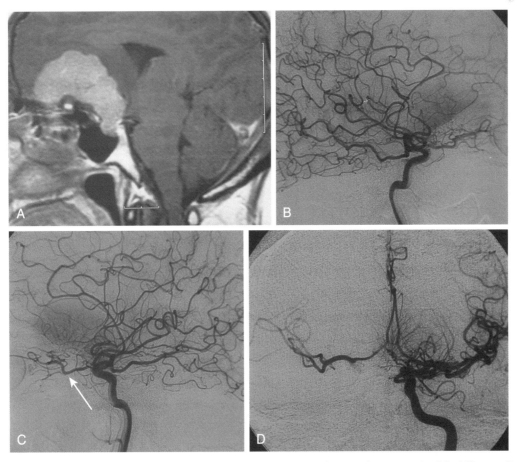

图 16-10　嗅沟脑膜瘤。**A**，矢状位 MRI T1 增强像；**B**，侧位，右颈内动脉 DSA 检查；**C**，左颈内动脉 DSA 检查，箭头显示来自于双侧眼动脉大量细小的血管分支使肿瘤呈日射状染色。双侧大脑前动脉 A1 和 A2 段被肿瘤推向后方；**D**，前后位，选择性左颈内动脉造影同时压迫右侧颈部血管，注意双侧 A1 段向上移位且变狭窄。（Courtesy of Canan Erzen, MD, Marmara University School of Medicine, Istanbul, Turkey.）

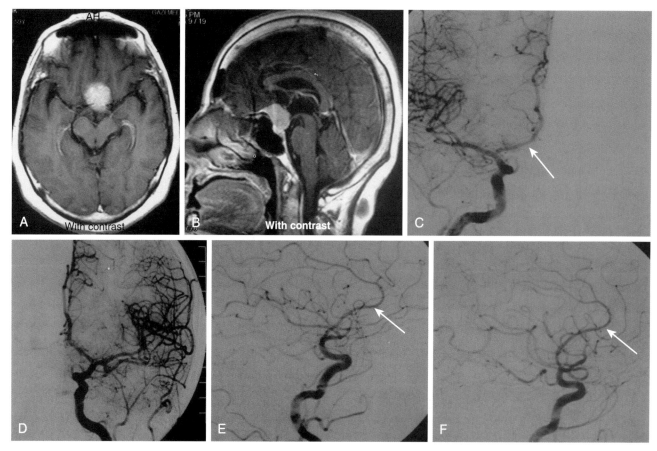

图 16-11　鞍结节脑膜瘤。A、B，轴位和矢状位，MRI T1 增强像；C、D，箭头显示双侧大脑前动脉 A1 段向上移位；E、F，箭头显示双侧大脑前动脉 A1 段向上、向后移位。（Courtesy of Canan Erzen, MD, Marmara University School of Medicine, Istanbul, Turkey.）

局部动脉受累

　　血管造影能清晰地显示穿越脑膜瘤的血管其外膜受侵。临床上，该提示极为重要，因为，此时若欲全切脑膜瘤则易导致术中血管断裂，若要切除与受累血管粘连的肿瘤需替代策略[24,26]。在动脉被包裹时，大多数情况下，血管造影并无变化；然而，有时可看到狭窄、闭塞、假性动脉瘤和大动脉与其分支的血管壁变粗糙或串珠样变。这些改变也可先通过 MRI 或 CT 观察到，血管造影再进一步明确之。此时，若行根治手术，必须要参考血管造影所提示的血管改变，并行压颈试验或球囊阻塞以指导协助手术，这些功能性研究下文还要详细讨论。

　　中央颅底区（譬如鞍区或鞍旁）脑膜瘤，应行前后位和侧位血管造影，以防颈内动脉包裹。蝶

骨嵴脑膜瘤易侵及和包裹大脑中动脉；而且大脑中动脉移位是该区肿瘤的特征（图 16-17）。前颅窝脑膜瘤要仔细评估大脑前动脉及其与肿瘤的关系（图 16-18）。通过压颈试验以判断前交通动脉的通畅情况是十分必要的，可避免术中误伤大脑前动脉 A1 段。枕大孔区脑膜瘤对椎动脉的包裹不常见（图 16-19）。动脉的局灶性狭窄表明其外膜受侵，应仔细评估对侧椎动脉和与肿瘤有关的颈内动脉起始段后侧部。通过压颈试验检查后交通动脉的功能是极其有益的。

受脑膜瘤累及的静脉窦

　　DSA 的主要作用之一就是显示脑膜瘤邻近的硬脑膜静脉窦和主要静脉，以确定这些结构通畅或阻塞[27]。大约 1/3 的幕上脑膜瘤位于上矢状窦旁，其中一半跨大脑镰两侧[28]。血管造影应该细致地研

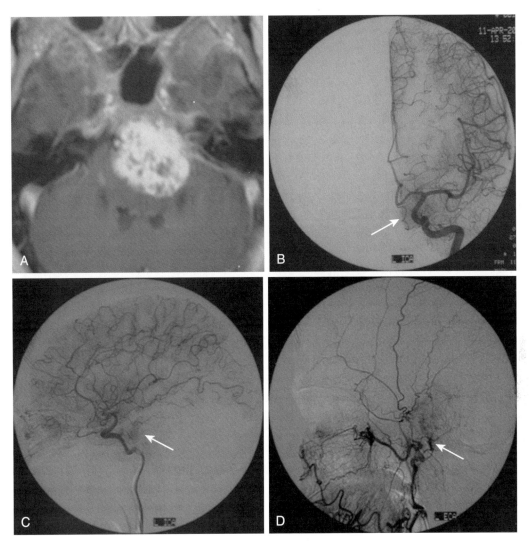

图 16-12 左岩斜区脑膜瘤。**A**，轴位 MRI T1 增强像：显示左侧岩斜区轴外占位不均匀强化且脑干严重受压；**B**，正位和 **C**，侧位。DSA 选择性左颈内动脉造影：箭显示肿瘤染色位于颈内动脉岩骨段后方，主要由脑膜垂体干供血。左颈内动脉走行与形态无变化。**D**，选择性颈外动脉造影，箭头显示肿瘤脑膜分支由咽升动脉供应。

究其空间位置关系，如上矢状窦的多角度斜位像以及窦栓塞时其代偿通路。静脉窦逐渐受累的影像学特征如下：（1）单侧脑膜瘤黏附于窦壁（图 16-20）；（2）窦壁受侵回流变细（图 16-21）；（3）脑膜瘤部分长如窦内，静脉回流不规则或断流（图 16-22 和图 16-23）；（4）脑膜瘤使静脉窦完全闭塞（图 16-24）；（5）肿瘤嵌如窦中 [29,30]（图 16-25）。脑膜瘤所致静脉窦栓塞可形成新的对侧静脉代偿性引流，若术前血管造影显示，有利于术中静脉窦的结扎（图 16-25）。

脑膜瘤主要的血管造影特征总结于表 16-1。

交叉压迫和球囊阻塞试验

如果脑膜瘤包裹了主要的血管（颈内动脉和椎动脉），那么手术中可能有损伤（破裂或夹闭）血管的风险，所以外科手术计划应包括建立旁路；此时，DSA 能提供有关对侧血液循环和血管储备的重要信息。压迫一侧颈动脉，同时观察对侧颈内动脉和椎动脉，以评估 Willis 环的侧支循环是十分重要的（图 16-9）。球囊阻塞试验较单纯人工压迫评估反流更可靠。为了进一步提高诊断率，可以将球囊阻塞与灌注试验（SPECT）结合应用 [31,32]

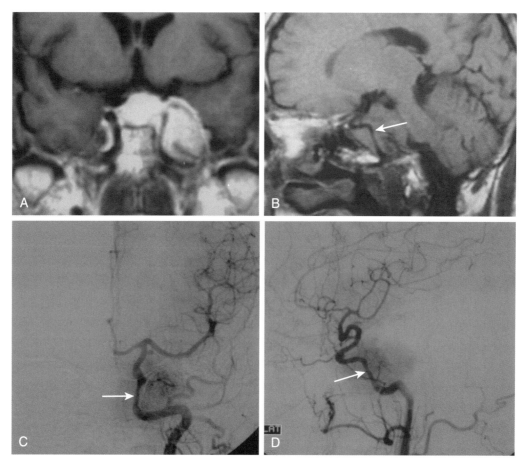

图 16-13 左海绵窦脑膜瘤。**A**，冠状位，MRI T1 加权增强像：轴外均匀强化占位，位于左侧海绵窦侧壁，左颈内动脉海绵窦段移位、变窄；**B**，矢状位，MRI T2 加权非增强像：左颈内动脉变窄并被肿瘤包裹；**C**，前后位；**D**，侧位左颈总动脉DSA 检查。

栓塞

如果可能的话，全切除无疑是脑膜瘤的最佳治疗方案。但脑膜瘤通常富含血管，而影响肿瘤全切除。术前栓塞通过缩短手术时间和减少术中出血有助于肿瘤全切[4,33,34]。查阅文献，有关脑膜瘤术前栓塞后的结果数据有限。两组回顾性病例研究显示，栓塞后可有效减少术中出血[35,36]，另一组回顾性病例研究显示，栓塞组和非栓塞组脑膜瘤手术比较，唯一不同在于栓塞组完全去血管化的脑膜瘤，术中出血明显减少，而其他方面无明显差异[37]。

通过将栓塞材料经微导管注入瘤内供血动脉，栓塞导致肿瘤去血管化（图 16-26）。

首先，必须先行诊断性血管造影，以确认特定的肿瘤供血血管；其次，评估操作的安全性也很重要。栓塞时大部分时间是将微导管送至肿瘤供血动脉。行超选择性血管造影，必须确认微导管在最恰当的位置，以防误栓正常血管。评估颈内动脉与颈外动脉间的"危险吻合"很重要，若存在，则是血管造影的禁忌证。

迄今为止，已使用过多种栓塞材料，聚乙烯醇（PVA）颗粒是目前应用最广泛的一种。此外，Trisacryl 明胶微粒、Embospheres 微球（Guerbet Biomedical, Louvres, France）均是具亲水性和不可吸收性、有胶原涂层且已商业化的新材料。这些微粒大小恒定，可变形、不易相互吸附的特性使它们很容易穿过导管进入肿瘤血管。其他栓塞材料，如明胶海绵、冻干硬膜、正丁基 - 氰基丙烯酸盐黏合剂、硅胶微球、纤维蛋白和液态栓塞材料都曾有应用[38-40]。撤出微导管后，行血管造影以评估栓塞的程度和范围。

由于存在缺血卒中的风险，所以不推荐软膜血供的术前栓塞[41]。但对于不适宜手术的患者，姑息

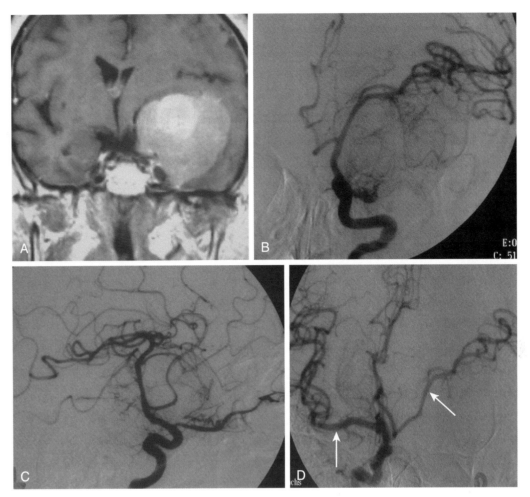

图 16-14 左蝶骨嵴脑膜瘤。**A**，冠状位，T1 增强 MRI 显示左中颅窝占位明显强化；**B**，左颈内动脉造影显示大脑中动脉 M1 段及 MCA 近端分支严重上移；**C**，侧位像，左颈内动脉造影显示大脑中动脉后移，其内血流缓慢；**D**，压左颈动脉同时行右颈内动脉造影，箭头比较双侧大脑中动脉走行。(Courtesy of Canan Erzen, MD, Marmara University School of Medicine, Istanbul, Turkey.)

表 16-1 脑膜瘤血管造影特征

动脉期	1. 主要由脑膜动脉供血
	2. 常为多支供血
	3. 肿瘤供血动脉及其分支增粗
	4. 供血动脉早期显影
	5. 日射状显影
	6. 占位伴脑血管弧形移位，远离硬脑膜
	7. 邻近动脉狭窄或闭塞
	8. 供血动脉致肿瘤片状显影
毛细血管期	1. 常出现肿瘤染色
	2. 肿瘤染色持续驻留
	3. 肿瘤染色边缘可锐利
静脉期	1. 少见优势引流静脉
	2. 大静脉窦受压或闭塞
	3. 静脉侧支代偿

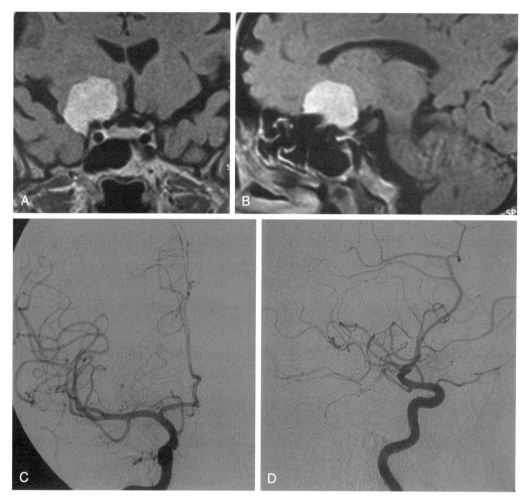

图 16-15　前床突脑膜瘤。**A**,冠状位和 **B**,矢状位,增强 T1 MRI 显示明显强化的占位附着于右侧前床突;**C**,前后位和 **D**,侧位,左颈内动脉造影。显示肿瘤引起颈内动脉床突上段轻度内移,由于其特殊的生长方式,向上长入额叶,但并未改变大脑前动脉和大脑中动脉 M1 段的走行。(Courtesy of Canan Erzen, MD, Marmara University School of Medicine, Istanbul, Turkey.)

性的栓塞可作为一种选择[42]。

对于经过仔细筛选的患者,脑膜瘤术前栓塞的风险很小。与操作相关的并发症有限且有争议。在一些例数较少的病例中,无神经功能障碍[43],或发生率为 12% ~ 16%[35-37,44]。而在另一些未经选择例数较多的病例中,报道神经系统不良事件发生率为 6.5%,永久性神经功能障碍发生率为 2.2%,死亡率为 0.5%[45]。栓塞后神经功能障碍通常是由于血管选择不当,栓塞剂反流,或栓塞后肿瘤肿胀、出血所致。颈内动脉与颈外动脉分支间存在着"危险吻合"通路[12]。颌内动脉末端与颈内动脉间有潜在的交通支,咽升动脉脑膜神经干供应第Ⅸ、第Ⅹ和第Ⅺ对脑神经;咽升动脉齿突支与椎动脉间有潜在吻合支;脑膜中动脉脑膜支有潜在的视网膜供血,栓塞时应仔细辨认,避免由于栓塞微粒通过危险吻合不慎进

入视网膜,引起潜在的灾难性的缺血并发症。因此,有作者不推荐使用直径 < 100μm 的超微颗粒[45]。

有时,可以通过微导管注射少量利多卡因行刺激试验[46],若有一过性的脑神经功能障碍,提示会增加栓塞的风险,应改选血管或终止栓塞。

其他一些并发症,如肿瘤[47]或蛛网膜下腔出血[48]、头皮坏死[49]、视网膜栓塞[50]和医源性颈动脉海绵窦漏[51]等均有报道。囊性或伴瘤内坏死的大脑膜瘤应视为栓塞后导致瘤内出血的危险因素[47]。而栓塞后肿瘤出血风险增加的原因可能是瘤内血管异常的脆性增高所致。

栓塞与手术的最佳间隔时间是另一要点,尽管目前尚无统一标准,但复习文献,其跨度较长,可从 1 ~ 10 天[52,53]。以前应用旧的栓塞材料(如明胶海绵)易吸收,所以栓塞后至手术的时间不能延长,

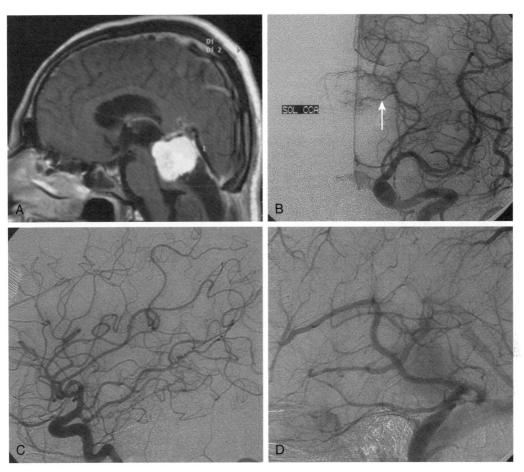

图 16-16　松果体区脑膜瘤。**A**，矢状位，T1 增强 MRI 示松果体区高信号均匀强化轴外占位压迫顶盖区，Galen 静脉轻度上移；**B**，前后位和 **C**，侧位左颈内动脉 DSA，箭头示自大脑后动脉分支发出的病理性供瘤血管呈屈曲状；**D**，侧位静脉期，左颈内动脉造影显示位于 Galen 静脉下方的肿瘤染色。（Courtesy of Canan Erzen, MD, Marmara University School of Medicine, Istanbul, Turkey.）

否则已栓塞血管会迅速再通 [54]。随着 PVA 微粒、Embospheres 微球等持久性栓塞材料的出现，栓塞后至手术的间隔可延长至肿瘤去血管化。栓塞的最终效果是凝固性坏死致肿瘤软化，以及坏死的程度随肿瘤缺血而加重。Kai 及其同事报道，栓塞后 7 ~ 9 天坏死的程度不再进展，再推迟手术时间无益 [53]。

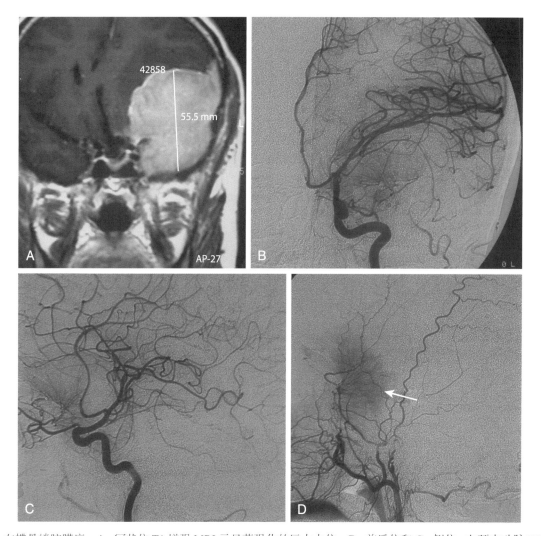

图 16-17　左蝶骨嵴脑膜瘤。**A**，冠状位 T1 增强 MRI 示显著强化的巨大占位；**B**，前后位和 **C**，侧位，左颈内动脉 DSA 显示，左大脑中动脉向上、向后移位，注意肿瘤染色来自于眼动脉的副脑膜动脉；**D**，选择性左颈外动脉造影，箭头示通过大脑中动脉的日射状染色。（Courtesy of Canan Erzen, MD, Marmara University School of Medicine, Istanbul, Turkey.）

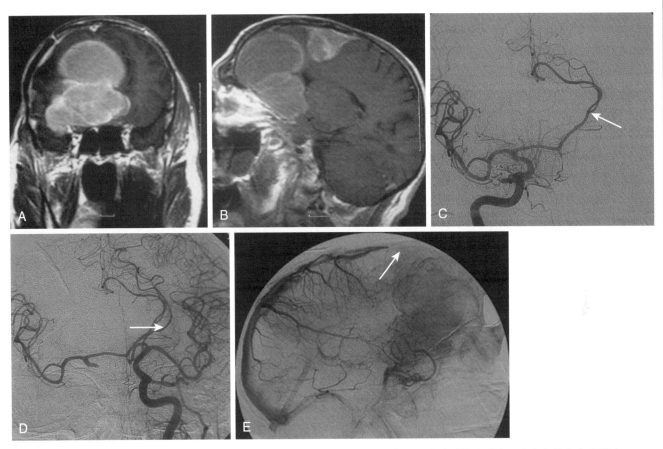

图 16-18 多发脑膜瘤。**A**，矢状位和 **B**，冠状位 T1 增强 MRI 显示右前颅窝底巨大分叶状脑膜瘤，及右矢状窦旁脑膜瘤；**C**，前后位，右颈内动脉血管造影，箭头显示双侧大脑前动脉明显左移；**D**，压颈显示通过前交通对侧显影良好，箭头所指双侧大脑前动脉移位；**E**，静脉期，右颈内动脉造影显示上矢状窦前 1/3 完全闭塞，肿瘤持续染色。（Courtesy of Canan Erzen, MD, Marmara University School of Medicine, Istanbul, Turkey.）

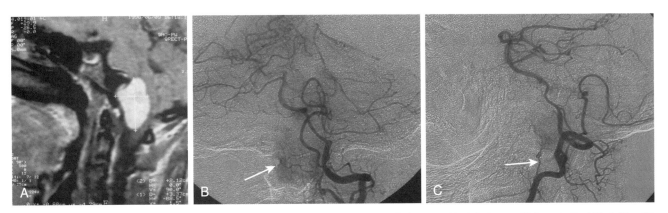

图 16-19 枕大孔脑膜瘤。**A**，矢状位，T1 增强 MRI 显示枕大孔前部脑膜瘤；**B**，前后位和 **C**，斜位，左椎动脉造影，箭头所指肿瘤染色及其血供来源于椎动脉的脑膜前支。（Courtesy of Canan Erzen, MD, Marmara University School of Medicine, Istanbul, Turkey.）

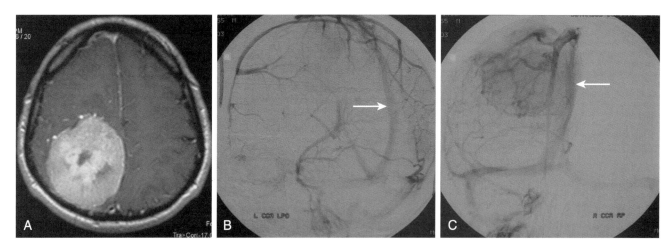

图 16-20 右侧大脑凸面脑膜瘤。**A**，矢状位，T1 增强 MR 显示上矢状窦旁明显强化的巨大占位；**B**，左颈内动脉造影静脉期，箭头示完整上矢状窦；**C**，斜位，右颈内动脉造影静脉期，箭头示肿瘤染色紧邻矢状窦，窦仅轻度移位，而无阻塞。（Courtesy of Canan Erzen, MD, Marmara University School of Medicine, Istanbul, Turkey.）

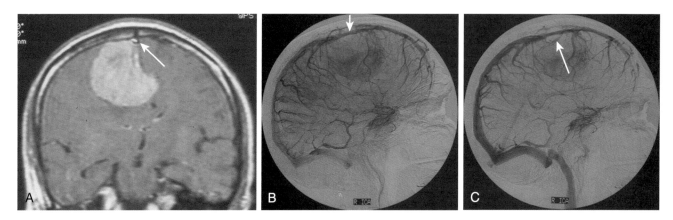

图 16-21 右矢状窦旁脑膜瘤。**A**，冠状位增强 MRI 显示肿瘤紧邻上矢状窦，注意窦内高信号，很可能是慢速血流；**B、C**，右颈内动脉 DSA 连续静脉期，箭头示该处上矢状窦变窄，但其形态规则且紧邻肿瘤染色，血管造影静脉早期并未看到肿瘤区域有一支升浅静脉，但箭头示血管造影静脉晚期它明显显影，表明该血管受到肿瘤压迫。（Courtesy of Canan Erzen, MD, Marmara University School of Medicine, Istanbul, Turkey.）

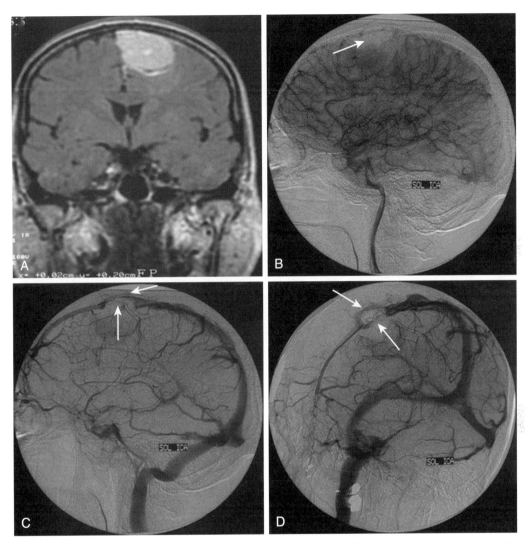

图 16-22　左侧矢状窦旁脑膜瘤。**A**，冠状位 FLAIR MRI 显示轴外矢状窦旁高信号占位，注意占位与上矢状窦关系密切，窦内仍可见血液流空信号；**B**，侧位选择性左颈内动脉血管造影，毛细血管晚期，箭头示局灶染色缺如，表明该处主要由颈外脑膜中动脉供血；**C**，侧位左颈内动脉血管造影静脉晚期，上矢状窦中部充盈缺损，箭头示窦闭塞段并行的静脉形成旁路；**D**，斜位观，因闪开叠加，故上述侧支旁路静脉显示更佳；同时可看到造影剂通过一段正常窦腔（如箭头示），可见肿瘤使矢状窦狭窄，但并未完全阻塞。（Courtesy of Canan Erzen, MD, Marmara University School of Medicine, Istanbul, Turkey.）

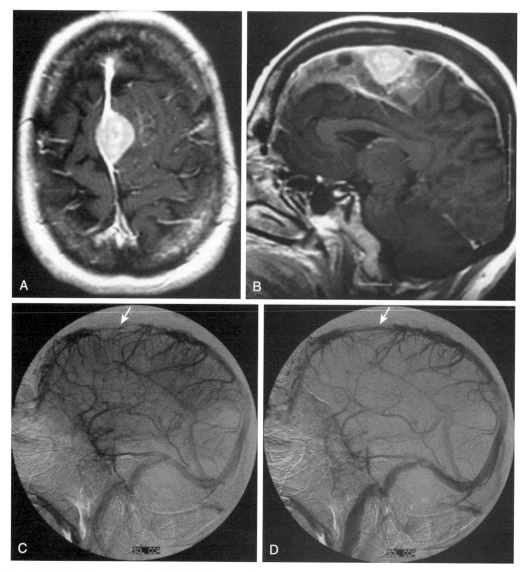

图 16-23 左矢状窦旁脑膜瘤。**A、B**，矢状位和轴位，T1 增强 MRI 显示肿瘤与矢状窦关系密切。**C、D**，左颈动脉造影静脉期，箭头示肿瘤处上矢状窦不规则，仍有造影剂通过，表明肿瘤将窦轻度包裹，但未完全阻塞。（Courtesy of Canan Erzen, MD, Marmara University School of Medicine, Istanbul, Turkey.）

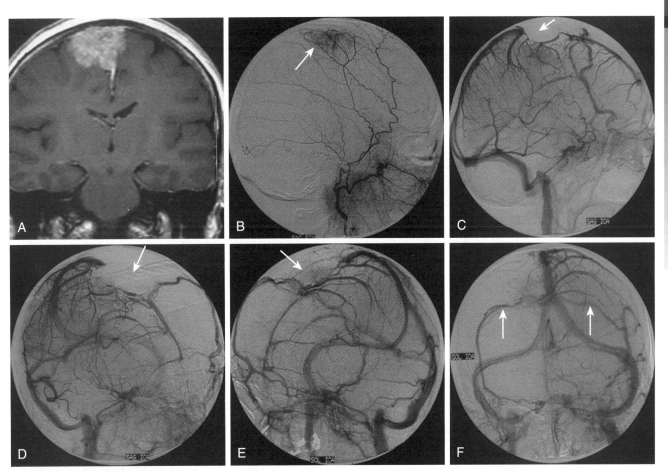

图 16-24　右矢状窦脑膜瘤。**A**，冠状位 T1 MRI 显示右侧轴外占位，肿瘤横跨矢状窦及中线；**B**，侧位右颈外动脉血管造影，箭头示肿瘤由脑膜中动脉供血；**C**、**D**，侧位右颈内动脉血管造影静脉晚期，箭头示上矢状窦中段完全闭塞；**E**，左、右颈内动脉血管造影斜位片显示，上矢状窦明显充盈缺损，箭头显示双侧对称的侧支旁路静脉：起自充盈缺损前方，走行于双侧额叶表面，引流至额下静脉丛；**F**，前后位，左颈内动脉血管造影静脉期，箭头示双侧对称的侧支旁路引流静脉。（Courtesy of Canan Erzen, MD, Marmara University School of Medicine, Istanbul, Turkey.）

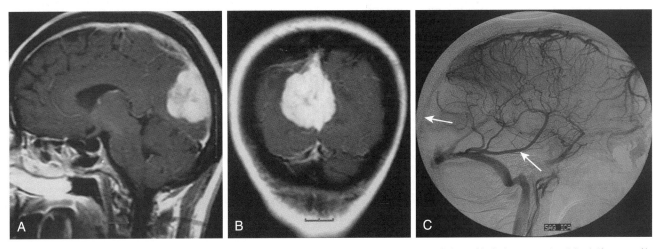

图 16-25　右枕矢状窦旁脑膜瘤。**A**、**B**，矢状位及冠状位 T1 增强 MRI 显示肿瘤侵及静脉窦，**C**，右颈内动脉 DSA 静脉晚期，箭头显示矢状窦后部充盈缺损，及增粗的 Labbe 静脉。（Courtesy of Canan Erzen, MD, Marmara University School of Medicine, Istanbul, Turkey.）

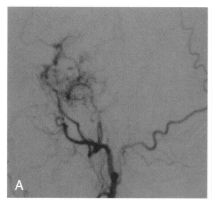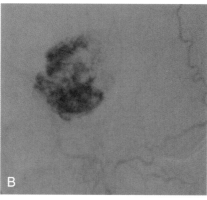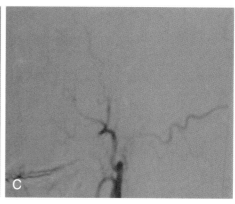

图 16-26 栓塞左侧蝶骨嵴脑膜瘤。**A**、**B**，侧位，选择性左颈外动脉造影，脑膜中动脉供血致瘤巢浓染，注意静脉期染色持续存在；**C**，用 50 ～ 150μm 的 PVC 颗粒控制性血管栓塞后，显示肿瘤血供完全阻断。（Courtesy of Canan Erzen, MD, Marmara University School of Medicine, Istanbul, Turkey.）

参考文献

[1] Abe T, Matsomoto K, Hanakawa K, et al. Role of 3D-TOF magnetic resonance angiography for intracranial meningioma. J Clin Neurosci 1998;5:476–97.

[2] Goldmann A, Kunz U, Bader C, Leibing U, Friedrich JM, Oldenkott P. MR imaging and MR angiography in preoperative evaluation of intracranial meningiomas. Eur Radiol 1994;4:538–44.

[3] Tsuchiya K, Hachiya J, Mizutani J, Yoshino A. Three-dimensional helical CT angiography of skull base meningiomas. Am J Neuroradiol 1996;17:933–6.

[4] Gruber A, Killer M, Mazal P, et al. Preoperative embolization of intracranial meningiomas: a 17-year single center experience. Minim Invasive Neurosurg 2000;43:18–29.

[5] Oka K, Go Y, Kimura H, Tomonaga M. Obstruction of the superior sagittal sinus caused by parasagittal meningiomas: the role of collateral venous pathways. J Neurosurg 1994;81:520–4.

[6] Maxwell RE, Chou SN. Preoperative evaluation and management of meningiomas. In: Schmidek HH, editor. Meningiomas and Their Surgical Management. Philadelphia: WB Saunders; 1991. p. 109–17.

[7] Zimmerman RD. MRI of intracranial meningiomas. In: Al-Mefty O, editor. Meningiomas. New York: Raven Press; 1991. p. 209–23.

[8] Tanaka M, Imhof HG, Schucknecht B, Kollias S, Yonekawa Y, Valavanis A. Correlation between the efferent venous drainage of the tumor and peritumoral edema in intracranial meningiomas: superselective angiographic analysis of 25 cases. J Neurosurg 2006;104:382–8.

[9] Wilson G, Weidner W, Hanafee W. The demonstration and diagnosis of meningiomas by selective carotid angiography. AJR Am J Radiol 1965;95:868–73.

[10] Bhatoe HS, Singh P, Dutta V. Intraventricular meningiomas: a clinicopathological study and review of the literature. Neurosurg Focus 2006;20:1–6.

[11] Taveras JM. Neuroradiology. 3rd ed. Baltimore: Williams & Wilkins; 1996.

[12] Osborn AG. Introduction to Cerebral Angiography. Philadelphia: Harper & Row; 1980.

[13] Osborne AG. Meningiomas and other nonglial neoplasms. In: Osborn AG, editor. Diagnostic Neuroradiology. St. Louis: Mosby Year Book; 1994. p. 579–625.

[14] Logue V. Parasagittal meningiomas. Adv Techn Stand Neurosurg 1975;2:171–98.

[15] Wilkins RH. Parasagittal meningiomas. In: Al-Mefty O, editor. Meningiomas. New York: Raven Press; 1991. p. 329–44.

[16] Taveras JM, Wood EH. Diagnostic Neuroradiology. Vol. II. 2nd ed. Baltimore: Williams & Wilkins; 1976.

[17] Hattori K, Miyachi S, Kobayashi N, et al. Contralateral meningeal artery supply of paramedian meningiomas. Surg Neurol 2005;64:242–8.

[18] Krayenbühl HA, Yaşargil MG. Cerebral Angiography. 2nd ed. London: Butterworths; 1968.

[19] Jacobs JM, Harnesberger HR. Diagnostic angiography and meningiomas. In: Al-Mefty O, editor. Meningiomas. New York: Raven Press; 1991. p. 225–41.

[20] Tsikoudas A, Martin-Hirsch DP. Olfactory groove meningiomas. Clin Otolaryngol 1999;24:507–9.

[21] Asari S, Maeshiro T, Tomita S, et al. Meningiomas arising from the falcotentorial junction. Clinical features, neuroimaging studies, and surgical treatment. J Neurosurg 1995;82:726–38.

[22] Rhoton Jr AL. Meningiomas of the cerebellopontine angle and foramen magnum. Neurosurg Clin N Am 1994;5:349–77.

[23] McDermott MW, Wilson CB. Meningiomas. In: Youmans JR, editor. Neurological Surgery. 4th ed. Philadelphia: WB Saunders; 1996. p. 2782–825.

[24] Shaffrey M, Dolenc V, Lanzino G, et al. Invasion of the internal carotid artery by cavernous sinus meningiomas. Surg Neurol 1999;52:167–71.

[25] Lozier AP, Bruce JN. Meningiomas of the velum interpositum: surgical considerations. Neurosurg Focus 2003;15:1–9.

[26] Ishikawa M, Nishi S, Aoki T, et al. Predictability of internal carotid artery (ICA) dissectability in cases showing ICA involvement in parasellar meningioma. J Clin Neurosci 2001;8(Suppl. 1):22–5.

[27] Sindou MP, Alvernia JE. Results of attempted radical tumor removal and venous repair in 100 consecutive meningiomas involving the major dural sinuses. J Neurosurg 2006;105:514–25.

[28] Schmidek HH. Meningiomas and Their Surgical Management. Philadelphia: WB Saunders Company; 1991.

[29] Bonnal J, Brotchi J. Surgery of the superior sagittal sinus in parasagittal meningiomas. J Neurosurg 1978;48:935–45.

[30] Sindou M, Auque J. The intracranial venous system as a neurosurgeons perspective. Adv Tech Stand Neurosurg 2000;26:131–216.

[31] Yamamoto Y, Nishiyama Y, Toyama Y, Satoh K, Irie K, Ohkawa M. Preliminary results of Tc-99m ECD SPECT to evaluate cerebral collateral circulation during balloon test occlusion. Clin Nucl Med 2002;27(9):633–7.

[32] Witt JP, Yonas H, Jungreis C. Cerebral blood flow response pattern during balloon test occlusion of the internal carotid artery. Am J Neuroradiol 1994;15:847–56.

[33] Hieshima GB, Everhart FR, Mehringer CM, et al. Preoperative embolization of meningiomas. Surg Neurol 1980;14:119–27.

[34] Bendszus M, Klein R, Burger R, et al. Efficacy of trisacryl gelatin

microspheres versus polyvinyl alcohol particles in the preoperative embolization of meningiomas. Am J Neuroradiol 2000;21:255–61.

[35] Dean B, Flom RA, Wallace RC, et al. Efficacy of endovascular treatment of meningiomas: evaluation with matched samples. Am J Neuroradiol 1993;15:1675–80.

[36] Macpherson P. The value of pre-operative embolisation of meningioma estimated subjectively and objectively. Neuroradiology 1991;33:334–7.

[37] Bendszus M, Rao G, Burger R, et al. Is there a benefit of preoperative meningioma embolization? Neurosurgery 2000;47:1306–12.

[38] Manelfe C, Lasjaunias P, Ruscalleda J. Preoperative embolization of intracranial meningiomas. Am J Neuroradiol 1986;7:963–72.

[39] Teasdale E, Patterson J, McLellan D, Macpherson P. Subselective preoperative embolization for meningiomas. J Neurosurg 1984;60:506–11.

[40] Richter H-P, Schachenmayr W. Preoperative embolization of intracranial meningiomas. Neurosurgery 1983;13:261–8.

[41] Dowd CF, Halbach Van V, Higashida RT. Meningiomas: the role of preoperative angiography and embolization. Neurosurg Focus 2003;1:1–4.

[42] Koike T, Sasaki O, Tanaka R, et al. Long-term results in a case of meningioma treated by embolization alone—case report. Neurol Med Chir 1990;30:173–7.

[43] Hieshima GB, Everhart FR, Mehringer CM, et al. Preoperative embolization of meningiomas. Surg Neurol 1980;14:119–27.

[44] Richter HP, Schachenmayr W. Preoperative embolization of intracranial meningiomas. Neurosurgery 1983;13:261–8.

[45] Bendszus M, Monoranu CM, Schutz A. Nolte I, Vince GH, Solymosi L. Neurologic complications after particle embolization of intracranial meningiomas. Am J Neuroradiol 2005;1413–9.

[46] Halbach VV, Hieshima GB, Higashida RT, et al. Endovascular therapy of head and neck tumors. In: Viñuela F, Halbach VV, Dion JE, editors. Interventional Neuroradiology: Endovascular Therapy of the Central Nervous System. New York: Raven Press; 1992. p. 17–28.

[47] Yu SCH, Boet R, Wong GKC, Lam WWM, Poon WS. Postembolization hemorrhage of a large and necrotic meningioma. Am J Neuroradiol 2004;25:506–8.

[48] Hayashi T, Shojima K, Utsunomiya H, et al. Subarachnoid hemorrhage after preoperative embolization of a cystic meningioma. Surg Neurol 1987;27:295–300.

[49] Adler JR, Upton J, Wallman J, et al. Management and prevention of necrosis of the scalp after embolization and surgery for meningioma. Surg Neurol 1986;25:357–60.

[50] Turner T, Trobe JD, Deveikis JP. Sequential branch retinal artery occlusions following embolization of an intracranial meningioma. Arch Ophthalmol 2002;120:857–60.

[51] Barr JD, Mathis JM, Horton JA. Iatrogenic carotid-cavernous fistula occurring after embolization of a cavernous sinus meningioma. Am J Neuroradiol 1995;16:483–5.

[52] Brismar J, Conqvist S. Therapeutic embolization in the external carotid artery region. Acta Radiol Diagn 1978;19:715–31.

[53] Kai Y, Hamada J, Morioka M, Yano S, Todaka T, Ushio Y. Appropriate interval between embolization and surgery in patients with meningioma. Am J Neuroradiol 2002;23:139–42.

[54] Djindjian R, Merland JJ, Rey A, Thurel J, Houdart R. Superselective arteriography of the external carotid artery. Importance of this new technic in neurological diagnosis and in embolization. Neuro Chirurg 1973;165–71.

肿瘤生长检测

Kilian M. Pohl,

Ender Konukoglu,

Alexandra J. Golby,

Ron Kikinis

姚晓辉 译

概　述

脑膜瘤可发生于脑表面、颅底、硬膜折返处和脑室内，大多数生长缓慢。90% 的脑膜瘤属于良性[1]。对于小的脑膜瘤，神经外科医生通常选择观察随访，而不是手术[2]。观察包括神经系统表现的评估及定期行头颅 MRI 检查。神经放射医生和临床医生往往通过影像学判断肿瘤是否生长。临床实践中，发现肿瘤细微的生长是很困难的，尤其是短期内复查头颅 MRI。困难在于头部体位的变动及磁共振场强间的差异可掩盖肿瘤的缓慢生长。此外，切面影像上的很微小改变就可导致肿瘤体积明显的改变。

本章中我们首先综述了测量肿瘤生长的常用程序。其次介绍一个专门检测脑膜瘤生长的软件。最后，在标准临床环境下获得的 MRI 影像上测试这个软件。

检测肿瘤生长的常用程序

外科医生和肿瘤学医师常常通过读片灯和图像软件观察脑部扫描片，从而分析肿瘤是否生长。软件分析过程通常包含精密的测量技术，因为肉眼观察影像片往往忽略了肿瘤的细微生长（图17-1）。首先分别测量每个层面肿瘤的大小，然后计算连续层面肿瘤的大小，从而得出肿瘤的生长体积。任意两个连续层面都很难发现肿瘤大小的变化，因此，临床医生比较最近的扫描和最早的扫描结果是非常重要的，也只有这样做或许才能使肿瘤的生长变得明显一些（图17-1）。因此，患者需接受额外的检查，而且不能很快发现肿瘤的生长。此外，这些方法不能提供肿瘤生长速度的量化指标，对指导治疗也无帮助。世界卫生组织反应标准是其中一种度量方法[3]。它通过测量肿瘤的最大径及与最大径垂直的尺寸来估算肿瘤的体积[4]。为了增加有效性及可重复性，实体瘤反应评估标准（RECIST）则仅测量肿瘤的最大径[5]。然而，这些测量方法都忽略了最大径以外方向的细微生长[6,7]。还有些更精确的测量手段，如手工分割肿瘤体积，但是这些方法很耗人力，而且对专家所判断的肿瘤区域的明显差异非常敏感[8]。为使这个过程流水线化，研究人员发明了一些自动测量方法[9,10]。这些方法把影像学数据与肉眼所见的正常组织及病理组织的一般信息结合起来，描绘出病理组织。但是自动测量方法仍受到图像伪影及头部体位变动的影响，因为它们可分别影响每一层扫描而影响肿瘤体积。迄今为止，还没有一种被临床医

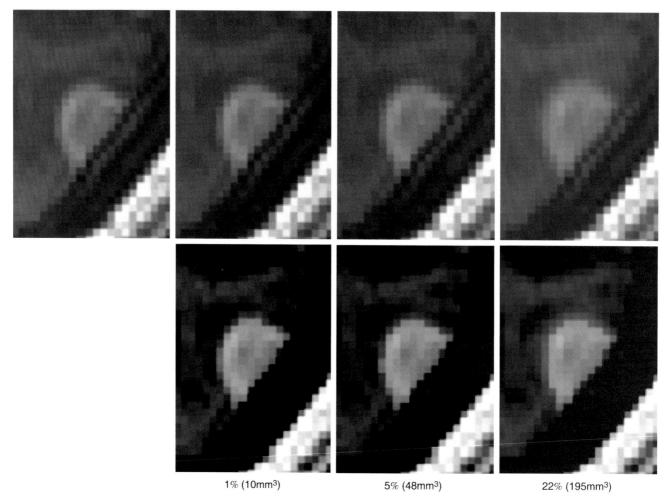

| 1% (10mm³) | 5% (48mm³) | 22% (195mm³) |

图 17-1（见彩图 17-1） 综合病理学，肿瘤增长实际扫描发现肿瘤体积增长 1%、5% 和 22%（第二排红色所示），肉眼发现 1% 和 5% 已极其困难。

生所广泛采用的测量技术。

　　近年来，出现了一些新的自动测量工具，它们通过同时处理连续扫描层面而分析病变的生长 [11-13]。它们首先使图像序列标准化，然后把一些例外的层面归根于肿瘤的变化部分。Rey 及其同事 [14] 校整排列多发性硬化患者的一系列扫描结果，结果得出一幅变形的地图，从各层扫描图像中，可看出区域特异性的变化。他们指出病变的生长区域与静态区域在地图上有明显的不同。Angelini 及其同事 [15] 提出另一种方法，他们每扫描一层，都把头部固定在一个固定姿势，并且把扫描层面的地球场强平均化，从而解决预期变异。若发现扫描层面总体场强有变化则提示肿瘤生长。

　　尽我们最大的能力，最新软件的水平仅仅能达到测试肉眼所见的肿瘤生长，正如 Rey[14] 和

Angelini[15] 及其同事所分析。本文余下的部分，为了填补空白，我们介绍一种半自动程序，它专门识别难以觉察的病理变化。这种软件易于测定，一般少于 5 分钟，以 mm³ 为单位反映肿瘤体积的变化。我们在通过标准临床采集序列所得到的 T1 增强像上试验该软件。此种方法已上传至 3D 切片机（www.slicer.org），3D 切片机是专门服务于医学影像处理及可视化的软件包。

检测肿瘤缓慢生长的软件

　　我们的软件在像素基础上监测肿瘤的细微变化，过程可分为三步。第一次扫描时识别肿瘤，然后使各扫描层面标准化，最后基于以前的结果检测

出肿瘤的生长。

第一步，在第一次扫描时半自动地检测出肿瘤。只在第一次扫描时处理数据，这避免了内在变异。我们甚至需要人工监督分割过程以保证结果的精确性。软件使用者指定对肿瘤感兴趣的部分，低强度条带是肿瘤生长的特征。通过这种输入，在 T1 加权像上，这个程序可可靠地获取肿瘤的最大部分生长。而在 T1 加权像上，脑膜瘤常表现为明显均一的强化[16]。然后在得出的二维地图上，软件会清除由磁共振噪音所引起的岛屿和空穴。需要注意的是所得到的地图还包括硬脑膜、血管以及颅骨部分，因为这些结构与病理部分有相似的场强（图17-2）。这些结构是静态的，因此他们实际上不会影响分析结果。

第二步，软件会自动排列余下的病理扫描层面，通过把这些扫描注册到共同的参考框架中[17]。注册过程仅调整每层扫描的极性，从而保留肿瘤的实际大小。现在，所有扫描层面的肿瘤部分被大致

排列起来，因此先前指定的感兴趣部分在所有层面都有显示。然后软件通过提高每个部分的分辨率而增加部分容积效应。部分容积效应是由分辨率不足所引起的，它可导致许多结构在一个像素内。这些像素的强度与邻近结构强度的结合相关，而导致组织边界不清楚。最后，框架重复最初的编排程序，聚焦于肿瘤部分，从而强调非线性的干扰假象。这个过程产生了一系列影像，除了短暂的变化，理论上，病变部分被很好地校正了（见图 17-2）。

软件的最后一步是通过两种度量方法来测量肿瘤的生长。第一种度量是由 Angelini[15] 及其同事提出的，通过分析局部场强的差别而检测肿瘤变化。首先，把第一次扫描的分割片段绘入参考框架。然后根据这些片段对静态组织做保守估计，从而得出整个扫描的场强。与这些已知场强不同的场强模式被认为是生长部分，从而计算出肿瘤的生长体积。第二种度量是由 Rey[14] 等人提出的，它运用一种更加灵活的注册框架来检测肿瘤的生长。首先重新整

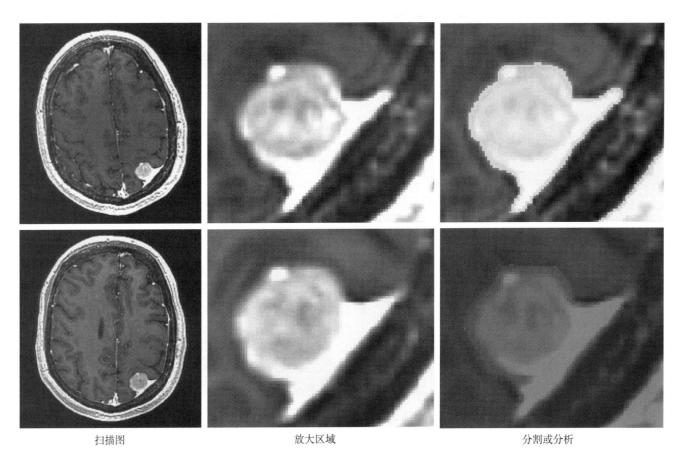

扫描图　　　　　　　　放大区域　　　　　　　　分割或分析

图 17-2（见彩图 **17-2**）　第一行显示第一次扫描，第二行显示第二次扫描。第一柱是软件的输入，第二柱是进一步的软件输入。第一行右侧是对左侧半自动化的处理，第二行右侧红色部分是肿瘤生长的分析结果。

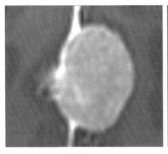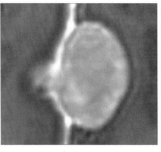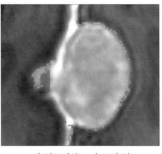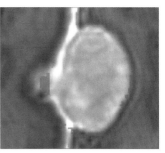

扫描图1　　　　　　扫描图2　　　　　　方法1对比　人工方法　　　　方法2对比　人工方法

图 17-3（见彩图 17-3） 对比自动化及人工测量结果（黄色和绿色）。我们发现肿瘤的增长实际非常小。

合肿瘤的全部扫描片段，然后计算出每个肿瘤的体积，最终推测出肿瘤的生长体积。根据我们对合成影像的实验，第一种度量方法较为保守。

临床磁共振影像实验

此项试验对象包括 9 名生长缓慢的脑膜瘤患者，为每位患者进行连续两次磁共振扫描。每次扫描都是在波士顿的 Brigham and Women 医院放射科进行的，在标准的医院环境下，运用 GE 公司生产的 1.5T 磁共振扫描（轴位，增强，FOV：240mm；矩阵 256×256×130；像素 0.9375mm×0.9375mm×1.2mm；扫描时间：8min）。放射科医生通过人工分割肿瘤的每次扫描而得出肿瘤的生长体积。基于人工测算，7 位患者肿瘤体积变化 < 10%，而这些通常是很难检测到的。

我们重复三次人工扫描分割过程而测试人工分割的内在变异性（图 17-3）。测得的生长数据有很大差别（第一次：883.8mm³，第二次：545.8mm³，第三次：–99.8mm³），这说明肿瘤生长不明显时（< 1cm³），人工分割过程有很大的变异性。这些数字也说明肉眼检测肿瘤生长的困难性。在这里，手工检测肿瘤生长的结果用红线标识以示强调。

然后我们运动半自动工具来重复肿瘤生长的分析过程。图 17-3 为例，黄色对应第一种自动度量方法，绿色对应第二种度量方法，红色对应手工结果。7 位患者自动检测与手工检测的结果差异在预期范围内。而且，Konukoglu 等人[19] 的随访研究表明我们的自动检测方法与人工检测方法比较，在检测细微肿瘤生长时，更具有一致性。图 17-4 显示两例患

者，其中一例我们的检测结果与手工检测结果不一致。各次采集图像时，肿瘤的场强模式有很大的不同，以我们的经验，这是很不寻常的，这也违背了流程中的潜在假设之一。第二例患者所观察到的不一致性是由于肿瘤体积相对太小（334mm³）。鉴别这例患者是肿瘤生长还是内在伪影较困难。然而，并不是我们咨询过的所有放射科医师都把这两例患者诊断为脑膜瘤。

结 论

我们讨论了一种从连续扫描的磁共振影像上可检测到脑膜瘤的缓慢生长的方法。与专家的发现有关联性显示了它临床运用的潜力。试验显示不仅需要一种不依赖于观察者的检测肿瘤缓慢生长的工具，而且提供了一种可能的解决途径。

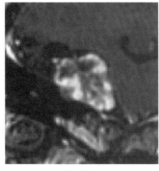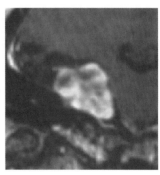

扫描图1　　　　　　扫描图2

图 17-4 在上两图中当肿瘤外形发生不常规的变化时我们的检测技术很难计算肿瘤的生长。

参考文献

[1] Angelini ED, Atif J, Delon J, Mandonnet E, Duffau H, Capelle L. Detection of glioma evolution on longitudinal MRI studies. In: IEEE International Symposium on Biomedical Imaging. 2007. p. 49–52.

[2] Commins DL, Atkinson RD, Burnett ME. Review of meningioma histopathology. Neurosurg Focus 2007;23:E3,1–19.

[3] Gerig G, Welti D, Guttmann CRG, Colchester ACF, Szekely G. Exploring the discrimination power of the time domain for segmentation and characterization of active lesions in serial MR data. Med Image Analysis 2000;4:31–42.

[4] James K, Eisenhauer E, Christian M, et al. Measuring response in solid tumors: unidimensional versus bidimensional measurement. J Natl Cancer Inst 1999;91:523–8.

[5] Hopper KD, Kasales CJ, Van Slyke MA, Schwartz TA, TenHave TR, Jozefiak JA. Analysis of interobserver and intraobserver variability in CT tumour measurements. Am J Roentgenol 1996;167:851–4.

[6] Konukoglu E, Wells WM, Novellas S, Ayache N, Kikinis R, Black PM, et al. Monitoring slowly evolving tumors. In: Biomedical Imaging: From Nano to Macro. The Fifth IEEE International Symposium on Biomedical Imaging. Paris ISBI; 2008. p. 812–5.

[7] McHugh K, Kao S. Response evaluation criteria in solid tumors (RECIST): problems and need for modifications in paediatric oncology? Br J Radiol 2003;76:433–6.

[8] Leary SO, Adams WM, Parrish RW, Mukonoweshuro W. A typical imaging appearances of intracranial meningiomas. Clin Radiol 2007;62:10–7.

[9] Liu J, Udupa J, Odhner D, Hackney D, Moonis G. A system for brain tumor volume estimation via MR imaging and fuzzy connectedness. Comput Med Imaging Graphics 2005;29:21–34.

[10] Meier DS, Weiner HL, Guttmann CRG. MRI intensity modeling of damage and repair in MS: relations of short-term lesion recovery to progression and disability. Am J Neuroradiol 2007;28:1956–63.

[11] Louis DN, Ohgaki H, Wiestler OD, Cavenee WK. World Health Organization Classification of Tumours of the Central Nervous System. 4th ed. Lyon: International Agency for Research on Cancer; 2007.

[12] Perry A, Louis DN, Scheithauer BW, Budka H, von Diemling A. Meningiomas. In: Louis DN, Ohgaki H, Wiestler OD, Cavenee WK, editors. World Health Organization Classification of Tumours of the Central Nervous System. 4th ed. Lyon: International Agency for Research on Cancer; 2007. p. 164–72.

[13] Prastawa M, Bullitt E, Moon N, Leemput KV, Gerig G. Automatic brain tumor segmentation by subject specific modification of atlas priors. Acad Radiol 2003;10:1431–48.

[14] Rey D, Subsol G, Delingette H, Ayache N. Automatic detection and segmentation of evolving processes in 3D medical images: application to multiple sclerosis. Med Image Analysis 2002;6:163–79.

[15] Therasse P, Arbuck SG, Eisenhauer EA, et al. New guidelines to evaluate the response to treatment in solid tumors. J Natl Cancer Inst 2000;92:205–16.

[16] Thompson PM, Hayashi KM, Sowell ER, et al. Mapping cortical change in Alzheimer's disease, brain development, and schizophrenia. Neuroimage 2004;23:S2–18.

[17] Vercauteren T, Pennec X, Perchant A, Ayache N. Non-parametric diffeomorphic image registration with the demons algorithm. In: Ayache N, Ourselin S, Maeder A, editors. Medical Image Computing and Computer-Assisted Intervention. Berlin-Heidelberg: Springer Verlag; 2007. p. 319–26.

[18] Viola P, Wells WM. Alignment by maximization of mutual information. Int J Comput Vision 1997;24:137–54.

[19] Yano S, Kuratsu J-I. Indications for surgery in patients with asymptomatic meningiomas based on an extensive experience. J Neurosurg 2006;105:538–43.

脑膜瘤外科治疗

3

脑膜瘤治疗决策

M. Necmettin Pamir,
Peter M. Black,
Rudolf Fahlbusch

姚晓辉 译

概　述

脑膜瘤的治疗目标是使患者神经功能恢复健全，能长时间缓解或减少肿瘤生长引起的并发症。由于脑膜瘤临床表现多样，人们对该病自然史了解甚少，使得脑膜瘤的治疗策略不一而同。应对该病，医师们首先遇到的问题是治疗与否，以及如何治疗。面对这些患者带来的问题，外科医师们应该表现为一位循循善诱的长者，而不应直接为病人做出选择。一般来说，首次入院时症状明显并有神经功能障碍的患者治疗相对简单，此类患者的治疗必定利大于弊，其模式已相对固定。对于那些无症状或仅有轻微症状的脑膜瘤患者来说，治疗策略的制定则显得极为重要，手术带来的益处须超过医源性操作带来的副损伤。20 世纪以来，显微镜、双极电凝器及其他新技术的应用使得手术操作引发的致死和致残率明显下降，显微外科和颅底外科概念的提出和应用更进一步改善了患者的预后。其他治疗方式，如放射治疗或放射外科治疗也从一定程度上降低了患者的致死致残率。时至今日，神经外科医生已经积累了相当多的有关脑膜瘤治疗的经验和数据，对脑膜瘤的生物学行为也有了进一步的了解。然而，如何为脑膜瘤患者制定恰当的治疗策略仍是一个棘手问题。本章节因此整理归纳，以为制定脑膜瘤的治疗策略提供规范的诊疗指南。

影响脑膜瘤治疗策略的因素有：（1）手术收益；（2）手术风险；（3）肿瘤的生物学行为；（4）肿瘤的占位效应或患者的症状表现；（5）患者主观意愿。概括起来即是根据肿瘤的生物学行为、占位效应，以及患者的症状表现和主观意愿来综合评定手术的收益或风险（图18-1）。

肿瘤的占位效应和患者的症状表现

对脑膜瘤等呈限局性生长的良性颅内肿瘤，手术切除可减轻症状、延缓肿瘤生长速率、减少肿瘤相关并发症的发生。如预测术后的致死、致残率不高，手术切除仍然是治疗症状性脑膜瘤的首选方法。占位效应明显，提示神经纤维受压、颅内压增高者，无论是否有症状，均应手术切除肿瘤，即使是影像学提示占位效应而临床症状不明显者，手术切除也能改变肿瘤生长的自然史。随微侵袭诊断技术的不断发展和人口的老龄化，无症状偶然发现的脑膜瘤患者比例

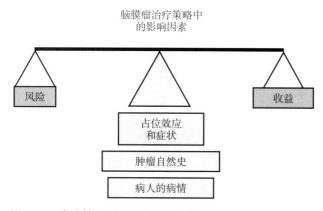

脑膜瘤治疗策略中的影响因素

图 18-1　许多情况下医生在处理病情时起着主导作用，对疾病的手术与否主要依赖手术的利弊平衡关系，反过来，这由肿瘤的生物学特征及占位效应、症状，最重要的是病人的病情决定。

不断增加，此类患者可予密切的随访观察，许多患者在随访过程中不产生临床症状。

普通人群无创影像学[1,2]及尸检结果[3-5]显示，无症状脑膜瘤的人群发病率为 1% ~ 1.4%，对年龄

> 60 岁的患者其发病率增至 3%[4]，年龄 > 70 岁的患者其出现临床症状的概率较普通人群高出 3 倍，表明年龄与该病具有一定相关性 [1,2,6-95]。这一现象也进一步说明，脑膜瘤的发生往往需要数十年，是一个较为缓慢的过程。事实上，许多脑膜瘤患者终其一生并不产生临床症状，约半数患者是在死后尸检时才得以发现 [5]。一些机构对无症状脑膜瘤患者进行了研究，发现其生长速率波动在 0 ~ 37.3%[11-17]，表明至少 2/3 无症状患者其肿瘤在短期内不会生长，长期结果如何尚不得而知。Yano 等 [16] 对 351 例偶然发现的无症状脑膜瘤采用了非手术治疗，5 年中 37.3% 的患者脑肿瘤增大，16.4% 的患者在肿瘤生长的同时出现了伴随症状。部分学者还对影响脑膜瘤生长的因素进行了研究（表 18-1），如图所示各因素间并无显著相关性。一般认为，钙化和 T2 低信号代表肿瘤生长缓慢。已有的 6 项研究中的有 4 项表明，患者年龄与肿瘤生长速度密切相关。尚有许多研究表明，随着年龄的增加脑膜瘤发生的概率增大而患者出现症状的概率却逐渐

表 18-1　偶发脑膜瘤生长的研究

文献	例数	平均年龄	随访	生长率	年增长率	性别	年龄	最初大小	随访时间	钙化	水肿	T2像	解剖位置
Firsching et al. 1990[11]	17	64.4			3.6%/yr		No	No	No				
Olivero et al. 1995[15]	45	66		22%	0.24 cm/yr		No	No	No				
Go et al. 1998[12]	35	67	平均 6.17y										
Yoneoka et al. 2000[17]	37	61			5.3 cm³/yr	No	Yes	Yes	No				
Niiro et al. 2000[14]	40	76.1		35%	0.08 cm/yr	Yes		Yes		Yes	No	Yes	
Nakamura 2003[18]	41	60.9	平均 3.58y		0.796 cm³/yr	No	Yes			Yes		Yes	
Hersovici et al. 2004[13]	51	61/67*	6y	37%		No	Yes	No	No				Yes（蝶骨翼）
Yano et al. 2006[16]	67	63/66	平均 7.8y	37.3%	生长病例 1.9 mm/yr	Yes	No	No	Yes	No	Yes	No	No

*生长/非生长

减小。大多数经尸检发现的无症状脑膜瘤其直径多＜ 1 cm[4]。然而，老年患者发生无症状脑膜瘤的概率与年轻患者相比并无不同。Niiro 等[14] 对 40 名 70 岁以上无症状脑膜瘤患者自然史进行了调查，发现 35% 患者在平均 38.4 个月的随访期间其影像学复查见到肿瘤生长，有 12.5% 患者发生临床症状。与此相比，儿童患者的脑膜瘤更趋向侵袭性生长[10]。各方学者试图寻找到肿瘤初始大小与其年生长率间的关系，有人认为较大肿瘤生长速度快[14,18]，也有报道小型脑膜瘤的生长速度更快[11]（详见表 18-1）。

肿瘤的生物学行为

脑膜瘤治疗后的自然史及其生长现象与其内在的生物学行为相关。许多临床和生物学参数可供了解肿瘤的生物学行为。尽管没有哪种指标能帮助判断肿瘤所引起的临床症状，但将肿瘤的生物学行为及其引起的临床现象相结合，常对制定肿瘤的治疗策略起到决定性作用。

自然史

大多数脑膜瘤为生长缓慢的良性肿瘤，组织学分类符合 WHO Ⅰ 级。其他较少见的组织学变异包括透明细胞型、脊索细胞型、乳头状细胞型和棒状细胞型脑膜瘤，以及诸如不典型细胞型（WHO Ⅱ 级）和原始态细胞型（WHO Ⅲ 型）脑膜瘤，此类患者即使给予多种治疗方法其肿瘤仍趋侵袭性生长，容易复发且预后不良[10]。

分子生物学和遗传学

分子遗传学表明，脑膜瘤患者存在多处染色体畸变。而且，染色体畸变程度与肿瘤 WHO 分级密切相关[19]。第 1、10、14 号染色体的片段甚或单体缺失常导致肿瘤呈侵袭性生长，肿瘤组织学恶性程度更高[20-23]。

肿瘤的血管发生

脑膜瘤组织中富含血管，因而其血管发生的潜能对肿瘤生长起到至关重要的作用。研究表明，肿瘤组织血管内皮生长因子（VEGF）表达增加与肿瘤的复发和瘤周水肿关系密切[24-26]。其他与肿瘤复发相关的因素还包括细胞外基质相关结构蛋白以及某些生长因子如粘蛋白和基质金属蛋白酶（MM9）等[27,28]。

激素的影响

临床上还发现激素依赖性脑膜瘤。这种脑膜瘤主要发生在女性患者，受孕期和黄体期肿瘤生长加速。患者黄体酮受体表达增加常预示肿瘤呈良性生长，复发概率低[29-31]。

脑膜瘤生长速率

与其他参数一样，人们对脑膜瘤的生长动力学也了解甚少。尽管大多数脑膜瘤生长缓慢，但其生长速率不尽相同。包括组织学分类在内的当今诸多分类方法均无法预测出脑膜瘤的生长速率。Jaaskelainen 等[32] 指出，组织学分类仅能大致反映出肿瘤生长速率，却无法预测肿瘤的倍增时间。若综合考虑到典型、非典型和恶性生长的脑膜瘤，上述各分类之间将会有许多亚组之间的重叠和变异[32]。

除生长速度差异之外，肿瘤个体间可能还有短时内生长速率的不均。有假设认为脑膜瘤的生长呈匀速进行，这种说法未免过于简单。事实上，大多数脑膜瘤并非匀速生长，而是在增长的过程中不断变换生长特性。临床研究表明，肿瘤生长过程中确实存在生长速率的变异[33]，这当然不是我们所期望的。与其他恶性肿瘤相似，不断累积的遗传及后天致瘤因素是导致脑膜瘤发生与增大的重要原因。因此，脑膜瘤的恶性程度越高生长速度就越快[10]。与设想的一样，研究发现每次复发都将导致脑膜瘤生长速率加快[32,34]，肿瘤复发间期随之缩短[35-36]。

妊娠期和绝经后激素替代是否影响肿瘤生长速度还不得而知。

CT 容积测定法和溴脱氧尿苷（BrdU）标记法发现，良性脑膜瘤的倍增时间约为 317 天；而 CT 平面几何测定法测定的结果约为 415 天[32-37]。尽管对肿瘤的倍增时间众说纷纭，但 WHO Ⅰ 级脑膜瘤倍增时间约为 138 ～ 1045 天（平均 415 天）；Ⅱ级肿瘤约为 34 ～ 551 天（平均 178 天）；Ⅲ级肿瘤约为 30 ～ 472 天（平均 205 天）[32]。这一倍增时间的临床意义在于表明大多数脑膜瘤的复发速度较慢。95% 脑膜瘤与周围的神经血管组织黏附或交织生长，使得肿瘤全切极为困难，残余的肿瘤组织因而再生。Jaaskelainen 等预测肿瘤肉眼全切到 CT 可见的复发，其周期大约 8.5 年。Simpson 预测约 10% 的脑膜瘤患者在肉眼全切 10 年后复发，这一比率不断增加，至术后 20 年 20% 患者将会复发[36,38,39]，与其他一些研究发现所有复发中的至多 50% 发生在术后 5 年[36,38,39]。

量化肿瘤组织的增殖潜力对预测肿瘤复发和制定最佳治疗策略极为重要。有研究即从组织病理学角度评价脑膜瘤的生长潜力。事实上，肿瘤的生长是肿瘤细胞增殖和死亡达到相对平衡后的结果。尽管目前尚无实验对脑膜瘤细胞的死亡进行系统的研究，但肿瘤细胞的生长指数却是较常用的评估指标。目前最常用的肿瘤增殖比率测量方法包括增殖细胞核抗原表达（PCNA）、核仁组成区银染标记法（AgNOR）、免疫组化法测定 MIB-1（ki-67）表达和 BrdU 标记法[10,40,41]。一般认为，高增殖指数和肿瘤复发存在线性关系但并不绝对；肿瘤复发时 MIB-1 表达会下降，某些情况下普通脑膜瘤患者的细胞增殖指数也会很高。

解剖位置

脑膜瘤在颅内的位置不同，其自然史、临床症状及手术预后显著不同[43]。举个显著的例子，视神经管内的小脑膜瘤比大的凸面脑膜瘤将会更早地引起注意。因此，当脑膜瘤手术时，临床相关联的部位应在考虑之内。80% ～ 96% 的鞍结节脑膜瘤临床上表现为进行性视力损害。尽管 MRI 的广泛应用，但是大多数前颅窝的脑膜瘤发现时已经很大。73% 的前颅窝脑膜瘤发现时已 > 4cm[44]。嗅沟脑膜瘤同样也是，65% 的嗅沟脑膜瘤发现时直径 > 3cm[45]。视神经鞘瘤也表现为进行性视力减退。Kennerdell 及其同事[46]观察 18 例未进行治疗患者，没有一个人超过 5 年仍保持正常视力。同样，Keane 及其同事[47]和 Sarkies[48]报道 22 例患者中 20 例视力

进行性下降。岩斜脑膜瘤生长模式变化各种各样且不可预料。有报道 76% 的患者平均随访 85 个月有影像学上的生长，其中 63% 导致功能性损害[49]。

瘤周水肿

脑膜瘤的很大一部分都会出现肿瘤周围脑组织的不同程度水肿。不同的研究表明发生率为 46% ～ 92%[31,50]。瘤周水肿的出现及程度变化很大，而且根本的发病机制并不完全清楚。肿瘤压迫、血管软膜的感染、凸面/中颅窝/前颅窝的限制、不规则的瘤脑界面、T2 加权像上的高信号、脑组织侵犯、高级别、分泌作用、微细胞和（或）血管瘤性的变异、高 VEGF 的表达都被认为是瘤周水肿的原因，但是没有一个到目前得到证实[31]。轻度的瘤周水肿可被忽视，但是显著的瘤周水肿可能影响正常的脑功能，也可能使患者出现临床症状[50]。有报道瘤周水肿是手术复杂化和成为手术期间致残率的根源[50]。因此手术切除是治疗瘤周水肿的优先选择[50]。

周围组织受侵

脑膜瘤是间充质肿瘤，有浸润周围组织结构的倾向如硬脑膜、颅骨、肌肉和脑实质[31]。脑膜瘤中颅骨侵犯很常见，尤其是颅底，表现为骨质增生，很少为骨质破坏[51]。骨质增生几乎常常与肿瘤浸润有关，受侵的颅骨是复发的根源，应该与肿瘤一起切除。颅骨的切除在颅底是个巨大的挑战。在脑膜瘤中神经血管浸润也是严重的问题。对邻近脑组织、脑神经、血管的浸润只在少数病例中发现，但是在这些病例中只能肉眼全切，从而成为复发的根源[10]。Yasargil[52]报道 5% 的脑膜瘤是非粘连的，85% 是粘连的，10% 是有粘连性的，因此不损伤重要结构而全切除是不可能的。在良性脑膜瘤、非典型性脑膜瘤及间变脑膜瘤中都可能发现神经血管的浸润，但是，这表明更多的生物学浸润行为，因此，具有脑组织浸润的良性脑膜瘤和非典型性脑膜瘤有相似的预后[10]。Borovich 及同事[53、54]研究表明在肿瘤的远隔部位可检测到孤立的肿瘤细胞巢。术前对神经及血管浸润的影响像诊断并不可靠[52]。

多发脑膜瘤

临床上发现 0.9% ~ 8.9% 的脑膜瘤多发。这些多发脑膜瘤的 50% 在初期表现即可被诊断，除外复发、种植、转移。尸检证明多发脑膜瘤有很高的发生率[4]。这些病例的大多数与神经纤维瘤病 Ⅱ 型有关。60% ~ 90% 的多发脑膜瘤发生在女性中。多发和单发脑膜瘤在临床表现和预后上没有区别，在治疗决策上也没有区别。

特殊考虑

脑膜瘤是第二常见的与神经纤维瘤病 Ⅱ 型（NF-2）相伴的颅内肿瘤，大约在 50% 的 NF-2 中可以看到[10]。这种相关性在小儿脑膜瘤中更明确，25% ~ 40% 与 NF-2 相关。与 NF-2 相关的脑膜瘤临床表现（解剖部位、生长速度、复发概率）与散发的脑膜瘤没有太大区别。多发脑膜瘤在与 NF-2 相关的脑膜瘤中更常见。

脑膜瘤在小儿中很少见，占小儿颅内肿瘤的 1% ~ 7.7%，占脑膜瘤的 2%[10,55,56]。小儿脑膜瘤的有关特征认识的非常少，报到的数量仅有数百例。目前研究表明小儿脑膜瘤预后不良，而在成人是由恶性或侵袭性脑膜瘤的高发生率，体积的相对增加及不寻常的和复杂的解剖学部位造成[10,55-57]。没有发现与 NF-2 相关（25% ~ 40% 的病例）或二次放疗的病例比成人和成人中女性占优势更常见[55,56]。不寻常的解剖学部位比如眼眶和脑室系统的发生率，后颅窝的发生率，无硬膜附着的发生率在小儿中更高[55,56]。小儿患者几乎常常有临床症状，表现为婴幼儿时头体积增大、局部神经功能缺失、癫痫及颅内压增高，这些需要外科手术。Drake 和 Hoffman[55] 从 1972—1982 年出版的 11 个可靠出版物中分析了 207 例患者，得出总的 5 年存活率为 76%。当除外脑膜肉瘤，总的存活率提高到 84%。恶性脑膜瘤和脑膜肉瘤占小儿脑膜瘤的 15%，有报道 5 年存活率病例中的 94% 没有复发，64% 复发[55]。平均手术致残率为 3%[55]。总之，患有典型脑膜瘤及肉眼完全切除的小儿从外科手术中获益。但是，那些患有乳头状亚型、脑膜肉瘤、次全切除及复发的预后不良。

手术获益

脑膜瘤手术有两个目的即减轻症状及改变肿瘤的自然历程。切除肿瘤使邻近神经结构减压及阻断其供血血管。

不同部位脑膜瘤的手术效果

因为他们的自然病程，不同部位的脑膜瘤也极大地影响其手术效果。不同部位的脑膜瘤手术效果简要见表 18-2。

前颅窝脑膜瘤众人皆知在很长一段时间是无症状的，表现为体积巨大及有较高的复发率[105]。Mathiesen 及其同事[106] 报道 10% 的病人 10 内复发，其中 20% 的患者复发后死亡。嗅沟脑膜瘤的手术切除因其侵及前颅窝底及鼻窦而复杂化[107]。彻底切除包括硬膜、前颅窝底颅骨或鼻窦是有技术难度的及有较高的并发症。相反，更保守的切除可能会带来 10 年内高达 41% 的复发率[36]。Bakay[108] 报道在其患者中 17% 次全切除，其中一半的患者因肿瘤复发而失明。嗅沟脑膜瘤直径＜3cm 而切除后保存嗅觉是可能的，然而在所有病例中同侧的嗅觉丧失[109]。在鞍结节脑膜瘤中，手术能客观的、有效地及显著地改善视力[62,66]。近期的文章报道术后视力的改善可能性范围为 42.4% ~ 80%[62-67]。相反，许多研究报道 10% ~ 20% 的病人因医源性原因视力变得更差[62-67]。年轻人在术后视力显著好于老年人[62,66,67]。严重的及持续的视力症状也被报道是较差的视力预后[62,65-67,110,111]。肿瘤的体积[66,112]、肿瘤形状[66]、肿瘤的切除范围[62,66]、蛛网膜界面的缺失[66]、双眼受累[62]、视盘苍白[110]、严重的瘤周水肿被一些作者报道可能预后较差，而一些作者反对或不支持此观点。巨大的肿瘤可能涉及大脑前动脉的远侧分支，从而不能全切除及增加复发。另一个复发的原因是肿瘤较小位于视神经管，当手术未检查此部位时容易被忽视。一些学者也报道应用翼点入路足以达到较高的全切除率而较小的致残率[62,66]。鞍结节脑膜瘤低致残率及较好的效果使得病人选择手术治疗。蝶骨嵴脑膜瘤根据他们沿蝶骨脊中心分为翼点，蝶骨嵴；床突和蝶骨平台亚型[113]。Al-Mefty 及同事[68] 详尽地报道床突脑膜瘤是一种新的脑膜瘤亚

表 18-2　与部位相关的脑膜瘤手术结果

解剖部位	总切除率（%）	手术致死率（%）	暂时致残率（%）	永久致残率（%）	复发率（%）	参考文献
嗅沟	70 ~ 100	0 ~ 15			0 ~ 41.8（10 yr） 16 ~ 27（25 yr）	39,58 ~ 61
蝶鞍结节	64 ~ 98	0 ~ 8.7	N/A	11.4 ~ 35	1.4 ~ 24.2 （3 ~ 10.7 yr） 27 ~ 41（25 yr）	39,62 ~ 67
蝶骨嵴（内/外侧）					13 ~ 17（10 yr） 15 ~ 40（25 yr）	39
蝶骨嵴（平台）					25 ~ 33（10 yr） 50（25 yr）	39
床突 *	59 ~ 90.7	0 ~ 24	18.6 ~ 26.7	4.7 ~ 6.7	60 ~ 100（10 yr） 72 ~ 100（25 yr）	39,68 ~ 73
海绵窦 **	3 ~ 89	0 ~ 12	5 ~ 61		10 ~ 15	74 ~ 80
矢状窦/镰旁	58.9 ~ 92.6	0 ~ 2.7	2.7 ~ 26.4		7.2 ~ 24	36,38,81 ~ 83
岩骨斜坡的 **	35 ~ 79	0 ~ 10	11 ~ 39			84 ~ 88
幕的	77 ~ 91	0 ~ 3.7	19 ~ 55		0 ~ 26	89 ~ 92
镰幕的	70 ~ 90	0 ~ 23	14 ~ 29			93,94
枕骨大孔 *	72 ~ 96	4 ~ 16.6	27 ~ 40	4.5 ~ 21.50	4 ~ 11	95 ~ 104

* Only studies published after the year 2000 are included.
** Only studies published after 1990 are included.

型，不同于蝶骨嵴脑膜瘤。床突脑膜瘤不能从影像学上区别蝶骨嵴脑膜瘤，除非它体积巨大[71]。此肿瘤患者中45.5% ~ 91.6%被报道有视力症状[68-73]。决定此肿瘤手术效果最重要的因素是肿瘤与颈内动脉及蛛网膜池的解剖关系[68]。肿瘤体积巨大和海绵窦的浸润是对手术效果不利的另外一些因素。

视神经和眼眶脑膜瘤分很多种。对于侵犯视神经管和压迫视神经的脑膜瘤，手术是明智的选择。这对于眶内异位脑膜瘤也是正确的选择。但是，对于来自视神经鞘及包绕视神经的脑膜瘤，手术切除的效果并不理想，大多数病人术后失明。对于向颅内延伸的，突眼毁容的及视力急剧恶化的病人手术可能进行[114]。放疗或分次立体定向放疗适合于所有病人。

真正的海绵窦脑膜瘤是手术最难切除的脑膜瘤之一。尽管在早期的文献中有许多非常不一致的报道，但是现在已经确信完全肉眼切除是可能的，但是完全侵入海绵窦的脑膜瘤罕能做到[115,116]。脑膜瘤能侵及海绵窦内的颅内神经[77]。彻底的治疗可导致颅内神经永久的致残，可达59%[115]。由于完全切除后令人失望的效果及高致残率，目前多数学者提倡切除海绵窦外的部分肿瘤加上术后放疗或不进行放疗[80,115,116]。Sindou及其同事[80]最近进行的研究表明13.3%的病人做到次全切除。小的但是有症状的海绵窦脑膜瘤可以单独用放疗治疗至短期生长得到足够控制和最小的致残率[116-118]。其他涉及海绵窦的是鞍结节、床突、中部蝶骨嵴、蝶岩部脑膜瘤对其浸润。局限于海绵窦外侧壁的脑膜瘤（Hirsch 0级和1级）可以外科切除而没有过多的致残率[119]。对于那些有更多浸润的海绵窦脑膜瘤很少能彻底治疗。

凸面脑膜瘤是最容易切除的一类脑膜瘤，因此是最有可能达到"治愈"的切除。癫痫可能使凸面脑膜瘤手术变得复杂。Chan和Thompson[60]证实肿瘤周围静脉结构的牺牲与术后癫痫有显著的关系。矢状窦旁脑膜瘤位于上矢状窦的前部、中部和后部。手术方法及效果受到肿瘤侵及上矢状窦的程度及部位的影响。手术的目的是完全切除肿瘤侵及的硬膜、颅骨及静脉窦。在脑静脉（Rolandicvein）前部的肿瘤容易切除。但是，2/3 的矢状窦旁脑膜瘤位于冠状缝之后。对窦部分闭塞的切除会带来一个高的死亡率和致残率的风险。与一般的观念相反，对窦完全闭塞的切除并不是普遍的安全 [120,121]。静脉的重建作为治疗的一种策略被提出，但是即使在最有经验的外科医生手下，对于中 1/3 的窦旁脑膜瘤的彻底切除并静脉重建会带来严重的致残率 [120]。有报道其死亡率为 0% ～ 2.7%，而手术致残率为 8.3% ～ 29% [120-122]。对于没有或部分闭塞的窦旁脑膜瘤另一种策略是切除窦外的肿瘤，侵及窦的肿瘤部分行 γ 刀治疗 [123-125]。这个得出肿瘤的生长控制率在 89%，其次是切除肿瘤的 50%。切除肿瘤的 50% 的窦旁脑膜瘤在 5 ～ 10 年内复发率为 7.2% ～ 24%. Bonnal 和 Brotchi [120] 报道即使完全切除肿瘤和侵及的窦仍有 63% 的肿瘤复发。大脑镰脑膜瘤很少见，大脑镰脑膜瘤侵及上矢状窦更是少见，且手术切除也不复杂。

　　小脑幕脑膜瘤占到后颅窝脑膜瘤的 1/3 [52,126]。小脑幕脑膜瘤有数种分类方法，但 Ya Sargil [52] 的分类是最适合临床的一种，它可以区别小脑幕游离缘（T1，T2，T3）、小脑幕表面内部中间（T4）、小脑幕孔区（T5）、小脑幕旁部（T6，T7），及镰幕交界脑膜瘤（T8）。镰幕交界脑膜瘤处理的难点是他们接近脑干及牵涉深部的脑室系统和主要的静脉窦。肿瘤附着于 Galen 静脉也是次全切除肿瘤的一个最常见的原因。有些学者报道 Galen 静脉和横窦是可以部分切除的，但是也报道其完全切除可致严重的致死率及致残率，而且对降低复发率也没必要 [89-92]。来自颞骨后部的脑膜瘤根据其与三叉神经的关系可分为 2 种亚型：小脑脑桥角（CPA）和岩骨斜坡脑膜瘤。那些来自侧方的为小脑脑桥角脑膜瘤（岩骨后部），这些肿瘤用传统的入路即可切除且愈后良好。前庭神经鞘瘤 5% ～ 8% 可保存听力，但是，脑膜瘤不是侵袭性的，而是压迫前庭面神经复合体，小脑脑桥角脑膜瘤术前神经功能若好，术后也是好的。尽管他们在神经鞘瘤常常不正常，但是在小脑脑桥角脑膜瘤有 50% 言语测听法正常及 20% 的患者纯音测听法正常 [127]。保存甚至神经功能的改善是小脑脑桥角脑膜瘤所期待的 [128]。有报

道前庭面神经的解剖保存为 94%，而相对的功能性保存为 86% 和 77% [129,130]。有报道那些来自或位于内听道的预后较差 [131]。有报道在老年性 CPA 脑膜瘤有相似的较好结果 [131]。在年轻患者中 87.5% 的完全切除是没有困难的 [131]。老年患者有较高的脑脊液漏和肺炎发病率，但是其他术后致残率没有太大区别 [131]。与 CPA 脑膜瘤相比，岩斜脑膜瘤来自三叉神经中部，位于岩斜交汇处及斜坡上 2/3，有侵袭性自然发展史及较差的预后。蝶岩脑膜瘤因涉及海绵窦因而是最难处理的脑膜瘤之一。岩斜脑膜瘤的治疗策略仍在进展中。在进入颅底外科之后，最初的"他们是不能切除"的观念已经改变 [84-88]，但是在最近 10 年，由于他们不能被人接受的高外科致残率及致死率 [88]，广泛治疗已经失宠，取而代之是更简单、保守的乙状窦前 [132] 或乙状窦 [133] 入路。纤维瘤因质地较韧，接近脑干、颅内神经及颅底穿梭动脉，包绕主要血管，浸润海绵窦，这是不能完全切除的最常见原因。岩斜脑膜瘤中最常见的致残率是医源性的脑神经麻痹，有报道岩斜脑膜瘤手术中占 22% ～ 76%。脑神经麻痹导致患者的功能及生存质量严重下降，这在老年患者中尤为显著 [131]。因此，多数学者认为比起术后 MRI 上表现"令人印象深刻"，更喜欢保存功能 [88,134]。应用现在的外科技术，岩斜脑膜瘤的切除可以达到最小的致残率，加上放射治疗其死亡率可控制在 30% 以内，采用保守治疗更低 [84-88]。有报道 42% 的岩斜脑膜瘤肿瘤术后进行性发展，其均值为 36 个月，在这些病例中放射外科或放疗可以很好地控制其生长 [86]。由于位于中轴部位，枕骨大孔脑膜瘤可以分为腹侧、腹外侧、后外侧及后部组。后部组及后外侧组通过传统的入路（或适度改良）切除肿瘤就可得到较低的致死率及较好的术后预后。但是，一小部分腹侧枕骨大孔脑膜瘤确实位于脑干腹侧或有硬膜外浸润。这些肿瘤手术非常棘手，需远外侧经髁入路，有较高的致死率及术后预后较差。有报道肉眼完全切除率为 72% ～ 96% [95-104]。腹侧枕骨大孔脑膜瘤手术预后是脑膜瘤中最差的之一，外科死亡率为 4% ～ 16.6%，永久性致残占到 20%。有报道对于肿瘤复发或术后残余肿瘤的生长或多发脑膜瘤的病人，放射外科可作为一种辅助或辅助治疗 [135]。

术后肿瘤复发

脑膜瘤肿瘤学上的完全切术基本上不可能，大家都知道大多数脑膜瘤最终复发。肿瘤复发的风险由肿瘤内在的生物学决定。但是，脑膜瘤是生长缓慢的肿瘤，次全切除即能解除神经压迫且结果可持续数十年。较完整的切除复发率很低。Simpson[38] 是第一个报道在较完整的切除后肿瘤的复发率很低。在其最初的报道中 Simpson 强调肿瘤侵袭性的必要性，建议切除受侵的颅骨、硬膜及提供一个外科的经得起时间考验的预后计划。他的研究表明肉眼全切包括受侵的颅骨及硬膜可以得到持久的长期预后，且强调次全切除只能达到活检的美名。在最初的报道中 Simpson 第 4 组切除后复率为 39.2%。其他报道也支持此结果，报道肿瘤次全切除后（Simpson 第 4 组）15 ~ 18 年复发 / 进展率为 81% ~ 85%[36,39]。在手术的病人中有报道 64% ~ 97% 肉眼全切[36,60,81,136,137]。但是，尽管有这样好的手术结果，复发率仍达到 20% ~ 32%[36/105/137/138]。Borovich 及其同事[53,54] 研究表明在肿瘤的附近及一定距离存在独立的脑膜瘤细胞巢。另外，脑膜瘤有浸润周围的硬膜、颅骨，甚至脑实质、软组织及皮肤的倾向。Borovich 及其同事[53] 和 Al-Mefty[139] "0 级别切除" 概念，指出切除肿瘤周围 2cm 内的硬膜。他们指出短期内没有复发；然而，平均随访持续时间为 5 ~ 6 年。此外，这样的完全切除仅对部分凸面部位脑膜瘤可能，脑膜瘤的解剖部位影响复发风险，脑膜瘤很难全切及有可能复发。然而，缺乏全切的期望不是外科手术的禁忌证。在中心部位的肿瘤肉眼全切是困难或不能的，仅仅次全切除或其伴随辅助治疗如放射外科可能是较能接受的治疗。如海绵窦脑膜瘤就很少能完全切除[74-60]。但是，海绵窦外面的部分肿瘤切除能显著改变肿瘤的自然发展史[80,115]。在 13.3% ~ 15% 的海绵窦外面部分的完全切除后的病人中发现有 10% 的病人出现再生长且出现症状[74,80,115]。

治疗决策的选择

较差的术后预后，中心部位的脑膜瘤不能接受的高手术致残率，或其他脑膜瘤的高复发率引起治疗决策选择的研究。应用现在的技术，放射外科成为脑膜瘤一种有效的、可靠的、安全的治疗模式[124,140]。放射外科要的限制因素是肿瘤的大小和其射线对邻近神经的损害。γ 刀对于 > 3cm 的肿瘤效果较差，其导致应用受限。现在的实践放射外科得出 4 个适应证：（1）小的脑膜瘤早期治疗；（2）对于外科手术风险高的部位作为辅助治疗；（3）对残余肿瘤预防和控制其生长；（4）治疗复发脑膜瘤。放射外科不能使脑膜瘤立即缩小；因此，良好的预后应表达为"肿瘤生长控制率"。非常高的肿瘤生长控制率在一些文献中有报道。在 Kondziolka 及其同事[124] 最近一个大型研究中，包含 972 个颅内脑膜瘤病人，报道 WHO Ⅰ 级的脑膜瘤生长控制率为 93%，其中位数为 4 年。WHO Ⅱ 及 Ⅲ 级的脑膜瘤预后较差，相对来说，肿瘤生长控制率为 50% 和 17%[124]。γ 刀的效果是很有希望的；然而，即使最大的研究因一小群和较短的持续时间困惑不能得出较确定的有效性及安全性结论。但是我们再次申明 γ 刀放射外科是颅内脑膜瘤的治疗上非常重要的进步。

海绵窦脑膜瘤的治疗是治疗记录中最棘手的典范。20 世纪 90 年代颅底外科的普及使海绵窦脑膜瘤的治疗成为可能。在最初的 CT 时代报道有较高的切除率，但是，即使熟练的外科大夫也有非常高的颅内神经致残率。MRI 的出现使得术后评估得以清晰，手术的结果并不尽如人意。再者，在 90 年代后期，在神经外科文献中报道成功应用 γ 刀治疗小的海绵窦脑膜瘤使人受到鼓励[117]。但是，γ 刀的效果受到肿瘤大小的限制。这些结果使得我们选择手术切除海绵窦外部的部分肿瘤，海绵窦内的部分应用 γ 刀治疗[116]。

传统的放疗及化疗仍应用于脑膜瘤的治疗，尤其是复发或不能手术的脑膜瘤[141]。在某些病例中，如视神经鞘脑膜瘤，传统的放疗及放射外科仍是一线治疗[114]。放射外科也是小脑膜瘤一种有效、安全的最初治疗，但有较高的致残率风险，如小的海绵窦脑膜瘤[116,124]。但是在多数病例中，较高的并发症发生率及放射的严重反应和化疗较低的有效率使得他们排除在一线治疗之外。

手术风险

脑膜瘤的外科手术治疗有致死及致残的风险。显微神经外科的出现使得致死率及致残率显著下降。在某些病例，神经病学及医疗并发症的风险高于普通人群。这些风险主要是老年患者及复发的病人。

患者年龄及医疗条件

脑膜瘤的外科治疗决策在老年人远难于年轻人。有几个因素影响着这个问题：患病率、大小、因年龄增长脑膜瘤的多样性。颅内肿瘤会因年龄逐渐增长并且于 80 岁时达到高峰，脑膜瘤尤其是这样。无症状脑膜瘤的可能随年龄也会增多。使问题复杂化的是世界正在老龄化[7]，这将导致在老年人群中发病可能稳步上升。治疗的策略不会像年轻人和有症状的患者那样容易。

尽管老年不是手术的禁忌证，但是老年人手术的预后并不满意，且并发症高于年轻患者。Yano 及其同事[16]报道了他们的经验，研究了一大群样本脑膜瘤病人包括 603 个无症状及 831 个有症状脑膜瘤患者。当 213 个手术的无症状脑膜瘤考虑进来时，< 70 岁的术前发病率为 4.4%，> 70 岁的为 9.1%。Bateman 及其同事[142]报道了 8861 名脑膜瘤患者外科手术，26% 为 70 岁及以上的。这些学者报道与 50 ~ 59 岁患者相比，80 岁以上的患者致残率是其 5 倍，70 岁以上也是 5 倍。老年人脑膜瘤手术的预后摘要见于表 18-3。文献已报道 1000 多例病例报告，多数研究得出术前健康状况较差和严重的神经病学检查结果，肿瘤体积巨大，部位关键，明显的瘤周水肿都表明较差的预后[142-150,152-159]。ASA 可评估术前的健康状况，Karnofsky 评分可评估功能状况。ASA3 和 4 级及 KPS 60 分或更低有较高的致死率和致残率。有趣的是在某些研究中女性患者也有较差的预后[158]。在那些功能较好和没有系统疾病的患者，手术是安全及有效的。

肿瘤复发

复发脑膜瘤手术预后不如原发脑膜瘤。脑膜瘤长于蛛网膜外面，这就为手术中肿瘤与周围的神经血管结构创造了一个安全的切除界面。这个界面在第一次手术中被破坏，这就增加了周围神经血管结构的粘连及浸润风险。因此，复发患者的手术并发症风险就会增高,肉眼全切可能性就降低了。但是，在良性肿瘤如脑膜瘤，手术提供了减小肿瘤和延长寿命及提高病人生活质量的机会。放射外科及放疗在复发病人中更优先、有意的使用。

患者的优先选择

正如前文提到，脑膜瘤的治疗集中在患者身上，目的是保存患者的功能完好和解除患者的长期痛苦或预防颅内肿瘤生长的有关问题。在这个技术使医疗人道主义黯然失色的时代，外科医生受 MRI 的理想治疗诱惑很容易多于疾病本身。脑膜瘤现存文献的快速更替将会揭示很少有人写到其自然历史或预后。由于缺乏系统的资料收集，我们实践的客观证据是基于可用的信条和内行专家的观念。因此，对于治疗，医生最大的挑战是他或她为患者提供的治疗选择。

颅内肿瘤的诊断是患者严重的心理负担[160]。一旦诊断，患者就会问：我脑袋里长了什么？它再生长会有什么危险？它会长多快？它是怎么生成的？我会不会死或残废？有什么治疗方法？治疗有哪些？它能手术解决吗？手术能去除肿瘤么？它会再长吗？如果再长，会长多快？我有很多选择吗？手术的风险是什么？如果我不想手术会怎样？通常有经验的外科医生也不会回答所有的问题。因此，当可能的情况下，治疗的决策应和患者一起决定。和患者的讨论在知情同意书上应包括肿瘤自然历史的简要描述，如果不治疗的可能后果，治疗方法的选择及可能的并发症及收益。每个患者都会对提议的治疗及风险理解困难，但是他或她将会经受治疗及以后的事;因此，外科医生应该努力分享患者的想法。

结 论

大多数脑膜瘤是良性的、缓慢生长的颅内肿瘤。完全外科切除提供了即刻的和长期的缓解痛苦，因此如果致死率和致残率可以接受，是可选择

表 18-3 　 老年患者脑膜瘤手术致残率与致死率

文献	例数	年龄	总切除率（%）	30天死亡率（%）	3月死亡率（%）	致残率（%）
MacCarty and Taylor, 1979[143]	51	70～79		11.8		N/A
Papo et al., 1983[144]	56	>65		45	55	N/A
Djindjian et al., 1988[145]	30	>70		23	37	
Awad et al., 1989[146]	75	>60		8	15	52
Arienta et al., 1990[147]	34	>70		12	20	40
Cornu et al.,1990[148]	96	>65		16	23	43
Umansky et al., 1992[149]	37	>70	76	N/A	5.4	41
Maurice-Williams et al., 1992[150]	46	>65		2.2	N/A	30
McGrail and Ojemann 1994[151]	56	>70		3.6	N/A	11.3
Nishizaki et al., 1994[152]	78	>70		13		N/A
Mastronardi et al., 1995[153]	17	>80		29	29	11.8
Proust et al., 1997[154]	39	>70				
Black et al., 1998[155]	57	>65		1.8	1.8	7
Bühl et al., 1999[156]	66	>70				
Tucha et al, 2001[157]	33	>70				
Bateman et al., 2005[142]	239	>70				
D'Andrea et al., 2005[148]	37	>80	81.1	N/A	13.5	
Caroli et al., 2005[158]	90	>70	73.3	6.7	7.8	N/A
Sacko et al., 2007[159]	74	>80	82.4	0	1.4	9.3
合计	1211					
平均值			78	13.2	19	29.8

治疗的。在每个患者手术的决定并不是容易的。颅内脑膜瘤的治疗决策应该在仔细考虑可能的手术收益、风险、肿瘤的生物学、症状学和最重要的患者的选择后再制定。

参考文献

[1] Kuratsu J, Kochi M, Ushio Y. Incidence and clinical features of asymptomatic meningiomas. J Neurosurg 2000;92:766–70.

[2] Vernooij MW, Ikram MA, Tanghe HL, et al. Incidental findings on brain MRI in the general population. N Engl J Med 2007; 357:1821–8.

[3] Annegers JF, Schoenberg BS, Okazaki H, Kurland LT. Epidemiologic study of primary intracranial neoplasms. Arch Neurol 1981; 38:217–9.

[4] Nakasu S, Hirano A, Shimura T, Llena JF. Incidental meningiomas in autopsy study. Surg Neurol 1987;27:319–22.

[5] Staneczek W, Janisch W. Epidemiologic data on meningiomas in East Germany 1961–1986: incidence, localization, age and sex distribution. Clin Neuropathol 1992;11:135–41.

[6] Christensen HC, Kosteljanetz M, Johansen C. Incidences of gliomas and meningiomas in Denmark, 1943 to 1997. Neurosurgery 2003;52: 1327–33; discussion 1333–1324.

[7] Claus EB, Bondy ML, Schildkraut JM, et al. Epidemiology of intracranial meningioma. Neurosurgery 2005;57:1088–95; discussion 1088–1095.

[8] Elia-Pasquet S, Provost D, Jaffre A, et al. Incidence of central nervous system tumors in Gironde, France. Neuroepidemiology 2004;23: 110–7.

[9] Rausing A, Ybo W, Stenflo J. Intracranial meningioma–a population study of ten years. Acta Neurol Scand 1970;46:102–10.

[10] Louis DN, Scheithauer BW, Budka H, et al. Meningiomas. In: Kleihues P, Cavenee WK, editors. The WHO classification of tumors of the nervous system. Lyon: 2002. p. 176–84.

[11] Firsching RP, Fischer A, Peters R, et al. Growth rate of incidental meningiomas. J Neurosurg 1990;73:545–7.

[12] Go RS, Taylor BV, Kimmel DW. The natural history of asymptomatic meningiomas in Olmsted County, Minnesota. Neurology 1998; 51:1718–20.

[13] Herscovici Z, Rappaport Z, Sulkes J, et al. Natural history of conservatively treated meningiomas. Neurology 2004;63:1133–4.

[14] Niiro M, Yatsushiro K, Nakamura K, et al. Natural history of elderly patients with asymptomatic meningiomas. J Neurol Neurosurg Psychiatry 2000;68:25–8.

[15] Olivero WC, Lister JR, Elwood PW. The natural history and growth rate of asymptomatic meningiomas: a review of 60 patients. J Neurosurg 1995;83:222–4.

[16] Yano S, Kuratsu J. Indications for surgery in patients with asymptomatic meningiomas based on an extensive experience. J Neurosurg 2006;105:538–43.

[17] Yoneoka Y, Fujii Y, Tanaka R. Growth of incidental meningiomas. Acta Neurochir (Wien) 2000;142:507–11.

[18] Nakamura M, Roser F, Michel J, et al. The natural history of incidental meningiomas. Neurosurgery 2003;53:62–70; discussion 70–61.

[19] Weber RG, Bostrom J, Wolter M, et al. Analysis of genomic alterations in benign, atypical, and anaplastic meningiomas: toward a genetic model of meningioma progression. Proc Natl Acad Sci USA 1997;94:14719–24.

[20] Ishino S, Hashimoto N, Fushiki S, et al. Loss of material from chromosome arm 1p during malignant progression of meningioma revealed by fluorescent in situ hybridization. Cancer 1998;83:360–6.

[21] Krayenbuhl N, Pravdenkova S, Al-Mefty O. De novo versus transformed atypical and anaplastic meningiomas: comparisons of clinical course, cytogenetics, cytokinetics, and outcome. Neurosurgery 2007;61:495–503; discussion 503–494.

[22] Menon AG, Rutter JL, von Sattel JP, et al. Frequent loss of chromosome 14 in atypical and malignant meningioma: identification of a putative 'tumor progression' locus. Oncogene 1997;14:611–6.

[23] Wrobel G, Roerig P, Kokocinski F, et al. Microarray-based gene expression profiling of benign, atypical and anaplastic meningiomas identifies novel genes associated with meningioma progression. Int J Cancer 2005;114:249–56.

[24] Bitzer M, Wockel L, Morgalla M, et al. Peritumoural brain oedema in intracranial meningiomas: influence of tumour size, location and histology. Acta Neurochir (Wien) 1997;139:1136–42.

[25] Yamasaki F, Yoshioka H, Hama S, et al. Recurrence of meningiomas. Cancer 2000;89:1102–10.

[26] Yoshioka H, Hama S, Taniguchi E, et al. Peritumoral brain edema associated with meningioma: influence of vascular endothelial growth factor expression and vascular blood supply. Cancer 1999;85:936–44.

[27] Kilic T, Bayri Y, Ozduman K, et al. Tenascin in meningioma: expression is correlated with anaplasia, vascular endothelial growth factor expression, and peritumoral edema but not with tumor border shape. Neurosurgery 2002;51:183–92; discussion 192–183.

[28] Okada M, Miyake K, Matsumoto Y, et al. Matrix metalloproteinase-2 and matrix metalloproteinase-9 expressions correlate with the recurrence of intracranial meningiomas. J Neurooncol 2004;66:29–37.

[29] Fewings PE, Battersby RD, Timperley WR. Long-term follow up of progesterone receptor status in benign meningioma: a prognostic indicator of recurrence? J Neurosurg 2000;92:401–5.

[30] Hsu DW, Efird JT, Hedley-Whyte ET. Progesterone and estrogen receptors in meningiomas: prognostic considerations. J Neurosurg 1997;86:113–20.

[31] Perry A, Gutmann DH, Reifenberger G. Molecular pathogenesis of meningiomas. J Neurooncol 2004;70:183–202.

[32] Jaaskelainen J, Haltia M, Laasonen E, et al. The growth rate of intracranial meningiomas and its relation to histology. An analysis of 43 patients. Surg Neurol 1985;24:165–72.

[33] Nakamura M, Roser F, Michel J, et al. Volumetric analysis of the growth rate of incompletely resected intracranial meningiomas. Zentralbl Neurochir 2005;66:17–23.

[34] Jellinger K, Slowik F. Histological subtypes and prognostic problems in meningiomas. J Neurol 1975;208:279–98.

[35] Boker DK, Meurer H, Gullotta F. Recurring intracranial meningiomas. Evaluation of some factors predisposing for tumor recurrence. J Neurosurg Sci 1985;29:11–7.

[36] Mirimanoff RO, Dosoretz DE, Linggood RM, et al. Meningioma: analysis of recurrence and progression following neurosurgical resection. J Neurosurg 1985;62:18–24.

[37] Cho KG, Hoshino T, Nagashima T, et al. Prediction of tumor doubling time in recurrent meningiomas. Cell kinetics studies with bromodeoxyuridine labeling. J Neurosurg 1986;65:790–4.

[38] Simpson D. Recurrence of intracranial meningiomas after surgical treatment. J Neurol Neurosurg Psychiatry 1957;20:22–39.

[39] Mathiesen T, Lindquist C, Kihlstrom L, Karlsson B. Recurrence of cranial base meningiomas. Neurosurgery 1996;39:2–7; discussion 8–9.

[40] Demirtas E, Yilmaz F, Ovul I, Oner K. Recurrence of meningiomas versus proliferating cell nuclear antigen (PCNA) positivity and AgNOR counting. Acta Neurochir (Wien) 1996;138:1456–63.

[41] Langford LA, Cooksley CS, DeMonte F. Comparison of MIB-1 (Ki-67) antigen and bromodeoxyuridine proliferation indices in meningiomas. Hum Pathol 1996;27:350–4.

[42] Roser F, Samii M, Ostertag H, Bellinzona M. The Ki-67 proliferation antigen in meningiomas. Experience in 600 cases. Acta Neurochir (Wien) 2004;146:37–44; discussion 44.

[43] Drummond KJ, Zhu JJ, Black PM. Meningiomas: updating basic science, management, and outcome. Neurologist 2004;10:113–30.

[44] Rubin G, Ben David U, Gornish M, Rappaport ZH. Meningiomas of the anterior cranial fossa floor. Review of 67 cases. Acta Neurochir (Wien) 1994;129:26–30.

[45] Ojemann R. Olfactory groove meningiomas. In: Al-Mefty O, editor. Meningiomas. New York: Raven Press; 1991.

[46] Kennerdell JS, Maroon JC, Malton M, Warren FA. The management of optic nerve sheath meningiomas. Am J Ophthalmol 1988;106:450–7.

[47] Keane WM, Bilaniuk LT, Zimmerman RA, Lowry LD. Cranal computed tomography: application to otolaryngology. Trans Sect Otolaryngol Am Acad Ophthalmol Otolaryngol 1977;84:ORL859–65.

[48] Sarkies NJ. Optic nerve sheath meningioma: diagnostic features and therapeutic alternatives. Eye 1987;1(Pt 5):597–602.

[49] Van Havenbergh T, Carvalho G, Tatagiba M, et al. Natural history of petroclival meningiomas. Neurosurgery 2003;52:55–62; discussion 62–54.

[50] Maiuri F, Gangemi M, Cirillo S, et al. Cerebral edema associated with meningiomas. Surg Neurol 1987;27:64–8.

[51] Pieper DR, Al-Mefty O, Hanada Y, Buechner D. Hyperostosis associated with meningioma of the cranial base: secondary changes or tumor invasion. Neurosurgery 1999;44:742–6.

[52] Yasargil M. Microneurosurgery, vol. 4b. Stuttgart-NewYork: Thieme Verlag; 1996.

[53] Borovich B, Doron Y. Recurrence of intracranial meningiomas: the role played by regional multicentricity. J Neurosurg 1986;64:58–63.

[54] Borovich B, Doron Y, Braun J, et al. Recurrence of intracranial meningiomas: the role played by regional multicentricity. Part 2: Clinical and radiological aspects. J Neurosurg 1986;65:168–71.

[55] Drake JM, Hoffmann HJ. Meningiomas in children. In: Al-Mefty O, editor. Meningiomas. New York: Raven Press; 1991. p. 145–52.

[56] Greene S, Nair N, Ojemann JG, et al. Meningiomas in children. Pediatr Neurosurg 2008;44:9–13.

[57] Crouse SK, Berg BO. Intracranial meningiomas in childhood and adolescence. Neurology 1972;22:135–41.

[58] Obeid F, Al-Mefty O. Recurrence of olfactory groove meningiomas. Neurosurgery 2003;53:534–42; discussion 542–533.

[59] Tsikoudas A, Martin-Hirsch DP. Olfactory groove meningiomas. Clin Otolaryngol Allied Sci 1999;24:507–9.

[60] Chan RC, Thompson GB. Morbidity, mortality, and quality of life following surgery for intracranial meningiomas. A retrospective study in 257 cases. J Neurosurg 1984;60:52–60.

[61] Nakamura M, Struck M, Roser F, et al. Olfactory groove meningiomas: clinical outcome and recurrence rates after tumor removal through the frontolateral and bifrontal approach. Neurosurgery 2007;60:844–52; discussion 844–852.

[62] Fahlbusch R, Schott W. Pterional surgery of meningiomas of the tuberculum sellae and planum sphenoidale: surgical results with special consideration of ophthalmological and endocrinological outcomes. J Neurosurg 2002;96:235–43.

[63] Goel A, Muzumdar D, Desai K. Tuberculum sellae meningioma: a report on management on the basis of a surgical experience with 70 patients. Neurosurgery 2002;51:1358–64.

[64] Jallo GI, Benjamin V. Tuberculum sellae meningiomas: microsurgical anatomy and surgical technique. Neurosurgery 2002;51:1432–9; discussion 1439–1440.

[65] Ohta K, Yasuo K, Morikawa M, et al. Treatment of tuberculum sella Meningiomas: a long-term follow-up study. J Clin Neurosci 2001;8:26–31.

[66] Pamir MN, Ozduman K, Belirgen M, et al. Outcome determinants of pterional surgery for tuberculum sellae meningiomas. Acta Neurochir (Wien) 2005;147:1121–30; discussion 1130.

[67] Zevgaridis D, Medele RJ, Mueller A, et al. Meningiomas of the sellar region presenting with visual impairment: impact of various prognostic factors on surgical outcome in 62 patients. Acta Neurochir Suppl 2001;143:471–6.

[68] Al-Mefty O. Clinoidal meningiomas. J Neurosurg 1990;73:840–9.

[69] Goel A, Gupta S, Desai K. New grading system to predict resectability of anterior clinoid meningiomas. Neurol Med Chir (Tokyo) 2000;40:610–6; discussion 616–617.

[70] Lee JH, Jeun SS, Evans J, Kosmorsky G. Surgical management of clinoidal meningiomas. Neurosurgery 2001;48:1012–9; discussion 1019–1021.

[71] Pamir MN, Belirgen M, Ozduman K, et al. Anterior clinoidal meningiomas: analysis of 43 consecutive surgically treated cases. Acta Neurochir (Wien) 2008.

[72] Puzzilli F, Ruggeri A, Mastronardi L, et al. Anterior clinoidal meningiomas: report of a series of 33 patients operated on through the pterional approach. Neuro-oncol 1999;1:188–95.

[73] Risi P, Uske A, de Tribolet N. Meningiomas involving the anterior clinoid process. Br J Neurosurg 1994;8:295–305.

[74] De Jesus O, Sekhar LN, Parikh HK, et al. Long-term follow-up of patients with meningiomas involving the cavernous sinus: recurrence, progression, and quality of life. Neurosurgery 1996;39:915–9; discussion 919–920.

[75] DeMonte F, Smith HK, al-Mefty O. Outcome of aggressive removal of cavernous sinus meningiomas. J Neurosurg 1994;81:245–51.

[76] Hirsch WL, Sekhar LN, Lanzino G, et al. Meningiomas involving the cavernous sinus: value of imaging for predicting surgical complications. AJR Am J Roentgenol 1993;160:1083–8.

[77] Larson JJ, van Loveren HR, Balko MG, Tew Jr JM. Evidence of meningioma infiltration into cranial nerves: clinical implications for cavernous sinus meningiomas. J Neurosurg 1995;83:596–9.

[78] Sekhar LN, Babu RP, Wright DC. Surgical resection of cranial base meningiomas. Neurosurg Clin N Am 1994;5:299–330.

[79] Sekhar LN, Pomeranz S, Sen CN. Management of tumours involving the cavernous sinus. Acta Neurochir Suppl (Wien) 1991;53:101–12.

[80] Sindou M, Wydh E, Jouanneau E, et al. Long-term follow-up of meningiomas of the cavernous sinus after surgical treatment alone. J Neurosurg 2007;107:937–44.

[81] Giombini S, Solero CL, Morello G. Late outcome of operations for supratentorial convexity meningiomas. Report on 207 cases. Surg Neurol 1984;22:588–94.

[82] Philippon J. Les recidives des meningiomes sus-tentoriels. Neurochirurgie (Suppl.) 1986;32:6–53.

[83] Yamashita J, Handa H, Iwaki K, Abe M. Recurrence of intracranial meningiomas, with special reference to radiotherapy. Surg Neurol 1980;14:33–40.

[84] Bricolo AP, Turazzi S, Talacchi A, Cristofori L. Microsurgical removal of petroclival meningiomas: a report of 33 patients. Neurosurgery 1992;31:813–28; discussion 828.

[85] Couldwell WT, Fukushima T, Giannotta SL, Weiss MH. Petroclival meningiomas: surgical experience in 109 cases. J Neurosurg 1996;84:20–8.

[86] Jung HW, Yoo H, Paek SH, Choi KS. Long-term outcome and growth rate of subtotally resected petroclival meningiomas: experience with 38 cases. Neurosurgery 2000;46:567–74; discussion 574–565.

[87] Sekhar LN, Swamy NK, Jaiswal V, et al. Surgical excision of meningiomas involving the clivus: preoperative and intraoperative features as predictors of postoperative functional deterioration. J Neurosurg 1994;81:860–8.

[88] Zentner J, Meyer B, Vieweg U, et al. Petroclival meningiomas: is radical resection always the best option? J Neurol Neurosurg Psychiatry 1997;62:341–5.

[89] Bret P, Guyotat J, Madarassy G, et al. Tentorial meningiomas. Report on twenty-seven cases. Acta Neurochir (Wien) 2000; 142:513–26.

[90] Colli BO, Assirati JA Jr, Deriggi DJ, et al. Tentorial meningiomas: follow-up review. Neurosurg Rev 2008;31:421–30.

[91] Gokalp HZ, Arasil E, Erdogan A, et al. Tentorial meningiomas. Neurosurgery 1995;36:46–51; discussion 51.

[92] Samii M, Carvalho GA, Tatagiba M, et al. Meningiomas of the tentorial notch: surgical anatomy and management. J Neurosurg 1996;84:375–81.

[93] Asari S, Maeshiro T, Tomita S, et al. Meningiomas arising from the falcotentorial junction. Clinical features, neuroimaging studies, and surgical treatment. J Neurosurg 1995;82:726–38.

[94] Goto T, Ohata K, Morino M, et al. Falcotentorial meningioma: surgical outcome in 14 patients. J Neurosurg 2006;104:47–53.

[95] Arnautovic KI, Al-Mefty O, Husain M. Ventral foramen magnum meninigiomas. J Neurosurg 2000;92:71–80.

[96] Bassiouni H, Ntoukas V, Asgari S, et al. Foramen magnum meningiomas: clinical outcome after microsurgical resection via a posterolateral suboccipital retrocondylar approach. Neurosurgery 2006;59: 1177–85; discussion 1185–1177.

[97] Boulton MR, Cusimano MD. Foramen magnum meningiomas: concepts, classifications, and nuances. Neurosurg Focus 2003;14:e10.

[98] Goel A, Desai K, Muzumdar D. Surgery on anterior foramen magnum meningiomas using a conventional posterior suboccipital approach: a report on an experience with 17 cases. Neurosurgery 2001;49:102–6; discussion 106–107.

[99] Margalit NS, Lesser JB, Singer M, Sen C. Lateral approach to anterolateral tumors at the foramen magnum: factors determining surgical procedure. Neurosurgery 2005;56:324–36; discussion 324–336.

[100] Marin Sanabria EA, Ehara K, Tamaki N. Surgical experience with skull base approaches for foramen magnum meningioma. Neurol Med Chir (Tokyo) 2002;42:472–8; discussion 479–480.

[101] Nanda A, Vincent DA, Vannemreddy PS, et al. Far-lateral approach to intradural lesions of the foramen magnum without resection of the occipital condyle. J Neurosurg 2002;96:302–9.

[102] Pamir MN, Kılıç T, Özduman K, Türe U. Experience of a single institution treating foramen magnum meningiomas. J Clin Neurosci 2004;11:863–7.

[103] Parlato C, Tessitore E, Schonauer C, Moraci A. Management of benign craniovertebral junction tumors. Acta Neurochir (Wien) 2003;145:31–6.

[104] Roberti F, Sekhar LN, Kalavakonda C, Wright DC. Posterior fossa meningiomas: surgical experience in 161 cases. Surg Neurol 2001;56:8–20; discussion 20–21.

[105] Jaaskelainen J. Seemingly complete removal of histologically benign intracranial meningioma: late recurrence rate and factors predicting recurrence in 657 patients. A multivariate analysis. Surg Neurol 1986;26:461–9.

[106] Mathiesen T, Kihlstrom L. Visual outcome of tuberculum sellae meningiomas after extradural optic nerve decompression. Neurosurgery 2006;59:570–6; discussion 570–576.

[107] Derome PJ, Guiot G. Bone problems in meningiomas invading the base of the skull. Clin Neurosurg 1978;25:435–51.

[108] Bakay L. Olfactory meningiomas. The missed diagnosis. Jama 1984;251:53–5.

[109] Welge-Luessen A, Temmel A, Quint C, et al. Olfactory function in patients with olfactory groove meningioma. J Neurol Neurosurg Psychiatry 2001;70:218–21.

[110] Rosenstein J, Symon L. Surgical management of suprasellar meningioma. Part 2: Prognosis for visual function following craniotomy. J Neurosurg 1984;61:642–8.

[111] Symon L, Rosenstein J. Surgical management of suprasellar meningioma. Part 1: The influence of tumor size, duration of symptoms, and microsurgery on surgical outcome in 101 consecutive cases. J Neurosurg 1984;61:633–41.

[112] Andrews BT, Wilson CB. Suprasellar meningiomas: the effect of tumor location on postoperative visual outcome. J Neurosurg 1988;69:523–8.

[113] Bonnal J, Thibaut A, Brotchi J, Born J. Invading meningiomas of the sphenoid ridge. J Neurosurg 1980;53:587–99.

[114] Roser F, Nakamura M, Martini-Thomas R, et al. The role of surgery in meningiomas involving the optic nerve sheath. Clin Neurol Neurosurg 2006;108:470–6.

[115] O'Sullivan MG, van Loveren HR, Tew Jr JM. The surgical resectability of meningiomas of the cavernous sinus. Neurosurgery 1997;40:238–44; discussion 245–237.

[116] Pamir MN, Kilic T, Bayrakli F, Peker S. Changing treatment strategy of cavernous sinus meningiomas: experience of a single institution. Surg Neurol 2005;64(Suppl. 2):S58–66.

[117] Duma CM, Lunsford LD, Kondziolka D, et al. Stereotactic radiosurgery of cavernous sinus meningiomas as an addition or alternative to microsurgery. Neurosurgery 1993;32:699–704; discussion 704–695.

[118] Lee JY, Niranjan A, McInerney J, et al. Stereotactic radiosurgery providing long-term tumor control of cavernous sinus meningiomas. J Neurosurg 2002;97:65–72.

[119] Abdel-Aziz KM, Froelich SC, Dagnew E, et al. Large sphenoid wing meningiomas involving the cavernous sinus: conservative surgical strategies for better functional outcomes. Neurosurgery 2004;54:1375–83; discussion 1383–1374.

[120] Bonnal J, Brotchi J. Surgery of the superior sagittal sinus in parasagittal meningiomas. J Neurosurg 1978;48:935–45.

[121] Sindou MP, Alvernia JE. Results of attempted radical tumor removal and venous repair in 100 consecutive meningiomas involving the major dural sinuses. J Neurosurg 2006;105:514–25.

[122] Hakuba A. Reconstruction of dural sinus involved in meningiomas. In: Al-Mefty O, editor. Meningiomas. New York: Raven Press; 1991. p. 371–82.

[123] Kondziolka D, Lunsford LD, Coffey RJ, et al. Gamma knife radiosurgery of meningiomas. Stereotact Funct Neurosurg 1991;57: 11–21.

[124] Kondziolka D, Mathieu D, Lunsford LD, et al. Radiosurgery as definitive management of intracranial meningiomas. Neurosurgery 2008;62:53–8; discussion 58–60.

[125] Pamir MN, Peker S, Kilic T, Sengoz M. Efficacy of Gamma-Knife surgery for treating meningiomas that involve the superior sagittal sinus. Zentralbl Neurochir 2007;68:73–8.

[126] Yasargil M, Mortara R, Curcic M. Meningiomas of basal posterior cranial fossa. In: Krayenbühl H, editor. Advances and Technical Standards in Neurosurgery, vol. 7. Wien: Springer-Verlag; 1980. p. 1–115.

[127] Baguley DM, Beynon GJ, Grey PL, et al. Audio-vestibular findings in meningioma of the cerebello-pontine angle: a retrospective review. J Laryngol Otol 1997;111:1022–6.

[128] Matthies C, Carvalho G, Tatagiba M, et al. Meningiomas of the cerebellopontine angle. Acta Neurochir Suppl 1996;65:86–91.

[129] Maniglia AJ, Fenstermaker RA, Ratcheson RA. Preservation of hearing in the surgical removal of cerebellopontine angle tumors. Otolaryngol Clin North Am 1989;22:211–32.

[130] Roser F, Nakamura M, Dormiani M, et al. Meningiomas of the cerebellopontine angle with extension into the internal auditory canal. J Neurosurg 2005;102:17–23.

[131] Nakamura M, Roser F, Dormiani M, et al. Surgical treatment of cerebellopontine angle meningiomas in elderly patients. Acta Neurochir (Wien) 2005;147:603–9; discussion 609–610.

[132] Ture U, Pamir MN. Small petrosal approach to the middle portion of the mediobasal temporal region: technical case report. Surg Neurol 2004;61:60–7.

[133] Samii M, Tatagiba M, Carvalho GA. Resection of large petroclival meningiomas by the simple retrosigmoid route. J Clin Neurosci 1999;6:27–30.

[134] Samii M, Gerganov VM. Surgery of extra-axial tumors of the cerebral base. Neurosurgery 2008;62:1153–66; discussion 1166–1158.

[135] Muthukumar N, Kondziolka D, Lunsford LD, Flickinger JC. Stereotactic radiosurgery for anterior foramen magnum meningiomas. Surg Neurol 1999;51:268–73.

[136] Giombini S, Solero CL, Lasio G, Morello G. Immediate and late outcome of operations for Parasagittal and falx meningiomas. Report of 342 cases. Surg Neurol 1984;21:427–35.

[137] Stafford SL, Perry A, Suman VJ, et al. Primarily resected meningiomas: outcome and prognostic factors in 581 Mayo Clinic patients, 1978 through 1988. Mayo Clin Proc 1998;73:936–42.

[138] Adegbite AB, Khan MI, Paine KW, Tan LK. The recurrence of intracranial meningiomas after surgical treatment. J Neurosurg 1983;58:51–6.

[139] Kinjo T, al-Mefty O, Kanaan I. Grade zero removal of supratentorial convexity meningiomas. Neurosurgery 1993;33:394–9; discussion 399.

[140] Lee JY, Kondziolka D, Flickinger JC, Lunsford LD. Radiosurgery for intracranial meningiomas. Prog Neurol Surg 2007;20:142–9.

[141] Milker-Zabel S, Zabel-du Bois A, Huber P, et al. Intensity-modulated radiotherapy for complex-shaped meningioma of the skull base: long-term experience of a single institution. Int J Radiat Oncol Biol Phys 2007;68:858–63.

[142] Bateman BT, Pile-Spellman J, Gutin PH, Berman MF. Meningioma resection in the elderly: nationwide inpatient sample, 1998–2002. Neurosurgery 2005;57:866–72; discussion 866–872.

[143] MacCarty CS, Taylor WF. Intracranial meningiomas: experiences at the Mayo Clinic. Neurol Med Chir (Tokyo) 1979;19:569–74.

[144] Papo I. Intracranial meningiomas in the elderly in the CT scan era. Acta Neurochir (Wien) 1983;67:195–204.

[145] Djindjian M, Caron JP, Athayde AA, Fevrier MJ. Intracranial meningiomas in the elderly (over 70 years old). A retrospective study of 30 surgical cases. Acta Neurochir (Wien) 1988;90:121–3.

[146] Awad IA, Kalfas I, Hahn JF, Little JR. Intracranial meningiomas in the aged: surgical outcome in the era of computed tomography. Neurosurgery 1989;24:557–60.

[147] Arienta C, Caroli M, Crotti F, Villani R. Treatment of intracranial meningiomas in patients over 70 years old. Acta Neurochir (Wien) 1990;107:47–55.

[148] D'Andrea G, Roperto R, Caroli E, et al. Thirty-seven cases of intracranial meningiomas in the ninth decade of life: our experience and review of the literature. Neurosurgery 2005v56:956–61; discussion 956–961.

[149] Umansky F, Ashkenazi E, Gertel M, Shalit MN. Surgical outcome in an elderly population with intracranial meningioma. J Neurol Neurosurg Psychiatry 1992;55:481–5.

[150] Maurice-Williams RS, Kitchen ND. Intracranial tumours in the elderly: the effect of age on the outcome of first time surgery for meningiomas. Br J Neurosurg 1992;6:131–7.

[151] McGrail KM, Ojemann RG. The surgical management of benign intracranial meningiomas and acoustic neuromas in patients 70 years of age and older. Surg Neurol 1994;42:2–7.

[152] Nishizaki T, Kamiryo T, Fujisawa H, et al. Prognostic implications of meningiomas in the elderly (over 70 years old) in the era of magnetic resonance imaging. Acta Neurochir (Wien) 1994;126:59–62.

[153] Mastronardi L, Ferrante L, Qasho R, et al. Intracranial meningiomas in the 9th decade of life: a retrospective study of 17 surgical cases. Neurosurgery 1995;36:270–4.

[154] Proust F, Verdure L, Toussaint P, et al. [Intracranial meningioma in the elderly. Postoperative mortality, morbidity and quality of life in a series of 39 patients over 70 years of age]. Neurochirurgie 1997; 43:15–20.

[155] Black P, Kathiresan S, Chung W. Meningioma surgery in the elderly: a case-control study assessing morbidity and mortality. Acta Neurochir (Wien) 1998;140:1013–6; discussion 1016–1017.

[156] Buhl R, Hasan A, Behnke A, Mehdorn HM. Results in the operative treatment of elderly patients with intracranial meningioma. Neurosurg Rev 2000;23:25–9.

[157] Tucha O, Smely C, Lange KW. Effects of surgery on cognitive functioning of elderly patients with intracranial meningioma. Br J Neurosurg 2001;15:184–8.

[158] Caroli M, Locatelli M, Prada F, et al. Surgery for intracranial meningiomas in the elderly: a clinical-radiological grading system as a predictor of outcome. J Neurosurg 2005;102:290–4.

[159] Sacko O, Sesay M, Roux FE, et al. Intracranial meningioma surgery in the ninth decade of life. Neurosurgery 2007;61:950–4; discussion 955.

[160] D'Angelo C, Mirijello A, Leggio L, et al. State and trait anxiety and depression in patients with primary brain tumors before and after surgery: 1–year longitudinal study. J Neurosurg 2008;108:281–6.

脑膜瘤患者的围手术期管理

Koray Özduman,

Rudolf Fahlbusch

姚晓辉 译

概　述

对于脑膜瘤患者来说，围术期最常见且需要解决的问题包括癫痫、瘤周水肿及静脉血栓栓塞。治疗的难点在于尽管同为脑膜瘤患者，但是由于个体差异导致治疗较为复杂，及缺乏有效的药物预防和治疗指导证据。

脑膜瘤患者癫痫发作的预防

癫痫是脑膜瘤患者最常见的临床症状。不同学者曾经报道 20% ~ 50% 的脑膜瘤患者主要症状是癫痫[1-7]。就单纯幕上脑膜瘤来说，这个比例稍高一些（29% ~ 67%）[5,8,9]，这个比率近似于脑瘤患者的癫痫发生率（30% ~ 50%）[10]。位于大脑凸面、矢状窦前 1/3、蝶骨嵴的脑膜瘤癫痫发生率最高[1,4]。虽然脑膜瘤女性好发，但研究表明癫痫发作无性别差异[1,4,9]。同样，各年龄组患者癫痫发生率无明显差异[4]。此外，没有证据表明癫痫与脑膜瘤的组织学类型有关联[1,4,11]。瘤周水肿与癫痫显著相关[4,11]。高浓度的谷氨酸及天冬氨酸增加了癫痫发作的风险[12,13]。

有癫痫发作的脑膜瘤患者常规接受抗癫痫药物治疗。即使如此，再次发生癫痫的风险仍较高[14]。据报道具有癫痫的脑膜瘤患者中，手术切除脑膜瘤可使 19.2% ~ 63.5% 的患者癫痫症状消失[5,8,9]。然而，1/3 的患者术后仍有癫痫发作。因此，术前癫痫是术后癫痫的一个重要危险因素。

癫痫发作后给予抗癫痫治疗是大家所公认的。然而，像大多数其他脑瘤一样，从未发生过癫痫的脑膜瘤患者，预防性应用抗癫痫治疗仍存争议。一般而言，从未发生过癫痫的脑瘤患者中，20% ~ 45% 的患者随着疾病发展会发生癫痫[14]。因此，预防性抗癫痫治疗似乎很合理。然而，抗癫痫药物的疗效并不确切，而且所有的抗癫痫药都有很多的副作用，其中一些副作用相当严重甚至危及生命。两项随机研究表明苯妥英钠对于幕上肿瘤患者癫痫无效[15,16]。美国神经病学会质量标准委员会于 2000 年发表了一项共识，建议脑瘤患者不常规应用抗癫痫药。若患者从未发生过癫痫，建议术后一周停用抗癫痫药[14]。Sirven 等[17] 的最近一项 Meta 分析分别分析了不同脑瘤类型的癫痫预后，得出抗癫痫治疗对于从未发生过癫痫的胶质瘤、转移瘤及脑膜瘤患者是无效的[17]。然而，此项研究没有充足的统计学数据支持。Cochrane 图书馆最新的综述分析了五个临床试验，无癫痫发作的脑瘤患者随机分组，分别服用苯巴比妥、苯妥英钠和丙戊酸钠，结果表明对照组、安慰剂组和治疗组之间无统计学差异[18]。然而，同时这项综述指出仅有的一项有统计学说服力的研究也存在着一些偏倚，这削弱了结论的可信度。这篇综述表明目前的证据既不支持也不反对预防性应用抗癫痫药[18]。

脑膜瘤患者术后癫痫可能与脑膜瘤本身或开颅手术治疗有关。5.1% ～ 42.9% 术前未发生过癫痫的脑膜瘤患者术后发生癫痫[1-5,8,9]。这些患者中，大约2/3 的癫痫发生于术后 48h 内[4,19]。抗癫痫药物控制癫痫发作患者术后早发癫痫的可能性很大。Lieu 等人[4] 报道经过一年的抗癫痫治疗后，71.2% 的患者癫痫消失。术中损伤皮层动脉或静脉，过度牵拉脑组织，术后更易发生癫痫。术前即有癫痫或术后合并脑积水的患者术后更易发生癫痫[1,5,8,9,20]。术后癫痫与肿瘤次全切是否相关仍有争议[4]。Chozick 等人[9] 报道顶叶肿瘤患者术后癫痫发生率增高，但未得到其他学者证实[4]。我们应该知道术后癫痫可继发于脑膜炎，其他部位的感染如泌尿系感染可加重癫痫。实验室检查可提示术后是否发生癫痫。

脑瘤癫痫患者抗癫痫药选择的依据并不多。由于缺乏足够证据，治疗普通癫痫的原则也被用于脑瘤所引起的癫痫。卡马西平和拉莫三嗪是治疗位置相关症状性癫痫的一线药物[21]。尽管卡马西平是治疗部分性癫痫最有效的药物之一，然而 Wick 等人[22] 对胶质瘤患者研究显示，服用卡马西平、苯妥英钠、丙戊酸钠的癫痫患者中，分别有70%、51%、44% 的患者癫痫复发。新一代抗癫痫药物常常作为持续性癫痫的联合用药。左乙拉西坦和加巴喷丁对于持续性癫痫患者有很好的疗效和耐受性[23-25]。药物治疗抵抗的癫痫患者可选择手术治疗。手术切除与脑瘤相关的癫痫灶是一种非常有效的治疗途径。70% ～ 90% 的患者术后癫痫消失或持续性发作频率明显下降[10,26]。

大多数抗癫痫药物均有明显的副作用，这是预防性应用抗癫痫药的主要缺点，需要与它的益处权衡。几项重要的抗癫痫治疗脑瘤的临床试验使用的是苯妥英钠、苯巴比妥、丙戊酸钠。这些研究报道了许多副作用，如恶心、皮肤反应（从小的皮疹到严重的系统并发症如 Stevens Johnson 综合征）、牙龈溃疡、骨髓抑制、眩晕、视物模糊、震颤以及步

态不稳。脑瘤患者服用抗癫痫药物副作用的发生率高于普通癫痫患者[10,26]。抗癫痫药物之间及与其他治疗脑膜瘤的药物之间的相互作用也常见。苯妥英钠加速了甾体类药物在肝代谢，从而降低了它们的活性，相反地，苯妥英钠血药水平也会受到甾体类药物与蛋白竞争性结合及肝代谢的影响。

瘤周水肿的处理

大约 2/3（46% ～ 92%）的脑膜瘤可见不同程度的瘤周水肿[27,28]。水肿的程度可从轻到重。严重的瘤周水肿可进一步增高颅内压并影响脑功能，而且一些患者可出现脑水肿临床症状。脑膜瘤水肿的确切因素及病理生理学仍在探讨之中。目前认为水肿的原因有：物理因素包括肿瘤压迫，软脑膜血管寄生虫感染，肿瘤的特性如侵袭性、高组织学分级、组织病理学为分泌型，微小囊泡型和（或）血管瘤性型；血管内皮生长因子（VEGF）的高表达[28]。瘤周水肿可引起临床症状，并使手术复杂化，且与不良术后预后密切相关。因此应尽快处理脑膜瘤患者的瘤周水肿。从 1952 年皮质类固醇激素首次用于治疗瘤周水肿开始，皮质类固醇激素就成为了治疗瘤周水肿的主要药物。皮质类固醇激素可用于所有的颅内肿瘤。它的作用机制尚不明确，但是对于细胞毒性脑水肿，皮质类固醇激素可减缓水肿的形成而不影响它的消除[29,30]。

应用皮质类固醇激素 1 小时内，毛细血管通透性明显下降[30]。由于地塞米松的皮质激素活性低，所以常常作为治疗瘤周水肿首选药物。通常每天应用 16 ～ 20mg，但也可增至每天 100mg。然而，长期使用激素，严重的副作用会使它的功效黯然失色。激素的副作用包括免疫抑制、医源性库欣综合征、糖尿病、胃肠道反应、骨质疏松、肌病、伤口愈合不良、精神失常以及静脉血栓栓塞风险增高。因此，术后应尽快减量停用。

静脉血栓栓塞的预防

脑瘤患者中，静脉血栓栓塞很常见。在围术期及整个病程中均可发生此并发症。活动不便的患者

如偏瘫等大大增加了此并发症的风险。深静脉血栓可导致肺栓塞，可危及高达 34% 的患者生命 [31]。高级别胶质瘤患者围术期外发生深静脉血栓及肺栓塞的概率可达 20%。脑膜瘤患者发生静脉血栓的概率明显高于其他脑瘤患者 [32-35]。静脉血栓原因及病理生理仍不明确。目前认为，临床因素，局部和全身的生化因素与此相关。临床因素包括：术中长时间制动、术后住院时间长、运动功能差如偏瘫所导致下肢静脉血流停滞。肿瘤及瘤周脑组织释放的促凝血和纤维蛋白溶解抑制因子可导致轻度的弥散性血管内凝血。同时，大剂量激素应用会在凝集前阶段发挥作用。

当前预防静脉血栓栓塞的标准有鼓励患者早期活动、早期被动练习、皮下注射肝素、穿压力靴。穿压力靴可使静脉血栓栓塞的发生率降低 50% [36,37]。小剂量肝素应用可使相关风险降低 38% 甚至更多 [38]。最近的报道证实若采取了两项预防措施，术后发生静脉血栓的概率低于 5% [39]。Gerber 等人报道这个概率低于采取同样预防措施的高级别胶质瘤患者。皮下注射肝素的主要风险是术后颅内出血。接受选择性髋关节成形术的患者群体中，应用 30mg 肝素，每天 2 次，其中 11% 的患者会发生明显的颅内出血。有三项研究报道术后颅内出血的发生率分别为 3%、6% 和 20% [39-41]。

静脉血栓通常发生于术后第一周。下肢深静脉如腘静脉、股静脉和髂静脉血栓可引起肺栓塞。经典的肺栓塞三联征如突发呼吸困难、胸膜炎性胸痛、咯血仅见于 1/5 的患者。患者常常表现为突发呼吸困难、心动过速、气促、发热和低血压。小腿肿胀、触痛、皮温增高和红斑常提示深静脉血栓形成。并不是所有患者都能直接检查出静脉血栓，它需要找出血栓的来源及所导致的后果。对于可疑静脉血栓的患者可查动脉血气分析。大多数静脉血栓患者的肺泡 - 动脉氧梯度增高。血浆 D- 二聚体水平是非常敏感的，但特异性只有 40% ~ 70%。根据通气 / 灌注扫描结果患者可被分为高度、中度和低度可疑。静脉造影是检测深静脉血栓的金标准，但它是一项有创检查。下肢静脉超声检测血栓的灵敏度很高。肺血管造影是检查肺栓塞的金标准，但也是有创检查。胸部对比增强螺旋 CT 应用广泛，是一项无创实用的检查手段。若发现充盈缺损，则提示存在肺栓子。一旦证实肺栓塞形成，则需全身肝素

化。但肝素化是术后禁忌证，这些患者应该考虑下腔静脉放置滤器以防止再发栓塞。其并发症包括血栓形成、滤器漂移、下腔静脉梗阻及滤器对血管壁的腐蚀。

老年患者的围术期护理

脑膜瘤的发生率随着年龄增长而增高，由于诊断手段的发展，老年患者的检出率提高很多。文献曾报道上千例老年脑膜瘤患者，手术效果不佳且并发症发生率高。手术效果差与肿瘤本身无关，而与老年患者的一般身体状况相关。若没有并存疾病和严重的神经系统症状，老年患者的术后效果与年轻患者相当。多数文献报道一般身体状态差是一个重要因素。术前 ASA 身体状态分级及 KPS 功能评分对于评价手术风险很有用。ASA 分级 3 ~ 4 级及 KPS 评分 ≤ 60 的老年患者术后死亡率及致残率很高 [42]。因此对于老年脑膜瘤患者来说，有效的围术期护理对于避免风险有重要的意义。

参考文献

[1] Chow SY, Hsi MS, Tang LM, Fong VH. Epilepsy and intracranial meningiomas. Zhonghua Yi Xue Za Zhi (Taipei) 1995;55:151–5.
[2] Giombini S, Solero CL, Lasio G, Morello G. Immediate and late outcome of operations for Parasagittal and falx meningiomas. Report of 342 cases. Surg Neurol 1984;21:427–35.
[3] Giombini S, Solero CL, Morello G. Late outcome of operations for supratentorial convexity meningiomas. Report on 207 cases. Surg Neurol 1984;22:588–94.
[4] Lieu AS, Howng SL. Intracranial meningiomas and epilepsy: incidence, prognosis and influencing factors. Epilepsy Res 2000;38:45–52.
[5] Ramamurthi B, Ravi B, Ramachandran V. Convulsions with meningiomas: incidence and significance. Surg Neurol 1980;14:415–6.
[6] Rohringer M, Sutherland GR, Louw DF, Sima AA. Incidence and clinicopathological features of meningioma. J Neurosurg 1989;71:665–72.
[7] Yao YT. Clinicopathologic analysis of 615 cases of meningioma with special reference to recurrence. J Formos Med Assoc 1994;93:145–52.
[8] Chan RC, Thompson GB. Morbidity, mortality, and quality of life following surgery for intracranial meningiomas. A retrospective study in 257 cases. J Neurosurg 1984;60:52–60.
[9] Chozick BS, Reinert SE, Greenblatt SH. Incidence of seizures after surgery for supratentorial meningiomas: a modern analysis. J Neurosurg 1996;84:382–6.
[10] van Breemen MS, Wilms EB, Vecht CJ. Epilepsy in patients with brain tumours: epidemiology, mechanisms, and management. Lancet Neurol 2007;6:421–30.
[11] Kawaguchi T, Kameyama S, Tanaka R. Peritumoral edema and seizure in patients with cerebral convexity and parasagittal meningiomas. Neurol Med Chir (Tokyo) 1996;36:568–73; discussion 573–4.
[12] Fishman RA, Chan PH. Metabolic basis of brain edema. Adv Neurol

1980;28:207–15.

[13] Prioleau GR, Fishman RA, Chan PH. Induction of brain edema by fatty acids in vivo. Trans Am Neurol Assoc 1979;104:147–50.

[14] Glantz MJ, Cole BF, Forsyth PA, et al. Practice parameter: anticonvulsant prophylaxis in patients with newly diagnosed brain tumors. Report of the Quality Standards Subcommittee of the American Academy of Neurology. Neurology 2000;54:1886–93.

[15] Cohen N, Strauss G, Lew R, et al. Should prophylactic anticonvulsants be administered to patients with newly-diagnosed cerebral metastases? A retrospective analysis. J Clin Oncol 1988; 6:1621–4.

[16] De Santis A, Villani R, Sinisi M, et al. Add-on phenytoin fails to prevent early seizures after surgery for supratentorial brain tumors: a randomized controlled study. Epilepsia 2002;43:175–82.

[17] Sirven JI, Wingerchuk DM, Drazkowski JF, et al. Seizure prophylaxis in patients with brain tumors: a meta-analysis. Mayo Clin Proc 2004;79:1489–94.

[18] Tremont-Lukats IW, Ratilal BO, Armstrong T, Gilbert MR. Antiepileptic drugs for preventing seizures in people with brain tumors. Cochrane Database Syst Rev 2008;CD004424.

[19] De Pasquet EG, Gaudin ES, Bianchi A, De Mendilaharsu SA. Prolonged and monosymptomatic dysphasic status epilepticus. Neurology 1976;26:244–7.

[20] Foy PM, Copeland GP, Shaw MD. The incidence of postoperative seizures. Acta Neurochir (Wien) 1981;55:253–64.

[21] Karceski S, Morrell MJ, Carpenter D. Treatment of epilepsy in adults: expert opinion, 2005. Epilepsy Behav 2005;7(Suppl. 1): S1–64; quiz S65–7.

[22] Wick W, Menn O, Meisner C, et al. Pharmacotherapy of epileptic seizures in glioma patients: who, when, why and how long? Onkologie 2005;28:391–6.

[23] Maschio M, Albani F, Baruzzi A, et al. Levetiracetam therapy in patients with brain tumour and epilepsy. J Neurooncol 2006; 80:97–100.

[24] Newton HB, Goldlust SA, Pearl D. Retrospective analysis of the efficacy and tolerability of levetiracetam in brain tumor patients. J Neurooncol 2006;78:99–102.

[25] Perry JR, Sawka C. Add-on gabapentin for refractory seizures in patients with brain tumours. Can J Neurol Sci 1996;23:128–31.

[26] Vecht CJ, van Breemen M. Optimizing therapy of seizures in patients with brain tumors. Neurology 2006;67:S10–3.

[27] Maiuri F, Gangemi M, Cirillo S, et al. Cerebral edema associated with meningiomas. Surg Neurol 1987;27:64–8.

[28] Perry A, Gutmann DH, Reifenberger G. Molecular pathogenesis of meningiomas. J Neurooncol 2004;70:183–202.

[29] Ito U, Reulen HJ, Tomita H, et al. A computed tomography study on formation, propagation, and resolution of edema fluid in metastatic brain tumors. Adv Neurol 1990;52:459–68.

[30] Shapiro WR, Hiesiger EM, Cooney GA, et al. Temporal effects of dexamethasone on blood-to-brain and blood-to-tumor transport of ^{14}C-alpha-aminoisobutyric acid in rat C6 glioma. J Neurooncol 1990;8:197–204.

[31] Horlander KT, Mannino DM, Leeper KV. Pulmonary embolism mortality in the United States, 1979–1998: an analysis using multiple-cause mortality data. Arch Intern Med 2003;163:1711–7.

[32] Levi AD, Wallace MC, Bernstein M, Walters BC. Venous thromboembolism after brain tumor surgery: a retrospective review. Neurosurgery 1991;28:859–63.

[33] Sawaya R, Zuccarello M, Elkalliny M, Nishiyama H. Postoperative venous thromboembolism and brain tumors: Part I. Clinical profile. J Neurooncol 1992;14:119–25.

[34] Sawaya RE, Ligon BL. Thromboembolic complications associated with brain tumors. J Neurooncol 1994;22:173–81.

[35] Valladares JB, Hankinson J. Incidence of lower extremity deep vein thrombosis in neurosurgical patients. Neurosurgery 1980;6: 138–41.

[36] Bucci MN, Papadopoulos SM, Chen JC, et al. Mechanical prophylaxis of venous thrombosis in patients undergoing craniotomy: a randomized trial. Surg Neurol 1989;32:285–8.

[37] Turpie AG, Hirsh J, Gent M, et al. Prevention of deep vein thrombosis in potential neurosurgical patients. A randomized trial comparing graduated compression stockings alone or graduated compression stockings plus intermittent pneumatic compression with control. Arch Intern Med 1989;149:679–81.

[38] Iorio A, Agnelli G. Low-molecular-weight and unfractionated heparin for prevention of venous thromboembolism in neurosurgery: a meta-analysis. Arch Intern Med 2000;160:2327–32.

[39] Gerber DE, Segal JB, Salhotra A, et al. Venous thromboembolism occurs infrequently in meningioma patients receiving combined modality prophylaxis. Cancer 2007;109:300–5.

[40] Gerlach R, Scheuer T, Beck J, et al. Risk of postoperative hemorrhage after intracranial surgery after early nadroparin administration: results of a prospective study. Neurosurgery 2003;53:1028–34; discussion 1034–5.

[41] Kalfas IH, Little JR. Postoperative hemorrhage: a survey of 4992 intracranial procedures. Neurosurgery 1988;23:343–7.

[42] Caroli M, Locatelli M, Prada F, et al. Surgery for intracranial meningiomas in the elderly: a clinical-radiological grading system as a predictor of outcome. J Neurosurg 2005;102:290–4.

脑膜瘤患者的麻醉及重症监护

Lance S. Governale,

William B. Gormley,

Linda S. Aglio

姚晓辉 译

概 述

脑膜瘤患者的麻醉及术后护理需要强调神经外科中对于颅内疾病处理方法中的某些方面。医生处理此类病人的思路中最重要的是手术中遇到的问题，比如说手术体位、空气栓塞、颅内静脉淤血所导致的出血以及术中监护手段。另外，对于术后癫痫发作的处理，因出血导致的颅内高压，全身各系统的静脉血栓、脑积水、脑脊液漏、颅腔积气，以及血肿对于此类患者的愈后至关重要。

肿瘤根据其生长部位不同，有着不同的临床表现。这些不同部位的肿瘤需要一系列具有针对性的不同的麻醉及重点护理方案。我们试图根据病变涉及的颅窝来阐述一系列患者面临的问题，让读者明白手术体位及术中预防措施，来预防不同部位肿瘤的术后并发症。

麻醉考虑

术前评估和预防

我们介绍神经外科麻醉的要点，包括术前评估、术前用药、药物选择、诱导、维持，以及术后苏醒监护。

当颅内手术过程决定以后，术前必须对患者身体状况进行多方面的全面评估。从神经病学方面来说，必须包括病人意识水平、脑神经的功能状况、神经症状以及是否存在颅内压升高。患者若存在高血压、心血管病、脑供血不足或者曾做过颈动脉内膜切除术，可能已经改变了大脑自身调节水平，损坏了脑灌注，或者压力感受器功能异常。血容量下降可能是由于恶心、呕吐所导致口服液体量下降、术前渗透性利尿，甚至是诊断时静脉注射对比剂所导致。

使用高弹丝袜是预防下肢血回流不畅的常规方法。血管通道的评估是有益的。患者存在较差血管通道或者颈部短粗应及早辨别以供留有充裕的时间解决问题。

患者体位选择

术前知道术中体位要求对于术中监护的准备是必要的。首先必须确定患者的风险以及他们能安全耐受手术过程或特殊体位的能力。对于特定的手术过程或操作，需要仰卧位、俯卧位、侧卧位或者坐位的是很常见的。

维持异常体位可能产生相关并发症。预防性衬垫的使用要细心护理。要避免头部过屈或过伸。头部屈曲会导致口咽部的并发症。可能发生人工气道和气管内插管压迫的情况。腿部充气静脉加压装置被用于缓解长期不动所导致的深静脉血栓发生。这种方法对所有神经外科均适用，对脑膜瘤患者尤为重要，因为这类病人经常发生高凝状态，易于发生深静脉血栓。

仰卧位

仰卧位用作额、颞、翼点、颅顶，偶尔甚至是颅底切口的手术。

头部可能被转向一边，或者在中间位。以适当的关节屈曲及后背升高的反 Trendelenburg（特伦德伦伯卧位：垂头仰卧位）体位，这有利于促进脑静脉回流以及减轻脊柱肌肉的损伤。头过度旋转可能会阻塞颈静脉系统。肩部的抬高或旋转有助于将这一问题最小化，也可以改善手术的视野。半卧或者侧卧位可以用作侧颅窝或者后颅窝的探查。他们都可代替坐位。

俯卧位

后颅窝以及枕叶的手术通常需要用到俯卧位。卧位诱导后将患者小心翻转。必须保持循环稳定。维持体位时必须避免病人手臂以及脖子过度伸展。头应该被维持在中间位。可能用到马蹄形头托、头钉、一次性头托，或者降低床头。静脉导管以及气管内插管在翻转前应该小心固定。

对于普通患者，基础监护设备包括血氧饱和度测定、终末二氧化碳监测、手臂血压监测，以及心电图。血压的袖带应该固定在较高位置，避免前臂屈曲时肘窝处神经与血管受压。心电图电极片要固定在患者后背，这样病人俯卧后不会压在上面。应该以患者的头为轴进行转动。在转动过程中，对外周脉搏进行触诊可以对心血管系统提供持续的评估。若病人存在严重的心血管病，在患者维持体位的过程中，需要连续测量动脉内压。

俯卧位有一个令人害怕的并发症，即视网膜缺血以及失明。目前机制尚不明了，可能与视神经受压、低血压、静脉回流差相关，但机制尚不明确。长时间手术（＞7h）可能是一个重要的因素。

应该检查腋窝、胸部、髂嵴、腹股沟静脉、膝以及骨盆。胸部和腹部需要能自由移动。这将减小下腔静脉压力和静脉出血，同时可使胸腔扩张无阻碍。对于瘦体型的病人，可以通过翻转胸腹部来实

现。两次翻转位置以患者的中轴线（从腋窝中线至外侧骨盆骨标志）为准彼此平行。必须保证所有受压点垫衬垫。体型较大的患者，特别是腹部大的病人，为了避免腹部受压必须用特殊设计的框架从侧面来抬高胸部和腹部。腹部减压失败会导致通气困难以及静脉压增高导致出血量增多。

侧卧位

除坐位或者俯卧位外还可选择侧卧位。真空褥垫符合患者解剖结构。患者头部在固定后禁止移动。这可使患者颈部区域受牵拉。侧卧位特别适用于小脑脑桥角、枕骨大孔、岩谷以及岩谷斜坡处入路的手术。这是最复杂的体位，需要注意预防腋部受压、臂丛伸展损伤、脉管受累，以及监测装置放置妥当。

坐位

坐位这个术语使用的不当。患者处于改良的斜卧位（图 20-1A 和 B）腿抬高以促进静脉回流，升高中心静脉压。这可以增加循环的稳定性，可能减少空气栓塞的发生率。改良坐位允许患者降低头位而不用拿下头托。这点对发生可疑静脉气栓时很重要，因为可以快速降低头位到关键位置。

后入路需要头部屈曲。下巴和胸部必须维持2指宽的距离以预防压迫性缺血。必须正确放置牙垫或者经口导气管以预防舌根受压。ICP 大幅度增加可能是由于头极度屈曲和旋转或者是呼气末正压（PEEP）增加所导致。头屈曲也可能导致导气管下移至右侧支气管。位置如图 20-1C 和 D，手术可在头部和心脏存在静脉压力梯度情况下继续进行。只有位置如图 20-1D 时需要同时进行胸外心脏按压。

神经外科中坐位仍然存在争议。由于存在潜在严重的并发症，虽然许多手术采用坐位较有利，但它的作用正在逐渐减弱。坐位仍然被应用，是因为它可以更好地进入中线，促进脑静脉减压，低ICP，以及血液和脑脊液靠重力引流。后者使蛛网膜的损伤降到最低。当面神经受累时，坐位也可以使直接观察面部肌肉变得简单。术中面部肌电图通过提供持续以及更敏感的面神经功能监测，可直接观察[118]。

由坐位所致并发症包括静脉空气栓塞（VAE）、异常静脉空气栓塞、循环不稳定、颅内积气、硬膜

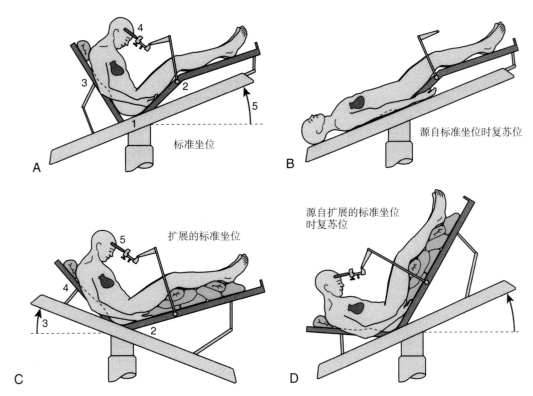

A　标准坐位

B　源自标准坐位时复苏位

C　扩展的标准坐位

D　源自扩展的标准坐位时复苏位

图 20-1　A-D，坐位的变化（From Miller RD, ed [2004]. Anesthesia, 4th ed, chapter 56, p. 1900, figure 56-1. Phil-adelphia: Churchill Livingstone, reproduced with permission.）

下血肿、压迫外周神经、四肢麻痹，以及皮肤压迫性损伤 [9]。由于这些严重的并发症，尽管在其他地区（特别是欧洲）这种体位还在广泛的使用，但大多数美国医生已经放弃使用这种体位。大约 1/3 的坐位麻醉的病人会发生短暂的轻微的体位性低血压（-20 ～ -30mmHg）。2% ～ 5% 的患者会发生严重的低血压（较卧位降低 50%）[10,11]。心力衰竭、严重的冠脉或脑梗死性血管病患者为坐位的相对禁忌证。

术中应用输液以及弹性绷带来对抗血管内血液重力的改变。与坐位相关的血流动力学改变都与静脉回流差有关。包括左心功能、心指数以及动脉压的降低。通过应用兴奋交感神经的麻醉剂可以避免血压过低，但也会由于全身脉管系统的阻力增加导致心肌损害。推荐通过缓慢的体位改变来维持动脉血压，可用少量血管加压药。

综上所述，坐位以及其他水平体位在手术中都各有利弊。每一种体位都没有证据表明会增加发病率或者死亡率 [12,13]。虽然坐位患者发生静脉空气栓塞（VAE）是其他水平体位患者的 3 倍，但并没发现临床并发症比例增加。与其他体位相比，坐位患者出血更少，需要更少的输血 [13]。

静脉空气栓塞

VAE 是由于静脉开放和负压所造成的。摆体位时，头部位置高于心脏来促进脑静脉回流，VAE 就有可能发生。有研究表明，VAE 在坐位、侧卧位、俯卧位，以及仰卧位发生率分别是 25%、18%、15% 和 10%。中心静脉压低，手术技术差会增加 VAE 发生概率。通过使用心前区的多普勒监测，枕下开颅术 VAE 的发生概率为 25% ～ 50%。

手术中，发生 VAE 最危险的时候是切开皮肤肌肉，以及在剥离过程中颅骨静脉窦状缝暴露的时候。血管严重损伤也可以导致 VAE。当窦开放的时候，VAE 最严重，因此，当暴露多个静脉窦的颅底入路易导致 VAE。它也可能发生于头钉损伤、头架和静脉导管连接系统 [9]。

VAE 的临床意义受以下几个方面影响，包括血管内气体量、VAE 携带率、是否存在卵圆孔未闭、右心压力升高，是否存在氧化亚氮中毒，心血管功能被麻醉剂抑制，以及心肺代偿能力、小气泡运行缓慢，没有生理学意义。静脉气体被肺排出，排出率主要依赖于肺动脉压（PAP）代偿性地升高[17,18]。当静脉携空气比例与肺排出量相同时，PAP平稳。在这个点上处于平衡状态。若这一排泄能力超载，它将导致PAP升高，肺分流和心输出量降低，以及循环衰竭。VAE减少心输出，和（或）增加无效腔，导致终末二氧化碳减少，故终末二氧化碳监测极为重要。终末二氧化碳下降是VAE出现的第一标志。在栓塞区，随着死腔的增大，会发生轻微的二氧化碳潴留。血气分析已经成为诊断VAE的标准。在控制性通气下，及时调整缺乏会导致终末二氧化碳-$PaCO_2$梯度加大。空气栓塞时，低血氧迟发，主要是肺血流量分流的结果[18]。

肺血管通透性增加导致的术后慢性低灌注见于少量空气长期滞留[19,20]，这会导致急性呼吸窘迫症状。

反常空气栓塞是VAE另一个严重的并发症。由于卵圆孔未闭，进入静脉的气体通过左心并滞留于脑内、心内或者其他重要器官。5%～10%的神经外科病人存在卵圆孔未闭和右心压力增高。经食管超声心动图TEE可检查出左侧存在气体成分，然而，术中TEE检查价值有限，只可以提供阳性结果的指导。已知的卵圆孔未闭患者，应采取坐位外其他体位。PAP监测可检测右向左动脉压梯度。它可以提示反常VAE。通过容量负荷来升高左动脉压力或者降低手术床是有益的。PEEP升高大脑的静脉压，并且可以降低VAE发生的潜在性，但是它的作用仍然是有争议的。它逆转正常PAP到左心房压升高的能力的机制仍然不明确。

当氧化亚氮被用作麻醉剂后，进入血管的气体增多。氧化亚氮溶于血液的能力是氮气的34倍。它很快地扩散于血管内的气泡中。有观点认为降低氧化亚氮的浓度可以增加安全性。一项临床研究表明，使用50%的氧化亚氮对于少量VAE产生的预后没有影响。

依据个体化差异，应该权衡氧化亚氮的风险和益处。已有一些指导方案。应用发现敏感气体栓塞的技术。若是可疑栓塞发生应该立即准备纯氧。

外科医生应该掌握，并预防额外的空气进入。刀口应该紧密，应该通过颈静脉加压或者降低患者的头部来升高脑静脉压。若发生心力衰竭，应该使用心血管药物支持，并且患者应该仰卧并进行复苏。左侧卧位可能会使空气由肺动脉返回右心室。

坐位加速脑脊液流出从而导致空气进入颅内的空间，以致颅内积气。任何开颅手术都可能发生不同程度的颅内积气，但是坐位更容易出现。减压术，利尿剂和过度通气，空气更易进入。当硬脑膜关闭的时候，空气可能残留在颅骨内，从而产生占位效应。这种占位效应或者没有症状，或者产生头痛、意识错乱、记忆力下降，以及昏迷。这种症状通常4天过后消失。吸100%氧可促进颅内积气的消失。

虽然少见，但如果气孔处出现高压力导致高张力性颅内积气确实存在。有些时候，它需要急诊减压。脑再次膨胀，脑再水化和可能脑水肿可能导致压力增高。关闭硬膜后，氧化亚氮的排出率比空气再吸收率快很多的话，应采取措施对抗ICP升高所致脑肿胀。因此，手术完全结束时，应用氧化亚氮是安全的。然而，在气脑造影或开颅术后，若是空气已经在闭合的颅骨内，则不能应用氧化亚氮。

由于颈部屈曲而至的颈髓缺血可导致四肢瘫痪。坐位所致的低血压很可能导致这种损伤[28]。术前应该询问患者，颈部何种姿势时出现上肢感觉麻木。失眠患者应该尽力避免颈部过度屈曲，这种过度屈曲除了导致颈髓缺血外，还可能阻塞静脉回流，导致明显的头部和舌部肿胀。使用小号通气管和较低位置充气以确保颈静脉开放[9]。术中诱发电位检测可以发现颈髓缺血。

应该在需要的位置上应用衬垫，应该维持正确的解剖学位置。避免牵拉坐骨神经，以及加压所致神经和皮肤缺血[9]。

监护

通过使用专门的监护来提供脑功能和循环的情况，可以提高神经外科麻醉的安全性。早期发现脑功能和循环的威胁是十分重要的。麻醉剂和（或）手术入路的改变可能会改变神经外科病人的愈后。

像EEG和诱发电位（如SSEPs，BAER）等神经电生理监测方法对于发现脑和颈髓缺血是十分有价值的工具。它们的临床应用将在其他章节中讲到。CT和MRI将在本书中神经放射学一节讨论。

当患者处于会增加静脉气栓危险性的体位时，详细的监护技术十分有用，它将提高此类患者的安全性。食管超声是发现心脏内空气（0.02 ml/kg）最敏感的装置，它也是唯一可以两侧发现空气的监护仪。它的危险在于：神经外科患者颈部弯曲时可能会出现 TEE 探针损伤喉返神经。另一点在于，可能需要一些有经验的观测者来解释 TEE 结果。

心前区多普勒超声对于发现右心房的空气十分敏感。由于空气回声好，所以即使少量空气（0.2 ml/kg）也可以被轻易发现。推荐把它和二氧化碳描记图联合用于发现静脉气栓。若出现气栓，终末二氧化碳梯度将会增加。若出现低心输出量和低体温也可能改变上述联系。

术前用药

应该根据个性化原则，基于患者的生理状况、ICP 升高情况，以及患者焦虑等级对患者进行术前用药。继续应用长效抗高血压药。还应该给予皮质甾体类和抗炎类药物。明确地说，有数据表明：若感染概率高，抗生素在切皮前 30 ～ 60min 内注入。应该避免术前用麻醉药，因为二氧化碳潴留会增加 ICP。苯二氮䓬类用于减少焦虑十分有用，但却可能增加二氧化碳潴留。

麻醉诱导

诱导和插管时直接动脉血压监测器可更加密切控制血压和脑灌注压。由于脑膜瘤手术易出血，故推荐两个大静脉导管用于脑膜瘤手术。静脉用硫喷妥钠、异丙酚和依托咪酯作诱导。可辅助应用基于 N_2O/O_2 低剂量（3 ～ 5ug/kg 芬太尼）易挥发吸入性醉剂。另一种神经外科病人普遍应用的技术是全静脉麻醉（TIVA）。也可以用异丙酚或者右美托咪定注射液与人造鸦片类注射液结合物。

这两种技术提供了足够的镇痛和遗忘效果，保证了自主神经系统活动，并且可以在术后快速清醒。

β- 肾上腺素阻滞剂和直接血管扩张剂可用于治疗高血压。诱导后或摆体位的时候，需要使用血管加压药。像麻黄碱或者去氧肾上腺素这种短效药常常也会有效。

在摆体位后，手术切开前，必须核实气管插管的位置。由于接近手术部位，气道使用受限。颈部屈曲或者伸展可能导致气管插管尾部或者头端移位

达 2cm。胸骨水平气管套囊触诊有所帮助。

麻醉维持

应用可控正压通气可方便维持较轻的麻醉平面，它允许过度换气，由此降低 $PaCO_2$，在任意麻醉深度下造成少量的刺激和低血压。另外，在低 ICP 下，过度换气引起脑血管收缩，减少血流量，并且减少心血管的抑制。

Pinaud 及其同事[29] 发现，异丙酚 - 芬太尼、异氟醚 - 氧化亚氮和芬太尼 - 氧化亚氮麻醉效果差别很小，甚至无临床区别。因此推断，不必过分强调麻醉药的较小的 ICP 效应。

颅内特定的病理学改变是构成 ICP 改变的一个因素。存在颅内压增高的情况时，脑血管舒张药物可增加血容量，并因此升高 ICP，故使用并不是明智的选择。

大多数静脉麻醉药既可以降低 ICP，又可对其产生少许作用，给予通气控制可以预防 $PaCO_2$ 升高。这类药物引起脑代谢、脑血流量以及 ICP 降低。使用巴比妥酸盐、异丙酚和依托咪酯后，ICP 可相对降低。苯二氮䓬可中等程度降低 ICP，而镇静药很少或不会直接降低 ICP[29-33]。临床条件下，所有易挥发的麻醉剂均有潜在升高 CBF、CBV 和 ICP 的效果。不同药物升高 ICP 的相对功效为：氟烷 ≫ 安氟醚 > 七氟醚、异丙酚、地氟醚[20,34]。

在一般情况下，把氧化亚氮加入易挥发麻醉剂，会导致 CBV、CBF 剂量依赖性升高。在低碳酸情况下，把氧化亚氮里加入易挥发麻醉剂来升高 CBF，会被异氟醚所阻断。

非去极化的肌松药不会对颅内产生直接作用，并且会基于使心血管和颅内副作用最小而进行选择。

除了计划实行复杂的血管损伤手术需低体温脉搏活动，应避免严重的术中低温（< 32℃）。这是非常罕见的情况，因此不在本章讨论。在一般情况下，虽然有争议，但术中 2 ～ 3℃的体温下降可以对脑组织提供保护。

小剂量呋塞米（5 ～ 10 mg）可以促进从血管外重吸收的过量液体的利尿。由于高血糖症可能会对脑缺血区域产生危险，应尽量避免使用葡萄糖溶液。生理盐水是首选的注射液。若患者 ICP 不高，可使用乳酸林格液，但其应用有限。大约每升乳酸

林格液大约会产生 180ml 游离水。正常血浆渗量约285 mOsmol，乳酸林格液为 275 mOsmol，盐溶液为 305 mOsmol。应用渗透液和利尿剂会导致患者电解质紊乱以及低血压。静脉用胶体可以用来维持脑灌注压。与利尿剂比，它的脑脱水作用更小。

麻醉意外

麻醉的目的是预防血压突然增高、突发惊醒和力量恢复，以及使咳嗽和气管插管的张力最小化。

患者应该说明他 / 她清醒，能遵嘱活动，及显示气道反射恢复[38,39]。

重症

颅内静脉阻塞

脑膜瘤切除术中，最大的一个难题是脑膜瘤与脑静脉和静脉窦经常关系密切，尤其是矢状窦旁脑膜瘤。外科手术的目的是肿瘤完全切除，尤其是在良性病变，如脑膜瘤，但常常因为肿瘤与静脉关系密切而无法做到。有时，静脉阻塞是由手术操作或是意外血栓造成的。如果回流静脉功能正常，就不会有不良后果。如果回流不畅，静脉阻塞将导致脑组织肿胀[40]，甚至静脉性脑梗死最终出现脑出血。脑实质水肿造成功能缺失，产生癫痫发作，如果损伤严重的话，导致颅压升高或脑疝。

脑膜瘤本身也可以直接造成脑水肿，尤其是肿瘤级别很高，已经穿透软脑膜侵入脑组织。一项研究发现，2.9% 的幕上脑膜瘤患者术后脑水肿是由肿瘤直接引起的[42]。

切除靠近或者是侵袭静脉窦的脑膜瘤是对外科医生严峻的考验，静脉窦血栓常常很重，且可能有生命危险，尤其是上矢状窦附近的病变。结扎前1/3 上矢状窦是可行的，中 1/3 和后 1/3 矢状窦不能结扎。静脉窦的重建风险较小，但也最好不要切除附着静脉窦或是侵袭静脉窦的瘤组织[43-46]。现在放射医学的发展使治疗静脉窦残留脑膜瘤成为可能。在后颅窝，如果对侧静脉窦存在且可以代偿，夹闭实验阴性，可以结扎单侧横窦或者乙状窦（即使对侧静脉窦是非优势侧）[47]。

静脉邻近脑膜瘤手术切除也能导致静脉窦血栓的形成。可能是多方面原因引起血流异常、内皮细胞损伤、术后状态（如 Virchow 三要素）等，它的风险与手术直接造成的静脉或静脉窦的堵塞相同。不同于手术直接造成的静脉血栓，它可以通过抗凝治疗预防，但是有一定风险。抗凝治疗是外科术后的禁忌，然而，在特定条件下，如果抗凝治疗所带来的益处大于风险，就应该使用适量普通肝素治疗。与低分子量肝素抗凝治疗相反，普通肝素更容易调整药物剂量，而且更重要的是它的抗凝作用可以被鱼精蛋白迅速拮抗。曾有静脉血栓清除术的报道，这些患者也需要充分抗凝治疗[48]。

癫痫发作

脑膜瘤术后另外一个常见并发症是癫痫发作。研究发现，在幕上脑膜瘤切除术后癫痫发作患者中有 36.5% ~ 37.3% 术前抽搐发作，8.4% ~ 20.0% 术前没有癫痫发作[49,50]。术前癫痫发作、颅顶部肿瘤[50]、肿瘤次全切[50]、瘤周水肿的患者，术后癫痫发作的风险较高。如前所述，肿瘤瘤周围水肿一个原因是静脉回流障碍。而癫痫发作是静脉梗死典型症状。总的来说，术中操作和刺激附近脑皮质也被认为是一些脑膜瘤切除术后患者癫痫发作的原因。术后有癫痫发作危险的患者，预防性用药是常用手段，所有脑膜瘤术后的病人，常常预防性应用抗癫痫药物。

系统性静脉血栓栓塞

脑膜瘤术后并发症中，深静脉血栓（DVT）和肺栓塞（PE）并不少见。一项 Meta 分析发现，未采取预防措施患者，深静脉血栓和肺栓塞的发生率分别为 4.3% 和 1.4%[52]。其危险因素包括老龄（一项研究以 > 65 岁为标准）[42,53]，男性[53]，术后卧床[53]。开颅术后肺栓塞的死亡率高达 51%[54]，预防肺栓塞和深静脉血栓现在已经成为术后常规。很多方法可单独或联合应用，主要分为物理方法、小剂量普通肝素和低分子肝素。

物理方法预防 DVT/PE，包括弹力袜、间歇性充气加压装置、早期下床活动及早期的理疗和专业治疗。这些方法通常耐受性好，并且不像其他的方法，不会给患者带来伤害。一项 Meta 分析发现，开颅手术患者，术后仅用机械预防措施，DVT 发生率为 1.42%，PE 发生率为 0.68%，发生率低于没有任何预防治疗的患者[52]。

低剂量的普通肝素（LDUH）一般用法，5000U，每日 2 次，皮下注射。大多数研究表明，当与物理预防血栓的方法相结合时，它能比单用物理方法更有效地减少肿瘤患者术后 DVT/PE 的发生率。其中一项随机对照试验（RCT），有症状的 DVT/PE 的发生率是 0%。尽管最近的 Meta 分析并不赞同这一观点[54]，但大多数相信它是有效的。在过去，因为害怕引起颅内出血（ICH），外科医师在术后不敢使用任何形式的抗凝剂。开颅术后颅内出血的死亡率估计可高达 27.5%，而造成永久性的或者严重的神经功能缺失达到 36.7%[54]。然而大量研究，其中至少一个 RCT，发现 LDUH 并没有增加 ICH 风险，使大多数人接受它作为一种安全的方法预防 DVT PE。

低分子肝素（LMWH），包括伊诺肝素和达肝素，每天一次皮下注射。LMWH 比 LDUH（均结合物理方法）更常用于外科手术预防深静脉血栓，因为他能更有效预防 DVT，且发生肝素引起的血小板减少症风险较低[58,59]。患者更愿意接受每天一次给药，但费用比 LDUH 高。但是，在神经外科 LMWH 还是 LDUH（均结合物理方法）仍存在很大争议，因为对其安全性和有效性的研究结果是矛盾的。一个 RCT 表明，LMWH 与物理方法相结合比单用物理方法，更明显降低术后患者 DVT 发生率，而 ICH 发生率没有明显差异[60]。还有两个比较 LMWH 和 LDUH 的 RCT 中（均结合使用物理方法），发现在预防 DVT/PE 上没有显著性统计学差异[61]，其中一项实验还对 ICH 发生率进行研究，二者比较没有统计学意义。然而，有一个关于 LMWH 和 LDUH（结合物理方法）大 Meta 分析，发现在 LMWH 组中 DVT 发生率从 1.83% 减少至 0.50%，PE 发生率从 0.34% 降低至 0.15%，但 ICH 的发生率从 1.87% 增加至 3.16%[54]。一个决策分析模型使问题更复杂，考虑抗凝剂潜在的副作用有害方面（如 ICH），得到的结论是总体来说单用物理预防方法效果更好。两个治疗组之间的差异很细微，只有当 LMWH 组在与其他组比较时才有统计学意义。此外，这种用假设方法进行的分析限有一定局限性，

说服力不强。

总的来说，可以确定得出这样的结论：预防颅脑手术患者 DVP 和 PE 是非常必要的，至少应该使用物理方法。大部分研究表明加用 LDUH 应该是安全的，并且大多数研究断定这是有效的。LMWH 效果证据不同，神经外科医生在它的使用上有很大分歧。

脑积水

脑膜瘤手术后脑积水发病率估计将达到 3.4% ~ 8.2%[42,62]。颅底或脑室内脑膜瘤术后更常见，因此，有些人主张这些部位的手术术中先行脑室造口术。在术中，这种方法将脑脊液引流，手术区有更多的操作空间便于颅底脑膜瘤切除[63]，而且在脑室内肿瘤切除术中，可以引流脑室内出血或破碎的组织[64]。这些病人手术时间延长，术后可能出现麻醉苏醒时间增加。在这些脑室造口术患者中，术后可以测量颅内压力以除外颅内压力增高而引起的脑积水。另外它也可以快速治疗有脑积水倾向的术后患者。

脑积水可引起伤口并发症。如果患者发展为假性脑膜膨出，必须考虑潜在脑积水的可能性。此外，术前脑积水的患者假性脑膜膨出发病率增加[63]。同时术后脑积水会增加脑脊液漏的危险。

脑脊液漏

脑脊液漏可以通过多种途径发生。脑脊液可以进入额窦、筛窦、蝶窦，也有少数流入上颌窦，流入鼻腔（或直接进入鼻腔），从而发生脑脊液鼻漏。它能流入中耳乳突气房和通过穿孔的鼓膜而发生脑脊液耳漏。外耳道裂伤也可引起脑脊液耳漏，但是很少见。在气房中或者是中耳的脑脊液也可以沿着咽鼓管流出而发生鼻漏，更常见的是随着吞咽进入消化道。由于外伤或肿瘤侵蚀，脑脊液可以进入某些封闭的空间，但在术后，几乎肯定是没有注意或是没有完善缝合的手术入路造成的。另外，脑脊液漏也能发生在缝合缺陷的伤口，伴或不伴脑积水。

脑膜瘤术后脑脊液漏并不少见，通常发生在颅底脑膜瘤切除术后。报道中的发病率各异，但有一项 257 例颅底肿瘤切除（大部分是脑膜瘤）研究表

明，有 17% 并发脑脊液漏[62]。一般情况下脑脊液漏的诊断会比较明确，但在一些不确定的情况下，可以测定漏液中的 β_2 转铁蛋白，这种蛋白是只存在于脑脊液中[65]。

脑脊液漏是需要急诊处理的，因为它可增加脑膜炎发生率[66,67]和颅内积气的危险[68]。如果从一个切口漏出脑脊液，应该严密缝合，但只严密缝合是不够的。所有术后脑脊液漏患者都需要行 CT 检查来寻找来源。高质量图像和（或）蛛网膜下腔注造影剂可以帮助寻找漏的位置。也有报道漏口处在远离手术部位，也要引起注意[69]。

如果 CT 扫描显示是一个可修复的漏口，或者外科医生对气窦消除和伤口闭合很好没有信心，病人应该迅速回到手术室，充分暴露和修补潜在漏口。如果经鼻内镜修复可以达到漏口或者是初次手术，也可以考虑这种方法[70]。如果 CT 扫描没有发现漏口，并且外科医生完全有信心气窦消除和伤口闭合很好，可以试行腰椎脑脊液引流术，使脑脊液流向改变，不从漏口流出，并使其完全愈合。建议 10ml/h 引流量，速度过快有过度引流的风险（正常产生脑脊液大约 20ml/h）。我们强烈建议 10ml/h 引流方法，要定时开关，而不是连续引流。后者有可能出现意外造成的过度引流，它可以导致张力性或无张力性颅内积气等严重并发症发生[71]，脑组织下沉拉伸血管造成轴外脑出血、脑疝，也有报道出现短暂失明症状[72]。我们也建议引流时间持续约 5 天时间，给泄漏口足够的机会愈合。应该避免频繁、过早夹闭试验或泄漏试验，因为可能会导致脑脊液突破愈合薄弱的地方。应该指出的是，在漏口突发且没有尝试一期修补的情况下，外部腰椎引流时不太可能治愈脑脊液漏。在这些情况下，漏液将通过骨质缺口发生，没有机会二次瘢痕愈合，立即返回手术室是明智的。在某些条件下，有潜在漏液的问题，尝试基本颅底修补术，然后做腰椎引流脑脊液的试验是合理的。

如果脑脊液漏伴随着持续性脑积水，可以考虑分流术。还应该考虑到，分流术后由于漏口没有愈合，脑脊液倒流而发生颅内积气可能（有张力性颅内积气危险）。一项回顾性研究，颅底肿瘤术后（主要是脑膜瘤）患者脑脊液漏，23% 最终需要做分流手术[62]。

当存在脑脊液漏时，预防性使用抗生素预防脑膜炎还有争议；然而，目前文献建议外伤后脑脊液漏，使用抗生素能降低脑膜炎发生率，尤其是脑脊液漏 > 7 天[73,74]。

为了降低颅底脑膜瘤术后脑脊液漏的发生率，一些神经外科医师术前做腰椎脑脊液引流。一项回顾性分析发现，颅底肿瘤切除术前放置腰椎脑脊液引流，术后脑脊液漏发生率统计学上显著下降[75]。一个小脑脑桥角肿瘤的综述，表明术前脑积水的患者，脑脊液耳漏或者鼻漏的可能性增加。作者建议这些患者术前脑室引流，可以帮助预防脑脊液漏[63]。

颅内积气

脑膜瘤术后颅内积气可以增加患者痛苦，因为它会引起头痛、恶心、呕吐，正如我们前一章中提到的。它也可以带给外科医生很多麻烦，因为有发展成张力性颅内积气的风险（在压力下颅内气体通过一个单向阀进入）。开颅术时手术过程中周围的空气进入，是大多数术后颅内积气的原因，通常是非张力性的。为了减少术后颅内积气发生，硬脑膜关闭前，蛛网膜下腔注满生理盐水。还有一些研究者，试图扩展这一技术，用二氧化碳，因为它比空气重，而且更容易被吸收。方法是在手术在硬膜内操作时，以 2 L/min 速度，把二氧化碳气通过无菌套管输送到术区。在最后硬膜关闭之前常规向蛛网膜下腔注满生理盐水。在他们的实验中，随机分组 40 例为脑室脑膜瘤或脑室旁脑膜瘤患者（实验组 20 例，对照组 20 例），研究显示这项技术是安全的。经统计他们还得出，此项技术显著减少术后脑室内气体体积、术后气体完全吸收的时间、术后呕吐发生率和呕吐持续的时间[76]。这种术后颅内积气的患者常规治疗，可以用正常压力 100% 纯氧通过没有呼吸器的面罩吸氧（或者通过气管插管，若已经气管插管），以提高氮气浓度差便于空气吸收[77]。

更令人担忧的术后颅内积气的原因是脑脊液漏或腰椎脑脊液过度引流，因为它们都可以导致颅内气体压力张力增加。尤其多见于脑脊液鼻漏，因为气道压力更易受动作影响（例如，咳嗽、打喷嚏、擤鼻子、Valsalva 动作）。

血肿

一组幕上脑膜瘤手术治疗研究，术后血肿的发生率在 19 ~ 64 岁患者中估计是 2.5%，65 ~ 84 岁之间的发生率为 7.4%[42]。另一份研究报告称 296 名颅内脑膜瘤患者中 21 例（占 7.1%）术后血肿需要外科清除。该项研究也同样显示老年患者术后出现颅内血肿风险增加[79]。轴内血肿原因可能是由术中操作、止血不彻底、迟发血管破裂、以及在静脉瘤中有显著意义的静脉梗死二次出血引起。静脉梗死相关轴内血肿的患者，应尽一切可能的医疗手段治疗这一问题，因为一旦肿胀消失和血肿吸收后，受血肿影响组织有很强的修复能力。

轴外血肿可能是脑组织下沉、牵拉桥血管引起的。降低颅内压的治疗方法会加重出血，如应用透性利尿剂、过度通气、脑脊液引流。我们最近看到了一些轴外出血的患者，是硬脑膜没有完全闭合情况下，帽状腱膜下过度引流引起的。这种病理生理学表现更容易发生在老年患者身上，因为脑组织萎缩。如果轴外血肿量大或患者有临床症状，应该手术清除血肿。

特殊状况

一些情况只在病例报告上提及，因为他们很难诊断。已经有一例脑膜瘤术后肾上腺卒中的报告[80]。这是极其罕见的，但可以造成严重的并发症，治疗简单，但是容易误诊。其危险因素包括败血症、低血压、使用抗凝剂、使用促肾上腺皮质激素（ACTH）和长期使用皮质激素。可用类固醇替代治疗，但有些病人仍需肾上腺切除术。有一病例系列报道，一个术前没有癫痫迹象的患者，术后可能发展成为心因性假性癫痫抽搐[81]。患者相关癫痫检查都是阴性的，这种诊断视为是一种排除诊断。

颅底特殊部位

某些部位颅底手术有特殊表现并发症群，但非独有。前颅窝脑膜瘤（例如，前大脑镰、嗅沟、鞍结节）切除主要的风险是累及附近的气窦，术后没有充分封闭和修补。这可能会导致脑脊液鼻漏进而感染发生脑膜炎或张力性颅内积气。一些增加呼吸道压力的动作（例如：咳嗽、打喷嚏、擤鼻子、Valsalva 动作）有可能加重颅内张力，一些研究者建议，鼻窦和前颅窝之间严重骨质缺损的患者，可以预防性气管切开[78]。然而，另一些人却认为预防气管切开不必要[82]。

中颅窝脑膜瘤切除术（例如：蝶骨脊、前床突、海绵窦、岩骨前部）会导致相同的气窦并发症，如前文所述，特别是在不能确认气化的前床突或岩尖部。暴露海绵窦或岩骨部颈动脉血管，可能造成动脉损伤而颅内大量出血。如果术中颈动脉受伤没有确切修复，术后可能形成假性动脉瘤，造成致命性大出血。在广泛前颅底脑膜瘤病例中，患者可以表现为迟发的动脉性鼻出血。这显然是急症，需要紧急血管造影，有时可以通过血管介入治疗。

海绵窦静脉阻塞会导致眼眶静脉瘀滞，表现为海绵窦综合征和眼肌麻痹。对于海绵窦受累的脑膜瘤患者，现在大多数人推荐不切除海绵窦内的部分肿瘤，因为它具有极高发生并发症的风险，而且对肿瘤的控制意义不大[83]。残余的肿瘤可以在术后辅助放射治疗。我们的看法是，这些病变手术策略，术前应该有清晰的完全切除海绵窦外部肿瘤的计划，特别是切除海绵窦上部肿瘤。手术应该清除视觉通路下面的肿瘤，至少离开 1cm，以便术后可以给予足够放疗剂量控制肿瘤，然而，视觉系统仍然允许接收最低限度的辐射，理想值 < 9 Gy。

颅后窝脑膜瘤（例如，小脑脑桥角、岩斜区、枕骨大孔、颈静脉孔），由于其接近脑神经和脑干，可以特别凶险。尾组脑神经包括（IX、X、XI）损伤会导致通气障碍。这些病人应该谨慎拔出气管导管，外科医生应该至少得到耳鼻喉科医生帮助，快速评估气道，内容应包括评价声带运动功能和喉后部的感觉。如果可能需要持续气管插管的话，也可以考虑早期气管切开。这可减轻气道和口咽部的创伤，不需要使用镇静，否则最重要的神经系统检查将不准确，经常导致更早的脱离呼吸机，这是可逆的。如果没有气管切开，但是患者表现为单侧呼吸，可以考虑手术调整麻痹的声带位置。声带麻痹的表现和预期的一样，可以选择手术治疗（胶体注射和甲状软骨成形术）。

外周面神经病变会导致眼睛无法闭合，导致角膜干燥。如果合并三叉神经眼支损伤，它会导致严重的角膜损伤。在这种情况下，建议早期缝合眼睑。

神经损伤较小的情况下，白天应该持续用生理盐水滴眼，晚上涂眼睛润滑剂保护角膜。因为眼贴有磨损角膜的风险，应该首先采取严格保护眼睑的措施。

低位脑神经受累，包括Ⅻ，它也会导致吞咽困难。这个并发症会导致致命的呼吸意外，即使术后没有全面的评估，吞咽功能也应该经过彻底检查。病人的头部床面要保持在与水平面至少30°成角，预防呼吸意外。语言治疗师应对吞咽功能进行检测，测试包括咽反射（Ⅸ、Ⅹ）。如果耳鼻喉科和吞咽功能检查同时表明神经损伤，吞咽评价应该次要的。有吞咽困难患者，应该考虑胃造口术，而不是长期留置鼻胃管。

总 结

虽然脑膜瘤手术治疗很明确，但是术中和术后对脑膜瘤病人的管理比较复杂，因为可能出现很多潜在的问题，包括颅内静脉阻塞、癫痫发作、深静脉栓塞、肺栓塞、脑积水，脑脊液漏、颅内积气、血肿等。虽然这些并发症很可怕，但是可以做到预防和治疗，需要严谨细致的管理和全面周到的预防措施。

参考文献

[1] Niparko JK, Kileny PR, Kemink JL, Lee HM, Graham MD. Neurophysiologic intraoperative monitoring: II. Facial nerve function. Am J Otol 1989;10:55–61.

[2] Bristow JD, Gribbin B, Honour AJ, Pickering GW, Sleight P. Diminished baroreflex sensitivity in high blood pressure and ageing man. J Physiol 1969;202:45P–6P.

[3] Wade JG, Larson CP, Hickey RF, Ehrenfeld WK, Severinghaus JW. Effect of carotid endarterectomy on carotid chemoreceptor and baroreceptor function in man. N Engl J Med 1970;282:823–9.

[4] Teeple E, Maroon J, Rueger R. Hemimacroglossia and unilateral ischemic necrosis of the tongue in a long-duration neurosurgical procedure. Anesthesiology 1986;64:845–6.

[5] ASA Task Force on Perioperative Blindness. Practice Advisory for Perioperative Visual Loss Associated with Spine Surgery. Anesthesiology 2009;104(6):1319–28.

[6] Anderson JM, Keen RI, Neave R. Positioning the Surgical Patient. Boston: Butterworths; 1988.

[7] Lodrini S, Montolivo M, Pluchino F, Borroni V. Positive end-expiratory pressure in supine and sitting positions: its effects on intrathoracic and intracranial pressures. Neurosurgery 1989;24:873–7.

[8] Grimaldi M, Dall'Olio D. Electrophysiologic monitoring of facial nerve during otoneurosurgery. Acta Otorhinolaryngol Ital 1990;10:593–606.

[9] Standefer M, Bay JW, Trusso R. The sitting position in neurosurgery: a retrospective analysis of 488 cases. Neurosurgery 1984;14:649–58.

[10] Albin MS, Babinski M, Wolf S. Cardiovascular responses to the sitting position. Br J Anaesth 1980;52:961–2.

[11] Marshall WK, Bedford RF, Miller ED. Cardiovascular responses in the seated position – impact of four anesthetic techniques. Anesth Analg 1983;62:648–53.

[12] Matjasko J, Petrozza P, Cohen M, Steinberg P. Anesthesia and surgery in the seated position: analysis of 554 cases. Neurosurgery 1985;17:695–702.

[13] Black S, Ockert DB, Oliver WC, Cucchiara RF. Outcome following posterior fossa craniectomy in patients in the sitting or horizontal positions. Anesthesiology 1988;69:49–56.

[14] Michenfelder JD, Miller RH, Gronert GA. Evaluation of an ultrasonic device (Doppler) for the diagnosis of venous air embolism. Anesthesiology 1972;36:164–7.

[15] Buckland RW, Manners JM. Venous air embolism during neurosurgery: a comparison of various methods of detection in man. Anaesthesia 1976;31:633–43.

[16] Losasso TJ, Muzzi DA, Dietz NM, Cucchiara RF. Fifty percent nitrous oxide does not increase the risk of venous air embolism in neurosurgical patients operated upon in the sitting position. Anesthesiology 1992;77:21–30.

[17] Verstappen FT, Bernards JA, Kreuzer F. Effects of pulmonary gas embolism on circulation and respiration in the dog III. Excretion of venous gas bubbles by the lung. Pflugers Arch 1977;370:67–70.

[18] Verstappen FT, Bernards JA, Kreuzer F. Effects of pulmonary gas embolism on circulation and respiration in the dog IV. Origin of arterial hypoxemia during pulmonary gas embolism. Pfleugers Arch 1977;370:71–5.

[19] Flick MR, Hoeffel IM, Staub NC. Superoxide dismutase with heparin prevents increased lung vascular permeability during air emboli in sheep. J Appl Physiol 1981;55:1284–91.

[20] Albin MS, Bunegin L, Garcia C, McKay W. The transcranial Doppler can image microaggregates of intracranial air and particulate matter. J Neurosurg Anesth 1989;1:134–5.

[21] Gronert GA, Messick JM, Cucchiara RF, Michenfelder JD. Paradoxical air embolism from a patent foramen ovale. Anesthesiology 1979;50:548–9.

[22] Black S, Muzzi DA, Nishimura RA, Cucchiara RF. Preoperative and intraoperative echocardiography to detect right-to-left shunt in patients undergoing neurosurgical procedures in the sitting position. Anesthesiology 1990;72:436–8.

[23] Perkins NA, Bedford RF. Hemodynamic consequences of PEEP in the seated neurological patients – implications for paradoxical air embolism. Anesth Analg 1984;63:429–32.

[24] Zasslow MA, Pearl RP, Larson CP, Silverberg G, Shuer LF. PEEP does not affect left atrial-right atrial pressure difference in neurosurgical patients. Anesthesiology 1988;68:760–3.

[25] Munson ES, Merrick HC. Effect of nitrous oxide on venous air embolism. Anesthesiology 1966;27:783–7.

[26] Alvaran SB, Toung JK, Graff TE, Benson DW. Venous air embolism: comparative merits of external cardiac massage, intracardiac aspiration, and left lateral decubitus position. Anesth Analg 1978;57:166–70.

[27] Toung TJ, McPherson RW, Ahn H, Donham RT, Alano J, Long D. Pneumocephalus: effects of patient position on the incidence and location of aerocele after posterior fossa and upper cervical cord surgery. Anesth Analg 1986;65:65–70.

[28] Wilder BL. Hypothesis: the etiology of midcervical quadriplegia after operation with the patient in the sitting position. Neurosurgery 1982;11:530–1.

[29] Pinaud M, Lelausque JN, Chetanneau A, Fauchoux N, Ménégalli D, Souron R. Effects of propofol on cerebral hemodynamics and metabolism in patients with brain trauma. Anesthesiology 1990;73:404–9.

[30] Shapiro HM. Intracranial hypertension: therapeutic and anesthetic considerations. Anesthesiology 1975;43:445–71.

[31] Hoffman WE, Miletich DJ, Albrecht RF. The effects of midazolam on cerebral blood flow and oxygen consumption and its interaction with nitrous oxide. Anesth Analg 1986;65:729–33.

[32] Frizzell RT, Meyer YJ, Borchers DJ, Weprin BE, Allen EC, Pogue WR, et al. The effects of etomidate on cerebral metabolism and blood flow in a canine model for hypoperfusion. J Neruosurg 1991;74:263–9.

[33] Bristow A, Shalev D, Rice B, Lipton JM, Giesecke AH Jr. Low-dose synthetic narcotic infusions for cerebral relaxation during craniotomies. Anesth Analg 1987;66:413–6.

[34] Kotani J, Sugioka S, Momota Y, Ueda Y. Effect of sevoflurane on intracranial pressure, saggital sinus pressure and the intracranial volume-pressure relation in cats. J Neurosurg Anesthesiol 1992;4:194–8.

[35] Archer DP, Labrecque P, Tyler JL, Meyer E, Trop D. Cerebral blood volume is increased in dogs during administration of nitrous oxide or isoflurane. Anesthesiology 1987;67:642–8.

[36] Drummond JC, Scheller MS, Todd MM. The effect of nitruos oxide on cortical cerebral blood flow during anesthesia with halothane and isoflurane, with and without morphine, in the rabbit. Anesth analg 1987;66:1083–94.

[37] Sieber FE, Smith DS, Traystman RJ, Wollman H. Glucose: a reevaluation of its intraoperative use. Anesthesiology 1987;67:72–81.

[38] Artu AA, Cucchiara RF, Mesick JM. Cardiorespiratory and cranial nerve sequelae of surgical procedures involving the posterior fossa. Anesthesiology 1980;52:83–686.

[39] Howard R, Mahoney A, Thurlow AC. Respiratory obstruction after posterior fossa surgery. Anaesthesia 1990;45:222–4.

[40] Kiya K, Satoh H, Mizoue T, Kinoshita Y. Postoperative cortical venous infarction in tumours firmly adherent to the cortex. J Clin Neurosci 2001;8(Suppl. 1):109–13.

[41] Lieu AS, Howng SL. Intracranial meningiomas and epilepsy: incidence, prognosis and influencing factors. Epilepsy Res 2000; 38(1):45–52.

[42] Boviatsis EJ, Bouras TI, Kouyialis AT, Themistocleous MS, Sakas DE. Impact of age on complications and outcome in meningioma surgery. Surg Neurol 2007;68(4):407–11.

[43] Sindou MP, Alvernia JE. Results of attempted radical tumor removal and venous repair in 100 consecutive meningiomas involving the major dural sinuses. J Neurosurg 2006;105(4):514–25.

[44] Caroli E, Orlando ER, Mastronardi L, Ferrante L. Meningiomas infiltrating the superior sagittal sinus: surgical considerations of 328 cases. Neurosurg Rev 2006;29(3):236–41.

[45] DiMeco F, Li KW, Casali C, Ciceri E, Giombini S, Filippini G, et al. Meningiomas invading the superior sagittal sinus: surgical experience in 108 cases. Neurosurgery 2004;55(6):1263–72.

[46] Sindou M, Hallacq P. Venous reconstruction in surgery of meningiomas invading the sagittal and transverse sinuses. Skull Base Surg 1998;8(2):57–64.

[47] Hwang SK, Gwak HS, Paek SH, Kim DG, Jung HW. The experience of ligation of transverse or sigmoid sinus in surgery of large petroclival meningiomas. J Korean Med Sci 2002;17(4):544–8.

[48] Soleau SW, Schmidt R, Stevens S, Osborn A, MacDonald JD. Extensive experience with dural sinus thrombosis. Neurosurgery 2003;52(3):534–44.

[49] Lieu AS, Howng SL. Intracranial meningiomas and epilepsy: incidence, prognosis and influencing factors. Epilepsy Res 2000; 38(1): 45–52.

[50] Chozick BS, Reinert SE, Greenblatt SH. Incidence of seizures after surgery for supratentorial meningiomas: a modern analysis. J Neurosurg 1996;84(3):382–6.

[51] Rothoerl RD, Bernreuther D, Woertgen C, Brawanski A. The value of routine electroencephalographic recordings in predicting postoperative seizures associated with meningioma surgery. Neurosurg Rev 2003;26(2):108–12. Epub 2002 Oct 10.

[52] Danish SF, Burnett MG, Stein SC. Prophylaxis for deep venous thrombosis in patients with craniotomies: a review. Neurosurg Focus 2004;17(4):E2.

[53] Gerber DE, Segal JB, Salhotra A, Olivi A, Grossman SA, Streiff MB. Venous thromboembolism occurs infrequently in meningioma patients receiving combined modality prophylaxis. Cancer 2007; 109(2):300–5.

[54] Danish SF, Burnett MG, Ong JG, Sonnad SS, Maloney-Wilensky E, Stein SC. Prophylaxis for deep venous thrombosis in craniotomy patients: a decision analysis. Neurosurgery 2005;56(6):1286–92.

[55] Goldhaber SZ, Dunn K, Gerhard-Herman M, Park JK, Black PM. Low rate of venous thromboembolism after craniotomy for brain tumor using multimodality prophylaxis. Chest 2002;122 (6):1933–7.

[56] Constantini S, Kanner A, Friedman A, Shoshan Y, Israel Z, Ashkenazi E, et al. Safety of perioperative minidose heparin in patients undergoing brain tumor surgery: a prospective, randomized, double-blind study. J Neurosurg 2001;94(6):918–21.

[57] Macdonald RL, Amidei C, Lin G, Munshi I, Baron J, Weir BK, et al. Safety of perioperative subcutaneous heparin for prophylaxis of venous thromboembolism in patients undergoing craniotomy. Neurosurgery 1999;45(2):245–51.

[58] Browd SR, Ragel BT, Davis GE, Scott AM, Skalabrin EJ, Couldwell WT. Prophylaxis for deep venous thrombosis in neurosurgery: a review of the literature. Neurosurg Focus 2004; 17(4):E1.

[59] Geerts WH, Pineo GF, Heit JA, Bergqvist D, Lassen MR, Colwell CW, et al. Prevention of venous thromboembolism: the Seventh ACCP Conference on Antithrombotic and Thrombolytic Therapy. Chest 2004;126(Suppl. 3):338S–400s.

[60] Agnelli G, Piovella F, Buoncristiani P, Severi P, Pini M, D'Angelo A, et al. Enoxaparin plus compression stockings compared with compression stockings alone in the prevention of venous thromboembolism after elective neurosurgery. NEJM 1998;339:1639–40.

[61] Macdonald RL, Amidei C, Baron J, Weir B, Brown F, Erickson RK, et al. Randomized, pilot study of intermittent pneumatic compression devices plus dalteparin versus intermittent pneumatic compression devices plus heparin for prevention of venous thromboembolism in patients undergoing craniotomy. Surg Neurol 2003; 59(5):363–72.

[62] Duong DH, O'Malley S, Sekhar LN, Wright DG. Postoperative hydrocephalus in cranial base surgery. Skull Base Surg 2000;10(4): 197–200.

[63] Pirouzmand F, Tator CH, Rutka J. Management of hydrocephalus associated with vestibular schwannoma and other cerebellopontine angle tumors. Neurosurgery 2001;48(6):1246–53.

[64] Lyngdoh BT, Giri PJ, Behari S, Banerji D, Chhabra DK, Jain VK. Intraventricular meningiomas: a surgical challenge. J Clin Neurosci 2007;14(5):442–8.

[65] Oberascher G. Cerebrospinal fluid otorrhea–new trends in diagnosis. Am J Otol 1988;9(2):102–8.

[66] Bernal-Sprekelsen M, Alobid I, Mullol J, Trobat F, Tomás-Barberán M. Closure of cerebrospinal fluid leaks prevents ascending bacterial meningitis. Rhinology 2005;43(4):277–81.

[67] Leonetti JP, Anderson D, Marzo S, Moynihan G. Prevention and management of cerebrospinal fluid fistula after transtemporal skull base surgery. Skull Base 2001;11(2):87–92.

[68] Sprague A, Poulgrain P. Tension pneumocephalus: a case report and literature review. J Clin Neurosci 1999;6(5):418–24.

[69] Nadkarni TD, Menon RK, Desai KI, Goel A. Spontaneous cerebrospinal fluid rhinorrhea following excision of a massive torcular meningioma. J Clin Neurosci 2006;13(1):118–21.

[70] Bernal-Sprekelsen M, Alobid I, Mullol J, Trobat F, Tomás-Barberán M. Closure of cerebrospinal fluid leaks prevents ascending bacterial meningitis. Rhinology 2005;43(4):277–81.

[71] Mirza S, Saeed SR, Ramsden RT. Extensive tension pneumocephalus complicating continuous lumbar CSF drainage for the management of CSF rhinorrhoea. ORL J Otorhinolaryngol Relat Spec 2003;65(4): 215–8.

[72] Açikbas SC, Akyüz M, Kazan S, Tuncer R. Complications of closed continuous lumbar drainage of cerebrospinal fluid. Acta Neurochir (Wien) 2002;144(5):475–80.

[73] Brodie HA, Thompson TC. Management of complications from 820 temporal bone fractures. Am J Otol 1997;18(2):188–97.

[74] Brodie HA. Prophylactic antibiotics for posttraumatic cerebrospinal fluid fistulae. A meta-analysis. Arch Otolaryngol Head Neck Surg 1997;123(7):749–52.

[75] Bien AG, Bowdino B, Moore G, Leibrock L. Utilization of preoperative cerebrospinal fluid drain in skull base surgery. Skull Base

2007;17(2):133–9.

[76] Beppu T, Ogasawara K, Ogawa A. Alleviation of intracranial air using carbon dioxide gas during intraventricular tumor resection. Clin Neurol Neurosurg 2006;108(7):655–60.

[77] Dexter F, Reasoner DK. Theoretical assessment of normobaric oxygen therapy to treat pneumocephalus. Anesthesiology 1996;84(2): 442–7.

[78] Ducic Y, Zuzukin V. A Rational Approach to the Use of Tracheotomy in Surgery of the Anterior Skull Base. Laryngoscope 2007.

[79] Gerlach R, Raabe A, Scharrer I, Meixensberger J, Seifert V. Postoperative hematoma after surgery for intracranial meningiomas: causes, avoidable risk factors and clinical outcome. Neurol Res 2004;26(1):61–6.

[80] Gutenberg A, Lange B, Gunawan B, Larsen J, Brück W, Rohde V, et al. Spontaneous adrenal hemorrhage: a little-known complication of intracranial tumor surgery. J Neurosurg 2007;106(6):1086–8.

[81] Reuber M, Kral T, Kurthen M, Elger CE. New-onset psychogenic seizures after intracranial neurosurgery. Acta Neurochir (Wien) 2002;144(9):901–7.

[82] Gil Z, Cohen JT, Spektor S, Shlomi B, Fliss DM. Anterior skull base surgery without prophylactic airway diversion procedures. Otolaryngol Head Neck Surg 2003;128(5):681–5.

[83] Sindou M, Wydh E, Jouanneau E, Nebbal M, Lieutaud T. Long-term follow-up of meningiomas of the cavernous sinus after surgical treatment alone. J Neurosurg 2007;107(5):937–44.

脑膜瘤手术的神经电生理监测技术和适应证

Francesco Doglietto,
Ivan Radovanovic,
Fred Gentili

贾贵军 译

概 述

从早期的神经外科开始，就在不断努力来减少手术并发症发生率。在过去的 40 年里，放大镜和显微外科技术的应用已经取得了很大的进展，能大幅度降低并发症发生率和死亡率。最近，在试图检测神经系统的功能障碍处于早期可逆阶段的工作中，越来越多地强调神经生理监测技术的应用。术中监护已经被应用于评估神经血管手术[1]和脊柱手术[2]。尽管脑膜瘤和颅底手术术中监护得到广泛应用，而且是非常有用的，但是在文献中缺乏关于其适应证及其成果的数据。此外，关于监测的基本办法仍然是难以捉摸：（1）神经生理监测是否能预测脑膜瘤或其他颅底肿瘤术后神经功能缺损？（2）哪个因素有高度的预测价值？（3）术中神经生理监测能否防止术后神经功能缺损和改善其预后？

的确，一些有经验的神经外科医生已经对术中神经生理监测提出质疑，他们相信其几乎不能提高精心安排的显微手术操作[3]。然而，绝大多数神经外科医生现在都认为神经电生理监测是现代颅内神经外科手术不可缺少的工具[4-8]。在这一章，我们回顾关于感觉和运动通路的监测以及在脑神经、在脑膜瘤手术中神经生理监测的相关的文献并报告我们的超过 2000 例的神经生理监测的经验。

理想的监测技术应该能识别和定位那些特别的神经系统结构无论是在脑神经或是神经通路上，在不可逆损伤发生之前是否存在风险，既能最大限度地切除肿瘤又能保留神经功能。与手术有关的相关的生理数据也能有助于了解神经组织受损伤的机制，并可能提高外科手术技术和预后[9]。由于在脑膜瘤手术中，特别是在颅底部位有许多潜在的结构存在风险，我们早期就已经将神经生理监测作为常规应用[10]。

中枢运动和体感通路的监测

由于其他颅内和脊髓手术功能障碍的发生，在脑膜瘤手术中监测运动和体感通路广为接受。幕上脑膜瘤切除术中，术后新的神经功能障碍发生可能是由于从功能区直接剥离瘤壁，特别是当肿瘤周围的软膜血管化伴有明显的瘤周水肿，而没有软膜分界时。而且，损伤引流功能区的皮质静脉，尤其是 Trolard 和 Labbe 静脉，中央沟旁静脉或上矢状窦本身受损，会导致功能区皮质和皮层下的区域静脉梗死。损伤被颅底脑膜瘤包绕的主要动脉血管、穿通血管或皮质下白质束，是进一步造成脑膜瘤术后神经功能障碍的潜在原因。虽然在某些情况下不慎手术损伤可能是突然的、不可逆的，但是在许多情况下早期识别神经损伤而立即采取纠正措施来避免一个长期的神经功能缺失。而术中手术机械操作所致的小穿通血管痉挛可用罂粟碱逆转；由于回位和手术操作导致的脑受压和缺血经过重新牵开复位或调整手术切口会改善，尤其是经过语言功能皮质区。因此术中监护中枢运动和体感通路的主要目的是早期识别，并具有足够的灵敏度，在一位麻醉的患者的神经功能损害无法被临床评定时，利于快速采取行动来逆转或限制其神经损伤的程度。

大量的方法已经发展到局限于和监控感觉运动区如皮质脊髓束的颅内阶段的完整性。已经建立并广泛应用的技术包括体感诱发电位（SSEPs）、肌肉和脊髓运动诱发电位（MEPs）、肌电图（EMGs）、脑电图（EEG），以及在全身麻醉下和清醒手术时直接的皮层刺激。这里，我们主要讨论在许多神经外科中心已广泛运用的颅内和脊柱手术中的 SSEPs 和 MEPs 监控技术。

体感诱发电位

体感觉诱发电位是神经外科一种最经常使用的监控方式，它主要依靠记录外周的电刺激沿着躯体感觉传入通路到达主要的躯体感觉皮层的能力。该信号传输的标准的扰动特性可以被利用来侦测早期的和可逆的神经损害。

在 1947 年 Dawson 首次命名了体感诱发电位 [11]。最初用于实验室和临床研究，在 20 世纪 70 年代晚期和 80 年代更进一步的技术进展使其运用于术中监测。目前获得的体感诱发电位是依照国际标准 [12,13]，外周神经传入的刺激，一般是从上肢的正中神经或尺神经，下肢的胫后或腓总神经传入的。由外周神经刺激所致的用电极片记录手术暴露区域的皮层或头皮针电极记录的信号，在躯体感觉皮层和运动皮层的信号，可以记录到相反的信号，这有助于可靠识别中央沟。整个体感通路的监测过程需要通过反复刺激持续监控。为了减少大脑的脑电活动背景明显的信噪比，以平均大约 200 ~ 500 次刺激试验和过滤预定的信号带宽的体感诱发电位信号是必要的。周围神经的刺激是由针刺电极或表

面电极产生双极信号和一个单独的地线用于所有的肢体（图 21-1）。刺激强度有 20 ~ 30 mA 和持续 200 ~ 50 μs，频率大约 5Hz 时可以得到满意的回复。这个设置允许信息持续更新，任何变化在不到 1 分钟可以被传送给外科团队。区分从中央或外周起源的体感诱发电位变化时，颅顶以及颈部和周边电极还是被常规应用的。刺激波能够在几个可获得的有特定潜伏期的点记录到（表 21-1），对比术前麻醉诱导记录的病人的基线，以及手术时对侧肢体在反应的振幅和形态学方面的记录，起到内部调控的作用。

虽然体感诱发电位主要监测感觉通路的完整性，它能直接监控附近的皮质脊髓束和皮质运动区。因此，应用体感诱发电位公认的不仅仅是唯一监测的躯体感觉通路的干扰，也能反应更多半球的变化。在这方面，有确切的关于皮层脑血流量和体感诱发电位的关系变化，使它能够鉴别出血管危害不仅关系到该区的躯体感觉皮层血供。更重要的是，体感诱发电位都受制于一般的生理参数的变化，如血压 [14]、体温或麻醉剂的作用，因此不得不考虑解

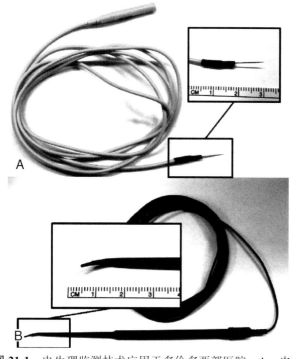

图 21-1 电生理监测技术应用于多伦多西部医院。**A**，皮下的针电极（罗彻斯特 电疗）：用于记录体感诱发电位（包括刺激）和肌电图。**B**，为激发肌电图的单极的 Kartush 解剖刺激器（美敦力）。在多伦多西部医院激发肌电图的标准的电参数：(1) 恒定电流 0.05 ~ 0.50 mA；(2) 3.0Hz 刺激频率；(c) 100μs 脉冲宽度。

表 21-1　体感诱发电位：在上部（正中神经）和下部的（胫神经）体感诱发电位最小的标准记录点和相应的潜在因素

响应的神经	记录的电极点	神经解剖位置	潜在因素
正中神经			
Erb 点	Erb 点	臂丛	9ms
颈（CV2）	颈	颈神经根、颈髓、低位脑干	11 ~ 14ms
N20	头皮	躯体感觉皮质	20ms
胫神经			
N31	颈髓	颈髓、低位脑干	31ms
P37	头皮	躯体感觉皮质	37ms
N45	头皮	躯体感觉皮质	45ms

释外科手术中看到的变化。

监测体感诱发电位的效用在大量的 [8,15,16] 脊髓 [17-19]、颅内血管 [20] 以及肿瘤切除的过程中 [21-24] 反复报道。基于我们超过数千例体感诱发电位监测颅内病变的经验，我们已经发现，皮质波的振幅降低的幅度超过 50%，具有显著的预测神经元受损和警示作用，并从外科医生小组得到反馈。微小的变化在振幅和潜伏期并不是特别的，更有可能在麻醉相关的变化或一般的生理参数如血压、血气、温度变化时产生。体感诱发电位波形形态学的变化更难于解释说明，在常见的临床实践中没有特定的价值。

在肿瘤手术中，包括脑膜瘤手术中应用体感诱发电位已经经过几项研究进行评估。Romstock 及其同事报道在 230 例肿瘤通过相位反转进行了成功的识别，包括超过 90% 中央区或旁中央的脑膜瘤，但这取决于肿瘤的位置 [24]。在大的、位于中心区的导致中央皮层中枢位移和变形的重要肿瘤就更加难以获得一个可靠的相位反转的反应。Wiedermayer 及其同事已经确切评估术中监测体感诱发电位的假阴性结果，并且报告在 658 例中 4% 血管、肿瘤病例中，患者的神经功能缺损与监测发展相关 [15]。他们发现总体敏感度为 79%，阴性预测值为 96%。毫不奇怪，根据他们的经验体感诱发电位很少能预测在动脉瘤手术中压迫脑干病变的神经功能缺损，小的运动皮质的损伤，小的血管损伤，在这样的情况下可以被选择性地发生运动通路损伤而不干扰感官路径或导致广泛的半球损伤。总之，这些和其他研究证实体感诱发电位作为一种常规方法监测颅内损害的有效性，而且及时意识到其局限性，尤其对运动通路病变的选择性损害是主要的手术风险。

体感诱发电位在脑膜瘤手术中的价值一般已被连同其他肿瘤一起评估 [24]，颅底脑膜瘤都包括在几个系列的体感诱发电位监测颅底的功能障碍中描述 [5,10,25]。Bejjani 及其同事们已经描述了几种不同类型的设置在颅底肿瘤手术中体感诱发电位的变化 [25]。我们也采用了推荐的如下分类：Ⅰ型，从基线开始无明显的波形变化；Ⅱ型，波形变化回到基线 [从基线在潜伏期 > 10% 的增长和（或）从基线振幅下降 > 50%]；Ⅲ型，波形变化，部分恢复，但不完全；Ⅳ型，没有改善完整的低平 SSEP 波形；Ⅴ型，从手术开始即低平的波形。在一 244 病例的报道中，这些作者报道了体感诱发电位类型和术后神经功能缺损有很好的相关性，阳性预测值高达 100%，阴性预测值高达 90%。在我们自己的未发表的、为期 4 年的一系列 122 颅底肿瘤病例报道中（不含前庭神经鞘瘤），我们发现了类似的结果阳性预测值达 100%，阴性预测值达 89%。另一个重要方面压迫脑干引起功能障碍的颅底病变，尤其在颅椎交界区和全部的颈髓病变中，在定位的病人体感诱发电位监测的临界值是：在麻醉和松懈时被动员的脊髓和颅颈交界区的患者产生真正的神经功能的损害 [26]。体感诱发电位监测的益处包括进一步检测周围神经损伤由于牵拉和（或）压缩（尤其在尺神经的体感诱发电位）归因于病人不正确的定位：在这种情况下早期发现可以在长期的复杂的定位下避免永久性神经功能损伤，就像在公园的长凳上（图 21-2）。

运动诱发电位

因为体感诱发电位提供一个有价值的，不仅仅在上文中提及的有限的间接地监测运动通路，而且许多已做出的努力直接发展了在颅内和脊髓手术运动路径监测的完整性。无论是在醒着还是麻醉的病人，通过直接的双极刺激和观察肌肉收缩或用脑电图记录肌肉活动来识别大脑运动皮层是可行的。然而，随着麻醉有影响的刺激阈值要求诱导可辨认的肌肉收缩，在大多数脑部和脊髓肿瘤手术，包括脑膜瘤手术中，清醒状态下手术并不是普遍适用的，为了持续术中运动功能监测，更精确的监测形式正不断发展成熟。描述术中第一次尝试通过皮层电刺激引起运动区反应来探索人类大脑皮质反应是Victor Horsley，进一步的细化分类的是 Penfield[27] 等。然而，对运动诱发电位科学基础来源于 Patton 和 Amassian 在 20 世纪 50 年代在猴子身上进行的工

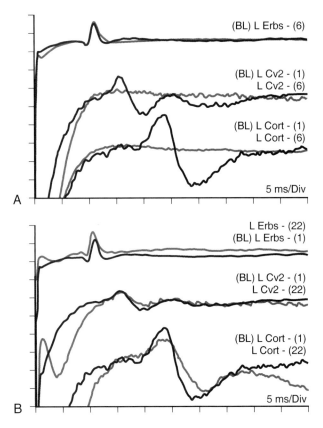

图 21-2（见彩图 21-2） 左臂记录的右侧小脑脑桥角脑膜瘤的体感诱发电位。很快迅速记录左臂的体感诱发电位在皮层以及颈部的周期性的定位于右侧小脑脑桥角脑膜瘤于侧壁位置（**A**，红色与绿色基线相比）。左臂被复位而颈部位置被检查，随着随后的体感诱发电位恢复至基线（**B**）。手术后患者短暂的左上臂臂丛的损伤。Erb's 电极不能证明神经功能缺损很可能因为它位于不标准的位置，锁骨下不能代替锁骨上。

作[28,29]。运用直接皮质刺激能够引发两种截然不同的可记录皮质脊髓束的变化。第一种是一个被命名为"D 波"的非突触的早期反应，是皮质脊髓束直接刺激的转化，第二种是一个被命名为"I 波"的晚期突触反应，起源于受刺激的皮层运动神经元。运动诱发电位随后即在人类皮质刺激直接运用[30]或者通过在清醒状态下患者的经颅电刺激[31]。记录运动诱发电位既可以将电极直接放置在脊髓硬膜外间隙记录，又可通过目前更经常记录的肌肉的肌电图来记录。挥发性麻醉剂抑制 I 波的反应，在 20 世纪80 年代术中运动诱发电位依靠从脊髓硬膜外间隙更粗的 D 波来记录。减少头皮电极的经颅磁刺激[29]主要诱导清醒的患者产生 I 波，但在麻醉患者不能提供一个有意义的优势，因为被麻醉剂诱发的 I 波被抑制。在麻醉患者的可靠的运用运动诱发电位重大突破是证明麻醉剂运用的情况下在高频短列脉冲通过直接皮质刺激可以记录（I 波和 D 波）[32]。其次是进一步工作的经颅电刺激的可行性[33]。而且，更广泛的采用静脉麻醉剂，如异丙酚静脉注射麻醉剂，相比挥发性的麻醉剂[34-36]静脉注射异丙酚和瑞芬太尼等物质很少抑制运动诱发电位产生，从而进一步促成了术中使用运动诱发电位监测。

由几个作者对中央前回皮质区域轴内、轴外功能障碍[32,37-41]，颅内血管病变[39,42-45]，脊柱畸形和脊柱肿瘤手术中应用[39,46-48]已经展示我们现有的现代的运动诱发电位价值。最近，其使用经颅刺激被建议用来监控脑神经功能[38,39,49]。以后还需进行详尽的讨论。在临床实践中已经确定在脊柱髓内手术中 D 波超过 50% 振幅降低与皮质脊髓损伤及长期的运动功能受损有关[50,51]。中央前回皮质手术中，D 波振幅降低超过 30% ~ 50% 是永久性的功能缺损的前兆[37]。D 波的保护是一个很好的运动功能未受损的预测值，尽管可能不是 100% 预测值。Fujik 及其同事们比较皮质脊髓束的 D 波与脑肿瘤的 I 波。他们报告说，来自肌肉的 I 波比来自脊椎的皮质脊髓束运动诱发电位外间隙记录的 D 波更敏感，脊椎的皮质脊髓运动诱发电位监测更依赖于 D 波[37]。

尽管在颅内脑膜瘤手术中应用运动诱发电位监测已经被报道[37,39]，然而并没有令人信服的证据表明在手术中应用运动诱发电位监测对神经功能障碍有益。在笔者自己的实践中，我们推荐在选择性脑

膜瘤病例中使用运动诱发电位监测，如位于或邻近运动皮层，被大脑前动脉包绕的矢状窦旁脑膜瘤，或侵入上矢状窦后 2/3 的脑膜瘤、脊膜瘤，以及在颅底的可能被 Willis 环主要动脉包绕的脑膜瘤（图 21-3）。

监测脑神经

在颅底手术中应用脑神经监测已被证明会降低术后长期神经功能受损的风险[4,7]。

面神经监测技术是最先被描述的[52,53]，其次是听神经的神经传导的术中监测[54,55]，这些技术普遍使用到小脑脑桥角区手术是到 20 世纪 80 年代[56,57]。随着颅底手术方法的发展，其他几对脑神经经常处于危险境地，术中监测的办法也被引进[58]。有代表性的是感觉神经诱发电位监测，运动神经用肌电图监测。

最初，存在电刺激之后呈现一个看得见的肌肉抽搐被用来作为周围神经的完整性测量的一种粗略方法。在 20 世纪 60 年代和 70 年代，神经传导研究适应于术中监护的周围神经诱发电位，记录皮质激发电位来研究视、听神经，以及手术脊髓感觉途径监测[9]。1986 年，Harner 及其同事[59]首先描述了使用连续的肌电图记录作为一种周围神经功能术中监护的工具。过去的 20 年里，我们看到这些技术的改进以及它们更广阔的应用。

脑膜瘤手术脑神经监测的目的可以简化和总结，主要体现在三个方面[7]：

1. 脑膜瘤表面区域定位是否不涉及神经。在开始暴露和切除肿瘤之前，肿瘤表面采用一个单极刺激器来检测其所涉及的神经是不是在感兴趣的区域。一个单极刺激器（如除了尖端都是绝缘的）为首选，双极型因为它可以覆盖更宽的区域和组织容积，检查不受电极电流分流或直接导向影响，阴极和阳极之间直接流动也是可以避免的。检查的单极刺激器的球形容积取决于刺激强度。我们使用恒流刺激。

2. 相邻神经的定位。通过单极或双极刺激神经能被定位其完整的行程，双极刺激相比单极刺激的优势具有更高的空间选择性。最佳的刺激力量是非常重要的，尤其是在单极刺激：通常高刺激强度将用于一个相对较大的区域；通过低强度的单极或双极刺激，神经的确切位置就可以被明确。

3. 神经损伤的监控。在手术中理想的监测技术将通过警示音提供一个连续神经功能反馈给神经外科医生，如果发生早期神经功能障碍，提示神经外科医生可能需要改变手术方式，以避免不可逆的损害。

监测可能不总能满足所有这些目标，而且外科医生已经意识到该技术的应用局限性和可靠性。

尽管在脑膜瘤手术中监测技术普遍使用，关于它功效的数据仍然很有限。监测的理论优势是很明显的，例如，鞍结节脑膜瘤术中视神经监测，颅底脑膜瘤的脑神经监测。

视神经监测

寻找有效、可靠的监测视神经的方法在神经外科已经持续几十年[60,61]，因为它有直接显著的功效。鞍结节脑膜瘤手术治疗后新的视觉损伤的发生率大约是 12% ～ 20%[62,63]。术中可以减少视神经损伤的各种不同的技术已经不断报道。视神经监测技术相对于其他技术显示出其优势，它能在尽可能切除肿瘤的同时保证其安全性[64]。

视神经和视交叉由于操作和（或）血流阻断所致的术后视觉下降，仍然是现代中枢颅底神经外科最具毁灭性的后果[65]。而视觉诱发电位（VEP）的使用已在诊断实验室很常用，不幸的是闪光诱发的视觉诱发电位（fVEPs）预测术中或术后视觉途径干扰的能力，由于其这种技术高变异性和缺乏特异性[66-69]已被证明是不可靠的。

一种试图在术中使用棋盘格样的刺激术与闪光刺激相比是有更可靠的刺激，有更好的灵敏度，但是到目前为止还没证明其可行性。最近一个关于刺激视神经硬膜外的可行性研究已经有报道[65]，但总的来说还没有多少视神经电刺激的数据和结果[70-72]。不幸的是，到目前为止还没有精确的技术监测术中视神经的功能。

神经电生理监测		
脑膜瘤的位置	标准	可选择的项目/研究（？）
凸面 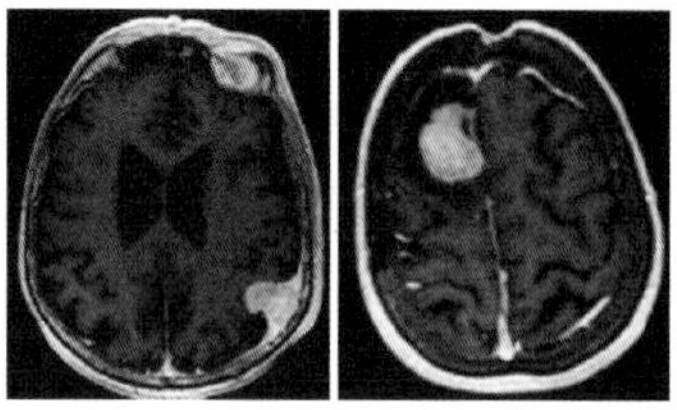	体感诱发电位 皮质电刺激	运动诱发电位
前颅底 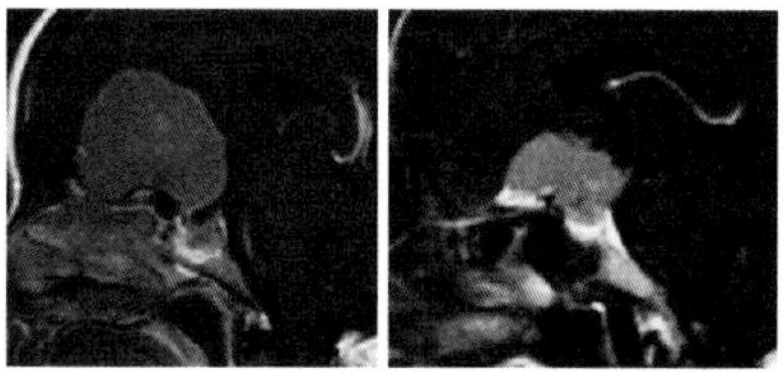 	体感诱发电位	运动诱发电位 眼动肌电图（？） 视觉诱发电位（？）
中颅窝 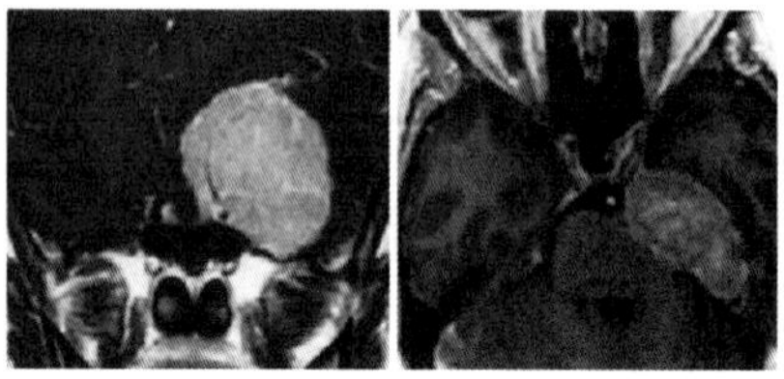 	体感诱发电位 第 V 对脑神经监测	运动诱发电位 眼动肌电图（？） 视觉诱发电位（？）
后颅窝 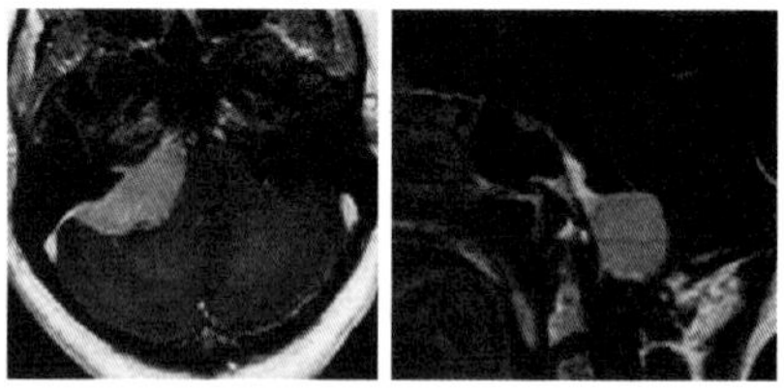 	体感诱发电位 脑干听觉诱发电位 第 V、Ⅶ、Ⅸ、Ⅹ、Ⅺ、 Ⅻ对脑神经监测	运动诱发电位 眼动肌电图（？）
脊髓 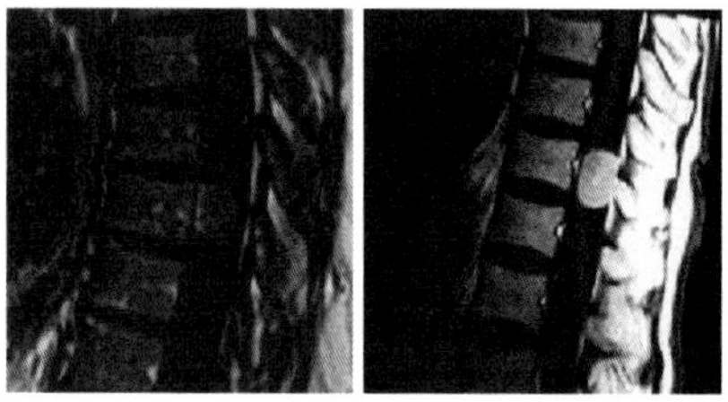	体感诱发电位 连续肌电图	运动诱发电位 诱发肌电图

图 21-3 脑膜瘤手术中神经生理监测适应证。原理图建议根据脑膜瘤的位置定制神经电生理监测技术：体感诱发电位总是使用；运动诱发电位表明运动通路是否处于危险之中（如脊髓前方的脊膜瘤，枕骨大孔前病变）；皮质电刺激在包括或接近肿瘤皮质区测绘是有用的；监测面神经，脑干诱发电位对脑干旁脑膜瘤是有用的，但仍被认为是实验性的；三叉神经监测在颅中窝和颅后窝脑膜瘤中可能是有用的，监测面神经、脑干诱发电位、后组脑神经在大多数颅后窝脑膜瘤是必要的，对于脊膜瘤，诱发肌电图（EMG）有用，包括特殊功能的神经元水平，如颈和腰膨大处。

眼球运动神经监测

保存完整的眼球运动神经（动眼、滑车、外展），在颅底手术中防止术后功能障碍的并发症是非常重要的[73]。

一种基于肌电图的监测患者之眼球肌肉运动监测技术要求的仅仅是眶内肌插入针电极。这个过程不是微不足道的，不同的技术已被描述：电极可以通过解剖结构的标志自如地插入[74]，应用超声引导[75]或微改良后的神经导航[76]；特殊的环形电极也可被使用[73,77]。虽然神经受机械刺激后"爆发式"和"行列式"的肌电图模式已经被报道[74,76,78]，肌电反应确切的分类和归属与眼球运动仍然是临床实践中的一个挑战[79]。因为没有足够的空间放置双极电极，单极电极更多地被使用。参考电极放置在头的对面或鼻梁上，以避免记录操作一侧脸部肌肉的肌电图，因为同侧的面神经可以被手术操作激活[7]。

一种对脑神经（CN）Ⅲ 和 Ⅵ 更少侵入性的监测技术是眼动肌电图（EOG）[80]：从眼动电图描记法观点出发，眼睛可以被作为一个偶极，观察两极是与视轴相连的角膜和视网膜。被对称地安排在角膜 - 视网膜轴上外层和内眦之间的皮肤电极，通过记录前、后极之间电压的变化可以登记眼球运动。与肌电图监测记录的眼外肌相比，EOG 以更小的创伤提供是动眼神经和展神经的哪个部分受到激发的相似的信息，而且还能实时回应。然而，眼动肌电图（EOG）不能监测滑车神经。当一个神经传递一个旋转的动作给予角膜 - 视网膜轴周围的眼球，轴心没有重大变化，眼动肌电图（EOG）监测无法探测滑车神经的作用[80,81]。

三叉神经监测

当探查巨大的听神经瘤时，三叉神经运动支（较小支）可能会被刺激，发现面神经分支会诱发咀嚼肌收缩（两侧咬肌和颞肌）。因为肌电活动的传播，这些肌肉活动从可能会被放置在面部肌肉的记录电极获得，被误认为是由 CN Ⅶ（面神经）激活的，造成对面神经的错误识别。这种类型的活动和误解而被称为"串音。"三叉神经对刺激的回应的峰潜伏期 < 6s（咀嚼肌）；而从面肌（口轮匝肌 / 眼肌）到面神经颅内刺激回应的峰潜伏期是远远超过 8s 的。咀嚼肌从颅内刺激到开始回应到的三叉神经峰潜伏期的反应是 1.5 ~ 2.0s，而面神经为 5 ~ 6s。如果另一个记录通道是可供使用的，最好是用它来直接记录从咀嚼肌开始，如咬肌[7]。

监测三叉神经功效的数据是不充分的。在我们自己未发表的 4 年时期里的 122 例的一系列颅底肿瘤（不包括前庭神经鞘瘤）中，我们发现有重大变化三叉神经肌电图在 1 年的随访时对神经功能缺损有 100% 的阳性预测价值和 92% 的阴性预测价值（对术后神经功能缺损的阴性预测值为 55%）。

三叉神经的感觉支（主支）很少被检测，尽管三叉神经 SEPs（体感诱发电位）已经被报道。

即使不监测三叉神经神经，外科医生也应该知道三叉神经反射，当他们在术中接近三叉神经时告知麻醉师[82]。

面神经监测

面神经监测是在小脑脑桥角手术后，面神经有高的神经功能缺损发生率才被提出来的。便携式手术视野刺激器的探测的原理及这样的监测从 20 世纪 60 年代开始并没有改变，尽管肌肉收缩监测已经改进[7]，起初肌肉收缩被明显地检测出，最近，机械传感器以及肌电图记录已经成为常规做法。单极或双极刺激可以用来排除肿瘤区域不涉及神经以及追踪神经是否沿着它的行程走行；也有利于肿瘤完整切除结束时确保神经的完整。在整个手术过程中持续运用肌电图监测神经功能是被推荐的[84]。各种类型的电活动已有记录，只有一些已经被证明是神经损伤的标志。最近 Romstock 及其同事[85]强调所谓的 A 波的重要性，其具有一系列突发突止的高频放电。尖刺状，爆发性，B 列（序列的单组分最大间隔 500 ms）和 C 列（持续不规则的肌电活动），与手术前后的轻瘫并没有显示出任何相关性；在 19 例中观察到 A 列，有一个假阳性和三个假阴性，导致敏感性为 86%，特异性达 89%[85]。因此波形图的形成是至关重要的，而肌电图电位的振幅、持续时间和频率已被证明是无关的[85]。

Wedeking 和 Klug[86]最近报道鼻部肌肉的 F 波的损失与术后面神经的功能缺损有高度的相关性。

F波的记录是一种标准的电生理手段，来揭示邻近段周围神经损害，面部F波可以通过刺激颊部的神经分支来获得[87]。基于33例患者的研究发现[86]，对面部轻瘫的严重性及完全性而言，永久性F波的损失的特征敏感性为91%。发现F波作为阳性预测价值的特异性是100%，永久性F波损失的阴性预测价值是96%。

最近报道了不同群体的面神经的运动诱发电位（FNMEPs）的连续监测：刺激电极放置在对皮质激活面神经的运动诱发电位（FNMEPs）的C3、C4、Cz位置，放置于标准的眼轮匝肌和口轮匝肌的标准的针电极可用来监控其反应。尽管术后神经功能缺损的等级的关联性仍不明确[88]，但面部术后功能已被证明与运动诱发电位最终基线的50%振幅比有很好的相关性[38,49,88]。通过皮层电刺激获得的面神经的运动诱发电位的监测对排除人工刺激是很重要的。因为刺激和记录点的距离是很短的，人工刺激通常是大的，有时是超过面神经的运动诱发电位负荷的[88]。耐心地监测患者术前面部神经功能障碍，面神经的运动诱发电位才能被用于术中神经功能监测[88]。

耳蜗神经监测

脑膜瘤是小脑脑桥角区第二类最常见的肿瘤。虽然他们中的大多数将不涉及耳蜗神经，脑膜瘤与内听道口及与CN VII-VIII复合体有密切关系，因此手术与前庭神经鞘瘤是非常相似的[85,89-91]。

在最近出版的涉及内听道的脑膜瘤研究中，Nakamura及其同事[89]报导在37例患者中听力保存31例（83.8%）。虽然他们注意到在手术期间常规脑干听觉诱发电位（BAEP）有一个良好的预测价值，尽管监测明显是正常的，一位患者术后仍耳聋，在两例术后耳聋的病例中，作者注意到一个短期的脑干听觉诱发电位（BAEP）的降低。因此脑干听觉诱发电位（BAEP）的阴性预测值（例如，正常BAEP后正常听力）是95.8%。

脑干听觉诱发电位（BAEP）出现或缺失不能完全可靠地预示听力保存或丧失，这可能被某些典型的组合解释：在那些假设电活动还沿着听觉通路工作的患者中，假定一些冲动不同时沿听觉脑干通路传输，阻止典型脑干听觉诱发电位（BAEP）的形成，更常见的是完整的波的缺失面临的是高频听力缺损[92]。

笔者[89]也评价了脑干听觉诱发电位（BAEP）阳性预测价值：一个患者术后发生耳聋的风险是40%，能被看见短时的脑干听觉诱发电位（BAEP）的降低。持续降低的脑干听觉诱发电位（BAEP）似乎是一个相关因素：在75%的患者中他们持续脑干听觉诱发电位（BAEP）降低至B4级的时间超过5分钟，与16.7%的经历了一个较短时的脑干听觉诱发电位（BAEP）降低患者相比，他们的听力恶化了。尽管有这些限制，现代脑干听觉反应（ABR）在听力保护中是非常有用的，在改善患者预后方面是有贡献的。因此在听神经瘤手术中，结合耳蜗电图监测脑干听觉诱发电位（BAEP）并且尽可能直接记录听神经（CN VIII）的神经动作电位能提高耳蜗神经监测的敏感性和特异性。

后组脑神经监测

医学研究会关于后组脑神经（LCN脑神经，也就是说，CN IX-XII）文献是缺乏的[93-96]。监测这些神经一直局限于颅外段的迷走神经如喉上和喉返神经[96]。虽然相当数量的关于面部神经监测的不同的应用研究已刊出，然而只有极少数的论文集中神经外科手术中后组脑神经（LCN）术中监测的技术形式[95,97]。

复合肌肉动作电位（CMAP）高的假阳性和假阴性，复合肌肉动作电位（CMAP）振幅和阈值的变异性依赖个体和技术因素而变化[93,96]。尽管如此，后组脑神经监测重在识别神经和定义它的位置方面具有重要的功能（图21-4）。我们自己的在后组脑神经监测方面的经验表明，神经功能缺损的量化是可能的。刺激的阈值电流能成为一个量化功能和恢复的可能性及程度的潜在的预测值（例如，相关的阈值电流对刺激和功能分级）。一项前瞻性研究需要证实这种观点。

脑神经及相应的肌肉在Toronfo wesferr医院用作监测的结果显示于表21-2。神经生理监测技术在Toronfo westerr医院的应用显示在图21-1。

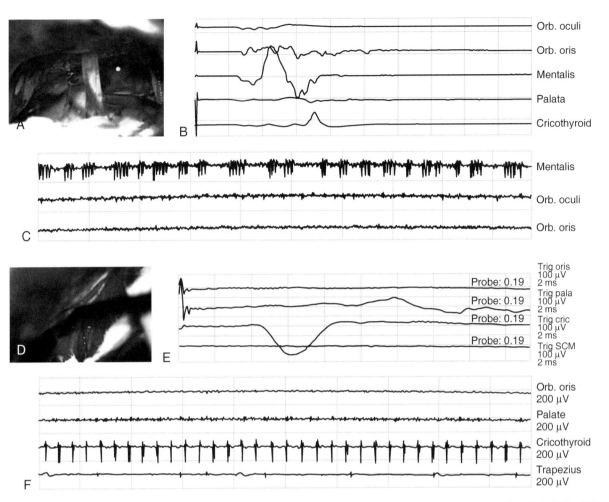

图 21-4（见彩图 21-4） 在颅后窝手术中脑神经监测。肿瘤切除后术中刺激器在面神经的照片（A）：神经功能保护用诱发肌电图（EMG）反应来检查（B）。在手术中从复杂脑膜瘤上剥离面神经自发的肌电图（EMG）来自记录面肌（CN Ⅶ，C）。单极刺激也被应用于把后组的脑神经（在这种情况下是第 X 对，D）在肿瘤切除前（E，术中图片，F，第 X 对脑神经诱发肌电图（EMG））。G，从脑膜瘤剥离神经（CN X）来自环甲肌自发的简单的肌电图（EMG）。手术后，患者经历了短暂的面瘫，没有迹象显示后组脑神经的功能缺损。

表 21-2 脑神经及相应的肌肉监测

脑神经	肌肉
Ⅱ	下直肌
Ⅳ	上斜肌
Ⅴ	颞肌、咀嚼肌
Ⅵ	外直肌
Ⅶ	眼轮匝肌、口轮匝肌、面肌
Ⅷ	（仅有的感觉神经）BSAEP
Ⅸ	茎突咽肌
Ⅹ	环甲肌
Ⅺ	斜方肌、胸锁乳突肌（SCM）
Ⅻ	舌固有肌

多重电生理监测

当电生理学作为一种非侵袭性的方式为监测神经系统损伤提供希望，外科医生必须意识到运用这些技术潜在的困难。这包括质量的控制、混杂的变量及结果的解释。而且进一步的，每一个监测形态，无论是 SSSP、BAEP、MEP、单个脑神经监测只能评估某只传输路径或神经。因此，人们必须决定术前哪些特殊的神经结构（s）在手术中是风险最高的，并制订出能最好地评估出这些结构潜在损害的监测方式。对于大多数颅底和颅后窝脑膜瘤来说，推荐使用多种途径和多脑神经的多重监测（图 21-5）。

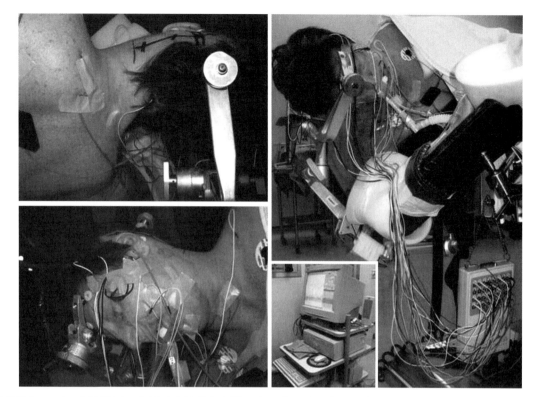

图 21-5（见彩图 21-5） 安装设置：在颅后窝脑膜瘤中神经生理学监测。在颅后窝脑膜瘤病人治疗用乙状窦后或远外侧入路是典型的设置。 在侧面的狭长位置使用。监测包括体感诱发电位、运动诱发电位、三叉神经、面神经、后组脑神经监测。图中是复杂的安装设置。

结 论

　　神经生理监测已成为脑膜瘤手术的必备工具。对颅底的这些肿瘤尤其有重要的脑干结构和有损伤脑神经风险，这是特别有用的。然而，幕上的神经功能障碍，尤其是当监测只有一种方式时也有一些局限性。设计不同技术的限制是值得称道的，多种监测手段是有用的，我们相信术中监测在脑膜瘤手术中有重要的作用。进一步优化电生理监测技术，如视觉通路的监测和后组脑神经的定量肌电图分析，将有望改善患者的预后。

参考文献

[1] Schramm J, Koht A, Schmidt G, et al. Surgical and electrophysiological observations during clipping of 134 aneurysms with evoked potential monitoring. Neurosurgery 1990;26:61.

[2] Fehlings MG, Kelleher MO. Intraoperative monitoring during spinal surgery for neuromuscular scoliosis. Nat Clin Pract Neurol 2007; 3:318.

[3] Malis LI. Intra-operative monitoring is not essential. Clin Neurosurg 1995;42:203.

[4] Moller AR. Intra-operative neurophysiologic monitoring in neurosur-gery: benefits, efficacy, and cost-effectiveness. Clin Neurosurg 1995; 42:171.

[5] Sekhar LN, Bejjani G, Nora P, et al. Neurophysiologic monitoring during cranial base surgery: is it necessary? Clin Neurosurg 1995; 42:180.

[6] Monfared A, Agrawal S, Jackler RK. Cranial base approaches to inaccessible intracranial tumors. Curr Opin Neurol 2007;20:726.

[7] Moller A. Monitoring and mapping the cranial nerves and the brainstem. In: Deletis V, Shils J, editors. Neurophysiology in Neurosurgery - A Modern Intraoperative Approach. Philadelphia: Elsevier; 2002. p. 291.

[8] Wiedemayer H, Fauser B, Sandalcioglu IE, et al. The impact of neurophysiological intraoperative monitoring on surgical decisions: a critical analysis of 423 cases. J Neurosurg 2002;96:255.

[9] Harper CM. Intraoperative cranial nerve monitoring. Muscle Nerve 2004;29:339.

[10] Gentili F, Lougheed WM, Yamashiro K, et al. Monitoring of sensory evoked potentials during surgery of skull base tumours. Can J Neurol Sci 1985;12:336.

[11] Dawson GD. Investigations on a patient subject to myoclonic seizures after sensory stimulation. J Neurol Neurosurg Psychiatry 1947;10:141.

[12] Mauguiere F, Allison T, Babiloni C, et al. Somatosensory evoked potentials. The International Federation of Clinical Neurophysiology. Electroencephalogr Clin Neurophysiol Suppl. 1999;52:79.

[13] Burke D, Nuwer MR, Daube J, et al. Intraoperative monitoring. The International Federation of Clinical Neurophysiology. Electroencephalogr Clin Neurophysiol Suppl. 1999;52:133.

[14] Yamada S, Brauer F, Knierim D, et al. Can somatosensory evoked potential monitoring predict energy dynamics during controlled hypotension? Neurol Res 1992;14:325.

[15] Wiedemayer H, Sandalcioglu IE, Armbruster W, et al. False negative findings in intraoperative SEP monitoring: analysis of 658 consecutive neurosurgical cases and review of published reports. J Neurol Neuro-

surg Psychiatry 2004;75:280.

[16] Wiedemayer H, Sandalcioglu IE, Regel J, et al. Enhanced stability of somatosensory evoked potentials attained in the median nerve by using temporal electrodes for intraoperative recording in patients in the semisitting position. J Neurosurg 2003;99:986.

[17] Kelleher MO, Tan G, Sarjeant R, et al. Predictive value of intraoperative neurophysiological monitoring during cervical spine surgery: a prospective analysis of 1055 consecutive patients. J Neurosurg Spine 2008;8:215.

[18] Paradiso G, Lee GY, Sarjeant R, et al. Multimodality intraoperative neurophysiologic monitoring findings during surgery for adult tethered cord syndrome: analysis of a series of 44 patients with long-term follow-up. Spine 2006;31:2095.

[19] Krassioukov AV, Sarjeant R, Arkia H, et al. Multimodality intraoperative monitoring during complex lumbosacral procedures: indications, techniques, and long-term follow-up review of 61 consecutive cases. J Neurosurg Spine 2004;1:243.

[20] Lopez JR, Chang SD, Steinberg GK. The use of electrophysiological monitoring in the intraoperative management of intracranial aneurysms. J Neurol Neurosurg Psychiatry 1999;66:189.

[21] Rowed DW, Houlden DA, Basavakumar DG. Somatosensory evoked potential identification of sensorimotor cortex in removal of intracranial neoplasms. Can J Neurol Sci 1997;24:116.

[22] Ma HL, Yu CL, Chang CN. Intraoperative somatosensory evoked potentials for localization in excision of recurrent parasagittal meningioma–a case report. Acta Anaesthesiol Sin 1995;33:237.

[23] Witzmann A, Beran H, Bohm-Jurkovic H, et al. The prognostic value of somatosensory evoked potential monitoring and tumor data in supratentorial tumor removal. J Clin Monit 1990;6:75.

[24] Romstöck J, Fahlbusch R, Ganslandt O, et al. Localisation of the sensorimotor cortex during surgery for brain tumours: feasibility and waveform patterns of somatosensory evoked potentials. J Neurol Neurosurg Psychiatry 2002;72:221.

[25] Bejjani GK, Nora PC, Vera PL, et al. The predictive value of intraoperative somatosensory evoked potential monitoring: review of 244 procedures. Neurosurgery 1998;43:491.

[26] Deinsberger W, Christophis P, Jodicke A, et al. Somatosensory evoked potential monitoring during positioning of the patient for posterior fossa surgery in the semisitting position. Neurosurgery 1998;43:36.

[27] Penfield W, Boldrey E. Somatic motor and sensory representation in the cerebral cortex of man as studied by electrical stimulation. Brain 1937;339.

[28] Patton HD, Amassian VE. Single and multiple-unit analysis of cortical stage of pyramidal tract activation. J Neurophysiol 1954;17:345.

[29] Barker AT, Jalinous R, Freeston IL. Non-invasive magnetic stimulation of human motor cortex. Lancet 1985;1:1106.

[30] Horikoshi T, Omata T, Uchida M, et al. Usefulness and pitfalls of intraoperative spinal motor evoked potential recording by direct cortical electrical stimulation. Acta Neurochir (Wien) 2000;142:257.

[31] Merton PA, Morton HB. Stimulation of the cerebral cortex in the intact human subject. Nature 1980;285:227.

[32] Taniguchi M, Cedzich C, Schramm J. Modification of cortical stimulation for motor evoked potentials under general anesthesia: technical description. Neurosurgery 1993;32:219.

[33] MacDonald DB. Safety of intraoperative transcranial electrical stimulation motor evoked potential monitoring. J Clin Neurophysiol 2002;19:416.

[34] Scheufler KM, Zentner J. Total intravenous anesthesia for intraoperative monitoring of the motor pathways: an integral view combining clinical and experimental data. J Neurosurg 2002;96:571.

[35] Taniguchi M, Nadstawek J, Langenbach U, et al. Effects of four intravenous anesthetic agents on motor evoked potentials elicited by magnetic transcranial stimulation. Neurosurgery 1993;33:407.

[36] Taniguchi M, Nadstawek J, Pechstein U, et al. Total intravenous anesthesia for improvement of intraoperative monitoring of somatosensory evoked potentials during aneurysm surgery. Neurosurgery

1992;31:891.

[37] Fujiki M, Furukawa Y, Kamida T, et al. Intraoperative corticomuscular motor evoked potentials for evaluation of motor function: a comparison with corticospinal D and I waves. J Neurosurg 2006;104:85.

[38] Akagami R, Dong CC, Westerberg BD. Localized transcranial electrical motor evoked potentials for monitoring cranial nerves in cranial base surgery. Neurosurgery 2005;57:78.

[39] Neuloh G, Schramm J. Intraoperative neurophysiological mapping and monitoring for supratentorial procedures. In: Neurophysiology in Neurosurgery - A Modern Intraoperative Approach. California: Academic Press; 2002. p. 339.

[40] Sala F, Lanteri P. Brain surgery in motor areas: the invaluable assistance of intraoperative neurophysiological monitoring. J Neurosurg Sci 2003;47:79.

[41] Yamamoto T, Katayama Y, Nagaoka T, et al. Intraoperative monitoring of the corticospinal motor evoked potential (D-wave): clinical index for postoperative motor function and functional recovery. Neurol Med Chir (Tokyo) 2004;44:170.

[42] Horiuchi K, Suzuki K, Sasaki T, et al. Intraoperative monitoring of blood flow insufficiency during surgery of middle cerebral artery aneurysms. J Neurosurg 2005;103:275.

[43] Sakuma J, Suzuki K, Sasaki T, et al. Monitoring and preventing blood flow insufficiency due to clip rotation after the treatment of internal carotid artery aneurysms. J Neurosurg 2004;100:960.

[44] Suzuki K, Kodama N, Sasaki T, et al. Intraoperative monitoring of blood flow insufficiency in the anterior choroidal artery during aneurysm surgery. J Neurosurg 2003;98:507.

[45] Quinones-Hinojosa A, Lyon R, Du R, et al. Intraoperative motor mapping of the cerebral peduncle during resection of a midbrain cavernous malformation: technical case report. Neurosurgery 2005;56:E439; discussion E439.

[46] Calancie B, Harris W, Brindle GF, et al. Threshold-level repetitive transcranial electrical stimulation for intraoperative monitoring of central motor conduction. J Neurosurg 2001;95:161.

[47] Sala F, Palandri G, Basso E, et al. Motor evoked potential monitoring improves outcome after surgery for intramedullary spinal cord tumors: a historical control study. Neurosurgery 2006;58:1129.

[48] Kothbauer KF. Motor evoked potential monitoring for intramedullary spinal cord tumor surgery. In: Deletis V, Shils J, editors. Neurophysiology in Neurosurgery - A Modern Intraoperative Approach. California: Academic Press; 2002. p. 73.

[49] Dong CC, Macdonald DB, Akagami R, et al. Intraoperative facial motor evoked potential monitoring with transcranial electrical stimulation during skull base surgery. Clin Neurophysiol 2005;116:588.

[50] Deletis V. Intraoperative neurophysiology and methodologies used to monitor the functional integrity of the motor system. In: Deletis V, Shils J, editors. Neurophysiology in Neurosurgery - A Modern Intraoperative Approach. California: 2002. p. 25.

[51] Kothbauer KF. Intraoperative neurophysiologic monitoring for intramedullary spinal-cord tumor surgery. Neurophysiol Clin 2007;37:407.

[52] Rand RW, Kurze TL. Facial nerve preservation by posterior fossa transmeatal microdissection in total removal of acoustic tumours. J Neurol Neurosurg Psychiatry 1965;28:311.

[53] Moller AR, Jannetta PJ. Preservation of facial function during removal of acoustic neuromas. Use of monopolar constant-voltage stimulation and EMG. J Neurosurg 1984;61:757.

[54] Grundy BL. Monitoring of sensory evoked potentials during neurosurgical operations: methods and applications. Neurosurgery 1982;11:556.

[55] Silverstein H, McDaniel AB, Norrell H. Hearing preservation after acoustic neuroma surgery using intraoperative direct eighth cranial nerve monitoring. Am J Otol Suppl 1985;99.

[56] Silverstein H, Smouha E, Jones R. Routine identification of the facial nerve using electrical stimulation during otological and neurotological surgery. Laryngoscope 1988;98:726.

[57] Harner SG, Daube JR, Ebersold MJ, et al. Improved preservation of

facial nerve function with use of electrical monitoring during removal of acoustic neuromas. Mayo Clin Proc 1987;62:92.

[58] Moller AR. Electrophysiological monitoring of cranial nerves in operations in the skull base. In: Sekhar LN, Schramm Jr VL, editors. Tumors of the cranial base: Diagnosis and treatment. Mt. Kisco, NY: Futura Publishing; 1987. p. 123.

[59] Harner SG, Daube JR, Ebersold MJ. Electrophysiologic monitoring of facial nerve during temporal bone surgery. Laryngoscope 1986; 96:65.

[60] Wilson WB, Kirsch WM, Neville H, et al. Monitoring of visual function during parasellar surgery. Surg Neurol 1976;5:323.

[61] Feinsod M, Selhorst JB, Hoyt WF, et al. Monitoring optic nerve function during craniotomy. J Neurosurg 1976;44:29.

[62] Nakamura M, Roser F, Struck M, et al. Tuberculum sellae meningiomas: clinical outcome considering different surgical approaches. Neurosurgery 2006;59:1019.

[63] Jallo GI, Benjamin V. Tuberculum sellae meningiomas: microsurgical anatomy and surgical technique. Neurosurgery 2002;51:1432.

[64] Akabane A, Saito K, Suzuki Y, et al. Monitoring visual evoked potentials during retraction of the canine optic nerve: protective effect of unroofing the optic canal. J Neurosurg 1995;82:284.

[65] Bosnjak R, Benedicic M. Direct epidural electrical stimulation of the optic nerve: a new method for intraoperative assessment of function. J Neurosurg 2008;109:647.

[66] Cedzich C, Schramm J, Mengedoht CF, et al. Factors that limit the use of flash visual evoked potentials for surgical monitoring. Electroencephalogr Clin Neurophysiol 1988;71:142.

[67] Harding GF, Bland JD, Smith VH. Visual evoked potential monitoring of optic nerve function during surgery. J Neurol Neurosurg Psychiatry 1990;53:890.

[68] Wiedemayer H, Fauser B, Armbruster W, et al. Visual evoked potentials for intraoperative neurophysiologic monitoring using total intravenous anesthesia. J Neurosurg Anesthesiol 2003;15:19.

[69] Bergholz R, Lehmann TN, Fritz G, et al. Fourier transformed steady-state flash evoked potentials for continuous monitoring of visual pathway function. Doc Ophthalmol 2008;116:217.

[70] Kikuchi Y, Sasaki T, Matsumoto M, et al. Optic nerve evoked potentials elicited by electrical stimulation. Neurol Med Chir (Tokyo) 2005;45:349.

[71] Wang K, Li XX, Jiang YR, et al. Influential factors of thresholds for electrically evoked potentials elicited by intraorbital electrical stimulation of the optic nerve in rabbit eyes. Vision Res 2007;47:3012.

[72] Moller AR, Burgess JE, Sekhar LN. Recording compound action potentials from the optic nerve in man and monkeys. Electroencephalogr Clin Neurophysiol 1987;67:549.

[73] Sekiya T, Hatayama T, Iwabuchi T, et al. Intraoperative recordings of evoked extraocular muscle activities to monitor ocular motor nerve function. Neurosurgery 1993;32:227.

[74] Eisner W, Schmid UD, Reulen HJ, et al. The mapping and continuous monitoring of the intrinsic motor nuclei during brain stem surgery. Neurosurgery 1995;37:255.

[75] Schlake HP, Goldbrunner R, Siebert M, et al. Intra-operative electromyographic monitoring of extra-ocular motor nerves (Nn. III, VI) in skull base surgery. Acta Neurochir (Wien) 2001;143:251.

[76] Alberti O, Sure U, Riegel T, et al. Image-guided placement of eye muscle electrodes for intraoperative cranial nerve monitoring. Neurosurgery 2001;49:660.

[77] Sekiya T, Hatayama T, Iwabuchi T, et al. A ring electrode to record extraocular muscle activities during skull base surgery. Acta Neurochir (Wien) 1992;117:66.

[78] Schlake HP, Goldbrunner R, Milewski C, et al. Technical develop-

ments in intra-operative monitoring for the preservation of cranial motor nerves and hearing in skull base surgery. Neurol Res 1999;21:11.

[79] Samii M, Rosahl S. Comment on: Alberti O, Sure U, Riegel T, Bertalanffy H. Image-guided placement of eye muscle electrodes for intraoperative cranial nerve monitoring. Neurosurgery 2001;49(3): 660–3. Neurosurgery 49:2, 2001.

[80] Fukaya C, Katayama Y, Kasai M, et al. Intraoperative electrooculographic monitoring of oculomotor nerve function during skull base surgery. Technical note. J Neurosurg 1999;91:157.

[81] Fukaya C, Katayama Y, Kasai M, et al. Intraoperative electro-oculographic monitoring for skull base surgery. Skull Base Surg 2000;10:11.

[82] Koerbel A, Gharabaghi A, Samii A, et al. Trigeminocardiac reflex during skull base surgery: mechanism and management. Acta Neurochir (Wien) 2005;147:727.

[83] Meng Q, Yang Y, Zhou M, et al. Trigemino-cardiac reflex: the trigeminal depressor responses during skull base surgery. Clin Neurol Neurosurg 2008;110:662.

[84] Prass RL, Luders H. Acoustic (loudspeaker) facial electromyographic monitoring: Part 1. Evoked electromyographic activity during acoustic neuroma resection. Neurosurgery 1986;19:392.

[85] Romstöck J, Strauss C, Fahlbusch R. Continuous electromyography monitoring of motor cranial nerves during cerebellopontine angle surgery. J Neurosurg 2000;93:586.

[86] Wedekind C, Klug N. Recording nasal muscle F waves and electromyographic activity of the facial muscles: a comparison of two methods used for intraoperative monitoring of facial nerve function. J Neurosurg 2001;95:974.

[87] Wedekind C, Klug N. Nasal muscle F-wave for peri- and intraoperative diagnosis of facial nerve function. Electromyogr Clin Neurophysiol 1998;38:481.

[88] Fukuda M, Oishi M, Takao T, et al. Facial nerve motor-evoked potential monitoring during skull base surgery predicts facial nerve outcome. J Neurol Neurosurg Psychiatry 2008;79:1066.

[89] Nakamura M, Roser F, Dormiani M, et al. Intraoperative auditory brainstem responses in patients with cerebellopontine angle meningiomas involving the inner auditory canal: analysis of the predictive value of the responses. J Neurosurg 2005;102:637.

[90] Schaller B, Heilbronner R, Pfaltz CR, et al. Preoperative and postoperative auditory and facial nerve function in cerebellopontine angle meningiomas. Otolaryngol Head Neck Surg 1995;112:228.

[91] Nakamura M, Roser F, Mirzai S, et al. Meningiomas of the internal auditory canal. Neurosurgery 2004;55:119.

[92] Matthies C, Samii M. Management of vestibular schwannomas (acoustic neuromas): the value of neurophysiology for evaluation and prediction of auditory function in 420 cases. Neurosurgery 1997; 40:919.

[93] Schlake HP, Goldbrunner RH, Milewski C, et al. Intra-operative electromyographic monitoring of the lower cranial motor nerves (LCN IX-XII) in skull base surgery. Clin Neurol Neurosurg 2001; 103:72.

[94] Cheek JC. Posterior fossa intraoperative monitoring. J Clin Neurophysiol 1993;10:412.

[95] Jackson LE, Roberson Jr JB. Vagal nerve monitoring in surgery of the skull base: a comparison of efficacy of three techniques. Am J Otol 1999;20:649.

[96] Topsakal C, Al-Mefty O, Bulsara KR, et al. Intraoperative monitoring of lower cranial nerves in skull base surgery: technical report and review of 123 monitored cases. Neurosurg Rev 2008;31:45.

[97] Lanser M, Jackler R, Yingling C. Regional monitoring of the lower [ninth through twelfth] cranial nerves. In: Kartush J, Bouchard K, editors. Neuromonitoring in otology and head and neck surgery. New York: Raven Press; 1992. p. 131.

脑膜瘤手术中的脑静脉系统

Jacques Brotchi,

Michael Bruneau,

Danielle Baleriaux

贾贵军 译

概　述

　　静脉系统一直是神经外科的一个关键问题。多年来，上矢状窦和横窦及其周边区域手术的争论屡见于文献中[1-6]。神经外科医生认识到 Labbe 静脉、Trolard 静脉和 sylvian 静脉的重要性；主要随着磁共振成像（MRI）和磁共振血管成像（MRA）的出现，他们已经学会保护矢状窦旁桥静脉，并且已经发现了静脉吻合通道。但在脑膜瘤手术中，人们的兴趣已更集中于动脉血管化、动脉供血、术前栓塞而不是术前进行静脉的研究。然而，大多数脑膜瘤手术的术后失误，主要发生在凸面和矢状窦旁脑膜瘤，有一个静脉起源，由于静脉梗死或吻合通道的牺牲。因此，很多时候我们更直接关注于术前通过血管照影，磁共振成像和磁共振血管成像研究脑膜瘤附近的静脉或它在镰位置的静脉通路。我们自己也测试了当一个窦没有相关的神经征象闭塞时，静脉通路和通道的情况[7]。在本章中，我们讨论凸面、矢状窦旁脑膜瘤、镰内脑膜瘤在静脉方面的挑战。

一般考虑

　　治疗的"金标准"是完整地切除肿瘤以及侵入窦和骨质内的肿瘤[8]。但是完整切除不应该尝试不保存生活质量。因此，在头脑中保持几个原则是重要的，如下文所述，计划在手术中开放充分的空间，患者的头放在最好的位置以便从大脑的松弛中受益。目前，虽然我们可以依赖神经导航系统避免错误的通路，但也强制性地进入了计算机程序，忽略了关于所有的静脉保护信息。

　　神经外科手术最大的一个缺点是脑牵开器，不仅压缩薄壁组织也改变静脉回流。因此应当慎用，甚至如果可能尽量避免使用。

　　在放大情况下，静脉解剖和保护在血泊中是不能施行的。清洁手术和永久的止血是必要的，在出血性肿瘤中这并不总是容易达到，如脑膜瘤手术中。

凸面脑膜瘤

　　数字减影血管造影术（DSA）术前栓塞在考虑之中是重要的，但是它是一种侵入性诊断过程，有某些众所周知的固有风险。因此我们不再推荐它，除非考虑术前栓塞治疗，或者我们怀疑有一些皮层血管化的问题。

　　根据脑膜瘤的位置（额部、颞中央沟、枕部），患者被置于仰卧、侧卧或俯卧姿势。如果硬脑膜凸起连接宽，在这种情况下头部位置很重要，脑膜瘤应置于术野的上部。

在取得正确骨瓣及肿瘤周围的硬膜切口后，可以开始从大脑切除肿瘤。然而，如果术前没有注意那些静脉的检查，保持接近硬膜的完整的静脉通道通畅或位于中央沟内或颞叶可能是一个艰难的挑战。

凸面脑膜瘤很少损害静脉回流，但第二个挑战是切除黏附肿瘤上的静脉。关键是要尽量在软膜外，尽量在蛛网膜平面切除肿瘤。许多蛛网膜的粘连可以无凝血切除（图 22-1）。如果太接近静脉，双极电凝也是危险的。从容不迫地细致剥离，能成功地分离最初看似不可分的静脉。软膜外脑膜瘤能保持大脑皮质完整，而且还保留如软膜下肿瘤周围皮层完整性。牵开器应用于进一步从大脑上分离肿瘤后的牵引。这将有助于切除蛛网膜粘连及进一步电凝分离开肿瘤供血血管的小分支，如同那些更脆弱、更纤细难以分离切除的静脉血管。这项技术在所有凸面的位置被推荐，不仅在中央沟区域，而且在因静脉梗死而脑软化的区域，不这样可能导致灾难性的后果。

上矢状窦旁脑膜瘤

包括上矢状窦（SSS）在内的上矢状窦旁脑膜瘤手术可能代表着真实的外科挑战。另外，外科医生经常面临必须予以保护的桥静脉，以防止任何术后重要神经出现功能障碍。

矢状窦旁脑膜瘤是出现在大脑半球凸面的肿瘤，刚刚离开中线毗邻上矢状窦和大脑镰，这可能涉及上矢状窦一个、两个或三个壁，有或无内腔的闭塞。他们好发于蛛网膜肉芽组织最显著的区域[9]，其中 15% 侵犯上矢状窦[9]。Simpson[8] 研究颅内脑膜瘤复发的可能性，并报道说上矢状窦受侵袭是肿瘤复发的一个主要原因。已经证实，复发率与切除程度显著相关，但通过小的肿瘤残留有时可以在几年内都不发生变化可知其缓解率高低。目标是完整切除肿瘤，但生活质量可能因外科手术而损害。因此，完整切除矢状窦旁脑膜瘤，手术切除与硬脑膜的粘连，包括上矢状窦壁以及它们的重建，代表了真正的外科手术挑战。20 世纪 70 年代，一批神经外科医师描述了他们在狗[4,10]和病人身上进行的上

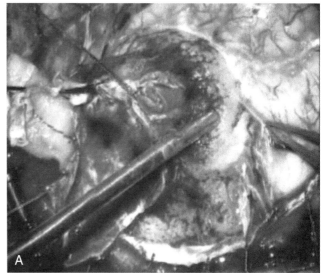
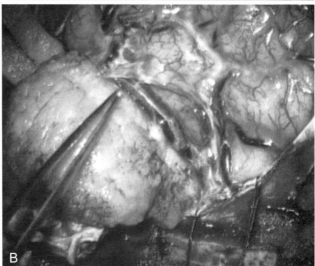
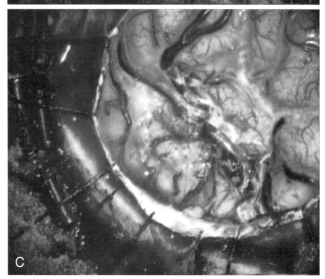

图 22-1（见彩图 22-1） 凸侧脑膜瘤。手术的观点：**A**，解剖开始于蛛网膜平面。**B**，在脑膜瘤上细致地解剖静脉。**C**，全切除后所有静脉均保持开放通畅。

矢状窦及其附属静脉重建技术，取得了良好的临床和放射学结果[1,3]。那时，只有 CT 和常规血管造影可供使用。在大多数情况下，脑膜瘤的分类本质上是基于外科手术的结果。

今天，磁共振成像是诊断的首选，可以在外科手术之前获得所有必要的信息，特别是磁共振血管成像（MRA）允许对静脉循环进行精确的研究。的确，矢状窦旁脑膜瘤手术主要是手术切除肿瘤周围的所有静脉：桥静脉、窦旁静脉、上矢状窦及其并行的静脉通路。MRA 将显示上矢状窦是否明显，将展示静脉血流的方向，并帮助获得好的外科手术方案。

分类、诊断、术前规划

1978 年，我们描述一项有 8 个亚型的矢状窦旁脑膜瘤的手术分类[1]，但根据我们最近 20 年的经验，我们已将其简化成 5 类（表 22-1），更符合我们当前神经外科的方向[11]。这种分类的设计是为了帮助规划一个合理的手术策略。

窦旁脑膜瘤的诊断是建立在 CT、MRI 检查、MRA 上的，一些病例做 DSA，后者只有考虑术前行 DSA 栓塞时才做。

在外科手术之前，必须全面了解静脉的解剖结构。我们设想上矢状窦，判定它是否通畅，是否部分或完全闭塞。我们会评价脑膜瘤血管化和它与大脑皮质的关系。我们特别注意这些皮质引流静脉和它们与肿瘤的关系，并观察他们从何处进入上矢状窦。

手术策略必须考虑所有这些血管的信息。无论上矢状窦闭塞的比例，所有的引流静脉必须不遗余力地保留以避免临床神经功能障碍，如偏瘫（在中后 1/3 上矢状窦）或前额水肿（在前 1/3 上矢状窦）。

CT 提供了一种观察脑膜瘤侵蚀骨质的手段，但目前的增强或非增强 MRI 是最准确的影像学检查方法，它能确定肿瘤的结构、大小和质地，脑膜瘤与相邻的大脑以及血管之间的关系。但是目前"金标准"是磁共振成像（MRI）与磁共振血管成像检查（MRA）相结合，正如我们于 1996 年报道的 MRA[7]。MRA 提供了在没有侵入性的全脑血管造影关于的静脉系统所有的重要的信息：侵袭上

表 22-1　矢状窦旁脑膜瘤的分类

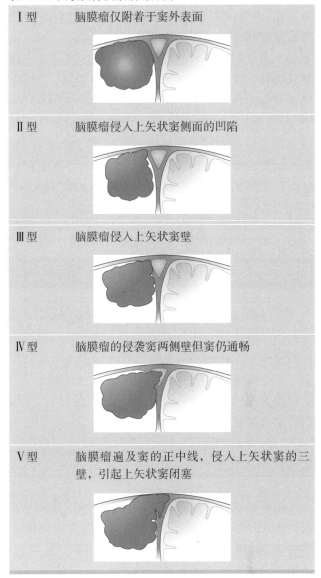

Ⅰ 型	脑膜瘤仅附着于窦外表面
Ⅱ 型	脑膜瘤侵入上矢状窦侧面的凹陷
Ⅲ 型	脑膜瘤侵入上矢状窦壁
Ⅳ 型	脑膜瘤的侵袭窦两侧壁但窦仍通畅
Ⅴ 型	脑膜瘤遍及窦的正中线，侵入上矢状窦的三壁，引起上矢状窦闭塞

矢状窦的分级、上矢状窦的渗透率或血栓形成、上矢状窦两侧主要的侧支循环路径。磁共振血管成像（MRA）甚至优于全脑血管照影（DSA），因为磁共振血管成像能同时检测各方向的血流：

- 二维（2D）相位差提供全脑上矢状窦和侧方静脉窦的全貌。
- 二维飞行时间在血流的可视化和上矢状窦前部的渗透率方面更加敏感。
- 三维相位对比序列通过注射钆提供最优的可视化皮质静脉。

而且，磁共振血管成像（全脑血管照影是不能显示的）所提供的最重要的信息是使用 2D 和 3D 序列的重建程序在一个给定的血管结构显示出血流的方向。由于静脉循环的重新分配在颅内静脉闭塞性疾病的任何类型（血栓形成、肿瘤侵袭等）是一个频繁且重要的现象，在某些情况下这个选择是特别重要的，因为它产生了一个"结构拟动力法"到其他方面的静态图像。常规磁共振成像（MRI）与磁共振血管成像（MRA）是相辅相成、密不可分的。这两种类型的图像对脑膜瘤的诊断和术前分类是必不可少的。

手术入路

神经影像检查的结果，特别是静脉的研究（血窦及所属的静脉）能显著影响手术的策略，能够做计划并被安全执行。如果将实施一个上矢状窦的重建（类型 III 和 IV），在第二阶段做更安全，因为经历了切除大型肿瘤的很长的手术过程后又开始一项困难的血管修复是不明智的。

姿势

根据脑膜瘤的位置（上矢状窦的前 1/3、中 1/3 或后 1/3），患者被置于仰卧位、侧卧位或俯卧姿势。在前 1/3，患者仰卧位且头轻微抬高。在中 1/3 中央沟前区中，患者被置于侧卧位，头抬高，使头皮覆盖肿瘤的中心是最重要的[12]，然而对中央沟侧壁区域，我们更倾向于让患者侧卧位使肿瘤向下，类似于肿瘤位于上矢状窦的后 1/3。在上矢状窦的后 1/3 的地方，我们喜欢把患者放置在一个合适的4/3 俯卧位而肿瘤在中线以下。这个位置，我们通常用于松果体区肿瘤，利用重力使大脑偏离中线，避免了对脑组织不必要的牵拉[13,14]。当肿瘤与大脑镰的关系很紧密时，或当其与硬脑膜凸面的粘连是很小的时候，这是特别有趣的。

头皮切口

头部三个尖的骨骼固定器支撑。双侧冠状头皮切口用于上失状窦前 1/3（为了更好的美容效果）。

对沿上矢状窦的其他脑膜瘤的定位，使用马蹄形切口，跨过中线大约 2cm。为硬脑膜重建，骨膜组织需要精心保存。

骨 瓣

骨皮瓣是手术操作的主要步骤之一。如果做得不好，手术可能非常困难或者发生难以控制的出血。游离的矢状窦旁骨瓣，超过肿瘤中心（肿瘤的边界后 2 ~ 3cm，前 2 ~ 3cm），对于 1 型需要刚过中线钻几个孔，在所有其他类型需跨过中线钻孔，除外下文所述的特殊情况。确实，在大多数情况下，更好地控制上矢状窦是必要的。然而，最应当小心的是避免损伤对侧硬膜和后续静脉。最后锯过正中线骨，在其他骨槽都已经作好之后，以便如果有任何可疑空气栓子可能，骨瓣可以迅速掀起。术前谨慎地研究板障静脉沟使外科医生能够保护那些重要的静脉解剖网络，当上矢状窦闭塞时，在骨瓣设计及切开时避免损伤重要的静脉循环通路。为了避免皮质损伤，硬脑膜和骨瓣要仔细分离，因为有引流静脉和可能被脑膜瘤侵蚀的硬膜或骨质的存在。如果有广泛的骨质受侵蚀，这可能是安全的，能产生涉及骨质周围的钻孔盖和留下它附在肿瘤上[15]。因此可能提起周围骨瓣没有损伤皮质的任何风险。侵袭的骨质可被咬骨钳咬下或高速钻磨除。骨瓣被取下后，来自上矢状窦的静脉出血可用明胶海绵和棉片轻压止血。

在硬膜沿骨瓣周缘悬吊缝合可以立即停止硬膜外出血。在打开硬膜之前这样做是很重要的，但在中线区域不能悬吊缝合。在正中线区域，保证上矢状窦和桥静脉安全之后，最后这样做。

硬脑膜切开

通过硬脑膜肿瘤通常可以触及，硬膜可切开脑膜瘤周围大约 5 ~ 10mm 范围。从上矢状窦的对侧开始硬脑膜切口是安全的，然后弯向旁边，沿肿瘤前界和后界的边界，作马蹄状切开，要保护好上矢状窦和皮质引流静脉。正如所描述的凸面脑膜瘤，电凝硬膜血供来控制肿瘤血供，因为有破坏桥静脉的危险，这些静脉通常会非常接近肿瘤，有时横跨在矢状窦旁区，甚至钻入两层硬膜之间。

除了 V 型脑膜瘤上矢状窦完全闭塞时，硬膜切开从来不超过上矢状窦到达对侧。硬膜切开后，大部分肿瘤已经从大脑表面分离。

肿瘤切除

脑膜瘤在显微镜下被从相邻的大脑仔细地分离下来。贴近肿瘤包膜处是很重要的。当肿瘤处于软脑膜外时，如前文所描述的凸性脑膜瘤那样是可以被分离开的。当损伤位于硬膜下时，重要的是要明确界定其与相邻的大脑分界。人造棉花（cottonoid）的使用是有用的和安全的。关键是操作要圆周样地从外周向中线，从表面到深部，小心翼翼地电凝止血，并且分离脑部和肿瘤包膜之间所有的小血管。遇到脑膜瘤表面上的一个血管时，必须首先进行辨识，血管供应肿瘤（而不是大脑）时才可以在靠近肿瘤电凝并切断。大多数从肿瘤上分离出的动脉提供的小的侧支供血血管可定位，可以电凝和分离。有时采用超声吸引或烧灼线圈处理质地很紧密的脑膜瘤，使它更容易从界面获得分离是很有用的。应当尽可能少地电凝相邻脑组织，因为大多数这些肿瘤与运动区有密切的联系。另一个关键点是要完全地保留所有的桥静脉，应该完整地与肿瘤分离并且毫无受损以避免术后神经功能障碍。不过，有时也许有必要重建桥静脉。例如，大型中央沟静脉可以全部嵌入脑膜瘤，并且它的分离没有壁受损并不总是可能的。顺利的解剖将保存这些血管，但偶尔也可能发生血管撕裂。损伤应小心修复。我们成功地完成了两次具有良好临床和放射学效果的修复[7]。窦修复的例子中（见后），我们利用静脉移植并行的属支端-端吻合到桥静脉的残端。强烈鼓励微血管的实验室操作训练。

如前面所述的凸面脑膜瘤，在一个干净的没有血液污染的术野下操作也是安全分离所有静脉的最理想的方式。当与上矢状窦有关时，手术后可能以分离开托架于肿瘤上的矢状窦旁静脉，切除平行于正中线的硬膜结束。这样，肿瘤就可以被完整切除。

关闭

硬膜和已经仔细保存的骨膜缝合关闭，进行硬膜重建。进行一个密不漏水的缝合是很重要的。如果已经发生脑膜瘤侵犯骨骼，骨瓣即被去除，代之以一种由丙烯酸材料制成的颅骨成形术。另外，骨瓣被替换和以现代骨板来保护。

上矢状窦的手术策略

我们不想结扎上矢状窦，甚至在前 1/3。可能发生双侧额叶水肿，除了在前端 2cm 允许切除。对于上矢状窦我们采用了一种通常的策略。

在 1978 年，我们展示了重建上矢状窦的可行性并且介绍了我们的外科手术技术[1]。积极的外科学已经成功地掌控在其他人的手中[3-5,16-20]，而且已被我们所证实[2]。只有由有经验的术者实施它才可能成功，而且目前争论的焦点是脑成像技术的革命。在 20 世纪 70 年代，只有 CT 和 DSA 可供使用，在 20 世纪 80 年代常规磁共振成像（MRI），但我们不能预测静脉解剖，像我们在今天一样，我们正试图切除上矢状窦的一个或两个壁，移植上矢状窦，打开上矢状窦切除肿瘤，有时完全没有旁路知识的存在。矢状窦旁脑膜瘤皮质静脉重建早在 1974 年就描述了，正如头皮静脉的作用，平行于矢状窦旁脑膜瘤闭塞上矢状窦[22]。在窦压力监测帮助下完全移植阻塞的上矢状窦也已经被提出[19]。随着新的影像学成像，外科手术会小心翼翼地准备保护皮层引流静脉和旁路静脉以及相邻的大脑，同时牢记需要最小化或防止神经功能缺损[7]。窦移植的问题仍然是争论的焦点。

我们推荐什么？

在 I 和 II 型中，上矢状窦移植是没必要的。对于 I 型，粘连于上矢状窦的肿瘤可用双极电凝来电凝和剥除，直到获得干净光泽的硬膜表面，即使是切除硬脑膜窦的外层（图 22-2）。对于 II 型，侧角凹槽已逐步开放，脑膜瘤芽生是很经常可以被切除的。之后，一旦肿瘤被切除干净，在开放的角落处就用 6-0 尼龙丝线缝合，要注意不要缩窄上矢状窦。

在 III 和 IV 类型，一或两个窦壁受脑膜瘤的侵袭。全切除包括用自体静脉移植重建 1 或 2 个窦壁。但是现在的问题集中在是否有绝对的必要那样做，正如我们在随后的文章中所讨论的那样。

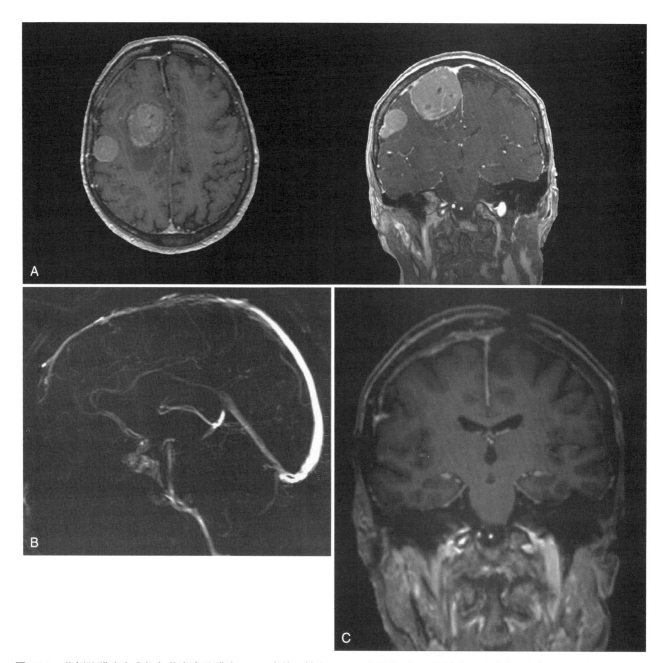

图 22-2 凸侧脑膜瘤和Ⅰ级矢状窦旁脑膜瘤。**A**，术前：轴向 T1 3D 和冠状面 T1 钆增强。脑膜瘤和右侧上矢状窦侧壁的关系能很好地显示。**B**，2D 位相反差：上矢状窦完全能看到且明显。**C**，术后冠状面 T1 钆增强表明完整切除了肿瘤，保存了窦。

在Ⅲ型中，一个侧窦壁受侵袭。窦壁以及在窦腔内延伸的肿瘤，可以被切除并且被大隐静脉来移植代替。当窦壁的切除小时，有可能以合适的张力用一个简单的静脉片缝合静脉，其他两个窦壁足够远，稳定维持开放的上矢状窦的内腔。

第Ⅳ型，两侧的窦壁都受侵。上矢状窦并没有完全闭塞。第三窦壁接收对侧的静脉回流，因为上矢状窦接收双侧半球的静脉回流。切除所有三个上

矢状窦的窦壁并且阻断上矢状窦，那将是非常危险的。如果已经决定移植，应该在这一阶段准备好。之后，窦内的脑膜瘤部分以及两侧受侵的窦壁可切除，不用接触健全的另外一侧窦壁，维护对侧皮质流入中央沟静脉（获得更多技术细节，见参考文献 1 和 10）。静脉移植物，包括大隐静脉内部，是纵向开放的，准备按窦壁的尺寸来取代。静脉内部的瓣膜确定血流的方向。应该小心不要移植

在错误的方向上！有创的和非常整齐的缝合保持窦腔密闭。当在第三面窦壁有中央沟静脉开放时，它应该被开放，手指压迫在双侧上矢状窦的开口来控制失血量。当没有对侧的主要静脉汇入窦，Hakuba 描述的技术可以帮助你控制大出血[3]。它包含使用体外分流管，在每个底面充气，并插入上矢状窦，除去肿瘤极度的入侵。避免空气栓塞或不必要的出血。但是，就像 Sindou[7]，我们倾向于在上矢状窦内不放任何夹子或任何管子，或进入上矢状窦的气囊，因为它会损害内皮和隔膜，有二次血栓形成的风险。我们更喜欢由助理用小的外科棉片进行轻柔的压迫来阻断的上矢状窦的出血。那么，重要的是要通过广泛缝一片硬脑膜上来保持静脉移植物开放，在有张力的情况下缝合在硬膜缘和骨缘。这样能够保持上矢状窦的三角形解剖形状，强制上矢状窦的通畅。在缝合过程中，要保持盐水和肝素的局部灌注以及手术前后很长一段时间内血小板抗凝治疗。

V 型矢状窦旁脑膜瘤在下面讨论。

目前上矢状窦重建的适应证

1978 年以来，已经有其他诊断的工具可用，如磁共振成像（MRI）；更准确地定义显示肿瘤，特别是跟踪残余脑膜瘤的精确演化。现在已确定脑膜瘤是一种缓慢成长的肿瘤。即使并非完全切除，残留的肿瘤仍能保持稳定多年。即使发生再生，它每年也仅能生长几毫米，由于有先进的侧支循环和渐进的静脉窦血栓形成可防止神经功能障碍。对精确立体定向有兴趣的放射外科也被报道[23-25]。源于这些新的信息，即使我们展示出了 30 年前上矢状窦重建的可行性，手术并不是没有风险，而且需要有经验的神经外科医生实施。此外，我们还观察到两个完全切除并且全上矢状窦移植的病例在 10 年及 13 年后肿瘤复发，进而提出包括上矢状窦移植全肿瘤切除术的问题。这两例都有术后显著的移植涉及后期的由于肿瘤复发引起的继发栓塞，但没有任何神经功能障碍。因为这个原因，我们回顾分析了我们制订的窦重建的适应证，窦重建并不是没有风险。但避开部分栓塞的上矢状窦是必须的。在我们医院现在已很少实施窦壁重建。如果一个矢状窦旁脑膜瘤侵入窦壁但是窦没有闭塞（Ⅲ型和Ⅳ型），我们

切除窦外的脑膜瘤，每年通过 MRI 和 MRA 随访观察残余肿瘤（图 22-3）。如果残余肿瘤复发，在二次手术前可辅以伽马刀治疗来控制肿瘤。当然，我们需要长期随访来估算这一治疗策略的精确度。我们现在试着不要去触及窦直到其完全闭塞。上矢状窦除接受双侧大脑半球血供外，还从其他硬脑膜静脉、皮质或板障静脉得到血供。因为这些吻合血管网络，上矢状窦阻塞后的临床症状经常缺失。逐步闭塞的上矢状窦有可能会导致旁系静脉通路的良好发育[26]，这也是在矢状窦旁脑膜瘤手术中必须保持完整的静脉通路，是我们当前处理 V 型脑膜瘤的方法（图 22-4）。在手术前我们仔细研究静脉通路和静脉回流方向，查找所有旁系静脉通道。我们要准备术前静脉图，并且计划在手术中保留所有这些通道。通过这种方式，我们可以安全地完整切除 V 型矢状窦旁脑膜瘤与闭塞的上矢状窦，而不需要静脉移植物。但是最需要注意的是保持所有静脉旁路随时间进展完整，在没有任何神经学的警示下分流闭塞的上矢状窦。如果其中的任何旁系静脉受损，静脉栓塞和脑肿胀几乎总是要发生，这一点可以解释存在上矢状窦闭塞但没有静脉重建而且整块切除脑膜瘤治疗的患者会发生很少见的严重脑肿胀。

总之，我们的目标是完全切除肿瘤，但生活质量是手术治疗的挑战。在过去 10 年里，我们手术方式的首要变化是趋向于减少积极的上矢状窦的重建。当多个窦壁被侵袭时，我们赞成切除窦外的肿瘤及每年 MRI 随访。当残余肿瘤生长时，我们寻求放射外科治疗。当上矢状窦闭塞时，我们可以不必移植就切除它，但事先应当对 MRA 进行认真分析，必须保存所有旁系静脉通道和自然旁路。

镰内脑膜瘤

问题是如何安全地到达镰水平。患者的定位也很重要，我们完全遵守前文描述的矢状窦旁脑膜瘤的程序。术前 MRA 或 DSA 会提供主要桥静脉的位置信息，从而使我们根据这些数据采用适合的骨瓣。此外，硬脑膜切开因桥静脉而精细操作。有时，我们留置一块硬膜在一个大静脉因为分离似乎太危险了。在这里，超过其他地方，利用脑重力使开放的一面朝下很重要。经常遇到的一个问题是由于大

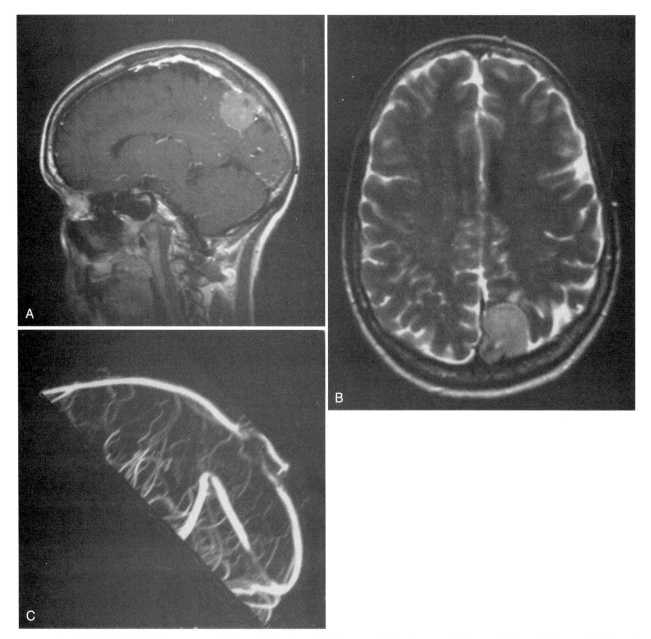

图 22-3　左顶叶矢状窦脑膜瘤Ⅳ型。**A**，轴向 T2 加权像：肿瘤侵入上矢状窦腔。**B**，矢状面钆增强 T1 影像显示肿瘤在硬脑膜静脉窦内的延伸，几乎完全阻塞了窦。**C**，MRA：3D 相位对比技术。清晰展示并行的板障静脉桥接于窦。静脉在手术中要完全保留，因为它迂回入上矢状窦。

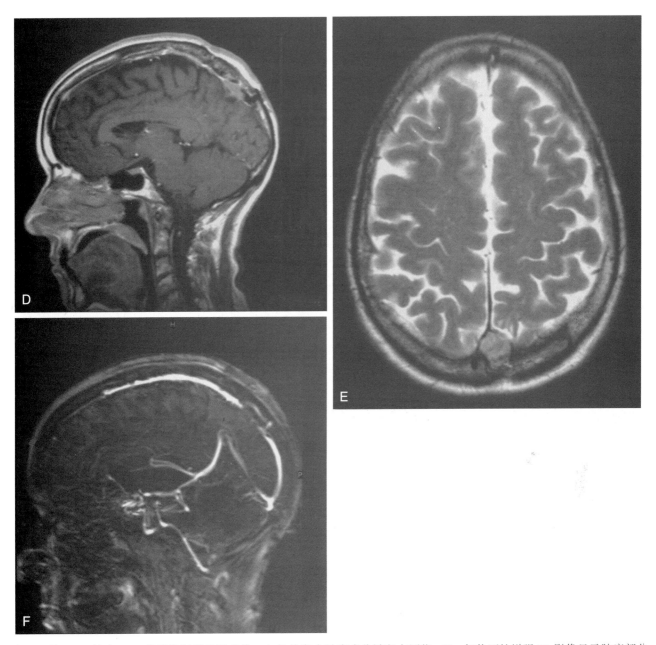

图 22-3 续 **D**，轴向 T2：术后控制磁共振成像。上矢状窦内肿瘤成分被留在原位。**E**，矢状面钆增强 T1 影像显示肿瘤部分切除。**F**，矢状面 2D 相位对比 MRI：保留并行的静脉通路。（Reproduced with permission from Hancq S, Balériaux D, Brotchi J. Surgical treatment of parasagittal meningiomas. Semin Neurosurg 2003;14(3):203-10.）

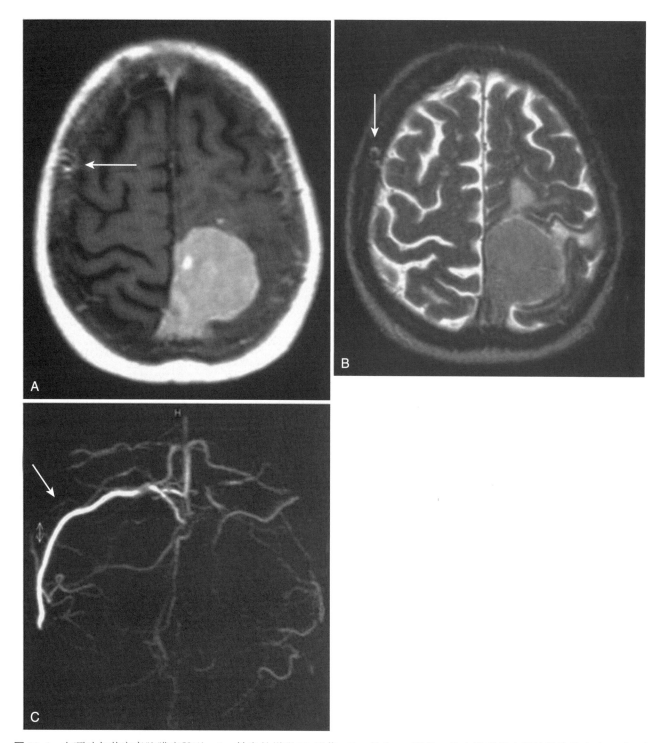

图 22-4 左顶叶矢状窦旁脑膜瘤 V 型。**A**，轴向钆增强 T1 影像。**B**，轴向 T2 影像：整个肿瘤侵入硬脑膜静脉窦腔。可以在右额骨看到一个大的板障静脉（箭头），而在 C 显示更佳。**C**，轴向 MRA 3D 相位对比技术。骨皮瓣应该绝对不会损伤来自板障对侧静脉和引流回上矢状窦的静脉。（Reproduced with permission from Hancq S, Balériaux D, Brotchi J. Surgical treatment of parasagittal meningiomas. Semin Neurosurg 2003;14(3):203-10.）

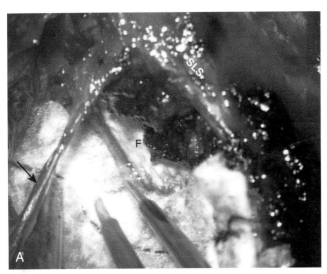
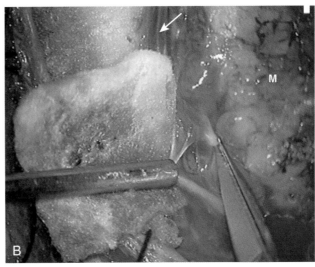

图 22-5（见彩图 22-5） 镰内脑膜瘤。 手术操作一面朝下，正中，主要的矢状窦旁桥静脉。**A**，大静脉阻塞镰。**B**，蛛网膜、软膜剥离切除入路。

静脉和硬脑膜之间厚厚的蛛网膜粘连而使半球内裂隙开放（图 22-5）。在显微镜下耐心、精确操作可以从靠近中线的硬膜上切开，分开、分离蛛网膜被盖，允许我们拥有可用的空间来控制位于镰上方和下方的脑膜瘤。此后，开始安全地切除镰周围的肿瘤，分离所有肿瘤的血供。要很小心谨慎，避免对侧半球的任何损伤。有时，这类肿瘤太大，无法在桥静脉之间被递送，因此做一片片地减压切除或把脑膜瘤分成几小块是明智的。

参考文献

[1] Bonnal J, Brotchi J. Surgery of the superior sagittal sinus in parasagittal meningiomas. J Neurosurg 1978;48:935–45.

[2] Bonnal J, Brotchi J. Reconstruction of the superior sagittal sinus in parasagittal meningiomas. In: Schmidek HH, editor. Meningiomas and their surgical management. Philadelphia: WB Saunders; 1991. p. 221–9.

[3] Hakuba A, Huh CW, Tsujikawa S, Nishimura S. Total removal of a parasagittal meningioma of the posterior third of the sagittal sinus and its repair by autogenous vein graft. Case report. J Neurosurg 1979;51:379–82.

[4] Sindou M, Mazoyer J-F, Fischer G, et al. Experimental bypass for sagittal sinus repair. Experimental study. J Neurosurg 1976;44:325–9.

[5] Sindou M. Meningiomas invading the sagittal or transverse sinuses, resection with venous reconstruction. J Clin Neurosci 2001;8(Suppl. 1):8–11.

[6] Sindou MP, Alvernia JE. Results of attempting radical tumor removal and venous repair in 100 consecutive méningiomas involving the major dural sinuses. J Neurosurg 2007;105:514–25.

[7] Brotchi J, Patay Z, Baleriaux D. Surgery of the superior sagittal sinus and neighboring veins. In: Hakuba A, editor. Surgery of the intracranial venous system. Tokyo: Springer-Verlag; 1996. p. 207–19.

[8] Simpson D. The recurrence of intracranial meningiomas after surgical treatment. J Neurol Neurosurg Psychiatry 1957;20:22–39.

[9] Maxwell RE, Chou SN. Parasagittal and falx meningiomas. In: Schmidek HH, editor. Meningiomas and their surgical management. Philadelphia: WB Saunders; 1991. p. 211–21.

[10] Bonnal J, Buduba C. Surgery of the central third of the superior sagittal sinus. Experimental study. Acta Neurochir 1974;30:207–15.

[11] Hancq S, Balériaux D, Brotchi J. Surgical treatment of parasagittal meningiomas. Semin Neurosurg 2003;14(3):203–10.

[12] Ojeman RG, Ogilvy CS. Convexity, parasagittal and parafalcine meningiomas. In: Appuzo MLJ, editor. Brain surgery. Complication avoidance and management. New York: Churchill Livingstone; 1993. p. 187–202.

[13] Brotchi J, Raftopoulos C, Levivier M, et al. Lésions de la région pinéale et falco-tentorielle. Abord occipito-pariétal en trois-quart ventral avec volet infrasagittal. Neurochirurgie 1991;37:410–5.

[14] Schevach I, Cohen M, Rappaport ZH. Patient positioning for the operative approach to midline intracerebral lesions: technical note. Neurosurgery 1992;31:154–5.

[15] Al-Mefty O, editor. Meningiomas. New York: Raven Press; 1991.

[16] Steiger HJ, Reulen HJ, Huber P, Boll J. Radical resection of the superior sagittal sinus meningioma with venous interposition graft and reimplantation of the rolandic veins. Case report. Acta Neurochir (Wien) 1989;100:108–11.

[17] Bederson JB, Eisenberg MB. Resection and replacement of the superior sagittal sinus for treatment of parasagittal meningioma: technical case report. Neurosurgery 1995;37:1015–9.

[18] Murata J, Sawamura Y, Saito H, Abe H. Resection of a recurrent parasagittal meningioma with cortical vein anastomosis: technical note. Surg Neurol 1997;48:592–7.

[19] Schmid-Elsaesser R, Steiger HJ, Yoursy T, et al. Radical resection of meningiomas and arteriovenous fistulas involving critical dural sinus segments: experience with intraoperative sinus pressure monitoring and elective sinus reconstruction in 10 patients. Neurosurgery 1997;41:1005–18.

[20] Hakuba A. Reconstruction of dural sinus involved in meningiomas. In: Al-Mefty O, editor Meningiomas. New York: Raven Press; 1991. p. 371–82.

[21] Marc JA, Schechter MM. Cortical venous rerouting in parasagittal meningiomas. Radiology 1974;112:85–92.

[22] Waga S, Handa H. Scalp veins as collateral pathway with parasagittal meningiomas occluding superior sagittal sinus. Neuroradiology

1976;11:199–204.

[23] Kondziolka D, Flickinger JC, Perez B. Judicious resection and/or radiosurgery for parasagittal meningiomas: outcomes from a multicenter review. Gamma Knife Meningioma study group. Neurosurgery 1998;43:405–14.

[24] Kondziolka D, Nathoo N, Flickinger JC, et al. Long-term results after radiosurgery for beningn intracranial tumors. Neurosurgery 2003;53:815–22.

[25] Pollock BE, Stafford SL, Utter A, et al. Stereotactic radiosurgery provides equivalent tumor control to Simpson grade I resection for patients with small- to medium-size meningiomas. Int J Radiat Oncol Biol Phys 2003;55:1000–5.

[26] Oka K, Go Y, Kimura H, Tomonaga M. Obstruction of the superior sagittal sinus caused by parasagittal meningiomas: the role of collateral venous pathways. J Neurosurg 1994;81:520–4.

4

原位脑膜瘤的
外科治疗

凸面脑膜瘤手术治疗

Rudolf Fahlbusch,

Bernd M. Hofmann

贾贵军 译

凸面脑膜瘤的流行病学和分类

凸面脑膜瘤占所有脑膜瘤的 15% ～ 19%[1,2]。一般来说，因为它们表浅易触及，所以切除这些肿瘤被认为是一件容易的事。然而，如果它们位于毗邻语言区或与周围脑组织没有明确的分界，切除的困难就增加了。为了定位肿瘤，凸面脑膜瘤根据它们所处的脑区域分为 7 个亚组：冠状缝前、冠状缝处、冠状缝后、顶部、中央沟前、颞部、枕部。大部分的肿瘤（约 70%）位于中央沟前。磁共振成像（MRI）和功能图谱出现之前，亚组的分类和冠状缝对排除肿瘤定位在中央区附近或中央区内是有一定帮助的。此外，肿瘤附近接近额叶和顶叶的语言区能直接被分组所显示。

症　状

增加的颅内压引起的一般症状是由于直接压缩脑的相邻表面或伴随水肿所引起的质量效应，特别是在脑膜瘤尺寸不断增加时。其后果是患者可能遭受头痛、器质性心理综合征或癫痫发作。此外，复杂的神经功能缺损，对应的是相邻的功能区域。对侧麻痹瘫痪及运动癫痫发作是由于肿瘤位于中央前区周围的皮质，感觉功能缺损和 Jacksonian 癫痫发作是由于肿瘤邻近中央后回的皮质。癫痫发作可能有运动或感觉气味先兆，随后发展为 Todd 麻痹。据报道，一般来说，凸面脑膜瘤 40.7% 的患者存在癫痫发作[3]。因此，影像在评估癫痫发作初期过程中是重要的。

运动和感觉麻痹可以诊断失语症是否是优势大脑半球的额叶（Brocca 区）或颞叶（Wernicke 区）区域的影响。叠压在颞叶的肿瘤（特别是颞正中区）可能会引起大发作；更大的脑膜瘤压缩也会压迫对侧大脑脚至小脑幕缘，引起同侧腿的痉挛性瘫痪或视野缺损。

由于成像技术的进步，扫描筛查诊断申请的数目增加，偶然发现的脑膜瘤正在增多。因此，我们应该仔细考虑在这个特殊的情况下的手术适应证和时机[4]，对老年患者同样也是如此，可虑肿瘤部分切除和其他治疗方案，如放疗或化疗。在这组患者中，一个准确而详细的术前评估是必要的[5,6]。

术前诊断

如第 13 ～ 16 章所述，CT、MRI、

DSA 可用于术前诊断。

在大多数情况下，CT 对于确诊和证明骨骼变化是足够的，如骨的增生和受侵蚀。通常，肿瘤平扫为低密度，增强为强烈和快速对比度增强，而所有患者中 25% 可以发现钙化，从扩散粘连到致密硬化 [7]。

磁共振成像（MRI）是目前诊断的"金标准"。使用钆增强这些肿瘤可以得到优质的成像，他们大多为快速、均匀性强化（图 23-1）。在无对比增强图像上，与大脑相比它们显示为等或低密度。所谓的硬膜尾征，是由于周围的脑膜对比增强造成的，有助于诊断。肿瘤周围蛛网膜下腔的边缘是外科手术是否容易切除和是否可能全切除的一个指征 [8,9]。肿瘤壁和蛛网膜囊之间明确的分界可能是能否全切除肿瘤的一个指标，而这种全切由于脑部受损少而出现并发症的风险很低。软膜外切除是必要的，以避免任何潜在的皮质血行阻断导致小的皮质出血或功能受损。如果没有发现肿瘤分界面，则血管生成是由软膜血管形成的。后者可通过血管造影显示，通常和瘤周水肿和持续的肿瘤生长相关联。

一般来说，肿瘤直径 < 3cm 可以软膜外切除。相反，更大的肿瘤与更高的软膜血管化风险相关，因此软膜下切除十分必要。如果在 T2 加权像发现不规则的肿瘤边界后者也是真实的，然而，在 T2 加权像可见的瘤脑分界面以及对安全的手术切除界面并没有统计学意义。在 1/3 的患者中没有发现软膜外界面，而且在他们中 30% 的不良结果发生在软膜下切除时。相反，如果可以实施软膜外切除，不利预后（Karnofsky < 80）将仅出现于 25% 的患者中。手术是否在语言区实施是很重要的，在这种情况下，保留语言区周围的肿瘤残余可能是明智的，以避免神经功能恶化。

主要动脉的移位，脑沟回的错位，特别是在语言区，瘤周水肿也可以通过磁共振成像（MRI）直接观察到。功能成像可结合术中超声、无框神经导航应用。在一些少见的情况下，可以发现囊性肿瘤，且其与转移瘤的鉴别诊断是复杂的 [10]。

DSA 用来检查血管形成的程度，定位引流至窦的回流桥静脉和评价术前栓塞治疗的可能性。通常情况下，肿瘤的血液供应来自于颈外动脉（主要是内侧脑膜动脉），但有时也会来自软膜血管。在这种软膜寄生血管的情况下，颈内动脉血管造影十分必要。主要的血液供应信息以及其所在位置与手术入路的关系在做手术预案时很有必要。为了避免对患者的任何伤害，知道肿瘤是否血供丰富，是否有一支或多支主要的供瘤血管可能栓塞是非常重要的。在任何情况下，要避免疏忽大意造成视网膜中央动脉的栓塞或皮肤的坏死。

使用聚乙烯醇进行栓塞，应该在手术操作前 1 ~ 3 天进行，甚至有位作者建议手术在等待 7 ~ 9

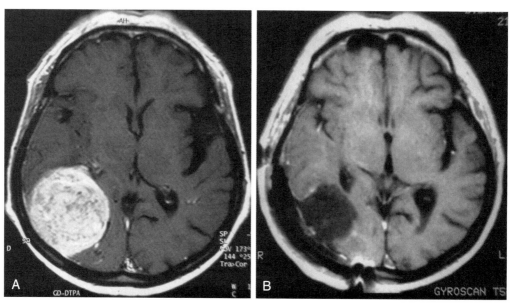

图 23-1 术前（**A**）和术后（**B**）轴向、对比增强，T1 加权 MRI 检查证明枕部凸面脑膜瘤全切除。（Images courtesy of Professor M. N. Pamir.）

天进行[11]。相信栓塞是有益的,它能减少术中失血,导致更短的手术时间。然而,一项研究结果中表明,减少术中失血必须是肿瘤被完全栓塞,手术持续的时间没有显著得减少,肿瘤切除程度也并无显著降低。因此关于栓塞是否有效的争论还在继续。对于浅表的脑膜瘤,栓塞不表现出任何优势;相反,栓塞后有增加肿瘤肿胀和出血的风险,对于手术后脑肿胀患者,必要时需要紧急手术。

先进技术

解剖导航的目的是使外科医生能够得到准确微创钻孔的指导。肿瘤分割后和邻近肿瘤的重要结构如环咽脉体的动脉或静脉,轨迹引导外科医生在虚拟和实体空间中切除肿瘤,并有助于避免损坏健全的脑组织。脑功能图定位中枢前后脑回,以及感觉与运动语言区和锥体束,是很有帮助的。脑功能图通过功能 MRI 和脑磁图(MEG)来获得。解剖和功能的数据可以结合在一起执行功能神经导航,这在术前手术预案阶段是一个有用的工具。根据获得的数据,在选定的情况中留下残存肿瘤避免后面更高的并发症发生率是适应证之一,特别是如果肿瘤起源于毗邻语言区。最后,术中成像能提供更新的术中脑移位的功能神经导航数据。

在过去,中央沟的定位是通过运用体感诱发电位来完成的,目前如果功能性神经导航无法使用则仍使用这种手段。当正中神经受电刺激时,在连续 4 个或 4 个以上的皮质脑叶可以观察到一个典型的"相位反转"取代了可疑的中央沟。然而,该方法使用率的下降是由于功能成像和神经导航准确度的提高和广泛的实用性[13]。

手术适应证及手术目的

一般适应证

即使凸面脑膜瘤有最高的治疗可能,特别是如果肿瘤有完整的包膜,在大多数情况下是有可能全切除的,因为肿瘤可以很轻易地达到,这样关于手术的决策就是十分重要的。除了很容易分离的潜在

语言区,复杂的结构大多是缺乏的,这一事实支持以上观点。

毫无疑问,如果有任何的神经功能缺损是由于肿瘤大小、范围和(或)发生颅内压增高,手术就是必要的。在特殊的有分泌功能的一小组脑膜瘤主要表现出来的瘤周水肿表明即使是小的肿瘤也会有很高的致病可能性(图 23-2)。在这些情况下,抗水肿的预治疗是必要的。从美容和避免感染的角度,手术也主要是针对骨赘型的和穿出皮肤型的肿瘤。幸运的是,这种肿瘤是罕见的。

偶然发现

日益广泛使用的作为筛查的 CT 和 MRI 表明了偶然发现的脑膜瘤人数不断增加。在尸检中偶然发现的脑膜瘤的发现率接近 2.3%。通常的观点是,这些肿瘤伴随患者的一生并且只有很低的生长率。文献中报道的绝对的生长率为每年 0.03 ~ 2.62 cm[3]之间,相对生长率为 0.48% ~ 72.2%。进一步地,老年患者比年轻患者肿瘤表现更缓慢的生长模式。在 T2 加权像如果周围组织出现钙化或者等或高信号影像,相对成长率是可以预料的。此外,一种轻微的肿瘤体积和绝对的生长率之间的关系也有报道。因此,包括容量分析在内的 MRI 检查在年轻人应该每 3 ~ 6 个月进行一次,老年患者每 6 ~ 12 个月检查一次。如果肿瘤生长率 > 1 cm³/y,应进行外科切除[14,15]。这同样适用于患有多发脑膜瘤患者,在所有脑膜瘤病例中其发生率大约 8%。

老年患者

年龄本身并不是手术禁忌,然而,一个人应该考虑麻醉风险和与之相关的更高的死亡率和并发症发病率。

一项中老年患者(> 70 岁)的研究表明,57.6% 患者的神经功能损害得到改善,16.6% 无变化,18.2% 发生恶化,7.6% 的患者在术后的前 30 天之内死亡[16]。肿瘤的大小与手术时间、病灶周边水肿程度和可观察的神经学结果有相关性,结果复发性肿瘤患者情况更糟糕。一个回顾文献显示,患者在 65 岁或以上脑膜瘤手术组的死亡率为 16% 而并发症发生率为 39%[5]。然而,另一个作者报道死亡

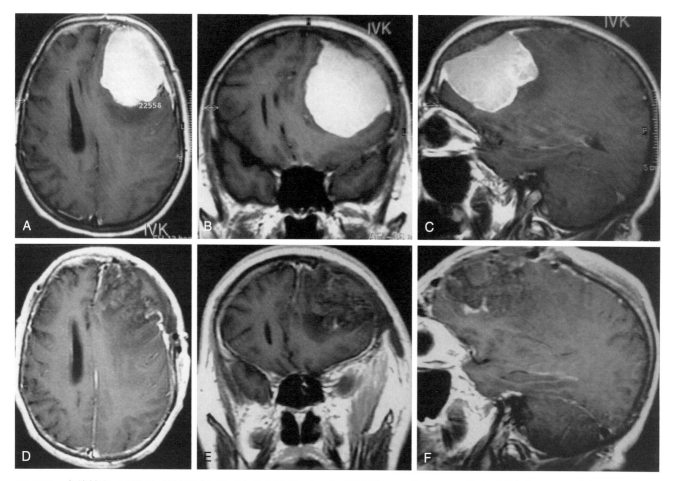

图 23-2 术前轴向、冠状面、矢状面（**A、B、C**）及术后（**D、E、F**）对比增强，T1 加权 MRI 检查证明额部凸面脑膜瘤被全切除。（Images courtesy of Professor M. N. Pamir.）

率为 1.8% 而并发症发生率 7%[5]。

决定是否进行手术最重要的因素似乎是神经病学状况和一般健康状态[17]。观察是合理的，如果其中一者或两者都低，只有轻度的肿瘤生长能被发现。结果，病人条件符合美国麻醉学会（ASA）Ⅰ、Ⅱ和 Karnofsky 指数 70 以上的才建议其手术治疗。然而，在那些患者中，如同巨大肿瘤有较低复发风险一样，全切除并不是最终的目标。万一有生长的迹象，保守治疗选择放疗和化疗（羟基脲类）。

手术步骤

技术

尽管有神经导航可用，骨性标志如冠状缝和矢状缝、外耳、外耳道和眼眶一样仍然在肿瘤的定位时发挥作用，被神经外科医生所使用。然而，后者代表了最佳及最有力的方法来定位肿瘤并设计皮肤切口和骨皮瓣。因为超越实性肿块的边界还有肿瘤的延伸，因此切除肿瘤的入路还需要计划。如果肿瘤覆盖在大脑语言区或者重要的血管隐藏在肿瘤下，应当应用神经导航定位以保护这些结构。在打开皮瓣和准备骨瓣时，后者的复验和定位封闭硬脑膜要牢记。

定位

病人适当的定位对成功的手术是很重要的。应该注意，以一种方式将肿瘤定位于手术视野顶部的病人。虽然有些外科医生喜欢定位允许肿瘤通过向下引力从中线转移，另一些人更愿意遵循利用脑回缩的重力。而前者肿瘤实体块朝向外科医生，在后者大脑从肿瘤上"分离"，能体会二者之间的分界。可以把它看作是一个缺点，由于肿瘤的过度牵张，邻近的血管可能被撕裂，因此后一种方法需要加以避免。大型脑膜瘤手术可能会花很长时间，对病人和外科医生来说，舒适的位置是很重要的。

正如先前讨论过的患者的体位取决于肿瘤的定位。因为这个原因，仰卧、侧卧或俯卧位都可能会被选择。头部要确保是以三点固定在手术床上，并且高过心脏。为了避免粗心大意，手术前应该检查固定是否可靠。通过固定患者使手术床、病人的头和身体成为一个单位移动成为可能，并且可以快速运动，通过即时调整手术床以防止术中窦出血或发生空气栓塞。

患者的固定应能体现经济的姿势和外科医生的技能。进一步的，应该有一个可以放松外科医生手臂的平面或手术椅靠手。注意并保持压力点如臂丛神经、外周神经和眼睛，应充分地衬垫并保持在合适的位置。虽然有些外科医生不剃光患者的头发，另一些外科医生更愿意在大的肿瘤时剃光头发。如果患者被剃头，得按照各自的喜好并征得患者的同意。剃头后，清洗术野。医疗手术中应特别关注的是消毒液不流进眼睛或由此造成电极板的烧伤。最后，术野粘塑料薄膜并进一步裁剪。重要的标记点需要在手术前用无菌标记笔标注。

皮瓣

充足皮瓣的设计是非常重要的，要考虑几个关键因素。肿瘤必须暴露充分，皮瓣要有足够的血供，必须有修改切口的可能。如果没有准确定位肿瘤，如果重要结构不能充分到达，万一复发超过初始肿瘤的边界，后者就变得十分必要。例如，凝固贫乏的血管化，可能导致灌注减少和需要大量而持续很长时间的重建手术。只要有可能应当为关闭硬膜尽可能提供（血管化）骨膜瓣。此外，要时刻想着达到令人满意的美容效果。因为有跨过前额的危险，这在大脑额叶或额颞的肿瘤是很重要的。此外，由于使用双侧冠状切口或 Soutar 切口和足够的环锯布局，由钻孔造成的美容缺损应当尽量避免。在颧弓的顶端结束切口，切口应仅仅在耳前，来保护面神经的颞支。面神经的行程反映在颞部脂肪垫与颞肌

结合部以防止任何伤害，而强大的张力是可以避免的。一般来说，跨越病损的标准线性或"S"切口，就可以提供充足的暴露，甚至在复发肿瘤手术时也可以很容易地进行切口的扩展或修改。

血供也需要考虑。如果创建一个皮瓣时，必须基于其血管蒂和它的长/宽之比不应该超过 3：2。然而，修改这些切口更困难，要注意的是皮瓣均应稍微超出骨瓣。总之，皮瓣宁可大不要小。这么做，任何由于不恰当的设计所作的修改都是可以避免的。做直到骨膜的皮肤全层切口，烧灼和剪开粗大的小动脉和静脉以避免渗血。之后，从骨膜上剥离皮肤并用钩子钩起，基于它的血供，锐性切开骨膜或用单极电凝烧灼开。然后，把提拉起的骨膜浸泡在生理盐水纱布中，同样钩起。骨膜要小心地被有张力的搁置以避免其挛缩，使其能在关硬膜时作为带蒂的或游离皮瓣。在高血运的脑膜瘤，任何来自头皮的肿瘤血供都要被电凝止血阻断。

骨瓣

由于骨瓣可能收到增粗的颈外动脉肿瘤供血分支点的过度血供，因此应当做一个游离骨瓣。因而处理起来也更容易。为了避免不慎伤到大脑，保护大的桥静脉，骨瓣尤其应当大一些，如果手术在语言区实施或肿瘤表面被覆桥静脉时是特别重要的。骨结构中的变化，尤其是被肿瘤贯穿或肿瘤同化成骨，这是精确定位的首要提示。应该小心别沿着窦切开骨瓣，以避免不慎打开窦。钻孔后骨缘应当涂抹骨腊。用钝而弯的剥离器将肿瘤从锐利的骨孔和骨瓣切口处剥离下来。如果从朝向肿瘤的方向剥离肿瘤，会导致肿瘤出血，这应当避免。接下来的步骤是用线锯或铣刀开颅。用前者（线锯）开颅应当避免撕裂硬脑膜，可以产生斜切的骨缘。用后者（铣刀开颅）避免了关颅时的骨缺损，前额开颅术时尤其应当运用。采用气动骨刀，来自骨沿处的出血由于骨沫阻塞板障槽而避免。在这两种情况下，用全程剥离时应该小心，例如，通过骨孔的外部连接时或开颅器的各自运动时。最后开骨瓣应该总是在最靠近静脉窦的一侧，使外科医生能够迅速把骨瓣翻起，迅速控制任何出血。

骨瓣翻起时应当尽可能在直视下用钝的剥离器分离肿瘤与骨瓣的粘连。应当小心不要撕裂硬膜，

但有时是很困难的，尤其是肿瘤黏附于骨瓣时。此外，板障槽的出血通过涂抹骨蜡可以控制。如果有任何蛛网膜颗粒出血，运用能够被吸收的明胶海绵或覆盖氧化纤维素的棉片临时应用，并温柔地压迫吸引。之后，肿瘤和骨瓣之间的空隙用氧化纤维素的海绵填塞，硬膜周缘用小针线与邻近皮下骨膜悬吊。当伤口用生理盐水冲洗之后，皮肤边缘应用湿润皮肤护窗巾固定，再打开硬膜。

一般来说，处理骨瓣后切除肿瘤。如果发现是侵袭性肿瘤，在整个骨瓣取下之后行颅骨成形术。如果有骨质增厚，增生的骨质应当磨除。相反，在头盔式脑膜瘤实施开颅术时可以去除骨瓣。

实施一个圆周切口，如果肿瘤突破骨质且紧邻突破口，圆圈形骨瓣周边也要被切除。受侵蚀的残余骨质和相邻的硬膜连同肿瘤表面被一起切除。

硬脑膜开放

在切开硬膜之前，要电凝或缝合肿瘤血供，特别是在富血供的肿瘤时。而且，医生必须注意避免硬膜紧张或脑肿胀，它将导致切开硬膜后脑皮层切口疝的发生。如果不立刻处理，通常会发生脑梗死。适当的治疗方法包括抬高头位、过度换气和连续类固醇激素与甘露醇的运用。在难以控制的高颅压时可以实施脑室造口术和脑脊液（CSF）引流。

通常，开放硬脑膜距离肿瘤边缘 0.5cm，硬膜边缘用一把锋利钩或缝合抬起，用尖刀切开。超声波检查或神经导航有助于定位肿瘤边界。之后，硬膜切口使用剪刀安全剪开，要小心以免损伤肿瘤的

引流桥静脉，特别是在语言区（图 23-3）。肿瘤切除后，硬膜缘应至少切开距肿瘤缘 5 ～ 10mm 远，所有通常情况下，甚至有 40% 或以上的肿瘤硬膜周缘通过组织学检查可发现肿瘤残存[20]。在成像明显的脑膜尾征可能是由于肿瘤侵袭或高度血管化造成的，需要根据血管造影或对比增强影像学结果，或在一定程度上通过视觉判断肿瘤组织在硬膜扩展的程度进行切除。如果有任何全切除的怀疑，应当取多个组织样本。因为有时可能发生斑块肿瘤或肿瘤细胞波及蛛网膜，硬膜必须切开足够大[21,22]。为了避免复发，残存肿瘤的切除优于任何硬膜缘的侵蚀的切除。

在最初开放硬膜时，缝合切开的硬膜缘和轻压肿瘤对处理硬膜自身是有用的。因此，需要采用直接压缩肿瘤或将脑组织最小化暴露。

肿瘤切除

依据肿瘤的大小和定位，需要作出决定是否能整块切除或囊内分块减压切除。在后一种情况下，首先必须减少肿瘤的血液供应。通常，这个决定是在显微外科手术切除开始之前要作出的，到目前为止这已成为标准了。而且，必须尽可能地避免使用脑牵开器和棉片，如果需要只能短暂使用。保护语言区地准备工作要有目的地开始，由 SEPs 或神经导航来定位这些区域。结果，中央前区的脑膜瘤切除是由前额叶开始的，中央后区的脑膜瘤由肿瘤后界开始切除。在准备过程中，外科医生轻轻拉开硬膜观察蛛网膜和肿瘤的分界。在所有的患者中，这

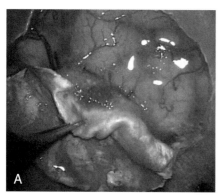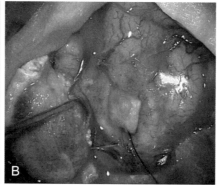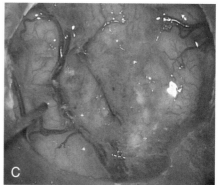

图 23-3（见彩图 23-3） 凸面脑膜瘤的切除。硬脑膜周围肿瘤直视可见（**A**），接着温柔地提起肿瘤，其所涉及的硬膜从蛛网膜层锐性分离（**B**）。肿瘤切除后完整的皮质表面肉眼观（**C**）。（Images courtesy of Professor M. N. Pamir.）

种可分离的界面出现在 1/2 ~ 2/3 的病人中，尤其在那些没有软膜血管寄生的地方 [8]。万一没有瘤囊和肿瘤沿血管生长，没有明确的界限，任何准备将是十分困难的。相反，如果有清晰的确切的瘤囊存在，切除是非常容易的。电凝钳和显微剪刀用来锐性分离可分离的软膜外界面。 这些工具也被用来显示、电凝、切割蛛网膜的粘连带和小的肿瘤血管。通常，在那些具有非典型特性的复发和恶性脑膜瘤中，更积极的手术切除显得十分必要。特别是后一类型脑膜瘤，肿瘤可能直接侵袭大脑手术切除的范围决定了疾病的进程。

根据医生的经验，所提供的显微镜放大倍数可以用来从肿瘤边缘的准备开始，或在分离肿瘤深部的供血血管时应用，特别是在处理语言区时（图 23-4）。显微镜的使用必须被认真考虑，因为过度的使用很费时，而过少的使用会导致大脑或重要血管的损伤。

要注意不要损伤大脑中动脉，它可能黏附于覆于侧裂的肿瘤瘤囊上。细致的解剖、瘤囊的分离应该从未涉及区域开始。这同样适用于功能区的粗大的引流静脉，如中央沟静脉。在更大的肿块和覆盖在脑组织上的情况下，脑组织的切除当今在大多数情况下是可以避免的。

如果选择的不是完整切除，使用热导切除线圈

或超声波切割吸引有助于分块切除肿瘤。前者用于切除致密的肿瘤。一般来说，开始分离瘤囊和蛛网膜界面的空间后才实施囊内减压。 总是需要注意的是不要牺牲瘤囊和相邻的脑组织。肿瘤减压后的薄囊可回缩到创设的空间，瘤内切除肿瘤和扩大其边界，需要不断在二者之间转换，特别是在大的肿瘤。如果肿瘤柔软，没有血管化和坏死，有可能通过吸刮术压缩它。

特别是在高度血管化和血管母细胞型肿瘤，出血可能会变成问题，术前栓塞治疗将减少术中出血。一般来说，脑膜瘤纤维蛋白产物被分解得很快，因为纤溶活性增加导致的瘤内出血通过暂时应用棉球压迫是可以控制的。如果它不能得到控制，浸透凝血酶的可吸收明胶海绵和氧化纤维素或胶原纤维蛋白止血剂将被代替应用。要是可能的话，有经验的外科医生将容许少量的出血而能够快速切除肿瘤。

如果有任何诱发神经功能缺损风险，肿瘤的全切除就不能实现，将残留在原位。对于老年患者，观察肿瘤的生长以及相反的年轻患者辅助治疗策略（如以上讨论）将被应用 [23]。应用的程度进行分级，根据辛普森的肿瘤切除程度的分级 [24]：

Ⅰ级：连同粘连硬膜完整切除肿瘤

Ⅱ级：热凝粘连硬膜完整切除肿瘤

Ⅲ级：没有完全切除肿瘤或电凝硬膜及硬膜外

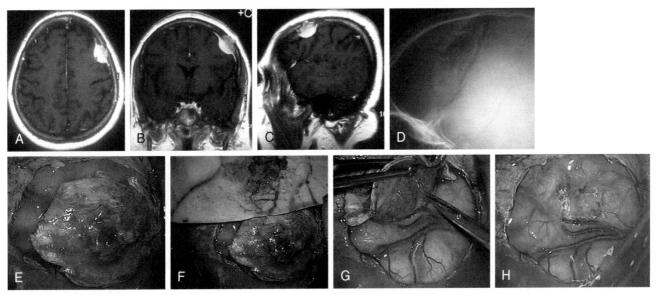

图 23-4（见彩图 23-4）　在额部凸面脑膜瘤在轴向（**A**）、冠状面（**B**）和矢状面（**C**）的 T1 加权、对比增强磁共振影像。值得注意的是磁共振影像上参与覆盖的骨骼和常规射线显示的骨质破坏（**D**）。肿瘤周围硬脑膜的开放（**E**）和肿瘤侵入硬脑膜与上方被覆的骨质（**E 和 F**）。肿瘤通过锐性分离蛛网膜层（从被覆的软组织分离 **G**）和肿瘤切除后完整的皮质表面肉眼观（**H**）。（Figures courtesy of Professor M. N. Pamir.）

延伸完全

Ⅳ级：局部切除肿瘤，残留肿瘤在原位

Ⅴ级：简单的减压或活检。

根据不同级别的切除，随访或进一步的治疗还要进行。一般来说，在凸面脑膜瘤的预后很好，因为能很容易地达到肿瘤并且有很高的机会完成肿瘤全切除。完全切除肿瘤，即使有很小的斑块状生长，在大部分的病例也能排除复发。正如在一项研究中所表述的，如果镜下残余肿瘤留在原处或残留在蛛网膜，再生是有可能的[25]。这可能是由于分泌血管内皮生长因子（VEGF），它引起血管新生和肿瘤生长[26]。更高的病理分级导致的肿瘤复发发生率要比肿瘤残留复发率高[27.28]。

关闭

一般情况下，如果没有肿瘤侵袭，硬膜直接关闭或采用骨膜瓣或颞肌筋膜修补，以避免任何脑脊液渗漏、皮层瘢痕形成、脑疝或伤口感染。人工或异源性的硬膜补片是第二选择。硬膜完全关闭之前，硬膜下空隙都要充满生理盐水。之后，骨瓣是通过不可吸收的缝线（微荞）缝合固定或不锈钢小连接片固定。如果骨瓣因为肿瘤侵袭必须被去除，特别是在一些小切口开颅术时，一种甲基丙烯的颅骨成形术将被实施。注意必须将骨瓣放在正确的位置。根据骨瓣的尺寸，在验证皮下和皮肤层被缝合关闭后，插入一个或多个主要的引流管。后者仍然是保留1～3天，这取决于颅骨成形的大小。在巨大肿瘤切除术中，我们建议延迟8～10天进行骨成形；在有大的硬膜缺损时建议在首次外科手术6～8周后再实施颅骨成形术。这样有利于更好的康复和更少的积液。

术后监护和并发症处理

小的脑膜瘤手术后，拔除气管插管要争取避免出血和高颅压。然而，在较大的肿瘤特别是如果发生脑水肿，气管插管保留几天显得十分必要。即使有些作者认为在这种情况下应进行CT扫描，在病情平稳的病例我们不支持这种方法。患者待在ICU期间，神经病学症状如意识水平、局灶性神经功能缺损、癫痫发作，以及生命体征、肺功能、液体输入和电解质需要被监控。通常，头位会升高20°～30°，H_2受体拮抗剂的应用，皮质醇激素治疗直到术后两周，覆盖整个脑肿胀及其衰减以后的时期。万一这种治疗不够，甘露醇或呋塞米也是必要的。从手术后第4天，采用肝素抑制凝血为了避免血栓栓塞。万一先前存在癫痫发作，规律的抗癫痫药物根据随访脑电图检查结果连续或不连续地应用。要小心避免脑水肿、血肿或血栓的形成引起的任何颅内压增高。如果有任何新的神经功能障碍或癫痫发作，要立即进行CT检查和适当的治疗，占位效应或脑肿胀药物治疗一旦不能奏效时要再手术治疗。

出血是脑膜瘤手术后死亡最重要的一个原因，需要关注的是头皮、骨质、硬膜和颅内静脉出血。因为这个原因，每个病例应该进行细致的电凝止血，某些情况下，甚至可能需要栓塞肿瘤的血供以减少出血风险。由于蛛网膜上的肿瘤残留可能导致癫痫发作或间接损伤大脑引起对侧神经功能缺损，像意外地闭塞了主要的桥静脉，这些是应该避免的。

如果被感染就必须被去除，至少需要抗生素治疗14天。骨瓣去除3个月后可以实施颅骨成形术。

在患有各种类型脑膜瘤的老年患者，发病率和死亡率都偏高（30天死亡率：16%；并发症发生率：39%）。特别是在前者，术后精神障碍常见，但严重不良反应事件必须被排除。必须强调的是在全部脑膜瘤术后病例中大约1.2%发生致命的肺栓塞[29]。

预测癫痫是很困难的，但凸面脑膜瘤患者比任何其他定位于脑凸面的肿瘤患者更经常地表现出癫痫发作。不论术前或术后，癫痫是更难对付的。这可能是由于它们与功能区高度相关，以及它们与主要引流静脉的关系。从癫痫发作的时间和频率可以预测先前存在的癫痫发作结果，新的癫痫可能再发作的原因，术中并发症如大脑的过度回缩，牺牲更大的引流静脉或软膜下分离解剖。在这些情况下，抗癫痫的药物治疗的开始或持续以及尝试停止都应该在手术后1年。

即使是现在，γ-刀放射外科在脑膜瘤手术也只是可选疗法，由于其较高的肿瘤变化风险，与手术相比有较高的并发症（43%）[30]。只有在有很高麻醉风险的老年患者才应该冒有这种恶性转变的风险。特别是作为凸面脑膜瘤的外科手术治疗，有很低的死亡率和发病率的风险，这是很重要的。

病例说明

患者，女，58 岁，右手感觉异常。诊断为左顶枕部分囊变脑膜瘤。是否有局灶性癫痫发作尚不清楚，神经学检查也没有发现进一步的神经功能缺损。磁共振检查发现了 3.3cm×3.1cm×3.2cm，周边被水肿包围的脑膜瘤病灶。血管造影检查发现肿瘤血供来自脑膜中动脉，还有一些小的脑内动脉分支。通过功能成像测定距离中央沟 2.5cm 和中央后回 1.5cm。距离语言区更远一些。功能成像后做一个小的顶骨骨瓣，并作进一步的手术规划。硬膜被打开后，一层厚的蛛网膜层被发现并且解剖分离；小的来自皮层的肿瘤供血动脉被电凝，但一个清晰瘤囊在以后的阶段并没有被发现。桥静脉和大的顶部引流静脉得以保存。手术结束时，肿瘤被完全切除，距离肿瘤 1.5cm 的硬膜也被一起切除。硬膜边缘被电凝，术中磁共振成像证实肿瘤被全切除。硬膜用一个帽状腱膜补片缝合，术后患者恢复良好。组织学检查报为血管型脑膜瘤（WHO I 级）。

参考文献

[1] Maxwell RE, Chou SN. Convexiy meningiomas and general principles of meningioma surgery. In: Schmidek HH, Sweet WH, editors. Operative Neurosurgical Techniques, Indications and Methods, vol. 1. New York: Grune & Stratton; 1982. p. 491.

[2] Giombini S, Solero CL, Morello G. Late outcome of operations for supratentorial convexity meningiomas. Report on 207 cases. Surg Neurol 1984;22:588.

[3] Lieu AS, Howng SL. Intracranial meningiomas and epilepsy: incidence, prognosis and influencing factors. Epilepsy Res 2000;38:45.

[4] Yano S, Kuratsu J, Kumamoto Brain Research Group. Indications for surgery in patients with asymptomatic meningiomas based on an extensive experience. J Neurosurg 2006;105:538.

[5] Black P, Kathiresan S, Chung W. Meningioma surgery in the elderly: a case-control study assessing morbidity and mortality. Acta Neurochir (Wien) 1998;140:1013.

[6] Boviatsis EJ, Bouras TI, Kouyiladis AT, et al. Impact of age on complications and outcome in meningioma surgery. Surg Neurol 2007; 68:407.

[7] Osborne A. Meningiomas and other nonglial neoplasms. In: Diagnostic Neuroradiology 579. St. Louis: CV Mosby; 1996.

[8] Sindou MP, Alaywan M. Most intracranial meningiomas are not cleavable tumors. Anatomic-surgical evidence and angiographic predictability. Neurosurgery 1998;42:476.

[9] Alvernia JE, Sindou MP. Preoperative neuroimaging findings as a predictor of the surgical plane of cleavage: prospective study of 100 consecutive cases of intracranial meningioma. J Neurosurg 2004; 100:422.

[10] Weber J, Gassel AM, Hoch A, et al. Intraoperative management of cystic meningiomas. Neurosurg Rev 2003;26:62.

[11] Kai Y, Hamada J, Morioka M, et al. Appropriate interval between embolization and surgery in patients with meningioma. Am J Neuroradiol 2002;23:139.

[12] Bendszus M, Rao G, Burger R, et al. Is there a benefit of preoperative meningioma embolisation? Neurosurgery 2000;47:1306.

[13] Romstock J, Fahlbusch R, Ganslandt O, et al. Localisation of the sensimotor cortex during surgery for brain tumors: feasibility and waveform patterns of somatosensory evoked potentials. J Neurol Neurosurg Psychiatry 2002;72:221.

[14] Nakamura M, Roser F, Michel J, et al. The natural history of incidental meningiomas. Neurosurgery 2003;53:62.

[15] Yoneoka Y, Fujii Y, Tanaka R. Growth of incidental meningiomas. Acta Neurochir (Wien) 2000;142:507.

[16] Buhl R, Ahmad H, Behnke A, et al. Results in the operative treatment of elderly patients with intracranial meningioma. Neurosurg Rev 2000;23:25.

[17] Lieu AS, Howng SL. Surgical treatment of intracranial meningiomas in geriatric patients. Kaohsiung J Med Sci 1998;14:498.

[18] Schrell UM, Rittig MG, Anders M, et al. Hydroxyurea for treatment of unresectable and recurrent meningiomas. II. Decrease in the size of meningiomas in patients treated with hydroxyurea. J Neurosurg 1997;86:840.

[19] Hahn BM, Schrell UM, Sauer R, et al. Prolonged oral hydroxyurea and concurrent 3d-conformal radiation in patients with progressive or recurrent meningioma: results of a pilot study. J Neurooncol 2005;74:157.

[20] Nakau H, Miyazawa T, Tamai S, et al. Pathological significance of meningeal enhancement (flare sign) on meningioma in MRI. Surg Neurol 1997;48:584.

[21] vonDeimling A, Kraus JA, Stangl AP, et al. Evidence for subarachnoid spread in the development of multiple meningiomas. Brain Pathol 1995;5:11.

[22] Stangl AP, Wellenreuther R, Lenartz D, et al. Clonality of multiple meningiomas. J Neurosurg 1997;86:853.

[23] Kondziolka D, Mathieu D, Lunsford LD, et al. Radiosurgery as definitive management of intracranial meningiomas. Neurosurgery 2008;62:53.

[24] Simpson D. The recurrence of intracranial meningiomas after surgical treatment. J Neurol Neurosurg Psychiatry 1957;20:22.

[25] Kamitani H, Mauzawa H, Kanazawa I, et al. Recurrence of convexity meningiomas: tumor cells in the arachnoid membrane. Surg Neurol. 2001;56:228.

[26] Yamasaki F, Yoshioka H, Hama S, et al. Recurrence of meningiomas. Cancer 2000;89:1102.

[27] Ko KW, Nam DH, Kong DS, et al. Relationship between malignant subtypes of meningioma and clinical outcome. J Clin Neurosci 2007;14:747.

[28] Maiuri F, Donzelli R, Mariniello G, et al. Local versus diffuse recurrence of meningiomas: factors correlated to the extent of recurrence. Clin Neuropathol 2008;27:29.

[29] Kallio M, Sankila R, Hakulinen T, et al. Factors affecting operative and excess long-term mortality in 935 patients with intracranial meningioma. Neurosurgery 1992;31:427.

[30] Kim DG, Kim CH, Chung HT, et al. Gamma knife surgery for superficially located meningiomas. J Neurosurg 2005;102(Suppl.):255.

矢状窦旁和大脑镰脑膜瘤

Peter M. Black,
Jacob Zauberman

吉宏明 译

概 述

由于手术技术的挑战性和治疗观念的不断改进，脑膜瘤始终令人关注。其常位于皮层功能区，而该区脑膜瘤日趋保守的外科治疗正从整体上改变着脑膜瘤的治疗策略，它是脑膜瘤整体治疗策略改变的代表。该区脑膜瘤的激进切除需要打开上矢状窦，从其内切除肿瘤，并设法重建矢状窦。这曾被提倡作为首选的手术目的；若矢状窦仅部分闭塞，必要时行窦修补和静脉移植[1-3]。在过去，已描述过评估和安全移植静脉窦的手术技术[1,4]。

近来，对于这一区域的脑膜瘤又有不同的处理策略。切除静脉窦，虽然能降低肿瘤复发率，但增加了出血、上矢状窦栓塞或静脉性梗死导致的脑水肿和神经功能障碍。因此随着近年来越来越多地使用放射外科作为辅助手段，治疗脑膜瘤大部切除后的残余肿瘤[5]。上述方法已被逐步修正。最近，我们分析了我院矢状窦旁脑膜瘤手术治疗的患者，我们的常规做法是切除所有肿瘤及除上矢状窦外受侵的脑膜，密切随访窦内残余肿瘤，若有生长倾向，则放射外科治疗。

由于不涉及上矢状窦，所以大脑镰脑膜瘤不甚复杂。其处理要点是，肿瘤的位置及全切肿瘤而周围脑组织零损伤；位于功能区的脑膜瘤，如此处理尤其重要。本章讨论手术适应证的选择、手术技巧、矢状窦的处理、复发和残余肿瘤的治疗，以及矢状窦旁和大脑镰脑膜瘤的治疗结果。

外科选择

本组病例，1/4 的矢状窦旁脑膜瘤患者无症状。若病人无症状，年龄 > 65 岁，肿瘤直径 < 3cm，我们选择每年 MRI 随访；只有发现肿瘤进行性增长时，才采取治疗措施。

本组矢状窦旁脑膜瘤 3/4 的患者有临床症状，加之瘤体大，所以均采取手术切除。临床最常见的症状是头痛（约占 1/3）、肢体无力或其他运动障碍（约占 1/3）和癫痫（约占 1/3）。其他运动障碍提示肿瘤于上矢状窦中 1/3 处生长。

手术技巧

术前计划

神经成像技术的革命是当代神经科

学的重要组成，在脑膜瘤的手术计划中起着重要作用。精确判断肿瘤与脑组织、肿瘤与矢状窦以及肿瘤与静脉的关系，都依靠目前的成像技术。最近，功能成像更增强了现代影像技术。

体位

我们所用的方法与体位取决于上矢状窦的受侵部位。一般的原则是，通过重力作用尽可能使功能区脑组织远离肿瘤。肿瘤位于上矢状窦前 1/3 的病人采用仰卧位，同时头部放松；肿瘤位于上矢状窦中 1/3 的患者仍采用仰卧位，但头部转向患侧，以使脑组织因重力而远离肿瘤[6]（图 24-1）。如此操作，术中几乎可以不用牵拉脑组织；肿瘤位于上矢状窦后 1/3 的患者采用俯卧位，有利于功能区皮质通过重力从肿瘤分离。

手术步骤

开颅通常分两步完成：首先注意，开患侧骨瓣时避免穿伤矢状窦，其次再剥离硬脑膜，去除对侧骨瓣。这样就避免了开颅早期潜在的静脉窦损伤。

打开硬脑膜时，我们力求仅暴露肿瘤表面（无脑组织），否则，瘤周脑组织可从硬脑膜切口缘疝出。

要不惜代价保护瘤周静脉[7,8]。安全的矢状窦旁脑膜瘤手术即是保护好涉瘤静脉的手术。边行瘤内切除，边逐步耐心、轻柔地将静脉从瘤表面分离下来。

尽可能避免牵拉脑组织的前提下，使用超吸或环切器先行瘤内切除。然后再绕瘤周分离瘤脑界限。对于侵及矢状窦的肿瘤，沿窦壁烧灼；若肿瘤长入窦内，可寻瘤切除，并缝合窦壁。但我们从不尝试用静脉或其他移植物重建静脉窦，图 24-2 显示了一例较大的矢状窦旁脑膜瘤，即用上述方法切除。

本组矢状窦前 1/3 脑膜瘤占 12.8%，矢状窦中 1/3 脑膜瘤占 69.2%，矢状窦后 1/3 脑膜瘤占 17.9%。59% 的肿瘤位于右侧，33.3% 位于左侧，7.7% 位于双侧。所有病例窦壁以外的肿瘤均全切。窦壁上的肿瘤或切除或电灼，而长入窦内的肿瘤不切除。

63.2% 的患者术后 MRI 复查未见残余肿瘤，这部分患者在之后平均 5 年的 MRI 随访中未见复发；36.8% 的患者术后影像学复查见肿瘤残余，其中 13.2% 的患者其肿瘤进行性生长；平均中位进展期

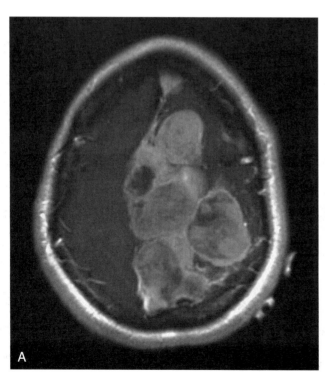
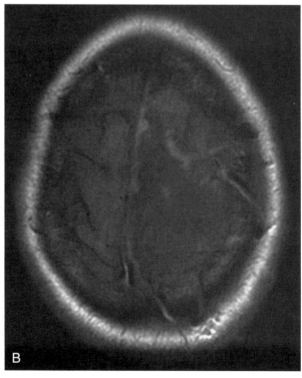

图 24-1　**A**，冠状位，矢状窦旁脑膜瘤；**B**，显示术后肿瘤顺利从瘤壁上切除。

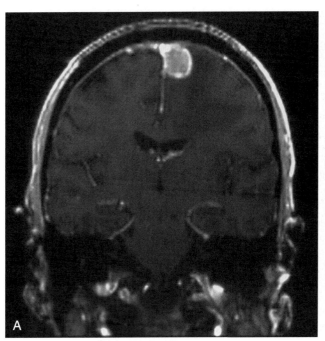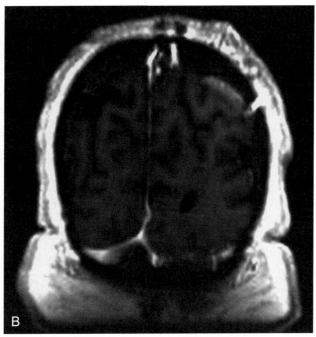

图 24-2　一例大矢状窦旁脑膜瘤侵及静脉窦，手术切除矢状窦，术后患者无神经功能障碍。**A**，术前轴位 MRI；**B**，术后轴位 MRI，肿瘤和静脉窦均被切除。

为 8 年，肿瘤未复发者 5 年生存率达 94.7%。

　　几组文献报道，建议对矢状窦旁脑膜瘤采取更为积极的手术策略。其核心是，以矢状窦的受累情况进行分类。Brotchi 的报道，首先提出了一项很有用的分类，进而 Sindou 的一组病例报道也沿用了它，并略作修改 [2,7,9]。

　　Ⅰ型：病变与矢状窦外侧壁表面粘连

　　Ⅱ型：肿瘤部分长入侧隐窝

　　Ⅲ型：肿瘤侵入一侧静脉窦壁

　　Ⅳ型：肿瘤侵入一侧静脉窦壁及窦顶部

　　Ⅴ型：矢状窦栓塞但一侧窦壁未被肿瘤侵及

　　Ⅵ型：矢状窦完全受侵并栓塞

　　对于Ⅰ、Ⅱ、Ⅴ、Ⅵ型矢状窦旁脑膜瘤无异议，可全切肿瘤；但Ⅲ型和Ⅳ型的手术处理有争议，对此，要么行静脉窦重建，要么肿瘤次全切除后，考虑行放射外科治疗。

矢状窦的处理原则

　　Sindou 报道了最近的一组病例，均采用更积极的手术方法，包括必要时的静脉窦重建 [10]。此组中，

肿瘤全切率达 93%；其中 69 例窦壁和窦腔受侵者，65% 做了静脉窦重建。

　　基于避免直接损伤这一原则，目前，总体上已逐渐转向采用侵袭性小的手术方式，以及保留静脉窦而用放射治疗控制窦内残余肿瘤。我们的这一组病例就显示了微侵袭手术治疗矢状窦旁脑膜瘤的效果。如果窦被肿瘤栓塞，可将肿瘤连同窦一并全切除（图 24-2）；如果肿瘤与静脉窦壁粘连，可将其从壁上分离下来（见图 24-1）；难点如图 24-3 所示，尽管大部分静脉窦已被肿瘤侵及，但窦仍有可能部分通畅。这种情况下，我们采用较保守的治疗原则。病人体位使肿瘤置于最高点，从皮质处切除肿瘤，而不牵拉脑组织（图 24-4）；从窦壁上分离切除肿瘤，但保留静脉窦的完整性。残余肿瘤随访，或可行放射外科治疗以防止复发。如果放射外科治疗无效肿瘤继续生长，则需二次手术。尽管这一治疗策略会导致较多的术后肿瘤残余（36.8%），但术后残余肿瘤进展者不足 1/3，而且只有 3 例 WHO1 级的病人复发（7.7%）。在我们的病例研究中，术前有神经功能障碍的病人，术后恢复的占 55.6%；仅有 5.5% 的患者有新的功能障碍；只有一例老年患者术后死于肺栓塞。

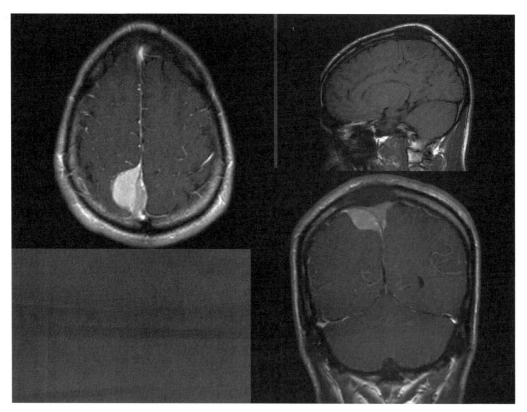

图 24-3　已致窦栓塞的矢状窦旁脑膜瘤一例，静脉窦应该能够被切除。

放射治疗

在我们的研究中，6% 的病例首次术后 5 年需放疗。放射外科是治疗残余肿瘤复发的微创手段，某些情况下，它可作为首选。Kondziolka 及其同事发表了一大样本病例研究，立体定向放射外科治疗 203 例矢状窦旁脑膜瘤[5]。这一研究表明，放射外科已逐步成为脑膜瘤的一重要治疗手段；其作为首选也有良好疗效，肿瘤控制率达 93 % ± 4%；而对于曾行手术的病人肿瘤控制率略低为 60% ± 10%；对于已经放射外科治疗的病人，肿瘤控制率可达 85%。放射外科被推荐适用于直径小于 3cm 的颅内肿瘤。

图 24-5 显示了一例患者放射外科治疗后多年的疗效，该强化的残余肿瘤 7 年无变化。

治疗结果

我们认为，矢状窦旁脑膜瘤应采用相对保守的

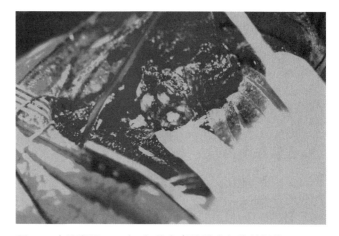

图 24-4（见彩图 24-4）　矢状窦旁脑膜瘤切除的操作。

治疗策略，而非过于侵袭地切除窦壁，可避免潜在的血栓性并发症，而且应用放射外科治疗有令人满意的长期疗效。对此类及其他类型脑膜瘤而言，肿瘤的生物学特征与其切除程度同样重要[13,14]；保证安全的前提下，最大限度地切除肿瘤后，随访观察或许是最明智的选择。

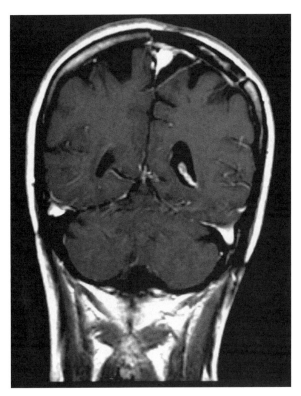

图 24-5　一例术后残余的矢状窦旁脑膜瘤，放射外科治疗 7 年，这一时期内始终稳定。

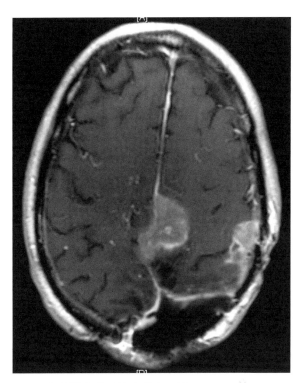

图 24-6　大脑镰非典型性脑膜瘤一例。

大脑镰脑膜瘤

　　大脑镰脑膜瘤与矢状窦旁脑膜瘤不同，它未侵及静脉窦（图 24-6）。因此外科医生有许多不同的处理。最主要的要点是，准确定位和安全地将其从所覆盖的脑组织中切除。像矢状窦旁脑膜瘤一样，其好发部位是运功与感觉区的所在——大脑中部，仔细定位，切除肿瘤而不牵拉其表面的脑组织极其重要，否则会伤及脑组织。我们运用导航系统定位肿瘤，摆放头位使皮层坠离肿瘤，及最小牵拉肿瘤周围脑组织。如同矢状窦旁脑膜瘤一样，要非常小心地保护从皮层向上矢状窦引流的桥静脉，术前 MRI 可以帮助确定这些血管的位置。还要特别注意保护瘤周皮质，因为该区可能是足部功能区，不能损伤[15,16]。

　　手术的目的应该是全切肿瘤，使大脑镰复位，大脑镰的动脉是其主要供血血管。

结　论

　　近十年来，矢状窦和大脑镰脑膜瘤的处理理念

已经改变。无症状肿瘤可持续 MRI 复查以观其是否生长；直径＞ 3cm 的肿瘤，且有症状或伴明显水肿，应手术治疗。矢状窦旁脑膜瘤无需行矢状窦重建，窦内残余肿瘤可放射外科治疗。大脑镰脑膜瘤处理要点是，手术时保护好瘤周脑组织和相关静脉。对于该部位的脑膜瘤除手术外还要考虑肿瘤的生物学特性。

参考文献

[1] Bederson JB, Eisenberg MB. Resection and replacement of the superior sagittal sinus for treatment of a parasagittal meningioma: technical case report. Neurosurgery 1995;37:1015–8; discussion 1018–19.

[2] Bonnal J, Brotchi J. Surgery of the superior sagittal sinus in parasagittal meningiomas. J Neurosurg 1975;48:935–45, 1978.

[3] DiMeco F, Li KW, Casali C, et al. Meningiomas invading the superior sagittal sinus: surgical experience in 108 cases. Neurosurgery 2004;55:1263–72; discussion 1272–4.

[4] Schmid-Elsaesser R, Steiger HJ, Yousry T, et al. Radical resection of meningiomas and arteriovenous fistulas involving critical dural sinus segments: experience with intraoperative sinus pressure monitoring and elective sinus reconstruction in 10 patients. Neurosurgery 1997;41:1005–16; discussion 1016–8.

[5] Kondziolka D, Flickinger JC, Perez B. Judicious resection and/or radiosurgery for parasagittal meningiomas: outcomes from a multicenter review. Gamma Knife Meningioma Study Group. Neurosurgery 1998;43:405–13; discussion 413–4.

[6] Shevach I, Cohen M, Rappaport ZH. Patient positioning for the operative approach to midline intracerebral lesions: technical note. Neurosurgery 1992;31(1):154–5.

[7] Giombini S, Solero CL, Lasio G, Morello G. Immediate and late outcome of operations for Parasagittal and falx meningiomas. Report of 342 cases. Surg Neurol 21:427–43.

[8] Hancq A, Baleriaux D, Brotchi J. Surgical treatment of parasagittal meningiomas. In: Meningiomas; Contemporary Treatment. Seminars in Neurosurgery 2004;14:3.

[9] Simpson D. The recurrence of intracranial meningiomas after surgical treatment. J Neurol Neurosurg Psychiatry 1957;20:22–39.

[10] Sindou MP, Alvernia JE. Results of attempted radical tumor removal and venous repair in 100 consecutive meningiomas involving the major dural sinuses. J Neurosurg 2006;105:514–25.

[11] Nowak A, Marchel A. Surgical treatment of parasagittal and falx meningiomas. Neurol Neurochir Pol 2007;41(4):306–14.

[12] Yamasaki F, Yoshioka H, Hama S, et al. Recurrence of meningiomas. Cancer 2000;89:1102–10.

[13] Jaaskelainen J, Haltia M, Servo A. Atypical and anaplastic meningiomas: radiology, surgery, radiotherapy, and outcome. Surg Neurol 1986;25:233–42.

[14] Modha A, Gutin PH. Diagnosis and treatment of atypical and anaplastic meningiomas: a review. Neurosurgery 2005;57:538–50; discussion 538–50.

[15] Pimentel J, Fernandes A, Pinto AE, et al. Clear cell meningioma variant and clinical aggressiveness. Clin Neuropathol 1998;17:141–6.

[16] Kropp F, La Motta A, Landucci C, et al. [Recurrence of parasagittal meningioma after surgical treatment]. Riv Neurobiol 1978;24:236–42.

[17] Schiffer D, Ghimenti C, Fiano V. Absence of histological signs of tumor progression in recurrence of completely resected meningiomas. J Neurooncol 2005;73:125–30.

脑膜瘤对硬脑膜静脉窦的侵入和修复

Marc P. Sindou,

Jorge E. Alvernia

贾贵军 译

概 述

主要涉及硬脑膜窦的脑膜瘤的手术，这使外科医生面临两难境地：在合适的地方残留侵入窦内的肿瘤但有较高复发风险，或尝试整块切除使患者面临更大的手术危险。最佳治疗方法仍存争议[1]。一些人主张在合适的地方残留侵入窦腔内的肿瘤是最好的治疗方法，另外一些人认为努力全切除病变组织进行静脉重建更好。我们倾向后者，后者建立在 20 年来对 100 例脑膜瘤进行系列研究的经验的基础上，并于 2006 公开报道[2]。试验对完全切除包括侵犯硬脑膜静脉窦的部分，以及恢复静脉循环或者无静脉循环的复发率、发病率和病死率等结果进行了研究。我们系列研究病例由 1980 年 1 月至 2001 年 1 月间 100 例手术病人组成（表 25-1）。脑膜瘤来源于上矢状窦的有 92 例（28 例在前 1/3，48 例在中 1/3，16 例后 1/3），5 例在横窦，3 例在窦汇。根据硬脑膜静脉窦位置建立简单的分类：

Ⅰ 型：病变贴覆在窦壁的外层

Ⅱ 型：肿瘤碎片侵入窦侧面的凹陷

Ⅲ 型：侵入同侧的窦壁

Ⅳ 型：侵犯侧壁和窦顶壁

Ⅴ 型和 Ⅵ 型：窦完全闭塞，对侧窦壁有或无活动度

Ⅰ 型治疗方法是剥除窦壁的外层。如果发生肿瘤侵入窦的 Ⅱ ～ Ⅵ 型的肿瘤，有两种策略可用："非重建的"（凝固残留肿瘤组织或全切除）和 " 重建的 "（缝合、修补或旷置）。

病例中肿瘤全切除达 93%，在 69 例侧壁及窦腔受侵的病例中 45 例（65%）已尝试静脉重建。这项研究随访 3 ～ 23 年不等（平均 8 年）总复发率为 4%，死亡率 3%。所有病例中由于 Ⅵ 型脑膜瘤全切除术后无静脉恢复致脑水肿。8 名患者肿瘤侵入上矢状窦中 1/3 致永久性神经恶化，可能是局部静脉栓塞所致。这些患者中 6 例未经静脉修复过程。在我们的实验研究中静脉重建并不增加发病率和死亡率。 从这项研究中我们得出以下结论：①全切肿瘤有相对较低的复发率（4%），包括侵入窦的部分；②无静脉重建患者组术后与其他组相比，在临床症状恶化方面有统计学意义（$P = 0.02$），当无太大风险时恢复静脉回流看起来是合理的[2]。

窦侵入的分类

不同作者对窦侵入已经提出了不同的分类，尤其是像 Krause（Merrem[3] 引

表 25-1　100 例侵犯主要脑静脉窦的脑膜瘤手术治疗分析

根据静脉重建或不重建分组	病例数	手术前 KPS	手术后 KPS	手术前/后 KPS	P 值	发病率		死亡率	随访 8 年的复发情况
						感染	其他		
组 I （I 型）	31					1	2	0	0
组 II （II ~ VI 型无重建）	24					2	2	0	3
III ~ V 型 （$n = 5$）		96 ± 5	82 ± 13	−14	0.01				
VI 型 （$n = 19$）		94 ± 8	78 ± 35	−15.78	0.03				
组 III （II ~ VI 型重建）	45					3	1	3	1
II 型 （$n = 8$）		85 ± 8	97 ± 4	+12	0.02				
III ~ V 型 （$n = 24$）		94.2 ± 8	92.5 ± 10	−1.66	0.4				
VI 型 （$n = 13$）		93 ± 8	92 ± 9	−0.76	0.4				
合计	100					6	5	3	4

用）和 Bonnal 和 Brotchi[4-7]。出于手术的目的，我们采用了一种简化的分类，我们相信是很容易记住的。这种分类，在图 25-1 显示上矢状窦位置的进展，也可以应用于脑膜瘤累及窦汇和横窦时[2]。

术前检查

CT 和 MRI 不论有无对比增强都为诊断提供了依据。MRI（T1 加权像有无造影剂钆增强和 T2 加权像）都能更有效地描绘肿瘤并将其与周围结构分开，特别是，它可以确定手术的可行性。钆增强了侵入窦的部分，相对于预期允许暴露定位。然而，必须记住的是，扩大硬膜与肿瘤相粘连区域，可能表明实际肿瘤侵犯或可能仅仅显示充血。磁共振静脉成像提供了更多有用的静脉系统受累信息。磁共振血管像不能成功提供可靠的肿瘤血管化和血流动力学指标。因此，通过股动脉路径的血管造影在确立手术策略之前仍然是有价值的。

选择性双侧颈内动脉、颈外动脉数字减影血管照影以及脊椎血管造影有助于确定同侧或对侧硬膜或皮层—软膜血管供应肿瘤。动脉时相有助于预测从大脑皮层解剖分离瘤囊的困难。正如我们在先前文献中所显示的，当已证实软膜血管给肿瘤供血，切除肿瘤需要冒神经功能受损的风险[8]。对患者而言，术前栓塞供血血管有重要意义，能引起肿瘤坏死，在这些肿瘤切除术中通过减少术中失血量能降低手术风险。

在双侧静脉回流的矢状窦的静脉后期必须精确地评价上矢状窦的开放和回流窦的静脉通路。斜位像可以描绘出上矢状窦（SSS）的全部静脉回流。各种不同程度的窦阻塞可以观察到：从管腔缩窄压缩到窦腔内的缺损直至完全阻塞。窦的完全堵塞可以从窦的可视分段和发展起来的静脉通路来假设。术前明确建立静脉引流的模式和静脉汇集的通路确定手术入路（图 25-2）。

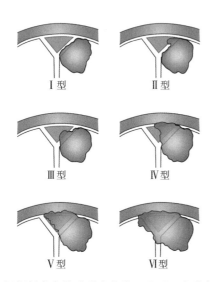

I 型　　　　II 型

III 型　　　　IV 型

V 型　　　　VI 型

图 25-1　根据侵袭窦的脑膜瘤分类。I 型，脑膜瘤黏附在窦壁外层；II 型，侵袭窦壁外侧凹；III 型，侵袭同侧窦壁；IV 型，侵袭同侧窦壁和窦顶壁；V 型，窦完全闭塞，但对侧的窦壁还未受侵；VI 型，侵袭所有的三个窦壁。

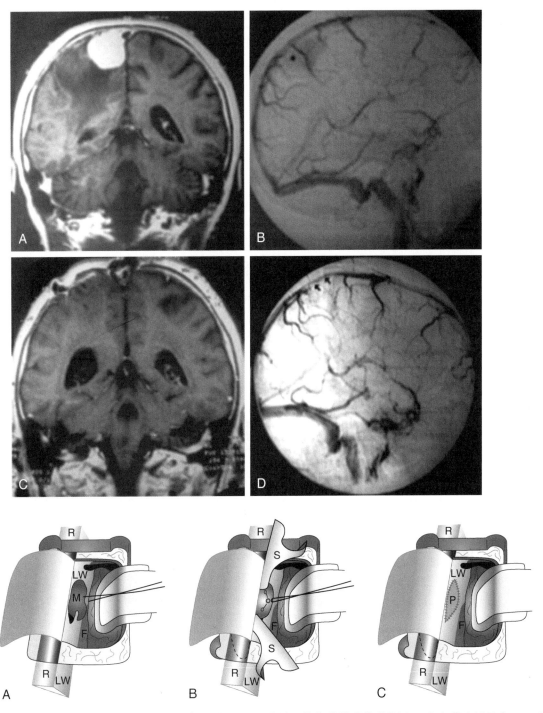

图 25-2 （上图）Ⅲ型上矢状窦中 1/3 的矢状窦旁脑膜瘤。**A**，术前冠状位钆增强的磁共振 T1 加权像上显示中 1/3，Ⅲ型侵入矢状窦侧壁。**B**，术前静脉血管造影，侧面展示出肿瘤侵入窦及肿瘤显影。**C**，冠状位钆增强的磁共振 T1 加权像上显示没有证据表明有肿瘤残留。窦侧壁被切除和修补。**D**，术后静脉相造影，侧位片显示窦通畅（箭头）。（下图）修补技术步骤。**A**，切除窦外肿瘤后矢状窦的侧壁影像（右侧），侵入侧壁的肿物肉眼可见（Ⅲ）。**B**，受侵部分的窦壁已被切除，通过插入窦腔外科脱脂棉控制静脉出血（近端和远端）。**C**，静脉重建采用自体补片进行（这例中采用颞肌筋膜）。F，大脑镰；LW，上矢状窦的侧壁；R，窦顶；P，补片；S，止血纱；O，对侧窦壁窦的静脉口。

外科操作

一般原则

体位

患者放置于半坐（躺）的位置，允许良好的静脉回流而不增加颅内压。虽然可能出现空气栓塞，但不是一个常见的危险，因为这些患者均存在相对较高的颅内静脉压。对经验丰富的神经外科医生来说，这个问题是可以避免或安全控制的。

暴露和起始步骤

1. 尽可能暴露手术视野。皮瓣及颅骨切开应扩展到中线外，大约在窦闭塞边缘的 3cm 外使窦两边都能看到。然而，如果头皮或板障引流静脉通路这些结构在手术前受损，这样的一个大范围手术应该重新考虑。
2. 硬脑膜内的肿瘤输入动脉应于切除前电凝或结扎。
3. 硬脑膜应沿肿瘤凸面浸润窦的边缘及上矢状窦相应部分的边缘圆形切开。
4. 显微镜的安装。
5. 粘连于窦侧壁的和邻近镰的脑膜瘤可以用双极电凝镊切除，从而切断肿瘤来自脑膜的血供。
6. 之后，采用瘤囊内的减容手术，残留肿瘤囊可以很容易从皮质下面分离。在显微镜下解剖分离蛛网膜外的平面，必须仔细检查。如果不认真检查，因为肿瘤囊壁和软脑膜混在一起，解剖平面会变为软膜下（图 25-3）。

窦手术步骤

7. 因为图像和解剖结果有很大差异，该窦应通过小切口探查发现任何窦内残留碎片。
8. 用小的止血棉片（Surgicel, Johnson Medical, Viroflay, France）填塞窦口和静脉很容易暂时控制静脉窦和传入静脉的出血。不应使用球囊，因为他们不易通过窦内的间隔和可能会伤害到窦的内皮。血管钳与动脉瘤夹应该尽可能避免，因为他们可能会伤害到静脉窦壁和传入的静脉（图 25-2 和 25-3）。
9. 桥静脉，尤其是在半连续缝合流出区域，应该从邻近脑组织和肿瘤之间游离进行保护。
10. 用两个半连续缝合（Prolene8.0 Laboratoire ETHNOR，Neuilly/Seine，Franle）修复或者旁路绕行进行静脉重建。对于补片修补，尽管自体静脉将会成为最合适的修补材料，仅单纯修补会显得过度。自体组织如硬脑膜、颞筋膜和骨膜也可以使用，然而，如果可能，我们倾向用颞肌筋膜，因为它有更好的刚性结构。当建立起一条移植旁路时，该结构一定不能被任何周围结构压迫，应采用颅内压监测以防止它弯折或缩窄（图 25-4 和 25-5）。

术后监护

11. 为了促进手术后旁路恢复通畅，血压、体积和黏度必须仔细监测。肝素治疗（两倍对照值）被推荐使用至少 21 天，防止重建静脉窦凝结，同时推荐使用阿司匹林 3 个月，使静脉窦壁内皮化。

根据侵犯程度进行硬脑膜窦手术

Ⅰ型：切除外层，留下一个干净而光整的硬脑膜面，并电凝硬脑膜粘连。

Ⅱ型：通过凹陷处去除窦腔内的碎片，假设其没有闭合，然后通过再缝合入口或补片修补硬脑膜，或者用动脉瘤夹保证其开放。

Ⅲ型：切除窦壁，用补片修补。

Ⅳ型：切除受侵两侧壁并用补片修补重建切除的两侧壁。

Ⅴ型：肿瘤对侧壁未受侵。因此，我们认为切除后用补片修补受侵两侧壁更合适，而不是旁路绕行。这种类型只有通过直接的外科探查窦腔才可以与Ⅵ型区别。

Ⅵ型：切除受侵的部分窦和修复静脉旁路。对脑膜瘤来说，在上矢状窦后 1/3 和窦汇处完全闭塞处，在矢状窦绕行处涉及矢状窦，矢状窦和颈外静脉，横窦和颈外静脉包括横窦处（图 25-5）。

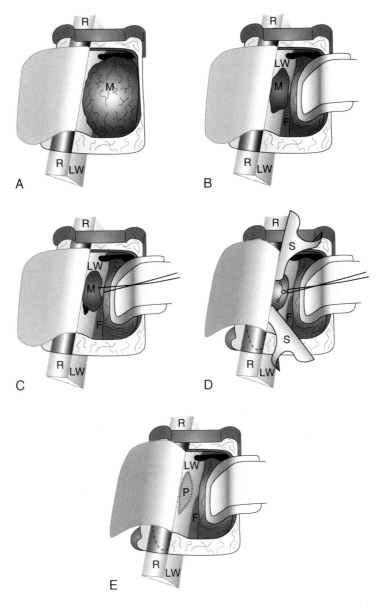

图 25-3　右（V 型）矢状窦旁后 1/3 脑膜瘤。手术的步骤：**A**，脑膜瘤的暴露。**B**，切除上矢状窦（SSS）外的肿瘤后。你可以看到右侧的窦壁被侵入。**C**，侧壁开放后你能看到窦腔完全阻塞。**D**，切除窦腔内的碎块可见通过左侧窦腔进入上矢状窦静脉的口。**E**，采用颞肌筋膜修补切除右侧窦壁，缝合两个连续的窦壁。

文献回顾中的注意事项

手术中的静脉损伤

　　所有的作者都认可处理脑膜瘤侵入硬脑膜窦时保留窦输入静脉的重要性，特别是在上矢状窦中 1/3 段，以及那些位于横窦和对应的 Labbe 静脉。

　　避免截断部分闭塞上矢状窦是强烈的共识。切除一个静脉窦完全闭塞部分的安全性，虽然传统上接受，实则存在争议；当静脉侧支循环受损，脑水肿、静脉梗死和脑脊液（CSF）聚集（脑积水）就可能发生。在 Hoessly 和 Olivecrona 系列报道中[9]。包括 196 例矢状窦旁脑膜瘤，无静脉重建，并发症发生率总计达 12.3%，有静脉损害的案例达一半。他们 10% 的死亡率与位于中 1/3 段的 109 例肿瘤中的 14 例（12.8%）相符，31 例中 3 例（9.7%）为后 1/3，56 个病灶中的 3 例（5.3%）在前 1/3。在 Bonnal 和 Brotchi 的研究中包括 21 例患者，1 名患

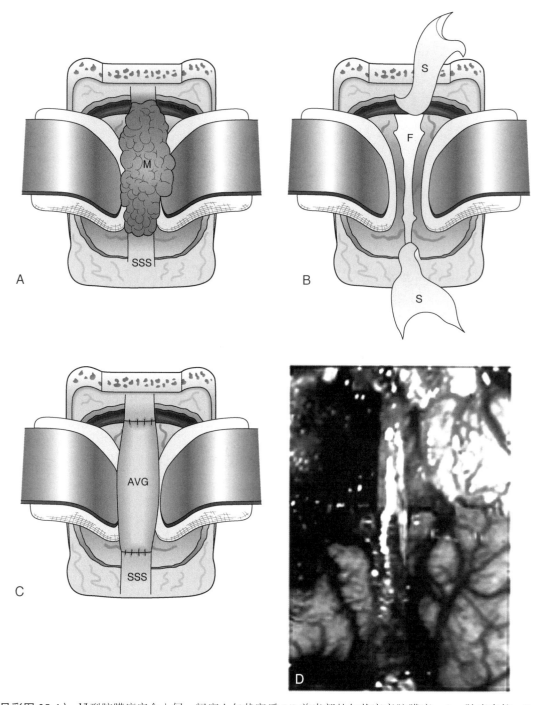

图 25-4（见彩图 25-4） Ⅵ型脑膜瘤完全入侵、闭塞上矢状窦后 1/3 前半部的矢状窦旁脑膜瘤。**A**，肿瘤牵拉。**B**，完全去除脑膜瘤连同完全入侵部分窦的部分和近端和远端的被止血纱闭塞的临时窦腔。**C**，静脉循环通过从自体（外部）颈静脉移植修复并作为旁路进行端对端吻合。**D**，完成静脉旁路后显微外科手术视图（取自手术时录像）。近端（P）和远端（D）端对端吻合。旁路是明显的和流通的（箭头流）。

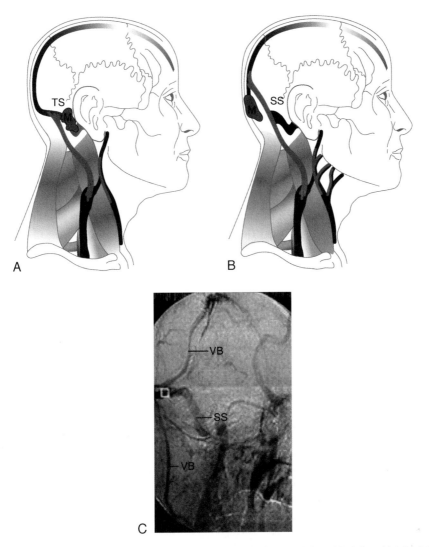

图 25-5　颈静脉旁路的示意图。**A**，一个横窦和颈外静脉之间的颈静脉旁路的横断、暴露表面斜方肌和胸锁乳突肌等解剖结构（为双侧窦闭塞的乙状窦）。**B**，一个颈静脉旁路和上矢状窦及颈外静脉之间（被矢状窦后 1/3 脑膜瘤闭塞的窦汇）。**C**，术后控制（在两个星期）的数字减影成像（矢状）颈（外部）旁路通过内部大隐静脉进行移植重建（箭头），患者的右侧矢状窦被脑膜瘤完全闭塞（VI）（后 1/3），并且遭受着严重的高颅压综合征。**D**，远端；J，颈外静脉；P，近端；S，上矢状窦；VB，静脉旁路专利。

者（4.8%）死于的肿瘤全切除术后没有静脉重建[5]，在最近的一篇文章中记录了 8 个外科医生合作的一组 108 例病例的合作经验，Di Meco 及其同事们提到 3 例（10%）全切除术后无静脉重建患者发生严重脑水肿。同时，11 例（10%）患者出现持续的帽状腱膜下积液，可能与脑脊液重吸收有关，和（或）与持续性静脉回流引起的高颅压有关[10]。在我们的系列病例中，并发症发生率和死亡率与静脉损伤和（或）无静脉回流重建有关，估计分别为 8% 和 3%。也许这些病人如果经过静脉修复，或用二次立体定向放射治疗窦外肿瘤，他们可能会有一个更好的结

果，但我们不知道答案。

硬脑膜静脉窦重建

静脉系统重建不是什么新鲜事了。很久以前就有不同的修复硬脑膜窦技术见诸报道[11-33]，而且皮质静脉移植吻合静脉窦的结果最近已经有报道，结果令人鼓舞[34-38]。

首先 Bonnal 和 Brotchi[5]，然后是 Hakuba 和 Bederson 及他们的同事[11]，Sekhar 及其同事[37]，Steiger 及其同事[38]，Schmid-Elsaesser 及其同事[39]

报道了用硬脑膜组织或静脉移植进行修补的满意疗效的经验。在我们的系列病例里 15 例中有 13 例（86.6%）用硬脑膜或筋膜进行修补，血管造影证明是开放的 [2]。切下来的自体静脉，理论上是最好的静脉修补材料，修补时似乎太过度。根据我们的经验，最适当的材料是薄而光滑的颞筋膜。在施行旁路移植时，12 例患者用隐静脉进行长移植和用颈外静脉进行短移植。11 例中的 8 例（72.7%）旁路是开放的（表 25-2，图 25-6）。

当一种合成的移植物（如 GORE-TEX® 管）被使用（6 例），除了抗凝治疗外均闭塞，因此我们不推荐在静脉系统用合成移植物。

当需要临时阻断窦，使用小的外科棉片堵塞内腔，累及支流的传入静脉入口处使过程简单化。已发现使用此技术，比使用动脉瘤夹或球囊栓塞效

果更佳。事实上，为窦壁用动脉瘤夹甚至临时阻断夹过于积极，球囊和硅胶管一起分流不方便，因为他们无法适应窦腔内分隔，尤其是分隔在矢状窦中间。而且，必须要冒损伤的风险甚或撕脱内皮的风险，众所周知是容易形成二次血栓的。

每次全切除术后都采用旁路移植是否合理仍在尝试，或仅在被证明具有高静脉压力的特定情况下应用，仍然是一个值得讨论的问题。我们倾向于将这一程序系统化，特别是因为在没有任何附加风险时在硬膜外施行旁路移植。事实上，所有运用旁路移植并形成血栓的患者（除了一个带 GORE-TEX® 管）保持无症状并不意味着静脉重建是无用的。可以推断是旁路给静脉通路的发展予补偿时间直到闭塞发生。重要的是，这三名死于脑水肿的病人均为 Ⅵ 型脑膜瘤窦侵入，已经完全切除但没有静

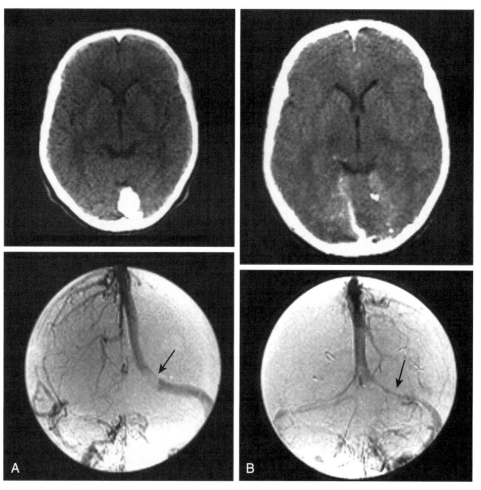

图 25-6　Ⅴ型脑膜瘤。A，术前轴向计算机断层扫描（CT）与对比剂（上排）和数字减影静脉相法显示前后的静脉相。窦汇脑膜瘤闭塞了右侧的横窦和几乎左侧的横窦（箭头，下排）。B，术后轴位 CT 扫描显示完整切除肿瘤（上排）及术后 DSA（2 周）表明右侧横窦（小箭头示）和左横窦（箭头）（下排）都开放。

表 25-2　不同操作后的窦通畅情况

血管造影对照			开放	
手术方式	总数	血管造影法	是	否
切除侧凹内肿瘤＋窦缝合	8	8	8	0
切除侵入窦壁的肿瘤＋补片（筋膜）	19	15	13	2
切除侵入的部分肿瘤＋旁路（大隐静脉）	11	10	7	3
切除侵入的部分肿瘤＋GORE-TEX 膜重建	6	6	0	6
切除侵入的部分肿瘤＋颈外静脉迂回	1	1	1	0
总计	45	40	29	11

脉修复重建。

结　论

我们的低复发率系列研究，支持不仅切除窦外肿瘤部分，还要切除侵入窦碎片。最终，这个决定必须在衡量风险与收益之后作出决定。当尝试根治性切除，决定静脉重建是强制性的；当窦未完全闭塞，我们就会发现这样做有潜在的好处，即使万一窦完全堵塞，恢复的血流可能会由于补偿的通路免遭受损害。实现彻底切除需要打开窦，探查窦腔，（暂时）阻断其流通。这个进程可以容易地用外科止血棉片进行。切除的窦壁必须用补片修复；移植物来自邻近的硬膜、筋膜或者最好是足够的薄的颞肌筋膜。对旁路移植，只有自体移植应当运用，用颈外静脉作短节段移植和深部大隐静脉作长节段移植。术后强制抗凝治疗要求至少 3 个月，直到重新发生血管内皮化，这一策略并不会增加出血的并发症。

参考文献

[1] Auque J. Le sacrifice veineux en neurochirurgie. Evaluation et gestion du risque. Neurochirurgie 1996;42(Suppl. 1).

[2] Sindou M, Alvernia JE. Results of attempted radical tumor removal and venous repair in 100 consecutive meningiomas involving the major dural sinuses. J Neurosurg 2006;105(4):514–25.

[3] Merrem G. [Parasaggital meningiomas. Fedor Krause memorial lecture]. Acta Neurochir (Wien) 1970;23(2):203–16.

[4] Bonnal J. La chirurgie conservatrice et réparatrice du sinus longitudinal supérieure. Neurochirurgie 2001;28:147–72.

[5] Bonnal J, Brotchi J. Surgery of the superior sagittal sinus in parasagittal meningiomas. J Neurosurg 1978;48:935–45.

[6] Bonnal J, Brotchi J, Stevenaert A, et al. Excision of the intrasinusal portion of rolandic parasaggital meningiomas, followed by plastic surgery of the superior of the superior longitudinal sinus. Neurochirurgie 1971;17:341–54.

[7] Bonnal J, Buduba C. Surgery of the central third of the superior sagittal sinus. Experimental study. Acta Neurochir (Wien) 1974;30:207–15.

[8] Alvernia JE, Sindou M. Preoperative neuroimaging findings as a predictor of the surgical plane of cleavage: prospective study of 100 consecutive cases of intracranial meningioma. J Neurosurg 2004; 100:422–30.

[9] Hoessly GF, Olivecrona H. Report on 280 cases of verified parasagittal meningioma. J Neurosurg 1955;12:614–25.

[10] Di Meco F, Li KW, Casali C, et al. Meningiomas invading the superior sagittal sinus: Surgical experience in 108 cases. Neurosurgery 2004;55(6):1263–74.

[11] Bederson JB, Eisenberg MB. Resection and replacement of the superior sagittal sinus for treatment of a parasagittal meningioma: technical case report. Neurosurgery 1995;37:1015–8.

[12] Donaghy RMP, Wallman LJ, Flanagan MJ, Numoto M. Sagittal sinus repair. Technical note. J Neurosurg 1973;38:244–8.

[13] Hakuba A. Surgery of the intracranial venous system. Heidelberg: Springer-Verlag; 1996.

[14] Hakuba A, Huh CW, Tsujikawa S, Nishimura S. Total removal of a parasagittal meningioma of the posterior third of the sagittal sinus and its repair by autogenous vein graft. Case report. J Neurosurg 1979;51:379–82.

[15] Hakuba A. Reconstruction of dural sinus involved in meningiomas. In: Al Mefty O, editor. Meningiomas. New York: Raven Press; 1991. p. 371–82.

[16] Hakuba A, Tsurund T, Ohata K, et al. Microsurgical reconstruction of the intracranial venous system. In: Hakuba A, editor. Surgery of the Intracranial Venous System. Heidelberg: Springer-Verlag; 1996. p. 220–5.

[17] Kang JK, Jun SS, Sung WH, et al. Surgical management of meningioma involving the superior sagittal sinus. In: Hakuba A, editor. Surgery of the intracranial venous system. Heidelberg: Springer-Verlag; 1996. p. 252–9.

[18] Kapp JP, Gielchinsky I, Petty C, Mc Clure C. An internal shunt for use in the reconstruction of dural venous sinuses. Technical note. J Neurosurg 1971;35:351–4.

[19] Kapp JP, Gielchinsky I, Deardourff SL. Operative techniques for management of lesions involving the dural venous sinuses. Surg Neurol 1977;339–42.

[20] Logue V. Parasagittal meningiomas. In: Krayenbühl, editor. Advances and Technical Standards in Neurosurgery. Wien: Springer-Verlag; 1975. p. 171–98.

[21] Masuzawa H. [Superior sagittal sinus plasty using flax flap in parasagittal meningioma (author's transl)]. No Shinkei Geka 1977;5:707–13.

[22] Meirowsky AM. Wounds of the dural sinuses. J Neurosurg 1953;10:496–514.

[23] Nagashima H, Kobayashi S, Takemae T, Tanaka Y. Total resection of torcular herophili hemangiopericytoma with radial artery graft: case report. Neurosurgery 1995;36:1024–7.

[24] Sekhar LN, Tzortzidis FN, Bejjani GK, Schessel DA. Saphenous vein graft bypass of the sigmoid sinus and jugular bulb during the removal of glomus jugular tumors. Report of two cases. J Neurosurg 1997;86:1036–41.

[25] Sindou M. Meningiomas invading the sagittal or transverse sinuses, resection with venous reconstruction. J Clin Neurosci 2001;8(Suppl. 1):8–11.

[26] Sindou M, Alaywan F, Hallacq P. Chirurgie des grands sinus veineux duraux intracrâniens. Neurochirurgie 1996;(Suppl. 1): 45–87.

[27] Sindou MA. The intracranial venous system as a neurosurgeon's perspective. Adv Tech Stand Neurosurg 2000;26:131–216.

[28] Sindou M, Hallacq P. Microsurgery of the venous system in meningiomas invading the major dural sinuses. In: Hakuba A, editor. Surgery of the intracranial venous system. Heidelberg: Springer-Verlag; 1996. p. 226–36.

[29] Sindou M, Hallacq P. Venous reconstruction in surgery of meningiomas invading invading the sagittal and transverse sinuses. Skull Base Surg 1998;8:57–64.

[30] Sindou M, Hallacq P, Ojemann RG, Laws ER. Aggressive (Sindou, Hallacq) vs Conservative (Ojemann, Laws) treatment of parasagittal meningiomas involving the superior sagittal sinus. In: Al Mefty O, Origitano TC, Harkey HL, editors. Controversies in neurosurgery. New York: Thieme; 1996. p. 80–9.

[31] Sindou M, Mazoyer JF, Fischer G, et al. Experimental bypass for sagittal sinus repair. Preliminary report. J Neurosurg 1976; 44:325–30.

[32] Sindou M, Mazoyer JF, Pialat J, et al. [Experimental intracranial venous microsurgery. Bypass of the sagittal sinus for arterial or venous repair and preoperative measurement of the cerebral impedance in the dog]. Neurochirurgie 1975;21:177–89.

[33] Sindou M, Mercier P, Bokor J, Brunon J. Bilateral thrombosis of the transverse sinuses: microsurgical revascularization with venous bypass. Surg Neurol 1980;13:215–20.

[34] Menousky T, De Vries J. Cortical vein end-to-end anastomosis after removal of a parasagittal meningioma. Microsurgery 2002;22: 27–9.

[35] Murata J, Sawamura Y, Saito H, Abe H. Resection of a recurrent parasagittal meningioma with cortical vein anastomosis: technical note. Surg Neurol 1997;48:592–5.

[36] Sakaki T, Morimoto T, Takemura K, Miyamoto S, Kyoi S, Utsumi S. Reconstruction of cerebral cortical veins using silicone tubing. J Neurosurg 1987;66:471–3.

[37] Sekhar LN. The exposure, preservation and reconstruction of cerebral arteries and veins during the resection of cranial base tumors. In: Sekhar LN, Schmamm Jr VL, editors. Tumors of the cranial base: diagnosis and treatment. Futura: Mount Kisko, NY; 1987. p. 213–26.

[38] Steiger HJ, Reulen HJ, Huber P, Boll J. Radical resection of superior sagittal sinus meningioma with venous interposition graft and reimplantation of the rolandic veins. Acta Neurochir (Wien) 1989; 100:108–11.

[39] Schmid-Elsaesser R, Steiger HJ, Yousry T, et al. Radical resection of meningiomas and arteriovenous fistulas involving critical dural sinus segments: experience with intraoperative sinus pressure monitoring and elective sinus reconstruction in 10 patients. Neurosurgery 1997;41:1005–18.

矢状窦旁脑膜瘤侵犯上矢状窦的处理：手术切除与放射治疗

26

Selçuk Peker,
M. Necmettin Pamir
贾贵军 译

概　述

侵犯重要血管结构的脑膜瘤的治疗在神经外科仍然是一个重大的挑战[1]。上矢状窦旁脑膜瘤经常可以看到肿瘤侵入上矢状窦；它增加复发的危险，在某些情况下，受侵袭的静脉窦的管理成为一个比切除肿瘤更大的问题[1,2]。目前治疗的选择是根据肿瘤所涉及的段和受侵的程度，然而，仍然有许多悬而未决的问题存在。

矢状窦旁脑膜瘤和上矢状窦

矢状窦旁脑膜瘤占颅内脑膜瘤的21%～31%[3-5]。脑膜瘤从沿上矢状窦排列的分布在矢状窦前1/3占有14.8%～33.9%，在矢状窦中1/3有44.8%～70.4%，在矢状窦后1/3有9.2%～29.6%[6]。几项研究显示脑膜瘤复发率取决于能否完整切除[3,7-9]。因此，矢状窦旁脑膜瘤手术的目的是沿着所涉及的硬膜和骨质完整地切除肿瘤，而且要求最小的并发症发生率和应用辅助治疗减少复发的概率。如果肿瘤已经侵犯上矢状窦，这是一个最大的挑战，因为大脑引流静脉的损伤会导致永久性神经缺损。

由脑膜瘤引起静脉介入的范围可以从侵入静脉窦壁的外表面到完全侵入窦内和窦的闭塞。几个作者已为外科手术决策的制定设计出分类方案[1,10,11]。第一个详细的 Krause 分类方案后来通过 Merrem 修改[11]，然后是 Bonnal 和 Brotchi 的修改[10]。最新的，被 Sindou[1]简化了的版本描述了根据侵入窦的程度的 6 种矢状窦旁脑膜瘤：

Ⅰ 型：侵犯窦壁外表面

Ⅱ 型：侵犯外侧凹槽

Ⅲ 型：侵犯窦侧壁

Ⅳ 型：侵犯两侧窦壁和窦顶

Ⅴ 型：肿瘤从一侧窦壁侵犯致窦完全闭塞

Ⅵ 型：肿瘤窦完全侵犯窦，窦已没有壁结构

报道中这些类型的发生率分别为31%、8%、11%、13%、5% 和32%[2]。

上矢状窦腔引流左右大脑半球表面静脉。静脉窦从前到后尺寸增加，分为前、中、后三部分[1]。临床上不同区域结果不同。广泛证明牺牲前1/3是能良好的耐受。然而，即使它很少涉及但术后还有思维、运动的减慢，运动不能性缄默症恶化。中间1/3接受中央组皮质静脉和损伤后会出现偏瘫失语风险。后1/3是最大的部分，接收直窦的血流。后1/3急性闭塞或者手术创伤会引起致命的

脑水肿和颅内压增高（ICP）。

治疗策略

现在对侵入上矢状窦的脑膜瘤没有处理标准。脑膜瘤累及前 1/3 是不太复杂的例子。手术后窦恢复通畅通常不是一个问题，在这些肿瘤中，这部分损伤很少引起神经系统症状。

位于上矢状窦中 1/3 的旁脑膜瘤是最难治疗的。这是由于回流静脉丰富，这个位置与并发症发生率以及高复发风险明显相关。完全阻断上矢状窦的脑膜瘤，完全切除肿瘤和部分阻断静脉窦血流是传统上认为治疗该疾病的最佳方法。然而，有报道挑战了这种观点。一些研究表明，用一个静脉移植更换或者建立旁路矢状窦是有用的，与传统切除受侵静脉窦而无静脉重建方法相比，可以降低并发症发生率和死亡率。Sindou 及其同事报道他们的研究成果，15 名患者肿瘤完全堵塞上矢状窦，对肿瘤和受侵犯的静脉窦进行全部切除：3 例（20%）死亡，6 例（40%）有永久性神经并发症。相比之下，13 例患者在肿瘤和受侵犯的静脉窦全球切除后进行静脉重建，仅 1 例（7.7%）出现永久的神经系统并发症。笔者解释了这个意想不到的发现，可能为窦或肿瘤内运行的静脉在某种程度提供近端和远端方面之间持续流动。

这个重大的挑战在于患者上矢状窦通畅的管理。在这些病例中，侵犯上矢状窦脑膜瘤手术切除，死亡率和并发症发生率风险也较高[12-15]。当然，病人症状渐加重时，至少大部分肿瘤应尽可能去除，然而，对侵犯静脉窦的部分该如何处理并没有明确的共识。处理浸润性但不侵犯上矢状窦的处理有两种外科策略：①受侵窦外围最安全的肿瘤切除；②积极手术切除受侵部分及随后静脉重建。

Colli 及其同事[6]回顾了 53 例矢状窦旁脑膜瘤的患者。7 例肿瘤涉及部分阻塞了上矢状窦。他们部分切除肿瘤，并且不尝试窦切除、重建。结果发现，无复发生存率与切除程度不相关。Colli 及其同事报道 328 例矢状窦旁脑膜瘤手术结果。他们的策略涉及切除被肿瘤阻塞上矢状窦，保护未阻塞部分。该研究包括了 221 例脑膜瘤涉及中、后 1/3 的上矢状窦患者。在 Simpson1 级切除患者复发率为

3%，在 Simpson2 级矢状窦完全切除重建患者复发率为 35%，在 Simpson3 级切除患者略微切除窦的复发率为 8%。

局限切除后的复发风险和牺牲矢状窦窦后的严重发病率和死亡率促使外科医生在切除的同时能开发新技术进行窦重建[1,10,14,16-19]。这样一个静脉重建是一项艰巨的外科手术挑战，文献只有很少上矢状窦重建的大样本病例。1978 年，Bonnal 和 Brotchi[10]报道了他们 34 例矢状窦旁脑膜瘤修复结果。他们的目标是保护上矢状窦开放和必要时应用自体静脉移植。9 例患者，外科医生不需移植就能够保留窦的通畅。在其他的 25 例，医生取走的一个或多个上矢状窦壁，然后用一个硬脑膜或静脉移植物重建窦的结构。其中 1 例，因必须切除整个上矢状窦，所以用完整的静脉移植物重建一个新的静脉窦。术后立即对照血管造影术证明在 34 名患者中的 87% 成功建立上矢状窦。2003 年，Brotchi 研究团队记录了这些病例的长期结果[10]。25 位病人经历了全部或部分切除上矢状窦和静脉窦重建，15 例患者肿瘤完全切除而这些患者已随访超过 10 年。15 例中 5 例（33%）已经发展成局灶性脑膜瘤复发。25 例患者中其余的 10 例患者接受肿瘤部分切除，其中 8 例已随访超过 10 年。这 8 例患者中 5 例（63%）发展为局部复发。基于这些结果，作者对他们这一治疗肿瘤方法的有效性持怀疑态度。他们认为治疗累及上矢状窦的脑膜瘤最佳的方法是肿瘤大部分切除、术后监测，如果残余肿瘤再生长则进行放疗。

Hakuba 及其同事[20]报道了他的 23 例矢状窦旁脑膜瘤结果。6 例完全切除了肿瘤和静脉窦。17 例，静脉窦受累完全切除肿瘤后修补窦壁或用静脉移植物重建静脉窦。在这组病例中，有 29% 术后出现轻瘫。术后造影证实 66% 的病例上矢状窦是开放的。这就是说，1/3 的病例上矢状窦重建无效。

2001 年，Sindou[21]报道了 32 例浸润上矢状窦的脑膜瘤结果。16 例进行修补重建，其他 16 例为搭桥（10 例自体静脉移植，6 例 GORE-TEX®）。这位作者提倡，即使 SSS 被脑膜瘤完全阻断也应该重建。他认为如果不进行静脉通路重建安全切除一个侵犯静脉窦的脑膜瘤是困难的。关于修补材料，Sindou 报道他成功地用了局部硬脑膜、筋膜、颞肌筋膜。对于需要搭桥病例，他建议自体静脉移植。Sindou 声称移植物血栓形成长期不影响搭桥患者的

神经状态。他表示，这是因为逐渐闭塞时间由脑膜瘤的增长使静脉通路达到代偿。Sindou 报道对照血管造影于 32 例患者中 28 例实施。16 例患者中 13 例通过修补的窦修复的病例以这种方式进行了评估，血管造影发现随访期间窦闭塞在这些个体只有 1 例。10 例中有 9 例接受自体静脉旁路移植患者们通过手术后 2 周血管造影进行评估。在这一阶段，这 9 例做血管移植的患者有 3 例形成血栓但患者无临床恶化表现。另 6 例接受 GORE-TEX® 旁路移植患者同样接受了详细的检查。所有患者都通过造影评价，所有病例在第一周都形成血栓。因此，所有 28 例修复上失状窦的患者手术后都通过血管造影评估，10 例（36%）上失状窦闭塞。这些结果质疑了假如脑膜瘤侵犯上矢状窦时窦重建的功效。除了这 32 例，涉及上矢状窦脑膜瘤的窦修复重建，Sindou 也报道了其他 40 例不需要窦重建的上矢状窦脑膜瘤病例。所有 72 例患者中只有 2 例患者死亡，且这 2 例患者都没有经历上矢状窦的重建。他的全部 72 例患者中，平均并发症发生率为 10%，平均随访时间为 8 年，脑膜瘤复发率为 2.5%。

最近的由 DiMeco 及其同事 [14] 报道了笔者上矢状窦的脑膜瘤的广泛手术经验。他们在 108 例病例中有 100 例，可以达到 Simpson1 或 2 级切除。这些作者提倡切除肿物，外加切除全部被肿瘤浸润的上矢状窦组织，然后用冻干尸体的移植物修复窦壁。在上矢状窦完全闭塞的地方，他们全切全部肿瘤和窦。他们的 108 例中的 30 例（28%）肿瘤侵入整个上矢状窦，而这些患者接受肿瘤切除外加完整窦切除。其他的 78 例肿瘤只是部分侵入窦。在切除这些肿瘤时，达到 Simpson1 级和 2 级切除的分别为 40 例和 34 例。剩下的 4 例达到 Simpson4 级切除。DiMeco 及其同事 [14] 未对这一系列 108 例中侵犯上矢状窦的脑膜瘤实施旁路移植搭桥手术。他们报导只有 2 人死亡（死亡率 1.9%）。最严重的并发症是脑水肿，108 例发生率是 8.3%。作者术后并没有进行血管造影，所以该系列病例中窦通畅率未知。平均随访时间为 79.5 个月，复发率是 13.9%。

Sindou 报道了他积极处理矢状窦旁脑膜瘤侵犯上矢状窦双侧壁的经验 [2,21]。第二项研究涉及 100 例侵犯硬脑膜窦的脑膜瘤，包括 92 例位于上矢状窦（30.4% 在前 1/3 与中央前静脉紧密相关，52.3% 在中 1/3 涉及中央后静脉，17.4% 在后 1/3）[2]。作者报道了患者的全切除率为 93%（Simpson1 或 2 级）和根治性切除结合凝固的少量的残余肿瘤切除（Simpson3 级切除），其他的为 7%。永久性神经病学并发症发生率为 8%，死亡率为 3%。作者报道了 4% 的复发率，超过平均 8 年的随访时间（3 ～ 23 年）。该研究得出很重要的结论，如前面提到的：完全闭塞的矢状窦的切除与较高发病率。

除了在前文提出的这一系列，文献包含几个零星的矢状窦旁脑膜瘤上矢状窦重建的病例报告。一份由 Steiger 及其同事报告的记载的上矢状窦脑膜瘤一个案例，实现静脉窦重建通过静脉移植插入和中央前回静脉的再植术。手术后两周，多普勒超声证实上矢状窦是明显的。在这种情况下进行血管造影。20 个月时 CT 显示没有复发，但没有长期的调查结果可用。在其他的浸润上矢状窦的脑膜瘤的病例中，Murata 及其同事 [23] 实施了皮质静脉吻合术。手术后 2 周内控制血管造影揭示了明显的窦和皮层静脉，但这个病人的长期结果没有随访证明。

对闭塞的矢状窦一种更新、更少侵入性的处理模式是血管内扩张支架置入。Ganesan 及其同事 [24] 报道了一例患者由于矢状窦旁脑膜瘤相关的窦回流障碍引起良性高颅压。作者治疗这个病人运用血管内支架置入术联合放疗。治疗后 14 个月的支架仍明显存在而且肿瘤稳定。Higgins 及其同事 [25] 报道一例小脑幕脑膜瘤患者的治疗实施 3 次手术并且接受放射治疗。由于部分静脉窦回流的障碍增加的颅内压被支架置入右侧横窦成功治疗。据报道在支架置入术后 9 个月随访，患者仍很好。

放射外科的作用

积极治疗策略的高并发症率和保守治疗后复发的风险已经产生了选择治疗策略的需要。已经证明脑膜瘤的放射外科治疗是安全、有效的，近年来脑膜瘤的这种治疗方式对于小脑膜瘤的初次处理或对于残存及复发脑膜瘤病例已经变得非常普及 [26,27]。据报道，肿瘤的生长控制率为 85% ～ 95%[27]。在海绵窦脑膜瘤病例中或在矢状窦旁脑膜瘤侵犯上矢状窦的病例中，这相对更少的侵入性治疗方式作为附属或可供选择的方法之一被应用，获得长期的肿瘤生长控制和很少的并发症发生率 [28]。

目前，还没有确切的证据表明积极的治疗或更少的侵入治疗模式的优势。只有两项已公布研究并且验证了γ刀可以有效地用于侵犯上矢状窦的矢状窦旁脑膜瘤治疗的假设。由 Kondziolka 及其同事[15]领导的一项多中心研究，分析了γ刀放射治疗侵犯上矢状窦的 203 例脑膜瘤治疗的结果。这些脑膜瘤的大部分已经侵犯上矢状窦的中段或后段，而且肿瘤的体积相对较小（平均肿瘤体积 10 cm³）。78 例患者接受放射外科作为主要治疗，在这组病例中精确计算的 5 年肿瘤控制率为 93%。所有接受放射外科治疗的 < 7.5ml 的肿瘤从长期看没有一例显示肿瘤再生长。125 例在γ刀之前曾经历了手术治疗的病例中，5 年控制率只有 60%。作者报道，大多数放射外科治疗失败是由于远处肿瘤的生长。在先前曾接受手术治疗的侵犯上矢状窦的脑膜瘤中，界定脑膜瘤的边界对放射外科来说是困难的。在由 Kondziolka 及其同事报道的 203 例病例中，中位边缘剂量是 15 Gy。16% 的患者经放射外科治疗后出现症状性水肿，而且这一比率相对较高。作者们分析了潜在的水肿发展的因素，发现与这种并发症唯一相关的因素是以前的神经病学功能缺损。在所有病例中，水肿用药物治疗来解决。Kondziolka 及其同事得出的结论是，在某些情况下一个小脑膜瘤（直径 < 3cm）已经侵犯上矢状窦，而窦仍然是通畅的，放射外科治疗应该是首要的外科治疗方式。在某些情况下肿瘤比较大，他们推荐有计划的第二阶段放射外科治疗。

作者的经验

前几年我们对这些肿瘤的手术策略是如果肿瘤阻塞了上矢状窦就全切肿瘤及影响上矢状窦的部分。如果此肿瘤在上矢状窦的前 1/3，我们就会全切肿瘤和浸润上矢状窦的部分而不用修复窦。对于肿瘤在上矢状窦的中或后 1/3，只有上矢状窦的侧壁受浸润，我们就会切除肿瘤和受浸润的上矢状窦窦壁，并且进行移植修复。若肿瘤浸润至窦内但上矢状窦仍然通畅，我们就会切除肿瘤，留下部分长入上矢状窦的部分。如果肿瘤在随访期有进展，我们推荐分块放射治疗。这种类型的处理导致的并发症发生率并不低。然而，在 1997 年我们改变了我

们的策略。现在我们切除肿瘤的全部，电凝浸润窦侧壁的部分，然后在手术后 24 小时内用磁共振成像（MRI）进行评估。如果检测到残余的肿瘤，在患者出院之前我们采用γ刀放射外科治疗残留的肿瘤组织。

我们在 1997—2007 年治疗了 60 例上矢状窦受浸润的脑膜瘤。43 例的结果在以前报道过[29]。在 49 例经放射外科治疗后随访 12 个月至 96 个月（中位数 36 个月）。这组病例包括了 16 位男性和 33 名女性，平均年龄为 56 岁（范围 9 ~ 87 岁）。脑膜瘤主要分布在上矢状窦前 1/3 是 7 例（12%），在中 1/3 为 32 例（70%），后 1/3 的是 10 例（19%）。39 位患者在接受γ刀治疗的时候是有临床症状的。但另外 10 位无症状的患者经连续磁共振（MRI）扫描后显示脑膜瘤进展。49 例患者中 19 例为原发无浸润的肿瘤（Ⅰ组），而另外 30 例之前已在我中心经历了切除治疗（Ⅱ组）。在我们的研究机构中，肿瘤切除术后 24 小时内进行 MRI 检查，显示了所有残留肿瘤的存在及程度。基于这些发现，我们把第二组病例（以前施行过手术的）分成亚组。在这组 30 例中，12 例有残余肿瘤（ⅡA组），18 例有肿瘤复发（ⅡB组）。

表 26-1 列出了调查的三组肿瘤的大小和放射外科治疗的信息以及 49 例肿瘤全部的信息。49 例患者中位肿瘤体积是 9ml（范围 1 ~ 32ml）。在大多数情况下，50% 的等剂量线有助于区分肿瘤的边界。中位边缘剂量是 15 Gy。

表 26-2 列出了各组放射治疗后的结果和所有患者的组合。对于全部 49 例患者，放射治疗后随访时间从 12 个月到 104 个月不等（中位值是 58 个月）。在随访期间，22 例（45%）肿瘤体积减小，22 例（45%）体积保持不变，5 例（10%）体积扩大。放射外科治疗的肿瘤整体控制率是 90%。在这些病例中，49 例中的 30 例在γ刀治疗之前曾经历手术治疗。基于至少 1 年的随访观察，在 18 例中的 14 例有脑膜瘤复发、12 例中的 11 例有残余的肿瘤组织，放射外科提供了成功的肿瘤控制。在残余肿瘤病例中，这种差异与小的肿瘤体积相关，意味着高的边缘剂量可以应用到这些肿瘤上。我们 2 年的随访数据同时表明，γ刀治疗对 19 例原发无浸润的影响上矢状窦的脑膜瘤提供 100% 的控制率。对这一问题明确的结论需要更长时间的随访观察。我们发现 2 例侵犯上

表 26-1　49 例肿瘤的大小和放射外科剂量的关系

患者	计数	放射外科平均时间（月）	肿瘤平均体积（ml）	平均边缘剂量（Gy）	平均最大剂量（Gy）	等剂量线
原始组（组Ⅰ）	19	—	12（5～26）	15（10～20）	30（20～40）	50（50～55）
残余组（组ⅡA）	12	3（1～5）	4（1～7）	17（13～20）	33（26～40）	50
复发组（组ⅡB）	18	46（23～73）	12（6～32）	14（10～18）	28（20～36）	50（40-60）
合计	49	22（1～73）	9（1～32）	15（10～20）	30（20～40）	50（40-60）

表 26-2　49 例放射外科治疗后影像学发现

患者	计数	平均观察时间（月）	肿瘤不变	肿瘤体积减小	肿瘤体积增大	肿瘤体积控制率（%）
原始组（组Ⅰ）	19	44	12	5	0	100
残余组（组ⅡA）	12	46	4	7	1	92
复发组（组ⅡIB）	18	48	4	10	4	78
合计	49	46	22	22	5	90

矢状窦的恶性脑膜瘤施行放射外科治疗根本无效，因此对这个位置恶性脑膜瘤不推荐 γ 刀治疗作为首要的放射疗法。5 例中的 4 例放射治疗后进展的肿瘤是复发脑膜瘤，1 例是有残留的脑膜瘤。5 例中包括 2 例恶性脑膜瘤，其中之一是非典型脑膜瘤，以及第二组中的两种典型脑膜瘤。我们用 γ 刀治疗 24 例残留或复发的典型脑膜瘤放射外科治疗后总体复发率为 8%，与报道的手术全切除肿瘤的复发率相当（图 26-1）。基于这一经验，我们发展了一种上矢状窦受浸润的脑膜瘤的治疗模式（图 26-2）。

结　论

如今，对于侵入上矢状窦的脑膜瘤的治疗仍然没有处理的标准。对于上矢状窦前 1/3 的脑膜瘤，外科手术切除肿瘤和涉及窦的部分可以相对（但不是完全）安全地实施。

对于已经完全阻塞上矢状窦的矢状窦旁脑膜瘤，可以彻底切除肿瘤组织的传统信仰已经受到新的研究的挑战，并且表明其有明显的并发症发生率和死亡率。即使最有经验的外科医生施行手术，根

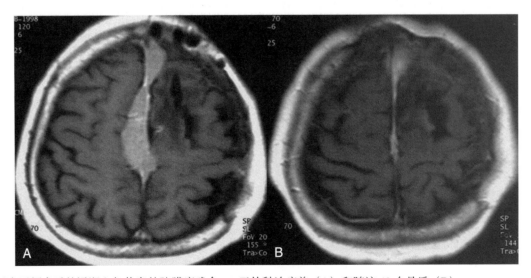

图 26-1　两次开颅术后的浸润上矢状窦的脑膜瘤残余。γ 刀外科治疗前（**A**）和随访 42 个月后（**B**）。

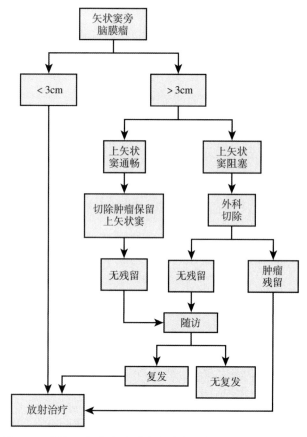

图 26-2 侵犯上矢状窦脑膜瘤的治疗程序。

治性切除上矢状窦中 1/3 的脑膜瘤也会带来高的并发症的危险。保持上矢状窦通畅的小脑膜瘤可以应用基本的放射外科治疗成功地控制。最大安全切除上矢状窦外的肿瘤可以安全进行并且保持窦的通畅。如果术后 MRI 证实有大块残留或随访期间检测到肿瘤复发,放射外科治疗是必要的补充。

参考文献

[1] Sindou M, Auque J. The intracranial venous system as a neurosurgeon's perspective. Adv Tech Stand Neurosurg 2000;26: 131–216.

[2] Sindou MP, Alvernia JE. Results of attempted radical tumor removal and venous repair in 100 consecutive meningiomas involving the major dural sinuses. J Neurosurg 2006;105:514–25.

[3] Chan RC, Thompson GB. Morbidity, mortality, and quality of life following surgery for intracranial meningiomas. A retrospective study in 257 cases. J Neurosurg 1984;60:52–60.

[4] Jaaskelainen J. Seemingly complete removal of histologically benign intracranial meningioma: late recurrence rate and factors predicting recurrence in 657 patients. A multivariate analysis. Surg Neurol 1986;26:461–9.

[5] Kallio M, Sankila R, Hakulinen T, Jaaskelainen J. Factors affecting operative and excess long-term mortality in 935 patients with intracranial meningioma. Neurosurgery 1992;31:2–12.

[6] Colli BO, Carlotti Jr CG, Assirati Jr JA, et al. Parasagittal meningiomas: follow-up review. Surg Neurol 2006;66(Suppl. 3):S20–7; discussion S27–8.

[7] Simpson D. Recurrence of intracranial meningiomas after surgical treatment. J Neurol Neurosurg Psychiatry 1957;20:22–39.

[8] Mirimanoff RO, Dosoretz DE, Linggood RM, et al. Meningioma: analysis of recurrence and progression following neurosurgical resection. J Neurosurg 1985;62:18–24.

[9] Marks SM, Whitwell HL, Lye RH. Recurrence of meningiomas after operation. Surg Neurol 1986;25:436–40.

[10] Bonnal J, Brotchi J. Surgery of the superior sagittal sinus in parasagittal meningiomas. J Neurosurg 1978;48:935–45.

[11] Merrem G. [Parasaggital meningiomas. Fedor Krause memorial lecture]. Acta Neurochir (Wien) 1970;23:203–16.

[12] Stippler M, Kondziolka D. Skull base meningiomas: Is there a place for microsurgery? Acta Neurochir (Wien) 2005;148:1–3.

[13] Iwai Y, Yamanaka K, Morikawa T. Adjuvant gamma knife radiosurgery after meningioma resection. J Clin Neurosci 2004;11: 715–8.

[14] DiMeco F, Li KW, Casali C, et al. Meningiomas invading the superior sagittal sinus: surgical experience in 108 cases. Neurosurgery 2004;55:1263–72; discussion 1272–4.

[15] Kondziolka D, Flickinger JC, Perez B. Judicious resection and/or radiosurgery for parasagittal meningiomas: outcomes from a multicenter review. Gamma Knife Meningioma Study Group. Neurosurgery 1998;43:405–13; discussion 413–4.

[16] Caroli E, Orlando ER, Mastronardi L, Ferrante L. Meningiomas infiltrating the superior sagittal sinus: surgical considerations of 328 cases. Neurosurg Rev 2006;29:236–41.

[17] Hakuba A. Reconstruction of dural sinus involved in meningiomas, Meningiomas. In: Al-Mefty O, editor. New York: Raven Press; 1991. p. 371–82.

[18] Hancq S, Baleriaux D, Brotchi J. Surgical treatment of parasagittal meningiomas. Sem Neurosurgery 2003;3:203–10.

[19] Buster WP, Rodas RA, Fenstermaker RA, Kattner KA. Major venous sinus resection in the surgical treatment of recurrent aggressive dural based tumors. Surg Neurol 2004;62:522–30.

[20] Hakuba A, Huh CW, Tsujikawa S, Nishimura S. Total removal of a parasagittal meningioma of the posterior third of the sagittal sinus and its repair by autogenous vein graft. Case report. J Neurosurg 1979;51:379–82.

[21] Sindou M. Meningiomas invading the sagittal or transverse sinuses, resection with venous reconstruction. J Clin Neurosci 2001;8 (Suppl. 1):8–11.

[22] Steiger HJ, Reulen HJ, Huber P, Boll J. Radical resection of superior sagittal sinus meningioma with venous interposition graft and reimplantation of the rolandic veins. Case report. Acta Neurochir (Wien) 1989;100:108–11.

[23] Murata J, Sawamura Y, Saito H, Abe H. Resection of a recurrent parasagittal meningioma with cortical vein anastomosis: technical note. Surg Neurol 1997;48:592–5; discussion 595–7.

[24] Ganesan D, Higgins JN, Harrower T, et al. Stent placement for management of a small parasagittal meningioma. Technical note. J Neurosurg 2008;108:377–81.

[25] Higgins JN, Burnet NG, Schwindack CF, Waters A. Severe brain edema caused by a meningioma obstructing cerebral venous outflow and treated with venous sinus stenting. Case report. J Neurosurg 2008;108:372–6.

[26] Kondziolka D, Lunsford LD, Coffey RJ, Flickinger JC. Gamma knife radiosurgery of meningiomas. Stereotact Funct Neurosurg 1991;57:11–21.

[27] Kondziolka D, Mathieu D, Lunsford LD, et al. Radiosurgery as definitive management of intracranial meningiomas. Neurosurgery 2008;62:53–8; discussion 58–60.

[28] Pamir MN, Kilic T, Bayrakli F, Peker S. Changing treatment strategy of cavernous sinus meningiomas: experience of a single institution. Surg Neurol 2005;64(Suppl. 2):S58–66.

[29] Pamir MN, Peker S, Kilic T, Sengoz M. Efficacy of gamma-knife surgery for treating meningiomas that involve the superior sagittal sinus. Zentralbl Neurochir 2007;68:73–8.

嗅沟脑膜瘤 🎥

Jeroen R. Coppens,
William T. Couldwell

陈胜利 译

概 述

嗅沟脑膜瘤占所有颅内脑膜瘤的10%，发生于筛板或额蝶缝。肿瘤的微观特征、病理分型、女性多发等特点，和其他部位的脑膜瘤相似[1]。在1885年，Durantecen成功切除了一例嗅沟脑膜瘤并做了历史上的首次报道[2]。

嗅沟脑膜瘤通常位于中线，随着体积的增加，可能会变得不对称。额叶在肿瘤偏大的一侧会受到压迫，对于较大的肿瘤，还会影响到视神经和视交叉。由于生长方式的不同，可以向下方发展进入筛窦、筛板，通过蝶骨平台进入蝶窦，向侧方发展进入眼眶[3,4]。

嗅沟脑膜瘤和其他部位的脑膜瘤一样，含有丰富的血管供应，血供主要来自颈外动脉。嗅沟脑膜瘤供血动脉一般有筛前动脉、筛后动脉、脑膜中动脉分支和眼动脉脑膜支等[5,6]，对于大的肿瘤，大脑前动脉也参与血液供应。

嗅沟脑膜瘤发展隐匿，通常当肿瘤很大时才明确诊断，因此，其主要的治疗方法是手术治疗。随着手术显微镜的引入，与颅底显微外科更精细的技术及入路结合，使手术效果不断提高。

本章介绍的主要内容有嗅沟脑膜瘤的临床表现、影像学特点、治疗适应证、治疗方案及预后。

临床表现

嗅沟脑膜瘤通常在其体积很大有明显的占位效应时才被诊断[7,8]，许多患者其首发症状没有特异性，导致误诊率很高。在许多情况下，由于其症状进展缓慢，对这些患者没能够引起足够的重视，从而降低了及时就医可能性。其病程差异很大，从首发症状到明确诊断，文献报道最长为14年[9]。

嗅觉减退或嗅觉丧失是最早的症状之一，但很少有患者因此来就医。在一组病例中，嗅觉丧失超过50%（表27-1）。有一罕见病例，报道嗅觉丧失是嗅沟脑膜瘤的继发症状[10]。随后伴随的症状有头痛和人格改变，常见人格改变有冷漠和木僵，常常被误诊为抑郁症或老年性痴呆。文献报道，有时其早期表现为具有攻击性行为[11,12]。在个别特殊情况下表现为欣快[13]。影响额叶功能出现短期记忆障碍，继续发展可导致痴呆和尿失禁。症状通常要进展数月到数年，对患者的社交和工作影响非常大。在报道的本组病例中，精神障碍为最常见症状，发生率超过50%（见表27-1）。

晚期症状可能包括由于视神经或视交叉受压迫引起的视觉症状。少部分情况下，视觉症状可能是由于肿瘤侵袭眶内引起。文献报道，有不同程度视野缺失以及视力减退占诊断患者中的 1/3 （见表 27-1）[14,15]。视觉损害的程度似乎与肿瘤的大小有关。单侧的嗅觉丧失、视神经萎缩和对侧的视盘水肿被 Fosfer Kennedy 首次描述，并称之为 Fosfer Kennedy 综合征，在本病中罕见，但可以在其他情况下出现[16-19]。此外还可以通过眼底检查发现视盘渗出。

癫痫是一种不常见的症状（8%），但它的出现会促使患者早期进行影像检查，从而早期做出诊断。少数的病例是由于肿瘤侵犯了鼻窦引起鼻塞、鼻出血、自发性脑脊液鼻漏（CSF）或出现脑膜炎而被确诊。

术前评估

磁共振成像（MRI）普通序列和钆增强（注射钆增强剂）扫描，是确诊嗅沟脑膜瘤首选检查。在 MRI 特征上，与颅内或椎管内其他部位的脑（脊）膜瘤相似。嗅沟脑膜瘤的磁共振特征是以筛板为中心在硬脑膜上附着均匀增强的病变（图 27-1）。通常在 T1 加权序列是等信号，在 T2 加权序列为等

表 27-1 自 1990 年以来有关嗅沟脑膜瘤的临床特征报道

作者	例数	年龄（平均）	性别	头痛（%）	情感变化（%）	视力（%）	嗅觉减退（%）	癫痫（%）	病程*
Hassler and Zentner 1991[38]	11	38～67	7F, 4M	NA	9 (82)	3 (27)	NA	0	3 月～2 年
Schaller et al. 1994[42]	17	38～67 (52)	10F, 18M	NA	20 (71)	8 (28)	NA	NA	NA
Mayfrank and Gilsbach 1996[43]	18	45～75	13F, 5M	NA	10 (56)	4 (22)	11 (61)	0	NA
Paterniti et al. 1999[39]	20	4～73 (49)	3F, 1M	NA	NA	NA	NA	NA	NA
Tsikoudas and Martin-Hirsch 1999[66]	13	34～74	10F, 3M	8 (62)	8 (62)	5 (38)	4 (31)	2 (15)	0～2 年
Turazzi et al. 1999[40]	37	32～64 (57)	22F, 15M	NA	27 (73)	16 (43)	27 (73)	0	NA
Zevgaridis et al. 2001[73]	5	55～67 (63)	2F, 3M	NA	NA	5 (100)	NA	NA	0～3 年
Hentschel and DeMonte 2003[31]	13	40～72 (56)	12F, 1M	5 (38)	9 (69)	6 (46)	8 (62)	NA	NA
Tuna et al. 2005[35]	25	NA (51)	3F, 2M	NA	15 (60)	13 (52)	18 (72)	0	0～2 年
Spektor et al. 2005[16]	80	16～85 (55)	29F, 11M	41 (51)	21 (27)	22 (27)	39 (49)	9 (11)	NA
Tella et al. 2006[34]	13	23～70 (51)	9F, 4M	5 (38)	3 (23)	6 (46)	2 (15)	1 (7)	NA
Bassiouni et al. 2007[12]	56	30～74 (51)	41F, 15M	11 (20)	31 (55)	12 (21)	33 (72)	0	0～12 年
Nakamura et al. 2007[9]	82	33～91 (57)	63F, 19M	26 (32)	59 (72)	20 (24)	48 (58.5)	16 (19.5)	0～14 年
合计	390	4～91 (54)	270F, 120M	96 (37)	203 (55)	118 (32)	190 (54)	28 (8)	0～14 年

* 诊断前症状持续时间。F，女性；M，男性；NA，没有提供。

高信号。可以清楚地了解肿瘤扩展到筛窦或鼻腔内的范围，可以清晰显示肿瘤与视神经和视交叉的关系。嗅沟脑膜瘤常使视觉通路和大脑前动脉向下方、后上方移位。大脑前动脉被肿瘤包绕是罕见的。可以观察到不同程度的额叶水肿。在多达58%的术前病人中合并有脑水肿，需要应用脱水剂。

前颅底的薄层电子计算机断层扫描（CT），对评估肿瘤侵蚀鼻窦或眼眶范围和程度是非常有用的。骨质增生的部位和程度可能会影响到手术的入路。鼻窦被侵蚀的发生率大约为19%（表27-2）。通过眼眶内侧壁侵蚀眼眶的比较少见，据文献报道发生率达5%[9]。

脑血管造影检查在嗅沟脑膜瘤的诊断上没有必要，因为大脑前动脉在MRI上清晰可见。脑血管造影可以显示前颅底肿瘤的血供情况与大脑前动脉向后上移位的程度。文献报道了一例嗅沟脑膜瘤合并筛前动脉囊状动脉瘤，对如何切除进行了描述[21]。

诊断时肿瘤的大小变化范围很大，有肿瘤直径达到10cm时才被确诊[9]。大部分嗅沟脑膜瘤确诊时，其最大径＞4cm（见表27-2）。其中10%的病例是在影像学检查偶然发现的[9]。

鉴别诊断

需要与嗅沟脑膜瘤鉴别诊断的病变比较少，

MRI检查显示，这些肿瘤通常很有特点。嗅神经鞘瘤或额下神经鞘瘤与其他脑神经无关，是一种罕见的肿瘤，可以在其他部位发生[22-25]。其术前影像学检查关键点包括出现扇形骨、缺乏钙化和硬膜鼠尾征[26]。有个案报道，鼻腔神经鞘瘤合并嗅沟脑膜瘤[27]。少数情况下，嗅沟脑膜瘤可能很难与鼻窦嗅神经母细胞瘤区分。年轻的患者要警觉罹患此肿瘤的可能性。嗅沟脑膜瘤和鼻窦嗅神经母细胞瘤术后为控制其复发可以放射治疗[28]。如硬脑膜受侵犯，还需与硬膜下转移性疾病相鉴别，需要提到的是乳腺癌，它的转移性与脑膜瘤有相关性[29]。随着乳腺癌筛查和局部肿瘤控制的加强，这种状况比较少见。

重要的是需与鞍结节脑膜瘤鉴别，后者发生于蝶骨平台或鞍结节，早期症状是视觉减退。鞍结节脑膜瘤常压迫视神经出现移位。在术前MRI的矢状位上能区分这两种肿瘤。

治疗选择

嗅沟脑膜瘤的治疗，在选择是否需要手术时通常要考虑确诊时肿瘤的大小，由于随着神经影像学检查的增加，使一些肿瘤被发现的概率也增大。当肿瘤较小没有占位效应时，可以选择观察，并长期随诊。能够长期观察也与患者的寿命密切相关。放射外科治疗对一些特殊病例有明显效果。

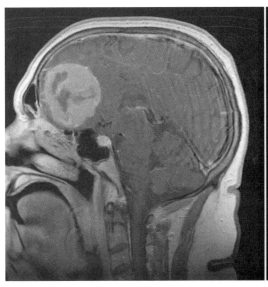
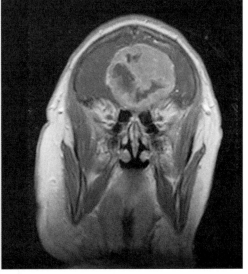

图 27-1 矢状位（左）和冠状位（右）显示磁共振钆增强后以筛板硬膜为中心的巨大肿瘤。

表 27-2 1990 年以来有关嗅沟脑膜瘤的临床特征及治疗结果报道

作者	例数	入路	大小 cm（平均）	≥ 4 cm 例数（%）	Simpson 1 ~ 2 分级（%）	改善 行为（%）	视力（%）	头痛（%）	嗅觉减退（%）	侵犯海绵窦（%）	随访（%）	复发率（%）
Hassler and Zentner 1991[38]	11	翼点	4~6（NA）	11（100）	11（100）	9（100）	NA	NA	NA	NA	NA	NA
Schaller et al. 1994[42]	17	翼点	3.5~6（NA）	NA	27（96）	19（95）	6（75）	NA	NA	NA	NA	NA
Mayfrank and Gilsbach 1996[43]	18	纵裂	1.5~7（NA）	9（50）	18（100）	NA	NA	NA	NA	NA	NA	NA
Paterniti et al. 1999[39]	20	翼点	NA	NA	20（100）	NA	NA	NA	NA	NA	1~21	0
Tsikoudas and Martin-Hirsch 1999[66]	11	双额	NA	9（69）	13（100）	NA	NA	NA	NA	NA	NA	4（30）
	2	单额										
Turazzi et al. 1999[40]	37	翼点	NA	32（86）	37（100）	27（100）	16（100）	NA	NA	1（3）	1~8（4）	0
Zevgaridis et al. 2001[73]	5	单额	5.5~8（NA）	5（100）	5（100）	NA	4（80）	NA	NA	NA	2~8（5）	NA
Hentschel and DeMonte 2003[31]	13	双额	3.5~8（NA）	NA	11（85）	9（100）	5（83）	NA	NA	6（46）	0~5（2）	0
Tuna et al. 2005[35]	19	双额	NA	NA	25（100）	15（100）	7 of 13	NA	NA	3（12）	1~10	0
	6	翼点										
Spektor et al. 2050[16]	35	双额	2~9（4.6）	58（72）	72（90）	NA	NA	NA	NA	21（26）	0~14	2（2）
	9	单额										
	18	翼点										
	7	额眶										
	11	颅底										
Tella et al. 2005[34]	NA	双额	2.5~6	12（92）	13（100）	3（100）	2（33）	5（100）	NA	5（38）	1 ~ 9（3.5）	0
	NA	单额										

表 27-2 续　1990 年以来有关嗅沟脑膜瘤的临床特征及治疗结果报道

作者	入路	例数	大小 cm（平均）	≥ 4 cm 例数（%）	Simpson 1~2分级（%）	改善 行为（%）	视力（%）	头痛（%）	嗅觉减退（%）	侵犯海绵窦	随访（%）	复发率（%）
Bassiouni et al. 2005[12]	双额	36	2.5~7.5（5.2）	NA	56（100）	22（88）	10（83）	NA	2（5）	5（9）	1~13	5（9）
	翼点	13										
	单额	4										
	眶上	3											
Nakamura et al. 2005[9]	双额	46	1.4~10（4）	60（73）	76（93）	37（63）	11（55）	NA	0	16（195）	0~22.5	4（5）
	侧额	34										
	翼点	2											
合计	翼点	124	1.4~10	196（76）	373（96）	132（80）	61（72）	NA	NA	57（19）	0~22.5	15（4）
	纵裂	18										
	双额	205										
	单额	20											

N，例数；NA，没有提供；HA，头痛。

对复发肿瘤的处理包括二次手术和放射治疗。在极少数情况下嗅沟脑膜瘤可以演变进展为非典型或恶性脑膜瘤,应积极手术并结合放射治疗。

嗅沟脑膜瘤手术入路

当嗅沟脑膜瘤生长到一定体积且有占位效应并被明确诊断时通常需要手术治疗。几种常用的手术入路有:额下[6,30-36]、翼点[33,35,37-42]或半球间入路[43]。如肿瘤侵犯鼻窦需选择颅面入路[16,44,45]。对一些病例可以选择经蝶窦入路[46,47]。

最佳手术入路设计要考虑到肿瘤的生发点、与硬膜的关系及肿瘤的血管供应情况。它的最佳要求应该是能尽量利用重力牵拉,减少额叶回缩。有良好的视野能暴露视神经、视交叉、大脑前动脉以及前颅底,从而提高了完整切除肿瘤的机会。外科医生对每种手术入路的优越性基本达成了共识。

硬膜下入路

经双侧额下入路是切除嗅沟脑膜瘤的第一种手术方式。虽然目前外科医生已经设计出许多其他入路,但它仍然是最广泛使用的方法(见表27-2)。

标准的双侧额下入路是将患者的头部固定在头架上,取皮肤冠状切口,头部的最佳位置要求是能

使静脉回流通畅,并提供肿瘤与额叶最大的分离空间。将皮瓣与颅骨分离并翻向前方,要保护眶上神经和动脉。在剥离颞肌前部时要保护面神经额支。标准的双侧额下入路是要处理好两个骨孔,分别在冠状缝前矢状窦旁两侧,是解剖上的关键孔(图27-2)。在关键孔水平切断部分颞肌,按设计打开颅骨骨瓣,要考虑到肌肉封闭骨孔及颞肌的整体美观性。在开颅手术完成后要保证足够的术野,骨窗下界约为眶顶上1cm。为了充分暴露,部分额窦会暴露,要把额窦的黏膜及时切除。

将额底充分暴露有利于早期处理肿瘤供血动脉(筛动脉和脑膜中动脉及眼动脉的脑膜分支)。它还缩短了工作距离,限制了额叶的回缩。

在近额底切开硬脑膜,结扎上矢状窦并把硬脑膜翻向颅底,很容易暴露肿瘤,先把肿瘤的前方和下方最大程度显露[36],然后囊内切除,缩小肿瘤体积,再处理肿瘤的后上方。术中要充分利用显微外科技术解剖瘤壁与视神经、视交叉、大脑前动脉的关系。手术中要保证完整的蛛网膜界面,并逐步解剖。为了能有好的术野,将额叶充分回缩非常必要,手术中要仔细解剖并保护大脑前动脉和丘脑穿支的供血动脉。

肿瘤完全切除是有可能的。应该切除肿瘤涉及的硬脑膜,但要考虑到由此带来术后脑脊液漏的风险性。然后对前颅底进行检查,鸡冠或增生骨应该用高速金刚石钻头磨除。严密缝合硬脑膜,以防止

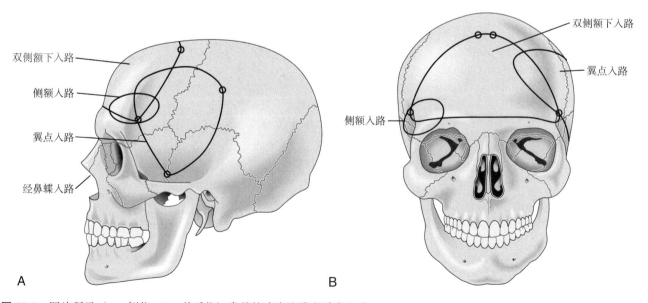

图27-2 图片所示(A,侧位;B,前后位)常见的嗅沟脑膜瘤手术入路。

术后脑脊液漏的形成。必要时行硬脑膜修补。要留有足够的硬膜缘用于前颅底的重建，并可以用于封闭开放的额窦。还可以防止颅底修补骨瓣坏死或下沉[48]。为防止骨瓣下沉和有理想的美容效果应该将骨瓣固定。

在本入路中为了改善暴露范围可以取下部分眶骨及切除部分额叶。手术要点是从关键孔处向前延伸进入眼眶，从骨膜下剥离，在切除肿瘤前先处理筛前、后动脉[49]。在切除肿瘤后行眼眶与额颧骨或额鼻骨吻合术（见图 27-2）。根据手术要求可以行单侧或双侧经眶入路[50]。

一些情况下，额窦的大小限制了额下入路的暴露[51]。为了暴露术野，需要切除额窦的前壁，然后从额底切开硬膜，牺牲上矢状窦切除肿瘤。从理论上讲这种方法有暴露上矢状窦少的优势，一些资料显示有利于提高解剖上矢状窦的安全性[52]。还有一些术式的变化是为了保护上矢状窦，同时最大限度地暴露术野切开下部的大脑镰[53]。

微创额下入路是通过单侧的额切口来完成的。它的骨窗比较小，进入额窦也不是强制性的（见图27-2）。这种方法有一个更侧向的角度，在早期使近端外侧裂脑脊液流出，要求额叶最大限度地回缩，上矢状窦不需要处理。此入路视野小，对进入鼻窦和眼眶的肿瘤切除困难。可以用游离瓣对前颅底重建，但更具挑战性。在本入路的后期会遇到血管结构。单侧的截骨术，也可以包括在这个入路中[30,54]。

本入路的大部分时间耗费在对额窦的处理和截骨术上。由于额窦的广泛开放和暴露，使术后脑脊液漏的危险性增加。同时也存在理论上感染增加的可能性。与翼点入路和纵裂入路比较，额下入路是暴露神经、血管结构最晚的。

翼点入路

翼点入路现在已广泛应用于神经外科手术，是 Yasargil[55] 首先提倡和推广使用于治疗脑血管瘤的方法。它的主要优点是能较早地显露视神经、视交叉和大脑前动脉。由于不暴露额窦，使得该方法手术时间较短，术后感染和脑脊液漏的概率也较低。和额下入路一样，为了充分暴露肿瘤应先从额叶分离。手术中关键的是要随时根据手术要求调整头部位置，可以显露前颅底及对侧需要的范围。与额下入路比较暴露对侧需要更长的时间。早期要释放脑脊液使大脑松弛。本入路不易显露肿瘤的对侧，尤其是后部。对较小的肿瘤通过此方法完成切除更难，可能需要尽可能地使大脑回缩。切除肿瘤时先阻断肿瘤的血管供应，对侵入筛窦内的肿瘤切除非常困难。当前颅底硬脑膜缺损需要重建，操作难度要比额下入路大。本入路不暴露上矢状窦，其损伤的风险也最小（见图 27-2）。对大的肿瘤，翼点入路是可行的，将侧裂略微分离即可显露前颅底。

一些作者将眼眶截骨术与翼点入路结合起来，改善了额下入路的方法，最大限度地结合了额下入路及翼点入路的优点[16,56]。

大脑纵裂入路

为切除嗅沟脑膜瘤可供选择的另一种入路。为了使前颅底有良好的显露，手术前要将病人的头轻轻地后仰。开颅手术的骨瓣偏一侧（一般取右侧）跨到中线，向前延伸到额窦的上界（见图 27-2）。先沿大脑镰分离肿瘤的界限，然后切除肿瘤的上极，在大脑镰和额叶之间的操作距离比较窄（约 1cm）。在肿瘤体积不太大的情况下，早期切断肿瘤的血供是有可能的。对于大型脑膜瘤，要暴露鸡冠、蝶窦得首先切除部分肿瘤，将肿瘤囊内充分减压，剥离瘤壁与大脑前动脉、视神经、视交叉及垂体柄的界限并给予保护。并将侵犯窦腔的肿瘤一并切除。检查前颅底时清扫增生骨和受侵袭的硬膜。

此入路中，大脑浅静脉可能会影响进入纵裂，有静脉损伤或上矢状窦血栓形成的风险。在分离操作空间时会有造成额叶挫伤的可能。它与翼点入路比较主要优点是能更好地显露前颅底。只有少数外科医生用本入路切除嗅沟脑膜瘤。

经蝶和经筛窦入路

随着光学系统、内镜技术、显微技术的提高，经蝶入路治疗前颅底病变明显增多。通过经鼻筛窦入路[57] 或眉间经筛窦入路切除嗅沟脑膜瘤时有报道[58,59]。切除肿瘤前先阻断筛前动脉的血流。本入路的最大优势，是可以早期在前颅底肿瘤附着部阻断血流，缺点是对肿瘤横向扩展暴露不足和有术后脑脊液漏的风险。近期的报道显示，由于内镜的广泛使用，使本入路在前颅底脑膜瘤切除中有增加的趋势。个案报道仅局限在小的肿瘤，其长期效果还没有得到肯定。

手术结果和效果

手术目标是包括肿瘤、受侵硬膜及增生骨的全部切除。按 Simpon 分级标准，绝大多数完成的病例达到了 1 或 2 级。尽管在最近的一些报道中，手术完全切除率较高（见表 27-2），但在一系列文献报告中，完全切除肿瘤率相差很大，大部分 < 50%[9,11,13,37,40,60-66]。我们查阅了 1990 年以来出版的各种文献，其中有联合手术完整切除肿瘤率达到 96% 报道，但没有按 Simpon 分级手术切除率的详细描述。

该手术入路的选择似乎并没有影响手术切除的程度，在一系列报道中，单侧额下入路与双侧额下入路切除肿瘤率比较，按 Simpon 分级 1 或 2 级，没任何区别[9]。1990 年以来出版的各种文献，经纵裂入路、额下入路、翼点入路有相似的手术切除率（见表 27-2）。

手术中一个显著的不同在于对肿瘤增生骨的切除程度。骨质增生是肿瘤浸润的结果，而不是被动增生所致[3,67]。有些作者去除与硬脑膜融为一体的增生骨质，是为了降低术后脑脊液漏的风险[9,11,32,37]，还有一些作者建议将所有异常骨切除，以防止肿瘤复发[3,13,56,64,68]。解剖研究发现，正常的筛状板厚度为 1 ～ 16 mm[69]。对有侵袭性的肿瘤，切除还是保留增生骨的优缺点难以评估，但确实观察到比较积极的手术方法，会增加术后脑脊液漏的风险[16,37,40]。

病人通常在术后有功能状态、精神状态、视力障碍的明显改善[70]。精神状态术后改善率占病例的 80%，将来会全部恢复正常。一些报道观察到精神状态的改善与额叶水肿的恢复有明显的相关性[12]。术后视觉症状改善者占 72%，其改善程度与术前损害程度密切相关[71-73]，年轻患者相对效果会更好一些[72,73]。术后视力障碍的最常见原因是视神经缺血，可能是由于血管痉挛导致血压升高与钙通道阻塞[31]。术前有癫痫发作者术后常规抗癫痫治疗[9]。除极少数病人外，术前都有嗅觉障碍[12,74]。嗅沟脑膜瘤切除过程中，即使解剖保留嗅神经，术后嗅觉功能依然丧失[75]。

并发症发生率

现在嗅沟脑膜瘤的手术治疗均达到了满意的效果。由于显微外科技术的应用使手术后的中风和视力减退的概率明显降低。最常见的并发症是术后脑脊液漏，占总数的 7%。绝大多数脑脊液漏通过腰穿能治愈，需要进一步手术者 < 2%（表 27-3）。颅内感染率要比其他开颅手术高。术后伤口或骨皮瓣感染率 < 1%（见表 27-3）。少数患者有视力减退，可能是由于继发性视神经缺血所致。缺血性中风是罕见的并发症，发生的原因在于切除肿瘤时会涉及周围的神经血管结构。最近一系列报道的作者，认为应该把保护肿瘤周围神经血管结构放在首位，而不是盲目地不计后果全切肿瘤。有些学者认为，侧颅底入路（翼点入路、额眶入路、侧额入路）要比额下及相关入路会降低缺血性中风的发生率[9]。

术后颅内出血的发生率为 3%，由于肿瘤巨大，容易损伤上矢状窦或引流静脉。偶尔可能需要再次手术。肿瘤体积越大术后出血的概率越高[9]。最常见出血部位是瘤床，也有手术骨窗下的硬膜外血肿[16]。

由于病例数量不同，并发症的发生率也有差异（见表 27-3），收集的资料时间跨度太大，其中也包括了某一段时间内并发症发生率明显减少的报道[9]。

手术入路与术后并发症的发生率无直接相关性。有些作者认为经颅底入路会增加术后脑脊液漏或感染的风险[37,40]，报道了一组经额入路、适当暴露额窦并颅底重建切除肿瘤的病例未见增加感染[9,30,64]。

术后脑水肿发生率非常低，在单侧额下入路牵拉额叶时，会出现额叶挫伤或水肿，为此一些作者也排斥此入路[56]。另外一些作者则认为，某些入路会损伤上矢状窦导致术后严重脑水肿[9,41,42]。每一种入路对额叶功能的影响程度尚不明了。

死亡率

嗅沟脑膜瘤手术后的死亡率报道差异很大。死亡的最常见原因是由于术后严重脑水肿、脑梗死及颅内出血引起的小脑幕裂孔疝。其他原因包括心肌梗死、肺栓塞、败血症。术后死亡率介于 0 ～ 33%[11,13,40,60,61,64,66,76]。1990 年以来出版的各种文献，观察到的总体死亡率，在 30 天内为 4.4%（见表 27-3）。

手术入路的选择

大多数作者根据自己的习惯选择手术入路，认为入路选择与肿瘤的大小和位置无关。少数作者认为应根据肿瘤的大小、偏侧及鼻旁窦发育状况个性化选择手术入路。双侧额下入路首先由 Tönnis[77] 描述，最适合于对大型嗅沟脑膜瘤的处理[64]。它能很好地显露肿瘤的两侧，并能减少对额叶的牵拉。单侧额下入路则适用于小的脑膜瘤[13,64]。翼点入路仍然受到一些作者的青睐，因为它能在早期显露血管和视神经并给予很好的保护[37,38,40]。眼眶截骨与翼点入路或额下入路结合，可以缩短工作距离，减少对额叶的牵拉[16]。眼眶截骨可以与双侧额下入路[50]、额颞入路[16,56]或单侧额下入路[30,54]结合，其缺点是手术时间长且易发生术后脑脊液漏。有些作者倾向于单侧入路，可以减少对额叶的牵拉，避免出现认知功能障碍[30]。其他入路还有扩大经蝶入路及颅面联合入路等。

一些机构的外科医生还进行了如何降低并发症率和死亡率的报道[9,52]，他们对额下入路进行了改

表 27-3 1990 年以来有关嗅沟脑膜瘤手术治疗致残率和致死率报道

作者	例数	视力减退（%）	脑脊液漏（%）	伤口感染（%）	癫痫（%）	休克（%）	颅内出血（%）	脑膜炎（%）	30天死亡率（%）	再手术并发症（%）
Hassler and Zentner 1991[38]	11	0	0	0		0	0	0	1	0
Schaller et al. 1994[42]	17	0	0	0	NA	0	1 (3.5)	0	1 (3.5)	0
Mayfrank and Gilsbach 1996[43]	18	0	0	1	0	1	0	0	0	1
Paterniti et al. 1999[39]	20	0	0	0	0	0	0	0	2 (10)	0
Tsikoudas and Martin-Hirsch 1999[66]	13	1	3	0	1	0	0	1	2 (15)	0
Turazzi et al. 1999[40]	37	NA	0	0	NA	0	0	0	1 (3)	0
Zevgaridis et al. 2001[73]	5	0 (0)	NA	NA	NA	NA	NA	NA	NA	NA
Hentschel and DeMonte 2003[31]	13	0	0	0	0	0	0	0	0	0
Tuna et al. 2005[35]	25	1	4	0	1	0	0	0	0	0
Spektor et al. 2005[16]	80	0	10	0	3	0	4	4	1 (1)	4
Tella et al. 2006[34]	13	0	3	0	0	1	0	2	1 (8)	0
Bassiouni et al. 2007[12]	56	1	3	0	1	1	2	0	5 (9)	1
Nakamura et al. 2007[9]	82	0	3	3	6	NA	6	NA	4 (5)	1
合计	390	3 (0.8)	26 (7)	4 (1)	12(3.6)	3 (1)	13 (3)	7(2.3)	17 (4.4)	7 (2)

NA，没有提供

进，取得了一些成果。

鉴于系列报道对手术切除率、死亡率和发病率之间缺乏显著差异，我们认为手术入路的选择主要取决于外科医生对入路熟悉的程度。

嗅沟脑膜瘤的复发

嗅沟脑膜瘤切除术后的整体复发率很难评估，文献报道在 0 ～ 41%[13,62-64,66,68,76]。复发率与第一次手术切除程度、随访时间、肿瘤侵犯眼眶与鼻旁窦程度密切相关。随访 10 年以上的病例报道复发率为 5 ～ 40%[13,62,63,66,68,76]。嗅沟脑膜瘤的复发率要比其他影响到大脑镰的脑膜瘤高[63,78]。回顾 1990 年以来发表的所有文献，复发率为 4%。随访时间从几个月到 22 年，但大多数研究平均随访时间不超过 10 年（见表 27-2）。

首次手术切除肿瘤的程度与复发率有明显的关系[1,62,65,76,79-81]，如肿瘤侵袭颅底骨也会增加肿瘤的复发率[63,64,68,82]。复发最常发生在颅底或鼻旁窦[64,83,84]。病案报道最长有术后 15 年复发[83]。

MIB-1 标记指数与脑膜瘤的复发率有明显相关性，已经证明当 MIB-1 标记指数 > 10 时，脑膜瘤的复发风险大大增加。目前还缺乏嗅沟脑膜瘤复发率与之关系的具体数据。

复发后的处理

复发嗅沟脑膜瘤是在每年的随访影像检查中发现的。治疗方法包括手术或放射治疗。根据复发肿瘤的位置和大小选择手术方案。对大型和侵袭鼻窦的肿瘤主张手术切除。放射治疗对防止肿瘤进一步发生发展可能是有效的。对复发病例，更积极的做法是将肿瘤所涉及的硬脑膜、异常骨予以切除。复发嗅沟脑膜瘤病例手术结果尚未有研究对比。

嗅沟脑膜瘤的放射治疗

放射治疗一般不作为嗅沟脑膜瘤治疗的一线方法，对老年或贫穷的小肿瘤患者可以考虑。放射治疗对肿瘤复发又不想接受手术切除患者是一种必要的补充手段，对为了不损害重要结构而残留的脑膜瘤处理是一种辅助方法。嗅沟脑膜瘤和其他部位脑膜瘤放射治疗效果的比较尚缺乏具体数据。据文献报道，在 74% 按世界卫生组织（WHO）分类 Ⅰ、Ⅱ 级脑膜瘤的患者中，经放射治疗后有 93% 肿瘤得到控制和超过 10% 的肿瘤体积缩小[86]。

非典型脑膜瘤

非典型或间变性嗅沟脑膜瘤罕见[16]，它们的生物行为与其他部位的相似。发病率低，临床上报道较少。按 Simpson 1 级切除肿瘤可以获得长期的肿瘤控制率，对于无脑组织侵袭高分化的非典型脑膜瘤可以考虑立体定向放射外科治疗[87]。肿瘤复发可以化疗。非典型或间变嗅沟脑膜瘤由于切除比较彻底，其预后要比其他部位的要好。

结 论

嗅沟脑膜瘤占所有颅内脑膜瘤的 10%，发生于筛板或额蝶缝。往往在肿瘤非常大（> 4cm）时才被确诊，临床表现有嗅觉丧失、精神紊乱、视力减退或丧失。手术切除是治疗的首选，手术入路有额下入路、翼点入路、纵裂入路。手术的目标应该是按 Simpson 分级标准达到 Ⅰ、Ⅱ 级，肿瘤壁附着神经血管除外，在 96% 病例中可以完成。

随着医疗设备及显微技术的不断改善，手术效果也明显提高。术前的精神障碍，通常在手术后有大幅提高，视觉改善的程度与患者的年龄、视力丧失的程度和时间有关。尽管术中解剖保留嗅神经术后嗅觉障碍也不会改善。最常见的并发症是脑脊液漏（7%），其次是颅内出血（3%）。术后并发症的发生率与肿瘤的大小和手术时间有关。

嗅沟脑膜瘤总的手术死亡率已下降，约为 4.4%。导致死亡的最常见并发症是继发性脑缺血或出血。

嗅沟脑膜瘤复发是由于肿瘤侵袭鼻旁窦或眼眶，以及有肿瘤增生骨。准确的复发率难以评估。复发后需要二次手术或放射治疗。非典型或间变性嗅沟脑膜瘤罕见，应该放射联合手术治疗。重视患者的早期症状，能早期行影像学检查，做到早诊早治会降低手术的并发症发生率和死亡率。

参考文献

[1] Black PM. Meningiomas. Neurosurgery 1993;32:643–57.

[2] Durante F. Estirpazione di un tumore endocranio. Arch Soc Ital Chir 1885;2:252–5.

[3] Derome PJ, Guiot G. Bone problems in meningiomas invading the base of the skull. Clin Neurosurg 1978;25:435–51.

[4] Bonfils P, Brasnu D, Roux FX, Laccourreye H. [Olfactory meningioma with ethmoido-orbital extension. Diagnostic and therapeutic problems. Apropos of a case]. Ann Otolaryngol Chir Cervicofac 1988;105:179–81.

[5] Hullay J, Gombi R, Velok G, Rozsa L, Borus F. Planum sphenoidale meningioma. Attachment and blood supply. Acta Neurochir (Wien) 1980;52:9–12.

[6] DeMonte F. Surgical treatment of anterior basal meningiomas. J Neurooncol 1996;29:239–48.

[7] Bakay L. Olfactory meningiomas. The missed diagnosis. JAMA 1984;251:53–5.

[8] Carvi MN. Volume assessment of intracranial large meningiomas and considerations about their microsurgical and clinical management. Neurol Res 2007;29:787–97.

[9] Nakamura M, Struck M, Roser F, Vorkapic P, Samii M. Olfactory groove meningiomas: clinical outcome and recurrence rates after tumor removal through the frontolateral and bifrontal approach. Neurosurgery 2007;60:844–52.

[10] Ayad T, Khoueir P, Saliba I, Moumdjian R. Cacosmia secondary to an olfactory groove meningioma. J Otolaryngol 2007;36:E21–3.

[11] Bakay L, Cares HL. Olfactory meningiomas. Report on a series of twenty-five cases. Acta Neurochir (Wien) 1972;26:1–12.

[12] Bassiouni H, Asgari S, Stolke D. Olfactory groove meningiomas: functional outcome in a series treated microsurgically. Acta Neurochir (Wien) 2007;149:109–21; discussion 121.

[13] Solero CL, Giombini S, Morello G. Suprasellar and olfactory meningiomas. Report on a series of 153 personal cases. Acta Neurochir (Wien) 1983;67:181–94.

[14] Slavin ML. Acute, severe, symmetric visual loss with cecocentral scotomas due to olfactory groove meningioma. J Clin Neuroophthalmol 1986;6:224–7.

[15] Rohmer F, Philippides D, Buchheit F, Ben-Amor M. [Neuro-ophthalmologic signs of olfactory meningiomas (apropos of 21 cases)]. Rev Otoneuroophtalmol 1970;42:335–8.

[16] Spektor S, Valarezo J, Fliss DM, et al. Olfactory groove meningiomas from neurosurgical and ear, nose, and throat perspectives: approaches, techniques, and outcomes. Neurosurgery 2005;57:268–80.

[17] Kennedy F. Retrobulbar neuritis as an exact diagnostic sign of certain tumors and abscesses in the frontal lobes. Am J Sci 1911;142:355–68.

[18] Yildizhan A. A case of Foster Kennedy syndrome without frontal lobe or anterior cranial fossa involvement. Neurosurg Rev 1992;15:139–42.

[19] Markand ON, Chandrakar KL. Foster-Kennedy syndrome in a case of olfactory-groove meningioma. J All India Ophthalmol Soc 1965;13:75–8.

[20] Fukuyama J, Hayasaka S, Setogawa T, et al. Foster Kennedy syndrome and optociliary shunt vessels in a patient with an olfactory groove meningioma. Ophthalmologica 1991;202:125–31.

[21] Tachikawa T, Adachi J, Nishikawa R, Matsutani M. An anterior ethmoidal artery aneurysm associated with an olfactory groove meningioma. Case illustration. J Neurosurg 2002;97:1479.

[22] Tan TC, Ho LC, Chiu HM, Leung SC. Subfrontal schwannoma masquerading as meningioma. Singapore Med J 2001;42:275–7.

[23] de Souza HL, Ramos AM, Ramos CC, et al. [Olfactory groove schwannoma: case report]. Arq Neuropsiquiatr 2003;61:125–8.

[24] Yako K, Morita A, Ueki K, Kirino T. Subfrontal schwannoma. Acta Neurochir (Wien) 2005;147:655–7; discussion 657–8.

[25] Timothy J, Chakrabarty A, Rice A, Marks P. Olfactory groove schwannoma revisited. Acta Neurochir (Wien) 1999;141:671–2.

[26] Amador AR, Santonja C, Del Pozo JM, Ortiz L. Olfactory schwannoma. Eur Radiol 2002;12:742–4.

[27] O'Brien DF, Farrell M, Pidgeon CN. Combined nasal and skull base pathology: adjacent nasal schwannoma and olfactory groove meningioma. Br J Neurosurg 2005;19:446–8.

[28] Zirkin HJ, Puterman M, Tovi F, Tiberin P. Olfactory groove meningioma following radiation therapy for esthesioneuroblastoma. J Laryngol Otol 1985;99:1025–8.

[29] Sampaio P, Telles C, Parise M. [Meningioma of the olfactory groove and breast neoplasms: report of 2 cases]. Arq Neuropsiquiatr 1992;50:212–5.

[30] Babu R, Barton A, Kasoff SS. Resection of olfactory groove meningiomas: technical note revisited. Surg Neurol 1995;44:567–72.

[31] Hentschel SJ, DeMonte F. Olfactory groove meningiomas. Neurosurg Focus 2003;14(6):e4.

[32] El Gindi S. Olfactory groove meningioma: surgical techniques and pitfalls. Surg Neurol 2000;54:415–7.

[33] Rubin G, Ben David U, Gornish M, Rappaport ZH. Meningiomas of the anterior cranial fossa floor. Review of 67 cases. Acta Neurochir (Wien) 1994;129:26–30.

[34] Tella Jr OI, Paiva Neto MA, Herculano MA, et al. [Olfactory groove meningioma]. Arq Neuropsiquiatr 2006;64:83–7.

[35] Tuna H, Bozkurt M, Ayten M, et al. Olfactory groove meningiomas. J Clin Neurosci 2005;12:664–8.

[36] Wei CP, Wang AD, Tsai MD. Resection of giant olfactory groove meningioma with extradural devascularization. Skull Base 2002;12:27–31.

[37] Hassler W, Zentner J. Pterional approach for surgical treatment of olfactory groove meningiomas. Neurosurgery 1989;25:942–5; discussion 945–7.

[38] Hassler W, Zentner J. Surgical treatment of olfactory groove meningiomas using the pterional approach. Acta Neurochir Suppl (Wien) 1991;53:14–8.

[39] Paterniti S, Fiore P, Levita A, et al. Venous saving in olfactory meningioma's surgery. Clin Neurol Neurosurg 1999;101:235–7.

[40] Turazzi S, Cristofori L, Gambin R, Bricolo A. The pterional approach for the microsurgical removal of olfactory groove meningiomas. Neurosurgery 1999;45:821–5; discussion 825–6.

[41] Paterniti S, Fiore P, Levita A, et al. Basal meningiomas. A retrospective study of 139 surgical cases. J Neurosurg Sci 1999;43:107–13; discussion 113–4.

[42] Schaller C, Rohde V, Hassler W. Microsurgical removal of olfactory groove meningiomas via the pterional approach. Skull Base Surg 1994;4:189–92.

[43] Mayfrank L, Gilsbach JM. Interhemispheric approach for microsurgical removal of olfactory groove meningiomas. Br J Neurosurg 1996;10:541–5.

[44] Boyle JO, Shah KC, Shah JP. Craniofacial resection for malignant neoplasms of the skull base: an overview. J Surg Oncol 1998;69:275–84.

[45] Shah JP, Sundaresan N, Galicich J, Strong EW. Craniofacial resections for tumors involving the base of the skull. Am J Surg 1987;154:352–8.

[46] Kassam A, Snyderman CH, Mintz A, et al. Expanded endonasal approach: the rostrocaudal axis. Part I. Crista galli to the sella turcica. Neurosurg Focus 2005;19:E3.

[47] Couldwell WT, Weiss MH, Rabb C, et al. Variations on the standard transsphenoidal approach to the sellar region, with emphasis on the extended approaches and parasellar approaches: surgical experience in 105 cases. Neurosurgery 2004;55:539–47; discussion 547–50.

[48] Jensen R, McCutcheon IE, DeMonte F. Postoperative swelling of

pericranial pedicle graft producing intracranial mass effect. Report of two cases. J Neurosurg 1999;91:124–7.

[49] McDermott MW, Rootman J, Durity FA. Subperiosteal, subperiorbital dissection and division of the anterior and posterior ethmoid arteries for meningiomas of the cribriform plate and planum sphenoidale: technical note. Neurosurgery 1995;36:1215–8; discussion 1218–9.

[50] Al Mefty O. Tuberculum Sella and Olfactory Groove Meningiomas. New York: Raven Press; 1993.

[51] Hallacq P, Moreau JJ, Fischer G, Beziat JL. [Frontal sinus approach to olfactory groove meningiomas]. Neurochirurgie 1999;45:329–37.

[52] Auque J, Civit T. Les dangers du sacrifice du sinus longitudinal superieur dans son tiers anterieur lors de la chirurgie des meningiomes olfactifs. Neurochirurgie 1996;42:84–7.

[53] Seeger W. Microsurgery of the Cranial Base. New York: Springer; 1983.

[54] Delashaw Jr JB, Jane JA, Kassell NF, Luce C. Supraorbital craniotomy by fracture of the anterior orbital roof. Technical note. J Neurosurg 1993;79:615–8.

[55] Yasargil M. Microneurosurgery I. Stuttgart: Thieme; 1984.

[56] Sekhar LN, Nanda A, Sen CN, et al. The extended frontal approach to tumors of the anterior, middle, and posterior skull base. J Neurosurg 1992;76:198–206.

[57] Kassam A, Snyderman CH, Mintz A, et al. Expanded endonasal approach: the rostrocaudal axis. Part I. Crista galli to the sella turcica. Neurosurg Focus 2005;19(1):E3.

[58] Jho HD, Alfieri A. Endoscopic glabellar approach to the anterior skull base: a technical note. Minim Invasive Neurosurg 2002;45:185–8.

[59] Jho HD, Ko Y. Glabellar approach: simplified midline anterior skull base approach. Minim Invasive Neurosurg 1997;40:62–7.

[60] Chan RC, Thompson GB. Morbidity, mortality, and quality of life following surgery for intracranial meningiomas. A retrospective study in 257 cases. J Neurosurg 1984;60:52–60.

[61] Holub K. Intrakranielle Meningeome. Acta Neurochir (Wien) 1956;4:355–401.

[62] Jaaskelainen J. Seemingly complete removal of histologically benign intracranial meningioma: late recurrence rate and factors predicting recurrence in 657 patients. A multivariate analysis. Surg Neurol 1986;26:461–9.

[63] Mirimanoff RO, Dosoretz DE, Linggood RM, et al. Meningioma: analysis of recurrence and progression following neurosurgical resection. J Neurosurg 1985;62:18–24.

[64] Obeid F, Al-Mefty O. Recurrence of olfactory groove meningiomas. Neurosurgery 2003;53:534–42; discussion 542–3.

[65] Simpson D. The recurrence of intracranial meningiomas after surgical treatment. J Neurol Neurosurg Psychiatry 1957;20:22–39.

[66] Tsikoudas A, Martin-Hirsch DP. Olfactory groove meningiomas. Clin Otolaryngol Allied Sci 1999;24:507–9.

[67] Pieper DR, Al-Mefty O, Hanada Y, Buechner D. Hyperostosis associated with meningioma of the cranial base: secondary changes or tumor invasion. Neurosurgery 1999;44:742–6; discussion 746–7.

[68] Mathiesen T, Lindquist C, Kihlstrom L, Karlsson B. Recurrence of cranial base meningiomas. Neurosurgery 1996;39:2–7; discussion 8–9.

[69] Keros P. [On the practical value of differences in the level of the lamina cribrosa of the ethmoid.]. Z Laryngol Rhinol Otol 1962;41: 809–13.

[70] Chee CP, David A, Galbraith S, Gillham R. Dementia due to meningioma: outcome after surgical removal. Surg Neurol 1985;23:414–6.

[71] Andrews BT, Wilson CB. Suprasellar meningiomas: the effect of tumor location on postoperative visual outcome. J Neurosurg 1988;69:523–8.

[72] Rosenstein J, Symon L. Surgical management of suprasellar meningioma. Part 2: Prognosis for visual function following craniotomy. J Neurosurg 1984;61:642–8.

[73] Zevgaridis D, Medele RJ, Muller A, et al. Meningiomas of the sellar region presenting with visual impairment: impact of various prognostic factors on surgical outcome in 62 patients. Acta Neurochir (Wien) 2001;143:471–6.

[74] Gerber M, Vishteh AG, Spetzler RF. Return of olfaction after gross total resection of an olfactory groove meningioma: case report. Skull Base Surg 1998;8:229–31.

[75] Welge-Luessen A, Temmel A, Quint C, et al. Olfactory function in patients with olfactory groove meningioma. J Neurol Neurosurg Psychiatry 2001;70:218–21.

[76] Melamed S, Sahar A, Beller AJ. The recurrence of intracranial meningiomas. Neurochirurgia (Stuttg) 1979;22:47–51.

[77] Tönnis W. Zur Operation der Meningiome der Siebbeinplatte. Zentralbl fur Neurochir 1938;3:1–6.

[78] Yao YT. Clinicopathologic analysis of 615 cases of meningioma with special reference to recurrence. J Formos Med Assoc 1994;93:145–52.

[79] Adegbite AB, Khan MI, Paine KW, Tan LK. The recurrence of intracranial meningiomas after surgical treatment. J Neurosurg 1983;58:51–6.

[80] Al-Mefty O, Holoubi A, Rifai A, Fox JL. Microsurgical removal of suprasellar meningiomas. Neurosurgery 1985;16:364–72.

[81] Crompton MR, Gautier-Smith PC. The prediction of recurrence in meningiomas. J Neurol Neurosurg Psychiatry 1970;33:80–7.

[82] Roser F, Nakamura M, Jacobs C, et al. Sphenoid wing meningiomas with osseous involvement. Surg Neurol 2005;64:37–43; discussion 43.

[83] Maiuri F, Salzano FA, Motta S, et al. Olfactory groove meningioma with paranasal sinus and nasal cavity extension: removal by combined subfrontal and nasal approach. J Craniomaxillofac Surg 1998;26: 314–7.

[84] Snyder WE, Shah MV, Weisberger EC, Campbell RL. Presentation and patterns of late recurrence of olfactory groove meningiomas. Skull Base Surg 2000;10:131–9.

[85] Ho DM, Hsu CY, Ting LT, Chiang H. Histopathology and MIB-1 labeling index predicted recurrence of meningiomas: a proposal of diagnostic criteria for patients with atypical meningioma. Cancer 2002;94:1538–47.

[86] Feigl GC, Samii M, Horstmann GA. Volumetric follow-up of meningiomas: a quantitative method to evaluate treatment outcome of gamma knife radiosurgery. Neurosurgery 2007;61:281–6; discussion 286–7.

[87] Modha A, Gutin PH. Diagnosis and treatment of atypical and anaplastic meningiomas: a review. Neurosurgery 2005;57:538–50.

鞍上脑膜瘤

Rudolf Fahlbusch,
Venelin M. Gerganov

陈胜利 译

概 述

1916 年 Cushing 第一次成功切除鞍结节脑膜瘤，1929 年 Cushing 和 Eisenhardt 根据肿瘤的大小将其分为四个阶段[1,2]。显然 Cushing 认为它的手术效果与眼科医生根据症状准确早期诊断有关，然而从症状出现到做完头颅磁共振仍有太长时间。但近几十年手术治疗脑膜瘤有着显著的进步，最近一系列完整切除肿瘤病例报道手术后并发症和死亡率达到或接近 0%[3-8]。

鞍上脑膜瘤（SM）的确切定义仍有争议，把原发于鞍区或继发于其他部位扩展到鞍区的脑膜瘤统称为鞍上脑膜瘤[3,9-11]。另外，考虑到临床和治疗的差异，根据肿瘤的确切位置可以精确命名，如隔鞍膜、蝶骨平台、前床突脑膜瘤[5-7,12]。

SM 可以源于鞍结节、视交叉沟、蝶骨缘，部分发生于鞍膈并扩展到视交叉前或上方[6,7]。术前要区分鞍结节脑膜瘤和鞍膈脑膜瘤是很困难的，只有在术中看清肿瘤与附着硬脑膜的关系才能作出准确诊断。虽然额底、嗅沟、蝶骨平台、前床突、蝶骨翼内侧脑膜瘤可能扩展到该地区并且影响到视交叉，但本章节不予讨论。

临床表现

SM 约占颅内脑膜瘤的 5% ~ 10%[3-5,8,13,14]。性别比例女性占优势，女性 / 男性是 4 ~ 4.9∶1，平均年龄为 50 ~ 58 岁。

大多数患者有一个缓慢渐进单或双侧视力下降的病史。90% ~ 96% 的患者有不对称的视交叉综合征。高达 25% 的病人有头痛发作。失忆、癫痫发作、精神障碍在肿瘤较小时比较罕见。在肿瘤较大时会出现内分泌症状和临床症状及体征。

神经影像

所有患者均应行计算机断层扫描（CT）和磁共振成像并注射造影剂强化检查以确诊。高分辨率 CT 扫描可以清楚地显示肿瘤增生骨的形态[5,10,12]。MRI 上脑膜瘤在 T1 加权像为等信号，在 T2 加权像为低信号。通常位于鞍膈以上，其中垂体和垂体柄可以识别。静脉注射对比剂后，肿瘤强化均匀。与此相反，垂体大腺瘤往往表现出较高的 T2 加权信号和斑块状强化。CT 上可以显示脑膜瘤的增生骨或鞍内钙化，不能排除垂体腺瘤或颅咽管瘤。另一个重要区别是蝶鞍大小：SM 一般不扩大或仅略有扩大[15]。

对大型肿瘤应行全脑血管造影，可以显示大脑前动脉 A1 段单侧或双侧抬高。在最近的一项研究中，肿瘤染色占 70%，颈内动脉狭窄或侧向位移占 9.1%[5]。磁共振血管成像（MRA）用于显示颈内动脉、大脑前动脉的位置。如果脑膜瘤向上延伸到第三脑室底并且位于大脑前动脉复合体的后方，肿瘤完全切除困难很大[16]。

内分泌和眼科检查

在术前要评估下丘脑—垂体前叶—肾上腺、下丘脑—垂体前叶—甲状腺和下丘脑—垂体前叶—性腺轴的功能，术后 1 周至 3 个月要监测三个轴的内分泌变化。通过测量液体的摄入量、尿量以及尿比重来监测垂体的功能。与垂体腺瘤比较，表现为内分泌功能低下，但术后可能增高，可能是由于垂体受到了牵拉。然而，由丰富经验的医生来操作，这些表现为一过性[5]。

标准的眼科检查至少应包括测试双眼视力、Goldmann 视野，检查眼底及测量眼压[5]。

外科治疗

目前对鞍上病变的处理还没有一种更好的入路，仍然存在争议。有些作者指出，应该根据肿瘤大小和附着部位个性化地选择手术入路，而另一些人则强调手术入路的选择更应考虑到手术的安全性、如何能降低术后并发症的发生率。现在使用的手术入路有单侧经额入路[10,12,17]、双侧经额入路[3,6,11,13]、翼点入路[5,7,12,13,18]和侧方经额入路[3,7,9]，近几年出现内镜下扩大经蝶入路。

开颅手术一般选择右侧，除非肿瘤偏向左侧且对视神经和颈内动脉有明显压迫[5,7,13,19,20]。一些外科医生更喜欢选择视力差的一侧[6]。不论选择哪种入路，都难以切除视神经下方的肿瘤，对同侧视神经处的肿瘤切除比较容易。

双侧经额入路

双侧经额入路可以对鞍区有良好的显露。手术骨窗下缘尽可能低，将开放的额窦黏膜完全去除，平行颅底切开硬膜，结扎上矢状窦，并切开大脑镰[7]。可以良好显露鞍结节、双侧视神经、颈内动脉和大脑前动脉[15,19]。然而，它的缺点是额窦开放、易出现脑脊液漏、双侧嗅神经及双额叶损伤[19]。此外，由于结扎上矢状窦和中线静脉引流会出现术后脑水肿和脑静脉梗死。基于以上原因，我们不建议选择本入路切除 SM[7]。有些作者利用本入路通过前纵裂切除到达肿瘤。

单侧经额入路

单侧经额入路[3,6,11,13]比双侧经额入路创伤要小，为单侧开颅内侧近中线下侧近颅底的切口。它对鞍上区有良好的显露。有些作者认为它优于额颞叶入路，可以清楚显露颈内动脉和视神经。Ciric 及其同事们[16]建议，对于大型肿瘤，单侧入路开颅骨瓣应跨越中线，使术中方便于切开大脑镰。

额颞入路

本入路是额颞叶（翼点）开颅暴露额叶和颞叶，以及外侧裂蝶骨嵴。切除部分眶上裂处蝶骨嵴使脑组织显露[7]。一些作者建议先打开侧裂池放出脑脊液，我们认为无需常规切开，尤其是对小的肿瘤[5]。翼点入路可以早期释放脑脊液，显露病变路径短，能清楚地了解肿瘤与颈内动脉和视神经的关系[20,21]。

为了能使术后有更好的视力改善，Mathiesen 及其同事们[20]提出了先行早期视神经减压术的改良翼点入路。作者术中发现视神经管、视神经以及前床突处硬膜缺如，视神经充分减压后视觉障碍明显改善。

有些颅底技术，如眶上截骨术、切除蝶骨大小翼与眶上裂开放等，良好的颅底暴露，可以减少对额叶的牵拉，从而降低术后精神障碍的发生率[15,16,22]。此外还有额眶颧入路[6,16]。以上技术在 SM 手术中很少应用。

侧额入路

本入路简单、安全，是对翼点入路的改进，仅暴露额叶的前部或作为单侧额下微创入路。皮肤切口在发际内，从耳屏前弧形到达中线。分离皮瓣要达眉弓但要避免损伤眶上神经。在关键点处钻孔，骨瓣通常宽 25 ～ 35mm，高 20 ～ 25mm，但其大小是根据额窦大小修改：除非肿瘤非常大，额窦开放是可以避免的[7,21]。

靠近前颅底弧形切开硬脑膜，充分放出侧裂池脑脊液，将额叶用自动牵开器牵开。锐性剥离嗅通路及其供应血管保护嗅觉。

本入路可以充分显露整个鞍上和鞍旁区，还可以对同侧视神经、视交叉有良好的显露，通过视神经—颈动脉池暴露部分肿瘤。在过去的 10 年内，这一入路备受青睐。

最近的一项研究，比较了 3 种不同入路切除 72 例鞍结节脑膜得出结果：手术入路有双额入路（最初研究的一部分）、额颞及侧额入路[7]。无论是并发症率 / 死亡率还是视力结果均与手术入路有关。双额入路、额颞及侧额入路围术期死亡率分别为 9.5% 和 0%。术后有 4 例发生脑水肿，均为双额入路的患者。一名患者经双额入路后出现脑梗死和脑水肿。侧额入路术后视力改善率比双额入路明显增高，分别为 78% 和 46%。

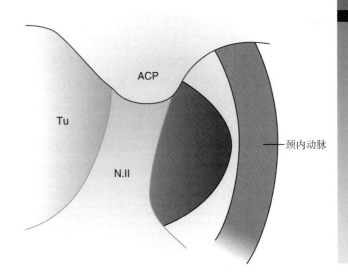

图 28-2　视神经和颈内动脉间的肿瘤结节。Tu，肿瘤；ACP，前床突；N. Ⅱ，视神经。

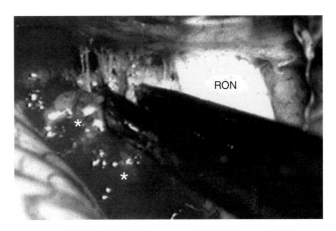

图 28-3　电凝肿瘤基底部。RON，右视神经；*，肿瘤。

显微切除肿瘤

无论采用哪种入路，手术时需要首先确认同侧视神经和颈动脉（图 28-1 和 28-2）。在看清对侧视神经的前提下电凝烧灼肿瘤（图 28-3）。对大型脑膜瘤，先从瘤壁内分块切除肿瘤缩小体积，再辨别肿瘤与视交叉、对侧视神经、颈内动脉的关系（图 28-4 和 28-5）。有了足够的内部减压，肿瘤可安全

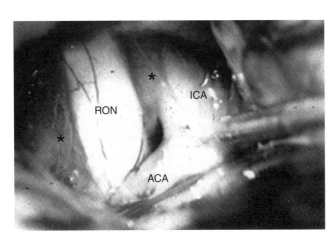

图 28-1　显微镜下显露 SM 与视神经、颈内动脉的关系。RON，右视神经；ICA，颈内动脉；ACA，大脑前动脉；*，肿瘤。

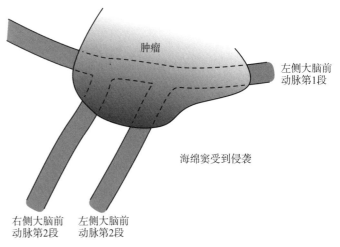

图 28-4　被脑膜瘤包绕的前交通动脉和两侧大脑前动脉。

地与周围结构分离。应该在蛛网膜界面进行分离，将蛛网膜留在视神经、视交叉、前动脉复合体和垂体柄上[16]。需要特别注意的是对视神经和视交叉供应血管的保护，在视神经和视交叉的下表面，有两个或三个从颈内动脉内壁发出的小动脉[23]，肿瘤切除时，往往可能被误认为肿瘤血管予以烧灼（图28-6）。垂体柄一般位于后上方，被蛛网膜层隔离，它不会被肿瘤包裹[6]，SM 可能会长入视神经管位于前床突和视神经下方（图28-7）。根据我们的经验，为了切除肿瘤或有良好的暴露，开放视神经管是非常必要的[5]。

肿瘤切除后，对其附着部位进行烧灼并切除被侵犯的硬脑膜。对增生骨或被肿瘤侵袭的骨质，用金刚钻磨出（图28-8）。一些作者提出为了避免术

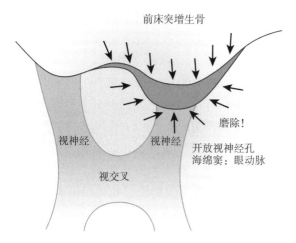

图 28-7　前床突增生骨，必须用金刚石钻头磨除，开放神经孔及视神经（N. II）减压。

后脑脊液漏，肿瘤基底附着处只进行广泛烧灼[6]。然而，事实已经证明，切除增生骨和被侵犯的硬膜对防止肿瘤复发非常重要[24,25]，术后为预防脑脊液漏的发生，可以用外周皮瓣，如颞肌筋膜、帽状腱膜、骨膜等结合纤维蛋白胶密封。

扩大经蝶窦入路

扩大经蝶窦入路是治疗 SM 的一种新方法，它利用了显微镜和内镜技术[26-34]。这种入路可以通过切除鞍结节、蝶骨平台和视神经管间的骨质来显露鞍上。本入路的优点是视野清晰、视角广阔，并有能力涉及四周边角以及利用了鼻腔自然腔道[28,32,35,36]。

有作者认为本入路可避免脑损伤，能早期显露视神经/视交叉、垂体和漏斗，从而早期对其保护，操作损伤小，比开颅更具优越性[37]。此外，本入路还可以早期直接对肿瘤硬脑膜附着处进行处理。先处理脑膜瘤基底部，阻断其血供，切除肿瘤时几乎不出血。

最近，几篇经鼻蝶入路切除 SM 的文章已经发表[28,32,35,38]，然而，由于患者人数仍然不足和随访时间太短，使得还不能对该技术的最终评估下结论。目前，较大的、非对称的、主要血管和视神经一侧或双侧被肿瘤包绕的 SM，不适合经蝶切除。该入路的缺点是，一些神经血管结构，如前交通动脉复合体，所谓的"肿瘤背后"的解剖情况不能早期

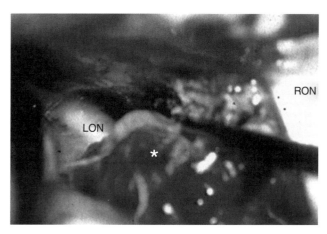

图 28-5　从硬脑膜上分离、切除部分肿瘤，显露对侧视神经。LON，左视神经；RON，右视神经；*，肿瘤。

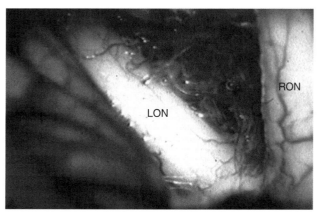

图 28-6　完整切除肿瘤。供应视神经的小血管完整保留。LON，左视神经；RON，右视神经。

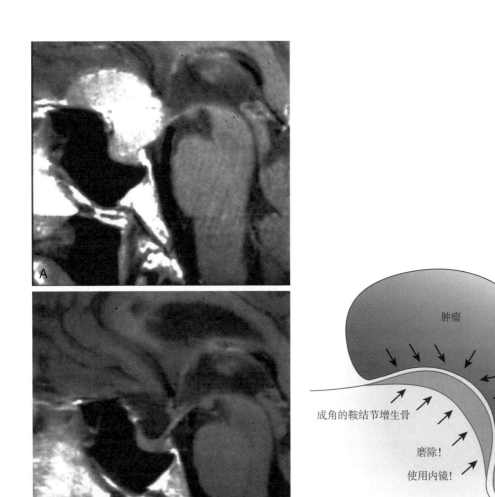

图 28-8　**A**、**B**，MRI T1 加权的鞍结节脑膜瘤术前（**A**）和全切术后（**B**）。**C**，只有将鞍结节增生骨磨除才可能全切脑膜瘤。用带角度的内镜辅助有利于肿瘤的切除，然而，被钻区域必须用骨瓣和纤维蛋白胶密封。

发现。此外，狭窄的操作空间、二维视图及缺乏适当的手段器械，使得操作和在关键区域解剖更加危险。我们的经验表明，脑膜瘤长入视神经管比较少见，即使长入术前影像学检查也无法辨别。通过经蝶入路，显露视神经整个圆周是不可能的。一个重大的挑战仍然是颅底重建，特别是宽基底脑膜瘤，术后脑脊液漏率高达 30%[28,32,37,38]。

结　果

　　最近的一系列病例报道，肿瘤完全切除率达 58% ～ 100%，需强调的是，在切除肿瘤时应该防止并发症的发生。有位资深作者报道了一组病例，

超过 70 例的病例中除一例患者，由于肿瘤钙化非常牢固地附着在穿动脉上不得不部分切除外，其他病例完全切除。

　　最近的一系列病例报道死亡率为 0 ～ 8.7%[6,7,13,18,39]。并发症发病率有视力减退、下丘脑或垂体功能障碍（如高血糖、尿崩症）、嗅觉神经损害、脑脊液漏、脑膜炎、脑梗死或出血。根据我们的经验，内分泌紊乱在小的肿瘤罕见[5]。最常见的并发症是高血糖、尿崩症，发生率为 0 ～ 33%[3,5,7,17]。

　　术后视力障碍发生率为 10% ～ 20%，可能有多种因素，包括直接损害视神经或视交叉，影响它们的血管供应，或受到压迫[3]。Gallo 及其同事[13] 认为，要防止这些并发症的发生，关键要避免在视神经上直接操作或对其造成创伤，以及防止对视神经

表 28-1 近期的最大病例肿瘤切除结果

作者	例数	死亡率（%）	视力改善（%）	视力恶化（%）	全切率（%）	复发率（%）
Jallo et al. 2002[13]	23	8.7	55	19	87	4.3
Goel et al. 2002[6]	70	2.9	70	10	84	1.4
Schick et al. 2005[8]	53	3.7	32	13	81	3.7
Pamir et al. 2005[18]	42	2.4	58	14	81	2.4
Bassioni et al. 2006[4]	62		53	17	90	
Otani et al. 2006[22]	32		78	12	87.5	
Park et al. 2006[39]	30		70		77	13.3
Mathiesen et al. 2006[20]	29	0	90	0	89.6	6.9
Nakamura et al. 2006[7]	72	2.8	67.9	12.5	92	2.8
Fahlbusch et al. 2002[5]	47	0	80	20	98	2
Fahlbusch 2002-06	22	0	85	15	100	6.3

血液供应的影响。

术后视力改善率为 25% ~ 85%[5,7,8,11,17,18,38]。一些高水平作者病例报道则达 85%，并且有 26% 病例视野恢复正常。影响视力改善的因素有肿瘤大小[9]、患者年龄、病程长短和视神经受压程度[5]。最主要因素是术前视力减退的程度[5,7,20]。视觉症状改善持续时间超过 6 个月[7,9]。一些学者指出，术后视力恶化与术前视力水平无关[7]，然而，我们发现术前视力良好和差的患者，术后视力障碍加重的发生率分别为 8% 和 19%。视力长期改善的潜力与术后早期视功能有关：如果术后短期视觉功能明显改善，改善的趋势将长期存在[15]。

随访 3 ~ 10 年，肿瘤复发率是 0 ~ 12%。肿瘤复发的主要因素有肿瘤切除程度、术后随访时间、评估模式和质量以及肿瘤的组织学特征[5]。一些数据表明，某种程度上，肿瘤复发主要反映了没有彻底切除肿瘤，如按 Simpson 1 级标准切除肿瘤会降低复发率。因此，Mathiesen 及其同事们[24] 报告说，他们报道的 6 个复发肿瘤并没有侵袭性病理特征或 MIB-1/Ki-67 高水平表达。手术结果总结于表 28-1。

参考文献

[1] Cushing H, Eisenhardt L. Meningiomas arising from the tuberculum sellae, with syndrome of primary optic atrophy and bitemporal field defects combined with normal sella turcica in middle aged person. Arch Ophthalmol 1929;1:1–41, 168–206.

[2] Cushing H, Eisenhardt L. Suprasellar meningiomas. In: Meningiomas: Their Classification, Regional Behaviour, Life History, and Surgical End Results. Springfield, IL: Charles C Thomas; 1938. p. 224–49.

[3] Al-Mefty O, Smith RR. Tuberculum sellae meningioma. In: Al-Mefty O, editor. Meningiomas. New York: Raven Press; 1991. p. 395–411.

[4] Bassiouni H, Asgari S, Stolke D. Tuberculum sellae meningiomas: functional outcome in a consecutive series treated microsurgically. Surg Neurol 2006;66:37–44.

[5] Fahlbusch R, Schott W. Pterional surgery of meningiomas of the tuberculum sellae and planum sphenoidale: surgical results with special consideration of ophthalmological and endocrinological outcomes. J Neurosurg 2002;96:235–43.

[6] Goel A, Muzumdar D, Desai KI. Tuberculum sellae meningioma: A report on management on the basis of a surgical experience with 70 patients. Neurosurgery 2002;51:1358–64.

[7] Nakamura M, Roser F, Struck M, et al. Tuberculum sellae meningiomas: clinical outcome considering different surgical approaches. Neurosurgery 2006;59:1019–28.

[8] Schick U, Hassler W. Surgical management of tuberculum sellae meningiomas: involvement of the optic canal and visual outcome. J Neurol Neurosurg Psychiatry 2005;76:977–83.

[9] Andrews BT, Wilson CB. Suprasellar meningiomas: The effect of tumor location on postoperative visual outcome. J Neurosurg 1988;69:523–8.

[10] Brihaye J, Brihaye-van Geertruyden M. Management and surgical outcome of suprasellar meningiomas. Acta Neurochir Suppl (Wien) 1988;42:124–9.

[11] Puchner MJ, Fischer-Lampsatis RC, Hermann HD, Freckmann N. Suprasellar meningiomas-neurological and visual outcome at long-term follow-up in a homogeneous series of patients treated microsurgically. Acta Neurochir (Wien) 1998;140:1231–8.

[12] Gokalp HZ, Arasil E, Kanpolat Y, et al. Meningiomas of the tuberculum sella. Neurosurg Rev 1993;16:111–4.

[13] Jallo GI, Benjamin V. Tuberculum sellae meningiomas: Microsurgical anatomy and surgical technique. Neurosurgery 2002;51:1432–40.

[14] Olivecrona H. The suprasellar meningiomas. In: Olivecrona H, Tönnis W, editors. Handbuch der Neurochirurgie. Berlin: Springer-Verlag; 1967. p. 167–72.

[15] Chi JH, McDermott MW. Tuberculum sellae meningiomas. Neurosurg Focus 2003;14(6):e6.

[16] Ciric I, Rosenblatt S. Suprasellar meningiomas. Neurosurgery 2001; 49:1372–7.

[17] Symon L, Rosenstein J. Surgical management of suprasellar meningioma. Part 1: The influence of tumor size, duration of symptoms, and microsurgery on surgical outcome in 101 consecutive cases. J Neurosurg 1984;61:633–41.

[18] Pamir MN, Ozduman K, Belirgen M, et al. Outcome determinants of pterional surgery for tuberculum sellae meningiomas. Acta Neurochir (Wien) 2005;147:1121–30.

[19] Benjamin V, Russell SM. The microsurgical nuances of resecting tuberculum sellae meningiomas. Neurosurgery 2005;56(Suppl. 5): 411–7.

[20] Mathiesen T, Kihlström L. Visual outcome of tuberculum sellae meningiomas after extradural optic nerve decompression. Neurosurgery 2006;59:570–6.

[21] Nakamura M, Roser F, Jacobs C, et al. Medial sphenoid wing meningiomas: clinical outcome and recurrence rate. Neurosurgery 2006; 58:626–39.

[22] Otani N, Muroi C, Yano H, et al. Surgical management of tuberculum sellae meningioma: role of selective extradural anterior clinoidectomy. Br J Neurosurg 2006;20:129–38.

[23] Lang J. Clinical Anatomy of the Head. New York: Springer-Verlag; 1983.

[24] Mathiesen T, Lindqvist C, Kihlstrom L, et al. Recurrence of cranial base meningiomas. Neurosurgery 1996;39:2–9.

[25] Pieper DR, Al-Mefty O, Hanada Y, et al. Hyperostosis associated with meningioma of the cranial base: Secondary changes or tumor invasion. Neurosurgery 1999;44:742–7.

[26] Arai H, Sato K, Okuda O, Miyajima M, Hishii M, Nakanishi H, Ishii H. Transcranial transsphenoidal approach for tuberculum sellae meningiomas. Acta Neurochir (Wien) 2000; 142:751–7.

[27] Couldwell WT, Weiss MH, Rabb C, et al. Variations on the standard transsphenoidal approach to the sellar region, with emphasis on the extended approaches and parasellar approaches: surgical experience in 105 cases. Neurosurgery 2004;55:539–50.

[28] de Divitiis E, Cavallo LM, Esposito F, et al. Extended endoscopic transsphenoidal approach for tuberculum sellae meningiomas. Neurosurgery 2007;61(Suppl. 2):229–37.

[29] Honegger J, Fahlbusch R, Buchfelder M, et al. The role of transsphenoidal microsurgery in the management of sellar and parasellar meningioma. Surg Neurol 1993;39:18–24.

[30] Jane Jr JA, Dumont AS, Vance ML, et al. The transsphenoidal transtuberculum sellae approach for suprasellar meningiomas. Semin Neurosurg 2003;14:211–8.

[31] Kaptain GJ, Vincent DA, Sheehan JP, et al. Transsphenoidal approaches for the extracapsular resection of midline suprasellar and anterior cranial base lesions. Neurosurgery 2001;49:94–101.

[32] Gardner PA, Kassam AB, Thomas A, et al. Endoscopic endonasal resection of anterior cranial base meningiomas. Neurosurgery 2008; 63:36–54.

[33] Kitano M, Taneda M. Extended transsphenoidal approach with submucosal posterior ethmoidectomy for parasellar tumors: Technical note. J Neurosurg 2001;94:999–1004.

[34] Laws ER, Kanter AS, Jane Jr JA, et al. Extended transsphenoidal approach. J Neurosurg 2005;102:825–8.

[35] de Divitiis E, Esposito F, Cappabianca P, et al. Tuberculum sellae meningiomas: high route or low route? A series of 51 consecutive cases. Neurosurgery 2008;62:556–63.

[36] Jho HD, Ha HG. Endoscopic endonasal skull base surgery: Part 1—The midline anterior fossa skull base. Minim Invasive Neurosurg 2004;47:1–8.

[37] Cook SW, Smith Z, Kelly DF. Endonasal transsphenoidal removal of tuberculum sellae meningiomas: technical note. Neurosurgery 2004; 55:239–46.

[38] Laufer I, Anand VK, Schwartz TH. Endoscopic, endonasal extended transsphenoidal, transplanum transtuberculum approach for resection of suprasellar lesions. J Neurosurg 2007;106:400–6.

[39] Park CK, Jung HW, Yang SY, et al. Surgically treated tuberculum sellae and diaphragm sellae meningiomas: the importance of short-term visual outcome. Neurosurgery 2006;59:238–43.

前床突脑膜瘤

M. Necmettin Pamir,

Muhittin Belirgen

陈胜利 译

概　述

前床突脑膜瘤发生于前床突的硬脑膜。在神经外科脑膜瘤分类中，前床突脑膜瘤属于蝶骨嵴内侧脑膜瘤。由于其有独特的解剖和临床特点，有人提出应将其从蝶骨嵴内侧脑膜瘤分出[1-5]。一些令人信服的证据表明，它们的病理解剖特点与蝶骨嵴内侧脑膜瘤有细微差别，在手术结果上有着明显的不同，因此前床突脑膜瘤应被视为独立的临床分类。将前床突作为前中颅窝的分骨，便出现了脑膜瘤二级命名混乱的情况。常有把源于前或中颅窝侵袭前床突的脑膜瘤认为是源于前床突的错误现象。每个脑膜瘤的确切来源可以而且应当明确。随着现代神经影像学的进步，前床突脑膜瘤的精确诊断越来越有可能。文献报告前床突脑膜瘤占蝶骨翼脑膜瘤的34%[6] ～ 43.9%[7]。

历　史

1938 年，Cushing 和 Eisenhardt[8] 在脑膜瘤的分类中，提出一类"极内侧或床突蝶骨嵴内 1/3 脑膜瘤"，这标志着"床突"首先被用于区分这些肿瘤。1935

年，在法国文献中，Vincent[9] 称它们为"蝶骨海绵窦脑膜瘤"。1980 年，Bonnal及其同事们[10] 把"蝶骨海绵窦和床突脑膜瘤"分为一组，并形容它们为"从海绵窦、前床突及蝶骨翼内侧的硬脑膜起源并向上扩展到颅腔的脑膜瘤"。也类似于 Ojemann[11] 蝶骨嵴脑膜瘤的第一类。1990 年，Al-Mefty[1] 将床突脑膜瘤作为一个独立的疾病实体进行了详细的介绍。同样，其他的文献也以有独特的临床特点及结果提出了蝶骨海绵窦脑膜瘤（发生于海绵窦侧壁）、海绵窦脑膜瘤（发生于海绵窦）、蝶骨平台脑膜瘤、视神经管脑膜瘤和蝶骨翼极内侧脑膜瘤[12-16]。

临床特征

这些肿瘤最常见的症状是单侧视力减退，部分患者发展为双侧，眼底检查为原发性视神经萎缩。视野缺损有管状视野、中央暗点扩大、颞侧偏盲等，损害程度与肿瘤对视交叉及视神经压迫程度有关。

虽然视力障碍是前床突脑膜瘤的主要症状（一些系列中为 45.3%、53.3%、58%）[2,3,17]，但没有邻近地区的其他脑膜瘤发生率高，如鞍结节脑膜瘤为75.9% ～ 100%[18-21]，后者通常在早期会发现有视力损害。然而，对于前床突脑膜瘤，只有 Al-Mefty 分类的第三组中，当视神经孔受到侵犯后会在早期出现视力障碍。

其他症状出现是由于肿瘤的占位效应引起，如果涉及眶上裂，会出现眼球突出或脑神经麻痹。头痛是另一个最常见的症状，通常为眼眶或附近区域受到压迫，并可能先于其他症状出现。

术前评估

细致的神经放射学检查有利于术前精确诊断与手术计划的制订。所有患者术前均应行头颅计算机断层扫描（CT）和三维对比增强磁共振成像（MRI）。数字减影血管造影（DSA）可以了解脑循环、大动脉受压移位和肿瘤供血情况。常规行术前视力方面测试，包括视力、视野和视觉诱发电位评估。

前床突脑膜瘤与其他蝶骨嵴内侧脑膜瘤的鉴别线索

术前很难区分前床突脑膜瘤和蝶骨嵴内侧脑膜瘤，尤其是大肿瘤。然而，术前影像学的细节可以帮助诊断。前床突脑膜瘤，源于前床突通常在基底部有一小蒂向上生长长入鞍区及侧裂，与此相反，蝶骨嵴内侧 1/3 脑膜瘤往颞叶的内前方生长（图 29-1）。另一个前床突脑膜瘤的特征是冠状 CT 上可见前床突骨质增生。因此，我们建议对此处考虑脑膜瘤的患者需行冠状 CT 检查（图 29-2）。

海绵窦侵袭

由于前床突脑膜瘤通常向上生长，真正侵犯海绵窦是很罕见的。目前文献报道海绵窦侵袭率为 0% ~ 44.1%[1-3,22]，我们认为，出现这种情况与对前床突脑膜瘤命名不一致有关，以至于把蝶骨嵴内侧脑膜瘤与前床突脑膜瘤划分在一组分析。

肿瘤分级

尽管一些经典的分类已被用于预测手术结果[1,3,10,20,22]，但由于 Al-Mefty[1] 分类是基于显微解剖的，现已被广泛接受。该方案考虑到肿瘤的起源和生物行为。它分为低位床突脑膜瘤［在颈内动脉（ICA）和肿瘤之间无蛛网膜界面；组 I］，远端或侧床突脑膜瘤（在 ICA 和肿瘤之间有蛛网膜界面；组 II），视神经孔床突脑膜瘤（组 III）。在组 III 中，ICA 与肿瘤之间蛛网膜界面可能存在，但视神经和肿瘤之间缺如（图 29-3）。

如前所述，目前的分类方案仅考虑到床突脑膜瘤的起源和入侵模式[1]。然而，一些报道则强调肿瘤大小在手术中的作用[2,22]。Goel 及其同事[22] 提出了一个包括肿瘤大小不同于其他人的前床突脑膜瘤分级方法。我们希望有一个非常简单、易记的分类方法。值得强调的是单纯前床突脑膜瘤是向上生长且大小是很重要的。因此，我们提倡一种新的分类方法，它是以简单的数字编序，有助于减少目前文献命名混乱的问题。我们将经典的 AL-Mefty 分类方法进行了修改：根据冠状面上肿瘤大小分组。这种亚组分类法可应用于当前三组经典分类法应当指出，这种分类方法与生物行为无关，对当前分类法的改变在于能在术前提供一个更精确的手术方案以减少手术失败。

根据新的分类，Al-Mefty 分组中以一个大写字母代表冠状位肿瘤大小（图 29-4）。A 型，肿瘤 < 2cm；B 型，肿瘤 2 ~ 4cm；C 型（巨大），肿瘤 > 4cm（图 29-5）。

选择手术入路

文献报道了颅底技术切除这些肿瘤的最新进展[1-3,22]，一些作者采用翼点入路和额下入路，Al-Mefty 则报道独家使用的方法——眶颅入路，并认为该入路有以下优点：距离肿瘤最短，可以根据手术要求选择多种路径，还可以早期阻断蝶骨嵴及肿瘤的血液供应。许多外科医生采用了各种颅底入路包括硬膜内或硬膜外切除前床突脑膜瘤。Lee 及其同事[23] 在最近的一篇文章中介绍了一种颅底技术，是对"Dolenc 入路"的修改，包括显露硬膜外床突，切除视神经管顶和打开视神经鞘。他们认为，该入路对切除前床突脑膜瘤有非常大的优点，并提出，传统的翼点入路应当只适用于没有视力损害的小肿瘤。Mathiesen 和 Kihlstrom[24] 认为，为了确保视力，最好在切开硬膜前用磨钻将前床突和视神经

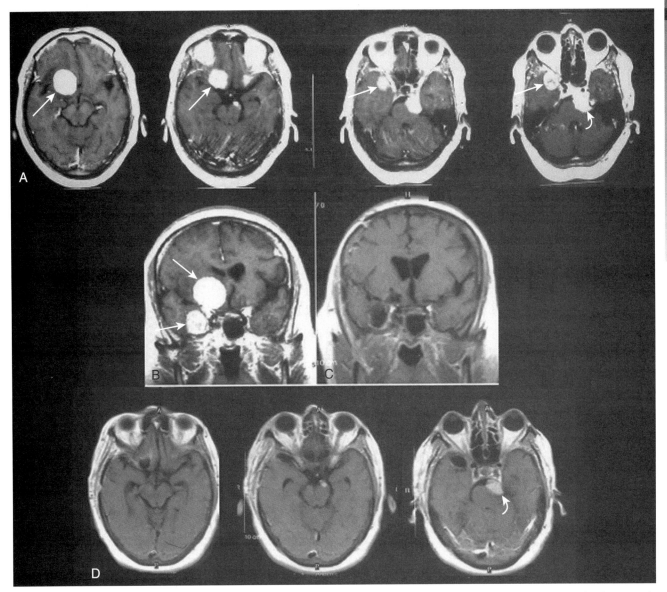

图 29-1　一个患者同患蝶骨嵴内侧脑膜瘤和前床突脑膜瘤，在增强磁共振序列下，显示两个肿瘤的不同生长方向（**A**、**B**，术前；**C**、**D**，术后）。蝶骨翼内侧脑膜瘤生长在颞叶内侧（B 图下箭头），而前床突脑膜瘤向上生长且有一小蒂（B 图上箭头）。每个肿瘤都有独立的起源点，没有任何联系。另外，在对侧有斜坡脑膜瘤给予伽玛刀放射外科治疗（弯箭头）。

管顶磨除。

　　单纯床突脑膜瘤不侵犯颅底，因此应用传统手术入路会快速、高效和相对安全。几份报告确认了这些技术的实用性 [10,20,22,25]。此外，有作者报道了使用传统手术切除床突脑膜瘤的两组病例，认为有很大的优越性 [3,22]。历年发表的显微手术治疗床突脑膜瘤主要特征总结于表 29-1。

　　如前所述，对大肿瘤周围血管的保护非常重要，特别是围绕脑膜瘤表面的远端血管，会降低并发症发生率和死亡率。作者报道了种种严重结果。一组报告说，如果损伤了大脑中动脉被前床突脑膜

瘤侵犯的分支，并发症的发生率为 100%[22]。同样，另一项研究表明，对受肿瘤侵犯的血管给予积极的手术处理，有 20.8% 的血管受到损伤，这导致了 20% 的并发症发生率 [1]。无论采用哪种手术入路，在切除前床突脑膜瘤时损伤远端的血管都会增加手术失败和并发症的风险性。采用常规入路唯一的限制是不能对海绵窦探查。如前所述，原发床突脑膜瘤侵犯海绵窦的很少。我们认为对侵袭海绵窦的肿瘤给予部分切除辅助放射治疗，可以减少脑神经损害 [26-35]。文献报道，在对床突脑膜瘤的治疗态势有了明显的变化，从积极的外科手术转移到了较为保

表 29-1　在显微外科杂志上发表的有关床突脑膜瘤的主要文章

作者	例数	肿瘤大小	外科入路	全切除率（%）	切除依据?	死亡率（%）	残残率（%.短暂/永久）		海绵窦侵袭率（%）	术前视力障碍（%）	术后视力改善（%）	辅助治疗	随访	复发率
Al-Mefty 1990[1]	24	—	常规及颅底	87	CT	2/24	—		37.5	87.5	10	放疗	—	4
Risi et al. 1994[3]	34	—	常规及颅底	59	临床	6	—		44.12	58	68	放疗	23	—
Puzzilli et al. 1999[1]	33	—	常规	54.5	CT	15.15	—		—	45.5	—	—	53.7	15
Goel et al. 2000[22]	60	85% >3 cm	常规及颅底	70	—	5	?/5		0	91.6	21.8	无	26	2
Lee et al. 2001[2]	15	53.3% >3 cm	常规及颅底	86.7	MRI	无	26.7/6.7		13.33	53.3	75	无	37.2	—
Current cohort	56	48.2% >3 cm	常规	89.3	MRI	无	16/3.6		1.8	55.5	77.4	伽玛刀	54.2	8.9

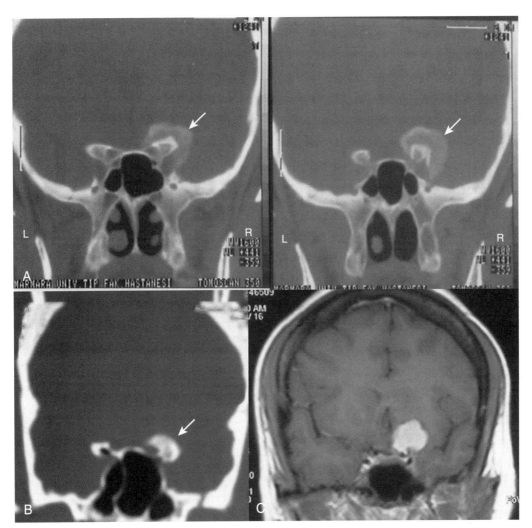

图 29-2 A、B，两个不同前床突脑膜瘤患者的冠状 CT 冠状影像。请注意床突有增生骨质（箭头），增生骨质在这些病例中常见。C，为 B 图患者冠状增强磁共振成像。

守的多学科综合治疗[13,36]。

手术技巧

利用显微外科技术经翼点入路的目的是全切肿瘤（图 29-6）。先解剖侧裂池，充分释放脑脊液（CSF）。如果肿瘤较大，在显露肿瘤后，分离其与眶底的界限，并处理它的附着点。仔细解剖肿瘤周围的血管，从颈内动脉分叉部到颈内动脉主干。肿瘤与脑血管之间有蛛网膜界面，锐性分离。磨钻磨除前床突打开视神经管，硬膜外分离 ICA 段近端硬膜环。对前床突的处理有两种方法，一种是先在硬膜外切除，适于较早期肿瘤，有利于切开硬膜后更好地显露肿瘤，不过此操作会增加视神经牵拉；另

一种是从硬膜下切除，解剖囊内切除肿瘤，充分放除脑脊液使大脑松弛，磨除前床突，开放视神经管全切肿瘤，比较安全。无论哪种入路，熟悉解剖是安全的前提。

手术结果

在过去一段时期，手术全切除率非常低而死亡率则非常高。1980 年，Bonnal 及其同事[10] 报告了一组病例手术切除率 0% 而死亡率为 42%。同样，在 Uihlein 和 Weyand 的病例报道中死亡率为 32%[37]。基于此，相当数量外科医生接受了次全切除较为保守的手术策略。然而，随着颅底暴露、麻醉、显微外科技术、成像技术的提高，手术结果也

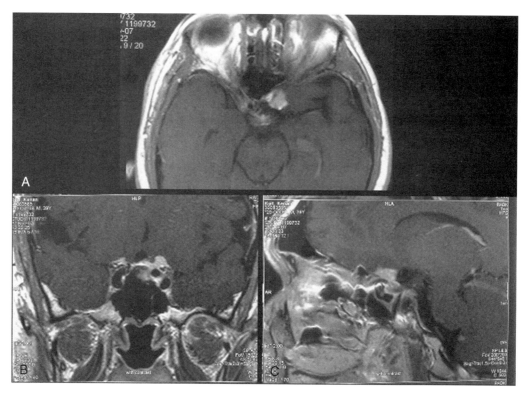

图 29-3 水平（**A**）、冠状（**B**）和矢状（**C**）在 Al-Mefty 分类中第Ⅲ组的前床突脑膜瘤增强 MR 影像。肿瘤常小，原发于视神经孔及视神经周围。

前床突脑膜瘤的分类	
Al-Mefty组	鞍上扩展
第Ⅰ组	A B C
第Ⅱ组	
第Ⅲ组	≤ 2 cm 2~4 cm ≥ 4 cm（巨大）

图 29-4 前床突脑膜瘤的分类：根据冠状位肿瘤的大小进行分类，按肿瘤的特征进一步细分成 Al-Mefty 组。

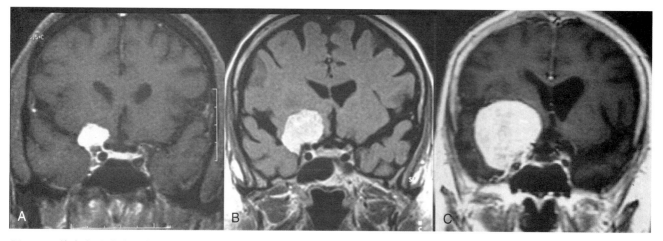

图 29-5 前床突脑膜瘤示例 A 型（**A**）、B 型（**B**）和 C 型（**C**）。术前冠状增强磁共振成像显示，肿瘤的大小为＜ 2cm、2 ～ 4cm、＞ 4cm。

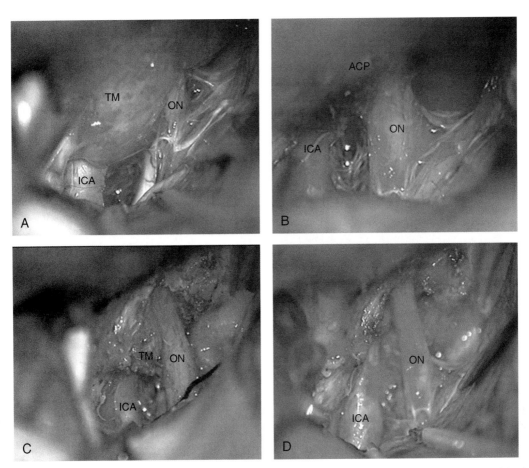

图 29-6（见彩图 29-6） 前床突脑膜瘤Ⅲ型的术前磁共振成像见图 29-3。**A**，左侧翼点入路牵开额叶。**B**，肿瘤切除后，前床突是完整的。**C**，磨除前床突，请注意视神经管内床突下方的残余肿瘤。**D**，肿瘤全切除。ICA，颈内动脉；ON，视神经；TM，肿瘤。

有了较大的改善。此外，在比较手术结果时，应该考虑到肿瘤的位置（前床突与蝶窦嵴内侧或外侧）和海绵窦受侵犯程度，在手术效果上有显著差异。随着显微技术的提高，对前床突脑膜瘤病理解剖研究，取得了重大进展，临床上也有了更好的手术结果。从发表的文献上看，肿瘤的平均全切除率从54.5% 提高至 89.3%，而死亡率降至为 5%。

1990 年，AL-Mefty 根据床突脑膜瘤的起源和侵犯模式对其做了进一步分类和更详细的说明。这种分类法对手术结果的判断有重要的意义。Ⅰ组，肿瘤和 ICA 之间蛛网膜缺如，结果通常是非常差。Ⅱ组，因为有蛛网膜界面，尽管颈内动脉和脑神经被肿瘤包绕，全切肿瘤是可能的，并且并发症发生率低。Ⅲ组与前两组不同，肿瘤体积小，容易切除，但要注意视力的保护。

有研究表明，肿瘤的大小也与全切率有关[22]。大体积的肿瘤，会超出前床突侵犯周围的血管和神经结构[1,22]。预测到前床突脑膜瘤的手术结果应将

肿瘤的大小作为另一种参数引入。如床突脑膜瘤突破其蛛网膜界面，包绕颈内动脉（ICA）、MCA、大脑前动脉（ACA）的分支，会影响到肿瘤的切除程度。Goel 及其同事[22]认为 > 3cm 的肿瘤有较高的并发症发生率（35.29%）（与比较小的肿瘤相比）。Lee 及其同事[2]报道为 22.22%（与比较小的肿瘤比较）。

对于前床突脑膜瘤，视力是影响手术结果的另一个重要参数。导致患者视力丧失是由于肿瘤与视神经关系紧密。造成视力损害的可能机制有：对视神经直接压迫、缺血和脱髓鞘。这些因素是相互关联的，直接压迫可以导致小血管痉挛和脱髓鞘改变。

在以前的一系列文献报道中[1]，视力改善率非常低，可喜的是在最近的一系列报道中显示好的视力改善率为 68% ~ 76.9%[2-4]。改善的原因有：肿瘤压迫视神经导致缺血会停留在缺血半暗带期，在压迫解除后有恢复的潜力。同样，视神经部分脱髓鞘在手术后也会改善。这也支持一系列的调查结果，即术前视力丧失的时间与手术结果有明确的关联

性[2,19]。我们认为，直接压缩是导致前床突脑膜瘤患者视力损害的最重要因素，如果在缺血半暗带期手术减压，视力恢复是可逆的。

总之，真正的前床突脑膜瘤与蝶骨嵴内侧脑膜瘤有不同的生长方式，因此，如果能把其生长特性和诊断标准兼容，对其手术手术切除率、死亡率、并发症发生率和视力改善程度，可以作为一个特殊的亚组描述。

并发症

翼点入路有一些常见并发症。血管损伤和血管痉挛可以通过细致解剖来避免。肿瘤较大会与血管的远端粘连，血管损伤会导致严重的神经障碍。此外，在 Al-Mefty I 组肿瘤患者，血管损伤最有可能是因为肿瘤直接附着在颈内动脉外膜上。视力减退的直接原因，可能由于直接导致视神经损伤或视神经、视交叉的血供受到影响。还有术后脑膜炎、瘤床血肿、静脉梗死、脑积水和癫痫等非特异性并发症。

随 访

在术后 24 小时复查 MRI，随访 3 或 6 个月。神经系统和 MRI 检查第一年每 6 个月一次，以后每年一次。视力评估在术后早期和随访中完成，将其作为一个肿瘤复发的指征。

对残留或复发肿瘤的治疗及立体定向放射治疗的作用

没有单一前床突脑膜瘤自然生长病史的详细资料，我们从颅底脑膜瘤治疗资料中将相关数据进行了统计。Nakamura 及其同事研究了 41 例前床突脑膜瘤[38]，他们发现平均随访 43 个月，肿瘤平均绝对增长速度为 1.34 cm³/ 年（0.19 ~ 2.62cm），平均肿瘤倍增时间为 13.6 年（1.73 ~ 49.6 年）。在最大的一组文献中，介绍了 40 例颅底脑膜瘤放疗结果，其中大部分涉及海绵窦、前床突及岩斜区，作者发现有 7 例（17%）肿瘤体积增大和 11 例（27.5%）出现神经

系统症状[39]。在这项研究中，平均影像学随访时间为 76 个月，平均临床随访时间为 83 个月，结果表明，这些肿瘤生长非常缓慢，影像学变化相对较大。

第二次手术的死亡率和失败率显著高于第一次[1,26,40]，这是由于第一次手术破坏了蛛网膜界面，使肿瘤与脑组织软膜直接接触[11]，在这种情况下，在 Al-Mefty 分类中 II 组的手术难度与 I 组的相似，因此，对复发肿瘤较保守的策略是选择第二阶段的治疗方法。γ 刀放射手术是残留或复发（海绵窦内或海绵窦外，不论位置）脑膜瘤的一种治疗选择[29,41]，分次立体定向放射治疗疗效好、副作用较少，对床突脑膜瘤在肿瘤与视神经距离 < 2mm 时不建议选择 γ 刀放射手术，推荐选择分次立体定向放射治疗[41-46]。

作者经验

1987—2008 年，在 Marmara 大学神经外科和神经科学研究所及 Acibadem 大学神经外科，共连续收治了 56 例床突脑膜瘤，其中女性 43 例（78%），男性 13 例（22%）。平均年龄 51.2 ± 10.3 岁。有视力障碍 31 例（55.5%），头痛 16 例（28.6%），癫痫 9 例（16.1%），头晕 7 例（12.5%），偏瘫 2 例（3.6%），记忆缺失 1 例（1.8%），非典型面部疼痛 1 例（1.8%）。

56 例患者中有 3 例（5.4%）在其他中心行肿瘤大部切除术，然后转给我们作进一步治疗。其中 1 例被诊断为非典型脑膜瘤，转入前做了两次手术。其他 53 例在我们中心治疗。

肿瘤位于左侧 24 例（42.8%），右侧 32 例（57.2%）。肿瘤体积平均为 35.4±43.6ml。其中 20 例（35.7%）为大肿瘤（最大直径 > 4cm）。瘤周有水肿 19 例（33.9%），有占位效应者 31 例（55.4%）。海绵窦受侵 1 例（1.8%）。与 ICA、MCA、ACA 分支关系密切者 5 例（8.9%）。包绕颈动脉（有手术录像记录）者 17 例（30.3%），但明显侵犯外膜者仅 2 例（3.6%）。在 MR 血管成像或数字减影血管造影上有 4 例（7.1%）血管管径狭窄。

56 个患者共手术 57 次（不包括前面提到的在其他中心手术 4 次），其中 56 次为肿瘤切除术，1 次为肺静脉梗死后肺叶切除术。所有肿瘤通过传统翼点入路手术。病理检查典型脑膜瘤 55 例

（98.2%）、非典型脑膜瘤 1 例（1.8%），没有恶性脑膜瘤。根据我们新的分类方案，Ⅰ B 型肿瘤 2 例（3.6%），Ⅱ A 型肿瘤 11 例（19.6%），Ⅱ B 型肿瘤 19 例（34%），Ⅱ C 型肿瘤 20 例（35.7%），Ⅲ A 型肿瘤 4 例（7.1%）。

手术全切除 50 例（89.3%），包括侵犯海绵窦的肿瘤。次全切除 6 例（10.8%），其中侵袭 ICA（1 例）、与 ICA 及其周围穿通支明显粘连（3 例）、与 MCA（1 例）和 ACA（1 例）关系密切。次全切除的 6 例中有 5 例体积＞ 32ml，直径＞ 4cm。术前检查发现 31 例有视觉症状的病例中有 29 例有视力障碍和（或）视野缺损。其中右侧 17 例，左侧 12 例。视力损害侧别与肿瘤的位置一致。术后视力 31 例中有 24 例（77.4%）得到改善。7 例患者中有一例在转诊时已经失明，该患者曾接受过两次手术，其他 6 例视力也无改善，术前肿瘤侧视力分别为 0.2、0.2、0.25、0.3、0.4、0.4。6 例患者同心缩小视野和视力损害超过 12 个月。56 例患者的视力术后无恶化。

死亡率为 0%，9 例患者（16%）有并发症：脑积水 1 例（1.8%），脑膜炎 4 例（7.1%），瘤床血肿 1 例（1.8%），静脉梗死继发偏瘫 1 例（1.8%），术后癫痫 1 例（1.8%）和吸入性肺炎 1 例（1.8%）。平均随访时间为 54.2±49 个月。随访中 5 例（8.9%）复发，给予放射治疗。

结　论

前床突脑膜瘤是不同于蝶骨嵴内侧 1/3 脑膜瘤的独立疾病。大的前床突脑膜瘤可以与前床突周围的血管紧密粘连，从而影响手术效果。选择标准翼点入路可以切除大部分前床突脑膜瘤。视力损伤是这些肿瘤最常见的症状。直接压迫是导致视力损伤的最重要因素，如果在缺血半暗带期间减压手术，视力恢复是可逆的。γ 刀放射治疗或分次立体定向放射治疗可用于残留或复发的前床突脑膜瘤。

参考文献

[1] Al-Mefty O. Clinoidal meningiomas. J Neurosurg 1990;73(6):840–9.
[2] Lee JH, Jeun SS, Evans J, Kosmorsky G. Surgical management of clinoidal meningiomas. Neurosurgery 2001;48(5):1012–9; discussion 1019–21.
[3] Risi P, Uske A, de Tribolet N. Meningiomas involving the anterior clinoid process. Br J Neurosurg 1994;8(3):295–305.
[4] Tobias S, Kim CH, Kosmorsky G, Lee JH. Management of surgical clinoidal meningiomas. Neurosurg Focus 2003;14(6):e5.
[5] Pamir MN, Belirgen M, Ozduman K, Kiliç T, Ozek M. Anterior clinoidal meningiomas: analysis of 43 consecutive surgically treated cases. Acta Neurochir (Wien) 2008;150:625–35.
[6] Al-Mefty O, Ayoubi S. Clinoidal meningiomas. Acta Neurochir Suppl (Wien) 1991;53:92–7.
[7] Cophignon J, Lucena J, Clay C, Marchac D. Limits to radical treatment of spheno-orbital meningioma. Acta Neurochir Suppl (Wien) 1979;28(2):375–80.
[8] Cushing H, Eisenhardt L. Meningiomas: Their Classification, Regional Behavior, Life History and Surgical End Results. Springfield, IL: Charles C Thomas; 1938.
[9] David M. Les Meningiomes De La Petit aile du sphenoide (considerations anatomo-cliniques et therapeutiques). 1935. p. 111–30.
[10] Bonnal J, Thibaut A, Brotchi J, Born J. Invading meningiomas of the sphenoid ridge. J Neurosurg 1980;53(5):587–99.
[11] Ojemann RG. Meningiomas of the basal parapituitary region: technical considerations. Clin Neurosurg 1980;27:233–62.
[12] Wilson WB, Gordon M, Lehman RA. Meningiomas confined to the optic canal and foramina. Surg Neurol 1979;12(1):21–8.
[13] Abdel-Aziz KM, Froelich SC, Dagnew E, et al. Large sphenoid wing meningiomas involving the cavernous sinus: conservative surgical strategies for better functional outcomes. Neurosurgery 2004;54(6):1375–83; discussion 1383–4.
[14] Shrivastava RK, Sen C, Costantino PD, Della Rocca R. Sphenoorbital meningiomas: surgical limitations and lessons learned in their long-term management. J Neurosurg 2005;103(3):491–7.
[15] Fahlbusch R, Schott W. Pterional surgery of meningiomas of the tuberculum sellae and planum sphenoidale: surgical results with special consideration of ophthalmological and endocrinological outcomes. J Neurosurg 2002;96(2):235–43.
[16] Sekhar LN, Janecka IP. Surgery of cranial base tumors. New York: Raven Press; 1993.
[17] Puzzilli F, Ruggeri A, Mastronardi L, et al. Anterior clinoidal meningiomas: report of a series of 33 patients operated on through the pterional approach. Neuro-oncol 1999;1(3):188–95.
[18] Grisoli F, Diaz-Vasquez P, Riss M, et al. Microsurgical management of tuberculum sellae meningiomas. Results in 28 consecutive cases. Surg Neurol 1986;26(1):37–44.
[19] Pamir MN, Ozduman K, Belirgen M, et al. Outcome determinants of pterional surgery for tuberculum sellae meningiomas. Acta Neurochir (Wien) 2005;147(11):1121–30; discussion 1130.
[20] Yasargil M. Microneurosurgery. Stuttgart-New York: Thieme Verlag; 1996.
[21] Zevgaridis D, Medele RJ, Mueller A, et al. Meningiomas of the sellar region presenting with visual impairment: impact of various prognostic factors on surgical outcome in 62 patients. Acta Neurochir Suppl 2001;143:471–6.
[22] Goel A, Gupta S, Desai K. New grading system to predict resectability of anterior clinoid meningiomas. Neurol Med Chir (Tokyo) 2000;40(12):610–6; discussion 616–7.
[23] Lee JH, Sade B, Park BJ. A surgical technique for the removal of clinoidal meningiomas. Neurosurgery 2006;59(Suppl. 1):ONS108–14; discussion ONS108–14.
[24] Mathiesen T, Kihlstrom L. Visual outcome of tuberculum sellae meningiomas after extradural optic nerve decompression. Neurosurgery 2006;59(3):570–6; discussion 570–6.
[25] Samii M, Ammirati M. Medial sphenoid wing meningiomas. In: Surgery of Skull Base Meningiomas. Berlin: Springer-Verlag; 1993. p. 35–41.
[26] Mirimanoff RO, Dosoretz DE, Linggood RM, et al. Meningioma: analysis of recurrence and progression following neurosurgical resection. J Neurosurg 1985;62(1):18–24.
[27] Jaaskelainen J. Seemingly complete removal of histologically benign intracranial meningioma: late recurrence rate and factors predicting

recurrence in 657 patients. A multivariate analysis. Surg Neurol 1986;26(5):461–9.

[28] Pendl G, Eustacchio S, Unger F. Radiosurgery as alternative treatment for skull base meningiomas. J Clin Neurosci 2001;1 (Suppl. 8):12–4.

[29] Kondziolka D, Lunsford LD, Coffey RJ, Flickinger JC. Stereotactic radiosurgery of meningiomas. J Neurosurg 1991;74(4):552–9.

[30] Kondziolka D, Lunsford LD, Coffey RJ, Flickinger JC. Gamma knife radiosurgery of meningiomas. Stereotact Funct Neurosurg 1991; 57(1–2):11–21.

[31] Kobayashi T, Kida Y, Mori Y. Long-term results of stereotactic gamma radiosurgery of meningiomas. Surg Neurol 2001;55(6):325–31.

[32] Hodes JE, Sanders M, Patel P, Patchell RA. Radiosurgical management of meningiomas. Stereotact Funct Neurosurg 1996;66(1–3):15–8.

[33] Eustacchio S, Trummer M, Fuchs I, et al. Preservation of cranial nerve function following gamma knife radiosurgery for benign skull base meningiomas: experience in 121 patients with follow-up of 5 to 9.8 years. Acta Neurochir Suppl 2002;84:71–6.

[34] Chang JH, Chang JW, Choi JY, et al. Complications after gamma knife radiosurgery for benign meningiomas. J Neurol Neurosurg Psychiatry 2003;74(2):226–30.

[35] Mathiesen T, Lindquist C, Kihlstrom L, Karlsson B. Recurrence of cranial base meningiomas. Neurosurgery 1996;39(1):2–7; discussion 8–9.

[36] Pamir MN, Kilic T, Bayrakli F, Peker S. Changing treatment strategy of cavernous sinus meningiomas: experience of a single institution. Surg Neurol 2005;2(Suppl. 64):S58–66.

[37] Uihlain A, Weyand WR. Meningiomas of anterior clinoid process as a cause of unilateral loss of vison. Surgical considerations. Arch Ophthalmol 1953;49:261–70.

[38] Nakamura M, Roser F, Jacobs C, et al. Medial sphenoid wing meningiomas: clinical outcome and recurrence rate. Neurosurgery 2006; 58(4):626–39, discussion 626–39.

[39] Bindal R, Goodman JM, Kawasaki A, et al. The natural history of untreated skull base meningiomas. Surg Neurol 2003;59(2):87–92.

[40] MacCarty CS, Taylor WF. Intracranial meningiomas: experiences at the Mayo Clinic. Neurol Med Chir (Tokyo) 1979;19(7): 569–74.

[41] Torres RC, Frighetto L, De Salles AA, et al. Radiosurgery and stereotactic radiotherapy for intracranial meningiomas. Neurosurg Focus 2003;14(5):e5.

[42] Behbehani RS, McElveen T, Sergott RC, et al. Fractionated stereotactic radiotherapy for parasellar meningiomas: a preliminary report of visual outcomes. Br J Ophthalmol 2005;89(2):130–3.

[43] Jalali R, Loughrey C, Baumert B, et al. High precision focused irradiation in the form of fractionated stereotactic conformal radiotherapy (SCRT) for benign meningiomas predominantly in the skull base location. Clin Oncol (R Coll Radiol) 2002;14 (2):103–9.

[44] Lo SS, Cho KH, Hall WA, et al. Single dose versus fractionated stereotactic radiotherapy for meningiomas. Can J Neurol Sci 2002; 29(3):240–8.

[45] Shrieve DC, Hazard L, Boucher K, Jensen RL. Dose fractionation in stereotactic radiotherapy for parasellar meningiomas: radiobiological considerations of efficacy and optic nerve tolerance. J Neurosurg 2004;3(Suppl. 101):390–5.

[46] Milker-Zabel S, Zabel-du Bois A, Huber P, et al. Fractionated stereotactic radiation therapy in the management of benign cavernous sinus meningiomas: long-term experience and review of the literature. Strahlenther Onkol 2006;182(11):635–40.

鞍内及鞍膈脑膜瘤

Chirag G. Patil,
Edward R. Laws, Jr

陈胜利 译

概 述

1969 年，Hardy 和 Robert 报道了第一例源于鞍膈的鞍内脑膜瘤[1]。Cushing 和 Eisenhardt 最早对鞍内和鞍上脑膜瘤进行分类[2]。Jefferson 将 Cushing 描述的鞍区脑膜瘤进一步细分为鞍区脑膜瘤、结节脑膜瘤和床突脑膜瘤[3]。随后，Osama Al-Mefty 提出了鞍膈脑膜瘤明显不同于鞍结节脑膜瘤的一种临床综合征，从而分为两个类型：鞍膈上脑膜瘤和鞍膈内脑膜瘤[4]。鞍膈脑膜瘤少见，源于鞍膈硬脑膜的鞍内脑膜瘤更加少见。

局部解剖

鞍膈由从鞍结节延伸到后床突的两层硬膜组成。鞍膈形成了垂体窝的顶，有一个大小不一的垂体柄开口。鞍膈脑膜瘤可以完全在鞍内、鞍上或鞍内及鞍上两者都有。从鞍膈上层硬膜发生的脑膜瘤主要在鞍上，与鞍结节无明显关系；从鞍膈下层硬膜发生的脑膜瘤主要在鞍内。

蝶鞍硬脑膜面积约为 6 cm^2[5,6]。脑膜瘤可以源于鞍膈的任何部位。鞍膈下鞍内脑膜瘤相当少见，文献报道经手术证实的只有 18 例[6]，报道对其中 9 例的起源进行了描述。6 例脑膜瘤起源于鞍膈下层，2 例源于鞍膈上层，1 例源于鞍膈前壁[6]。鞍膈脑膜瘤必须与邻近的硬脑膜区分，如蝶骨平台、鞍结节、蝶骨翼内侧和海绵窦脑膜瘤。鞍结节脑膜瘤血供来自筛后动脉，鞍膈脑膜瘤血供来自颈内动脉分支。鞍内脑膜瘤血供来自颈外动脉硬脑膜分支、上颌动脉分支及颈内动脉分支[6]。

分 类

Al-Mefty 和 Ciric 根据肿瘤的起源将鞍膈脑膜瘤分为三类[4]（图 30-1）。A 型起源于垂体柄前方的鞍膈上层；B 型起源于垂体柄后方的鞍膈上层；C 型起源于鞍膈下层。A 型和 B 型主要是鞍上肿瘤，C 型主要是鞍内肿瘤。与 C 型相似，源于鞍膈下的蝶鞍硬脑膜多为鞍内脑膜瘤。

鉴别诊断

在考虑鞍膈或鞍内脑膜瘤时应与垂体腺瘤，邻近的脑膜瘤如鞍结节、蝶骨翼内侧和海绵窦脑膜瘤、颅咽管瘤、血管外皮细胞瘤及转移瘤鉴别。

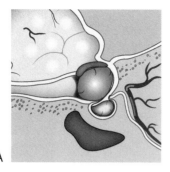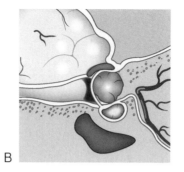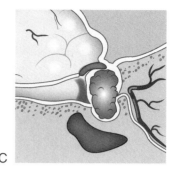

图 30-1（见彩图 30-1） 图示为鞍膈脑膜瘤的三种类型。 A 型，源于鞍膈上层位于垂体柄前方。B 型，源于鞍膈上层位于垂体柄的后方。C 型，源于鞍膈的下层。

临床特点

　　鞍膈和鞍内脑膜瘤患者最常见的症状有视力障碍、视野缺损、内分泌异常、头痛等。Al-Mefty 和 Ciric 报告了 12 例，其中有视力障碍 9 例，视野缺损 7 例，头痛 9 例，糖尿病 2 例[4]。根据临床特征分为 A 型、B 型和 C 型，分述如下：

　　A 型　有视力障碍、视野缺损、血糖高及尿崩症。经常头痛。

　　B 型　与 A 型脑膜瘤不同，头痛很少见。主要症状为视力障碍、视野缺损、垂体功能低下和动眼神经麻痹。部分患者还有行为异常、思维混乱及出现 Korsakoff 综合征。

　　C 型及其他鞍内脑膜瘤　与无功能垂体腺瘤患者相似，主要症状有垂体功能低下（包括阳痿）、高泌乳素血症、双颞侧偏盲及视力障碍。

影像诊断

　　有多种成像方式用来评估蝶鞍和鞍旁病变。X 线平片可显示蝶鞍扩大及钙化情况。电子计算机断层（CT）增强扫描可见蝶鞍内、鞍上或鞍内和鞍上均匀一致的肿块。磁共振成像（MRI）能够清晰地显示解剖细节、脑膜瘤起源。通过蝶鞍薄层水平位、冠状位、矢状位评估鞍上及鞍内脑膜瘤的情况，是最佳影像学检查。 肿瘤在 MRI 上特点包括密度均匀一致和明显的肿瘤增强。有时会出现硬膜尾征和正常垂体腺结构的移位。鞍内脑膜瘤与垂体腺瘤很难区分[9]。同样，鞍膈脑膜瘤和鞍结节脑膜瘤有时不能从术前的影像学区别。最后，脑血管造影有时会在确定肿瘤的性质和来源方面有用。脑血管造影能显示鞍区及鞍旁脑膜瘤的血液供应情况[6]。术前可以考虑对来自颈外动脉的血管给予栓塞。

A 型和 B 型鞍膈脑膜瘤

　　膜瘤主要源于鞍膈的上层硬膜。根据与垂体柄的关系分为前（A 型）后（B 型）。 MRI 和 CT 显示肿瘤主要在鞍上，有均匀一致的信号或密度，强化明显，与鞍结节及附近的骨性结构无关系。MRI 能显示垂体柄向前或后移位。视神经常受压变形或移位。由于脑膜瘤位于鞍上，不易被误诊为垂体腺瘤。可以了解肿瘤与鞍结节的关系。

C 型鞍膈脑膜瘤及其他鞍内脑膜瘤

　　大多数情况下，普通 X 线片显示蝶鞍扩大。CT 和 MRI 最常见的表现是可见一个均匀一致、有明显强化从鞍内向鞍上扩展或纯粹鞍内的肿块。正常垂体可能会移位。有时和垂体腺瘤很难区分。有文献报道，18 例鞍内肿瘤术中证实为鞍内脑膜瘤，只有 1 例在术前被诊断为脑膜瘤。

外科治疗

一般原则

　　通常在显微镜操作下切除鞍膈或鞍内脑膜瘤。首先，处理附着的硬脑膜，保留蛛网膜界面，切除肿瘤时尽量减少对邻近视神经视交叉、垂体柄、颈内动脉（ICA）和大脑前动脉（ACA）的损伤。术前要仔细研究肿瘤在 MRI、CT 和血管造影上的特征及其与 ICA、ACA、视神经、视交叉及垂体柄等重要结构的关系。能应用显微技术切除肿瘤而不损伤这些重要结构是一个重大的技术挑战。与垂体腺瘤不同，切除肿瘤时有一定的难度，不会轻易地吸或摘除。此外，肿瘤可能血供丰富，与海绵窦关系密切，完全切除是一种挑战。

手术入路

A 型和 B 型鞍膈脑膜瘤

要位于鞍上且多侵犯视神经。传统入路如颅眶颧、翼点，额下被普遍采用。经典的经蝶窦（TS）入路优点是可以早期暴露视神经及大脑前动脉。与 TS 比较其他入路的缺点包括对垂体柄暴露和切除肿瘤侵入鞍内的部分比较困难，有较高的并发症发生率。有扩大经蝶入路切除肿瘤的报道[10-15]，是一种新的探索。部分文章已经发表，但这些早期的报告没有区别鞍膈脑膜瘤和鞍结节脑膜瘤[16]。

C 型及其他鞍内脑膜瘤

多数鞍内脑膜瘤可以通过 TS 入路安全地切除。切除范围包括肿瘤、受侵的垂体窝硬脑膜和（或）鞍膈的下层硬膜。TS 入路的主要缺点是横向暴露范围有限，因此，对横向延伸的肿瘤需要采取一个联合入路或 TS 结合经颅入路。由于 TS 入路不需要牵拉大脑，因此没有与此相关的并发症。TS 入路的优点是可以清楚显露垂体柄。尽管如此，一些外科医生仍喜欢采用经颅入路显露鞍上结构，主要原因是此入路可以更好地显露视神经。

术后管理

手术后应密切监测患者的视力、神经功能、内分泌功能和水电解质平衡情况。此外，术后要复查 MRI 和视野。TS 入路的患者术后要监测有无脑脊液鼻漏。

并发症

鞍膈、鞍内脑膜瘤切除术后最常见的并发症包括手术出血、视力减退、尿崩症（DI）、不适当分泌抗利尿激素综合征（SIADH）、脑脊液鼻漏和垂体功能低下。Kinjo 及其同事[4] 报告了一组开颅手术切除鞍膈脑膜瘤 12 例，出现并发症 4 例，其中一人死于继发性肺栓塞。其他并发症包括一过性的 SIADH、尿崩症和帕金森病。偶有报道术中大出血，多见于 TS 入路[6]。

Couldwell 及其同事[16] 报道了经蝶（TS）入路切除 11 例鞍膈/鞍结节脑膜瘤，术后一个病人单眼失明。Andres 和 Wilson 报道了 TS 入路和开颅手术切除鞍膈脑膜瘤和鞍结节脑膜瘤术后视力比较，结果提示 TS 入路视力减退仅限于鞍结节脑膜瘤[17]，他们发现 7 个鞍膈脑膜瘤开颅手术患者中有 4 个出现视力减退，本组中无术后视力改善者。

患者的治疗效果

A 型和 B 型鞍膈脑膜瘤通常采用经颅入路手术。Al-Mefty 和 K injo 及其同事[4] 回顾了 11 例 A 型肿瘤的手术情况，11 例中的 10 位取得了良好的效果，而 B 型肿瘤患者的手术效果差，8 例中的 4 位患者取得了良好的效果。2 例病人并发永久性 DI 和垂体功能减退，2 例死亡。10 例 C 型鞍膈脑膜瘤通过 TS 手术，有 3 例出血较多[4]。Andrews 和 Wilson 通过 TS 入路切除 7 例鞍膈脑膜瘤，完全切除仅有 2 例，得出结论：这些肿瘤难以完全切除。Nozaki 及其同事[6] 回顾了 18 例鞍内脑膜瘤手术情况，其中 6 例完全切除（TS 入路 4 例，开颅 2 例）。术中大出血 5 例。

放射治疗

对于残余肿瘤可以采用立体定向放射治疗。最近文献报道证实分次立体定向放射治疗，在处理视神经周边的肿瘤是安全的，对视神经的损害也比较小[18]。

结 论

　　鞍膈和鞍内脑膜瘤具有特殊的手术技术要求，完全切除往往具有挑战性，在视力方面，没有鞍结节脑膜瘤的术后效果好。

参考文献

[1] Hardy J, Robert F. A meningioma of the sella turcica, subdiaphragmatic variety. Exeresis through the transsphenoidal route. Neurochirurgie 1969;15:535–43.

[2] Cushing H, Eisenhardt L. Meningiomas. New York: Hafner; 1969.

[3] Jefferson A, Azzam N. The suprasellar meningiomas: a review of 19 years' experience. Acta Neurochir Suppl (Wien) 1979;28:381–4.

[4] Kinjo T, Al-Mefty O, Ciric I. Diaphragma sellae meningiomas. Neurosurgery 1995;36:1082–92.

[5] Grisoli F, Vincentelli F, Raybaud C, et al. Intrasellar meningioma. Surg Neurol 1983;20:36–41.

[6] Nozaki K, Nagata I, Yoshida K, Kikuchi H. Intrasellar meningioma: case report and review of the literature. Surg Neurol 1997;47:447–52; discussion 452–4.

[7] Laws Jr ER, Thapar K. Unusual lesions in the sella turcica: Intrasellar craniopharyngioma, benign cysts and meningioma. In: Kaye A, Black PM, editors. Operative Neurosurgery. London: Churchill Livingstone; 2000. p. 723–40.

[8] Thapar K, Kohata T, Laws Jr ER. Parasellar lesions other than pituitary adenomas. In: Powell MP, Lightman SL, Laws Jr ER, editors. Management of Pituitary Tumors: The Clinician's Practical Guide ed 2. Totowa, NJ: Humana Press; 2003. p. 231–86.

[9] Slavin MJ, Weintraub J. Suprasellar meningioma with intrasellar extension simulating pituitary adenoma. Case report. Arch Ophthalmol 1987;105:1488–9.

[10] Cook SW, Smith Z, Kelly DF. Endonasal transsphenoidal removal of tuberculum sellae meningiomas: technical note. Neurosurgery 2004;55:239–44; discussion 244–6.

[11] Dumont AS, Jane JAJ, Laws Jr ER. Extended transsphenoidal approach. In: Sheehan JP, Laws Jr ER, editors. Frontiers of Hormone Research Pituitary Surgery: A Modern Approach. New York: Springer; 2006. p. 29–45.

[12] Jane JA Jr, Dumont A, Vance ML, Laws Jr ER. The transsphenoidal transtuberculum sellae approach for suprasellar meningiomas. Semin Neurosurg 2003;13:211–8.

[13] Jane JA Jr, Thapar K, Kaptain GJ, Laws Jr ER. Transsphenoidal transtuberculum sellae approach for suprasellar and midline anterior cranial fossa tumors. Oper Tech Neurosurg 2002;5:226–30.

[14] Kaptain GJ, Vincent DA, Sheehan JP, Laws Jr ER. Transsphenoidal approaches for the extracapsular resection of midline suprasellar and anterior cranial base lesions. Neurosurgery 2001;49:94–100; discussion 100–1.

[15] Laurent JJ, Jane JAJ, Laws Jr ER. A case of midline suprasellar tumor removal by an extended transsphenoidal skull base technique. In: Kobayashi S, editors. Neurosurgery of Complex Vascular Lesions and Tumors. New York: Theime; 2005. p. 174–7.

[16] Couldwell WT, Weiss MH, Rabb C, et al. Variations on the standard transsphenoidal approach to the sellar region, with emphasis on the extended approaches and parasellar approaches: surgical experience in 105 cases. Neurosurgery 2004;55:539–47; discussion 547–50.

[17] Andrews BT, Wilson CB. Suprasellar meningiomas: the effect of tumor location on postoperative visual outcome. J Neurosurg 1988;69:523–8.

[18] Adler JR Jr, Gibbs IC, Puataweepong P, Chang SD. Visual field preservation after multisession cyberknife radiosurgery for perioptic lesions. Neurosurgery 2006;59:244–54; discussion 244–54.

前颅窝和鞍上脑膜瘤的微创入路

Manoel A. de Paiva Neto,

Nasrin Fatemi,

Joshua R. Dusick,

Dennis Malkasian,

Daniel F. Kelly

陈胜利 译

概 述

在过去的二十年里，随着手术头架、导航系统、内镜的引入，锁孔入路越来越多地用于处理脑和颅底肿瘤。对前颅窝及鞍上脑膜瘤，常常采用扩大经蝶入路和经眶上"眉弓"锁孔入路切除[1-20]。虽然这两种入路，解剖结构完全不同，但对手术技巧的要求及均需通过一个狭窄的通道却非常类似。扩大经蝶入路，不仅不牵拉脑组织，还可以最大限度地减少对视神经的损伤，早期识别垂体和漏斗，对切除颅底中线结构肿瘤是非常好的一种入路[1,2,6,7,9,16]。人们越来越多地采用鼻内镜与显微镜结合[1,2,7,9,13,14,16]或单纯内镜切除肿瘤[6,15]。鼻内镜的主要缺点是①对病灶侧颈内动脉床突上段及视神经显露有限；②进行颅底重建困难。眶上锁孔入路，很少或不牵拉脑组织，并可以对前颅窝和鞍区有非常好的显露[3,4,8,11,12,17-20]。本入路比传统入路创伤性小，恢复快[3,17-20]。这种入路的主要缺点是操作空间有限，骨孔通常为15 ～ 20mm 到 25 ～ 30mm。本章着重描述经鼻蝶和经眶上锁孔入路切除前颅窝及鞍上脑膜瘤的内容，包括入路的选择标准、各自的局限性、潜在的危险、手术成功率及并发症。

流行病学和发病率

前颅窝脑膜瘤可以发生在前颅窝的不同部位，约占颅内脑膜瘤的 12% ～ 22%[21-23]，通常分为两大亚组：起源于筛板及额蝶缝的嗅沟脑膜瘤和鞍上脑膜瘤。最常见的鞍上脑膜瘤是鞍结节脑膜瘤，其他的有源于鞍膈本身或鞍结节前部和后部蛛网膜的鞍上脑膜瘤。一些前颅窝脑膜瘤同时涉及嗅沟及鞍结节不易分类[23,24]。多数嗅沟脑膜瘤在出现症状前生长的比较大（通常 > 3cm），常见症状有头痛、性格改变、嗅觉丧失或癫痫大发作。大型嗅沟脑膜瘤向后延伸到蝶骨平台，可能侵犯视神经出现视觉障碍[24-26]。与此不同的是，鞍结节脑膜瘤和其他鞍上脑膜瘤由于肿瘤直接压迫视神经和视交叉出现视力障碍较早，常在肿瘤较小时就被明确诊断[27-30]，随着鞍结节脑膜瘤生长和横向扩展，往往把周围的血管包绕，侵犯海绵窦和视神经管。当肿瘤较大，直径 > 3 ～ 4cm 时，常会包住大脑前动脉复合体。

前颅窝及鞍上脑膜瘤显微手术的演变史

传统入路

从 Durante 在 1884 年首次报道嗅沟脑膜瘤切除和 Cushing 与 Eisenhardt 在 1938 年首次报道鞍上脑膜瘤切除后，许多传统手术和显微手术的相关文章相继发表 1938[31,32]。在过去二十年，嗅沟脑膜瘤和鞍上脑膜瘤，通过多种手术入路，包括双侧额叶、单侧额叶、翼点、额颞入路[22-30,33-40]进行手术切除。嗅沟脑膜瘤，通过翼点入路和双额入路显微技术下肿瘤的全切除率为 85% ～ 100%，并发症发生率相对较低[24-26]，肿瘤超过 10 年的复发率为 5% ～ 41%，与肿瘤在前颅窝底和侵袭筛窦或蝶窦不能全切除（Simpson Ⅱ 级或更高）[25,26,33,37,41,42]有关。

鞍上脑膜瘤不能全切，往往是由于肿瘤侵袭视神经、下丘脑、垂体、Willis 环前部及海绵窦。最近的一系列报道，显示鞍上脑膜瘤全切除率为 67% ～ 100%，视力损伤率为 0% ～ 20%，死亡率为 0% ～ 8.7%[22,23,27-30,34-36,38,39]。随着手术入路的改进，如经硬膜外床突入路视神经减压术，可以使视力损害降至 10%[30,38]。

微创"锁孔"入路

如 Wilson 35 年前所说的"理想的显露是在尽可能不损伤正常组织的前提下，提供足够的空间并能把工作做好[43]。"随着无框手术导航、内镜、可调式显微镜及呼吸机引入，"锁孔"的概念已被越来越多地应用于包括脑膜瘤等颅内病变的手术中[44]。"锁孔"的意思是取小的切口和最佳的小骨瓣，对病灶有足够的显露（图 31-1）。使手术方法有了较大的转变，从传统的颅底前部和外侧入路如翼点入路、双额和眶颧面中部掀开入路改为经蝶入路。同样，对岩斜区肿瘤手术切除由经乙状窦前入路改为创伤较小的乙状窦后入路和经鼻腔斜坡入路[36,37,45,46]。

眶上入路

上入路是由传统的经额叶和额颞入路演变过

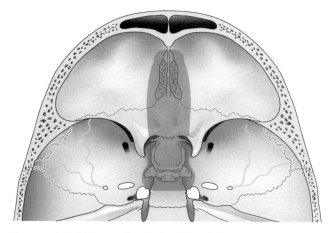

图 31-1（见彩图 31-1） 水平面图显示为经眉弓眶上入路手术（紫色）和扩展经鼻入路（红色）各自涉及的区域。在额窝筛板区的大部分，对经眶上入路是一个相对的"盲点"，但这个盲区可以通过内镜补偿。经鼻蝶入路局限在中线两侧肿瘤直径不超过 15 ～ 20mm，如肿瘤横径超过颈内动脉床突上段或视神经管则不能全切。此外，经鼻蝶切除嗅沟脑膜瘤本节仅指完全使用内镜技术。

来[47-50]。它的特点是切口小（眉弓上取小的骨瓣），手术时间短，不影响颞肌。可以直接暴露眶顶及前颅窝，对脑组织很少有牵拉[3,18]。Figueiredo 及其同事研究表明在眉弓上仅 30mm 的手术切口，虽然骨窗面积狭小，但手术暴露面积与传统的眶上开颅相似[51]。Perneczky 和其他一些作者采用眶上小切口，利用其水平和垂直夹角，对前颅窝和鞍区病变很容易显露和切除[3,4,18,44]。本入路与传统的眶上入路在前颅窝脑膜瘤全切除率比较非常相似（表 31-1），嗅沟脑膜瘤为 86% ～ 100%[4,18,19]。鞍上脑膜瘤为 40% ～ 100%[4,11,17-19]，在这些病例报道中，不能完全切除的肿瘤是由于肿瘤侵袭周围结构而术野显露相对不足[4,11,17-19]。

扩大经鼻蝶入路

蝶入路也被认为是一种"锁孔"入路，从鼻孔将梨状孔扩大。经过筛窦及蝶窦对颅底中线的前颅窝和鞍旁脑膜瘤直接显露，不需要牵拉脑组织。1987 年，Weiss 描述了扩大经蝶入路显微镜下切除鞍膈上颅咽管瘤[52]。此后有经鼻腔显微镜下鼻内镜辅助和完全内镜下切除鞍上和鼻嗅沟脑膜瘤的多个报道[1,2,5-7,9,10,14-16,53,54]。在最近的几个报告中，扩大经蝶入路切除鞍结节脑膜瘤，肿

表 31-1 经眶上入路切除嗅沟和鞍上脑膜瘤

作者	病例数	肿瘤大小	肿瘤全切率	并发症
Shanno et al., 2001[19]	7 OGM 14 SSM	N/A	85.7% OGM 78.5% SSM	脑脊液漏（4.7%）
Joseph and Chaco, 2005[11]	10 SSM	N/A	40%	脑膜炎（10%）
Melamed et al., 2005[17]	7 SSM	N/A	100%	视力减退（10%）
Reish and Perneczky, 2005[18]	21 OGM 28 SSM	85 mm or less	89%*	视力减退（15.2%）*
Czirjak and Seifert, 2006[4]	10 OGM 9 SSM	10～100 mm	100% OGM 89% SSM	无
Current series	4 OGM 8 SSM	18～50 mm 22～55 mm	75% OGM** 25% GTR SSM*** 25% NTR	视力减退（8.3%）

OGM，嗅沟脑膜瘤；SSM，鞍上脑膜瘤；GTR，肿瘤全切；CSF，脑脊液漏；NA，不能提供。

* 包括所有的前颅窝／蝶骨嵴脑膜瘤。

** 一例患者（25%）术前接受了放射治疗。

*** 40% 患者接受了第一次手术治疗（5 例）。

瘤大小 12～37mm，肿瘤完全或近全切除率达到 57%～85%（表 31-2）[2,6,9,14-16]。经蝶入路切除鞍结节脑膜瘤与开颅相比视力恢复率和视力恶化率相类似，Kitano 及其同事最近的一份报告中，提示经蝶入路视力恢复率更高 [6,14,15]，视力改善率为 33%～100%，大多数病例报道超过 50%，而视力下降为 0～38%，大多数病例报道＜ 20%[2,6,7,15]。经鼻蝶窦入路切除鞍上脑膜瘤最常见的并发症是术后脑脊液（CSF）。经鼻内镜和经鼻窦显微手术切除肿瘤，术后脑脊液漏率为 0～33%，在最近几年的报道中逐渐减少 [2,6,9,14-16]。

经鼻蝶切除嗅沟脑膜瘤报道比较少，然而，明显的趋势是经鼻窦入路已成为颅底中线结构肿瘤切除的热门首选 [10,53,54]。例如通过经鼻蝶入路切除鞍上脑膜瘤 [53,54]，最常见的并发症是术后脑脊液漏。

锁孔切除脑膜瘤

选择采用经鼻窦入路或眶上入路切除嗅沟脑膜瘤或鞍上脑膜瘤应根据肿瘤解剖位置、外科医生经验和可以利用的设备。最主要因素是肿瘤的解剖位置及颅底如何重建。

鞍上脑膜瘤

于鞍上及鞍结节脑膜瘤，要根据肿瘤大小、横向扩展程度来确定是否经蝶、眶上或用传统的开颅入路。根据我们的研究结果和其他研究表明，许多中线旁的鞍结节脑膜瘤只要直径＜ 30～35mm，就可以经鼻蝶或眶上入路切除 [1,2,5-7,9,14,15]。两种入路可以使视神经迅速减压视力很快恢复。然而，经鼻蝶入路处理包绕床突上段颈内动脉和视神经及侵犯视神经管内侧的肿瘤就比较困难。与此相反，眶上入路处理这两个领域的肿瘤就比较容易。因此，对于直径＞ 30～35mm 的脑膜瘤，常会侵犯颈内动脉外侧或颈动脉床突上段（图 31-1），选择眶上入路或传统的开颅更安全。由于垂体柄被鞍结节脑膜瘤推向后方两种入路对垂体内分泌功能影响都较小，这与垂体漏斗损伤小有关。关于颅底重建，经眶上入路相对简单，即使额窦开放，术后脑脊液漏的发生率也＜ 10%。与此相反，经鼻蝶切除鞍结节脑膜瘤会出现较大的颅底缺损和术后 3 级脑脊液漏 [55]。虽然近 5 年经扩大鼻蝶入路显微手术或内镜手术切除鞍上肿瘤率大大提高，颅底修复仍是一个主要问题，在术前一定要慎重考虑颅底重建的问题 [55-59]。

表 31-2　扩大经蝶入路切除鞍上脑膜瘤

作者	入路	病例数	肿瘤大小	全切率	视力效果*	并发症
Jane et al., 2003[9]	唇下内镜辅助	6	15 ～ 25 mm	GTR 67% STR 33%	改善 2 例 恶化 1 例	N/A
Couldwell et al., 2004[2]	显微镜经蝶	11	N/A	GTR 64%	恶化 9%	无
Laufer et al., 2007[15]	内镜经蝶	5	12 ～ 35 mm	GTR 80%	改善 100%	脑脊液漏 20% 尿崩症 20%
Kitano and Taneda	唇下内镜辅助	16	N/A	GTR 75%	改善 81% 恶化 38%	脑脊液漏 19% 无症状穿通动脉梗死 12.5%
de Divitis et al., 2007[6]	内镜经蝶	6	18 ～ 32 mm	GTR 83%	改善 69% 恶化 17%	脑脊液漏 33% 尿崩症 17% 死亡率 17%**
Current series	经鼻内镜辅助	14	15 ～ 51 mm	GTR 50% NTR 21%	改善 82% 恶化 8%	脑脊液漏 28% 垂体功能减退 7%

GTR，全切；STR，次全切 DI，糖尿病尿崩症；NA，不提供；AIPA，无症状穿通动脉梗死；CSF，脑脊液漏。

* 单眼（不是每个病人）。

** 一位非典型脑膜瘤复发患者，肿瘤直径有 51mm，NF-2 阳性且有严重的视力障碍，术前行立体定向治疗、化学治疗，先行经鼻窦部分切除，然后行经眶上入路减压术，术后失明，一年后肿瘤生长不能控制死亡。

嗅沟脑膜瘤

　　用经眶上入路切除的嗅沟脑膜瘤是直径 < 50 ～ 60mm，基底比较局限，位于对侧。眶上入路有比较大的显露空间，即使直径为 100mm 大脑膜瘤也能切除[4]。但这个入路对于前颅窝，特别是对侧前筛板区，是一相对的"盲区"[17,51]。此外，眶上入路对广泛侵犯筛窦或蝶窦肿瘤的切除是一个禁忌，因为小骨窗不利于筛窦、蝶窦的肿瘤切除和手术后的颅底重建。可以选择一个传统的双额、翼点或其他颅底入路[24,26,40]。

　　对于嗅沟脑膜瘤能否经鼻蝶切除，要考虑的因素有肿瘤的大小、有无横向延伸以及大脑前动脉复合体是否被肿瘤包绕。Kassam 报道扩大经蝶入路的骨窗约 22±4mm[10]，可以将术野内的肿瘤完全切除，建议如果肿瘤包绕大脑前动脉需开颅切除。扩大经蝶入路切除鞍结节脑膜瘤，需要注意的问题是如何有效颅底修复和避免术后脑脊液漏。鉴于这些问题，经鼻蝶切除嗅沟脑膜瘤应该尝试用娴熟的内镜技术完成[10,53,54]。

设　备

　　鉴于眶上和经鼻显微镜手术入路工作通道狭窄的问题，要求所有的器械无视觉障碍，并且在不影响视野的情况下能够最大限度地操作。经鼻蝶入路先将鼻窥器插入鼻腔，然后暴露蝶窦，手术中要用 Cottle 剥离器、显微剥离器、环形刮匙、枪式显微刀、枪式显微剪、肿瘤抓钳（直线和直角）等减少视觉障碍。高速磨钻和超声吸引切割刀应用会减少周围组织的损伤。手术导航对识别颅底结构具有里程碑的意义。

　　由于"锁孔"限制了显微镜术野的暴露，可以利用神经内镜辅助手术，使术野更全面，并有利于深部肿瘤的清除。用于"锁孔"手术的内镜应包括 4mm（18cm 长）硬性内镜，配有 0°、30° 和 45° 角的镜头（Karl Storz，Tuttlingen，德国）[60-64]。

　　在锁孔手术中推荐使用微型多普勒探头，可以在眶上入路中，了解嗅沟或鞍结节脑膜瘤体积的大小、位置，与大脑前动脉的关系。同样，在经鼻蝶入路中，在切开硬膜前，使用微型多普勒探头可以定位颈动脉海绵窦段，减少损伤颈动脉的风险[65]。

眶上经眉弓锁孔手术

定位

　　文献所述[3,18]，病人头部用 3 点 Mayfield 头架（Ohio Medical Instrument Co., Cincinnati, OH）固定，仰卧位，向肿瘤对侧偏 20 ～ 60° 角。对于鞍上脑膜瘤，头部向对侧转动 30°；对于嗅沟脑膜瘤，向对侧旋转 45 ～ 60°。头部稍后仰，颧骨隆起为最高点。小腹消毒以备脂肪移植。术前将病人注册，把磁共振成像（MRI）及同侧额窦信息输入手术导航系统，然后投射到眶上皮肤表面，帮助确定开颅手术标记。眶上切迹是手术的一个定位标志。

手术入路

　　眉弓内的皮肤切口，内侧不超过眶上切迹，平行眶顶走向眉弓的外侧和下方。皮肤切口切开内侧时避免损伤眶上神经。牵开皮瓣显露眶上，用铣刀沿眶上缘铣一个半月牙形骨瓣。将皮瓣包括颞肌及筋膜翻向颅底，用弹环拉钩固定，暴露"锁孔"（图 31-2）。

　　在颞上线下方钻骨孔，然后用高速磨钻将其后方铣-锁孔骨瓣，游离的半月形骨瓣不包括眶下缘，骨瓣大小约 15 ～ 20mm 至 20 ～ 25 mm[3,18]，将前下、内侧、外侧的骨缘磨除是非常必要的，最大程度地显露额叶底面，此外如果肿瘤位于前颅底及鞍区，还需要将周围的骨质磨除。如果已经进入额窦（这

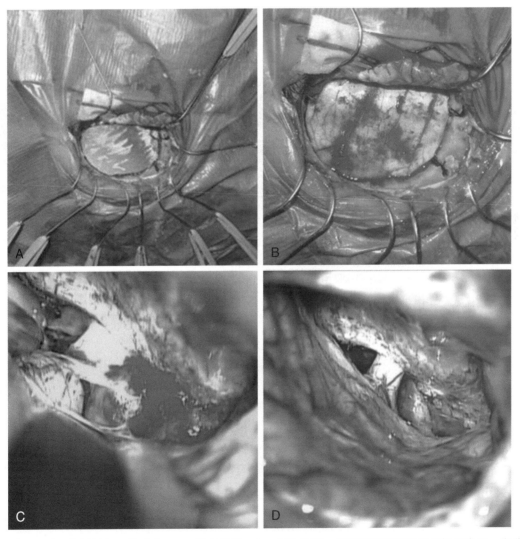

图 31-2（见彩图 31-2）　右侧眶上入路手术：**A**，游离骨瓣。**B**，去除骨瓣，将颞筋膜和颞肌用皮拉钩牵开，充分显露。**C**，肿瘤切除前。**D**，视神经减压后。

很少发生），用骨蜡封闭漏口，然后在关颅时给予修补。

硬脑膜打开和初步显露

"C"形切开硬脑膜，基底朝眶面。手术显微镜下辨别同侧嗅束、视神经和颈动脉池。部分嗅沟脑膜瘤，嗅束被肿瘤包绕或抬高。切开视神经颈动脉池蛛网膜，充分释放脑脊液，使大脑进一步松弛。在手术开始时用脑自动牵开器牵拉额叶。

嗅沟脑膜瘤

要依次处理肿瘤的前方、内侧和外侧。主要供血动脉是筛前和筛后动脉。首先从颅底断流肿瘤的血管供应，如果可能的话，应尽可能保护同侧嗅束，锐性分离肿瘤表面的蛛网膜，用超声吸引器、肿瘤抓钳从肿瘤中心缩小体积，出血时用双极电凝止血。体积缩小后再切除扩展到中线对侧的肿瘤。对侧嗅束也要很好地保护。通常肿瘤是发生于筛板且向前扩展，切除肿瘤应先分离筛板处。在许多情况下，为了显露镰后和对侧肿瘤，需要将大脑镰烧灼和部分切除。

然后分离瘤脑界面，界面用脑棉保护。对于较大肿瘤涉及深部，重要的是要解剖大脑前动脉分叉处。此时，微型多普勒探头对于辨别肿瘤的边界非常有用。最后切除的肿瘤通常是肿瘤的深部和上部，往往部分包绕大脑前动脉复合体的分支。利用多普勒探头和内镜，有助于了解此位置的解剖结构。如果血管被肿瘤部分包裹，则需要锐性分离，如果血管与肿瘤粘连或被完全包绕，最好留下不予处理以免血管严重损伤。同样，对肿瘤切除采取何种策略，需根据病人的年龄、肿瘤的位置、与周围结构的关系等，确定全切除或部分切除。肿瘤切除后，要利用内镜对术腔检查，特别是查看对侧额窝有无肿瘤残留。

鞍上脑膜瘤

切除鞍结节脑膜瘤首先会遇到近端的蝶骨平台。在显微镜下辨别同侧嗅束、视神经和颈动脉池。部分肿瘤影响近端的视神经管并与单侧或双侧视神经紧密粘连。对大型肿瘤，可以利用手术导航来精确定位视神经管的位置。沿同侧视神经和颈动脉锐性切开蛛网膜减少额叶的牵拉。确认同侧视神经和ICA后，从肿瘤基地部利用手术剪刀、双极电烧切除肿瘤，同时注意对视神经的保护。如果肿瘤有包膜，切开包膜用超声吸引器、手术剪刀、肿瘤抓钳分块切除，注意后方和侧面神经结构的保护。肿瘤体积缩小后，解剖对侧视神经和视交叉。微型多普勒探头有助于判定肿瘤包膜后方的大脑前动脉复合体的位置。0°和30°的内镜对周围结构的清楚辨别有利。如果多普勒探头对血管不能正确定位，应将肿瘤瘤膜留得再薄一些。

肿瘤瘤壁相对较薄时，采用锐性剥离，轻柔牵拉，反复冲洗术野，解剖肿瘤与同侧和对侧视神经、视交叉、颈内动脉床突上段、大脑前动脉的界限。小心保留蛛网膜界面不要损伤这些重要结构。肿瘤的后方是漏斗，在某些情况下，肿瘤扩展到鞍上，抬高漏斗。如果肿瘤钙化并与视神经和大脑前动脉复合体紧密粘连，最好是残留部分难以切除的肿瘤，而不要由于全切肿瘤出现严重的血管神经损伤并发症。手术中利用内镜优势，尽可能完整切除肿瘤，对视神经管的检查，评估管内肿瘤延伸的程度非常有用。切除视神经管内的肿瘤通常需打开视神经管切开视神经硬膜环。选择2～3mm金刚石钻头边冲洗边磨除骨质。对术前视力明显损害的患者，有些学者主张在切除肿瘤前先行视神经管减压术，尽量减少对视神经进一步损伤的可能[30,38]。

关　闭

肿瘤切除后，用4-0缝合线防水间断缝合硬脑膜。在硬膜外放置一层胶原海绵（Helistat或Duragen）封闭加固。再次检查额窦有无开放，如果没有，回纳骨皮瓣，骨瓣解剖复位，骨瓣中线侧用钛连接片固定，位于眶上视神经下方。封闭骨孔，覆盖颞肌及筋膜。骨缝用胶原海绵填补。为了美观，有人建议不要将骨缝留在前额[18]，骨皮瓣解剖复位，用可吸收缝线缝合。头皮切口关闭在帽状腱膜和皮下注射局部皮肤粘合剂。（爱惜康公司，强生有限公司，新泽西州 Ethicon Inc., Johnson & Johnson Co., Piscataway, NJ）。

如果额窦有开放，窦口较小，可以用骨蜡封闭，并用带血管的皮瓣覆盖，还可以用胶原蛋白进一步加固。由于前额窦缺损为骨皮瓣的内侧缘，此处组织较少，需要在额窦缺损处的硬膜表面铺一层明胶海绵，进一步加强其强度。如果是一个大型额窦缺损，需要取腹部的脂肪填塞到额窦内。

结　果

经眉弓上入路锁孔手术 12 例（平均年龄 52±9 岁，女性占 83%），其中嗅沟脑膜瘤 4 例，鞍上脑膜瘤 8 例。嗅沟脑膜瘤中 3 例直径介于 18 ~ 50mm，手术完全切除没有并发症，另 1 例是以前经过次全切除和放射治疗复发的病人，由于肿瘤与 A-2 的动脉分支紧密粘连行近全切（图 31-3）。8 例鞍上脑膜瘤中有 5 例为首次手术（图 31-4），其中全切 2 例，近全切（90% 切除）2 例，次全切 1 例。近全切和次全切的 3 例病人有海绵窦侵犯。1 例近全切病人术后 6 个月复发进一步行立体定向放射治疗。有 3 例肿瘤复发且严重侵犯中央颅底的患者，手术的目的是视神经减压，其中 2 例患者行经蝶窦肿瘤切除术。总之，术前 7 例视力减退的患者，术后 4 例改善（占 57%）。一例 25mm 的鞍旁脑膜瘤侵犯了鞍结节行次全切除，术后延迟出现永久性的右下象限盲。有一例患者经历 2 次手术，颈内动脉海绵窦段受损，用纱布控制出血，术后脑血管造影显示完全正常，患者没有出现任何新的神经功能障碍。

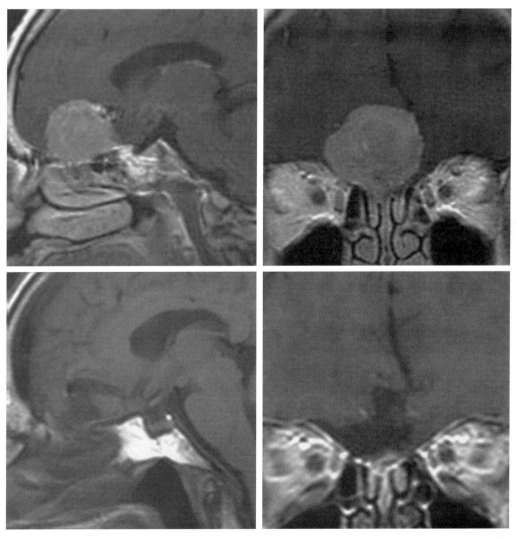

图 31-3　经眶上入路切除嗅沟脑膜瘤。一名 69 岁女性患者被发现前颅底有一 50mm×35mm×37mm 均匀强化的脑膜瘤，没有侵袭鼻旁窦。肿瘤全切除，术后 6 个月复查 MRI 未见肿瘤残留或复发。

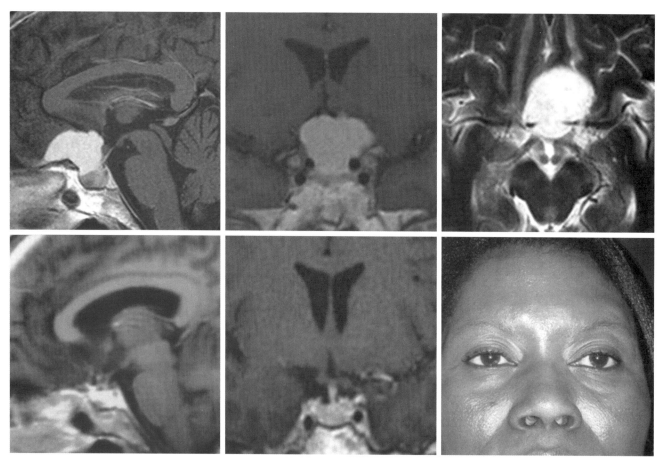

图 31-4 经眶上入路切除鞍结节脑膜瘤。一名 43 岁的孕妇，有视觉减退 3 个月的病史，MRI 发现有一 30mm×31mm×26mm 鞍结节脑膜瘤，压迫垂体和漏斗部。肿瘤全切除，术后 3 个月后成功分娩一对双胞胎。术后视力改善，6 个月后 MRI 扫描显示肿瘤全切，手术对容貌没影响。

扩大经鼻蝶入路

定 位

全身麻醉后，病人取仰卧位，头左偏 30°，三点头架固定到病人头上而不是手术台上。使用手术导航系统（BrainLab VectorVision Cranial，Westchester IL），术前调入 MRI 资料。如果肿瘤明显位于鞍上，头部后仰 45°。术前鼻孔用丁二烯清洗，右下腹消毒备脂肪移植之用。围术期 24 小时给予抗生素（头孢唑啉）。

鼻腔及蝶窦解剖

如上所述，经鼻蝶入路是在内镜辅助的手术显微镜下完成[1,7,66]。根据肿瘤的偏侧选择鼻孔，选择肿瘤较多的一侧入路。首先使用显微镜，用手持鼻窥器暴露中鼻甲，在后鼻甲与蝶骨头处垂直切开鼻中隔黏膜，用 Cottle 黏膜剥离器横向剥离鼻中隔黏膜，用窥器将鼻中隔后部推至中线暴露对侧蝶骨，在大约 9 ~ 10 点和 2 ~ 3 点位置确定蝶窦开口。

下一步，用短鼻窥镜（60 或 70mm）（Mizuho 公司，美国）通过手持窥器分离和切除肿瘤。在最近的经鼻蝶入路病例中，我们用 60mm 梯形鼻窥器（Mizuho 美国），为显微镜和内镜及手术器械的使用提供了很大的空间[67]。为了获得充分的视觉空间，蝶窦壁、后组筛窦顶及软组织需要切除。此外，必要时需切除鼻中隔后部和外侧 10 ~ 15mm 的骨性及软组织结构。

蝶鞍和蝶骨平台的暴露

扩大经蝶入路，是将鞍结节及近端的蝶骨平台切除。使用 Kerrison 咬骨钳和高速金刚石磨钻（Anspach，Palm Beach Garden，FL），根据肿瘤位置确定切除骨质范围。手术中利用导航系统对肿瘤大小、位置及切除骨质程度的判断非常有用。此外，在鞍结节水平注意对视神经的保护，在切开硬膜前要用微型多普勒超声探头了解颈动脉的位置。应该保留蝶鞍周围的骨缘，这对术后颅底重建非常重要。

切开硬膜和肿瘤切除

在中线"Y"形切开硬脑膜暴露中线和肿瘤侵犯鞍膈上方、下方的范围，根据需要扩大硬膜切口，使术野能显露鞍上、脑垂体和漏斗。然后切开中线的鞍膈及鞍上硬膜，根据情况横向延伸，烧灼硬膜减少肿瘤的血液供应。用直弯剪刀、双极电凝、标本瘤内切除，体积缩小后，用 Decker 颞轻牵瘤壁，检查瘤壁各面和周围结构的关系，要始终保留与视交叉、视神经蛛网膜界面。不要损伤鞍膈，除非肿瘤源于它。当肿瘤大部切除后，可以看到垂体柄和垂体，仔细解剖肿瘤假包膜与它们的界限。术中可以辅助使用 0°、30° 或 45° 角内镜，观察大脑前动脉复合体与残余肿瘤的关系。沿视神经和视交叉走向锐性切除残余肿瘤。手术结束后，用 30°、45° 内镜评估有无肿瘤残留，侵犯海绵窦内的肿瘤一般不切除。

颅底重建和鼻腔填塞

鞍结节脑膜瘤（3 级）切除后，会有大的脑脊液漏，要选择多层组织进行漏口封闭[55]。首先取腹部脂肪放置在蝶鞍内/鞍上，消灭死腔，然后铺一层明胶海绵。明胶海绵外放置精确修剪的钛网片，钛网能封闭鞍底缺损，还能根据需要适时调整方向。修剪钛网锐边，确保不损伤视神经或海绵窦。另外，对 3 级切除漏口修补后应注意的问题是修补材料向内移位的可能性，因为手术后常留下大的鞍膈和（或）硬脑膜缺损，植入的脂肪、胶原蛋白可能会移位，因此，脂肪和明胶海绵的面积一定要超过缺损的面积，硬膜外支撑钛网，防止移植物内移。同时，麻醉师可以过度通气，如果仍有脑脊液漏或出现移植物脱落，需重新修补。如过度通气后，未发现异常，将脂肪放置在蝶窦腔，并用一层薄生物胶加固[68]。取出鼻窥器，回复骨性鼻纵隔和鼻黏膜，鼻腔填塞油纱条。在病人全身麻醉苏醒前，行腰大池置管，术后第一个 48 小时内放出 5 ~ 10 ml/h 的脑脊液。不要轻易关闭引流管，直到术后 CT 扫描证实修补材料位置稳定、牢固、没有颅内积气为止[55]。

结 果

到目前为止，经鼻蝶切除鞍结节脑膜瘤 14 例（平均年龄 51±11 岁，71% 为女性），其中全切除 7 例，随访 13 ~ 51 个月（平均 24±14 个月），未见复发。2 例行部分切除，术后病理证实为非典型脑膜瘤，为控制肿瘤复发，术后给予立体定向放射治疗和化疗。一年后肿瘤进一步增大并出现视力障碍，完成了第二次手术。另外 5 名患者因肿瘤侵犯海绵窦，3 例（21%）行近全切除，2 例（14%）行部分切除。其中 3 例患者在随访中 MRI 发现肿瘤有增大，给予立体定向放射治疗（图 31-5）。关于视力恢复，手术前有视力障碍的 11 例患者术后有 9 例（占 82%）完全康复，只有 1 例视力轻度下降（8%）。这个 72 岁的女性鞍结节脑膜瘤患者术后出现轻度的视力下降，但视野缺损有部分改善。有 4 例病人（28.5%）术后出现脑脊液漏，其中 2 例行二次修补手术，2 例行腰大池脑脊液引流术。

结 论

经眶上和鼻蝶入路，对大部分嗅沟和鞍上脑膜瘤切除能达到微创。相对于传统的开颅手术，这些"锁孔"手术相关的并发症较少。对于如何选择入路，取决于外科医生对局部解剖的了解和临床经验。在许多情况下，这两种入路能够切除大部分嗅沟和鞍上脑膜瘤。根据我们的经验，扩大经鼻鼻蝶入路适合于比较小的中线旁鞍上脑膜瘤，直径 < 30 ~ 35mm 为佳，最大横径不超颈动脉床突段或视神经管。超过者建议选择经眶上入路。对于嗅沟脑膜瘤，经眶上入路肿瘤介于 50 ~ 60mm 为佳，且不延伸至对侧筛板区或不进入鼻窦为宜。经鼻内镜手术对较小的嗅沟脑膜瘤切除是一个不错的选项。经眶上入路比经鼻蝶入路切除嗅沟和鞍上脑膜瘤最大的优势是不必要过多地考虑颅底修补和术后脑脊液漏的风险。虽然这些微创锁孔入路短期结果是很好的，但要与传统入路比较其手术成功率和复发率需要充分评估和长期随访观察。

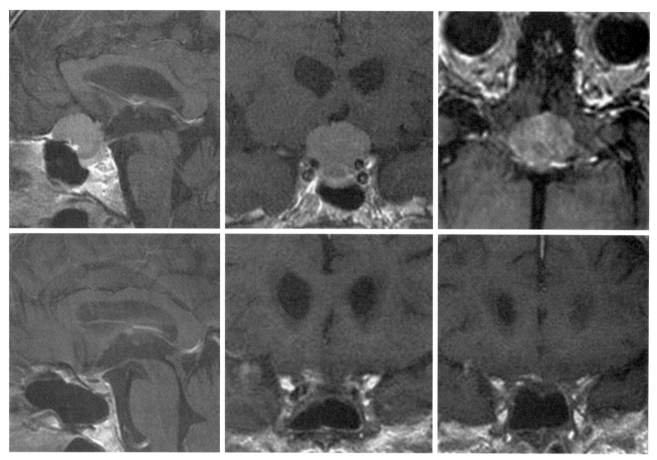

图 31-5 经鼻蝶切除鞍结节脑膜瘤。一位 72 岁的女性患者，有进行性的双颞侧偏盲病史，MRI 显示为 25mm×22mm 鞍结节脑膜瘤。肿瘤近全切除，术后视力明显改善。术后 6 个月复查 MRI 检查显示，残留肿瘤略有增大，给予立体定向放射治疗。术后 36 个月 MRI 扫描显示小的静息残留肿瘤。

参考文献

[1] Cook SW, Smith Z, Kelly DF. Endonasal transsphenoidal removal of tuberculum sellae meningiomas: technical note. Neurosurgery 2004;55:239–44; discussion 244–6.

[2] Couldwell WT, Weiss MH, Rabb C, et al. Variations on the standard transsphenoidal approach to the sellar region, with emphasis on the extended approaches and parasellar approaches: surgical experience in 105 cases. Neurosurgery 2004;55:539–47; discussion 547–50.

[3] Czirjak S, Seifert G. Surgical experience with frontolateral keyhole craniotomy through a superciliary skin incision. Neurosurgery 2001;48:145–50.

[4] Czirjak S, Seifert GT. The role of the superciliary approach in the surgical management of intracranial neoplasms. Neurol Res 2006;28:131–7.

[5] Cappabianca P, et al. Extended endoscopic endonasal transsphenoidal approach for the removal of suprasellar tumors: Part 2. Neurosurgery 2007;60:46–58; discussion 58–9.

[6] de Divitiis E, Cavallo LM, Esposito F, et al. Extended endoscopic transsphenoidal approach for tuberculum sella meningiomas. Neurosurgery 2007;61(5):ONS2 229–38.

[7] Dusick JR, Esposito F, Kelly DF, et al. The extended direct endonasal transsphenoidal approach for nonadenomatous suprasellar tumors. J Neurosurg 2005;102:832–41.

[8] Fernandes YB, Maitrot D, Kehrli P, et al. Supraorbital eyebrow approach to skull base lesions. Arq Neuropsiquiatr 2002;60:246–50.

[9] Jane JA, Dumont AS, Lee Vance M. The transsphenoidal transtuberculum sellae approach for suprasellar meningiomas. Semin Neurosurg 2003;143:211–8.

[10] Jho HD, Ha HG. Endoscopic endonasal skull base surgery: Part 1—The midline anterior fossa skull base. Minim Invasive Neurosurg 2004;47:1–8.

[11] Joseph V, Chacko AG. Suprabrow minicraniotomy for suprasellar tumours. Br J Neurosurg 2005;19:33–7.

[12] Jho HD. Orbital roof craniotomy via an eyebrow incision: a simplified anterior skull base approach. Minim Invasive Neurosurg 1997;40:91–7.

[13] Kitano M, Taneda M. Extended transsphenoidal approach with submucosal posterior ethmoidectomy for parasellar tumors. Technical note. J Neurosurg 2001;94:999–1004.

[14] Kitano M, Taneda M, Nakao Y. Postoperative improvement in visual function in patients with tuberculum sellae meningiomas: results of the extended transsphenoidal and transcranial approaches. J Neurosurg 2007;107:337–46.

[15] Laufer I, Anand VK, Schwartz TH. Endoscopic, endonasal extended transsphenoidal, transplanum transtuberculum approach for resection of suprasellar lesions. J Neurosurg 2007;106:400–6.

[16] Laws ER, Kanter AS, Jane Jr JA, Dumont AS. Extended transsphenoidal approach. J Neurosurg 2005;102:825–7; discussion 827–8.

[17] Melamed I, Merkin V, Korn A, et al. The supraorbital approach: an

alternative to traditional exposure for the surgical management of anterior fossa and parasellar pathology. Minim Invasive Neurosurg 2005;48:259–63.

[18] Reisch R, Perneczky A. Ten-year experience with the supraorbital subfrontal approach through an eyebrow skin incision. Neurosurgery 2005;57:242–55; discussion 242–55.

[19] Shanno G, Maus M, Bilyk J, et al. Image-guided transorbital roof craniotomy via a suprabrow approach: a surgical series of 72 patients. Neurosurgery 2001;48:559–67; discussion 567–8.

[20] Wiedemayer H, Sandalcioglu IE, Wiedemayer H, et al. The supraorbital keyhole approach via an eyebrow incision for resection of tumors around the sella and the anterior skull base. Minim Invasive Neurosurg 2004;47:221–5.

[21] Kallio M, Sankila L, Hakulien T, Jaaskilainen J. Factors affecting operative and excess long-term mortality in 935 patients with intracranial meningeoma. Neurosurgery 1992;31:2–12.

[22] Rubin G, David UB, Gornish M, Rappaport ZH. Meningeomas of the anterior cranial floor: review of 67 cases. Acta Neurochir (Wien) 1994;129:26–30.

[23] Solero CL, Giombini S, Morello G. Suprasellar and olfactory meningioma. report of a series of 153 personal cases. Acta Neurochir (Wien) 1993;67:181–94.

[24] Hentschel SJ, DeMonte F. Olfactory groove meningiomas. Neurosurg Focus 2003;4:6.

[25] Obeid F, Al-Mefty O. Recurrence of olfactory groove meningioma. Neurosurgery 2003;53:534–43.

[26] Turazzi S, Cristofori L, Gambini R, Bricolo A. The pterional approach for microsurgical removal of olfactory groove meningioma. Neurosurgery 1999;45:821–6.

[27] Al-Mefty O, Holoubi A, Rifai A, Fox JL. Microsurgical removal of suprasellar meningiomas. Neurosurgery 1985;16:364–72.

[28] Andrews BT, Wilson CB. Suprasellar meningiomas: the effect of tumor location on postoperative visual outcome. J Neurosurg 1988;69:523–8.

[29] Fahlbusch R, Schott W. Pterional surgery of meningiomas of the tuberculum sellae and planum sphenoidale: surgical results with special consideration of ophthalmological and endocrinological outcomes. J Neurosurg 2002;96:235–43.

[30] Mathiesen T, Kihlstrom L. Visual outcome of tuberculum sellae meningiomas after extradural optic nerve decompression. Neurosurgery 2006;59:570–6.

[31] Durante F. Estirpazione di un tumore endocranio. Arch Soc Ital Chir 1885;2:252–5.

[32] Cushing H, Eisenhardt L. Suprasellar meningiomas. The chiasmal syndrome. In: Meningiomas: their Classification, Regional Behavior, Life History and Surgical End Results. Springfield, IL: Charles C Thomas; 1938. p. 224–49.

[33] Black P. Aggressive surgery and focal radiotherapy in the management of meningiomas of the skull base: preservation of function with maintenance of local control. Acta Neurochir (Wien) 2001;143:555–62.

[34] Goel A, Muzumdar D, Desai KI. Tuberculum sellae meningioma: a report on management on the basis of a surgical experience with 70 patients. Neurosurgery 2002;51:1358–63; discussion 1363–4.

[35] Jallo GI, Benjamin V. Tuberculum sellae meningiomas: microsurgical anatomy and surgical technique. Neurosurgery 2002;51:1432–9; discussion 1439–40.

[36] Nakamura M, Roser F, Struck M, et al. Tuberculum sellae meningioma: Clinical outcome considering different surgical approaches. Neurosurgery 2006;59:1019–29.

[37] Nakamura M, Roser F, Struck M, et al. Olfactory groove meningioma: clinical outcome and recurrence rates after tumor removal through the frontolateral and bifrontal approach. Neurosurgery 2007;60(5):844–52.

[38] Otani N, Muroi C, Yano H, et al. Surgical management of tuberculum sellae meningioma: role of selective extradural anterior clinoidect-

omy. Br J Neurosurg 2006;20:129–38.

[39] Park CK, Jung HW, Yang SY, et al. Surgically treated tuberculum sellae and diaphragm sellae meningiomas: the importance of short-term visual outcome. Neurosurgery 2006;59:238–43; discussion 238–43.

[40] Spektor S, Valarezo J, Fliss D. Olfactory groove meningiomas from neurosurgical and ear, nose and throat perspectives. Approaches, techniques and outcomes. Neurosurgery 2005;57(4):ONS Supplement 4:268–80.

[41] Mathiesen T, Lindquist C, Kihlstrom L, Karlsson B. Recurrence of cranial base meningiomas. Neurosurgery 1996;39(1):2–7.

[42] Mirimanoff RO, Linggood RM, Ojeman R, Martuza R. Meningioma: analysis of recurrence and progression following neurosurgical resection. J Neurosurg 1985;62:18–24.

[43] Wilson DH. Limited exposure in cerebral surgery. Technical note. J Neurosurg 1971;34:102–6.

[44] Perneczky A, Muller-Forell W, Van Lindert E, Fries G. Keyhole Concept in Neurosurgery: With Endoscopic-Assisted Microneurosurgery and Case Studies. New York: Thieme; 1999.

[45] Goel A, Muzumdar D. Conventional posterior fossa approach for surgery on petroclival meningiomas: a report on an experience with 28 cases. Surg Neurol 2004;62:332–8; discussion 338–40.

[46] Samii M, Tatagiba M, Carvalho GA. Resection of large petroclival meningiomas by the simple retrosigmoid route. J Clin Neurosci 1999;6:27–30.

[47] Kaplan MJ, Jane JA, Park TS, et al. Supraorbital rim approach to anterior skull base. Laryngoscope 1984;94(9):1137–9.

[48] Brock M, Dietz H. The small frontolateral approach for the microsurgical treatment of intracranial aneurysms. Neurochirurgia (Stuttg) 1978;21:185–91.

[49] Jane JA, Park TS, Pobereskin LH, et al. The supraorbital approach: technical note. Neurosurgery 1982;11(4):537–42.

[50] Yasargil MG, Fox JL, Ray MW. The operative approach to aneurysms of the anterior communicating artery. In: Krayenbühl H, editor. Advances and Technical Standards in Neurosurgery, vol. 2. New York: Springer-Verlag; 1975. p. 113–70.

[51] Figueiredo EG, Deshmukh V, Nakaji P, et al. An anatomical evaluation of the mini-supraorbital approach and comparison with standard craniotomies. Neurosurgery 2006;59:ONS212–ONS220.

[52] Weiss MH. Transnasal transsphenoidal approach. In: Apuzzo MLJ, editor. Surgery of the Third Ventricle. Baltimore: Williams & Wilkins; 1987. p. 476–94.

[53] Kassam A, Snyderman CH, Mintz A, et al. Expanded endonasal approach: the rostrocaudal axis. Part 1. Crista galli to sella turcica. Neurosurg Focus 2005;19(1):E3.

[54] Webb-Myers R, Wormald PJ, Brophy B. An endoscopic endonasal technique for resection of olfactory groove meningioma. J Clin Neurosci 2008;15:451–5.

[55] Esposito F, Dusick JR, Fatemi N, Kelly DF. Graded repair of cranial base defects and cerebrospinal fluid leaks in transsphenoidal surgery. Neurosurgery 2007;60:295–304.

[56] Cavallo LM, Messina A, Esposito F, et al. Skull base reconstruction in the extended endoscopic transsphenoidal approach for suprasellar lesions. J Neurosurg 2007;107:713–20.

[57] Kitano M, Taneda M. Subdural patch graft technique for watertight closure of large dural defects in extended transsphenoidal surgery. Neurosurgery 2004;54:653–61.

[58] Snyderman CH, Kassam AB, Carrau R, Mintz A. Endoscopic reconstruction of cranial base defects following endonasal skull base surgery. Skull Base 2007;17:73–8.

[59] Tabaee A, Anand V, Brown S. Algorithm for reconstruction after endoscopic pituitary and skull base surgery. Laryngoscope 2007;117(7):1133–7.

[60] Cappabianca P, Alfieri A, Thermes S, et al. Instruments for endoscopic endonasal transsphenoidal surgery. Neurosurgery 1999;45:392–5; discussion 395–6.

[61] Cappabianca P, Cavallo LM, Esposito F, de Divitiis E. Endoscopic

endonasal transsphenoidal surgery: procedure, endoscopic equipment and instrumentation. Childs Nerv Syst 2004;20:796–801.

[62] Leonhard P, Cappabianca P, de Diviitis E. The endoscope, endoscopic equipment and instrumentation. In: de Divitis E, Cappabianca P, editors. Endoscopic Endonasal Transsphenoidal Surgery. Vienna: Springer-Verlag; 2003. p. 9–20.

[63] Prevedello DM, Doglietto F, Jane Jr JA, et al. History of endoscopic skull base surgery: its evolution and current reality. J Neurosurg 2007;107:206–13.

[64] Perneczky A, Fries E. Endoscope-assisted brain surgery: part 1 – evolution, basic concept, and current technique. Neurosurgery 1998;42:219–24.

[65] Dusick J, Esposito F, Malkasian D. Avoidance of carotid artery injuries in transsphenoidal surgery with the Doppler probe and micro-hook blades. Neurosurgery 2007;60[ONS Suppl. 2]:ONS-322–ONS-329.

[66] Zada G, Kelly DF, Cohan P, et al. Endonasal transsphenoidal approach for pituitary adenomas and other sellar lesions: an assessment of efficacy, safety, and patient impressions. J Neurosurg 2003;98:350–8.

[67] Fatemi N, Dusick JR, Malkasian D, et al. Instrumentation assessment: short trapezoidal speculums for suprasellar and infrasellar exposure in endonasal transsphenoidal surgery. Neurosurgery 2008; 62:325–9.

[68] Dusick JR, Mattozo CA, Esposito F, et al. Bioglue for prevention of postoperative cerebrospinal fluid leaks in transsphenoidal surgery: A case series. Surg Neurol 2006;66:371–6; discussion 376.

蝶骨嵴脑膜瘤

Matthias Simon,
Johannes Schramm

成 睿 吉宏明 译

概 述

蝶骨区脑膜瘤在神经外科很常见，约占大型手术病例的 11% ~ 18%[1-6]。有文献推测蝶骨脑膜瘤可由辐射诱发[7,8]。Jacobs 及其同事报道了蝶骨脑膜瘤与乳腺癌和生殖器肿瘤存在非随机联系[9]。此外，未见与蝶骨嵴脑膜瘤形成有关的特异性病因或基因以及基因通路的研究报道[10]。流行病学家普遍认为蝶骨嵴脑膜瘤与发生在其他部位的脑膜瘤没有区别[11,12]。

蝶骨脑膜瘤（以及其他前颅底脑膜瘤）中，脑膜上皮型较过渡型和成纤维细胞型更为常见，这种组织学亚型NF2基因破坏的水平更低[13]。在组织学上，恶性、非典型蝶骨嵴肿瘤均可见，但发生在颅底的侵袭性脑膜瘤较凸面少见[14]。总体上，脑膜瘤好发于女性，这一点在蝶骨嵴斑块状脑膜瘤尤其明显。在确诊的该类病例中有77% ~ 94%是女性（见表32-1）。

本章节讨论蝶骨嵴脑膜瘤的外科治疗及预后。

外科解剖学

蝶骨连接眼眶、颅骨凸面和颅底的面区。蝶骨小翼是眶顶的组成部分，蝶骨大翼构成了眼眶眶外侧壁。其外侧面与颞、颞下及翼腭窝关联。蝶骨嵴的内侧由蝶骨小翼组成，外侧由蝶骨大翼组成。蝶骨嵴将颅前窝和颅中窝分开，并与蝶骨区大脑外侧裂和大脑中动脉的M1段相关联。其外侧止于额骨、顶骨和颞骨联合处。这一解剖标志称为翼点。因此，蝶骨嵴外侧的脑膜瘤也常称为翼点脑膜瘤。

视神经和眼动脉通过视神经管穿入眼眶。视神经管的顶部由蝶骨小翼和邻近的镰状韧带组成。硬脑膜（视神经鞘）包裹视神经并随之进入眼眶。其外层延续着眶骨膜，内层包绕着视神经直到眼球。眶上裂有动眼神经、滑车神经、展神经、三叉神经的第一支和眼静脉穿过。眶上裂的边界是蝶骨小翼、蝶骨大翼和蝶骨体内侧。其外层覆盖的硬脑膜混合着眶骨膜和海绵窦硬膜层。虽然脑膜瘤明显经颅骨生长，但是这些硬脑膜间的联系可以解释一些蝶骨脑膜瘤的生长模式（如长入眶管、眼眶、海绵窦等）。

位于蝶骨内侧的脑膜瘤手术需要熟悉海绵窦的解剖。蝶骨前床突位于海绵窦前上方。海绵窦内侧的颈内动脉出口

表 32-1 手术治疗蝶骨眶部脑膜瘤，总结 1995-2007 至少 15 例病例的文献报道

作者	手术入路	平均年龄/年龄范围（年）	女性（%）	复发肿瘤的手术（%）	全切率（%）	死亡率（%）	平均随访时间/时间范围（月）	复发率（%）	视力	复视/动眼神经麻痹	三叉神经症状	术后美容，TMJ[6]功能
Gaillard 等, 1995 (n=21, 1981-1993)[46]	FT, OZ, R	50/32～67	86	5 (?)	71	4.7	84/24～144	14	清晰度：提高33%，下降26%	加重10%	?	"非常好" 75%, "失败" 17%; 轻度颞下颌关节功能障碍38%, 中或重度TMJ功能障碍10%
Carrizo 及 Basso, 1998 (n=16, ? -1978)[41]	FT, OZ, R	?	85	?	?	6	?	25	"加重" 6%	?	?	"非常好" 31%, "好" 44%
(n=25, 1978-1994)[41]	FT, R					4		16	"加重" 0%			"非常好" 48%, "好" 32%
Honeybul 等, 2001 (n=15, 1991-1998)[31]	FT, (O) Z, R	52/32～70	80	0 (?)	42 (?)	0	40/3～97	20	清晰度：提高60%，下降7%；视野缺损：加重7%	加重13%	新发缺陷（障碍）100%，包括感觉迟钝13%	眼球突出85%，上睑下垂57%，上眼睑肿胀57%，中度/重度的颞部凹陷14%，轻度TMJ功能障碍64%，眼球搏动0%
Sandalcioglu 等, 2005 (n=16, 1988-2002)[42]	FT, OZ, R	53/37～76	94	25	69	0	68/4～155	56	"加重" 6%	加重13%	0%	?
Roser 等 2005* (n=42, 1980-2002)[30]	FT	53/21～78	77	28	38**	1.4	66/24～206	31	术前缺陷41%，术后缺陷27%，长期缺陷[5]41%	术前23%，术后23%，远期[†]9%	?	眼球突出：术前91%，术后27%，远期[†]36%

表 32-1 续　手术治疗蝶骨眶部脑膜瘤，总结 1995-2007 至少 15 例病例的文献报道

作者	手术入路	平均年龄/年龄范围（年）	女性（%）	复发肿瘤的手术（%）	死亡率（%）	全切率（%）	平均随访时间/时间范围（月）	复发率（%）	视力	复视/动眼神经麻痹	三叉神经症状	术后美容，TMJ[6]功能
Shrivastava 等, 2005 (n=25, 1991-2003) [44]	FT, (O) Z, R	51/22~76	88	0	0	72	60/6~144	8	清晰度：提高35%，下降0%；视野缺损：改善89%，加重0%	改善100%，加重8%	新发痛觉过敏16%	眼球突出：改善95%，明显颞部凹陷8%
Schick 等, 2006 (n=67, 1991-2002) [43]	FT, (R)	58/32~79	79	15	0	60	46***/6~118	10	清晰度：提高34%，下降1.5%；视野缺损：改善42%，加重1.5%	改善27%，加重3%	新发缺陷（障碍）4.5%，包括神经痛3%	眼球突出：改善79%，眼球搏动0%
Ringel 等, 2007 (n=63, 1983-2003) [32]	FT	51/21~77	79	14	3	24	54(0~204)	30	清晰度：提高36%，下降3%；视野缺损：改善55%，加重3%	加重17%	新发缺陷（障碍）16%，神经痛0%	眼球突出：改善77%，眼球搏动3%，眼球内陷5%，上睑下垂6%
Bikmaz 等 2007 (n=17, 1994-2004) [50]	FT, Z, R	53/36~70	88	12	0	82	36(5~72)	7	清晰度：提高70%，下降0%	?	?	眼球突出：改善100%

*Roser 及同事 n=42 的病例包括骨内或斑片状蝶骨嵴脑膜瘤，应归类为蝶骨眶部脑膜瘤

**Simpson 切除级别 1/2

***中间随访时间

†Roser 及同事仅提供了亚组Ⅶ（n=23，单纯骨内生长的）的数据

FT，额颞或翼点入路；O，眼眶或翼点入路；R，眼眶重建，(R)，部分眼眶重建（外侧壁）；TMJ，颞下颌关节

位于前床突水平，并穿过两个硬脑膜环。在更远端环处颈动脉才真正进入硬脑膜内。海绵窦壁外层是颅中窝硬脑膜的延续。壁的内层包绕着第Ⅲ、第Ⅳ对脑神经和三叉神经的第一、第二支。展神经在海绵窦里从颈内动脉的内侧穿行。在下侧，海绵窦延伸至圆孔、卵圆孔外缘。上颌神经（三叉神经的第二支）穿出海绵窦，由圆孔出颅，经过翼颚窝，再由眶下裂穿入眼眶。下颌神经(三叉神经的第三支，包括它的运动支)经卵圆孔出颅。因为蝶骨脑膜瘤常侵及颞窝和蝶骨嵴硬脑膜，所以，上述解剖关系极其重要。

蝶骨脑膜瘤的分型

如前所述，蝶骨脑膜瘤的生长方式反映出其复杂的解剖结构，因此其生长方式多样。蝶骨嵴外侧（或翼点）的脑膜瘤在许多方面（如临床表现、手术治疗等）与凸面脑膜瘤很相似（见图32-1）。另一方面，蝶骨嵴内侧脑膜瘤则是典型的颅底肿瘤，侵犯颅底结构。因颈内动脉及其分支和眼部的重要神经血管结构（见图32-2～32-4）与其毗邻，所以给手术造成了极大困难。有时，肿瘤不仅侵及硬脑膜，还长入海绵窦内。某些蝶骨脑膜瘤（蝶骨眶部脑膜瘤）还表现为明显的眶内累及和由颅底向颅外生长。蝶骨眶部脑膜瘤的典型表现为沿其下硬脑膜斑块状生长伴骨质受侵和骨质增生（见图32-5～32-8）。根治脑膜瘤需要完全切除其发生处的硬脑膜[15]。蝶骨嵴外侧脑膜瘤通常能够完全切除。相反，生长入海绵窦、侵及眶部、毯状累及凸面硬脑膜（见图32-8）的蝶骨嵴中内1/3肿瘤，手术常难以全切。

蝶骨脑膜瘤简单分为蝶骨嵴内侧脑膜瘤、蝶骨嵴外侧脑膜瘤和蝶骨眶部脑膜瘤（伴骨质增生或斑块状生长）[16-22]。首先对蝶骨脑膜瘤提出分类的是Cushing[23]。根据生长方式、与发病部位相关的症状和手术特点，Cushing 和 Eisenhardt 将蝶骨脑膜瘤分为蝶骨嵴（如蝶骨大翼）深部或内1/3处脑膜瘤、蝶骨嵴中部脑膜瘤和蝶骨嵴外1/3处（翼点）脑膜瘤。Cushing 认为鉴别蝶骨嵴内侧、中部脑膜瘤，可依早期出现视力障碍、动眼神经麻痹、突眼症状以及致手术困难的颈内动脉、眶上裂和垂体柄受侵等。且蝶骨嵴内侧、中部脑膜瘤诊断前常可生长为

体积巨大的肿瘤。此外，蝶骨嵴外侧脑膜瘤常可斑片状生长或形成巨大球形。

Bonnal 和同事及 Brotchi 和 Pirotte 提出了更细致的分类[24,25]。他们将蝶骨脑膜瘤分为5种。Cushing 的床突脑膜瘤被归为 A 型，海绵窦累及作为该型的特征；伴蝶骨骨质增生的斑片状脑膜瘤常侵袭蝶骨的大部、眶神经孔和眼眶，甚至是颞下窝和翼腭窝（见图32-6～32-8）。因此他们认为 Cushing 将这种肿瘤分为翼点肿瘤不够恰当，而将此类蝶骨嵴脑膜瘤归为 B 型。蝶骨嵴广泛侵犯的脑膜瘤（"完全受侵"）为 C 型脑膜瘤。他们认为 A 型和 B 型的共同特征是：球形生长和斑片状侵袭。D 型脑膜瘤为 Cushing 分法的蝶骨嵴中部脑膜瘤，E 型为 Cushing 分法的翼点球形脑膜瘤。

Basso 及其同事又将蝶骨嵴内 1/3 的脑膜瘤细分为床突型和蝶骨海绵窦型[21]。Nakamura 及其同事，Russel 和 Benjamin 也将蝶骨嵴内侧脑膜瘤分为伴海绵窦侵犯型和不伴海绵窦侵犯型[22,26]。在伴海绵窦侵犯的蝶骨嵴脑膜瘤中，Abdel-Aziz 及其同事又进一步将其分为蝶骨海绵窦型、床突海绵窦型和蝶骨床突海绵窦型[27]。另外，根据肿瘤和脑血管[28]间是否有蛛网膜分界面和肿瘤大小，可以再将床突脑膜瘤进行分类[29]。

Roser 及其同事描述了一种存在骨质侵犯的脑膜瘤亚型，这种亚型在他们研究的 256 例蝶骨嵴脑膜瘤中占 86 例。区别于蝶骨外侧、中部和内侧的球形肿瘤，它们伴有骨质侵犯、斑片状生长，伴或不伴海绵窦侵犯，最终变为完全性的骨内肿瘤[30]。Honeybul 及其同事同样指出斑片状侵袭性脑膜瘤和完全性骨内蝶骨脑膜瘤的区别。

Roser 及其同事认为在决定实施手术时，细分病例的分型并不重要，重要的是区分大概的类型。手术策略受肿瘤在蝶骨嵴的位置、骨质侵袭程度（比如是否有眶顶或中颅底的侵犯）的影响，尤其受海绵窦侵犯的影响。这些肿瘤的特征和手术策略必须详细地和患者交代清楚，包括不同类型肿瘤的手术风险（及并发症）和肿瘤全切的可能性等。

临床表现

肿瘤的位置和生长模式共同决定患者的临床表

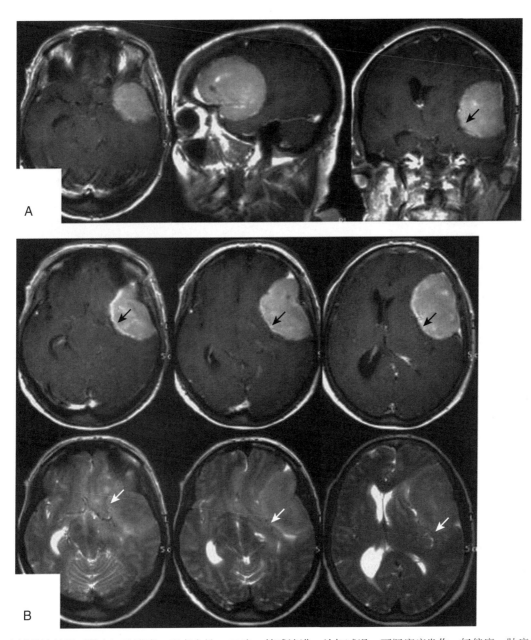

图 32-1 巨大蝶骨嵴外侧（翼点）脑膜瘤。患者女性，67 岁，情感淡漠，认知减退，可疑癫痫发作，轻偏瘫。肿瘤全切，术后患者的轻偏瘫及精神障碍得到改善。**A**，轴位、矢状位、冠状位 T1 加权像增强后可显示肿瘤发生区及肿瘤大小。相对于巨大占位，患者症状轻微。**B**，轴位增强的 T1 加权像（上方）与 T2 加权像（下方）。箭头指示大脑中动脉及其分支走行。术中大脑中动脉及 M2 段分支较好分离、保护，但是 M3 段分支被肿瘤包绕，不得不谨慎将其离断。

现。肿瘤侵犯到视神经以及视交叉（比如位于蝶骨嵴的内 1/3 和位于蝶骨嵴中 1/3 的巨大肿瘤）可能表现为失明或者视野变窄。床突脑膜瘤特征性的表现为同侧鼻侧和对侧颞上侧偏盲。失明和视野缺损是因为肿瘤侵犯、包绕了视神经孔和视神经管。巨大的肿瘤很少出现视神经萎缩引起的视觉症状和颅内高压。传统意义上的 Foster Kennedy 综合征（同侧视神经萎缩和对侧视盘水肿）和额颞部颅底的巨大脑膜瘤相关。

眼源性麻痹反映蝶骨嵴中部的脑膜瘤侵犯了海绵窦和（或）眶上裂。累及海绵窦的肿瘤常常导致三叉神经眼支（甚至其他支）的感觉丧失。复视是蝶骨眶部脑膜瘤的特征性表现。复视常由眼球运动受限导致，而非眶内肿瘤生长引起的动眼神经麻痹导致。眶内生长及骨内生长侵犯眶外侧壁和眶顶的肿瘤会导致眼球突出（见图 32-6）。静脉阻塞也

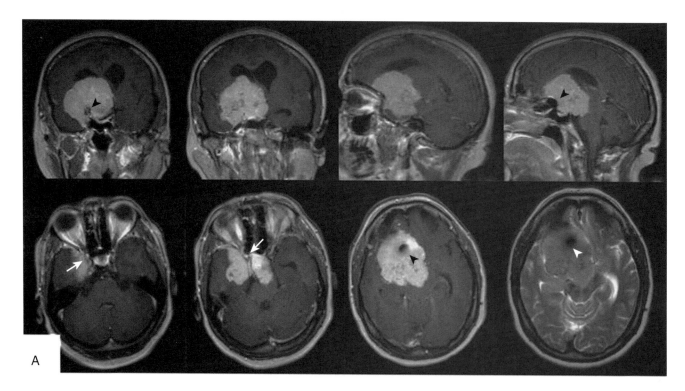

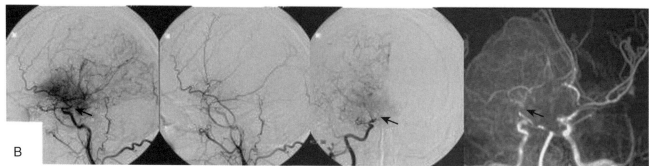

图 32-2　巨大蝶骨嵴中部脑膜瘤。**A**，磁共振显示巨大的肿瘤位于右侧蝶骨嵴中部（上方：冠状位和矢状位的 T1 加权像，下方：轴位 T1、T2 加权像）。箭头指示在前床突肿瘤基地处骨质增厚和继发骨形成。颈内动脉分叉近端已被肿瘤包绕（箭头）。磁共振未能显示穿过肿瘤的大脑中动脉和大脑前动脉的分支及走行。**B**，常规数字减影（自左向右：造影剂进入颈内动脉的侧位像，造影剂进入颈外动脉的侧位像，前后位像）和磁共振血管像（前后位，极右）显示肿瘤已致颈内动脉分叉处及大脑前动脉、中动脉近端完全闭塞（箭头）。肿瘤血供主要来自颈内动脉分支。

可致眼球突出。眼球突出、视力下降和视野缺损、复视是蝶骨眶部脑膜瘤典型的三联征。肿瘤的颅外生长和骨质增生有时会导致颞部（和额部）的膨出。

　　蝶骨脑膜瘤，特别是位于蝶骨嵴中内的肿瘤可能会导致钩回癫痫发作和味觉嗅觉的幻觉。有时也会导致精神症状。全身性癫痫发作见于巨大肿瘤，尤其是位于蝶骨嵴外侧的肿瘤。蝶骨嵴（外侧的）巨大肿瘤如果涉及优势半球也可能表现为轻度偏瘫和失语症。巨大肿瘤的患者常可出现认知能力的下

降、记忆缺失、淡漠和人格改变（见图 32-1）。

　　一般来说，蝶骨嵴中部病变的患者接近视觉器官和海绵窦会导致早期和更明显的症状，然而位于蝶骨嵴中外 1/3 的肿瘤会在出现癫痫发作或与占位效应有关的体征（比如轻度偏瘫和失语症）之前就增长为很大的体积。蝶骨眶部脑膜瘤的临床表现也相当典型[32]。有时，单一的甲状腺相关眶部疾病也会混淆鉴别诊断。但是在大部分病例中主要问题还是临床病程的隐匿性，常常使患者不能及早就医。

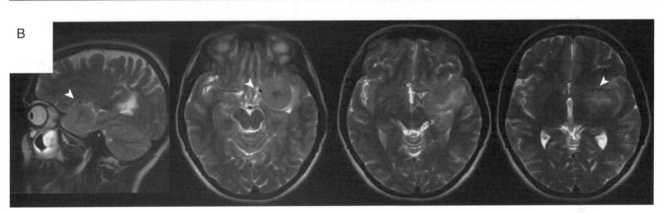

图 32-3 中等大小蝶骨嵴中部脑膜瘤。患者女性，39 岁，因癫痫发作发现肿瘤。视力、视野正常。请与图 32-4 对比术中所见。**A**，冠状位（上方）及轴位磁共振增强的 T1 加权像。肿瘤侵犯并轻微挤压了视神经（箭头）。颈内动脉位于肿瘤内侧，大脑中动脉位于肿瘤前上方（箭头）。肿瘤侵犯了海绵窦外侧壁，但是并没有明显的海绵窦内生长。**B**，矢状位和轴位的磁共振 T2 加权像能够更好地显示大脑前循环动脉（箭头）。

辅助检查

　　典型的术前准备包括三个方向的磁共振成像（MRI）T1 加权增强像，它可以显示肿瘤及其被膜与周围组织结构的关系。MRI 可以为绝大多数脑膜瘤的病例提供诊断依据。T2 加权像通常能够显示主要的血管走行，比如蝶骨嵴外侧脑膜瘤患者的大脑中动脉（见图 32-1），或蝶骨嵴中部肿瘤患者的颈内动脉及其主要分支（见图 32-2 和 232-3）。MRI

或计算机体层成像（CT）血管造影术同样可以显示主要脑血管走行。一些神经外科医生认为运用数字减影成像评价血管和蝶骨脑膜瘤的关系更为方便。蝶骨嵴中部脑膜瘤（见图 32-2）常由颈内动脉的直接分支（有时在海绵窦内）供血，或由咽升动脉，有时是穿过眶上裂的眼动脉返支供血。蝶骨嵴外侧肿瘤常由颞浅动脉或脑膜中动脉供血。额外的供血动脉还包括脑膜前动脉和筛骨动脉的分支。如果预期可能要牺牲某支血管，血管造影术还可预判该血管闭塞后的结果。术前常用聚乙烯醇颗粒或丙烯酸

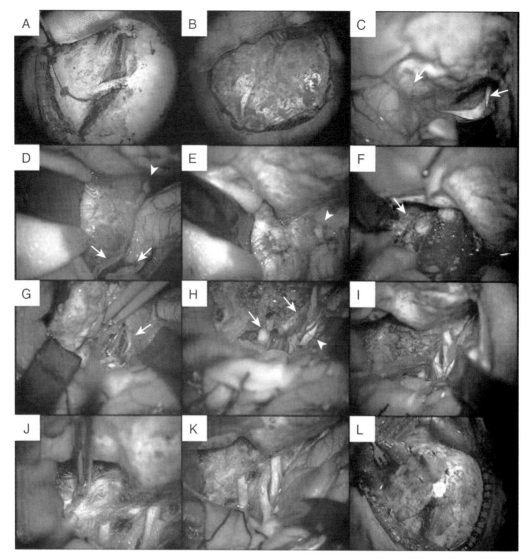

图 32-4（见彩图 32-4 ） 左侧中等大小蝶骨嵴中部脑膜瘤的手术。请对照图 32-3 的影像学所见。**A**，颈部轻微后屈，头向右旋转 45°，Mayfield 头架固定。紫色标记钻孔位置及锯开颅骨位置。**B**，翼点入路要充分暴露蝶骨小翼。**C**，额叶下探查，可见肿瘤（左侧箭头）和嗅神经（右侧箭头）。**D**，经侧裂暴露肿瘤，在侧裂远端可见 2 支 M3 段分支（箭头）。箭头：视神经。**E**，瘤内分块切除后，电凝瘤膜。箭头：视神经。**F**，进一步分块切除后可以游离、切除颞叶部分的肿瘤。箭头：中央沟的硬脑膜。**G**，自大脑外侧裂始，将肿瘤与大脑中动脉分支，及颈内动脉（箭头）分离开。注意保护肿瘤和血管间的蛛网膜。**H**，残留在前床突（箭头）的肿瘤轻微挤压视神经（箭头）。与前循环的动脉相似，视神经与肿瘤之间有一层蛛网膜隔开。短箭头：动眼神经。**I**，在视神经减压后，切除前床突脑膜瘤发生处的肿瘤。肿瘤没有向内生长或者长入视神经管。前床突脑膜瘤的大部分硬膜尾征仅与血管化有关，但术中未及肿瘤侵及（对照图 32-3A，上方）。**J**，切除肿瘤浸润的海绵窦外侧壁的外层，完全切除肿瘤发生处的硬脑膜。**K**，肿瘤切除后。**L**，常规回骨瓣关颅，骨水泥填充钻孔及骨缝，已获得较好的美容效果。

微球栓塞肿瘤主要供血动脉以减少术中出血[33-35]，虽然这种方式的价值仍值得探讨[33]。

单纯 X 线片可以显示蝶骨小翼和翼点的增厚（"烟雾翼点"，见图 32-5）。常规的 X 线检查可以诊断 90% 的蝶骨脑膜瘤[21]。为明确骨质侵犯范围必需做 CT（骨窗）检查。正因如此，CT 检查对蝶骨眶部脑膜瘤的手术计划尤为重要（见图 32-5 和 32-8）。

蝶骨眶部脑膜瘤和蝶骨嵴内 1/3 脑膜瘤的患者常见眼球突出，失明或视野缺损、动眼神经麻痹或复视，当患者存在以上症状或手术可导致上述症状时，应请眼科会诊。

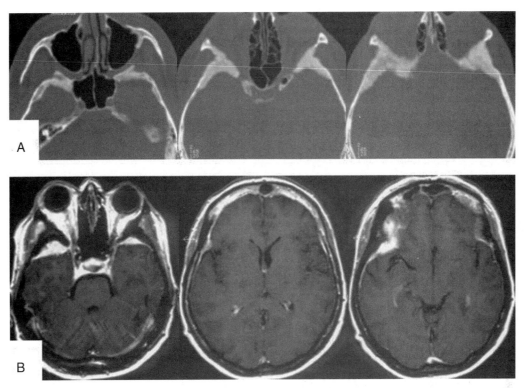

图 32-5   双侧蝶骨眶部脑膜瘤。**A**,CT 显示骨质侵犯。**B**,磁共振增强的 T1 加权像显示双侧骨质和软组织的侵犯。(From Ringel F, Cedzich C, Schramm J. Microsurgical technique and results of a series of 63 spheno-orbital meningiomas. Neurosurgery 2007; 60(4 Suppl 2)：214-21.)

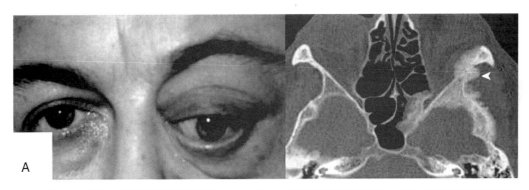

图 32-6   侵犯眼眶（眼眶侵袭）的蝶骨眼眶部脑膜瘤。**A**，患者右侧蝶骨眶部脑膜瘤，眶外侧壁瘤性骨质增厚（右，箭头）和肿瘤的眶内生长可造成突眼、眼球突出和眼球向下移位（左，照片经患者授权许可发行）。

手术技术

蝶骨嵴外侧脑膜瘤

蝶骨嵴外侧脑膜瘤的手术目标是：全切肿瘤并尽可能切除其发生处脑膜。这在绝大部分病例是可行的。只有在肿瘤巨大并侵犯眶上裂或海绵窦时，可能会妨碍全切。肿瘤常常穿过宽大的额颞骨，需全切肿瘤发生处脑膜和所有受侵的脑膜。这在额颞区很容易完成，而翼点处需谨慎操作。这有助于早期控制来自脑膜和翼点的颈外动脉（脑膜动脉）分支的肿瘤血供。有些术者利用术前栓塞术减少肿瘤血供[33,35]。从蝶骨嵴至眶上裂钻孔对移除肿瘤侵犯

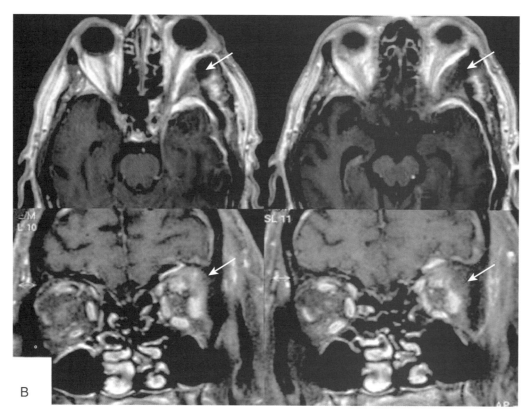

图 32-6 续 **B**,磁共振 T1 加权像的轴位(上方)和冠状位(下方)显示眶内肿瘤占位及肌内肿瘤生长(箭头)侵犯了眼眶的(上)外侧。(From Ringel F, Cedzich C, Schramm J. Microsurgical technique and results of a series of 63 spheno-orbital meningiomas. Neurosurgery 2007;60(4 Suppl 2):214-21.)

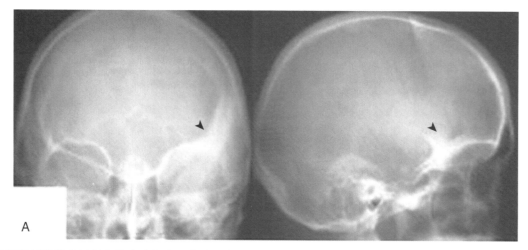

图 32-7 蝶骨眶部脑膜瘤的骨内肿瘤生长和继发骨形成。**A**,正、侧位 X 光片显示蝶骨嵴和翼点的骨质增厚(骨肥厚)(箭头)。

的骨质很重要。

应从额颞区外侧打开脑膜。切除肿瘤常常先做内减压术,然后谨慎分离肿瘤边缘。使用超声吸引手术刀(Cavitron ultrasonic surgical aspirator,CUSA)对于切除质地较硬的肿瘤很有用。大脑中动脉的主要分支,有时甚至是大脑中动脉本身会被包入肿瘤内(见图 32-1B),但是肿瘤真正侵犯到大脑中动脉壁却十分罕见[28]。辨别和分离被肿瘤包裹的大脑中动脉近端比较困难。多数病例相对较易从肿瘤被膜中分离大脑中动脉及其主要分支、辨别、

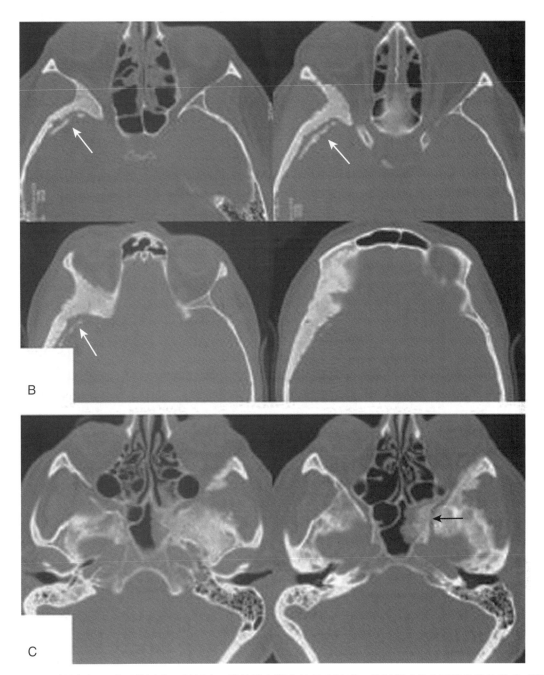

图 32-7 续 **B**，CT（骨窗）显示眶外侧壁、眶顶壁、蝶骨嵴和翼点的骨内肿瘤。软组织成分内可见继发骨形成（箭头）。**C**，蝶骨眶部脑膜瘤常可见典型的中颅窝侵犯。在中央颅底骨内生长的肿瘤常延伸至圆孔、卵圆孔水平，甚至侵犯蝶窦壁和筛窦（箭头）。（From Ringel F, Cedzich C, Schramm J. Microsurgical technique and results of a series of 63 spheno-orbital meningiomas. Neurosurgery 2007;60(4 Suppl 2)：214-21.）

分离及电凝肿瘤的供血。但是，如果肿瘤于大脑中动脉或其主要分支四周包绕生长，血管保护将变得非常困难。通常大脑外侧裂处的 M2 段或 M3 段远端最易辨别，它们延肿瘤组织附近或穿过肿瘤组织走行。一些作者强调重点保护大脑中浅静脉 [17,25]。先切肿瘤及其附着处脑膜，最后切除受侵脑膜。

严密缝合硬脑膜以防止脑脊液渗漏，最可靠的方式是移植游离的颅骨膜。关闭硬脑膜的关键是将移植物缝合到硬脑膜基底上，而不要使补片面积过大。另外，缝合处可用纤维蛋白胶密封。切除的骨瓣在其内生肿瘤完全磨除后可以再植回。可用骨水泥覆盖较小的骨质缺损，常规逐层关闭。

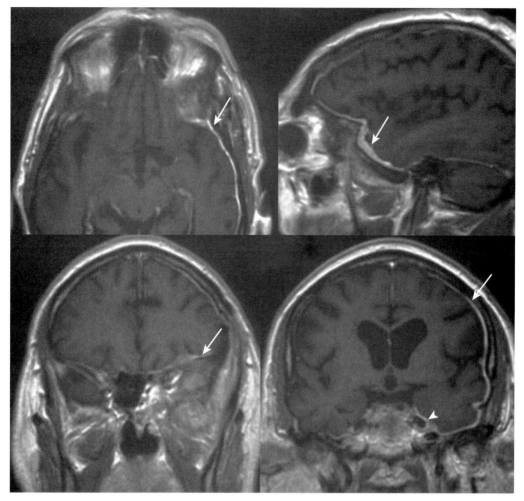

图 32-8 蝶骨眶部脑膜瘤脑膜播散。左侧蝶骨眶部脑膜瘤广泛毯式侵犯(涉及)包括凸面硬脑膜,前颅窝及中颅窝硬脑膜(箭头)和海绵窦外侧壁（箭头）在内的硬脑膜。(From Ringel F, Cedzich C, Schramm J. Microsurgical technique and results of a series of 63 spheno-orbital meningiomas. Neurosurgery 2007;60(4 Suppl 2)：214-21.)

蝶骨嵴中部脑膜瘤

前文描述的许多概念和外科策略同样可用于蝶骨中部脑膜瘤的手术治疗。典型的、中等大小,且未生长入海绵窦的蝶骨中部脑膜瘤（见图 32-3）的手术可以参考手术照片 32-4。肿瘤的暴露可采用标准的经翼点入路（见图 32-4A 和 B）和经侧裂入路,之后采用内减压术（见图 32-4C ~ F）。当肿瘤巨大且伴有视神经或视交叉压迫的病例,一些术者主张在硬膜外切除床突和视神经管上壁,以免硬膜内分离时损伤已受压的视神经和视交叉[36,37]。另有术者认为硬膜外的扩大开窗可能增加损伤视神经的风险[29]。

蝶骨嵴中部脑膜瘤常常包裹颈内动脉和大脑中动脉[22,28]。早期直视颈内动脉常很困难。这种情况甚至较蝶骨嵴外侧脑膜瘤更常见,所以操作中必须先在大脑外侧裂中找到大脑中动脉的远端分支,并延其逐渐分离找到大脑中动脉的主干（最终找到颈内动脉）[22]。值得注意的是,在手术的这一阶段,应用超声吸引刀可能造成包括大脑中动脉和颈内动脉在内的主要动脉外壁的撕裂。

如前所述,蝶骨嵴中部脑膜瘤可能生长入海绵窦。海绵窦外的肿瘤可以切除（见图 32-4J）。海绵窦内的肿瘤不作处理[26,29],多数患者的功能不受影响,但是极少数患者会出现完全性眼肌麻痹[22]。有术者尝试手术切除海绵窦内脑膜瘤,但很难成功[38,39]。目前我们和其他许多外科医生对海绵窦内残余的肿瘤更主张术后放疗。

蝶骨眶部脑膜瘤

蝶骨眶部脑膜瘤常用双侧冠状或额颞切口有利于较大术的暴露。目前最佳的手术入路仍有争议。一些作者提出了一种改良的翼点 / 额颞联合眶颧部入路。本质上讲，不同的眶部、颧骨的切开术弥补了传统的经翼点入路，能够更直接地暴露眶外侧壁和颅中窝。这些改良入路为：额颞 - 眶颧 [40]，额下 - 经颧骨 [21,41] 和眶上 / 经颧弓 [31]。在某些中心，蝶骨眶部脑膜瘤的患者由神经外科和颌面外科医生的跨学科治疗小组给予治疗 [31,42]。

然而，迄今为止发表的两个最大宗病例研究的数据显示，手术切除程度和症状的缓解有赖于经翼点入路联合蝶骨、眶壁和扩大的中颅底入路 [32,43]。我们自己偏爱扩大经额颞入路，这样能够充分暴露眶顶和中颅底，以便切除大范围的硬膜毯状肿瘤 [32,43]。有报道许多患者在采用常规眶颧骨切开术后出现颞下颌关节功能障碍和颞部空洞 [31,44]。Zabramski 及其同事在他们所实施的 83 例眶颧骨切开术中，有两例出现严重的眶内隆起需行睑缝术，有 5 例出现脑脊液 （CSF） 漏 [45]。总之，手术医师需谨慎权衡经颅底入路的利弊，如手术时间和风险的增加。

在开颅后无论是否截除眶骨和颧骨，肿瘤侵犯的骨质和颅外蔓延的组织都应切除。如果需要的话，蝶骨小翼处钻孔至前床突水平。可以在硬膜外切除前床突和视神经管顶壁。中颅底的切开范围需包括卵圆孔、圆孔和棘孔，已暴露颞下窝。

在开好骨窗后，额颞部脑膜切开范围应超过肿瘤浸润范围，硬膜内的肿瘤和浸润的硬脑膜应切除至眶上裂及视神经管。硬脑膜切除范围包括海绵窦外侧壁的外层。我们支持大多数不切除海绵窦内肿瘤（肿瘤尚没有致脑神经功能障碍）[30,32,41-44,46]。如有必要，一些作者在打开硬脑膜并暴露出视神经的颅内部分之后，早期施行床突切除和视神经管减压术。

眶骨膜如果因肿瘤增厚可以分离并部分切除。只有当肿瘤眶内生长时才打开眶骨膜。肿瘤生长常受眼眶上壁和（或）侧壁的限制。眶内结节状生长的肿瘤较延眶骨膜匍匐生长更加罕见。任何眶内肿瘤都应在精确保护眶内神经和眼外肌的前提下切除。如果肿瘤浸润肌肉，那么只切除肿瘤的外生部分，保证肌肉的完整。我们发现在手术的这一阶段

尖刀十分有用。位于总腱环、眶尖和眶上裂的肿瘤常保守切除。

如果硬脑膜缺损超过眶部及中颅底，关闭硬脑膜会很困难。这时需用颅骨膜和纤维蛋白胶。一些作者推荐使用游离或（带蒂）肌肉或者筋膜瓣重建中颅底。我们的病例尚未这样做。常规关颅。

眶上缘的保护和重建毋庸置疑（如果有肿瘤侵犯）。但是围绕是否需要眼眶重建的争论很激烈。很多文献显示在大多数病例中不需要眼眶重建。Maroon 及其同事报道，其 200 例眶骨减压术后不做重建，并没有一例出现永久搏动性眼球内陷 [47]。DeMonte 及其同事通过其 56 例眶部肿瘤病例得出结论：眶顶切除术后（伴或不伴眶内或外侧壁缺损），没有必要常规做眼眶重建 [48]。

另一些人认为一侧以上的眶壁被切除后应当做眼眶重建 [21,31,41,42,44,46,49,50]。眶外侧壁和眶顶的重建可用自体骨（比如，颅盖或髂嵴）[42,43]，多种异体材料 [44] 或钛网 [51]。眶颧部骨重建术常需用钛板固定。蝶骨眶部脑膜瘤术后常规重建骨质缺损的推崇者认为，重建可以防止如眼球内陷、眼球搏动和动眼肌纤维化等并发症 [41,44,52,53]。但是，Ringel 及其同事报道只用纤维蛋白胶和明胶海绵最低限度地重建眼眶，眼球内陷的发生率仅有 5%，眼球搏动的发生率也仅有 3%[32]。重建性手术可能会干扰术后的影像学复查。

手术结果

蝶骨嵴脑膜瘤术后的复发率相当高。15.6% ～ 54% 的肿瘤 10 年后会复发 [2-5,15,30]。遗憾的是许多作者都没能以肿瘤不同的生长模式和可切除的程度来区分不同种类的蝶骨嵴脑膜瘤。Basso 及其同事详述蝶骨翼中部肿瘤术后 9 ～ 30 年复发率为 24%；而蝶骨嵴中部和外侧 1/3 的脑膜瘤复发率为 18%[21]。Philippon 报导蝶骨翼外侧脑膜瘤 10 年复发率 < 10%，而蝶骨翼中部的脑膜瘤 10 年复发率为 25%[3]。Roser 和他的同事在平均 66 个月的随访中观察到不伴骨质侵犯的蝶骨嵴脑膜瘤术后复发率为 11.6%，而伴有骨质侵犯的脑膜瘤复发率为 30.6%[30]。

大多数蝶骨翼中外 1/3 不伴或仅侵犯到一点骨质的球形脑膜瘤，若能早期发现，可以在硬脑膜的

安全范围内完全切除。这种切除程度称为 Simpson 1[15] 级或 0 级 [54]。这样的切除是概念上的手术治愈。事实上期望复发率应和凸面脑膜瘤类似，也就是在 5% ~ 10%[3]。并发症的发生率也和凸面脑膜瘤类似。显然，发病率和死亡率在不同特性的肿瘤中会不同。肿瘤体积的增长常至肿瘤周围组织的水肿和软脑膜的血管增生，并至术中难以曲分软脑膜界。导致皮质的损伤和神经缺陷 [55-57]。Kinjo 及其同事报道在 37 例凸面脑膜瘤中无明显并发症和死亡率 [54]。在美国，一个大样本的医疗数据库（n = 15 028）队列研究报导术后有 2.3% 的死亡率和 4.5% 神经系统并发症 [58]。

累及视觉器官和头部循环动脉的蝶骨崎中部脑膜瘤有时会造成不可轻视的损伤。Pamir 及其同事指出就外科手术风险而言肿瘤大小的重要性 [29]。最近的多组文献中，前床突脑膜瘤有 87% ~ 96% 完成了全切除（即 Simpson 1 级和 2 级）[22,26,29,36]。在先前的研究中，蝶骨崎海绵窦脑膜瘤不行完全切除已成共识。据报道目前前床突脑膜瘤的复发率为 0% ~ 9%，蝶骨崎海绵窦脑膜瘤复发率为 11% ~ 27.5%[22,26,27,29]。视觉障碍的病人常有所改善（比如 56% ~ 85%）[22,26,29,36]。但有 0 ~ 6% 的患者出现视觉减退 [22,26,29,36]。术后分别有 10% 和 5% 的患者出现新发的轻度偏瘫和失语症 [22,26,29,36]。值得注意的是这些数据来自专业中心，在缺乏经验的术者中可能出现更高的并发症发生率。

蝶骨眶部脑膜瘤的治疗提出了不同的挑战。蝶骨眶部脑膜瘤往往占位效应不甚严重，故大多数病例常不危及生命。但是如不处理肿瘤，远期可能因视神经萎缩、眼球突出而丧失视力，并可能出现严重的面部畸形。传统意义上，眼球突出有时需行眼球摘除。眼球运动受限和视神经麻痹可能导致视力障碍。近年来 [30-32,41-44,46,50] 报道的一些蝶骨眶部脑膜瘤展示了手术技术和其结果。近 20 年较早期病例手术技术和其疗效已显著提高（自综述可见，例如参考文献 46）。表 32-1 总结了 1995 年以来发表的最少样本 15 例的文献报道。相后相当大比例（> 30%）的视力障碍得到了改善，而罕见视力障碍加重。大部分病例的美容效果满意。

早期，蝶骨眶部脑膜瘤术后复发率相当高，最可能的原因为很难达到真正意义上的肿瘤全切。该部脑膜瘤不仅广泛侵犯颅底骨质和硬膜，还侵犯海

绵窦、视神经管和总腱环，使根治性切除困难。即使是海绵窦良性脑膜瘤亦如此 [38,39]。

可能缘于不同治疗观点，所报道的病例全切率差异相当大（见表 32-1）。全切指完全切除肿瘤组织及受侵犯的硬脑膜和骨质。值得注意的是，在早期，蝶骨眶部脑膜瘤的治疗争论在于控制和改善症状，而非治愈，切除度评价未成为常规。对于侵犯骨质的肿瘤残余必行术后 CT 复查。磁共振不能可靠显示硬脑膜侵犯，即使结合 CT 与磁共振常常无法区分 Simpson 切除 1、2、3 级。另应注意，很多良性脑膜瘤有远期复发，但大部分病患的随访时间不足 5 年。Stafford 及同事发表的 582 例脑膜瘤的大宗病例报道，术后 5 年未复发率为 88%，10 年未复发率降至 75%[6]。

肿瘤残余可单纯随访。Ringel 及同事报道的病例，平均随访时间 54 个月，61% 残余肿瘤未做进一步治疗 [32]。致手术干预有限。Lund 和 Rose[59] 完成了 12 例蝶骨眶部脑膜瘤经鼻内镜下眶尖减压，术后 7 例（58%）视力改善，4 例（25%）突眼改善。

放射治疗能预防肿瘤复发，控制疾病进展。Peele 及同事报道了 86 例次全切除或复发的蝶骨崎脑膜瘤 [60]，实验组 42 例病人使用常规分次放射治疗。随访期间，对照组复发率 48%，而实验组无复发。1 例放疗后 6 个月出现严重缺血性脑病。多个亚组（复发或原发，部分切除；分别接受或不接受放疗）平均随访 3.5 ~ 4.4 年。Nutting 及同事报道蝶骨崎脑膜瘤接受手术及分次放疗后 10 年无恶化，生存率达 69%[61]。常规放疗或立体定向放疗常能良好控制海绵窦内病变 [62-64]。有限的文献显示，放疗对眶内残余肿瘤可能有效 [43]。

当前，推崇现代放射治疗的医师也赞同合理的外科干预。保守手术和放射外科可使难治性脑膜瘤患者带瘤生存 10 年以上。脑膜瘤放射治疗超过 20 年的随访数据极少，辐射诱发癌症的风险尚不得而知，特别是年轻患者 [65]。

总结和展望

蝶骨脑膜瘤由不同类型的脑膜瘤组成。无论诊断、治疗还是手术结果，蝶骨崎中外 1/3 脑膜瘤与凸面脑膜瘤非常相似。由于手术疗效好，该类患者

大多首选外科治疗。蝶骨嵴内侧脑膜瘤常会引起明显的压迫和影响视觉器官。而侵袭至海绵窦的脑膜瘤全切常受限。伴有颈内动脉和大脑中动脉侵袭的脑膜瘤其手术并发症发生率明显增高，但视力恢复的可能很大，蝶骨眶部脑膜瘤的手术目的是保护和恢复视力，以及纠正严重的面部畸形和（或）眼球突出。

放射治疗和放射外科是很重要的辅助治疗手段。放射外科医生和放射治疗师常能在肿瘤保守切除后成功控制其生长，并避免侵袭性的手术。然而，目前蝶骨脑膜瘤的治疗仍然依赖神经外科医生手术技巧。通过连续的影像学检查对残余肿瘤的随访，及有效的放射治疗，已将治疗重点从脑膜瘤的治愈转移到早期发现症状和控制其生长。

参考文献

[1] Rohringer M, Sutherland GR, Louw DF, Sima AA. Incidence and clinicopathological features of meningioma. J Neurosurg 1989;71(5 Pt 1):665–72.

[2] Jaaskelainen J. Seemingly complete removal of histologically benign intracranial meningioma: late recurrence rate and factors predicting recurrence in 657 patients. A multivariate analysis. Surg Neurol 1986;26(5):461–9.

[3] Philippon J, Cornu P. The recurrence of meninigiomas. In: Al-Mefty O, editor. Meningiomas. New York: Raven Press; 1991:87–106.

[4] Baird M, Gallagher PJ. Recurrent intracranial and spinal meningiomas: clinical and histological features. Clin Neuropathol 1989;8(1):41–4.

[5] Mirimanoff RO, Dosoretz DE, Linggood RM, et al. Meningioma: analysis of recurrence and progression following neurosurgical resection. J Neurosurg 1985;62(1):18–24.

[6] Stafford SL, Perry A, Suman VJ, et al. Primarily resected meningiomas: outcome and prognostic factors in 581 Mayo Clinic patients, 1978 through 1988. Mayo Clin Proc 1998;73(10):936–42.

[7] Al-Mefty O, Topsakal C, Pravdenkova S, et al. Radiation-induced meningiomas: clinical, pathological, cytokinetic, and cytogenetic characteristics. J Neurosurg 2004;100(6):1002–13.

[8] Kadasheva AB, Cherekaev VA, Kozlov AV, et al. [Meningiomas of the wings of the basilar bone in patients undergone a course of radiation therapy for retinoblastoma in infancy (analysis of 3 cases)]. Zh Vopr Neirokhir Im N N Burdenko 2004;(3):24–7; discussion 27.

[9] Jacobs DH, McFarlane MJ, Holmes FF. Female patients with meningioma of the sphenoid ridge and additional primary neoplasms of the breast and genital tract. Cancer 1987;60(12):3080–2.

[10] Simon M, Bostrom JP, Hartmann C. Molecular genetics of meningiomas: from basic research to potential clinical applications. Neurosurgery 2007;60(5):787–98; discussion 798.

[11] Barnholtz-Sloan JS, Kruchko C. Meningiomas: causes and risk factors. Neurosurg Focus 2007;23(4):E2.

[12] Claus EB, Bondy ML, Schildkraut JM, et al. Epidemiology of intracranial meningioma. Neurosurgery 2005;57(6):1088–95; discussion 1095.

[13] Kros J, de Greve K, van Tilborg A, et al. NF2 status of meningiomas is associated with tumour localization and histology. J Pathol 2001;194(3):367–72.

[14] Sade B, Chahlavi A, Krishnaney A, et al. World Health Organization Grades II and III meningiomas are rare in the cranial base and spine. Neurosurgery 2007;61(6):1194–8; discussion 1198.

[15] Simpson D. The recurrence of intracranial meningiomas after surgical treatment. J Neurol Neurosurg Psychiatry 1957;20(1):22–39.

[16] Kempe LC. Sphenoid ridge meningiomas. In: Operative Neurosurgery. Heidelberg: Springer; 1968. p. 109–18.

[17] Fohanno D, Bitar A. Sphenoidal ridge meningioma. Adv Tech Stand Neurosurg 1986;14:137–74.

[18] Ojemann R. Meningiomas. Neurosurg Clin N Am 1990;1(1):181–97.

[19] Black PM. Meningiomas. Neurosurgery 1993;32(4):643–57.

[20] Whittle IR, Smith C, Navoo P, Collie D. Meningiomas. Lancet 2004;363(9420):1535–43.

[21] Basso A, Carrizo AG, Antico J. Sphenoid ridge meningiomas. In: Schmidek HH, Roberts DW, editors. Schmidek and Sweet Operative Neurosurgical Techniques. 5th ed. Philadelphia: W. B. Saunders; 2005. p. 226–37.

[22] Russel SM, Benjamin V. Medial sphenoid ridge meningiomas: classification, microsurgical anatomy, operative nuances, and long-term surgical outcome in 35 consecutive cases. Neurosurgery 2008;62(3 Suppl. 1):38–50; discussion.

[23] Cushing H, Eisenhardt L. Meningiomas of the sphenoid wing. In: Meningiomas: Their Classification, Regional Behaviour, Life History, and Surgical End Results. Springfield, IL: Charles C. Thomas; 1938. p. 298–387.

[24] Bonnal J, Thibaut A, Brotchi J, Born J. Invading meningiomas of the sphenoid ridge. J Neurosurg 1980;53(5):587–99.

[25] Brotchi J, Pirotte B. Sphenoid wing meningiomas. In: Sekhar LN, Fessler RG, editors. Atlas of Neurosurgical Techniques: Brain. New York, Stuttgart: Thieme; 2006. p. 623–32.

[26] Nakamura M, Roser F, Jacobs C, et al. Medial sphenoid wing meningiomas: clinical outcome and recurrence rate. Neurosurgery 2006;58(4):626–39, discussion 639.

[27] Abdel-Aziz KM, Froelich SC, Dagnew E, et al. Large sphenoid wing meningiomas involving the cavernous sinus: conservative surgical strategies for better functional outcomes. Neurosurgery 2004;54(6):1375–83; discussion 1383–4.

[28] Al-Mefty O. Clinoidal meningiomas. J Neurosurg 1990;73(6):840–9.

[29] Pamir MN, Belirgen M, Ozduman K, et al. Anterior clinoidal meningiomas: analysis of 43 consecutive surgically treated cases. Acta Neurochir (Wien) 2008;150(7):625–35; discussion 635–6.

[30] Roser F, Nakamura M, Jacobs C, et al. Sphenoid wing meningiomas with osseous involvement. Surg Neurol 2005;64(1):37–43; discussion.

[31] Honeybul S, Neil-Dwyer G, Lang DA, et al. Sphenoid wing meningioma en plaque: a clinical review. Acta Neurochir (Wien) 2001;143(8):749–57; discussion 758.

[32] Ringel F, Cedzich C, Schramm J. Microsurgical technique and results of a series of 63 spheno-orbital meningiomas. Neurosurgery 2007;60(4 Suppl 2):214–21; discussion 221–2.

[33] Bendszus M, Rao G, Burger R, et al. Is there a benefit of preoperative meningioma embolization? Neurosurgery 2000;47(6):1306–11; discussion 1311–2.

[34] Rosen CL, Ammerman JM, Sekhar LN, Bank WO. Outcome analysis of preoperative embolization in cranial base surgery. Acta Neurochir (Wien) 2002;144(11):1157–64.

[35] Dowd CF, Halbach VV, Higashida RT. Meningiomas: the role of preoperative angiography and embolization. Neurosurg Focus 2003;15(1):E10.

[36] Lee JH, Jeun SS, Evans J, Kosmorsky G. Surgical management of clinoidal meningiomas. Neurosurgery 2001;48(5):1012–9; discussion 1019–21.

[37] Lee JH, Sade B, Park BJ. A surgical technique for the removal of clinoidal meningiomas. Neurosurgery 2006;59(1 Suppl. 1):ONS108–14; discussion ONS-114.

[38] Sindou M, Wydh E, Jouanneau E, et al. Long-term follow-up of meningiomas of the cavernous sinus after surgical treatment alone. J Neurosurg 2007;107(5):937–44.

[39] DeMonte F, Smith HK, al-Mefty O. Outcome of aggressive removal of cavernous sinus meningiomas. J Neurosurg 1994;81(2):245–51.

[40] McDermott MW, Durity FA, Rootman J, Woodhurst WB. Combined frontotemporal-orbitozygomatic approach for tumors of the sphenoid wing and orbit. Neurosurgery 1990;26(1):107–16.

[41] Carrizo A, Basso A. Current surgical treatment for sphenoorbital meningiomas. Surg Neurol 1998;50(6):574–8.

[42] Sandalcioglu IE, Gasser T, Mohr C, et al. Spheno-orbital meningiomas: interdisciplinary surgical approach, resectability and long-term results. J Craniomaxillofac Surg 2005;33(4):260–6.

[43] Schick U, Bleyen J, Bani A, Hassler W. Management of meningiomas en plaque of the sphenoid wing. J Neurosurg 2006;104(2): 208–14.

[44] Shrivastava RK, Sen C, Costantino PD, Della Rocca R. Sphenoorbital meningiomas: surgical limitations and lessons learned in their long-term management. J Neurosurg 2005;103(3):491–7.

[45] Zabramski JM, Kiris T, Sankhla SK, et al. Orbitozygomatic craniotomy. Technical note. J Neurosurg 1998;89(2):336–41.

[46] Gaillard S, Lejeune JP, Pellerin P, et al. [Long-term results of the surgical treatment of spheno-orbital osteomeningioma]. Neurochirurgie 1995;41(6):391–7.

[47] Maroon JC, Kennerdell JS, Vidovich DV, et al. Recurrent spheno-orbital meningioma. J Neurosurg 1994;80(2):202–8.

[48] DeMonte F, Tabrizi P, Culpepper SA, et al. Ophthalmological outcome after orbital entry during anterior and anterolateral skull base surgery. J Neurosurg 2002;97(4):851–6.

[49] Gaillard S, Pellerin P, Dhellemmes P, et al. Strategy of craniofacial reconstruction after resection of spheno-orbital "en plaque" meningiomas. Plast Reconstr Surg 1997;100(5):1113–20.

[50] Bikmaz K, Mrak R, Al-Mefty O. Management of bone-invasive, hyperostotic sphenoid wing meningiomas. J Neurosurg 2007;107(5): 905–12.

[51] Kuttenberger JJ, Hardt N. Long-term results following reconstruction of craniofacial defects with titanium micro-mesh systems. J Maxillofac Surg 2001;29(2):75–81.

[52] Kelly CP, Cohen AJ, Yavuzer R, Jackson IT. Cranial bone grafting for orbital reconstruction: is it still the best? J Craniofac Surg 2005;16(1):181–5.

[53] Leake D, Gunnlaugsson C, Urban J, Marentette L. Reconstruction after resection of sphenoid wing meningiomas. Arch Facial Plast Surg 2005;7(2):99–103.

[54] Kinjo T, al-Mefty O, Kanaan I. Grade zero removal of supratentorial convexity meningiomas. Neurosurgery 1993;33(3):394–9; discussion 399.

[55] Sindou MP, Alaywan M. Most intracranial meningiomas are not cleavable tumors: anatomic-surgical evidence and angiographic predictibility. Neurosurgery 1998;42(3):476–80.

[56] Kozler P, Benes V, Netuka D, et al. Preoperative neuroimage findings as a predictor of postoperative neurological deficit in intracranial meningiomas. Zentralbl Neurochir 2007;68(4):190–4.

[57] Tamiya T, Ono Y, Matsumoto K, Ohmoto T. Peritumoral brain edema in intracranial meningiomas: effects of radiological and histological factors. Neurosurgery 2001;49(5):1046–51; discussion 1051–2.

[58] Curry WT, McDermott MW, Carter BS, Barker 2nd FG. Craniotomy for meningioma in the United States between 1988 and 2000: decreasing rate of mortality and the effect of provider caseload. J Neurosurg 2005;102(6):977–86.

[59] Lund VJ, Rose GE. Endoscopic transnasal orbital decompression for visual failure due to sphenoid wing meningioma. Eye 2006;20(10): 1213–9.

[60] Peele KA, Kennerdell JS, Maroon JC, et al. The role of postoperative irradiation in the management of sphenoid wing meningiomas. A preliminary report. Ophthalmology 1996;103(11):1761–6; discussion 1766–7.

[61] Nutting C, Brada M, Brazil L, et al. Radiotherapy in the treatment of benign meningioma of the skull base. J Neurosurg 1999;90(5):823–7.

[62] Lee JY, Niranjan A, McInerney J, et al. Stereotactic radiosurgery providing long-term tumor control of cavernous sinus meningiomas. J Neurosurg 2002;97(1):65–72.

[63] Selch MT, Ahn E, Laskari A, et al. Stereotactic radiotherapy for treatment of cavernous sinus meningiomas. Int J Radiat Oncol Biol Phys 2004;59(1):101–11.

[64] Hasegawa T, Kida Y, Yoshimoto M, et al. Long-term outcomes of Gamma knife surgery for cavernous sinus meningioma. J Neurosurg 2007;107(4):745–51.

[65] Balasubramaniam A, Shannon P, Hodaie M, et al. Glioblastoma multiforme after stereotactic radiotherapy for acoustic neuroma: case report and review of the literature. Neuro Oncol 2007;9(4):447–53.

原发视神经鞘脑膜瘤

Uta Schick,

Werner Hassler

张刚利 译

概　述

视神经鞘脑膜瘤（ONSMs）占所有脑膜瘤的 1%～2%，占所有眶区肿瘤的 1.7%，约占所有原发于视神经肿瘤的 35%[1-3]。ONSMs 是一种少见但重要的肿瘤，其自然病史进展缓慢，视力逐渐丧失。原发性 ONSMs 起源于围绕眶内视神经的蛛网膜帽细胞，可以沿着视神经管向颅内发展。继发性 ONSMs 起源于蝶骨平台，逐渐侵入硬膜下或蛛网膜下空间，在视神经管内围绕视神经生长，最终长入眶内[1,2,4-7]。大多数 ONSMs 为单侧生长，只有 5% 的患者为双侧[1]。ONSMs 主要发生于中年妇女和儿童。

ONSMs 的治疗方法尚有争议，包括手术、放疗及单纯随诊。在几乎所有患者中，手术全切除将导致失明[8]。当肿瘤的颅内部分影响到视交叉或对侧视神经时，应当通过开颅全切除肿瘤的颅内部分[3,7,9]。当患者单侧视力严重丧失或伴有严重眼球突出时，可以考虑肿瘤及受累神经全切除。由于不能彻底切除，手术治疗 ONSMs 所致的视力丧失和肿瘤复发率较高，而其他治疗方法争议较多[10-17]。由于肿瘤缓慢生长的特性，观察常作为视力较好成年患者的首选方案[18]。在过去的十几年中，精确分割放疗和立体定向放疗显示了重要作用。许多学者均报道了放疗可以稳定甚至提高视力[8,14-17,19,20]。当成年患者仅有轻到中度视力损害时，放疗常被推荐为首先治疗方案。尽管文献报道肯定了放疗的积极效果，但是放疗引起的副损伤限制了其应用[21]。

2004 年，我们提出了 ONSMs 新的分型体系以包括肿瘤所有的生长方式，并且提出 ONSMs 治疗的最佳方案，其中外科干预和放疗均处于辅助地位[22]。我们回顾了一个单中心 90 例视神经鞘脑膜瘤治疗超过 17 年 [n = 70（仅手术治疗），n = 5（仅放射治疗），n = 18（手术治疗 + 术后放疗），n = 2（观察）]

分　型

我们基于肿瘤的生长部位及扩展方向建立分型，用以阐明 ONSMs 的可能表现[22]（图 33-1）。根据不同的肿瘤类型及亚型选择治疗方法。

Ⅰ型肿瘤仅位于眶内（n = 12）。Ⅰa 型围绕视神经扁平形生长（n = 2），Ⅰb 型则围绕视神经呈球形生长（n = 7），伴有显著的眼球突出。Ⅰc 型向外生长居于视神经上方（n = 3）。

Ⅱ型位于眶内，但沿着视神经管或

眶上裂扩散生长（n = 41，图 33-1）。Ⅱa 型表现为眶内肿瘤沿视神经管生长（n = 37，图 33-2A，图 33-3B）。Ⅱb 型则包括眶尖部（n = 4）眶上裂，甚至侵入海绵窦。

Ⅲ型肿瘤位于眶内但颅内扩展部分很大（>

1cm，n = 37）。Ⅲa 型肿瘤向视交叉扩展（n = 29）。Ⅲb 型则包括视交叉，并向对侧视神经和蝶骨平台扩展（n = 8）。向颅内扩展的肿瘤呈草样弥慢性（66%）或结节样生长（34%）。

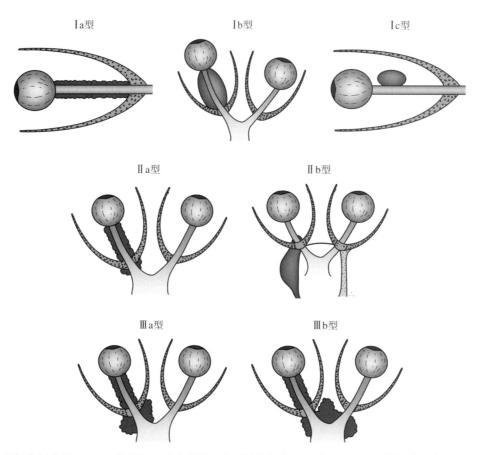

图 33-1　依据生长部位划分的 ONSM 分型及亚型示意图。Ⅰ型肿瘤仅位于眶内。Ⅰa 型围绕视神经扁平形生长，Ⅰb 型则围绕视神经呈球形生长，Ⅰc 型向外生长居于视神经上方。Ⅱ型位于眶内，沿着视神经管或眶上裂扩散生长。Ⅱa 表现为眶内肿瘤沿视神经管生长。Ⅱb 型肿瘤位于眶尖部、眶上裂及海绵窦。Ⅲ型肿瘤位于眶内但颅内扩展部分很大。Ⅲa 型肿瘤位于眶内向视交叉扩展。Ⅲb 型肿瘤位于眶内，向视交叉、对侧视神经和蝶骨平台扩展。

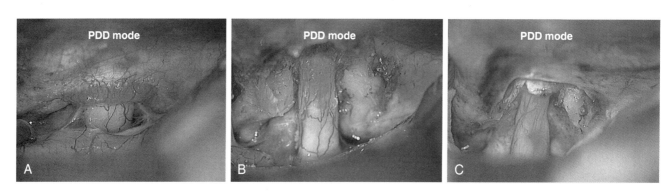

图 33-2（见彩图 33-2）　A，Ⅱa 型脑膜瘤术中照片，围绕视神经生长出视神经管外，保留蛛网膜。B，颅内视神经管减压并切除围绕视神经的肿瘤。C，硬膜外视神经管减压及硬膜内肿瘤切除。（From Lee J. Meningiomas, Diagnosis, Treatment and Outcome. New York: Springer; 2008. p. 355-62.）

临床特征

ONSMs 的主要临床特征包括缓慢进展、无痛性视力损害、眼球突出 [2,3,9,23]。其他临床表现包括传入性瞳孔反应缺陷、彩色视觉障碍、视野缺陷、视盘水肿、眼萎缩及运动障碍 [23]。眼底镜检查可见视盘隆起、连续的斑点状的水肿、神经苍白、脉络膜皱褶 [8]。约 1/3 患者的视睫状神经短路血管源于视网膜中央静脉的压迫 [3,8]。典型的三联症（眼萎缩、视力下降、视睫状神经短路血管）只见于少数患者。轻到中度的眼球突出（2～5mm）较为常见，是主要的体征。也可以发现结膜及眼睑水肿、眼球运动障碍。ONSMs 患者的视力恶化常常不可避免。视敏度下降常伴有较长时间的术前症状和随访周期。眼萎缩是预后不良的另一预测指标。

影像学所见

MRI 已经成为 ONSMs 诊断的金标准，因此大多数患者无须组织活检即可诊断 [3,9,10]。高场强 MRI 的 T1 脂肪抑制像及钆剂增强像仍然是诊断 ONSMs 的最佳序列。典型的肿瘤在 T1 像相对脑或视神经为等或稍低信号，在 T2 像上为高或低信号 [16]。典型的"车轨征"是指因肿瘤增生而变厚的视神经鞘包绕不强化的视神经。神经影像学可见视神经呈管状、球状或纺锤状增大 [24]。

薄层增强 CT 扫描可见增强的视神经鞘膜包绕不增强的视神经。普通 CT 扫描可见眶内线样或弥漫性钙化。

C 型超声扫描是一种无创、定量和价廉的影像检查，它可以像 CT 一样测量视神经鞘的直径。C 型超声扫描可以显示球后 15mm 的视神经影像。

病理学及发病机制

原发性 ONSMs 起源于视神经管或眶内包绕视神经的蛛网膜帽细胞，肿瘤常和视神经关系密切并易于包绕神经生长 [5,9,24,26]。这导致视神经直径增粗。ONSMs 向后生长侵入 Zinn 腱环，因此在不损伤

视神经的完整性的前提下，很难将 ONSMs 全部切除 [27]。

手术前视神经的损伤有多种机制，包括缺血、压迫、脱髓鞘和肿瘤侵犯 [10,27]。机械性压迫损伤可以导致小血管的损害和脱髓鞘，这种损伤在手术前有较长视力损害时期的患者更为严重。考虑到术中并未加重视神经的损伤，术后视力恢复不全或不恢复可能提示术前严重的慢性损害（包括缺血、压迫和脱髓鞘）。在本组病例中，术前视盘颜色苍白或肿瘤位于视神经管中，是术后视力恢复不佳的预测指标。ONSMs 患者的视神经管不扩大，致使肿瘤在管内压迫视神经。这种压迫性损伤可以通过视神经管减压手术得以缓解，这是选择手术的主要依据。

侵袭性 ONSMs 常侵犯眼球或视神经。因此视敏度下降可能源于肿瘤对颅内视神经的直接侵犯（n = 4）。有 2 例患者肿瘤侵入眼球，4 例侵入海绵窦（Ⅱb 型）。肿瘤在眶内边界不规则提示局部侵犯 [26]。

肿瘤位置

肿瘤所在位置对患者视觉功能的改变有重要影响。位于眶尖或相邻位置的 ONSMs 患者，一旦开始有视力改变，将迅速进展为严重视力障碍，并且肿瘤很可能向颅内侵犯 [2,28]。我们也发现肿瘤位于视神经管内是视敏度保留的不利因素。Saeed 等 [26] 指出此类肿瘤如果部分位于眶后区，将有较大概率侵入颅内。在年轻患者中，肿瘤有较多机会侵犯颅内且生长较快 [26]。当 ONSMs 侵犯视神经管内段时，将有 38% 患者对侧视神经也会受累 [3]。双侧受累患者多为神经纤维瘤病 Ⅱ 型 [3,24]。

手术技巧

ONSMs 手术入路大多数为单侧额颞入路。这一翼点入路在文献中有详细的描述 [29-31]。开颅要求达到眉弓中点，并位于其上方 1cm。进入颅内后常规打开侧裂，然后通过打开基底池和腰大池引流来放出脑脊液。然后辨别同侧视神经和颈内动脉，沿着硬膜电灼并切除位于视神经管周围的颅内部分肿

瘤。要小心保留视神经和颈内动脉之间的小血管，要保留蛛网膜界限的前提下小心吸出肿瘤。在这一手术阶段，要注意多术区冲洗，少用电凝。同侧视神经管常需要打开。我们常早期从侧方打开视神经管的硬膜鞘以避免视神经在术中受到挤压。视神经管周围的硬膜需要切除，骨性视神经管需要磨除。磨除骨质应当从侧方开始直至打开视神经管下壁，以避免接触视神经。最后视神经管被磨除顶壁。如果打开了内侧的蝶窦或筛骨气房，需要用脂肪和纤维蛋白胶来修补。位于视神经和硬膜周围的肿瘤应当小心切除，如果肿瘤已经侵入神经内，只能切除位于神经外的部分。如果患者已经失明伴有明显眼球突出，可以在颅内行视交叉前神经切断并将眶内肿瘤一并切除，眶内视神经则在眼球后方切断。

如果肿瘤没有向颅内侵犯，手术将选择硬膜外翼点入路。手术包括磨除蝶骨嵴、眶后部眶上裂及视神经管上方。如果肿瘤呈眶内团块样向外生长，通过这种眶外侧壁切开手术易于切除。

最近几年，我们改进了骨性减压的技巧，在最近的 10 例患者均采用了硬膜外翼点入路视神经管减压。这种硬膜外入路磨除骨质更容易、更安全、切除范围更广泛，避免了视神经的损伤。手术的第二步仍然是切开硬膜切除肿瘤。

结 果

ONSMs 的自然病史是渐进性视力丧失 [1,3,9,11,14,18,19,22]。如果不加干预，ONSMs 将扩展到颅内侵犯对侧导致失明。然而，除了视力恶化外，ONSMs 较少引起患者死亡或严重神经功能缺损 [5,13]。

随访观察的结果

Egan 和 Lessell[18] 报道了 16 例未经治疗患者的自然病史。11 例患者平均 10.2 年后视力丧失。我们的 2 例患者未经治疗仅做随访仍然病情稳定。然而随访应当限于特定患者，特别是视敏度在 20/40 以上者，并且需要密切观察。然而放任 ONSMs 生长减少了治疗后视力提高的机会 [13]。儿童和青年患者由于肿瘤侵袭性生长，进行性视力下降的危险更大。因此，我们不建议对 ONSMs 不经治疗单纯随访。

手术和结果

文献报道显微手术切除 ONSMs 后，只有少数患者视力提高。但是这些患者代表 ONSMs 的一个亚型，其位于眶内前部眼球正后方 [9-11]。其他手术治疗组报道视觉并发症高达 30% ~ 40%，如视网膜中央动脉闭塞、眼球运动障碍、视野缺损和较高的复发率（65%）[2,3,9]。因此外科手术切除适用于失明、眼部不适、眼球突出容貌受损的患者，以减少肿瘤向颅内扩展或侵犯对侧视神经的风险。也适用于肿瘤生长活跃的年轻患者 [2,3,7,9,23]。

在视神经管内沿着视神经走行方向打开视神经鞘，直至 Zinn 腱环，可以减轻局灶性视神经压迫。但是 Saeed 等 [26] 发现视神经鞘减压并不能保护患者的视力。虽然有一些成功的病例，但是由于肿瘤对眶部侵犯，大部分患者视觉功能术后反而下降。

Schick 等报道对于肿瘤局限于视神经管内的患者，视神经管减压可以使视力稳定数年 [22]。

如果有证据显示肿瘤已经扩展到蝶骨平台而视力仍然较好，建议仅切除肿瘤颅内肿瘤部分以防止肿瘤扩展至对侧视神经，而对同侧视神经予以保留 [7,22,32]。对于严重突眼导致容貌毁损和视觉功能损害的患者也可以手术治疗。

在两组较大的手术病例组中，2 例肿瘤位于前部的患者，只有 2 例视力提高，尽管两组分别有 30% 和 62% 的患者保留了有用视力。在 Kennerdell[9] 的研究组中，7 例具有有用视力的患者做了肿瘤次全切除，术后患者视力稳定 2 ~ 10 年。然而，他的多数患者最终视力丧失。尽管 80% 的患者手术后视力下降，Delfini 等 [28] 仍建议症状进展的患者应行手术治疗。Verheggen 等 [35] 的视神经管内和眶内脑膜瘤患者 89% 术后视力提高。Rosenberg 等 [36] 评估 20 例手术治疗患者，69% 患者视力稳定或提高，和手术前症状出现时间长短相关。Roser 等 [32] 的视力急剧下降的患者（手术前 5 月内），由于次全切手术使视神经减压，手术后视力得以改善。这些患者以可接受的手术风险保留了平均 60 个月的视觉功能，并且将来仍然可以做放疗。

手术和结果（个人资料）

83 例患者手术前后的视敏度无显著差异（Wilcoxon 检验）。在三个不同视力水平中，手术前后的患者数分布无明显差异（表 33-1，x^2 检验，$P=5.8 \times 10^{-5}$）。手术前视力较好的患者大多数术后维持了较好视力，仅有 6 例患者视力恶化（表 33-1）。术前视力较差的患者术后 23 例维持不变，而 8 例视力得以提高。术前视力中等的患者术后只有 3 例视力提高（表 33-1）。83 例患者中 64 人手术前后视力无变化。因此，我们的结论是，手术并不会导致显著的视力损害。

长期随访显示患者视力逐渐变差（Spearman 相关系数 $r = -0.3$，$P=0.001$）。随访视力和术后即时视力明显不同（Wilcoxon 检验，$P = 0.03$）。然而，多数患者仍然保持了自己术后的视力水平分级（x^2 检验，$P = 1.15 \times 10^{-13}$）。31 例术后视力较好的患者随访仍然较好，2 例患者视力恶化（表 33-2）。令人惊奇的是，11 例视力较差的患者在随访中视力提高了。在术后中等视力的患者中，随访显示 2 例视力提高，2 例视力恶化（表 33-2）。83 例患者中 66 例随访中视力无变化。

放疗和结果

随着放疗新技术，如立体定向分割放射外科、调强放疗、分次立体定向放射治疗、三维适形放疗等出现，越来越多的证据显示放疗对 ONSMs 作用明显[5,8,11-17,19-21,37]。这些研究显示了有前景的治疗结果，患者随访 2 年以上，视力稳定或提高。

Turbin 等[8] 的重要的数据显示，随访发现常规

表 33-1　83 例患者术后即刻视力情况

变量	术前患者人数	术后患者人数		
		优	中	差
视敏度				
优	40	34	4	2
中	12	3	9	0
差	31	3	5	23
合计	83	40	18	25

视觉分型（Snellen 法）：≥ 0.5（=5/10）。优；< 0.5 且 > 0.1（=5/10），中；$\leq 0.1 \sim 0$，差或无用。

表 33-2　83 例患者术后随访结果

变量	术后患者人数	术后随访患者人数		
		优	中	差
视敏度				
优	33	31	2	0
中	10	2	6	2
差	40	7	4	29
合计	83	40	12	31

视觉分型（Snellen 法）：≥ 0.5（=5/10）。优；< 0.5 且 > 0.1（=5/10），中；$\leq 0.1 \sim 0$，差或无用。

放疗可以获得最佳的视力。他们推荐的分次外放疗的剂量为 5000 ~ 5500cGy。13 例单纯随访患者、12 例单纯手术患者和 16 例手术加放疗患者视力明显下降。18 例患者单纯接受放疗，视力下降均不明显。手术仅适用于严重视盘水肿或视力急剧下降的患者[17]。然而，33% 的患者放疗后出现并发症，包括：视网膜病、视网膜血管闭塞、虹膜炎、颞叶萎缩等。这些并发症采用聚焦、适形放疗可以减少。

Liu 等[11] 采用立体定向疗法（SRT）治疗 5 例 ONSMs 患者，他采用单次剂量 1.8Gy，累计总剂量 45 ~ 54Gy。研究发现其中 4 例患者在 SRT 治疗后 3 月，视敏度、视野及彩色视力均有显著提高。

Andrews 等[9] 报道了 30 例位于不同位置的 ONSMs 患者（29% 位于眶内，36% 位于视神经管内，3% 位于视交叉，18% 位于视交叉和视神经管，9% 位于中后颅窝）。他们接受了具有 6MeV 直线加速器的 CF-SRT 治疗。其中 24 例患者放疗前具有有用视力，放疗后 22 例患者视力或者提高（10 例）或者稳定（12 例）。

Pitz 等[15] 报道了 15 例 ONSMs 患者采用了 54Gy 的立体定向分割适形放疗。其中 1 例视敏度提高，6 例视野改善。其他患者视觉检查无改变。这项研究引人注目之处在于放疗后视觉的改善不伴有并发症。立体定向三维适形分割放疗效果似乎优于常规的分割放疗。

Narayan 等[14] 指出三维适形放疗（$n = 14$）可以使大多数患者在控制肿瘤生长同时提高（$n = 5$）或保留视力（$n = 7$）。

Berman 和 Miller[38] 总结了 7 个较大研究组的 75 例 ONSMs 患者，他们均采用 SFRT 放疗。最初 3 个月的研究结果显示，94.6% 的患者肿瘤生长得

以控制，54.7% 的患者视力提高。并发症包括头痛、恶心、红斑、脱发及放射性视网膜病。

一些 ONSMs 患者可以许多年病情稳定，其中几例患者仅有轻微进展。常规对这些患者做放疗可能增加患者不必要的并发症。放疗应该用于那些留观中视觉功能明显下降的患者[18]。放疗相关的并发症包括视网膜病、顽固性视网膜炎、干眼病、视神经损伤所致的视力丧失、迟发型垂体功能紊乱等，这些并发症发病率高达 33%[8,14,16,20,39]。放射性视神经损伤可能发生在放疗后数月或数年。引起视神经病变的因素包括累积剂量达到 60Gy，分割剂量达到 1.9Gy[40]。放疗引起视神经损伤的机制尚不明确，有人推测和血管内皮细胞损伤有关[1]。Landert 等采用稍低的放疗剂量（50.4 ～ 54Gy），发现在 7 例患者中，视敏度提高者 86%，视野改善者 57%。

由于这些并发症可以在放疗后很长时间才发生，精确衡量放疗长期并发症的临床数据尚不完善[42]。

所有病例中，放疗均不会使肿瘤体积迅速减少，因此放疗不适于视力迅速下降患者，而手术可以立即减轻视神经压力[17,32]。手术后残留的小块肿瘤可以使放疗更为安全[32]。

放疗和结果（个人数据）

在我们的研究组中，23 例患者采用了放疗。其中 18 人采用了术后辅助放疗，5 人只进行了放疗。18 人采用了立体定向分割适形放疗（50 ～ 60Gy），4 例采用 6 周常规放疗（44 ～ 54Gy）。1 例复发患者采用 γ 刀（14 Gy）治疗后失明。

放疗后视力提高者中，3 例患者视力明显改善，2 例患者维持在"好"状态。16 例患者视力无改变，2 例恶化（表 33-3）。2 例患者视力由"差"升至"中等"。2 例视力为"好"和 1 例视力为"中等"的患者视觉正常。1 例视力"中等"和 1 例视力"好"的患者变为视力"差"。

我们的结果并不如其他放疗研究组的结果令人振奋。我们只看到单独放疗者只有 3 例患者视力提高，而辅助放疗者只有 2 例提高。对放疗的效果不能过高估计。

表 33-3　23 例患者放疗后视力情况

变量	放疗前患者人数	放疗后患者人数		
		优	中	差
视敏度				
优	12	11	0	1
中	2	1	0	1
差	9	0	2	7
合计	23	12	2	9

视觉分型（Snellen 法）：≥ 0.5(=5/10)。优；< 0.5 且 > 0.1(=5/10)，中；≤ 0.1 ～ 0，差或无用。

经验总结

我们对 ONSMs 外科治疗的标准程序包括视神经管减压、颅内部分肿瘤切除而不切除眶内肿瘤。手术的目的是切除尽可能多的肿瘤，打开骨性视神经管以减轻压迫性缺血，不在视神经上操作以尽可能减少视力丧失。视神经软膜血管要妥善保留，只要达到肿瘤的占位效应减轻即可。

过去，我们有 10 例患者术中发现向颅内扩展而术前 MRI 没有发现。另外 3 例患者术中没有发现颅内扩展（术前 MRI 提示有颅内扩展）。如今脂肪抑制技术和高场强 MRI 扫描视神经可以解决是否颅内扩展问题。比较少见的情况，位于视神经管内的微小肿瘤可能在影像学上不能明确显示，只有在开颅探查才能确诊[5,13]。

ONSM 只能做到近全切除。因此对于侵入眶尖、眶上裂或海绵窦的肿瘤，没有必要尝试全切除。残余肿瘤可以放疗。对于直接侵犯视神经的肿瘤，切除范围仅限于视神经外生长的肿瘤部分。

最常见的致残性并发症包括视力丧失、脑脊液漏和复发。在切除肿瘤时，最主要的并发症是神经和血管损伤。（切除肿瘤中）要非常小心保护小滋养血管和眼动脉。在视神经上的操作要非常轻柔以避免视神经滋养血管痉挛。视神经管减压后要在视神经周围放置脂肪以防止术后脑脊液漏。

我们的患者中有 7 例由于有明确的 MRI 征象（车轨征）而没有作病理检查，其中 5 例做了放疗。但是在不常见的肿瘤进展或进行性临床症状恶化的患者，应当做病理学检查。有时结节病或其他不常见的疾病可能被误认为 ONSM。在我们 760 例眶区肿瘤中，有 5 例术前怀疑为 ONSM 的患者，术后病理证实为结节病、淋巴瘤、良性淋巴增生和曲霉病。纺锤形 ONSM 可以被误诊为胶质瘤。因此 ONSM 患者没有组织病理学诊断而作放疗的，只适用于那些有典型临床和影像学表现者。

立体定向放疗、适形放疗、调强放疗等放疗新技术可以减少放疗的并发症。目前放疗占有重要地位。除了有颅内占位效应的患者，在只有轻到中度视力损害的成年患者，放疗被推荐为首选疗法。

治疗建议

鉴于最近 6 年放疗的效果[8,14,17,19,20,42-47]，我们建议单纯位于眶内的 Ⅰa 型患者一旦动态影像学检查发现肿瘤增大或有轻度视力损害，无需活检，可以直接放疗。没有进展的 Ⅰa 型患者仅做随访即可。位于眶内围绕视神经球形生长的 Ⅰb 型患者，只有当视力丧失为解决眼痛不适时才需要手术。其余 Ⅰb 型患者随访观察，仅在视力下降时给予放疗。伴有大的外生性肿瘤的 Ⅰc 型患者建议手术。

对于肿瘤侵入视神经管的 Ⅱa 型患者，如果有可疑的颅内侵犯及视力下降，应当给予硬膜内或硬膜外视神经管减压。然后保留滋养血管切除肿瘤颅内部分。眶内部分保留有助于保持有用视力，不应切除。放疗是这些近全切除病例的下一步治疗。

位于眶尖的 Ⅱb 型 ONSM 应当活检以明确病理诊断。我们推荐经硬膜外对视神经管和眶上裂减压。侵入海绵窦的肿瘤建议放疗。

Ⅲ型的患者由于有颅内侵犯，建议手术切除颅内肿瘤块以避免影响对侧视神经。这类患者建议首先切除肿瘤颅内部分，同时硬膜内或硬膜外视神经管减压。Ⅲa 亚型肿瘤已经扩展到视交叉，视神经周围的肿瘤要予以切除。Ⅲb 亚型肿瘤侵犯至对侧视神经，需要将肿瘤从蝶骨平台、视交叉、视神经等部位切除。一旦视力下降，肿瘤眶内部分应予放疗。

小　结

我们的 ONSM 分类系统将肿瘤分为眶内肿瘤、视神经管内或眶上裂内肿瘤、眶内及颅内肿瘤三型。

治疗方法因分型不同而异，包括放疗、手术和观察。如果视力良好，眶内 ONSM 可以仅做观察随访除非发现肿瘤进展。放疗的作用尚需进一步评估。我们推荐成人轻度视力下降的眶内肿瘤应予放疗。对于有视神经管内和颅内扩展的肿瘤，推荐手术对视神经管减压和颅内肿瘤切除。对于肿瘤（手术后）残留或复发肿瘤生长，建议手术后给予立体定向分割放疗。

参考文献

[1] Cantore WA. Neural orbital tumors. Curr Opin Ophthalmol 2000;11:367–71.

[2] Castel A, Boschi A, Renard L, et al. Optic nerve sheath meningiomas: clinical features, functional prognosis and controversial treatment. Bull Soc Belge Ophtalmol 2000;275:73–8.

[3] Dutton JJ. Optic nerve sheath meningiomas. Surv Ophthalmol 1992;37:167–83.

[4] Mafee MF, Goodwin J, Dorodi S. Optic nerve sheath meningiomas: role of MR imaging. Radiol Clin NA 1999;37:37–58.

[5] Miller NR. Primary tumours of the optic nerve and its sheath. Eye 2004;18:1026–37.

[6] Shimano H, Nagasawa S, Kawabata S, et al. Surgical strategy for meningioma extension into the optic canal. Neurol Med Chir (Tokyo) 2000;40:447–52.

[7] Volpe NJ, Gausas RE. Optic nerve and orbital tumors. Neurosurg Clin NA 1999;10:699–715.

[8] Turbin RE, Thompson CR, Kenderell JS, et al. A long-term visual outcome comparison in patients with optic nerve sheath meningioma managed with observation, surgery, radiotherapy, or surgery and radiotherapy. Ophthalmology 2002;109:890–900.

[9] Kennerdell JS, Maroon JC, Malton M, et al. The management of optic nerve sheath meningiomas. Am J Ophthalmol 1988;106:450–7.

[10] Fineman MS, Augsburger JJ. A new approach to an old problem. Surv Ophthalmol 1999;43:519–24.

[11] Liu JK, Forman S, Hershewe GL, et al. Optic nerve sheath meningiomas: visual improvement after stereotactic radiotherapy. Neurosurgery 2002;50:950–7.

[12] Miller NR. Radiation for optic nerve meningiomas: is this the answer? Ophthalmology 2002;109:833–4.

[13] Miller NR. New concepts in the diagnosis and management of optic nerve sheath meningioma. J Neuroophthalmol 2006;26:200–8.

[14] Narayan S, Cornblath WT, Sandler HM, et al. Preliminary visual outcomes after three-dimensional conformal radiation therapy for optic nerve sheath meningioma. Int J Radiat Oncol Biol Phys 2003;56:537–43.

[15] Pitz S, Becker G, Schiefer U, et al. Stereotactic fractionated irradiation of optic nerve sheath meningioma: a new treatment alternative. Br J Ophthalmol 2002;86:1265–8.

[16] Turbin RE, Pokorny K. Diagnosis and treatment of orbital optic nerve sheath meningioma. Cancer Control 2004;11:334–41.

[17] Turbin RE, Wladis EJ, Frohman LP, et al. Ophthalmol Plast Reconstr Surg 2006;22:278–82.

[18] Egan RA, Lessell S. A contribution to the natural history of optic nerve sheath meningiomas. Arch Ophthalmol 2002;120:1505–8.

[19] Andrews DW, Faroozan R, Yang BP, et al. Fractionated stereotactic radiotherapy for the treatment of optic nerve sheath meningiomas: preliminary observations of 33 optic nerves in 30 patients with historical comparison to observation with or without surgery. Neurosurgery 2002;51:890–904.

[20] Jeremic B, Pitz S. Primary optic nerve sheath meningioma: stereotac-

tic fractionated radiation therapy as an emerging treatment of choice. Cancer 2007;25:714–22.

[21] Eddleman CS, Liu JK. Optic nerve sheath meningioma: current diagnosis and treatment. Neurosurg Focus 2007;23:E4.

[22] Schick U, Dott U, Hassler W. Surgical management of meningiomas involving the optic nerve sheath. J Neurosurg 2004;101:951–9.

[23] Wright JE, McNab AA, McDonald WI. Primary optic nerve sheath meningioma. Br J Ophthalmol 1989;73:960–6.

[24] Carrasco JR, Penne RB. Optic nerve sheath meningiomas and advanced treatment options. Curr Opin Ophthalmol 2004;15:406–10.

[25] Garcia JP, Finger PT, Kurli M, et al. 3D ultrasound coronal C-scan imaging for optic nerve sheath meningioma. Br J Ophthalmol 2005;89:244–5.

[26] Saeed P, Rootman J, Nugent RA, et al. Optic nerve sheath meningiomas. Ophthalmol 2003;110:2019–30.

[27] Lee JH, Jeun SS, Evans J, et al. Surgical management of clinoidal meningiomas. Neurosurgery 2001;48:1012–7.

[28] Delfini R, Missori P, Tarantino R. Primary benign tumors of the orbital cavity: Comparative data in a series of patients with optic nerve glioma, sheath meningioma or neurinoma. Surg Neurol 1996; 45:147–54.

[29] Hassler WE, Eggert H. Extradural and intradural microsurgical approaches to lesions of the optic canal and the superior orbital fissure. Acta Neurochir (Vienna) 1985;74:87–93.

[30] Mauriello JA, Flanagan JC. Surgical approaches to the orbit. In: Mauriello JA, Flanagan JC, editors. Management of Orbital and Ocular Adnexal Tumors and Inflammations. Heidelberg: Springer-Verlag; 1990. p. 149–69.

[31] Rohde V, Schaller K, Hassler W. The combined pterional and orbitocygomatic approach to extensive tumors of the lateral and latero-basal orbit and orbital apex. Acta Neurochir (Vienna) 1995;132:127–30.

[32] Roser F, Nakamura M, Martini-Thomas R, et al. The role of surgery in meningiomas involving the optic nerve sheath. Clin Neurol Neurosurg 2006;108:470–6.

[33] Cristante L. Surgical treatment of meningiomas of the orbit and optic canal: a retrospective study with particular attention to the visual outcome. Acta Neurochir (Wien) 1994;126:27–32.

[34] Ito M, Ishizawa A, Miyaoka M, et al. Intraorbital meningiomas. Surgical management and role of radiation therapy. Surg Neurol 1988;29:448–53.

[35] Verheggen R, Markakis E, Muhlendyck H, et al. Symptomatology, surgical therapy and postoperative results of sphenoorbital, intraorbital-intracanalicular and optic nerve sheath meningiomas. Acta Neurochir Suppl (Wien) 1996;65:95–8.

[36] Rosenberg LF, Miller NR. Visual results after microsurgical removal of meningiomas involving the anterior visual system. Arch Ophthalmol 1984;102:1019–23.

[37] Moyer PD, Golnik KC, Breneman J. Treatment of optic nerve sheath meningioma with three-dimensional conformal radiation. Am J Ophthalmol 2000;5:694–6.

[38] Berman D, Miller NR. New concepts in the management of optic nerve sheath meningiomas. Ann Acad Med Singapore 2006;35:168–74.

[39] Subramanian PS, Bressler NM, Miller NR. Radiation retinopathy after fractionated radiotherapy for optic nerve sheath meningioma. Ophthalmol 2004;111:565–7.

[40] Parson JT, Bova FJ, Fitzgerald CR. Radiation optic neuropathy after megavoltage external-beam irradiation: analysis of time-dose. Int J Radiat Oncol Biol Phys 1994;30:753–63.

[41] Landert M, Baumert BG, Bosch MM. The visual impact of fractionated stereotactic conformal radiotherapy on seven eyes with optic nerve sheath meningiomas. J Neuroophthalmol 2005;24:86–91.

[42] Melian E, Jay M. Primary radiotherapy for optic nerve sheath meningioma. Semin Ophthalmol 2004;19:130–40.

[43] Baumert BG, Villa S, Studer G, et al. Early improvement in vision after fractionated stereotactic radiotherapy for primary optic nerve sheath meningioma. Radiother Oncol 2004;72:169–74.

[44] Kwon Y, Bae JS, Lee do H, et al. Visual changes after gamma knife surgery for optic nerve tumours. Report of three cases. J Neurosurg 2005;102(Suppl.):143–6.

[45] Moster ML. Detection and treatment of optic nerve sheath meningioma. Curr Neurol Neurosci Rep 2005;5:367–75.

[46] Radhakrishnan S, Lee MS. Optic nerve sheath meningiomas. Curr Treat Options Neurol 2005;7:51–5.

[47] Richards JC, Roden D, Harper CS. Management of sight-threatening optic nerve sheath meningioma with fractionated stereotactic radiotherapy. Clin Exp Ophthalmol 2005;33:137–41.

海绵窦脑膜瘤

M. Necmettin Pamir

张刚利 译

概　述

　　尽管近几十年来主要技术的进步、知识的积累、手术技能以及对海绵窦解剖理解的提高，但海绵窦肿瘤的手术仍然是神经外科最具挑战性的任务。这一入路目前能以较低的死亡率完成手术，但是脑神经损害发生率仍然很高。近几十年来，我们注意到放射外科在海绵窦肿瘤中的广泛应用，且卓有成效。这使得海绵窦肿瘤的治疗趋向于手术和放疗的联合应用，这样既可以控制肿瘤生长，又能减少并发症。目前这些治疗策略的长期效果的对比研究较少，对海绵窦脑膜瘤的最佳治疗方案还没有形成一致意见。本章介绍了手术治疗海绵窦脑膜瘤的概况和效果。

历　史

　　传说 Galen 解剖了下颈椎，发现颈内动脉在颈部形成一个血管网，他将此发现写入他的人体解剖教义[1]。在那个时代，Galen 的教义是医学的金科玉律，不可撼动。17 世纪后半叶作为对旧教条的挑战，对鞍区解剖的清晰了解开始出现。1658 年，Wepfer 描述颈内动脉在行经颅底时穿过一个深而明显的窦。1685 年，Vieussens 指出脑神经行走于海绵窦的外壁。基于以上发现，Ridley 于 1695 年首次详细描述了海绵窦。然而是 Winslow 在 1734 年由于其类似于阴茎海绵体而首次使用了"海绵窦"这一名称。Winslow 还清楚地描述了颈内动脉以及位于窦内的第Ⅲ～Ⅳ对脑神经的位置。在 18 世纪至 20 世纪后半叶，相关文献很少。这些零星的报道包括 1896 年 Krogius 报道的首例海绵窦内肿瘤切除。Browder[2] 于 1937 年成功施行了一例颈内动脉海绵窦瘘的手术。尽管当时主流的处理颈内动脉海绵窦瘘的方法是颈内动脉结扎，Browder 解剖了海绵窦并成功电凝了瘘口。尽管有上述少量成功病例，海绵窦入路手术还不在当时神经外科主流视野之内。Parkinson 首先挑战了海绵窦是"无人区"的教条。1965 年，Parkinson 首先开展了系统的海绵窦手术入路[3]。这一手术被用于一例高流量的颈内动脉海绵窦瘘手术，术中采用了低温和体外循环。Parkinson 的开创性研究引起了学者们对这一"解剖学宝盒"的关注。Taptas[4]、Dolenc[5]、Parkinson[3] 以及 Umansky 和 Nathan[6] 对这一区域的显微解剖学研究相继展开。对海绵窦区显微解剖的深入了解开创了新的手术入路。Hakuba[7] 在 1982 年描述了硬膜外或

413

硬膜下联合眶颧颞下入路手术。1983 年 Dolenc[8] 又开创了后来非常流行的额颞硬膜外入路。Sekhar[9] 于 1986 年报道了耳前颞下入路，Al-Mefty[10] 则于 1988 年报道了颅眶颧和扩大的中颅凹颧弓入路手术，这些进步推动了海绵窦区手术的普及。许多报道显示海绵窦区手术有较高的全切除率和较低的死亡率。然而 CT 时代被认为全切除的病例，在更为敏感的 MRI 检查时发现有很高的残留率。现在我们对海绵窦脑膜瘤的生物学特性有了更多了解。手术技巧的积累使我们全切除海绵窦脑膜瘤成为可能，但是完全侵入到海绵窦的脑膜瘤很少能达到全切除。从肿瘤学的角度看，由于这种脑膜瘤有很高的局部侵袭性，即使全切除也是姑息性的。另外，我们知道海绵窦手术有很高的脑神经损伤率。

定 义

脑膜瘤可以起源于海绵窦内或从相邻结构侵入海绵窦内。真正的海绵窦脑膜瘤倾向于从窦内向外生长。前颅底脑膜瘤、眶尖脑膜瘤、床突脑膜瘤（床突海绵窦脑膜瘤）、蝶骨嵴内侧脑膜瘤（蝶海绵窦脑膜瘤、蝶床突海绵窦脑膜瘤）、中颅凹脑膜瘤（包括 Meckel 囊脑膜瘤）、小脑幕切迹脑膜瘤、岩斜区脑膜瘤、小脑脑桥角脑膜瘤、蝶岩斜脑膜瘤均可以继发侵入海绵窦。

手术解剖

海绵窦是鞍旁的解剖间隙，包括双侧颈内动脉、第 III、IV、VI 对脑神经以及三叉神经的第 1、2 支，还有颈动脉周围交感丛、网络状的静脉腔隙[5]。这一解剖间隙位于鞍区两侧，前中颅凹的连接处。海绵窦的前侧方紧邻蝶骨嵴，后侧方为岩骨嵴。海绵窦在各个方向均被硬膜包绕。下内侧壁和鞍区硬膜的骨膜层相延续，上外侧壁在胚胎期和第 III、IV 对脑神经以及三叉神经的第 1、2 支的硬膜鞘相融合而形成。在成人，海绵窦的侧壁是由两层硬膜组成的，位于侧方的脑膜瘤可以侵犯海绵窦的内侧和外侧部分。海绵窦是颅内静脉循环的交汇点。双侧的海绵窦由海绵间窦相交通，并接受来自眼上下静脉

的回流血。海绵窦向后方和岩斜区静脉丛相连，通过岩上窦连于乙状窦，通过岩下窦连于颈静脉球，向前和蝶顶窦相连，并通过翼丛和面深静脉相连。在海绵窦内，颈内动脉是最内侧的结构，紧靠于蝶骨的颈动脉沟。在颈内动脉在侧方紧邻三叉神经，三叉神经是唯一穿经海绵窦固有层的脑神经。颈内动脉在破裂孔处穿入海绵窦。在成人破裂孔覆以纤维软骨组织，颈内动脉在其上方穿过。在颈内动脉破裂孔段，颈内动脉被下蝶岩韧带所覆盖。Lang 和 Strobel 首先描述了这一韧带。他们将此分为两部分描述。矢状位部分为岩舌韧带，此韧带从岩尖到蝶骨舌部。横轴位部分为蝶岩缝上表面的骨内膜硬膜。上述两部分融合为一个环绕颈内动脉的纤维环。Sekhar 认为这个纤维环来源于颈动脉管的硬膜纤维。Dolenc 把这个硬膜环叫"侧环"。在此区颈内动脉侧方为岩大神经，岩大神经离开破裂孔进入翼管。颈内动脉在海绵窦内形成虹吸管样结构，开始从后向前上方走行，然后向上内侧弯曲，离开海绵窦。当颈内动脉离开海绵窦时，穿过颈内动眼神经膜。在前床突的下方，颈内动脉有一小段是位于硬膜外的，位于近侧环和远侧环之间。这两个环是海绵窦顶壁的延续，被认为来源于小脑幕硬膜。海绵窦上壁向前床突发出两个反折形成这两个薄膜。Bouthilier 等将位于前床突后的这段硬膜外的颈内动脉叫做"床突段"。Fukushima 和 Day 称为"虹吸段"，或"Dolenc 间隙"[11]。内侧硬膜环由前床突的内下方骨膜形成，它仅仅部分环绕颈内动脉。虽然床突段位于硬膜外，但是海绵窦静脉丛可以延续入这个不完整的硬膜环。Perneczky 于 1985 年首先描述了远侧环，此环环绕颈内动脉并向侧方融入颈内动脉外膜、海绵窦顶壁和镰状韧带的硬膜反折[12]。被称为"硬膜环"的坚韧的纤维覆盖在颈内动脉出入海绵窦处，这有助于颈内动脉在动脉搏动的高压下仍然保持虹吸段的弯曲。在海绵窦段，颈内动脉发出三个主要分支。后干或脑膜垂体干起源于颈内动脉后方弯曲的上表面。它发出三个分支：小脑幕动脉（Bernasconi-Cassinari 动脉）、脑膜背侧动脉、垂体下动脉。下外侧干（海绵窦下动脉）发自颈内动脉海绵窦段内水平段中部的外侧面。下外侧干和颈外动脉有许多吻合。它通过棘孔和脑膜中动脉吻合，通过圆孔、卵圆孔和上颌动脉吻合。颈内动脉海绵窦段的第三分支为 McConnell 被膜动脉，

它供应垂体的被膜。

进入海绵窦手术可以通过多个手术间隙完成，前辈外科医生对这些间隙进行了描述。其中有 4 个间隙最常用并能用于多种手术。Fukushima 对这些间隙做出了深入、系统的描述 [13]。（这些海绵窦三角的详细描述见表 34-1）。其中的一些海绵窦三角应予特别注意。其中两个三角位于海绵窦顶壁：床突三角和动眼神经三角。海绵窦侧壁有滑车上三角和滑车下三角（Parkinson 三角）。滑车上三角由动眼神经、滑车神经和岩骨嵴硬膜构成的后界组成。滑车上三角可以显露脑膜垂体干。滑车下三角由 Parkinson 在 1965 年首先描述，位于滑车神经和眼神经之间。岩骨嵴硬膜构成了滑车下三角的后界。这一内侧三角可以直接显露颈内动脉海绵窦段以处理颈内动脉动脉瘤和多数海绵窦肿瘤。这一三角的界限包括硬膜内的颈内动脉、后床突、动眼神经穿入孔及颈内动脉虹吸部转折角。另外两个三角和经岩骨密切相关。Glasscock 于 1968 年描述了后外侧三角以限定颈内动脉岩骨水平段。这一三角的暴露是为了在海绵窦手术中在近侧端控制颈内动脉。Kawase 描述了后内侧三角，这一三角入路使得在手术中从岩尖区磨除岩骨前部以进入后颅窝，而不损伤位于岩骨内的神经血管。

病　理

文献报道的不同海绵窦病变相对发生率差别很大，可能和研究方法学差异有关。早期的研究关注症状学，报道了外伤和医源性损伤所致的海绵窦综合征的发生率很高。随着影像学的进步，病变的分类得以明确区分。海绵窦的三种最常见的占位病变

表 34-1　海绵窦和中颅窝的解剖三角

	三角名称	边界	作用
鞍区周围组	床突三角 （前内侧三角）	视神经、动眼神经 小脑幕缘	是包含位于前床突后的 ICA 床突段的硬膜外空间
	眼动三角 （Hakuba 三角或内侧三角）	前床突硬脑膜褶 后床突硬脑膜褶 床突间硬脑膜褶	常用于处理颈内动脉 C4 段肿瘤或血管病变
	滑车上三角 （旁正中三角）	动眼神经、滑车神经 岩骨嵴硬膜	是暴露脑膜垂体干的通路
	滑车下三角 （Parkinson 三角）	滑车神经、三叉神经第一支 小脑幕缘	暴露位于海绵窦内跨过颈内动脉的外展神经
中颅窝组	前内侧三角 （Mullan 三角）	三叉神经第一支、第二支 眶上裂和圆孔的连线	将眼神经向内牵可以暴露展神经及 ICA，磨除三角的骨质显露蝶窦
	前外侧三角 （远外侧三角）	三叉神经第二支、第三支 圆孔和卵圆孔的连线	暴露向前外侧扩展的海绵窦肿瘤
	后外侧三角 （Glasscock 三角）	三叉神经第三支、岩大神经 棘孔和弓状隆起的连线	暴露 ICA 岩骨水平段用于血管吻合磨除三角的骨质显露颞下窝
	后内侧三角 （Kawase 三角）	三叉神经第三支、岩大神经 弓状隆起、岩上窦	可以切除的没有神经血管的骨性区域，借此从中颅窝进入后颅窝
斜坡周围组	下外侧三角	展神经和滑车神经汇入硬膜点的连线， 展神经汇入硬膜点和岩静脉的连线 岩尖	包括 Kwase 三角和小脑幕三角，后者含有小脑幕动脉和岩上神经
	下内侧三角	展神经和滑车神经汇入硬膜点的连线， 展神经汇入硬膜点和后床突的连线 岩尖	磨除三角的内侧部暴露 Dorello 管

是肿瘤、血管病变、感染性或炎症性病变。多数治疗组因为惯用治疗方法不同而结果相差很大。大宗病例研究的汇总见表34-2。从表中看出，大约2/3海绵窦占位是肿瘤，1/4为血管疾病。在多数现代病例组中，脑膜瘤是最常见的肿瘤，约占肿瘤总数的2/3。侵袭性垂体瘤和神经鞘瘤（三叉神经鞘瘤及其他颅神经或非颅神经鞘瘤）也较为常见。表34-3显示了文献报道的病理结果。侵袭性病变的外科治疗效果不佳，手术很少适用于这些病变。多数手术是在放射治疗尚有犹豫时，用以明确病理诊断。手术的作用和切除程度是另外有争议的一个话题，将在下面讨论。侵袭性垂体瘤的手术效果很差[14]。其他几项研究报道显示，在所有良性非脑膜来源的海绵窦肿瘤中，侵袭性垂体瘤的全切除率是最低的。相反，神经鞘瘤和神经细胞瘤的手术结果要好于脑膜瘤。如果能在包膜内全切除，海绵窦海绵状血管瘤的治疗效果也很好。手术也是脊索瘤和软骨肉瘤的最佳治疗方法，但是海绵窦内部分不易完全切除，特别是多数脊索瘤。

发病率和临床表现

海绵窦脑膜瘤最常见的临床症状是同侧视力下降，发生率在不同治疗组中介于23% ~ 54%（表34-4）。头痛见于大约1/3的患者。海绵窦脑膜瘤的典型症状是眼球运动障碍。眼球突出和不同程度的眼球运动受限（从完全眼肌麻痹到轻度功能障碍均可见到）。只有少数患者有三叉神经受累所致的面部疼痛或感觉改变。其他临床表现包括轻偏瘫、意识改变、癫痫等发生率更少。常有患者在偶然影像学检查发现海绵窦脑膜瘤，但几乎没有临床研究报道无症状脑膜瘤的发生率。Nakamura 等[115] 报道无症状脑膜瘤（41 例）有17% 为海绵窦脑膜瘤。已发表文献显示脑膜瘤和非脑膜肿瘤的临床表现稍有不同，非脑膜肿瘤的头痛、复视发生率较高。

诊断学研究

MRI 和 CT 对于海绵窦肿瘤的术前诊断和手术

表 34-2　各种海绵窦病变的相对发生率

研究组	例数	脑膜瘤	垂体瘤	神经鞘瘤	癌或肉瘤	其他肿瘤	CCF	动脉瘤	炎症	其他
Thomas and Yoss, 1970[48]	102	3	6	1	45	15	19		9	4
Sepehrnia et al.,1991[37]	71	35	21	4	2	9				
Cusimano et al.,1995[16]	124	89 (72%)	9 (7.3%)	13 (10.5%)		13 (10.5%)				
Heath and Al-Mefty, 2003[18]	154	42 (27%)	35 (23%)	4 (2.5%)	25 (16%)	12 (8%)	4 (2.5%)	32 (21%)		
Dolenc, 1999[38]	1080	698 (65%)	210 (19%)	61 (6%)	7 (2%)	103 (10%)				
Lanzino et al., 1992[39]	150	66 (45%)	8 (5%)	12 (8%)	11 (7%)	53 (35%)				
Newman, 2007[34]	347	118 (34%)	35 (10%)	12 (3%)	39 (11%)	15 (5%)	52 (15%)	45 (13%)	20 (6%)	11(3%)
Total (tumors)	1830	1051 (57%)	324 (18%)	107 (6%)	161 (9%)	220 (12%)	—			
Total (all lesions)	449*	289 (64%)					116(26%)		29 (6%)	15(3%)

表 34-3　海绵窦肿物的诊断分类

肿瘤	脑膜瘤 [*,**]
	侵袭性垂体瘤 [*,**]
	神经鞘瘤或神经纤维瘤 [*,**]
	转移瘤或淋巴组织增生 [*,**]
	局灶性侵袭性癌 [*]
	海绵窦海绵状血管瘤
	脊索瘤或软骨肉瘤
	颅咽管瘤
	表皮样肿瘤
	脂肪瘤
血管病变	海绵窦动脉瘤
	颈内动脉海绵窦瘘
感染或炎	海绵窦血栓性静脉炎 [**]
性病变	Tolosa-Hunt 综合征
	带状疱疹
	结核瘤
	曲霉菌病
	毛霉菌病
	结节病

[*] 共有

[**] 考虑两侧出现

计划极其重要，两者对颅底病变准确诊断是很好的补充。明显的肿瘤边界、T1 和 T2 加权像为等密度、强烈而均匀的对比增强、脑膜尾征、对眼眶、Meckel 囊、环池及后颅窝的侵蚀周围骨的骨质增生、骨质破坏、肿瘤内的钙化、颈内动脉的包绕压迫管腔狭窄或者假性动脉瘤的形成均提示为脑膜瘤。

由于 CT、MRI 提供了病灶的病理解剖学及周围神经血管结构的大量信息，血管造影一般不作为常规应用。然而，如果颈内动脉累及的风险很大时，DSA 能提供非常有价值的信息。首先，DSA 能提供动脉受累的补充诊断信息如血管闭塞、管腔狭窄、假性动脉瘤形成等。其次，DSA 检查时采用交叉压迫方法，可以提供对侧颈内动脉和后循环动脉血管功能储备的有用信息。手术中探查海绵窦可以导致术中颈内动脉破裂，这时可能需要阻断颈内动脉。文献报道约有 5% 的海绵窦脑膜瘤手术后发生致残性卒中 [16-18]。当患者颈内动脉受累的风险很大时，球囊阻塞试验可以提供血管功能储备的清晰而客观的评价。在持续神经生理监测下，导管插入颈内动脉然后在血管腔内用球囊临时阻断颈内动脉。当阻

断颈内动脉时出现神经症状，说明对侧的颈内动脉和后循环不能提供足够的血液灌注补偿，这种情况将显著影响外科手术策略。球囊闭塞试验还可以联合单电子发射体层扫描（SPECT）或氙血流研究以提高可信度。最终患者依据颈内动脉被阻断后神经并发症的风险被分为中低风险组和高风险组。

自然病程

我们对海绵窦脑膜瘤的自然病程知之甚少。一大部分患者因为出现明显的症状（如视力下降、突眼、共同凝视障碍等）而引起临床注意。然而不少患者只是偶然在影像学检查时被发现。Nakamura 等分析了 41 例偶然发现的脑膜瘤（其中包括 7 例海绵窦脑膜瘤）。这些患者在较短时间内（43 个月）单纯随诊。从一系列的影像学检查中，Nakamura 计算出肿瘤的绝对生长率为每年 1.34 cm^3，平均肿瘤倍增时间为 13.6 年（1.73 ~ 49.6 年）。同样，为了分析偶然发现的颅底脑膜瘤生长率，Bindal 等 [19] 对 40 例患者临床平均随访 83 个月，影像学平均随访 76 个月。在随访中，7 例患者（17%）肿瘤增大，11 例患者（27.5%）出现神经损害症状。这些研究说明相当比例的海绵窦脑膜瘤确实会进展，因此需要采取恰当的治疗。

治　疗

选择最佳治疗策略

目前对海绵窦脑膜瘤尚没有意见一致的治疗策略，这些治疗策略还在不断改进。治疗的主要目的是维持或改善患者的神经功能并能对肿瘤生长相关问题长期控制。对偶然发现的海绵窦脑膜瘤的自然病史研究发现相当一部分的肿瘤在随访中出现临床症状。我们知道出现临床症状的患者的症状将继续恶化。因此，大多数学者建议应当对此类肿瘤进行某种方式的治疗，但是治疗方式是有争议的。由于颅底外科的普及化，激进的外科手术切除肿瘤曾被广泛倡导。最近十几年中，保守的手术路径越来越流行。γ 刀放疗也开始作为一种有效、安全的治疗

脑　膜　瘤

表 34-4　海绵窦脑膜瘤的症状

研究	例数	头痛	视力下降/ 失明	复视	眼肌麻痹	眼球突出	疼痛	感觉改变	轻偏瘫	精神改变	癫痫	其他
Sepehrnia..et al 1991[37]	71	35(50%)	39(54%)	17(24%)	—	11(15%)	—	—	6(8%)	4(6%)	—	—
Sekhar and Altschuler, 1991[25]	57	16(28%)	15(26%)	29(51%)	—	—	8(14%)	18(32%)	2(4%)	6(11%)	7(12.3%)	—
Kim et al., 1996[40]	21	12(57%)	9(43%)	8(38%)	14(67%)	—	—	7(30%)	—	—	5(24%)	—
Dolenc, 1996[40]	63	27(43%)	—	25(40%)	3(5%)	17(27%)	5(8%)	—	—	—	—	—
Klink et al., 2000[31]	29	—	14(48%)	2(7%)	—	7(24%)	1(3.4%)	—	—	—	1(3.4%)	2(6.8%)
Abdel-Aziz., et al 2004[22]	38	32(84%)	15(39%)	29(76%)	—	10(26%)	—	10(26%)	5(13%)	—	12(31%)	—
Newman, 2007[34]	82	21(26%)	19(23%)	41(50%)	—	5(6%)	16(20%)	7(9%)	—	1(1%)	6(7%)	28(34%)
Sindou et al., 2007[20]	100	—	49	—	58	15	29	—	—	—	—	—
合计	461	143(31%)	160(35%)	151(33%)	75(16%)	65(14%)	59(13%)	42(9%)	13(3%)	11(2%)	31(7%)	30(7%)

方法，或者作为手术后的辅助治疗方法。目前的治疗选择包括积极的手术切除、海绵窦外手术切除肿瘤（做或者不做术后辅助放疗）、对小型海绵窦脑膜瘤没有显著的占位效应者直接放射外科治疗。

海绵窦脑膜瘤全切除率很低，这常常是因为肿瘤侵袭性生长、血供丰富、质地较硬。尝试在这样包含有脆弱而重要的神经血管结构的紧凑空间内切除肿瘤，很自然会导致很高的手术并发症。对质地较软、血供不丰富的肿瘤，可以达到安全的手术切除。然而，这类肿瘤只占海绵窦脑膜瘤的一小部分，并且肿瘤的质地常常在手术中才能知道。最近 Sindou 等[20] 的研究显示，尝试切除肿瘤的海绵窦内部分比单纯切除海绵窦外部分，会带来较高的视力损害和脑神经并发症。这些研究结果使其他学者采用了不同的治疗策略，如最大程度安全切除肿瘤海绵窦外部分（做或者不做术后辅助放疗）。这种联合治疗的目的是尽可能减小肿瘤的大小，从而安全地进行放疗以获得肿瘤的长期控制。几项研究显示，这是一种有较好短期疗效的可接受的治疗策略，能避免积极手术带来的大多数并发症。这些文献包括我们的一项研究，这一研究比较了积极的手术切除和最大程度安全切除联合 γ 刀放疗的治疗效果。研究指出海绵窦外肿瘤切除联合 γ 刀放疗与激进手术切除一样有效。联合治疗组的 3 年肿瘤体积控制率和脑神经损伤情况好于积极手术组[21]。笔者所在研究机构于 1997 年开始能做 γ 刀放疗。我们对海绵窦脑膜瘤的治疗策略也开始变为海绵窦外肿瘤切除然后立即开始辅助放疗。我们对这两个阶段不同的治疗方法进行回顾性比较得出上述结论，其他研究中心也报道了类似的经验[22-24]。针对放疗也有不同的观点。有人建议术后立即放疗，有人建议术后随访发现肿瘤体积增大或临床症状复发才放疗。然而，最大安全切除联合放疗是一个相对新的观点，还没有长期随访的资料，也没有前瞻性随机研究来比较联合治疗和单纯最大安全切除，以评价放疗的效果。放射外科对小的有症状的海绵窦脑膜瘤效果很好，有好的短期肿瘤生长控制率和小的并发症发生率。继发性海绵窦受累可见于鞍结节脑膜瘤、前床突脑膜瘤、内侧蝶骨嵴脑膜瘤和蝶岩斜脑膜瘤。海绵窦侵犯使这些脑膜瘤的手术效果明显下降，除非脑膜瘤侵犯仅限于海绵窦侧壁。最近较为温和的治疗策略开始报道，与原发性海绵窦脑膜瘤的治疗策略相差不大。

术前评估和术中监测

对术中有较高颈内动脉闭塞风险的患者，应当做球囊闭塞试验和功能研究。所有患者均应当做神经生理监测。对有术中颈内动脉闭塞风险的患者，推荐做体感诱发电位和脑电图（EEG）。动眼神经、滑车神经、展神经也能术中监测，或者电生理协助定位这些神经在侵袭性脑膜瘤中的位置。手术中应当施行标准麻醉学技术。

手术治疗

进入海绵窦切除脑膜瘤有多种手术入路。手术进入海绵窦的程度与所涉及周围结构的特点、位置、程度有关。位于海绵窦前部的肿瘤最好采用额颞硬膜外或硬膜下入路，这一入路最早由 Dolenc 创立并推广。这一入路对海绵窦病变的暴露很有效。对位于海绵窦侧壁的非脑膜瘤性病变，硬膜外入路就足以完成手术。而脑膜瘤很少局限于海绵窦侧壁的硬膜间腔，因此 Dolenc 最早为脑膜瘤设计的手术入路也包括硬膜下手术部分，以暴露和利用海绵窦侧壁上的手术间隙。尽管前侧方入路能有效暴露局限于海绵窦内的肿瘤，但它不能很好显露扩展至岩斜区和后颅窝的脑膜瘤。这种病例可以联合经岩骨入路切除。

Dolenc 的额颞硬膜外（或硬膜下）入路是所有前侧方到达海绵窦入路的基础。Hakuba、Dolenc、Kawase 描述的手术入路是最为常用的入路[7,8]。Dolenc 入路基本上是额颞颅骨切开术，同时暴露和切开眶上裂的硬膜以从硬膜外进入海绵窦（图 34-1）。Hakuba 入路和 Dolenc 入路基本相似，但它是单纯硬膜外入路。Kawase 入路包括额颞眶颧颅骨切开术（或者单纯颞骨瓣切开术）。在模块化方式中，基本手术入路可以很容易被改良。大多数改良术式基于使用不同的皮瓣、不同皮肤切口或不同的骨瓣设计。基本手术方法可以联合经岩骨入路。所有手术入路，患者采用仰卧位，使用头架固定头部。当使用三钉式头架固定时，单钉常位于枕外隆凸处，而双钉位于对侧额部。从而避开颞鳞部、额窦和手术切口。头部被旋转 30° 角，轻度屈曲。基

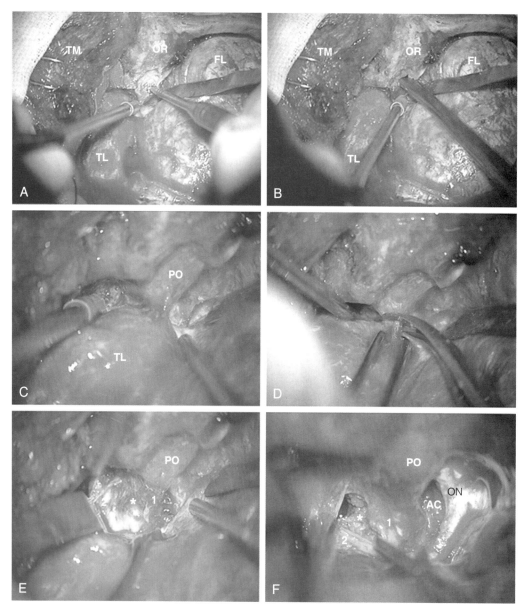

图 34-1（见彩图 34-1） Dolenc 的硬膜内外入路是海绵窦手术的基础。手术首先额颞瓣开颅显示眶顶，然后磨除骨质打开眶顶壁（**A**）。从骨质上仔细解剖眶筋膜，用 Kerrison 咬骨钳切除眶顶壁（**B**）。从硬膜外切除眶顶壁和前床突后，暴露眶上裂（**C**）。在眶上裂侧方的硬膜反折处切开以进一步显露（**D**）。轻柔向后剥离硬膜，首先显露三叉神经眼支（**E**）。在三叉神经第一二支之间显露肿瘤（在图 **E**、**F** 上以"★"标注）。1，三叉神经眼支；2，三叉神经上颌支；AC，前床突被切除的位点；FL，额叶；ON，视神经；PO，磨除眶顶壁后的眶筋膜；TL，颞叶；TM，颞肌。

本手术入路使用翼点入路或额颞入路。为了显示眶缘需要延长皮肤切口。切口起自同侧耳屏，圆弧形向上越过中线，在额部发髻缘后方到达同侧中线。基本翼点入路或额颞入路采用气或电驱动的铣刀以减少手术时间。额颞手术入路可以扩展为颞眶骨切开术。颧弓切开可以使颞肌向下牵拉，从而使颅底向上视角扩大。眶上缘切除后可以显露更好。眶颧入路可以提供更佳的颅底向上的视角和到达海绵窦最开阔的路径。在基本的额颞硬膜外入路，颅骨铣开后磨除眶顶壁，显露眶骨膜。要特别注意不要损伤眶骨膜。此时眶上裂的背侧面就被完全显露了。从颞底硬膜延续的硬膜反折，通过眶上裂到达眶骨膜。从侧方切开硬膜反折以获得一个海绵窦侧壁的两层之间的解剖平面。从眼神经上剥离硬膜反折，然后磨除前床突打开视神经管。这些步骤均可在硬膜外施行，或者在打开硬膜放出脑脊液后施行。虽然并没有系统收集证据来证明哪种方式更好，但已有对照研究显示，硬膜外前床突切除可能损伤视神经，而硬膜下切除则不会损伤。不管用哪个入路，前床突均采用金刚钻磨除。磨除从前床突中心部开始并持续用水冲洗，磨除尽量缩短时间以减少机械或热力对视神经的损伤。有时可见前床突骨性解剖变异，颈内突被骨质环绕。因此应当将前床突骨质分离后轻轻分块折断，而不是整体咬除。显露视神经管同时显露颈内动脉床突和眼段，以及远侧硬膜环。硬膜外显露包括磨除颞骨，进一步向三叉神经节方向剥离海绵窦外侧壁的外层。在圆孔处显露下颌神经，切断并电灼脑膜中动脉，在棘孔处填以止血海绵和骨蜡。显露并保护岩大神经以防术后干眼症。大多数海绵窦脑膜瘤并不局限于海绵窦侧壁的硬膜间腔，因此单纯硬膜外入路对切除肿瘤是不够的。手术扩展至周围结构（视神经管、眶部、Meckel 囊、后颅窝）需要对基本手术入路做一定的调整。脑膜瘤质地较硬或血供丰富使手术更加复杂。而且，脑膜瘤可以环绕、包绕或侵入颈内动脉的外膜。颈内动脉在海绵窦内 C4 段可以被包绕、侵入，所以尝试切除脑膜瘤的海绵窦内部分会导致颈内动脉破裂的风险。为了术前预测这个风险，Sekhar 和 Altschuler 依据受累部位多少、颈内动脉被包绕的程度将海绵窦内肿瘤分为 5 级[25]（表34-5）。这一分类后来被系统的影像学描述、临床相关性研究所支持，被称为 Hirsh 分级。术后严重残疾性卒中发病率约为 5%[16-18]。一些学者报道海绵窦侵袭性脑膜瘤可以施行高流量搭桥手术，这种手术

的得失要详细考虑并做周详的手术计划。如果要手术切除海绵窦内脑膜瘤，要能控制颈内动脉的远侧端和近侧端。可以磨开位于岩骨内的颈内动脉管（位于卵圆孔后方、棘孔内侧）而控制其近侧端。通过解剖外侧裂显露颈内动脉眼段后交通动脉近侧可以控制其远侧端。

手术结果

手术全切除海绵窦内脑膜瘤是外科最具挑战性的工作之一。尽管早期的文献报道甚为乐观，甚至有报道说全切除率接近 100%。但是 MRI 出现后的研究显示，近全切除海绵窦脑膜瘤是可能的，但在完全侵犯海绵窦的脑膜瘤很少能达到。在 1984 年以前的相当一部分文献报道，海绵窦脑膜瘤的全切除率为 81% ～ 100%（表 34-6）。最近的研究结果全切除率远低于此。最新的一项研究全切除率甚至低至 12%[20]。这项研究是基于 CT 在 3 个月后复查的结果，如果采用 MRI 复查情况可能会更糟糕[20]。不能全切除肿瘤是由于肿瘤的侵袭性特征和海绵窦内神经血管的复杂关系、肿瘤侵犯脑神经和颈内动脉。必须提及的是，即使是近全切除的患者也远远不能达到肿瘤学的全切除，最多达到 Simpson 3级。然而，必须强调的是，全切除率和术者采用的方法密切相关。切除程度可能被术者的个人感觉所决定，而在这样解剖复杂的侵袭性肿瘤可能会引起术者的误判。CT 和 MRI 能提供切除程度的客观信息，但是 MRI 在检测海绵窦内肿瘤残留的敏感性远高于 CT（表 34-2、34-3、34-4）。多数早期的研究受限于这种方法的偏差，手术结果多半并不理想。像颅内其他肿瘤一样，术后 24 小时内增强 MRI 是评价手术效果的非常可信的方法[27]。检查方法的变化很可能是文献报道全切除率戏剧性下降的原因之一。

最近十几年由于技术的进步，海绵窦脑膜瘤手术死亡率显著下降。目前，海绵窦脑膜瘤手术的死亡率和其他神经外科手术类似（表 34-6）。最近文献报道的死亡率为 5%。然而颅底手术入路带来的并发症发生率很高，文献报道高达 61%。血管并发症最为严重。由于颈内动脉闭塞导致的残疾性卒中发生率约有 5%。静脉性并发症难以预料，却常是

表 34-5　海绵窦内肿瘤 Sekhar 分类

分级	累及海绵窦	海绵窦内 ICA
I	一个区域*	未受累
II	多于一个区域	移位但未被完全包围
III	全部海绵窦	被完全包围
IV	全部海绵窦	缩小包围，假性动脉瘤或阻断
V	两侧海绵窦	被包围

*前、后、侧或中

表 34-6 海绵窦脑膜瘤的主要手术组情况

研究组	例数	全切除率（%）	检测方法	手术死亡率（%）	脑神经损伤率（%）	手术发病率（%）	视力	动眼神经	滑车神经	外展神经	三叉神经	持续生长或复发（%）	随访时间
Hakuba, 1982[7]	4	N/A	术者印象	8	23	8							
Lesoin and Jomin, 1985[41]	16	0		0	25	0							
Sekhar and Moller, 1986[9]	2	100	术者印象	0	50	0							
Cioffi, 1987[42]	12	8.3		0	0	25							
Al-Mefty, 1988[10]	14	79		6	22	50							
Hakuba, 1989[43]	4	极为彻底	术者印象	0	50	25							
Sepehrnia et al., 1991[37]	26	69		3.7*	N/A	N/A							
Sekhar and Altsc-huler, 1991[25]	45	82.2	术后影像复查	0	N/A	N/A	N/A	N/A	N/A	N/A	N/A	8.9	N/A
Sekhar, 1991[25]	48	89		0	N/A	47							
Sekhar, et al., 1993[44]	70	87		1.5	52*	49*							
Risi et al., 1994[45]	15	27		12	32	20							
DeMonte et al., 1994[29]	41	76		7.3	18	12	15% 好转 85% 不变	13% 变差 7% 好转 79% 不变	5% 变差 91% 不变	11% 变差 33% 好转 56% 不变	16% 变差	13.15	3.75 年
Cusimano et al., 1995[16]	124	80		0	N/A	6.5						10	2.42y

表 34-6 续　海绵窦脑膜瘤的主要手术组情况

研究组	例数	全切除率（%）	检测方法	手术死亡率（%）	脑神经损伤率（%）	手术发病率（%）	视力	动眼神经	滑车神经	外展神经	三叉神经	持续生长或复发（%）	随访时间
Larson et al., 1995[46]	26	63		0	5	5							
Knosp et al., 1996[36]	29	21		10	41	5	无恶化	14% 恶化 43% 好转	58% 恶化 无好转	4% 恶化 50% 好转	21% 恶化 7% 好转	11	3 个月 ～7 年
Kim et al., 1996[40]	21	47		9.5	43	61							
Sekhar, 1996[47]	114	78	N/A	0.8	N/A	26							
De Jesus et al., 1996[17]	119	61		N/A	N/A	N/A							
O'Sullivan et al., 1997[32]	39	20	术者印象	0	17.9	N/A	6% 恶化 24% 好转	18% 恶化 21% 好转				10.25	平均 2 年
Klink et al., 2000[31]	29	3			27.6		48% 恶化	28% 恶化 4% 好转				62	平均 13.6 年
Dolenc and Rogers, 2003[5]	388	46		1	9	5	N/A	N/A	N/A	N/A	N/A	N/A	N/A
Heth et al., 2003[18]	163	44	N/A	N/A	N/A	N/A	N/A	N/A	N/A	N/A	N/A	N/A	N/A
Abdel-Aziz et al., 2004[22]	38	63.2	1 月后 MRI	0	16	N/A						10.5	平均 8 年
Sindou et al., 2007[20]	100	12	术者印象 术后 3 月 CT	5	33	5	19% 恶化 16% 好转 60% 不变	29% 恶化 6% 好转 60% 不变	159% 恶化 16% 好转 74% 不变	17% 恶化 6% 好转 74% 不变	24% 恶化 7% 好转 64% 不变	13.25	平均 8.3 年 (3-20 年)

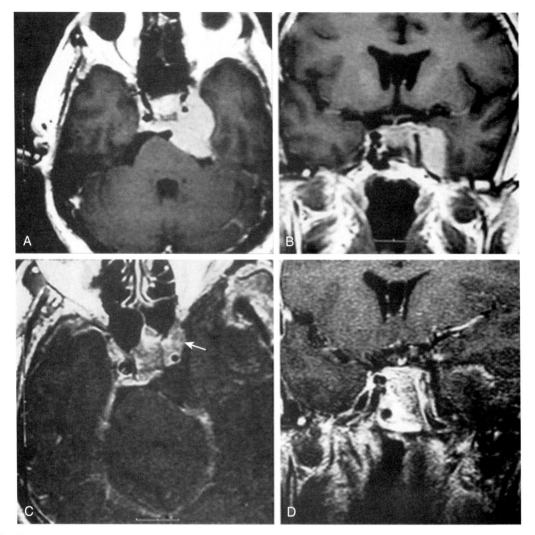

图 34-2 术前轴位（**A**）、冠状位（**B**）和术后轴位（**C**）、冠状位（**D**）的 T1 增强加权像，此患者为左侧海绵窦脑膜瘤，和图 34-1 显示的是同一患者。术后增强 MRI 在术后 24 小时检查，清楚显示肿瘤残余（**C** 图的白色箭头）。

灾难性的。特别是颞下入路手术后颞叶水肿、静脉梗死，可以危及生命。报道文献还可以发生术腔血肿和术后脑积水。海绵窦手术后可以发生尿崩症，多数为暂时性的。脑脊液漏是颅底手术的严重并发症，如果不能早期发现、迅速处理可以导致脑膜炎。要特别注意对术中显露的气房采用肌肉填塞。磨除含有气房的前床突也可能导致脑脊液漏。

除了一般手术并发症，海绵窦手术有较高的脑神经损害风险（暂时性或永久性）。海绵窦脑膜瘤的视力损害很常见，文献报道同侧眼睛的视力损害达到 24% ~ 80%[28-33]。视力损害可能和大型肿瘤的机械性压迫、在镰状韧带处侵犯视神经或损害供血血管有关。视神经减压可能提高视力。Newman[34] 报道 20 例患者，其中 25% 患者术后视力立即提高，

另外 30% 术后视力下降。在所有脑神经中，唯有视神经功能是可能术后提高的。然而不管术前有否视力下降，术后都可能发生视力下降。这种医源性损害的确切原因尚未阐明。推测可能的原因有：视神经周围的微血管损伤、血管痉挛、前床突磨除时对视神经的直接机械性损伤等。一些研究发现使用磨钻相关的热损伤[5]。对大型肿瘤尝试从硬膜外切除，可能会导致对已受压视神经的额外压迫。Yonekawa[35] 等的一项回顾性研究发现从硬膜外磨除前床突的患者有 10% 术后视力损害的风险，而从硬膜内磨除的病例未发现这种风险。另一项大宗病例研究[34] 显示，硬膜外磨除前床突术后视神经损伤的比较率为 7%。许多研究没有提到这种损害，如果没有详尽的评估很容易被忽略。海绵窦手术后最为

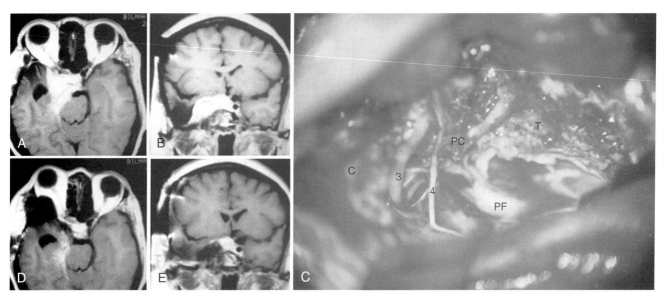

图 34-3（见彩图 34-3）　一个右侧海绵窦脑膜瘤患者在经历了一次失败的颞下入路手术后来到我们医院。术前轴位（**A**）和冠状位（**B**）增强 MRI 显示肿瘤。肿瘤以右侧的 Dolenc 入路手术切除（**C**）。**D**、**E** 为术后早期的 T1 增强像。图 C 中的标识：3，动眼神经；4，滑车神经；C，前床突；PC，后床突；PF，后颅窝；T，肿瘤。

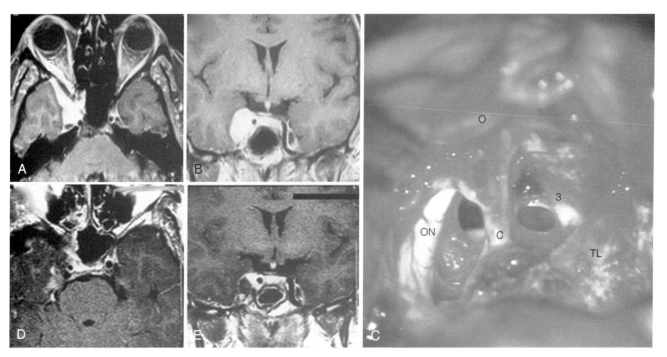

图 34-4（见彩图 34-4）　增强 T1 轴位（**A**）和冠状位（**B**）显示右侧海绵窦脑膜瘤。采用 Dolenc 入路显露肿瘤（**C**）。术后 24 小时内的 MRI 显示肿瘤切除满意，但还有少量肿瘤围绕颈内动脉，因为粘连紧密而不能切除。MRI 轴位（**D**）和冠状位（**E**）显示了术后情况。这种术后早期增强 MRI 能客观评价手术效果。图 C 中的标识：3，动眼神经；C，颈内动脉；O，去掉骨质的眶顶壁；ON，视神经；TL，颞叶。

常见的并发症是展神经麻痹。文献报道展神经损伤后不能恢复。展神经损害很常见，文献报道有76%术前正常的患者术后发生展神经麻痹。50%患者为暂时性麻痹，术后不同程度恢复。长期随访发现，大多数患者将残留不同程度的展神经损害。在眼科学上处理这种凝视不能并不简单。滑车神经损害不易评估，特别是伴有不全动眼神经损伤的患者。动眼神经损伤是海绵窦手术的常见并发症。与展神经相似，手术造成的损害很难恢复。多数患者手术后出现新发生的动眼神经麻痹。以前曾有报道动眼神经损害的严重程度预示患者的预后。动眼神经完全损害后很难恢复[36]。海绵窦手术后三叉神经损害也可以见到。干眼症是最为严重的并发症，需要积极处理以防发生角膜溃疡。对不同的海绵窦病变，手术所致的脑神经损伤发生率是不同的。由于脑膜瘤的侵袭性、质地坚韧、血供丰富，脑神经并发症高于其他病变。

复 发

　　和其他部位脑膜瘤相比，海绵窦脑膜瘤复发率较低。尽管不同研究组随访期不同，单纯手术后的复发率为10%～13.3%（平均随访2～8.3年），放疗后的复发率为6%～13%（平均随访1.6～4.12年）。Sindou等[20]比较单纯手术、手术后放疗和单纯放疗三种治疗方式，发现疗效无明显差异。仅切除海绵窦外肿瘤和海绵窦内肿瘤近全切除的患者复发率也没有统计学差异。Sindou等的病例平均随访8.3年，发现多数复发患者发生在术后3～9年。Klink等[31]也报道肿瘤术后进展的平均时间是8.2年。

结 论

　　目前，海绵窦手术切除脑膜瘤较为安全，手术死亡率可以接受。由于肿瘤的质地和血供，只有少数患者能达到近全切除。术前存在的脑神经损害，术后很难恢复。如果术前对侧视力损害，术后很可能得到提高。手术切除肿瘤的海绵窦内部分可以导致术前存在的脑神经损害加重或导致新的神经损害。由于放疗对小型海绵窦脑膜瘤效果满意，新

的治疗策略为手术切除海绵窦外肿瘤，术后联合放疗。但是仍然无法肯定最佳治疗策略。

参考文献

[1] Parkinson D. Lateral sellar compartment O.T. (cavernous sinus): history, anatomy, terminology. Anat Rec 1998;251:486–90.
[2] Browder J. Treatment of carotid artery-cavernous sinus fistula. Report of a case. Arch Ophthalmol 1937;18:95–102.
[3] Parkinson D. A surgical approach to the cavernous portion of the carotid artery. Anatomical studies and case report. J Neurosurg 1965;23:474–83.
[4] Taptas JN. The so-called cavernous sinus: a review of the controversy and its implications for neurosurgeons. Neurosurgery 1982;11:712–7.
[5] Dolenc V, Rogers L. Microsurgical Anatomy and Surgery of the Central Skull Base. New York: Springer-Verlag; 2003.
[6] Umansky F, Nathan H. The lateral wall of the cavernous sinus. With special reference to the nerves related to it. J Neurosurg 1982;56:228–34.
[7] Hakuba A, Nishimura S, Shirakata S, Tsukamoto M. [Surgical approaches to the cavernous sinus. Report of 19 cases (author's transl)]. Neurol Med Chir (Tokyo) 1982;22:295–308.
[8] Dolenc V. Direct microsurgical repair of intracavernous vascular lesions. J Neurosurg 1983;58:824–31.
[9] Sekhar LN, Moller AR. Operative management of tumors involving the cavernous sinus. J Neurosurg 1986;64:879–89.
[10] Al-Mefty O, Smith RR. Surgery of tumors invading the cavernous sinus. Surg Neurol 1988;30:370–81.
[11] Bouthillier A, van Loveren HR, Keller JT. Segments of the internal carotid artery: a new classification. Neurosurgery 1996;38:425–32; discussion 432–3.
[12] Knosp E, Muller G, Perneczky A. The paraclinoid carotid artery: anatomical aspects of a microneurosurgical approach. Neurosurgery 1988;22:896–901.
[13] Fukushima T. Direct operative approach to the vascular lesions in the cavernous sinus: summary of 27 cases. Mt Fuji Workshop on Cerebrovascular Diseases 1988;6:169–89.
[14] Pamir MN, Kilic T, Ozek MM, et al. Non-meningeal tumours of the cavernous sinus: a surgical analysis. J Clin Neurosci 2006;13:626–35.
[15] Nakamura M, Roser F, Michel J, et al. The natural history of incidental meningiomas. Neurosurgery 2003;53:62–70; discussion 70–1.
[16] Cusimano MD, Sekhar LN, Sen CN, et al. The results of surgery for benign tumors of the cavernous sinus. Neurosurgery 1995;37:1–9; discussion 9–10.
[17] De Jesus O, Sekhar LN, Parikh HK, et al. Long-term follow-up of patients with meningiomas involving the cavernous sinus: recurrence, progression, and quality of life. Neurosurgery 1996;39:915–9; discussion 919–20.
[18] Heth JA, Al-Mefty O. Cavernous sinus meningiomas. Neurosurg Focus 2003;14:e3.
[19] Bindal R, Goodman JM, Kawasaki A, et al. The natural history of untreated skull base meningiomas. Surg Neurol 2003;59:87–92; discussion 92.
[20] Sindou M, Wydh E, Jouanneau E, et al. Long-term follow-up of meningiomas of the cavernous sinus after surgical treatment alone. J Neurosurg 2007;107:937–44.
[21] Pamir MN, Kilic T, Bayrakli F, Peker S. Changing treatment strategy of cavernous sinus meningiomas: experience of a single institution. Surg Neurol 2005;64(Suppl. 2):S58–66.
[22] Abdel-Aziz KM, Froelich SC, Dagnew E, et al. Large sphenoid wing meningiomas involving the cavernous sinus: conservative surgical strategies for better functional outcomes. Neurosurgery 2004;54:1375–83; discussion 1383–4.
[23] Duma CM, Lunsford LD, Kondziolka D, et al. Stereotactic radiosurgery of cavernous sinus meningiomas as an addition or alternative to

microsurgery. Neurosurgery 1993;32:699–704; discussion 704–5.

[24] Friedlander RM, Ojemann RG, Thornton AF. Management of meningiomas of the cavernous sinus: conservative surgery and adjuvant therapy. Clin Neurosurg 1999;45:279–82.

[25] Sekhar LN, Altschuler EM. Meningiomas of the cavernous sinus. In: Al-Mefty O, editor. Meningiomas. New York: Raven Press; 1991. p. 445–60.

[26] Hirsch WL, Sekhar LN, Lanzino G, et al. Meningiomas involving the cavernous sinus: value of imaging for predicting surgical complications. AJR Am J Roentgenol 1993;160:1083–8.

[27] Ekinci G, Akpinar IN, Baltacioglu F, et al. Early-postoperative magnetic resonance imaging in glial tumors: prediction of tumor regrowth and recurrence. Eur J Radiol 2003;45:99–107.

[28] Jacob M, Wydh E, Vighetto A, Sindou M. Visual outcome after surgery for cavernous sinus meningioma. Acta Neurochir (Wien) 2008;150:421–9; discussion 429.

[29] DeMonte F, Smith HK, al-Mefty O. Outcome of aggressive removal of cavernous sinus meningiomas. J Neurosurg 1994;81:245–51.

[30] Maruyama K, Shin M, Kurita H, et al. Proposed treatment strategy for cavernous sinus meningiomas: a prospective study. Neurosurgery 2004;55:1068–75.

[31] Klink DF, Sampath P, Miller NR, et al. Long-term visual outcome after nonradical microsurgery patients with parasellar and cavernous sinus meningiomas. Neurosurgery 2000;47:24–31; discussion 31–2.

[32] O'Sullivan MG, van Loveren HR, Tew JMJ. The surgical resectability of meningiomas of the cavernous sinus. Neurosurgery 1997;40: 238–44; discussion 245–7.

[33] George B, Ferrario CA, Blanquet A, Kolb F. Cavernous sinus exenteration for invasive cranial base tumors. Neurosurgery 2003;52: 772–80; discussion 780–2.

[34] Newman S. A prospective study of cavernous sinus surgery for meningiomas and resultant common ophthalmic complications (an American Ophthalmological Society thesis). Trans Am Ophthalmol Soc 2007;105:392–447.

[35] Yonekawa Y, Ogata N, Imhof HG, et al. Selective extradural anterior clinoidectomy for supra- and parasellar processes. Technical note. J Neurosurg 1997;87:636–42.

[36] Knosp E, Perneczky A, Koos WT, et al. Meningiomas of the space of the cavernous sinus. Neurosurgery 1996;38:434–42; discussion 442–4.

[37] Sepehrnia A, Samii M, Tatagiba M. Management of intracavernous tumours: an 11–year experience. Acta Neurochir Suppl (Wien) 1991;53:122–6.

[38] Dolenc V. Tumors involving the cavernous sinus. In: Kaye A, Black P, editors. Operative Neurosurgery. Philadelphia: Churchill-Livingstone; 1999. pp. 657–70.

[39] Lanzino G, Hirsch WL, Pomonis S, et al. Cavernous sinus tumors: neuroradiologic and neurosurgical considerations on 150 operated cases. J Neurosurg Sci 1992;36:183–96.

[40] Kim DK, Grieve J, Archer DJ, Uttley D. Meningiomas in the region of the cavernous sinus: a review of 21 patients. Br J Neurosurg 1996;10:439–44.

[41] Lesoin F, Jomin M, Bouchez B, et al. Management of cavernous sinus meningiomas. Neurochirurgia (Stuttg) 1985;28:195–8.

[42] Cioffi FA, Bernini FP, Punzo A, et al. Cavernous sinus meningiomas. Neurochirurgia (Stuttg) 1987;30:40–7.

[43] Hakuba A, Tanaka K, Suzuki T, Nishimura S. A combined orbitozygomatic infratemporal epidural and subdural approach for lesions involving the entire cavernous sinus. J Neurosurg 1989;71:699–704.

[44] Sekhar LN, Ross DA, Sen C. Cavernous sinus and sphenocavernous neoplasms. In: Sekhar LN, Pi J, editors. Surgery of Cranial Base Tumors. New York: Raven Press; 1993. p. 521–604.

[45] Risi P, Uske A, de Tribolet N. Meningiomas involving the anterior clinoid process. Br J Neurosurg 1994;8:295–305.

[46] Larson JJ, van Loveren HR, Balko MG, Tew JMJ. Evidence of meningioma infiltration into cranial nerves: clinical implications for cavernous sinus meningiomas. J Neurosurg 1995;83:596–9.

[47] Sekhar LN, Patel S, Cusimano M, et al. Surgical treatment of meningiomas involving the cavernous sinus: evolving ideas based on a ten year experience. Acta Neurochir Suppl 1996;65:58–62.

[48] Thomas JE, Yoss RE. The parasellar syndrome: Problems in determining etiology. Mayo Clin Proc 1970;45:617–23.

中颅窝脑膜瘤

Katsumi Sakata,
Isao Yamamoto

张刚利 译

概　述

中颅窝是颅内脑膜瘤的好发部位。中颅窝底由蝶骨大翼和颞骨的颞鳞部构成[1]。在内侧部，中颅窝和枕骨的斜坡在岩斜裂相连。破裂孔位于颞骨、蝶骨和枕骨相交处。中颅窝以蝶骨大翼（蝶骨嵴）为前界，以岩上窦（岩嵴）为后界，内侧为海绵窦侧壁和 Meckel 囊（图 35-1A，B）。中颅窝底硬膜和骨质血供来源于脑膜中动脉和颈内动脉海绵窦分支。

脑膜瘤可以原发于中颅窝或继发侵犯之。单纯的中颅窝脑膜瘤起源于中颅窝底的前外侧和后外侧，并可延伸至附近的岩上窦和 Labbé 静脉的汇入点[2]。但是多数中颅窝脑膜瘤会继发侵犯至蝶骨大翼、岩上窦、眶上裂、海绵窦、Meckel 囊、岩斜区及小脑脑桥角。一些肿瘤通过圆孔和卵圆孔，扩展至翼腭窝、颞下窝。有学者报道少见的中颅窝脑膜瘤可以起源于膝状神经节[3]、中耳[4]及颞骨其他部位[5]。偶尔中颅窝脑膜瘤可以呈片状侵犯颞骨基底部。因此，熟悉显微解剖及各种侧方颅底手术入路，对中颅窝脑膜瘤手术治疗计划是极其重要的。

中颅窝脑膜瘤的手术入路

对大多数单纯中颅窝脑膜瘤，颞下入路、中颅窝入路或岩骨上入路就足够了[6]。相反，对于侵犯相邻颅底结构的中颅窝脑膜瘤（图 35-1B），应当根据术前影像学表现设计恰当的颅底手术入路。切断颧弓有利于扩大中颅窝底的暴露和进入颞下窝手术。对于向前侵犯前颅窝、蝶骨嵴及眶上裂的肿瘤，应当采用眶颧入路切除[7,8]。对于向后侵犯小脑脑桥角的肿瘤，应当采用岩骨前或岩骨后入路切除[9,10]。向下侵入颞下窝的肿瘤，应当选择颧弓颞下入路[11]。根据肿瘤的位置和扩展方向，选择上述入路联合手术才能达到安全、彻底切除广泛生长的中颅窝脑膜瘤。

硬膜外或硬膜下的颞下入路（中颅窝入路）

大多数中颅窝脑膜瘤可以经颞下入路切除。中颅窝的最低点大约位于颧弓上缘水平，颞下颌关节的关节突稍后方[12]。因此，切开颧弓有利于暴露中颅窝的前部。中颅窝底的手术标志是颧弓根部和乳突上棘的连线（图 35-2）。

详细的中颅窝硬膜外解剖知识对设计硬膜外入路手术极其重要。颞骨

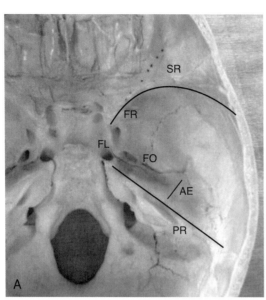
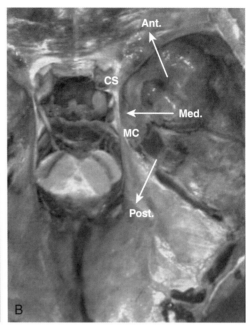

图 35-1　A，颅底上面观。SR，蝶骨嵴；PR，岩骨嵴；FR，圆孔；FO，卵圆孔；FL，破裂孔；AE，弓状隆起。B，带硬膜的右侧中颅窝上面观。Ant，向前延伸至蝶骨嵴和前颅窝；Med，向内侧延伸至海绵窦和 Mechel 囊；Post，向后延伸至小脑脑桥角；CS，海绵窦；MC，Mechel 囊。

切开后，小心抬起中颅窝底硬膜显露脑膜中动脉（MMA），从棘孔处分离和电凝脑膜中动脉以控制肿瘤出血。棘孔位于三叉神经节外前方 1.5cm 处。沿着岩骨嵴进一步抬起硬膜可以显示弓状隆起，它对应的是内耳的上半规管。卵圆孔位于棘孔的前侧方。因此，分离脑膜中动脉也随之暴露中颅窝的内侧部，有利于暴露三叉神经的下颌支（V3）和岩浅大神经（GSPN）。颞骨切除的内侧界是三叉神经的 Meckel 囊。Meckel 囊位于岩尖的前方，是包绕中颅窝三叉神经节的硬膜反褶。

　　颈内动脉的岩骨段向后侧方朝向 Meckel 囊走行，在三叉神经节下方从岩骨段向海绵窦段转折（图 35-3）。Glasscock 三角以卵圆孔的后缘、棘孔和下颌神经的后缘为界。岩大神经通常从此三角上方通过，它是手术中保护颈内动脉岩骨段的重要解剖标志[9]。当岩大神经和中颅窝硬膜粘连时，可以将它和硬膜一起分离。

　　当硬膜外解剖三叉神经的分支时，要特别注意海绵窦和 Meckel 囊的显微解剖。中颅窝的硬膜有两层：外面的骨膜层和内面的硬膜层。当神经从硬膜内走出时，硬膜的脑膜层包绕神经外膜。当神经进入中颅窝的骨孔时，又被骨膜层包绕。因此，切开

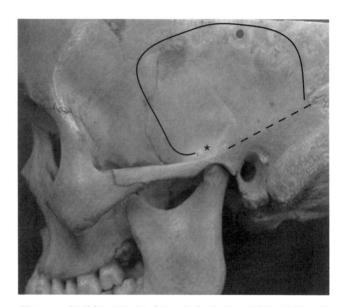

图 35-2　颅骨侧面观（左侧）。"＊"点所示为颧弓根部。虚线所示为乳突上嵴。二者均为手术中中颅窝最低处的标志。曲线所示为颞部开颅的范围。

硬膜的骨膜层，并在脑膜层和海绵窦和 Meckel 囊的侧壁的神经外膜之间解剖，可以实现在硬膜外暴露三叉神经分支。剥离下颌神经、Meckel 囊的脑膜层，即可显露岩尖以施行岩骨前入路手术[9]。这一

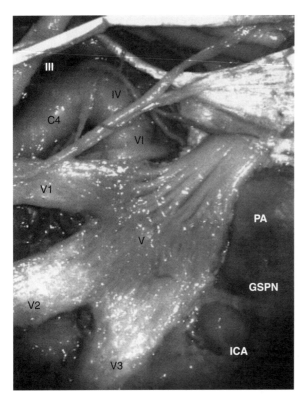

图 35-3　三叉神经节和海绵窦后部的侧面观。剥离硬膜显示海绵窦和 Mechel 囊。磨除 Glasscock 三角的骨质可以显示颈内动脉岩骨段。Ⅲ，动眼神经；Ⅳ，滑车神经；Ⅴ，三叉神经；Ⅴ1，眼神经；Ⅴ2，上颌神经；Ⅴ3，下颌神经；Ⅵ，展神经；GSPN，岩浅大神经；PA，岩尖。

技术可以很好显露从眶上裂到卵圆孔、Meckel 囊。颞下入路的缺点是对颞叶牵拉过大，容易造成颞后部水肿。切断颧弓和腰大池引流可以尽量减少颞叶牵拉。硬膜外颞下入路对肿瘤暴露较少，因为上颌、下颌神经限制了肿瘤的显露。另外，牵拉损伤岩大神经和膝状神经节也可以造成面神经麻痹。应当在术中保留蛛网膜界和周围的神经血管结构。然而，部分肿瘤已经侵犯了蛛网膜，甚至软膜。对这些肿瘤，术者应当根据肿瘤涉及的结构和患者的临床状况，决定手术切除的程度[13]。

病例说明

一位 47 岁的女性有持续数年的左颞部疼痛。MRI 显示一个右侧中颅窝的片状脑膜瘤，延伸至海绵窦侧壁和 Meckel 囊（图 35-4）。右侧半球造影显示肿瘤染色主要在静脉期，由脑膜中动脉供血。CT 显示了颞骨骨质增生。通过右侧颧弓颞下入路手术

近全切除肿瘤。广泛暴露中颅窝底可以安全地切除增生的骨质，直到内侧的圆孔、卵圆孔。在剥离了海绵窦侧壁的外层硬膜后，中颅窝硬膜也可以广泛切除。由于海绵窦受侵犯肿瘤不能达到完全切除。由于有大的骨质缺损，颅底采用带血管蒂的颞肌筋膜瓣修补。可以使用人工材料如骨水泥、医用陶瓷等做颅骨成形术。因为片状脑膜瘤复发率很高，术后密切的影像学随访很重要[14]。

颞下入路的静脉保护

在颞下入路切除中颅窝底脑膜瘤时，颞叶桥静脉的显微解剖知识至关重要。Sakata 等[15]分析了颞叶静脉引流方式，提出了分型方法并指出外科手术在处理静脉的常见问题。手术时不仅要注意 Labbé 静脉，而且要注意其他颞叶基底桥静脉，特别是岩骨组颞叶桥静脉。这组颞叶静脉其终端引流至横窦和乙状窦转折处，它将颞叶约束至小脑幕和中颅窝硬膜上。从而限制了手术时颞叶的抬起。因此这组颞叶桥静脉对手术是很重要的。当术中发现有粗大的岩骨桥静脉阻挡时，我们建议采用 Sugita 的方法，将此静脉从颞叶表面分离下来，从而在颞叶和颅底间创造手术通道[10,16]。在岩骨入路手术中，在终点前方切开小脑幕有利于颞叶和桥静脉的抬起。这一技术可以为我们提供更多的颞底手术空间，同时保护了颞叶。当设计中颅窝底脑膜瘤手术时，仔细评估颞叶静脉引流方式是极为重要的。减少静脉并发症的唯一方法就是尽可能保护引流静脉。新的多排 CT 可以显示肿瘤和周围动静脉的细微解剖信息[17]（图 35-5）。

眶颧入路

如果中颅窝脑膜瘤侵入前颅窝，我们选择翼点入路，伴或不伴眶颧截骨术（图 35-6）。根据肿瘤的扩展方向，可能需要做视神经管减压术或者前床突磨除术。在这一手术入路中，硬膜外的前床突磨除是要点之一。前床突形似三角锥，像鲨鱼牙齿一样。在前床突磨除中，要注意周围解剖结构的保护。包有视神经鞘的视神经在前床突的内侧通过。动眼神经和颈内动眼膜位于前床突的外侧方。颈内动脉 C3 段位于前床突下方的前内侧三角（Dolenc 三角）（图 35-7）。前床突切除首先用磨钻将其内部磨空，

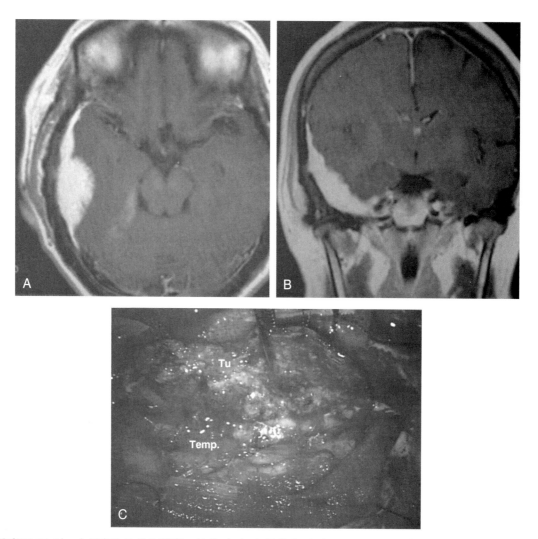

图 35-4（见彩图 35-4） 中颅窝的片状脑膜瘤。轴位（**A**）和冠状位（**B**）MRI 显示肿瘤侵及海绵窦侧壁。**C**，片状脑膜瘤术中所见。通过右侧颞下入路，切除肿瘤（Tu）并将其从颞叶（Temp）分离。肿瘤和颞叶粘连严重。

然后用显微解剖刀将残余骨壳小心去除。将硬脑膜从真性海绵窦膜上剥离，是中颅窝脑膜瘤侵犯前颅窝手术的关键步骤。在颞叶硬膜和眶周筋膜连接处，常有一个可见的裂隙平面。因此通过锐性或钝性分离，颞叶硬膜可以从海绵窦膜上抬起。这种手术的要点是牢记教科书所讲——此处是双层膜，要沿着裂隙平面分离。

病例说明

一位 63 岁的老年男性，主要临床表现为活动减少和半身轻瘫。MRI 发现中颅窝肿瘤，严重压迫额颞叶。初步诊断为蝶骨嵴脑膜瘤（图 35-8）。手术拟采用眶颧入路。术中发现肿瘤主要附着于中颅窝硬膜，而不是蝶骨嵴。肿瘤包膜不能从海绵窦侧壁

上剥离下来。对这种肿瘤，从大脑中动脉和豆纹动脉上将肿瘤分离非常困难。本例中颅窝脑膜瘤因为在中动脉周围有蛛网膜层，切除要比大型蝶骨嵴脑膜瘤容易些。但是，有时在手术前区分蝶骨嵴脑膜瘤和中颅窝底脑膜瘤是很困难的。对大型脑膜瘤，术前栓塞有助于控制术中出血。

颧弓颞下入路

对于生长至颞下窝的中颅窝脑膜瘤，颧弓颞下入路为肿瘤全切除提供了必要的暴露。对肿瘤生长至颞下窝部分的处理，颧弓切断和中颅窝底骨质的磨除至关重要（图 35-9）。当颞瓣开颅和硬膜外解剖后，围绕上下颌神经（V2、V3）磨除中颅窝底骨

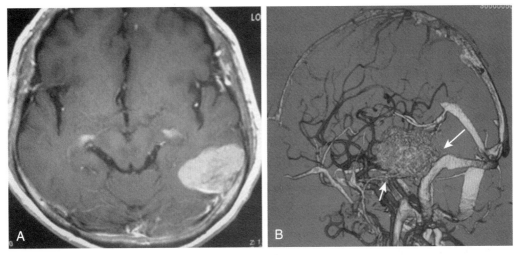

图 35-5　后外侧单纯中颅窝脑膜瘤。**A**，轴位 MRI 显示中颅窝单发肿瘤。**B**，3D-CTA 显示肿瘤和周围血管的关系。长箭头为较细的 Labbé 静脉，短箭头为颞叶基底引流静脉。

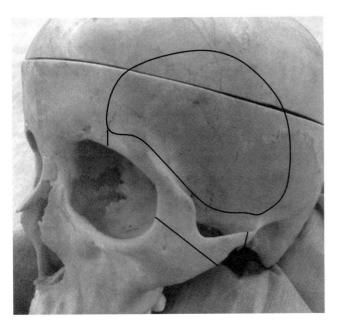

图 35-6　颅骨的左前侧视图。曲线为额颞开颅及眶颧截骨的范围。

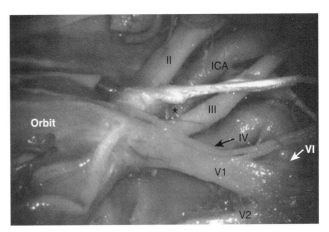

图 35-7　左前斜位观察眶上裂和海绵窦前部（视神经管和前床突已经彻底切除）。"*"所示为前内侧三角(Dolenc 三角)。Ⅱ，视神经；Ⅲ，动眼神经；Ⅳ，滑车神经；V1，眼神经；V2，上颌神经；Ⅵ，展神经；ICA，颈内动脉。

质以暴露颞下窝及蝶骨翼突。此时下颌神经（V3）的各个分支、上颌动脉以及翼管神经均暴露在术野中[18]。

　　颞肌可以向上或向下牵拉以增加显露。当切除下颌骨冠状突后将颞肌向上牵拉可以充分显露颞下窝，但是可能导致颞肌的神经、血管支配丧失[11]。更常用的方法是将颞肌向下牵拉，这种方法显露颞下窝有限，但是术后容貌破坏较少。同时这种方法

可以保留带血管肌瓣用于术后颅底重建[18]。是否需要尾侧的暴露要根据术前对影像学的仔细研究决定，同时选择适当的外科手术入路。对于侵入颞下窝的中颅底脑膜瘤，有关中颅窝的解剖知识和不同的侧方颅底入路的知识是很重要的。

病例说明

　　一位 52 岁的女性发现右侧眼球后疼痛，MRI 发现一个中颅窝肿瘤通过卵圆孔进入颞下窝（图

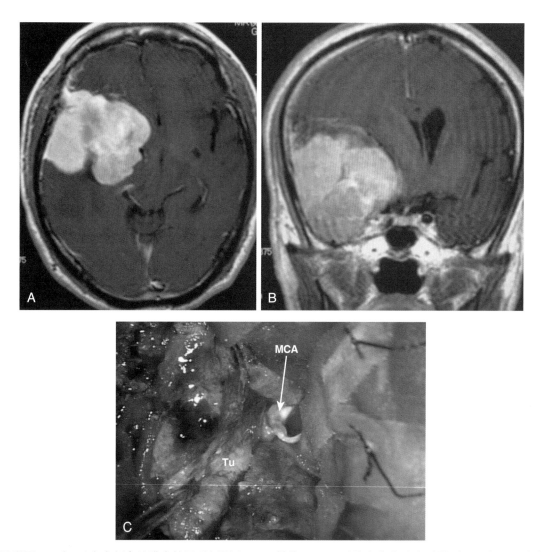

图 35-8（见彩图 35-8） 巨大中颅窝脑膜瘤扩展到额颞叶。**A**，轴位 MRI 显示肿瘤将大脑中动脉（MCA）压至内侧。**B**，冠状位 MRI 显示侧裂上移。**C**，术中可见中颅窝内巨大脑膜瘤。肿瘤通过右侧眶颧入路彻底切除。MCA 及其穿支向上、内侧移位。离断供血和瘤内减压后，切除瘤膜并分离 MCA 及豆纹动脉。

35-10)。手术采用颧弓颞下入路。首先切开围绕右耳的皮瓣，然后分离筋膜瓣和颞肌瓣（双层）以备术后中颅窝重建。当颧弓和右颞瓣切开后，抬起中颅窝底硬膜，分离电灼脑膜中动脉以控制肿瘤出血。肿瘤的硬膜下部分被切除（方法如前所述）。然后围绕卵圆孔将中颅底骨质完全磨除以切除肿瘤的颞下窝部分。肿瘤切除后，采用带血管蒂的颞肌瓣和筋膜瓣重建颅底。使用腰大池引流以防止术后脑脊液漏。由于存在少量颅外肿瘤残留，术后 6 个月患者接受了立体定向放疗。

小 结

中颅窝脑膜瘤是外科手术的难点，常需要多学科合作。详细的术前影像学研究和良好的中颅窝显微解剖知识，对于选择最佳手术入路以达到控制疾病、保留功能及患者容貌是必要的。海绵窦和 Meckel 囊的双侧硬膜的概念对中颅窝脑膜瘤手术极其重要。手术切除仍然是中颅窝脑膜瘤的首选方法。对侵入海绵窦的脑膜瘤，最大程度切除海绵窦外部分，然后对海绵窦内部分采用放射外科治疗。

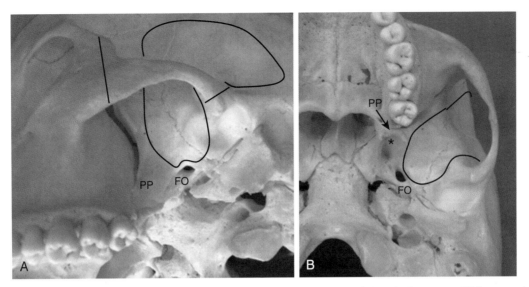

图 35-9　颧弓颞下入路颅骨切开和中颅底磨除的范围（曲线所示）。**A**，左侧颞下窝的下斜位观。PP，翼突；FO，卵圆孔；**B**，左侧颞下窝下面观；"*"所示为翼窝。

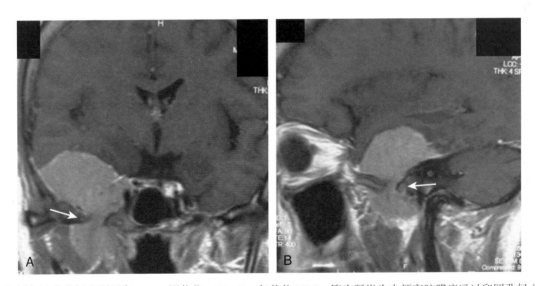

图 35-10　中颅窝脑膜瘤侵入颞下窝。**A**，冠状位 MRI；**B**，矢状位 MRI；箭头所指为中颅窝脑膜瘤通过卵圆孔侵入颞下窝。

参考文献

[1] Rhoton Jr AL. The temporal bone and transtemporal approach. Neurosurgery 2003;53(Rhoton's anatomy):643–97.

[2] Yasargil MG. Microneurosurgery IVB. New York: Thieme; 1996.

[3] Luetje CM, Syms III CA, Luxford WE, et al. Meningioma intrinsic to the geniculate ganglion. Am J Otol 1997;18:393–7.

[4] Prayson RA. Middle ear meningioma. Ann Dian Pathol 2000;4:149–53.

[5] Laws ER. Meningiomas of the temporal bone. In: Al-Mefty O, editor. Meningiomas. New York: Raven Press; 1991. p. 539–41.

[6] Ribas GC, Rodrigues AJ. The suprapetrosal craniotomy. J Neurosurg 2007;106:449–54.

[7] Fujitsu K, Kuwabara T. Zygomatic approach for lesions in the interpeduncular cisterns. J Neurosurg 1985;62:340–3.

[8] Hakuba A, Liu S, Nishimura S. The orbitozygomatic infratemporal approach: a new surgical technique. Surg Neurol 1986;26:271–6.

[9] Kawase T, Shiobara R, Toya S. Anterior transpetrosal – transtentorial approach for sphenopetroclival meningiomas: Surgical method and results in 10 patients. Neurosurgery 1991;28:869–976.

[10] Al-Mefty O, Fox JL, Smith RR. Petrosal approach for petroclival meningiomas. Neurosurgery 1988;22:510–7.

[11] Al-Mefty O, Anad VK. Zygomatic approach to the skull-base lesions.

J Neurosurg 1990;73:668–73.

[12] Lang J. Anatomy of the middle cranial fossa with reference to the subtemporal approach, transtentorial approach, and middle fossa approach. In: Sammi M, Draf W, editors. Surgery of the Skull Base. Berlin: Springer-Verlag; 1989. p. 72–89.

[13] Samii M, Gustavo C, Marcos T, Cordula M. Surgical management of meningiomas originating in Meckel's cave. Neurosurgery 1997;41: 767–75.

[14] Honeybul S, Neil-Dwyer G, Lang DA, et al. Sphenoid wing meningioma en plaque: A clinical review. Acta Neurochir 2001;143: 749–58.

[15] Sakata K, Al-Mefty O, Yamamoto I. Venous consideration in petrosal approach: Microsurgical anatomy of the temporal bridging vein. Neurosurg 2000;47:153–61.

[16] Sugita K, Kobayashi S, Yokoo A. Preservation of large veins during brain retraction. J Neurosurg 1982;57:856–8.

[17] Sakata K, Murata H, Tanabe Y, et al. Preoperative simulation using a new generation 3DCTA in brain tumor surgery CT preoperative surgical simulation. In: Kuroiwa T, editor. Brain Tumor Surgery. Osaka, Japan: Medica Shuppan; 2007. p. 136–41.

[18] Fukushima T. Manual of Skull Base Dissection. Pittsburgh: AF NeuroVideo; 1996.

岩斜区脑膜瘤概述

Ossama Al-Mefty

张刚利 译

概　述

直到最近，岩斜区脑膜瘤仍然是致命性疾病。必须通过早期准确的诊断、手术技巧的提高，以及对病理解剖的更好了解，才能提高此类患者的治疗效果[1]。

后颅窝脑膜瘤约占颅内脑膜瘤的10%～15%。而岩斜区脑膜瘤只占后颅窝脑膜瘤的3%～10%[1-8]。这与 Cushing 和 Eisenhardt 报道的295例脑膜瘤中只有1.7%的发病率是一致的[2]。由于岩斜区脑膜瘤具有发病率低、部位重要、隐匿性生长、逐渐进展直至死亡的特点，斜坡或岩斜区脑膜瘤仍然是最为棘手的脑膜瘤，是神经外科领域最具挑战性的工作。对这些肿瘤的定义和详细特征已经形成并被广泛认可。

位于斜坡区的脑膜瘤患者不经手术治疗，最后均逐步进展直至死亡[1-3,9]。对早期文献的综述显示，累积死亡率高达50%[1,9,10]。1970年前，只有1例病例报道成功全切除[4]。因此，当时普遍认为此类肿瘤是不可手术的[3,11]。

随着精细的颅底手术入路的发展，以及显微手术技巧、术中监护、先进的影像学，以及现代麻醉学和术后护理的进步，既往糟糕的手术结果有了很大的改观。文献报道表明，这一阶段的手术死亡率和病残率显著下降，全切除率提高，临床治疗效果提高了[1,5,10,12-17]（表36-1）。肿瘤的大小是影响手术死亡率和病残率的重要影响因素[15,18,19]。

脑膜瘤是良性肿瘤，其治疗目标是手术全切除。当肿瘤的蛛网膜界限清楚时，易于分离神经血管结构和切除肿瘤，首次手术能够全切除肿瘤[20]。切除程度和复发率直接相关，89%的复发肿瘤是未能全切除的肿瘤[21-22]。虽然术者应当以自己的热情和技术追求全切除肿瘤，但不应当忘记保护和提高神经功能的目标。结果是有时术者被迫接受次全切除。然而，减压性切除肿瘤，继之以分割放射治疗的理念被证明是无效的。长期随访结果显示，次全切除然后放疗的患者经过15年后，复发率达到75%，并发症发生率达到56%[23]。放射外科的兴起使这一理念再次兴起，使外科医生采用次全切除然后放射外科治疗[24-26]。所有这些研究组随访时间均较短，使其难以确定真正的后期复发率。有文献报道放射外科治疗失败的患者复发时肿瘤呈侵袭性生长[27]。还有文献注意到首次手术丧失了治愈性全切除的患者，复发时手术的风险及困难[28-29]。

表 36-1　作者基于肿瘤起源和解剖移位对岩斜脑膜瘤的分类 [20]

名称	起源	神经血管结构的移位	与海绵窦关系	侵袭部位
Ⅰ岩斜脑膜瘤	斜坡侧方，三叉神经内侧，斜坡上 2/3	脑干和基底动脉向后方及对侧移位，三叉神经向外侧移位，展神经向内侧移位，听神经向尾侧移位	和海绵窦后部关系密切并侵入 Meckel 囊	岩尖和内侧斜坡骨质增生
Ⅱ蝶岩斜脑膜瘤	斜坡侧方，三叉神经内侧，斜坡上 2/3	脑干和基底动脉向对侧移位因为侵入 Meckel 囊而包绕三叉神经，侵入 IAM 而包绕听神经，侵入 Doral 管而包绕展神经	整个海绵窦侵入中颅窝	岩骨、岩尖、小脑幕及蝶窦黏膜
Ⅲ斜坡脑膜瘤	广泛侵入斜坡中部	脑干向后移位，包绕基底动脉，双侧多根脑神经向侧方移位	双侧海绵窦海绵窦后部	斜坡中线
Ⅳ岩尖脑膜瘤	起源于岩尖	脑干向侧方移位，展神经向内侧移位，听神经向尾侧移位	Meckel 囊及海绵窦后部	岩尖，小脑幕
Ⅴ Meckel囊脑膜瘤	在 Meckel 囊开口处或其内	侵入海绵窦，脑干向侧方移位，骑跨于中后颅窝	海绵窦	颞骨

定义和分类

　　岩斜区脑膜瘤起源于蝶枕交接处的软骨联合 [2,9,30]。"岩斜区"这一概念所包括的区域多年来一直存在争议。Cushing 和 Eisenhardt 在他们的岩骨区肿瘤分类中包含 5 种肿瘤 [2]。考虑到这些肿瘤同时涉及幕上下，他们在文章中写道"这些肿瘤如马鞍样骑跨在岩骨嵴的前端，后者是中后颅窝的分界线。在后颅窝肿瘤的生长造成了主要的神经功能损害" [2]。

　　自从 Cushing 和 Eisenhardt 描述了他们对岩骨区脑膜瘤的分类以来，已经有多种分类方法在文献中得到介绍。不幸的是，这些早期的分类方法都有作者的主观性，分类混乱且相互矛盾 [1-4,9,10,31-35]。Castellano 和 Ruggiero 参考了尸体解剖资料后，将后颅窝脑膜瘤严格按照其在硬膜上的附着部位进行分类 [3]。他们将这类肿瘤分为 5 组：小脑凸面脑膜瘤、小脑幕脑膜瘤、岩骨后部脑膜瘤、斜坡脑膜瘤及枕骨大孔区脑膜瘤。在这个分类的附录中，Castellano 和 Ruggiero 添加了一类"起源于 Meckel 腔而侵犯到后颅窝的脑膜瘤"。尽管他们认为这类肿瘤属于中颅窝脑膜瘤，但他们也承认，从解剖、病理及放射学的角度看应当归入斜坡脑膜瘤 [3]。

　　Yasargil 及其同事依据术中所见给后颅窝脑膜瘤分类 [1]。术中他们发现岩斜区脑膜瘤缺乏纯粹的内侧斜坡起源，在中线区域没有相关的骨质增生，

这给了他们很深的印象。他们将此类肿瘤描述为"附着在蝶岩枕交界区的岩斜分界线的侧方位置"。基于他们的发现，Yasargil 将后颅窝脑膜瘤分为 5 型：斜坡脑膜瘤、岩斜脑膜瘤、蝶岩斜脑膜瘤、枕大孔脑膜瘤、小脑脑桥角脑膜瘤 [1]。因此，根据手术解剖、自然病史及治疗效果，多数学者将岩斜区脑膜瘤定义为"位于斜坡上 2/3，在三叉神经的内侧，起源于蝶枕软骨联合的脑膜瘤" [1,2,5,9,30,36,37]。起源于斜坡下 1/3 的脑膜瘤归于枕大孔脑膜瘤，在本章不做详述。

　　我们认为，脑膜瘤的起源位置是分类的基础。因为它将影响病理解剖及随后的神经血管结构移位，这将对外科手术及治疗效果产生重大的影响 [20]。瘤脑之间多层蛛网膜的存在有利于神经血管结构的安全分离，肿瘤起源数毫米的差别，多层蛛网膜界限可能就不存在了。

　　这一原则最近受到重视，其他学者在他们的分类报道中也有阐述 [38]。

　　表 36-1 展示了和肿瘤起源相关的分类方法，以及相应的病理解剖、肿瘤侵犯部位及其对外科手术入路的影响（图 36-2）。

临床所见

　　岩斜区脑膜瘤的典型表现是其隐匿性起病。多

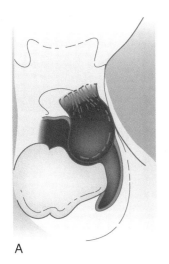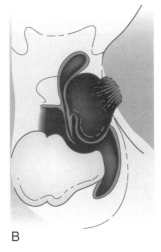

图 36-1（见彩图 36-1） 画师描绘了两种起源仅有数毫米差距的岩斜脑膜瘤。**A**，内侧起源的脑膜瘤，肿瘤和桥前池之间只有一层蛛网膜相隔，这可能导致肿瘤和脑干粘连，切除不易。**B**，稍微外侧起源的脑膜瘤将桥前池、脚间池及周围蛛网膜等多层蛛网膜带入瘤脑之间，手术易于沿着蛛网膜界限切除。

基底动脉供血不足[4]。

术前评估

临床检查

综合术前评估对选择治疗策略及手术入路极为重要。术前应当进行临床检查、神经病学检查、听力检查、内分泌检查、眼科学检查等。听力曲线不但给临床医师提供对听神经功能评估的有用基线，还能评估手术入路的局限性。正如选择延缓手术的听神经瘤患者，一系列针对听力保护的检查将使患者下决心手术治疗。如前所述，听力丧失可见于 3/4 的患者[1,5,10,19,36]。另外，术前的神经眼科学检查发现动眼神经、滑车神经和展神经常受累[1,5,10]。侵入海绵窦的蝶岩斜脑膜瘤和岩斜脑膜瘤有较高的眼动神经麻痹发生率。蝶岩斜脑膜瘤向鞍上扩展者，在术前的视野检查常发现视野缺损。应当根据肿瘤的大小和扩展方向来增加必要的检查。当肿瘤有很大的幕上部分，尤其是进入鞍上区时，应当进行垂体轴的功能评价。当患者有甲状腺功能低下或皮质醇水平低下的表现时，术前应予以治疗。当患者肿瘤扩展到延髓区时就有后组脑神经受累的危险。依据正式的内镜下声带观察和吞咽试验录像评估，术前有超过 1/3 的患者出现后组脑神经功能障碍。

数研究报道，获得诊断前的症状期平均为 2.5 ～ 5 年，从 1 月到 17 年不等[1,4,8-10,19,39]。肿瘤的临床表现多变给诊断带来困难，尤其在现代影像学开始应用之前。临床表现依据脑神经累及，对小脑、脑干的压迫及颅内压升高分为四组，不论症状来源于肿瘤团块还是梗阻性脑积水[9,10]。

岩斜区脑膜瘤引起脑神经症状多见。第 Ⅴ、Ⅷ 脑神经受累最常见，在一些研究组中达到 70%。约有半数患者面神经受累[1,5,10,16,19,36]。后组脑神经约有 1/3 患者受累，常见于较大肿瘤向下生长时[5,10]。有趣的是，尽管许多患者[3,4,6]脑神经和肿瘤关系密切，但是只有不到一半患者有相关症状[1,5,10]。Hakuba 的研究组报道外展神经功能障碍占 40%，而动眼神经麻痹占 27%[10]。由于缺乏术前详细检查，滑车神经的麻痹发生率不能很好记录。

小脑症状是岩斜区脑膜瘤最常见的临床症状[1,5,8,10,18,36,39]。Hakuba 及其同事报道 70% 患者有共济失调[10]。Mayberg 和 Symon 等研究结果与此类似[36]。头痛见于 70% 的患者。和脑干压迫相一致的长束征和躯体感觉障碍则各组报道数据不一。痉挛性轻瘫见于 15% ～ 57% 患者，躯体感觉障碍见于 15% ～ 20% 的患者[1,5,8,10,18,36,39,40]。后颅窝脑膜瘤多数临床症状和肿瘤部位一致，偶见报道发生定位征和肿瘤位置不符[1,3,10,36,41-43]。斜坡脑膜瘤很少发生

影像学检查

术前对肿瘤的评估应当包括详尽的影像学检查。MRI 的轴位、冠状位、矢状位对了解肿瘤的以下特点极为重要：解剖位置、肿瘤特征、肿瘤结构及扩展方向（尤其是海绵窦内）、包绕血管的情况、和脑干的关系、脑积水、瘤周水肿及其范围等（图 36-3）。CT 对肿瘤和颞骨关系的评价极为有用。骨质增生——颅底脑膜瘤侵犯骨质的标志，据报道可见于 17% 的患者[39,44-48]。我们对岩斜或蝶岩斜脑膜瘤患者的回顾研究发现影像学上代表骨质侵犯的骨质增生出现的概率很高（图 36-4）。MRI 上脑干的 T2 加权像高信号表明肿瘤侵犯软脑膜，手术会出现较多的并发症[49]。肿瘤的 T2 加权像高信号则表示肿瘤质地较软，易于解剖和切除。MRI 和 CT 可以

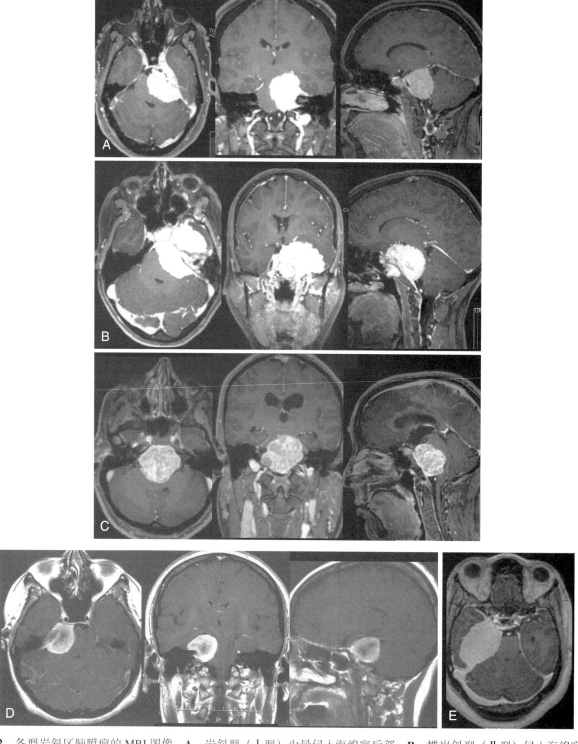

图 36-2 各型岩斜区脑膜瘤的 MRI 图像。**A**，岩斜型（Ⅰ型）少量侵入海绵窦后部。**B**，蝶岩斜型（Ⅱ型）侵入海绵窦、斜坡及岩尖骨质。**C**，斜坡型（Ⅲ型）位于斜坡中线，向两侧扩展。**D**，岩尖型（Ⅳ型）从岩尖起源的小脑膜瘤。**E**，Meckel 囊型（Ⅴ型）扩展到小脑幕两侧的中后颅窝。

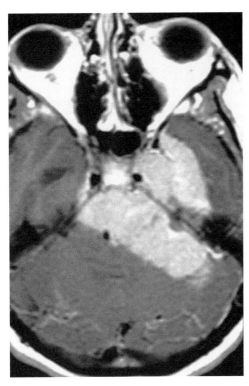

图 36-3　蝶岩斜脑膜瘤的轴位增强 MRI 图像，显示颈内动脉和脑干受压，颈内动脉和基底动脉移位，肿瘤侵入海绵窦和岩尖。

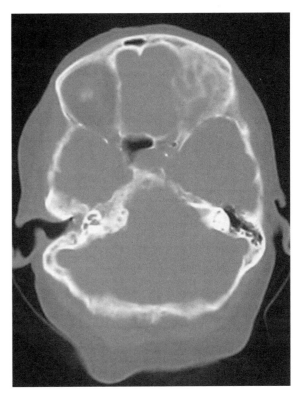

图 36-4　CT 扫描骨窗相显示右侧岩尖骨质受侵的骨质增生。

应用于术中导航方案以帮助设计手术计划和肿瘤切除。脑血管影像（包括颈内动脉、椎动脉及静脉系统）对术前的手术方案设计是必不可少的。MRI 血管相（包括 MRA 和 MRV）很大程度上可以取代传统的血管造影。典型的基底动脉影像显示动脉向背侧和肿瘤对侧移位。但是如果肿瘤是沿着斜坡向着基底动脉的腹侧生长，则血管只有背侧方移位，没有侧方移位。没有血管移位并不能排除基底动脉受累。偶尔可见基底动脉位于肿瘤中心，这时不会有任何血管移位。同时，在肿瘤涉及区域的血管狭窄也提醒术者血管受累。典型影像学显示，小脑后上动脉向上移位，尤其是肿瘤侧血管。当肿瘤穿过小脑幕裂孔时，两侧血管被挤压呈张开状。

　　颈动脉血管造影可以明确肿瘤血供。在岩斜区脑膜瘤，肿瘤血供常来源于颈内动脉虹吸段分支 [10,50,51]。另外，颈内动脉可以通过咽升动脉、脑膜中动脉提供其余血供。在肿瘤侵及海绵窦或蝶岩斜脑膜瘤，颈内动脉检查也同样重要。当基底动脉移位或局灶性狭窄时，术者要注意颈内动脉壁是否也受累。广泛受累可以导致颈动脉闭塞，因此，血

管造影可以显示这些病例的侧支循环。

　　研究患者的静脉系统解剖极为重要。评估双侧横窦的开放连接或缺如在术前计划中极为重要。有时，脑的深浅静脉系统分别通过不同侧的横窦引流。一般双侧横窦会有一侧占优势，当一侧横窦发育不全或闭锁时，这种优势更为明显。最后要强调皮层引流静脉的解剖和位置的重要性，特别是 Labbé 静脉（图 36-5）。许多岩斜区肿瘤手术需要在此静脉附近解剖分离，避免损伤这一静脉极为重要。

治疗方法

　　岩斜区脑膜瘤在治疗上仍然是最具有挑战性和最使人担心的。目前关于治疗策略仍有争议。本病的自然病史通常是不断进展直至致命 [2,3,9]。最近 Havenbergh 及其同事通过对 21 例保守观察的病例研究（最少 4 年），发现肿瘤在不停地生长并使临床症状恶化。76% 的肿瘤在生长，63% 患者神经功能恶化，生长方式的改变经常导致患者神经功能变差 [52]。另外，有研究发现手术后残余肿瘤生长速

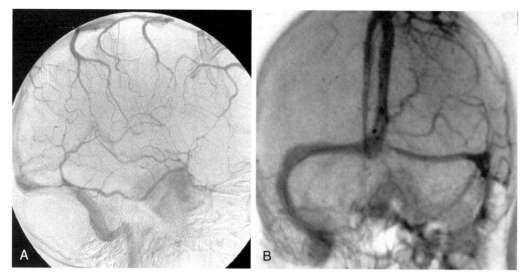

图 36-5　脑血管造影静脉期显示了影响手术入路的关键性解剖结构。**A**，颞叶主要通过小脑幕窦引流，手术不能完全切开小脑幕。**B**，肿瘤位于发育不全的乙状窦侧，这侧乙状窦和对侧不相连并引流颞叶的静脉。尽管其较小，术中仍然应当严格保护。

度各不相同，老年患者总的生长率为直径每年增长0.37cm，体积每年增长 4.94ml。绝经后妇女肿瘤生长变慢[[24]]。

　　外科手术对岩斜区脑膜瘤如果能达到 Simpson1级或 2 级切除，则长期随访的复发率很低[53]。这也是岩斜区脑膜瘤治疗的最佳目标。这一目标的重要性被 Cushing 和 Eisenhardt 强调。他们警告任何切除跨岩骨嵴的肿瘤的手术都可能无果而终。他们断言将来成功切除此类肿瘤将是神经外科的一次飞跃[1]。1980 年以前的早期文献报道死亡率达到50%[3,4,10,34]。实际上，在 1970 年以前，仅有 1 例成功近全切除岩斜区脑膜瘤的报道[4]。显微外科和颅底外科的进步提供了必要的技巧和手术入路，使切除此类肿瘤变得安全了，手术效果有显著提高[1,5,8,15-17,24,25,38-40,49,54-66]（表 36-2）。

　　多数病例因为肿瘤广泛涉及海绵窦而限制了全切除。术前脑神经功能障碍往往是术后脑神经功能变差的一个预测指标[15]。上述的研究资料显示大部切除和肿瘤的复发密切相关。然而，患者较高的手术要求、过度关注潜在的并发症、严重影响患者生活质量的脑神经障碍，均使一些术者接受大部切除的观点[24,25,40,61,66-68]。近二十年来，放射外科越来越多作为首选方法或术后辅助治疗岩斜区脑膜瘤[69-73]。然而，放疗只适用于相对较小的肿瘤。适形分割放疗可以治疗不同大小和位置的肿瘤[74,75]。放射外科和适形放疗和显著的放疗相关并

发症有关，并且和肿瘤的恶性变有关。同时放疗也很难减少较大肿瘤的占位效应[27,76-85]。

　　对于年轻患者，肿瘤较大或持续生长，我们建议手术治疗。近全切除的患者在肿瘤进展后可以给予放射外科治疗或适形放疗。术后病理分析为较高级别的脑膜瘤患者，可以从术后辅助放疗受益。有关放疗对脑膜瘤的效果不在本章讨论之列，但是必须提出后期治疗失败不但存在而且和肿瘤的侵袭性生长方式有关[27]。尽管许多文献证实，放疗作为岩斜区脑膜瘤的首选治疗或者残留肿瘤的辅助治疗均有效[24,72]。外科医生一般均体会到放疗后肿瘤全切难度增加，手术风险增大。最近有文献报道接受放疗患者的长期生存情况，15 年的实际生存率为53%，67% 患者死亡[86]。

　　目前明确的是，岩斜区脑膜瘤的治疗应当坚持个体化的原则。即考虑患者的年龄、医疗条件、症状、肿瘤大小、类型、解剖位置及患者的期望值。老年患者的无症状小肿瘤可以密切随访或放疗。但是年轻患者的小肿瘤应当首选治愈性全切除。对于大型肿瘤，积极探求肿瘤全切除应当通过颅底入路达到，这会给患者带来最好的治愈机会。当肿瘤不能全切除时，可以采用放射外科治疗或者密切观察。放射外科还可以用于残余肿瘤生长扩大或者有神经压迫症状。当患者有神经症状而患者的医疗条件不允许手术或者患者拒绝手术干预时，放疗可作为首选治疗。

表 36-2　岩斜区脑膜瘤的主要研究报道

研究组	患者数	死亡率(%)	切除程度(%)	主要并发症发生率(%)	平均随访时间(月)	复发/进展		
						总体率(%)	全切后复发率(%)	其余病例复发率%
Yasargil et al., 1980[1]	20	10	近全切除:35	11	8～96	28	0	38
Hakuba and Nishimura, 1981[57]	6	16.6	全切除:100	60				
Al-Mefty et al., 1988[5]	13	0	近全切除:85	8	26	8	0	50
Nishimura et al.1989[58]	24	8	全切除:71 次全切除:29	33	60	37		71
Samii et al, 1989[39]	24	0	全切除:71	46				
Bricolo et al., 1992[8]	33	9	近全切除:79	23	52	21	11	67
Samii et al., 1992[59]	36	0	全切除:75					
Spetzler et al., 1992[60]	18	0	近全切除:78	19				
Kawase，et al., 1994[17]	42	0	近全切除:76		54	7		
Couldwell et al. 1996[56]	109	3.6	近全切除:69	17	73	13		35
Zentner et al.1997[40]	19	5	全切除:68	11	18	0		
Samii et al., 1999[61]	70	0	全切除:58 次全切除:37.5	4				
Samii et al. 2000[62]	12	0	次全切除:75		62		9	
Jung et al.2000[24]	38		次全切除:100	3	47.5	42		42
Roberti et al.2001[63]	110	0.9	近全切除:45	45	19	13.7*	14.2*	13.3*
Seifert et al.2003[64]	19	0	全切除:63	26	12～60	10.5	0	29
Goel et al.2004[65]	28	7	全切除:75	8	48	4	4.7	
Little et al., 2005[16]	137	0.8	近全切除:40 次全切除:40 部分切除:20	26	29.8	17.6	次全切除者3.6% 总复发率16.1%	34.6
Park et al.2006[66]	49	2	完全切除:20	28.6	86	22.4	0	28
Natrajan et al. 2007[15]	150	0	近全切除:32 次全切除:43 部分切除:25	22	102	5	4	4
Bambakidis et al. 2008[25]	46	0	近全切除:43	24	38	13	0	22
Ramina et al. 2008[55]	18 (＜3 cm)	0	近全切除:94 彻底切除:6	0	41.8	5.5	0	100

* 在 161 例后颅窝脑膜瘤中的整体复发率

参考文献

[1] Yasargil MG, Mortara RW, Curcic M. Meningiomas of basal posterior cranial fossa. In: Krayenbul-d H, editor. Advances and Technical Standards in Neurosurgery. Vienna: Springer-Verlag; 1980. p. 3–118.

[2] Cushing H, Eisenhardt L. Meningiomas of the cerebellar chamber. In: Cushing H, Eisenhardt L, editors. Meningiomas: Their Classification, Regional Behavior. Life History and Surgical End Results. Springfield, IL: Charles C Thomas; 1938. p. 169–223.

[3] Castellano F, Ruggiero G. Meningiomas of the posterior fossa. Acta Radiol 1953;104(Suppl):1–157.

[4] Campbell E, Whitfield RD. Posterior fossa meningiomas. J Neurosurg 1949;5:131–53.

[5] Al-Mefty O, Fox JL, Smith RR. Petrosal approach for petroclival meningiomas. Neurosurgery 1988;22:510–7.

[6] Drake JM, Hoffman HJ. Meningiomas in childhood. In: Al-Mefty O, editor. Meningiomas. New York: Raven Press; 1991. p. 145–52.

[7] Germano IM, Edwards MSB, Davis RL, Schiffer D. Intracranial meningiomas of the first two decades of life. J Neurosurg 1994;80:447–53.

[8] Bricolo AP, Turazzi S, Talacchi A, Cristofori L. Microsurgical removal of petroclival meningiomas: a report of 33 patients. Neurosurgery 1992;31:813–28.

[9] Cherington M, Schneck SA. Clivus meningiomas. Neurology 1966;16:86–92.

[10] Hakuba A, Nishimura S, Tanaka K, et al. Clivus meningiomas: six cases of total removal. Neurol Med Chir (Tokyo) 1977;17:63–77.

[11] Olivecrona H. The surgical treatment of intracranial tumors. In: Olivecrona H, Tönnis W, editors. Handbuch der Neurochirurgie. Berlin: Springer-Verlag; 1967. p. 1–301.

[12] Hakuba A, Nishimura S, Jang BJ. A combined retroauricular and preauricular transpetrosal approach to clivus meningiomas. Surg Neurol 1988;30:108–16.

[13] Sekhar LN, Samii M. Petroclival and medial tentorial meningiomas. In: Scheunemann H, Schürmann K, Helms J, editors. Tumors of the Skull Base: Extra- and Intracranial Surgery of Skull Base Tumors. Berlin: Walter de Gruyter; 1986. p. 141–58.

[14] Sekhar LN, Jannetta PJ. Petroclival and medial tentorial meningiomas. In: Sekhar LN, Schramm Jr VL, editors. Tumors of the Cranial Base: Diagnosis and Treatment. Mount Kisco, NY: Futura; 1987. p. 623–40.

[15] Natarajan SK, Sekhar LN, Schessel D, Morita A. Petroclival meningiomas: multimodality treatment and outcomes at long-term follow-up. Neurosurgery 2007;60:965–79.

[16] Little KM, Friedman AH, Sampson JH, et al. Surgical management of petroclival meningiomas: defining resection goals based on risk of neurological morbidity and tumor recurrence rates in 137 patients. Neurosurgery 2005;56:546–59.

[17] Kawase T, Shiobara R, Toya S. Middle fossa transpetrosal-transtentorial approaches for petroclival meningiomas. Selective pyramid resection and radicality. Acta Neurochir (Wien) 1994;129:113–20.

[18] Sekhar LN, Jannetta PJ, Burkhart LE, Janosky JE. Meningiomas involving the clivus: A six-year experience with 41 patients. Neurosurgery 1990;27:764–81.

[19] Symon L. Surgical approaches to the tentorial hiatus. In: Krayenbuhl H, editor. Advances and Technical Standards in Neurosurgery, vol. 9. Vienna: Springer-Verlag; 1982. p. 69–112.

[20] Al-Mefty O. Operative Atlas of Meningiomas. New York: Lippincott-Raven Press; 1997.

[21] Simpson D. The recurrence of intracranial meningiomas. J Neurol Neurosurg Psychiat 1957;20:22–39.

[22] Mirimanoff RE, Dosoretz DE, Linggood RM, et al. Meningioma: Analysis of recurrence and progression following neurosurgical resection. J Neurosurg 1985;62:18–24.

[23] Mathiesen T, Kihlström L, Karlsson B, Lindquist C. Potential complications following radiotherapy for meningiomas. Surg Neurol 2003;60:193–200.

[24] Jung HW, Yoo H, Paek SH, Choi KS. Long-term outcome and growth rate of subtotally resected petroclival meningiomas: Experience with 38 cases. Neurosurgery 2000;46:567–74.

[25] Bambakidis NC, Kakarla UK, Kim LJ, et al. Evolution of surgical approaches in the treatment of petroclival meningiomas: a retrospective review. Neurosurgery 2008;62(6 Suppl 3):1182–91.

[26] Pamir MN, Kilic T, Bayrakli F, Peker S. Changing treatment strategy of cavernous sinus meningiomas: experience of a single institution. Surg Neurol 2005;64(Suppl 2):58–66.

[27] Couldwell WT, Cole CD, Al-Mefty O. Patterns of skull base recurrence after failed radiosurgery. J Neurosurg 2007;106:30–5.

[28] Ware ML, Al-Mefty O. Comment on Bambakidis et al: Evolution of surgical approaches in the treatment of petroclival meningiomas: a retrospective review. Oper Neurosurg 2007;61(5):ONS211.

[29] Borba LA, Oliveira EP. Comment on Bambakidis et al: Evolution of surgical approaches in the treatment of petroclival meningiomas: a retrospective review. Oper Neurosurg 2007;61(5):ONS210.

[30] McKern TW, Stewart TD: Skeletal changes in young American males. Natrick, MA: Quarter Master Research and Development Center; 1957.

[31] Rasdolsky I. Zur frage der klinik der meningiome der hinteren schädelgrube. Z ges Neurol Psychiat 1936;156:211–44.

[32] Morello G, Paleari A. I meningiomas della fossa cranica posteriore. Chirurgie 1949;4:239.

[33] Petit-Dutaillis P, Daum S. Les méningiomes de la fosse postérieure. Rev Neurol 1949;81:557–72.

[34] Dany A, Delcour J, Laine E. Les méningiomes du clivus. Neurochirurgie 1963;9:249–77.

[35] Lecuire J, Dechaume JP, Buffard P, Bochu M. Les méningiomes de la fosse cérébrale postérieure. Neurochirurgie (Suppl) 1971;17:1–146.

[36] Mayberg MR, Symon L. Meningiomas of the clivus and apical petrous bone: report of 35 cases. J Neurosurg 1986;65:160–7.

[37] Couldwell WT, Weiss MG. Surgical approaches to petroclival meningioma. Part I: Upper and midclival approaches. Contemp Neurosurg 1994;16:1–6.

[38] Ichimura S, Kawase T, Onozuka S, et al. Four subtypes of petroclival menigiomas: differences in symptoms and operative findings using the anterior transpetrosal approach. Acta Neurochir (Wien) 2008;150:637–45.

[39] Samii M, Ammirati M, Mahran A, et al. Surgery of petroclival meningiomas: report of 24 cases. Neurosurgery 1989;24:12–7.

[40] Zentner J, Meyer B, Vieweg U, et al. Petroclival meningiomas: is radical resection always the best option? J Neurol Neurosurg Psychiatry 1997;62:341–5.

[41] Hamby WB. Trigeminal neuralgia due to contralateral tumors of the posterior cranial fossa. Report of 2 cases. J Neurosurg 1947;4:179–82.

[42] Nagahiro S, Matsukado Y, Uemura S. Posterior fossa meningioma with special reference to false localizing sign. Neurol Med Chir 1982;22:421–8.

[43] Petit-Dutaillis P, Daum S, Houdart P, Faurel J. L'atteinte controlatéral dur trijumeau dans les tumeurs de l'angle ponto-cérébelleux. Rev Neurol 1949;81:139–45.

[44] Poilici I, Mester E, Marinchesco C. Le méningiome du clivus, facteur etiologique du syndrome d'insuffisance circulatoire du tronc de l'artère basilaire. Rev Neurol 1959;101:722–30.

[45] Pieper DR, Al-Mefty O, Hanada Y, Buechner D. Hyperostosis associated with meningioma of the cranial base: secondary changes or tumor invasion. Neurosurgery 1999;44:742–7.

[46] Derome PJ, Guiot G. Bone problems in meningiomas invading the base of the skull. Clin Neurosurg 1978;25:435–51.

[47] Echlin F. Cranial osteomas and hyperostoses produced by meningeal fibroblastomas. Arch Surg 1934;28:3357–405.

[48] Globus JH. The meningiomas. Trans Assn Res Nerv Ment Dis 1937;16:210.

[49] Sekhar LN, Wright DC, Richardson R, Monacci W. Petroclival and foramen magnum meningiomas: Surgical approaches and pitfalls. J Neurooncol 1996;29:249–59.

[50] Salamon GM, Combalbert A, Raybaud C, Gonzalez J. An angiographic study of meningiomas of the posterior fossa. J Neurosurg 1971;35:731–41.

[51] Al-Mefty O. Surgery of the Cranial Base. Boston: Kluwer Academic; 1989.

[52] Van Havenbergh T, Carvalho G, Tatagiba M, et al. Natural history of petroclival meningiomas. Neurosurgery 2003;52:55–62.

[53] Mathieson T, Lindquist C, Kihlstrom L, Karlsson B. Recurrence of cranial base meningiomas. Neurosurgery 1996;29:2–9.

[54] Al-Mefty O, editor. Meningiomas. New York: Raven Press; 1991.

[55] Ramina R, Neto MC, Fernandes YB, et al. Surgical removal of small petroclival meningiomas. Acta Neurochir (Wien) 2008;150:431–8.

[56] Couldwell WT, Fukushima T, Giannotta SL, Weiss MH. Petroclival meningiomas: surgical experience in 109 cases. J Neurosurg 1996;84:20–8.

[57] Hakuba A, Nishimura S. Total removal of clivus meningiomas and the operative results. Neurol Med Chir (Tokyo) 1981;21:59–73.

[58] Nishimura S, Hakuba A, Jang BJ, Inoue Y. Clivus and apicopetroclivus meningiomas: report of 24 cases. Neurol Med Chir (Tokyo) 1989;29:1004–11.

[59] Samii M, Tatagiba M. Experience with 36 surgical cases of petroclival meningiomas. Acta Neurochir (Wien) 1992;118:27–32.

[60] Spetzler RF, Daspit CP, Pappas CT. The combined supra- and infratentorial approach for lesions of the petrous and clival regions: experience with 46 cases. J Neurosurg 1992;76:588–99.

[61] Samii M, Tatagiba M, Carvalho GA. Resection of large petroclival meningiomas by the simple retrosigmoid route. J Clin Neurosci 1999;6:27–30.

[62] Samii M, Tatagiba M, Carvalho GA. Retrosigmoid intradural supra-meatal approach to Meckel's cave and the middle fossa: surgical technique and outcome. J Neurosurg 2000;92:235–41.

[63] Roberti F, Sekhar LN, Kalavakonda C, Wright DC. Posterior fossa meningiomas: surgical experience in 161 cases. Surg Neurol 2001;56:8–20.

[64] Seifert V, Raabe A, Zimmermann M. Conservative (labyrinth-preserving) transpetrosal approach to the clivus and petroclival region: indications, complications, results and lessons learned 76. Acta Neurochir (Wien) 2003;145:631–42.

[65] Goel A, Muzumdar D. Conventional posterior fossa approach for surgery on petroclival meningiomas: a report on an experience with 28 cases. Surg Neurol 2004;62:332–8.

[66] Park CK, Jung HW, Kim JE, et al. The selection of the optimal therapeutic strategy for petroclival meningiomas. Surg Neurol 2006;66:160–5.

[67] Mathieson T, Gerlich A, Kihlstrom L, et al. Effects of using combined transpetrosal surgical approaches to treatment petroclival meningiomas. Neurosurgery 2007;60(6):982–91.

[68] Abdel Aziz KM, Sanan A, van Loveren HR, et al. Petroclival meningiomas: Predictive parameters for transpetrosal approaches. Neurosurgery 2000;47(1):139–52.

[69] Iwai Y, Yamanaka K, Yasui T, et al. Gamma knife surgery for skull base meningiomas. The effectiveness of low-dose treatment. Surg Neurol 1999;52:40–4.

[70] Roche PH, Pellet W, Fuentes S, et al. Gamma knife radiosurgical management of petroclival meningiomas results and indications. Acta Neurochir (Wien) 2003;145:883–8.

[71] Stafford SL, Pollock BE, Foote RL, et al. Meningioma radiosurgery: tumor control, outcomes, and complications among 190 consecutive patients. Neurosurgery 2001;49:1029–37.

[72] Subach BR, Lunsford LD, Kondziolka D, et al. Management of petroclival meningiomas by stereotactic radiosurgery. Neurosurgery 1998;42(3):437–45.

[73] Zachenhofer I, Wolfsberger S, Aichholzer M, et al. Gamma-knife radiosurgery for cranial base meningiomas: experience of tumor control, clinical course, and morbidity in a follow-up of more than 8 years. Neurosurgery 2006;58:28–36.

[74] Goldsmith B, McDermott MW. Meningioma. Neurosurg Clin N Am 2006;17:111–29, vi.

[75] Noel G, Bollet MA, Calugaru V, et al. Functional outcome of patients with benign meningioma treated by 3D conformal irradiation with a combination of photons and protons. Int J Radiat Oncol Biol Phys 2005;62:1412–22.

[76] Kaido T, Hoshida T, Uranishi R, et al. Radiosurgery-induced brain tumor. Case report. J Neurosurg 2001;95:710–3.

[77] Kleinschmidt-Demasters BK, Kang JS, Lillehei KO. The burden of radiation-induced central nervous system tumors: a single institution's experience. J Neuropathol Exp Neurol 2006;65:204–16.

[78] Kranzinger M, Jones N, Rittinger O, et al. Malignant glioma as a secondary malignant neoplasm after radiation therapy for craniopharyngioma: report of a case and review of reported case. Onkologie 2001;24:66–72.

[79] Salvati M, Frati A, Russon N, et al. Radiation-induced gliomas: report of 10 cases and review of the literature. Surg Neurol 2003;60:60–7.

[80] Shamisa A, Bance M, Nag S, et al. Glioblastoma multiforme occurring in a patient treatment with gamma knife surgery. Case report and review of the literature. J Neurosurg 2001;94:816–21.

[81] Sheehan J, Yen CP, Steiner L. Gamma knife surgery-induced meningioma. Report of two cases and review of the literature. J Neurosurg 2006;105:3225–329.

[82] Shin M, Ueki K, Kurita H, Kirion T. Malignant transformation of a vestibular schwannoma after gamma knife radiosurgery. Lancet 2002;360:309–10.

[83] Yu JS, Yong WH, Wilson D, Black KL. Glioblastoma induction after radiosurgery for meningioma. Lancet 2000;356:1576–7.

[84] Liscak R, Kollova A, Vladyka V, et al. Gamma knife radiosurgery of skull base meningiomas. Acta Neurochir Suppl 2004;91:65–74.

[85] Milker-Zabel S, Zabel-du Bois A, Huber P, et al. Fractionated stereotactic radiation therapy in the management of benign cavernous sinus meningiomas: long-term experience and review of the literature. Strahlenther Onkol 2006;182:635–40.

[86] Rowe J, Grainger A, Walton L, et al. Risk of malignancy after Gamma Knife stereotactic radiosurgery. Neurosurgery 2007;60: 60–6.

37

岩骨后入路治疗岩斜区脑膜瘤

Marcus L. Ware,
Ossama Al-Mefty

张刚利 译

概　述

　　岩骨后入路以岩骨为中心，可以显露从中颅窝到枕骨大孔的肿瘤。我们较多使用这一入路，理由如下：①对颞叶和小脑的牵拉最小。②和枕下入路相比，到斜坡的手术路径缩短。③术者可以直视肿瘤和脑干的前、侧方。④容易保护耳蜗、迷路和面神经。⑤容易保护横窦、乙状窦、Labbé静脉、基底静脉和枕静脉。⑥手术早期切断肿瘤血供。⑦可以在手术中提供多轴线切除。⑧侵入岩骨的肿瘤可以安全切除。⑨可以很容易和岩骨前入路、岩骨完全切开入路及经髁入路等联合应用。

手术技巧

患者体位

　　患者体位是手术的重要环节之一。患者常采取仰卧位，头部位于手术床的尾侧。这可以腾出更多的空间使采取坐位的术者易于移动位置。我们还发现，使患者180°旋转使其离开麻醉师，可以使术者和助手获得最大的空间来完成手术。在手术中使术者和助手有足够的空间均能双手操作是极其重要的。因为术中术者可能需要双手去切除肿瘤，这时助手需要双手来冲洗和使用吸引器。手术床需要头部抬高20°～30°，使头部稍微高于躯干。患者需采用仰卧位，头转向对侧而同侧肩膀需要垫高。这一体位可以使岩椎体位于术区的最高点。要仔细检查颈部位置以确保颈静脉不受压迫。头部采用三点式的Mayfield头架固定。患者还需要用皮带固定于手术床上。手术中，术者的视线可以通过床位的各个方向旋转来调整。

　　手术之前要放置双侧的脑干听觉诱发电位和体感诱发电位。而面神经的功能检测和术中定位，通过放置在患侧多组面肌的肌电图来实现。

肌皮瓣设计

　　皮瓣起自颧弓前方延至耳屏上方，然后在耳后曲线向下至乳突下方（图37-1）。皮瓣翻向前下，切开颞筋膜，其后下部和胸锁乳突肌相连续。颞肌沿着切口上缘切断，然后牵向前下方（图37-2）。这个肌瓣可以用来封闭颞骨被磨除的部分。当这一步骤完成后，颞窝的骨性表面、乳突和侧后颅窝即可暴露。

　　四个骨孔分列横窦上下。两个位于后颅窝，两个位于前上方。其中一孔位于

447

星点稍内下方，以暴露位于横窦乙状窦转折处下方的后颅窝。另外一孔位于颞上线后方乳突和颞鳞交界处，用以暴露幕上部分。通过窦两侧钻孔，可以实现单一骨瓣同时暴露中后颅窝。当钻孔接近窦时，可以使用咬骨钳和磨钻以策安全。这一步骤要小心不要损伤静脉窦。颅骨切开后，横窦乙状窦转折点

即可暴露。此时掀开骨瓣时要小心，因为许多患者的横窦乙状窦转折处和颅骨粘连紧密（图 37-3）。

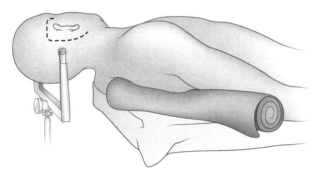

图 37-1 右侧岩骨后入路的患者体位和皮肤切口。患者采取仰卧位，在同侧肩膀下垫一卷软布。头部轻度抬高并转向肿瘤对侧。

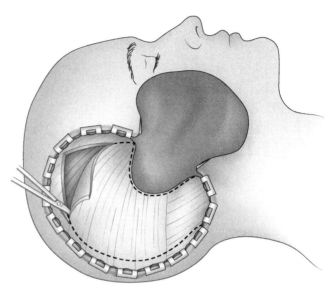

图 37-2 软组织切除。切开颞肌筋膜瓣并使之和胸锁乳突肌相连续，从而形成完整的肌筋膜瓣。

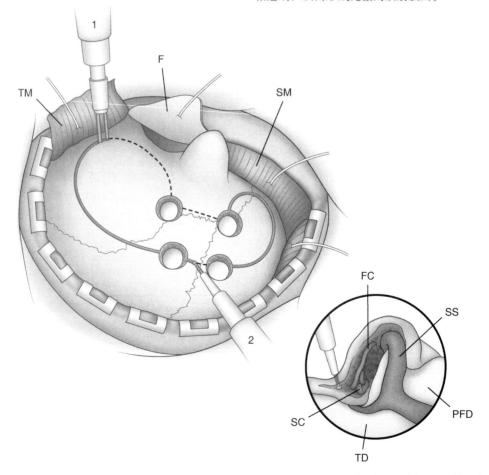

图 37-3 画师描绘的术者视野所见。颞肌和胸锁乳突肌被翻起并被牵拉收缩。脚踏式铣刀（1）用于铣开颅骨，然后用磨钻（2）磨除跨过乙状窦的骨质。右下图：乙状窦（SS）被从骨质中磨出，岩骨被磨除。F，筋膜；FC，面神经；PFD，后颅窝硬膜；SC，半规管；TD，颞叶硬膜。（From Al-Mefty O, Schenk MP, Smith RR. Petroclival meningiomas. In: Rengachry SS, Wilkins RH, editors. Neurosurgical Operative Atlas, Vol. 1, No. 5. Baltimore: Williams and Wilkins, 1991. p. 318. Reproduced with permission of American Association of Neurological Surgeons.）

颞骨磨除

在磨除乳突气房之前，乳突的皮质骨被设计好后切下，用于在关颅时重建颅盖骨。在此处，术者将完全切除乳突。磨除乳突可以首先使用切割钻。但是在磨除到重要解剖结构时，我们建议使用金刚钻头磨除。乙状窦要一直游离到颈静脉球。窦硬膜角（即 Citelli 角，指示了岩上窦的位置）也要被暴露。外耳道后方的浅部乳突气房和深部面后的气房均被磨除以识别面神经管、侧后半规管。磨除要顺着岩骨椎体以缩小岩骨显露岩尖。这一操作要注意保护面神经管和中耳、内耳不受损害（图 37-3）。

肿瘤暴露

沿着颞窝底面和乙状窦前将硬膜切开。应当注意保护 Labbé 静脉及其在乙状窦的汇入点（图 37-4）。电凝或者用钛夹阻断岩上窦，然后切断岩上窦以打开硬膜（图 37-4）。术者首先辨认并保护滑车神经在硬膜上的汇入点，然后平行于岩骨嵴切开

小脑幕，直至小脑幕切迹。打开小脑幕可以很好显露肿瘤上极和脑干前方。然后抬起颞叶后部并将乙状窦向后牵拉，可以显露幕上下的空间。这种方法可以安全切除非常大的岩斜区脑膜瘤（图 37-5）。当肿瘤生长至对侧、位于脑干前方或为了克服骨迷路对视觉的阻碍，可以磨除岩尖后联合采用岩骨前、岩骨后入路手术（图 37-6）。

当肿瘤巨大同时涉及幕上下时，可以从横窦上下分别切开颞窝和后颅窝的硬膜。幕上切开可以沿着颞窝底面切开，幕下硬膜可以一直切开至颈静脉球。硬膜瓣可以留在颞叶和小脑皮质表面以保护脑组织。大多数病例由于小脑向后塌陷，术中无须牵拉。当乙状窦上下暴露均佳时，无需切断乙状窦。

肿瘤切除

在肿瘤切除之前，需要降低受牵拉组织的张力。术者可以打开小脑延髓池，充分放出脑脊液以减少组织张力。当肿瘤较小时，通过释放脑脊液就可以轻易辨别Ⅶ～Ⅷ脑神经。在大型肿瘤，Ⅶ～Ⅷ脑神经常常被肿瘤包绕，常需肿瘤相当部分切除后

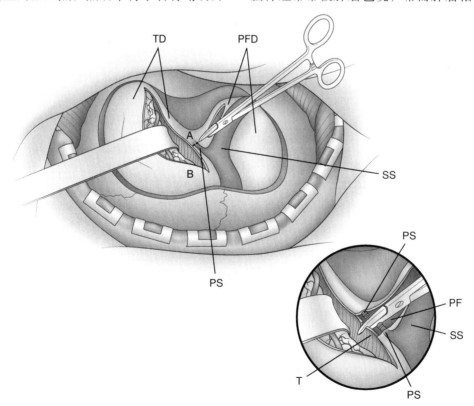

图 37-4 切开硬膜并切断岩上静脉。PF，后颅窝；PFD，后颅窝硬膜；PS，岩上窦；SS，乙状窦；T，肿瘤；TD，颞叶硬膜。(From Al-Mefty O, Schenk MP, Smith RR. Petroclival meningiomas. In: Rengachry SS, Wilkins RH, editors. Neurosurgical Operative Atlas, Vol. 1, No. 5. Baltimore: Williams and Wilkins, 1991. p. 292. Reproduced with permission of American Association of Neurological Surgeons.)

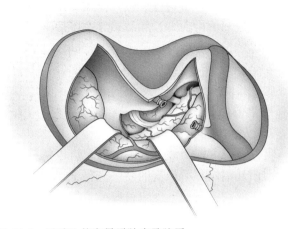

图 37-5 后移乙状窦暴露肿瘤及脑干。

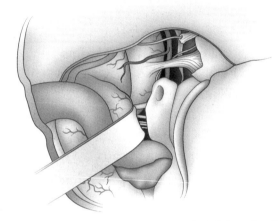

图 37-6 额外切除岩尖后，可行岩骨前后联合入路。(From Cho C, Al-Mefty O. Combined petrosal approach to petroclival meningiomas. Neurosurgery 2002;51(3):708-18. Reproduced with permission.)

才能显露之。在这个阶段，可以电灼肿瘤在岩骨、小脑幕上的滋养血管以减少肿瘤血供。

选择肿瘤表面无重要结构的区域，打开蛛网膜。然后采用CUSA和双极电凝分块瘤内切除肿瘤。一旦肿瘤被瘤内大部切除，瘤壁就可以从周围结构分离开来。在分离过程中，保持蛛网膜界限极其重要，可以保护重要的神经血管结构不受损伤。术中要时刻注意，大型肿瘤可以将脑神经和重要血管包绕在瘤内。

当肿瘤被大部分切除后，下方的脑神经就可以从肿瘤下极分离出来。术中调整视角可以使术者安全分离神经血管结构，切除瘤壁。肿瘤切除后，所有受侵犯的骨质均要用高速磨钻磨除。不能安全磨除的区域要做彻底的电灼。

关　颅

关颅之前，首先从躯干部取一块脂肪。硬膜应当严密缝合。当硬膜皱缩无法直接缝合时，应当采用适当的硬膜修补材料以紧密缝合。既往我们常采用自体阔筋膜或人工硬膜。现在我们采用脂肪块封闭开放的乳突气房。然后回复骨瓣，用钛板和钛钉固定，这样乳突皮质可以复位并固定。骨缝用钻孔产生的骨粉末或者商业性骨替代物填充。将颞肌缝合到胸锁乳突肌上以提供额外支持。然后逐层缝合软组织（图 37-7）。

本入路的优点

岩骨后入路可以用于后颅窝深部、内耳道侧方的肿瘤切除。因此，这一入路可以用于较大的岩斜区肿瘤和扩展到内耳道下方的肿瘤（图 37-8）。切

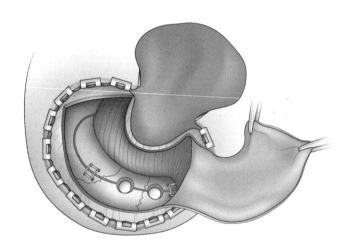

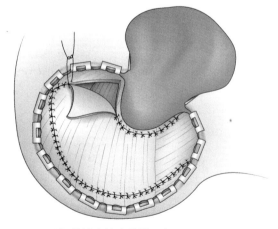

图 37-7 回复骨瓣和缝合筋膜。(From Al-Mefty O. Operative Atlas of Meningiomas. Philadelphia: Lippincott-Raven, 1998. p. 314. Reproduced with permission.)

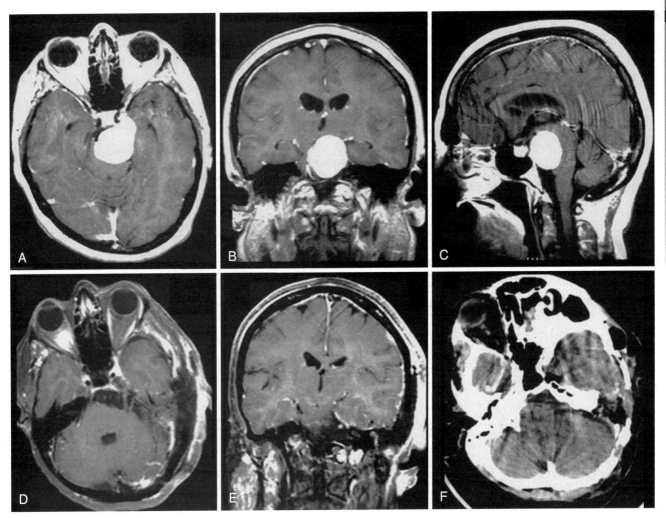

图 37-8　岩斜区脑膜瘤侵入海绵窦后部，此例适合行岩骨后入路手术。**A**，轴位术前增强 MRI；**B**，冠状位术前增强 MRI；**C**，矢状位术前增强 MRI；**D**，轴位术后 MRI；**E**，冠状位术后 MRI 显示肿瘤全切除；**F**，术后 CT 显示乳突磨除的范围。

除部分颞骨岩部后可以增加岩斜区的暴露以扩大脑干侧方及岩斜沟的视野。另外，迷路后的岩骨切除可以保留听力。我们最近的采用岩骨后或者联合岩骨入路手术的患者，听力保留率为 92%[1]。这一入路显露肿瘤对颞叶的牵拉最小，同时减少了到达岩斜区的手术操作距离。切除部分颞骨岩部可以扩大脑干侧方及岩斜沟的视野，从而增加了岩斜区的手术暴露。

迷路后岩骨入路要求向后移位乙状窦[2]。这要求将骨质切除范围从横窦到颈静脉球，以提供足够的长度来牵拉乙状窦。同时后颅窝骨质切除也要够大以利乙状窦移位。最后，只有切开小脑幕才能移位乙状窦。切开小脑幕后，乙状窦就可以向后移位以提供足够的暴露。

本入路的缺点

本入路的并发症常发生于牵拉乙状窦或切开小脑幕时。尽管一些术者提倡处理乙状窦以提供更好的显露[3-7]，但是我们认为这种操作是不必要的，并且可能引起静脉引流不足。任何窦的损伤均需仔细修补。后岩骨入路以下患者可能有较高的手术风险：单一乙状窦或者优势乙状窦位于肿瘤侧的患者，横窦不连于窦汇的患者，通过小脑幕静脉引流的患者。对于单一乙状窦或者优势乙状窦位于肿瘤侧的患者，对乙状窦的牵拉可能引起术中静脉充血，而对乙状窦的损伤可能引发严重的并发症。对于横窦和窦汇完全不连接的患者，其静脉引流可能是完全分开的。其中一侧半球静脉通过上矢状窦引流，另一侧通过深静脉引流。牵拉单一乙状窦或者优势侧乙状窦也可以引起引流区的大脑半球静脉充血。对于乙状窦通过小脑幕引流的患者，要小心不要横断小脑幕而引起静脉引流中断。对于此类患者，应当在小脑幕窦的外侧或内侧切开小脑幕，肿瘤切除也要在小脑幕窦上下进行。

Labbé 静脉的解剖位置对此入路也非常重要[8]。对于 Labbé 静脉在横窦乙状窦之前的小脑幕上汇入岩上窦者，要注意不要离断这一静脉引流。对这些患者，术中要仔细检查 Labbé 静脉的汇入点，确保

在切开硬膜时，在 Labbé 静脉汇入点之前切开小脑幕，以使颞叶静脉引流保持通畅。

对一些患者来说，岩骨后入路可能不能提供足够的空间以全切肿瘤。对于颈静脉球位置较高的患者，乙状窦前间隙不能提供很好的暴露。对于肿瘤越过中线的患者，岩骨后入路暴露不充分，常需采用联合岩骨入路。另外，如果肿瘤位于岩斜沟的前角或海绵窦后部，骨迷路将阻挡术者的视角，全切肿瘤很困难。对于已经影响听力的患者，应当考虑经迷路入路或完全的岩骨切开术切除肿瘤。如果患者听力正常，应当考虑联合岩骨入路（图 37-9）。

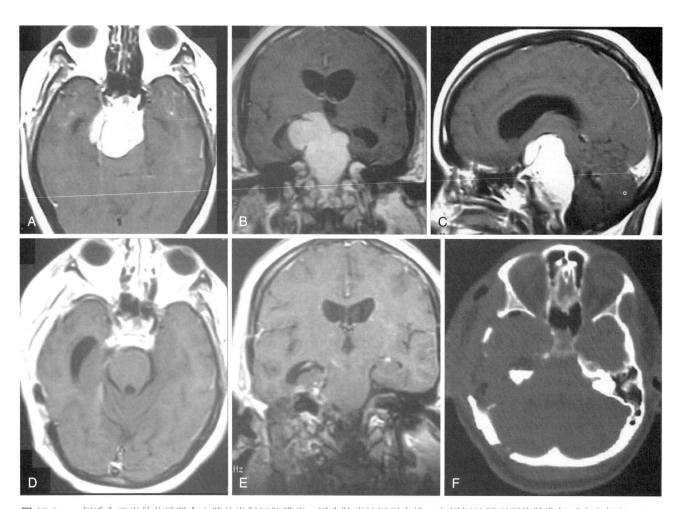

图 37-9　一例适合于岩骨前后联合入路的岩斜区脑膜瘤，因为肿瘤扩展到中线，向尾侧扩展到颈静脉孔但听力尚保留。**A**，轴位术前增强 MRI；**B**，冠状位术前增强 MRI；**C**，矢状位术前增强 MRI；**D**，轴位术后 MRI；**E**，冠状位术后 MRI；**F**，术后 CT 显示联合岩骨前后入路的骨质切除范围。

参考文献

[1] Erkmen K, Pravdenkova S, Al-Mefty O. Surgical management of petroclival meningiomas: factors determining the choice of approach. Neurosurg Focus 2005;19:E7.

[2] Al-Mefty O. Operative Atlas of Meningiomas. Philadelphia: Lippincott-Raven; 1998.

[3] Cantore G, Delfini R, Ciapetta P. Surgical treatment of petroclival meningiomas: experience with 16 cases. Surg Neurol 1994;42:105–11.

[4] Hwang SK, Gwak HS, Paek SH, et al. The experience of ligation of transverse or sigmoid sinus in surgery of large petroclival meningiomas. J Korean Med Sci 2002;17:544–8.

[5] Malis LI. The petrosal approach. Clin Neurosurg 1991;37:528–40.

[6] Megerian CA, Chiocca EA, McKenna MJ, et al. The subtemporal-transpetrous approach for excision of petroclival tumors. Am J Otol 1996;17:773–9.

[7] Spetzler RF, Daspit CP, Pappas CT. The combined supra- and infratentorial approach for lesions of the petrous and clival regions: experience with 46 cases. J Neurosurg 1992;76:588–99.

[8] Sakata K, Al-Mefty O, Yamamoto I. Venous considerations in petrosal approach: microsurgical anatomy of the temporal bridging vein. Neurosurgery 2000;47:153–60.

岩斜区脑膜瘤：经岩骨前中颅窝入路

Takeshi Kawase

张刚利 译

概　述

自 1970 年以来，经中颅窝手术切除岩骨的手术入路主要用于小脑脑桥角肿瘤的切除 [1-6]。和常规的颞下入路相比，该入路手术暴露更广而脑损害很小。由于通过切除的岩尖从硬膜外暴露肿瘤，减少了对脑组织的牵拉，避免牺牲颞叶的桥静脉。1977 年，该入路开始用于斜坡脑膜瘤 [7]。由于肿瘤粘连的硬膜一起去除，岩斜区脑膜瘤的根除率很高。但是，该入路的缺点是牺牲听力和脑脊液漏。

1985 年，我们采用仅限于岩尖切除的岩骨前入路（APA）夹闭基底动脉干动脉瘤并保留听力 [8-9]。随后 20 世纪 90 年代将其用于岩斜区脑膜瘤 [10-11]。1999 年以后，其他学者也开始将这一入路应用于岩斜区脑膜瘤手术 [12-14]。

岩斜区脑膜瘤的分类和 APA 的手术适应证

岩斜区脑膜瘤根据肿瘤附着、扩展范围分为三型（图 38-1）：Ⅰ. 单纯岩骨型；Ⅱ. 蝶岩型：肿瘤向中颅窝扩展；Ⅲ. 岩斜型：扩展至岩锥后方。APA 适用于第 Ⅰ ~ Ⅱ 型。适应证不应当根据肿瘤大小，而应当根据附着范围确定。APA 的绝对适用证包括肿瘤位于斜坡中线并向 Meckel 囊扩展或肿瘤位于中颅窝。或者肿瘤附着于斜坡上半部及内听道内侧。

手术技巧和并发症预防

有关解剖和手术技巧见参考文献 15 ~ 17。

术前准备

术前栓塞仅用于肿瘤供血来源于咽升动脉，因为来源于脑膜中动脉、小脑幕动脉的供血动脉可以在术中被电凝切断。术前做腰大池引流可以减少术中对颞叶的牵拉。当肿瘤侵入内听道时，可以使用面听神经电生理监测。

开颅方法

在耳朵上方做 U 形皮瓣，切开范围要足够大以提供关颅时所需的筋膜瓣。当需要联合颧弓切开术时，采用问号形皮瓣切开。颞肌筋膜要从颞肌上分离下来，仅在下方剩一窄蒂相连。颞肌牵向前方，暴露颧弓根部。

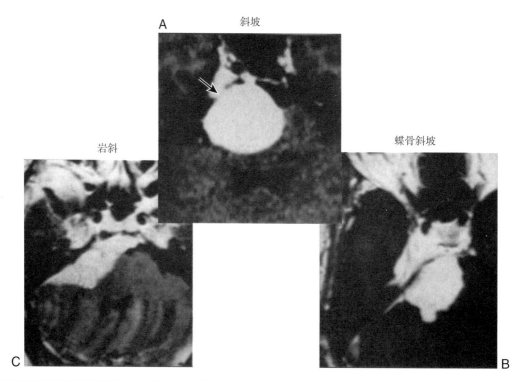

图 38-1 三种类型的岩斜区脑膜瘤。**A**，单纯斜坡型，位于三叉神经的内侧，Meckel 囊被肿瘤侵犯（箭头所示）；**B**，蝶骨斜坡型，向中颅窝侵犯；**C**，岩斜型，向后颅窝扩展，位于 IAM 上方。A 和 B 适合于岩骨前入路。

在颧弓下方钻三个孔，在星点前方、颞鳞缝上做一个 6cm 的骨瓣。一般不需要暴露乙状窦。颧弓根部内侧和外耳道上方的骨棘均需磨除以显露棘孔。

暴露和切除岩锥

采用钩形牵开器将硬膜从颞骨上剥离并牵开。在外耳孔内侧辨别弓状隆起。在棘孔处电灼并切断脑膜中动脉，切断粘连于岩浅大神经的骨周围硬膜以保护该神经。电凝位于岩锥骨沟和岩浅大神经周围的肿瘤供血血管。在下颌神经扩大硬膜分离以减少硬膜张力，此时在岩尖可以看到三叉神经压迹。将显微镜光轴向前移动以直视岩尖区。内听道位于弓状隆起的稍前方，距离骨表面约 7mm。弓状隆起的高度因人而异，需要术前做 CT 的骨窗相来衡量。图 38-2 显示了保留听力所能达到的最大骨切除范围。

为了防止面神经损伤，内听道基底上方的骨质不宜磨除，因为面神经在此处浅行于骨质下方。磨除三叉神经压迹外侧部是必要的，超声骨刮匙（Sonopet®M&M company，Tokyo）能安全切除深部骨棘。然而，切除必须终止于三叉神经内侧 5mm 处以防止展神经损伤。

切开硬膜打开 Meckel 囊

中颅窝硬膜向内朝向岩上窦切开 2cm。切口可

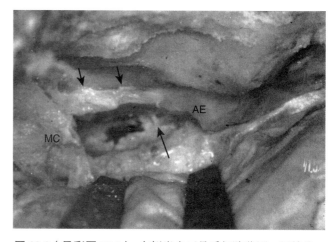

图 38-2（见彩图 38-2） 右侧岩尖区骨质切除范围。短箭头：覆盖在岩大神经上的骨膜。长箭头：内听道的入口。AE，弓状隆起；MC，Meckel 囊。

以沿着岩上窦呈 T 形扩大切开，显露小脑幕。对于向中颅窝扩展的肿瘤，要去除其覆盖在小脑幕上的部分肿瘤。切开后颅窝硬膜后，在多数后部骨质磨除后，即可双重结扎岩上窦。然后用剪刀向着小脑幕切迹剪开，断开岩上窦和小脑幕。当患者有小脑幕钙化时，应当采用骨刮匙或小型咬骨钳处理小脑幕。

大型肿瘤时，肿瘤块常常充满后颅窝。肿瘤供血血管可以电凝，然后将小脑幕前部反转。滑车神经常常在硬膜的穿入口被肿瘤包裹。三叉神经的走行因为肿瘤起源不同而分为三型[18]。

1. 肿瘤起源于斜坡或海绵窦，三叉神经位于肿瘤侧方。
2. 肿瘤起源于小脑幕，三叉神经位于肿瘤的下内侧。
3. 肿瘤起源于岩尖，三叉神经位于肿瘤内上方。

然而，三叉神经进入 Meckel 囊位置是固定不变的。可以沿着三叉神经的上表面向前方切开 Meckel 囊的硬膜约 1cm。Meckel 囊的硬膜由于是两层硬膜折叠，质地较韧不易切开。切开 Meckel 囊后可见疏松网状的三叉神经纤维和肿瘤（图 38-3）。肿瘤一般位于三叉神经内侧，推开神经纤维即可切除肿瘤。

切除肿瘤的步骤

第一步是电灼常位于 Meckel 囊内侧的肿瘤供血血管（图 38-4）。将小脑幕向上牵开，三叉神经向下牵开可以使手术空间扩大。如果肿瘤附着处较小，要注意外展神经常位于肿瘤内侧。第二步是瘤内分块切除。当切断肿瘤血供后，肿瘤出血将减至最小限度，超声吸引器非常有用。采用 Sugita 带钩肿瘤牵开器（Mizuho Ika Co., Tokyo, Japan）将肿瘤牵向基底，则原先不可见的肿瘤顶部就可以直视下操作。这一技术可以减轻被肿瘤包裹或过度牵拉的动脉和脑神经的张力，从而获得足够的空间来切除肿瘤。第三步是仔细分离血管和神经。小脑上动脉（SCA）有时被肿瘤包裹，必须沿着血管锐性分离肿瘤。要特别注意不要损伤基底动脉的穿支血管，当肿瘤位于基底动脉和脑干之间时更要注意。

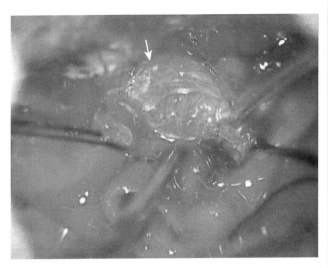

图 38-3（见彩图 38-3） 位于右侧 Meckel 囊的肿瘤，箭头所示为丛状的三叉神经。

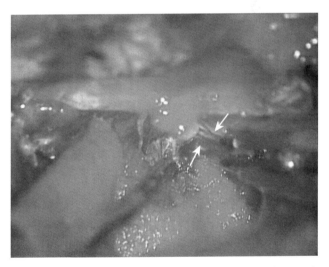

图 38-4（见彩图 38-4） 箭头所指为从小脑幕动脉来源的肿瘤供血血管。位于三叉神经的内侧。在肿瘤瘤内切除之前要阻断这些血管。

在肿瘤的下界，小脑前下动脉（AICA）常和展神经伴行。面神经常被推移至后下方，但蛛网膜界限常可以保留（图 38-6C）。可以通过神经内镜辅助观察面神经的走行。当岩斜区脑膜瘤为小脑幕型时，面神经常被拉长的三叉神经所保护。第四步是整块切除肿瘤包膜。在手术过程中，术者将注意到受压的脑干逐渐回到正常位置。

面神经可以通过神经内镜观察到。

关颅及术后护理

下面所述的两层结构被用于防止脑脊液漏。

被磨除的岩尖和打开的乳突气房应当用自体脂肪覆盖，然后用纤维胶粘合。颞筋膜瓣被用于覆盖脂肪和颅底，它和硬膜缝合可以防止脑脊液在皮下聚集。骨窗采用钛板固定，一般不用人工骨。

腰大池在夹闭状态下保留数天。如果发生脑脊液漏，则需要放置腰大池引流 1～2 周。

示范病例 1

一名 54 岁男性患者主诉有轻度共济失调步态。他的脑神经功能正常，听力正常。MRI 显示患者有

一个 32mm 大小的上斜坡脑膜瘤（图 38-5A）。血管造影显示有肿瘤血管来源于脑膜垂体干的小脑幕动脉。手术通过右侧的 APA 入路，术中发现肿瘤位于三叉神经内侧，肿瘤附着于斜坡和小脑幕。面听神经可能向后移位，被拉长的三叉神经所遮蔽（图 38-5B）。打开 Meckel 囊后，三叉神经向下推开。供血动脉被完全电灼，由于供血阻断，在不出血的术野中，再做瘤内减压变得很容易。

通过向术者方向牵拉瘤壁，内侧结构如展神经、基底动脉干能从肿瘤上分离。所有肿瘤切除均可保留脑神经和动脉（图 38-5C）。术后患者恢复顺利，仅残留轻度面部感觉减退。术后 MRI 显示，肿瘤完全消失。没有由于牵拉造成的颞叶和小脑损害（图 38-5D）。

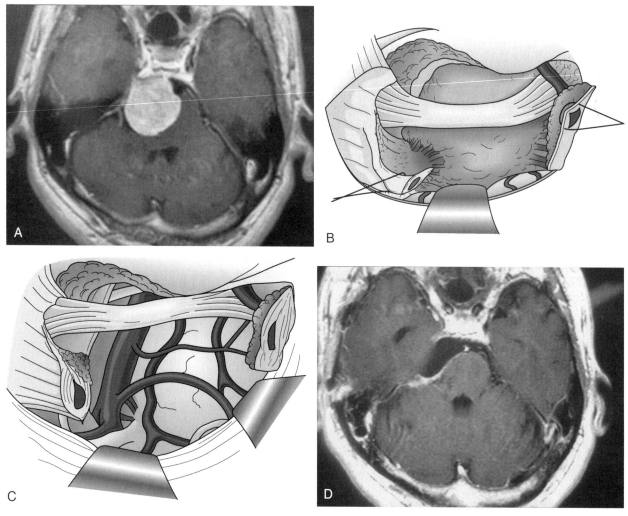

图 38-5（见彩图 38-5） 患者为 54 岁男性。A，术前增强 MRI；B、C，手术切除肿瘤前后的示意图；D，术后增强 MRI 显示肿瘤全切除。

示范病例 2

　　一位 63 岁女性患者主诉左侧面部感觉减退。MRI 显示颅内有一个涉及中后颅窝的 45mm 的脑膜瘤（图 38-6A ～ C）。血管造影显示肿瘤供血动脉来源于脑膜垂体干（小脑幕动脉）及脑膜中动脉的分支。手术采用经岩骨前入路（APA）。当切除中颅窝肿瘤后，打开 Meckel 囊切除其中肿瘤（见图 38-3）。在肿瘤瘤内切除之前，暴露肿瘤供血血管并电灼切断之（图 38-4）。肿瘤失去血供后将变软，易于彻底切除（图 38-6D, E）。术后患者恢复顺利，患者的唯一不适是向下注视时复视，这是被肿瘤包裹的滑车神经损伤引起的。术后 MRI 显示肿瘤彻底切除（图 38-6F）。

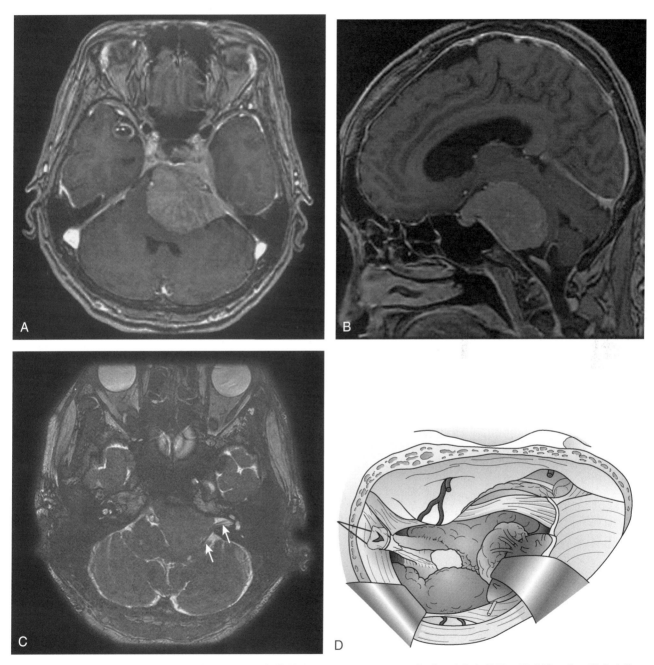

图 38-6（见彩图 38-6） 患者为 63 岁女性。**A**、**B**，术前增强 MRI；**C**, CISS MRI 序列显示偏离的Ⅶ～Ⅷ脑神经位于肿瘤边缘，和肿瘤有蛛网膜界限（箭头所示）。

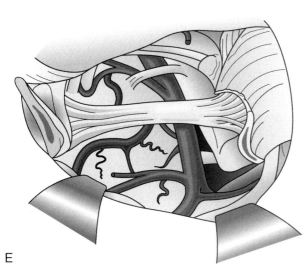

E

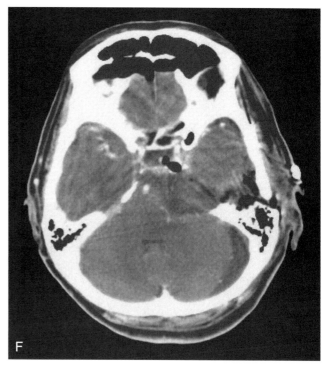

F

图 38-6 续（见彩图 38-2） D、E，手术切除肿瘤前后的示意图，钙化的小脑幕使用 Sonopet® 超声骨刀切除，供血血管来源于岩骨沟；F，术后增强 CT 显示肿瘤通过前岩骨入路得以全切除。

手术结果

在 115 例岩斜区脑膜瘤患者中，84 例（73%）通过 APA 入路手术。其中 8 例患者中颅窝扩展的肿瘤高于后床突，遂采用切断颧弓以减少对颞叶的牵拉。46% 患者肿瘤直径达到或超过 40mm（表 38-1）。肿瘤切除程度以术后 3~6 个月 MRI 检查判定。57 人（67.9%）获得近切除（GTR），22 人（26.2%）获得次全切除（STR），5 人（5.9%）获得部分切除（表 38-2）。

肿瘤残留的常见原因是：肿瘤粘连于脑干、侵入海绵窦或扩展到下斜坡。

患者术后 1 年的生活情况是：69 人（82.1%）独立生活（KPS ≥ 80），7 人（8.3%）需轻度协助（KPS 60 ~ 70），6 人（7.1%）需要协助（KPS ≤ 50）（表 38-3）。1 例患者死于手术并发症（大脑静脉栓塞），1 例患者被告知肿瘤复发后自杀。

手术并发症

与手术入路相关的并发症包括：7 例患者（8%）发生脑脊液漏，其中 1 例再次手术修补。3 例患者（4%）发生静脉性栓塞，其中 1 例发展为静脉窦血栓而死亡。病因学尚不明确，但是手术或放疗可能影响这种病理发展。9 例患者（11%）未能保留听力，其中 6 例大型肿瘤施行了部分迷路切除术。

表 38-1 肿瘤大小

小型（< 25mm）	24（28.6%）
中型（25 ~ 39mm）	21（25.0%）
大型（> 40mm）	39（46.4%）
	84（100%）

表 38-2 肿瘤切除程度

近切除	57（67.9%）
次全切除	22（26.2%）
部分切除	5（5.9%）

表 38-3　患者术后情况

独立生活（KPS ≥ 80）	69（82.1%）
部分协助（KPS 60 ~ 70）	7（8.3%）
活动区域受限（KPS ≤ 50）	6（7.1%）
死亡	2（2.3%）
	84（100%）

与肿瘤特征相关的最常见并发症包括面部麻木（22%）和由于第Ⅲ、Ⅵ对脑神经损伤引起的显著复视（8%）。

与患者死亡率显著相关的并发症包括脑干梗死引起的偏瘫（6%），这和肿瘤粘连于脑干、动脉和脑神经相关。这一入路的优点是较低的面瘫（5%）和吞咽困难（0%）。

优点和缺点

APA 手术入路的优点：

1. 仰卧位。
2. 由于及早处理肿瘤基底和供血动脉，手术时术野清洁。
3. 无需牵拉小脑即可显露斜坡中线及脑干。
4. 面神经和其他脑神经麻痹发生率较低。
5. 听力保留率较高（89%）。

APA 手术入路的缺点是：

1. 手术解剖复杂，术野狭小，需要"锁孔"外科训练。
2. 有脑脊液漏的风险。

参考文献

[1] King TT. Combined translabyrinthine-transtentorial approach to acoustic nerve tumors. Proc R Soc Med 1970;63:780–2.

[2] House WF. Surgery of acoustic tumors. Otolaryngol Clin North Am 1973;6:245–66.

[3] Bochenek Z, Kukwa A. An extended approach through the middle cranial fossa to the internal auditory meatus and the cerebellopontine angle. Acta Otolaryngol 1975;80:410–4.

[4] Kanzaki J, Kawase T, Sano H, et al. A modified extended middle cranial fossa approach for acoustic tumors. Arch Otorhinolaryngol 1977;212:119–21.

[5] Hakuba A. Total removal of cerebellopontine angle tumors with a combined transpetrosal-transtentorial approach. No Shinkei Geka 1978;6:347–54 [in Japanese].

[6] Shiobara R, Ohira T, Kanzaki J, Toya S. A modified extended middle cranial fossa approach for acoustic nerve tumors. J Neurosurg 1989;68:358–65.

[7] Hakuba A, Nishimura S, Tanaka K, et al. Clivus meningioma: six cases of total removal. Neurol Med Chir 1977;17:63–77 [in Japanese].

[8] Al-Mefty O, Fox JL, Smith RR. Petrosal approach fo petroclival meningiomas. Neurosurgery 1988;22:510–7.

[9] Kawase T, Toya S, Shiobara R, Mine S. Transpetrosal approach for aneurysms of the lower basilar artery. J Neurosurg 1985;63:857–67.

[10] Kawase T, Shiobara R, Toya S. Anterior transpetrosal-transtentorial approach for sphenopetro-clival meningiomas: surgical method and results in 10 patients. Neurosurgery 1991;2:869–76.

[11] Kawase T, Shiobara R, Toya S. Middle fossa transpetrosal-transtentorial approaches for petroclival meningiomas: selective pyramid resection and radicality. Acta Neurochir 1994;129:113–20.

[12] Sekhar LN, Schessek DA, Bucur SD, et al. Partial labyrinthectomy petrous apicectomy approach to neoplastic and vascular lesions of the petroclival area. Neurosurgery 1999;44:537–50; discussion 550–2.

[13] Goel A. Extended lateral subtemporal approach for petroclival meningiomas: report of experience with 24 cases. Br J Neurosurg 1999;13:270–5.

[14] Seifert V, Raabe A, Zimmermann M. Conservative (labyrinth-preserving) transpetrosal approach to the clivus and petroclival region –indications, complications, results and lessons learned. Acta Neurochir (Wien) 2003;145:631–42; discussion 642.

[15] Miller C, Loveren HR, Keller JT, et al. Transpetrosal approach; surgical anatomy and technique. Neurosurg 1993;33:461–9.

[16] Kawase T. Technique of anterior transpetrosal approach. Op Tech Neurosurg 1999;2:10–7.

[17] Rhoton AL. The posterior cranial fossa: Microsurgical anatomy & surgical approaches. Neurosurgery Suppl 2000;47:235–40.

[18] Ichimura S, Kawase T, Onozuka S, et al. Variable origin of petroclival meningiomas; difference in symptoms and operative findings. Acta Neurochir (Wien) 2008;150:637–45.

岩斜区脑膜瘤：枕下乙状窦后入路

Madjid Samii,
Venelin M. Gerganov
丁新民 译

概 述

岩斜区脑膜瘤源于斜坡中上 2/3，三叉神经的内侧的岩骨斜坡结合部硬脑膜。范围更广的蝶岩斜区脑膜瘤指病变同时累及前方海绵窦、鞍结节和（或）蝶窦。由于肿瘤的基底位于颅底中心，毗邻重要的神经血管结构，外科切除肿瘤非常困难，达到比较低的致残和致死率并不容易。然而，岩斜区脑膜瘤缓慢生长和进行性神经功能障碍的特点使得其外科手术切除非常必要。

安全和有效的手术切除岩斜脑膜瘤需要充分地暴露肿瘤和毗邻的血管，因此既往文献中有许多该部位颅底手术入路和处理的文章。Malis、Mayberg和Symon描述了结扎横窦的幕上下联合入路。后来有人提出了可结扎乙状窦的乙状窦后 - 颞下经小脑幕联和入路。影响岩斜区良好暴露的主要解剖学障碍是岩骨，后来的改良入路主要是部分和完全磨除岩锥。我们提出切除岩尖的颞下硬膜内入路。Kawase提出了硬膜外颞下入路暴露岩尖区。后来的这些颅底入路可很好地暴露肿瘤和颅底神经血管、更短的手术路径以及减轻了脑牵拉。后来又出现的一些改良的手术入路，主要集中于颞骨切除的程度。然而，初期的广泛

切除岩骨的扩大入路面临术后与手术入路相关包括面瘫、听力丧失、脑脊液漏等高致残和致死率。颞底引流静脉阻塞和受损也可能带来灾难性后果。因此，虽然扩大入路可明显增加肿瘤切除程度，改善患者预后，但是临床经验和长期随访结果显示简单安全的手术入路可以增加患者预后，减少并发症。

本文作者的理念在 25 年 184 例岩斜区脑膜瘤的治疗过程中不断变化，如今处理突入鞍上和鞍旁累及海绵窦的大型岩斜脑膜瘤我们采用简单的入路分阶段完成。一期采用枕下乙状窦后入路，切除幕下肿瘤缓解脑干压力，二期采用额颞入路，切除幕上剩余肿瘤。

枕下乙状窦后入路（SRA）是暴露小脑脑桥角区（CPA）和岩斜区安全和相对简单的手术入路。该入路相关并发症非常低，因此是目前神经外科最常用的一种入路[1-6]。该入路的优点有：它能完全良好地暴露整个 CPA 区；可充分暴露肿瘤，而不影响听力，且无论肿瘤的大小和病理类型；它可以增加脑干附近操作的安全性。切除肿瘤过程都在直视下完成，早期就可在近端和远端辨认脑神经，从而更加容易保全。如果 SRA 联合岩尖磨除和天幕切开，任何岩斜区病变都可以得到良好暴露[5,7-9]。我们于1982 年提出的枕下乙状窦后—内听道上

入路，可完成 Meckel 囊、岩斜区，甚至海绵窦后部脑膜瘤的切除 [8,10]。它可以避免其他入路因广泛切除岩骨，牵拉颞叶所致的神经血管损伤。累及枕骨大孔水平的脑膜瘤可采用简单的枕下乙状窦后入路和 C1 半椎板或全椎板切除来完成 [7]。

这个入路的潜在缺点是需要牵拉小脑和术后头痛的发生率较高。在现在神经麻醉和本章后面描述的改良入路的辅助下，这些并发症已经非常少见。

外科手术入路

患者体位和麻醉

根据医生习惯和医院传统，患者手术床上体位可以是半坐位、侧卧位或仰卧位头偏对侧 90°[1,2,6,11]。我们选择半坐位 [3,12]，有以下几个优点：①术中可以双手拿器械操作而不用持续吸引；②由助手持续冲洗术野避免肿瘤切除过程中频繁使用电凝。患者头部由三点头架系统固定，屈曲并向患者旋转 30°，避免影响颈静脉回流和颈椎过度屈曲（图 39-1）。

这个体位的缺点是静脉空气栓塞、反常空气栓塞、张力性气颅或者循环系统不稳定。但对于有经验的术者，这些与任何远期发病率无关 [13,14]。经食管超声心动是检测静脉空气栓子最敏感的方法。但心前区超声心动结合潮气末二氧化碳可有同样的效果 [13]。如果发生空气栓塞后立即处理，往往不会发生严重后果。然而，一些研究显示半坐位和仰卧位空气栓塞所致的致残率是相同的。

神经生理学

整个手术过程中需要持续的神经电生理检测：从患者体位的摆放到皮肤缝合 [3,15,16]。体感诱发电位的检测在患者体位摆放时防止脊髓损伤特别重要。术前颈椎功能位放射学检查可发现严重颈椎退行性变或者脊柱不稳定等高危因素。

面神经功能的完整性可通过肌电图检测用扬声器的提醒来完成。双极针刺电极固定在眉弓监测眼轮匝肌，固定在口角监测口轮匝肌。1～4 mA 的刺激电位可以用于术中困难的面神经辨认或者观察

面神经对物理刺激的反应。脑干听觉诱发电位的监测可控制和预测肿瘤切除时听力的保留情况。它可以提供耳蜗神经功能状态持续的反馈信息。Ⅰ、Ⅲ和Ⅴ波分别对应于耳蜗、蜗神经核、下丘功能；观察的主要参数有波的潜伏期、振幅和波峰的缺失。波峰Ⅴ缺失是听力丧失最明确的参数 [15]。任何波峰的缺失都可以在早期恶化的时候加以预防，外科医生的操作可相应作出调整。如果需要，可根据肿瘤累及范围监测外展和后组脑神经。

皮肤切口和开颅

乳突内侧 1.5～2cm 稍弧形切口（图 39-1）切开皮肤和皮下肌肉。颅骨钻孔的位置常规根据星点的位置确定 [17]，但是近期一些研究表明星点并不是绝对可靠的解剖学标志，在前后平面和颅尾平面上都会变化。上项线在所有的病例中总是覆盖在横窦的上方，是更可靠的解剖学标志。乙状窦的走行变化较少。它沿着乳突尖部和顶乳鳞缝或乳突沟上连线下行 [21]。我们将钻孔的位置选择在上项线下方

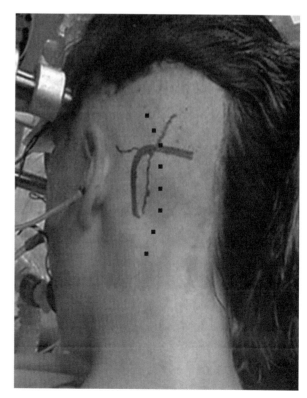

图 39-1　患者头部三点头架固定，过屈，头向左侧旋转 30°。黑线标明静脉窦的走形；顶乳缝、枕乳缝和人字缝；虚线标明稍弯曲的皮肤切口线。

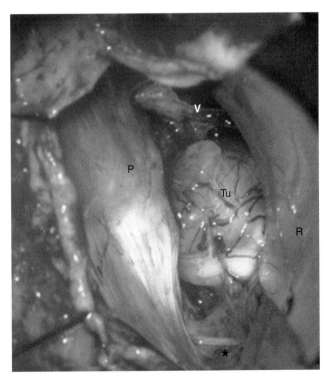

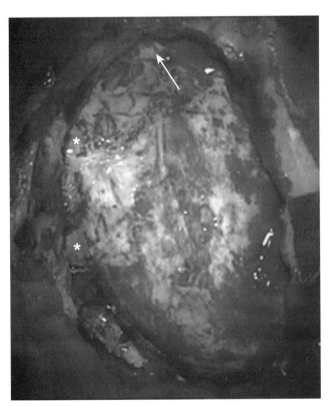

2 ～ 2.5cm，2/3 在枕乳缝后方，1/3 在前方。

　　开颅时用咬骨钳咬除颅骨达到横窦和乙状窦边缘（图 39-2）过多地暴露这些窦并无必要，可因窦撕裂和脱水而导致血栓形成。关于是否用颅骨切除术和颅骨成形术可根据个人爱好[22,23]。我们的经验认为骨瓣成型的操作可导致相应的窦损伤和硬脑膜撕裂而更加危险，因此，我们避免一片骨瓣成型，尽管早期我们曾选择骨瓣成形术。

　　乳突导静脉的保护应该特别注意，它的位置应该通过薄层 CT 岩锥骨窗像仔细辨认。过度牵拉导静脉可能导致静脉窦撕裂和增加空气栓塞的风险。导静脉处理应该用金刚砂钻头小心磨除包绕导静脉的骨质，然后安全电凝。

　　骨窗应该开到后颅窝底部，以便接近侧方的小脑延髓池。如果肿瘤尾端延伸到颅颈交界区，则需要打开枕骨大孔。乙状窦内侧 1.5 ～ 2mm，横窦下方弧形剪开硬脑膜（图 39-3）。这样绝大多数可以在缝合的时候，做到不透水严密缝合，避免使用硬脑膜修补材料。打开侧方小脑延髓池，放出脑脊液，降低小脑压力后，自动牵开器将小脑半球从岩谷表面牵开。这样可以支持和保护小脑，避免压迫。

　　岩斜脑膜瘤 位于第 V 、第 VII 和第 VIII 对脑神经的内侧，切除肿瘤得通过 CPA 区的各个脑神经间隙：上部间隙（小脑幕和三叉神经之间）；中部间隙（三叉神经和面听神经复合体之间）；下方间隙（面听神经复合体和后组脑神经）；以及最下方间隙（后组脑神经和枕骨大孔之间）[8,9]。脑神经之间的解剖间隙狭窄，但肿瘤往往将其扩大，这样足以安全、有效地进行操作。肿瘤切除首先应该从肿瘤扩大最大的间隙开始（图 39-3）。首先采用超声吸引器用合适的力度进行囊内减压。重要的是只有充分的囊内减压后，才能切除肿瘤囊壁。肿瘤切除的程度与肿瘤与神经结构的关系相关：10% ～ 20% 的病例，脑干的软脑膜被肿瘤侵蚀，这样可残留小部分肿瘤囊壁。

　　对于大型脑膜瘤，脑干移位大到足以到达对侧和幕上。CPA 区肿瘤切除后，如有必要，可以切除岩骨尖。硬脑膜内磨除内听道前上方骨性结节，以磨除岩骨锥体尖部（图 39-4 和 39-5）。骨质磨除的范围取决于个体解剖特点和肿瘤延伸范围。一些研究表明，乙状窦后入路，可以向前延伸达到

图 39-3　硬脑膜沿着窦打开并用两针缝线悬吊。岩骨锥的后表面（P），三叉神经和面神经之间的肿瘤（Tu）。小脑半球表面用牵开器保护（R）。这例脑膜瘤用单纯的乙状窦后入路切除（星号，尾侧脑神经）。

图 39-2　骨质的切除程度。横窦的下缘（箭头）和乙状窦的内侧缘（星号）被暴露出来。

13mm[10]。打开 Meckel 囊，移动三叉神经，这样可以进一步增加暴露空间（图 39-6）。容易损伤的结构是前外侧的内听动脉、上方的岩上窦、外侧方的上后半规管[9]。早期在脑干发出处辨认展神经，顺着它切除肿瘤到达 Dorello 管，这样有利于保护。切开小脑幕进一步增加前方肿瘤的暴露。这样，乙状窦后入路（RSMA）可以到达岩斜区，中颅窝包括海绵窦后方和 Meckel 囊。

数年来，在一些非常特别的例子中，肿瘤不但延伸到幕上，而且包绕颈内动脉或视神经，我们采用分阶段手术。经过乙状窦后入路，我们可以切除 CPA 区、斜坡和（或）Meckel 囊的肿瘤，缓解脑干压迫。避免出现严重的神经系统并发症。幕上部分可二次经额颞入路切除。但是如果幕上部位局限于中颅窝，也可以一次手术通过剪开小脑幕获得充分暴露，完全切除（图 39-7）。

对于没有完全切除的病例，建议术后 3 ~ 6 个月 MRI 复查，对残留肿瘤给予放疗 / 放射外科治疗，或者进一步随访（图 39-8）。

后颅底重建

磨除的岩骨用脂肪组织填塞，纤维蛋白胶固定。打开的乳突气房需要封闭。如果必要，一小片脂肪贴于严密缝合的硬脑膜。避免使用骨蜡，除非骨窗边缘有渗血。

个人经验

到 2006 年，作者对 182 例岩斜脑膜瘤患者进行

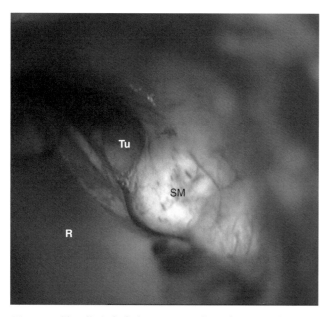

图 39-4 另一位患者术中 CPA 区和内听道上结节（SM），阻碍进一步暴露肿瘤（Tu）。R，牵开器。

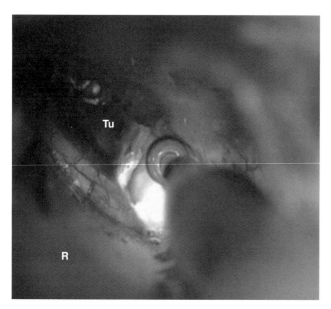

图 39-5 内听道上结节用高速金刚石钻头磨除。R，牵开器；Tu，肿瘤。

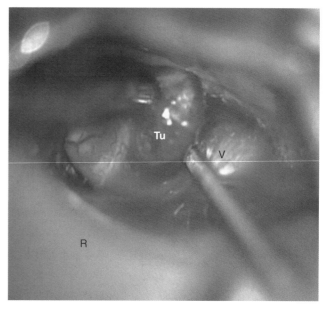

图 39-6 内听道上结节用高速金刚石钻头磨除后，移动三叉神经（V）以便更好地暴露肿瘤。R，牵开器；Tu，肿瘤。

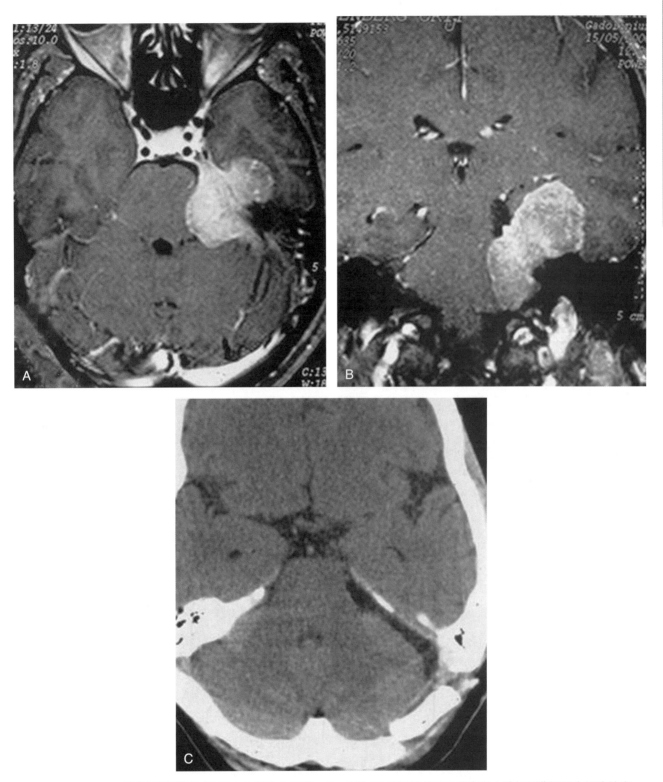

图 39-7　**A、B**，MRI 增强可见岩斜区肿瘤向上累及中颅窝。**C**，术后 CT 显示经枕下乙状窦后入路加天幕切开全切除肿瘤。

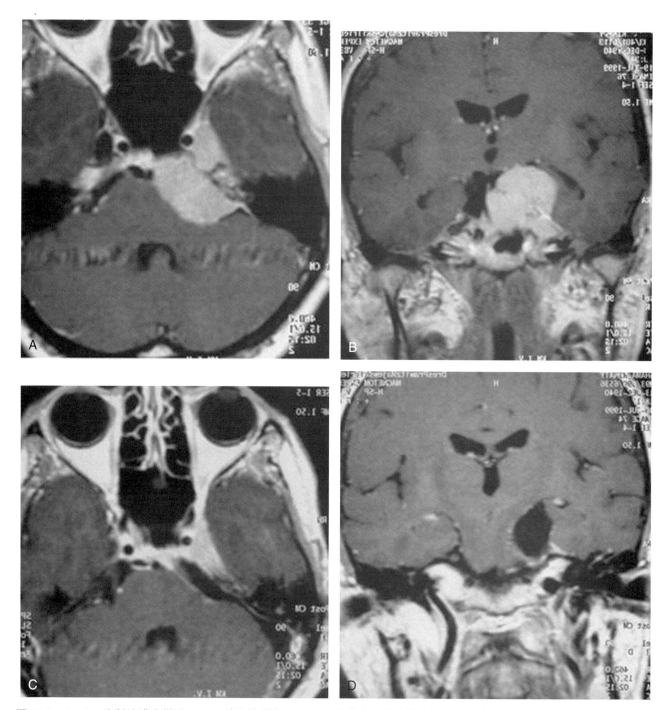

图 39-8 A、B，岩斜脑膜瘤累及 Meckel 囊和海绵窦。C、D，海绵窦外肿瘤被全切除，海绵窦内肿瘤常规 MRI 随访，7 年后肿瘤没有变化。

了手术。这些病例最大的挑战是肿瘤延伸到幕上，累及海绵窦、鞍结节和蝶窦。48.4% 的病例累及海绵窦，这类患者最常见的神经功能障碍有三叉神经功能障碍（43%）、听力丧失（43%）、共济失调（30%）和展神经麻痹（23%）。动眼神经和滑车神经症状各占 3.3%。

最常用的入路是枕下乙状窦后入路（RSMA）（53.3%），其次是单纯颞下入路（SRA）（40%）。其他入路，例如额部外侧入路，额颞入路切开小脑幕和磨除岩骨尖等和乙状窦前幕上下联合入路偶尔应用。近来手术的患者有 16.6% 是计划分期进行。对于侵蚀海绵窦的脑膜瘤，为防止神经功能障碍，切除海绵窦内肿瘤不是我们的目标，因此这类肿瘤全切率只有 3.4%。

术前展神经麻痹的患者减压后约 29% 的患者恢复或者改善。但是动眼神经和滑车神经麻痹的患者术后没有改善。术后最常见的新发的眼外肌损害的症状是复视，滑车神经麻痹占 6.6%，展神经和动眼神经损害各占 3.3%。一名患者有暂时性部分面肌麻痹，一名患者出现眼震，一名患者出现吞咽困难，而另一名出现暂时性糖尿病。术后有一名患者出现脑脊液漏需要外科修补。一例患者术后 10 天出现脑积水，给予 VP 分流。这个组术后无死亡病例。

结　论

岩斜脑膜瘤位于颅底中心，累及重要的神经血管结构，岩斜脑膜瘤的外科切除对神经外科医生仍是一种挑战。多年来许多入路用于该肿瘤的治疗，并且现在仍然在用。经过多种入路的尝试，治疗相当多的病例后，我们认为枕下乙状窦后入路是最安全、有效的手术入路。脑膜瘤生长的方式决定进一步的暴露程度。对于生长于内听道后方的肿瘤，单纯的枕下乙状窦后入路就足够了，对于生长在内听道前方，累及 Meckel 囊和或者海绵窦后方的肿瘤，枕下乙状窦后结合内听道上扩展入路可能是需要的。如果肿瘤幕上部位限于中颅窝，需要另外剪开天幕。最后如果肿瘤累及幕上，并包绕颈内动脉、视神经，则可能需要分期治疗。一期经枕下乙状窦后入路切除 CPA 区、斜坡和 Meckel 囊区肿瘤，缓解脑干压力。二期经额颞入路切除幕上肿瘤部分。每次手术主要的目标为完全切除肿瘤，但是不能给患者带来严重的神经功能废损和导致严重的生活质量下降。

参考文献

[1] Ciric I, Zhao JC, Rosenblatt S, et al. Suboccipital retrosigmoid approach for vestibular schwannomas: facial nerve function and hearing preservation. Neurosurgery 2005;56:560–70.

[2] Giannotta SL. Surgical approaches to acoustic neuromas. In: Barrow DL, editor. Surgery of the Cranial Nerves of the Posterior Fossa. Park Ridge, IL: American Association of Neurological Surgeons; 1993. p. 275–87.

[3] Samii M, Gerganov V, Samii A. Improved preservation of hearing and facial nerve function in vestibular schwannoma surgery via the retrosigmoid approach in a series of 200 patients. J Neurosurg 2006;105:527–35.

[4] Ebersold MJ, Harner SG, Beatty CW, et al. Current results of the retrosigmoid approach to acoustic neuroma. J Neurosurg 1992;76:901–9.

[5] Rhoton Jr AL. The cerebellopontine angle and posterior fossa cranial nerves by the retrosigmoid approach. Neurosurgery 2000;47:S93–129.

[6] Ojemann RG. Retrosigmoid approach to acoustic neuromas/vestibular schwannoma. Neurosurgery 2001;48:553–8.

[7] Samii M, Klekamp J, Carvalho G. Surgical results for meningiomas of the craniocervical junction. Neurosurgery 1996;39:1086–95.

[8] Samii M, Carvalho GA, Tatagiba M, et al. Surgical management of meningiomas originating in Meckel's cave. Neurosurgery 1997;41:767–75.

[9] Samii M, Tatagiba M, Carvalho GA. Retrosigmoid intradural suprameatal approach to Meckel's cave and the middle fossa: surgical technique and outcome. J Neurosurg 2000;92:235–41.

[10] Chanda A, Nanda A. Retrosigmoid intradural suprameatal approach: advantages and disadvantages from an anatomical perspective. Neurosurgery 2006;59:ONS1–6.

[11] Yasargil MG, Smith RD, Gasser JC. The microsurgical approach to acoustic neuromas. Adv Tech Stand Neurosurg 1977;4:93–128.

[12] Samii M, Matthies C. Management of 1000 vestibular schwannomas (acoustic neuromas): surgical management and results with an emphasis on complications and how to avoid them. Neurosurgery 1997;40:11–21.

[13] Von Goesseln HH, Samii M, Sur D, et al. The lounging position for posterior fossa surgery: anesthesiological considerations regarding air embolism. Childs Nerv Syst 1991;7:368–74.

[14] Duke DA, Lynch JJ, Harner SG, et al. Venous air embolism in sitting and supine patients undergoing vestibular schwannoma resection. Neurosurgery 1998;42:1282–7.

[15] Samii M, Matthies C. Management of 1000 vestibular schwannomas (acoustic neuromas): hearing function in 1000 tumor resections. Neurosurgery 1997;40:248–62.

[16] Romstock J, Strauss C, Fahlbush R. Continuous electromyography monitoring of motor cranial nerves during cerebellopontine angle surgery. J Neurosurg 2000;93:586–93.

[17] Al-Mefty O, Fox JL, Smith RL. Petrosal approach for petroclival meningiomas. Neurosurgery 1998;22:510–7.

[18] Day JD, Kellogg JX, Tschabitscher M, et al. Surface and superficial surgical anatomy of the posterolateral cranial base: significance for surgical planning and approach. Neurosurgery 1996;38:1079–84.

[19] Day JD, Tschabitscher M. Anatomic position of the asterion. Neurosurgery 1998;42:198–9.

[20] Bozbuga M, Boran BO, Sahinoglu K. Surface anatomy of the posterolateral cranium regarding the localization of the initial burr-hole for a retrosigmoid approach. Neurosurg Rev 2006;29:61–3.

[21] Avci E, Kocaogullar Y, Fossett D, et al. Lateral posterior fossa venous sinus relationships to surface landmarks. Surg Neurol 2003;59:392–7.

[22] Bassiouni H, Hunold A, Asgari S, et al. Meningiomas of the posterior petrous bone: functional outcome after microsurgery. J Neurosurg 2004;100:1014–24.

[23] Schaller B, Baumann A. Headache after removal of vestibular schwannoma via the retrosigmoid approach: a long-term follow-up study. Otolaryngol Head Neck Surg 2003;128:387–95.

乙状窦前锁孔入路治疗岩斜脑膜瘤

M. Necmettin Pamir,

Muhittin Belirgen,

Türker Kiliç

丁新民 译

概　述

脑膜瘤是岩骨区和斜坡区最常见的肿瘤。小脑脑桥角区、岩斜区和脑干腹侧区的手术入路，在神经外科非常具有挑战性。开始，这些肿瘤被认为是不可切除的，因外科切除这些区域的肿瘤常伴有很高的致死率和致残率。近年来，随着放射诊断学技术、术中神经电生理检测和对这个区域显微解剖的进一步了解，颅底外科在这个领域取得了巨大的进步。外科治疗这些肿瘤一直在进步，取得了更好的预后，外科致死率和致残率明显下降[1-9]。然而，即使是经验丰富的颅底外科医生通过各种现代的颅底外科技术，这些肿瘤根治性切除的结果仍然令人沮丧[1,4,10]。此外，许多外科医生改变了他们的手术入路理念，从激进到保守的，因为辅助放射治疗可达到良好效果，复杂的手术可能会对患者的健康产生极大的影响[1,4,10]。

狭小的手术通道，邻近重要的神经血管结构，岩斜区是最难进入的区域。发展出许多不同的技术用以全切除肿瘤的同时，将致残率降至最低，从而获得外科治愈。手术入路的选择必须在降低致残率和者充分暴露之间进行平衡。这个区域获得了理想和安全的暴露，将会明显减少周围重要神经血管结构的损伤。

最佳入路的历程

岩斜脑膜瘤是指起源于中上 2/3 斜坡、岩骨尖、三叉神经内侧硬膜的脑膜瘤。可以延伸至小脑幕内侧、Meckel囊、中颅窝、鞍旁、岩骨、海绵窦和脑神经孔。传统上，到达这些区域的主要入路是中颅窝（颞下入路）[2,11-15]，经岩骨[1,9,16,17]，枕下乙状窦后入路[18-22]和联合入路[23-26]。每个入路都有学者推崇，并在文献中报道其比较结果。

Drake 最初采用颞下入路处理基底动脉动脉瘤，后来许多学者加以改良[12,15,27]。通过这个入路可到达上斜坡、小脑幕切迹缘和岩尖区。对于岩斜脑膜瘤，经中颅窝入路非常吸引人，因为它可以直接看到肿瘤和肿瘤幕上的整体轮廓，但是，根据我们的经验，它也是一个非常危险的入路。牵拉颞叶可能导致术后严重的并发症，特别是优势半球。后颅窝的暴露仍然非常狭窄、困难，三叉神经的下方神经结构不能直视，因此经此入路，可能只能部分切除，特别是肿瘤累及下斜坡。

经典的乙状窦后入路[18-22]通过横窦和乙状窦去顶让它们在术野之外，温和可接受的小脑牵拉，提供了最直接的到达小脑脑桥角和侧方斜坡的通路。但是，很难切除累及海绵窦和鞍结节硬膜的肿瘤以及累及 Meckel 囊，小脑幕包绕颈内动脉和动眼神经的肿瘤。此外，乙状窦后入路不能直视肿瘤和脑干界面。另外一个缺点就是事实上外科医生在整个手术过程中都在小脑幕和 V、Ⅶ~Ⅷ、Ⅸ~Ⅺ脑神经的缝隙中操作，很容易损伤这些神经。

经岩骨入路的历史

幕上下联合经岩骨乙状窦前入路体现了对这个入路原始状态的一些重要改良。Hakuba 和同事[28]第一次在神经外科文献中描述了采用经岩骨天幕入路，治疗 8 例视交叉后方颅咽管瘤患者的手术效果。接着在 1988 年，Hakuba 描述了他 经岩骨入路治疗斜坡肿瘤的经验。同一年，Al-Mefty 及其同事[9]，及 Samii 、Ammirati[29] 分别报道了他们经岩骨入路的手术经验和技巧。Al-Mefty 报道了经所谓"岩骨入路"的方式手术治疗 13 例岩斜脑膜瘤。手术中采用经岩骨迷路后小脑幕入路切除岩斜脑膜瘤的同时保留听力。这些入路以岩骨棘为中心，行幕上的颞枕开颅和幕下的枕部开颅，经岩骨通道到达病变。Samii[29] 报道了 9 例采用幕上下联合乙状窦前通路的病例。Sekhar[30,31] 和 Fukushima[17] 根据他们广泛的颅底外科经验报道了使用改良乙状窦前入路治疗斜坡肿瘤的病例。Kawase 及其同事描述了经前部岩骨小脑幕入路治疗基底动脉低位动脉瘤的病例。这种前岩骨入路后来被用于治疗岩斜区肿瘤[33,34]。像后部经岩骨迷路后入路保留听力，经岩骨前部入路可保留听力和面神经功能，尽管暴露受到限制。根据岩骨磨除的程度，经岩骨入路有 3 种变异：①经迷路后入路保留听力；②经迷路入路，更广泛地切除岩骨牺牲听力；③经耳蜗入路，扩大切除颅骨，牺牲听力，重塑面神经[35,36]。

岩骨入路的优点

经岩骨入路是一种完善的危险较小的切除岩斜区脑膜瘤的手术入路，该入路可进行任何可能的切除，包括肿瘤累及从下斜坡到鞍旁大范围的颅底。经岩骨入路减少了接近深埋在小脑脑桥角、岩斜区和中上脑干肿瘤的骨性障碍，减少了不必要的脑牵拉。

经岩骨入路缩短了工作距离，提供了颅底最深处良好的暴露，从而可以直视下容易地切除小脑脑桥角、岩斜区、脑干腹侧面的肿瘤、囊肿，甚至是血管性病变。乙状窦前和颞下入路提供的通路太狭窄，除非有人愿意面临不必要的二次手术。不像枕下乙状窦后入路，这个入路几乎不需要牵拉小脑，甚至是肿瘤巨大时。事实上，采用合适的体位，可依靠重力将小脑和脑桥下垂，充分放出脑脊液后，整个手术过程几乎不需要牵开器。这个入路比乙状窦后入路个工作距离短近 2cm。并且在脑干前方操作。

小脑幕的划分大大地减少了对小脑和颞叶脑组织的牵拉，保留了 Labbe 静脉的引流，同时为手术创造了最佳的暴露，使得从后组颅神经到鞍区结构清晰可见。除此之外，小脑幕的划分为幕上、下结构提供了最佳暴露，在骨窝内通过对脑组织最小牵拉创造出足够空间。尤其是对脑神经Ⅲ、Ⅳ颅内整个行程能够控制，大大地降低了损伤这些结构的风险。基底动脉主干及分支与对侧三叉神经、动眼神经和垂体干最终也能很好暴露。这种入路需要对岩骨解剖详细了解才能保护好迷路和角神经。它同时

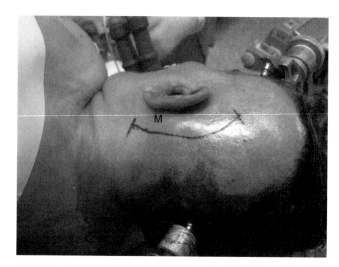

图 40-1　锁孔乙状窦前入路的体位。患者仰卧位，头向病变对侧旋转并用三点头架固定。一个小的耳廓后上反向倒钩型切口。M，乳突尖。

需要术者极其耐心和细致因为像乙状窦入路一样，经岩骨入路迫使术者从脑神经Ⅴ～Ⅺ侧方工作变为它们之间工作。然而，从长远看是值得的。

锁孔和骨的小切口

幕上下联合经岩骨小脑幕入路已经在很多文献中阐述[1,9,16,17,28]。手术时，患者仰卧位，插管全麻，头偏病变对侧，三点头架固定（图 40-1）。顶部尽量低，这样可能不用牵拉颞叶就可以良好地暴露肿瘤。一个小的倒鱼钩形切口，从耳前起始，止于乳突下方 1cm（图 40-1）。切开皮肤和皮下后作为一层从肌肉表面剥离，然后肌肉和骨膜作为一层剥离，暴露下方的颅骨。

幕上下联合入路，作为经岩骨入路开颅的一部分已经被很多的作者描述[9,16,17,28]。在横窦两边钻孔，颞骨和幕上下一部分枕骨用铣刀开颅，骨瓣成形。留下了骨瓣前方表面的三角形岩骨。肿瘤实际的通道就是这个乙状窦前三角，打开硬膜即可到达。事实上外科医生需要的就是这个空间（图 40-2）。

近期我们用了不同的技术，采用微骨孔开颅，乙状窦前入路，不同于前面所述的传统的乙状窦前入路[37]。手术时，切开皮肤、肌肉、骨膜暴露岩骨后，行后部岩骨切除术（图 40-3A），后部岩骨磨除与传统的乙状窦前入路相同。而唯一不同的是不行幕上下联合的颞枕骨瓣开颅。

后方岩骨切除术首先是用高速磨钻磨除乳突。在手术显微镜下将乙状窦上方骨质完全磨开。在颞骨磨除过程中，使用吸引器吸除岩骨骨屑并保护下

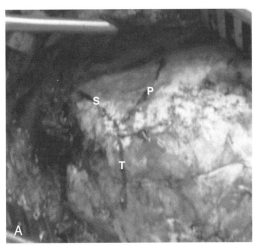 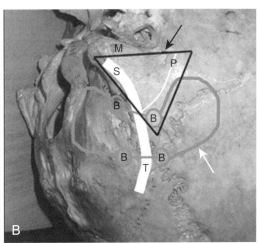

图 40-2（见彩图 40-2） 需要暴露的区域是颞骨下乙状窦前岩骨三角（黑箭头）**A**，术中；**B**，颅底观。黄色箭头显示乙状窦前岩骨三角开颅区域。M，乳突尖；S，乙状窦；P，岩上窦；B，钻孔处；T，横窦。

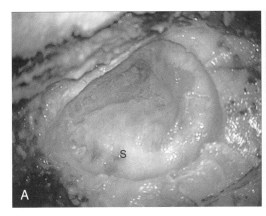 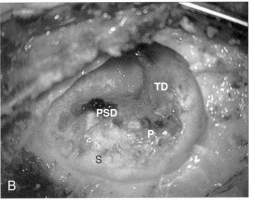

图 40-3（见彩图 40-3） **A**，完全磨除岩骨乳突后。镂空后的横窦和乙状窦以及暴露的乙状窦前岩骨三角。一小片细的骨质留在窦上，然后用咬骨钳咬除。S，乙状窦；PSD，乙状窦前硬脑膜；TD，颞部硬脑膜。

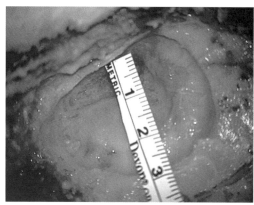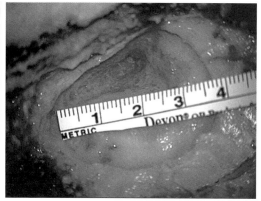

图 40-4（见彩图 40-4） 骨质磨除的范围大约 3cm×4cm，足以显露窦和乙状窦前区。

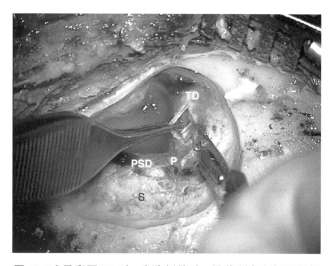

图 40-5（见彩图 40-5） 磨除颅骨后，沿着颞窝底打开颞部硬脑膜。S，乙状窦；PSD，乙状窦前硬脑膜；TD，颞部硬脑膜。P，岩上窦。颞部硬脑膜打开后，接着打开乙状窦前后颅窝硬脑膜。

方结构降温。可以在乙状窦表面留一个薄片骨质，然后用咬骨钳去除（图 40-3B）。后方岩骨切除术可磨除岩骨，获得从岩上窦到颈静脉球乙状窦前方硬膜的充分暴露。并保留面神经和中耳和内耳机构的完整[38]（图 40-4）。岩骨切除术应当暴露广泛，充分暴露乙状窦和横窦；同时充分暴露窦膜角也非常重要，这个角由乙状窦与乙状窦前中后颅窝形成。

完全切除硬膜外骨质后，在 Labbé（图 40-5）静脉前平行于颞窝切开硬膜。切开后颅窝的乙状窦前硬膜到岩上窦，然后电凝或小止血夹夹闭岩上窦并切断（图 40-6）。从小脑脑桥角释放脑脊液。轻轻抬起颞叶，平行于岩骨，向着滑车神经方向，剪开天幕（图 40-7）。抬起颞叶，剪开小脑幕时保护 Labbé 静脉非常重要。彻底剪开天幕后，横窦和乙

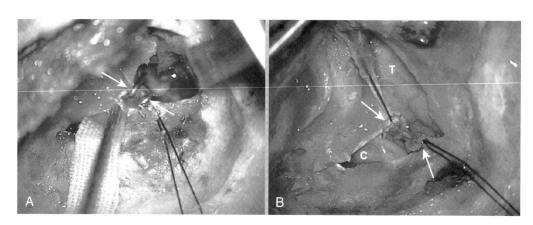

图 40-6（见彩图 40-6） 两例患者剪开岩上窦后术中所见。分别打开颞部和后颅窝硬脑膜后，用血管夹（A）或者电凝阻断岩上窦后，结扎剪断岩上窦（B）。箭头所示岩上窦两个断端。T，颞叶；C，小脑。

状窦以及剩余小脑幕部位用自动牵开器牵开，就可暴露环池和大脑角。

切除肿瘤后，硬膜用筋膜片修补缝合。乳突骨质缺损用脂肪、海绵、纤维蛋白凝胶填塞，预防脑脊液漏。分层缝合肌肉、皮下组织和皮肤。术后骨质缺损很小，外观影响很小（图 40-8A ～ B）。

锁孔入路有以下优点：首先，经岩骨入路，因骨质磨除过多而存在一些缺点。开颅手术和磨除岩骨非常耗时。此外，术中容易损伤静脉窦而增加新的神经功能废损，幕上下联合颞枕开颅更增加了这种可能性。横窦和乙状窦有时和颅骨内板粘连很紧，分离时容易损伤静脉窦。最后，脑脊液漏和长时间的手术明显增加颅内感染的风险。

另外，颞枕开颅骨瓣成形可能牵拉颞叶和小脑更为方便。但是也可以通过磨除岩骨，切开小脑幕和岩上窦获得而不需要颞枕开颅。额外的颞枕开颅不能带来额外的优点，也不会增加手术暴露空间，因为这个区域的静脉特别是 Labbé 静脉限制了进一步牵开。

我们认为，切除岩斜区脑膜瘤，除了磨除岩骨，额外的开颅和切除颅骨都是不必要的，而且可能带来潜在的术后并发症，在肿瘤切除过程中，自身的瘤通道是最理想的入路（图 40-9）。以我们的经验，肿瘤不能全切不是因为颅骨磨除少，而是因为肿瘤的纤维特性，如与脑干、穿动脉和（或）脑神经粘连，包裹而不能切除。

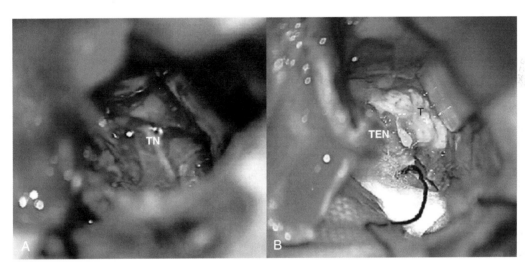

图 40-7（见彩图 40-7）　牵开器轻轻抬起颞叶，平行岩骨方向，沿着滑车神经方向剪开小脑幕。注意不要损伤滑车神经和 Labbé 静脉。T，肿瘤；TN，滑车神经；TEN，小脑幕。

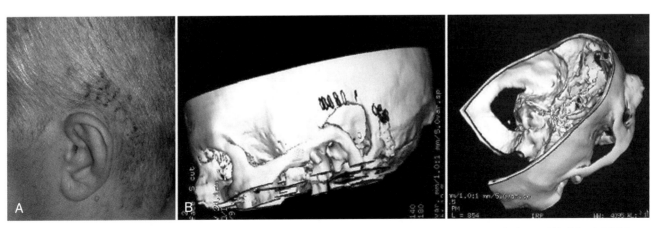

图 40-8　乙状窦前锁孔入路术后可见良好的美容效果（**A**）。CT 三维重建从外（**B**）或者从颅底（**C**）可见骨质打开范围小。

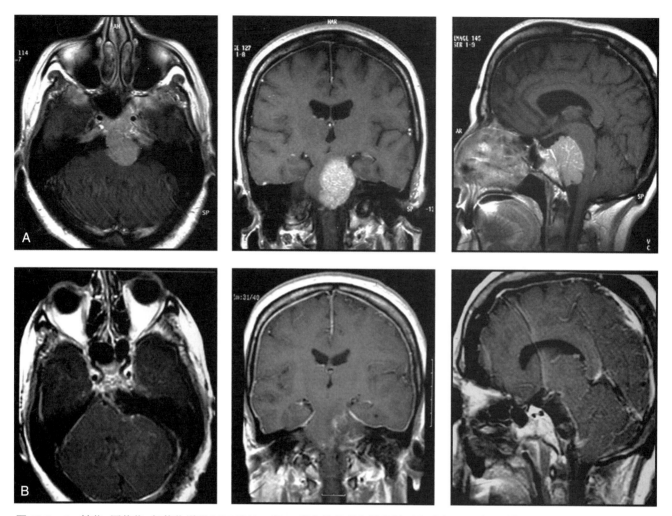

图 40-9 **A**，轴位、冠状位、矢状位增强 MRI 显示一名 45 岁女性患者左侧岩斜区脑膜瘤。**B**，术后早期 MRI 显示肿瘤完全切除。

参考文献

[1] Seifert V, Raabe A, Zimmermann M. Conservative (labyrinth-preserving) transpetrosal approach to the clivus and petroclival region: indications, complications, results and lessons learned. Acta Neurochir (Wien) 2003;145(8):631–42; discussion 642.

[2] Goel A. Extended lateral subtemporal approach for petroclival meningiomas: report of experience with 24 cases. Br J Neurosurg 1999; 13(3):270–5.

[3] Sekhar LN, Wright DC, Richardson R, Monacci W. Petroclival and foramen magnum meningiomas: surgical approaches and pitfalls. J Neurooncol 1996;29(3):249–59.

[4] Natarajan SK, Sekhar LN, Schessel D, Morita A. Petroclival meningiomas: multimodality treatment and outcomes at long-term follow-up. Neurosurgery 2007;60(6):965–79; discussion 979–81.

[5] Samii M, Tatagiba M. Experience with 36 surgical cases of petroclival meningiomas. Acta Neurochir (Wien) 1992;118(1–2):27–32.

[6] Zentner J, Meyer B, Vieweg U, et al. Petroclival meningiomas: is radical resection always the best option? J Neurol Neurosurg Psychiatry 1997;62(4):341–5.

[7] Couldwell WT, Fukushima T, Giannotta SL, Weiss MH. Petroclival meningiomas: surgical experience in 109 cases. J Neurosurg 1996; 84(1):20–8.

[8] Bricolo AP, Turazzi S, Talacchi A, Cristofori L. Microsurgical removal of petroclival meningiomas: a report of 33 patients. Neuro-surgery 1992;31(5):813–28; discussion 828.

[9] Al-Mefty O, Fox JL, Smith RR. Petrosal approach for petroclival meningiomas. Neurosurgery 1988;22(3):510–7.

[10] Little KM, Friedman AH, Sampson JH, et al. Surgical management of petroclival meningiomas: defining resection goals based on risk of neurological morbidity and tumor recurrence rates in 137 patients. Neurosurgery 2005;56(3):546–59; discussion 546–59.

[11] Bonnal J, Louis R, Combalbert A. The transtentorial temporal approach to the cerebellopontile angle and the clivus. Neurochirurgie 1964;10:3–12.

[12] Rosomoff HL. The subtemporal transtentorial approach to the cerebellopontine angle. Laryngoscope 1971;81(9):1448–54.

[13] Malis L. Suboccipital subtemporal approach to petroclival tumors. In: Wilson CB, editor. Neurosurgical Procedures: Personal Approaches to Classic Operations. Baltimore: Williams & Wilkins; 1992. p. 41–51.

[14] Samii M, Ammirati M, Mahran A, et al. Surgery of petroclival meningiomas: report of 24 cases. Neurosurgery 1989;24(1):12–7.

[15] Spetzler RF. Subtemporal transtentorial approach. J Neurosurg 2006;104(5):854; author reply 855–6.

[16] Hakuba A, Nishimura S, Jang BJ. A combined retroauricular and pre-auricular transpetrosal-transtentorial approach to clivus meningiomas. Surg Neurol 1988;30(2):108–16.

[17] Fukushima T. Combined supra-infra-parapetrosal approach for petroclival lesions. In: Sekhar LN, Janecka IP, editors. Surgery of Skull Base Tumors. New York: Raven Press; 1993. p. 661–70.

[18] Markham JW, Fager CA, Horrax G, Poppen JL. Meningiomas of the posterior fossa; their diagnosis, clinical features, and surgical treatment. AMA Arch Neurol Psychiatry 1955;74(2):163–70.

[19] Russell JR, Bucy PC. Meningiomas of the posterior fossa. Surg Gynecol Obstet 1953;96(2):183–92.

[20] Sekhar LN, Samii M: Petroclival and medial tentorial meningiomas. In: Scheunemann H, Scheunemann K, Helms J, editors. Tumors of the Skull Base. Extra- and Intracranial Surgery of Skull Base Tumors. Berlin: Walter de Gruyter; 1986. p. 141–58.

[21] Goel A, Muzumdar D. Conventional posterior fossa approach for surgery on petroclival meningiomas: a report on an experience with 28 cases. Surg Neurol 2004;62(4):332–8; discussion 338–40.

[22] Samii M, Tatagiba M, Carvalho GA. Resection of large petroclival meningiomas by the simple retrosigmoid route. J Clin Neurosci 1999;6(1):27–30.

[23] King TT. Combined translabyrinthine–transtentorial approach to acoustic nerve tumours. Proc R Soc Med 1970;63(8):780–2.

[24] Hitselberger WE, House WF. A combined approach to the cerebellopontine angle. A suboccipital-petrosal approach. Arch Otolaryngol 1966;84(3):267–85.

[25] Blevins NH, Jackler RK, Kaplan MJ, Gutin PH. Combined transpetrosal–subtemporal craniotomy for clival tumors with extension into the posterior fossa. Laryngoscope 1995;105(9 Pt 1):975–82.

[26] Fujitsu K, Kitsuta Y, Takemoto Y, et al. Combined pre- and retrosigmoid approach for petroclival meningiomas with the aid of a rotatable head frame: peri-auricular three-quarter twist-rotation approach: technical note. Skull Base 2004;14(4):209–15; discussion 215.

[27] Drake C. The surgical treatment of aneurysms of the basilar artery. J Neurosurg 1968;29:436–46.

[28] Hakuba A, Nishimura S, Inoue Y. Transpetrosal-transtentorial approach and its application in the therapy of retrochiasmatic craniopharyngiomas. Surg Neurol 1985;24(4):405–15.

[29] Samii M, Ammirati M. The combined supra-infratentorial presigmoid sinus avenue to the petro-clival region. Surgical technique and clinical applications. Acta Neurochir (Wien) 1988;95(1–2):6–12.

[30] Javed T, Sekhar LN. Surgical management of clival meningiomas. Acta Neurochir Suppl (Wien) 1991;53:171–82.

[31] Sekhar LN, Jannetta PJ, Burkhart LE, Janosky JE. Meningiomas involving the clivus: a six-year experience with 41 patients. Neurosurgery 1990;27(5):764–81; discussion 781.

[32] Kawase T, Toya S, Shiobara R, Mine T. Transpetrosal approach for aneurysms of the lower basilar artery. J Neurosurg 1985;63(6):857–61.

[33] House WF, Hitselberger WE, Horn KL. The middle fossa transpetrous approach to the anterior-superior cerebellopontine angle. Am J Otol 1986;7(1):1–4.

[34] Kawase T, Shiobara R, Toya S. Anterior transpetrosal–transtentorial approach for sphenopetroclival meningiomas: surgical method and results in 10 patients. Neurosurgery 1991;28(6):869–75; discussion 875–6.

[35] Spetzler RF, Daspit CP, Pappas CT. Combined approach for lesions involving the cerebellopontine angle and skull base: experience with 30 cases. Skull Base Surg 1991;1(4):226–34.

[36] Spetzler RF, Daspit CP, Pappas CT. The combined supra- and infratentorial approach for lesions of the petrous and clival regions: experience with 46 cases. J Neurosurg 1992;76(4):588–99.

[37] Türe U, Pamir MN. Small petrosal approach to the middle portion of the mediobasal temporal region: technical case report. Surg Neurol 2004;61:60–7.

[38] Ammirati M, Ma J, Cheatham ML, et al: Drilling the posterior wall of the petrous pyramid: a microneurosurgical anatomical study. J Neurosurg 1993;78:452–5.

小脑幕和镰幕结合部脑膜瘤

Volker Seifert,

Hiriam Basiouni

丁新民 译

概　述

后颅窝脑膜瘤约占颅内所有脑膜瘤的 9%[1]。约 30% 的后颅窝脑膜瘤起源于小脑幕[2]。1833 年，Antral 偶然的发现使他成为首位描述小脑幕脑膜瘤的人[3]。镰幕结合部脑膜瘤被认为是小脑幕脑膜瘤的一个亚型，占颅内脑膜瘤的 0.3% ～ 1.1%[4-7]。随着显微外科和神经麻醉的进步，以及术前、术后患者监护的改善，手术切除小脑幕和镰幕结合部脑膜瘤的致死率和致残率稳步下降。但是，由于邻近脑干和累及重要的神经血管结构，特别是主要的静脉窦和深部静脉系统，手术切除这个部位的肿瘤仍然是一种挑战。

小脑幕脑膜瘤

分　类

起源于小脑幕的肿瘤可以位于幕上或者幕下，也可以同时累及幕上和幕下。这个部位的肿瘤有几种分类方法[8-11]。Yasargil 根据外科解剖和鉴别分为如下亚型[11]：(1) 起源于小脑幕切迹缘的脑膜瘤（例如内环脑膜瘤，前部为 T1，中部为 T2，后部为 T3）；(2) 起源于小脑幕内侧表面的脑膜瘤（T4）；(3) 累及窦汇的脑膜瘤（T5）；(4) 起源于小脑幕外侧环的脑膜瘤（后部为 T6，前部为 T7）；(5) 大脑镰和小脑幕结合部脑膜瘤(T8)。我们对既往 81 例小脑幕脑膜瘤进行显微外科手术治疗的患者进行回顾性分析发现，术前在影像学上很难区分 T1、T2 和 T6、T7 两种类型[4]。而且，T3 和 T8 都起源于大脑镰和小脑幕，因此我们把他们归为一类，定义为镰幕结合部脑膜瘤。因为上述原因和实用的目的，我们采用改良的 Yasargil 分类法，包括以下一些亚型（图 41-1）：

1．T1 ～ T2（小脑幕切迹缘内侧脑膜瘤）
2．T3 ～ T8（镰幕结合部脑膜瘤）
3．T4（旁中央内侧型脑膜瘤）
4．T5（窦汇脑膜瘤）
5．T6 ～ T7（小脑幕外侧脑膜瘤）

临床表现

临床症状和体征有赖于肿瘤的位置和大小。小脑幕侧方脑膜瘤患者常表现为头痛、头晕、步态不稳（T6 ～ T7 亚组）[4,12]。临床体检显示共济失调和位听神经受累[4]。有时很难从临床症状和放射学上鉴别小脑幕侧方脑膜瘤和内听道上岩骨后部脑膜瘤[13]。肿瘤确切的起源有时只有手术过程中才能看清。小脑幕切迹缘脑膜瘤（T1-T2亚组）因紧邻脑干而早期出现脑干受压症状。因此，该类患者常表现为轻偏瘫，三叉神经受累的症状，如三叉神经痛、面部麻木[114,15]。肿瘤较大的患者，因伴发脑积水而引起颅内压增高的症状。癫痫性发作的患者往往提示幕上颞叶内侧的脑膜瘤。除了直接累计听神经，术前听力损害往往因中枢听力传到通路受压移位所致，例如外侧丘系或者下丘受累[4,16-18]，这类患者手术后听力可明显好转[4,17]。

术前准备和诊断程序

对于偶尔发现的年龄较大的小的小脑幕脑膜瘤患者，如果无临床症状或者仅有轻微的头痛、头晕等无特异性症状，最好是保守治疗，进行临床或者影像学随访。如果患者出现症状或者肿瘤明显增长，则需要外科手术。对于一些特别的患者，如年龄较大，外科条件不佳的，可能出现严重并发症的，放射外科治疗也是一种选择。如果需要手术治疗，术前多序列的MRI是最有价值的诊断工具。CT检查虽然对某些钙化肿瘤显示较好，但因对后颅窝肿瘤显示不佳对这类肿瘤意义不大，同时小脑幕脑膜瘤钙化不是其主要特点。MRI可以清楚地显示肿瘤的位置、生长范围以及肿瘤与基底动脉的关系，是

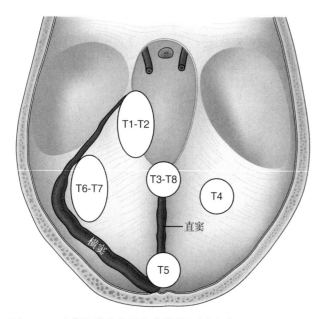

图41-1　天幕脑膜瘤位置和分类的解剖图示。

移位还是包裹。静脉窦是否通畅，以及Labbé静脉系统引流到横窦的方式也可以从MRV上很好地显示。这些信息对于拟从经颞下或者经岩骨入路的有特殊意义。

术前磁共振血管造影已经很大程度上替代了侵袭性的导管血管造影，特别是该部位脑膜瘤术前栓塞帮助不大[4,18]。在T2加权像上邻近肿瘤的脑干呈高信号，提示肿瘤和脑干的蛛网膜层可能破坏，将肿瘤从脑干粘连处分离下来可能会有困难。根据我们的经验，即使是现今最复杂的术前影像学工具也有重要的缺点。它通常不能明确地确定肿瘤与脑神经的关系（完整性、移位的位置、是否被侵蚀）。小脑幕静脉窦通常不能在术前影像学可视化，而它是经小脑幕入路术中出血的重要来源[19]。肿瘤侵蚀静脉窦的程度只有在术中才能充分确认。术前血管造影显示静脉窦不通的病例（MRV或DSA）术前发现可能是通畅的。最后，对主要静脉窦或静脉功能的信息通常也是缺乏的。

手术入路和技巧

小脑幕脑膜瘤的主要目标就是全切肿瘤，包括受累的硬脑膜。这是防治肿瘤复发的最好方式。手术时保护神经血管的结构和功能同样重要。手术入路应该根据肿瘤生长的位置和生长范围来选择，需仔细分析术前影像学资料并作出计划（表41-1）。幕上小脑幕前内侧缘和外侧缘脑膜瘤，也就是T1-T2和T6-T7脑膜瘤通常最好的入路是经颞下入路。患者头颅位置有利于重力下垂和术前放置腰穿引流，有助于颞叶回缩。牵拉颞叶可能损伤颞下和Labbé静脉而可能导致神经功能废损。离断颧弓可进一步扩大手术视野，减少颞叶牵拉，但仍然有损伤颞叶引流静脉的可能[9,20]。Sugita和他的同事强调通过扩大颞下开颅的范围，特别是增加暴露颞叶的水平长度，可以保护颞叶引流静脉[10]。通过术前MRV，仔细研究静脉解剖，特别是颞叶静脉引流到横窦的位置[21]。对于肿瘤没有延伸至岩骨上表面的患者，旁正中小脑幕上入路成功地应用于切除小脑幕内侧脑膜瘤，避免了颞叶静脉损伤。

传统的乙状窦后入路适用于大多数小脑幕下内侧和外侧缘脑膜瘤（小脑幕下T1～T2和T6～T7亚组）。同样，枕下开颅通过幕下小脑上入路对切除

一些更靠内侧的小脑幕下 T1-T2 型肿瘤比较合适。这些病例如果延伸到幕上，则需剪开小脑幕切除。对于小脑幕下 T4 型旁中央脑膜瘤，经幕下小脑上入路是一种选择。根据我们的经验，沿着肿瘤附着小脑幕的外侧缘切除肿瘤常常很有效，可达到肿瘤 Simpson 1 级切除 [4,23]。幕上 T4 型肿瘤可经枕部入路，累及幕下的小肿瘤可剪开小脑幕切除 [24]。

对于少见的窦汇周围的 T5 型肿瘤，做到 Simpson 1 级或 2 级全切除几乎不可能，这类肿瘤呈扁平状生长与窦周围，通常采用双侧枕叶下和枕下入路（四个象限）。经常严重侵蚀窦，因此大块切除肿瘤后不要试图切除窦壁肿瘤，这种情况可小心使用双极电凝使得窦壁肿瘤失活。

对于 T4、T5 和 T3 ～ T8 肿瘤，以及 T1 ～ T2 和 T6 ～ T7 小脑幕下亚型，我们通常采用半坐位。标准的麻醉监测用来发现和治疗空气栓塞。虽然我们的经验没有发生严重的并发症，但是其他如 3/4 俯卧位、侧卧位、concord 位等体位可减少空气栓塞的风险。对于肿瘤巨大，导致梗阻性脑积水的患者，在切除肿瘤前，行脑室穿刺可缓解颅内压。

并发症和预后

外科致死和致残率逐年下降。近年来的一系列显微外科病历报道显示致死率为 2.5%[4]、3.7%[16]、0%[14] 和 2.7%[12]。外科致残率波动在 19% ～ 55%[4,12,14,16]。但是，绝大多数并发症都是暂时的，随访发现都基本恢复 [4,16]。术后脑神经麻痹与肿瘤位置和入路选择相关（表 41-1）。切除 T1-T2 型肿瘤和颞下和经岩骨入路可能损伤第 III、IV 和 V 对脑神经，而经乙状窦后入路和 T6-T7 型肿瘤可能危及第 VII 和 VIII 对脑神经 [4]。为了减少术后并发症，肿瘤切除时必须严格沿着分离的蛛网膜层面。但是大型肿瘤可能破坏蛛网膜层，这个时候为了防止出现严重的并发症甚至是死亡，在肿瘤粘连的重要结构，例如脑干、脑神经、血管等少量残留可能是合理的。

据报道，这些病例 Simpson 1 和 2 级 全切除率为 77% ～ 91%[4,8,12,14,16]。T4 型脑膜瘤最容易获得完全切除，T1-T2 和 T5 型肿瘤很难获得全切除。大宗病例随访显示小脑幕脑膜瘤部分切除后肿瘤复发率和进展率在 0% ～ 26%[4,8,12,14-16]。主要的争论焦点在于是否要切除受肿瘤侵蚀的静脉窦，以获得完整

表 41-1　小脑幕脑膜瘤位置推荐的手术入路和相关的并发症

肿瘤位置		手术入路	并发症
T1/2（内侧）	幕下	幕下小脑上	神经功能缺损
	幕上	枕下乙状窦后	轻偏瘫
	幕上下	颞下	偏盲
		幕上下乙状窦前	共济失调
T3/8（镰幕结合部）	幕上	枕骨半球间入路	智能障碍
	幕上下	枕骨经小脑幕	偏盲
		枕下	皮质盲
		双枕叶下	偏盲
T4（旁正中）	幕下	幕下小脑上	共济失调
T5（窦汇）	幕上	双枕 / 枕骨下	共济失调
T6/7（外侧）	幕下	枕下乙状窦后	共济失调
	幕上	幕下小脑上	静脉出血
		颞下	中枢神经缺陷：IV、VII、VIII
			共济失调
			偏盲
			横窦阻塞

*Adapted from ref. 4.

Modified from Yaşargil's classification.[11]

切除，降低肿瘤复发率。绝大多数人同意切除完全不通的静脉窦是安全的[16,25]。但是要知道，部分深静脉系统，包括静脉窦术前血管造影是看不到的，尽管他们可能不通或者功能上并不重要[26]。此外，血管造影容易低估肿瘤侵蚀静脉窦的程度[4,8,15]。窦汇闭锁和分隔可能导致误判优势静脉窦[27]。目前文献数据没有显示这些肿瘤侵蚀静脉窦后，积极切除可降低肿瘤复发率[8,12,15]。但这些累及静脉窦的肿瘤，部分切除后也可获得长时间的临床缓解率和高质量的生活[28]。因此，我们推荐保护肿瘤侵蚀但再通的静脉窦，只切除侵蚀的硬脑膜外层或者小功率电凝电灼残留在窦壁的肿瘤。立体定向放射外科对小脑幕残留肿瘤或复发肿瘤可能有用。最近小宗病例平均 3 年随访报道，复发和偶然发现的小脑幕脑膜瘤总的肿瘤控制率为 98%[29]。

表 41-2 镰幕结合部脑膜瘤与手术入路

Tumor type	Tumor origin and location of Galenic venous system	Surgical approach
I	肿瘤起源于 Galen 静脉与直窦结合部以上大脑镰叶之间，Galen 静脉向下移位	枕骨开颅（经大脑镰）
II	肿瘤起源于 Galen 静脉与直窦结合部附近小脑幕下方，因此抬高了 Galen 静脉系统	幕下小脑上
III	肿瘤起源于小脑幕切迹毫正中，因此位于侧方，Galen 静脉位于肿瘤内侧	经小脑幕
IV	肿瘤起源于沿直窦 FT 结合部，将 Galen 静脉系统向对侧推挤	枕骨开颅

镰幕结合部脑膜瘤

位置和分类

镰幕结合部脑膜瘤起源于小脑幕和大脑镰后部硬脑膜。他们可延伸至松果体区，占该区肿瘤的 2% ~ 8%[1,5,30]。极少数情况下，第三脑室后部或者松果体区脑膜瘤无硬脑膜附着[31-33]。这些肿瘤可能起源于第三脑室中间帆，将大脑大静脉推向后方而可以与真正的镰幕结合部脑膜瘤相鉴别，肿瘤接受脉络膜内后和外后动脉的供血[31,32,34]。真正的镰幕结合部脑膜瘤主要接受脑膜垂体干小脑幕分支供血[35,36]。这个部位肿瘤有一些分类方法[7,35-37]。所有的分类方法关注于肿瘤与 Galen 静脉的关系，是将其推向上方还是后方。另外一些镰幕结合部脑膜瘤将大脑大静脉系统推向一侧，在设计手术入路的时候需要加以考虑。我们根据术前 MR 影像提供的肿瘤起源、生长方向等因素，提出了镰幕结合部脑膜瘤的分类方法[36]。这些考虑提供了移位 Galen 静脉系和帮助选择最佳入路的重要线索如表 41-2 所示，分为四种类型。

临床表现

最常见的临床症状是头痛，据报道，大约

60% ~ 80% 的患者会出现[5,7,35-38]。头痛和意识改变常与同时伴发的梗阻性脑积水有关，而 46% 的患者可能出现意识障碍变化。临床查体显示最常见的体征是共济失调和同侧视野缺损，分别占所有患者的 43% ~ 62%[5,7,35,36] 和 20% ~ 46%[7,36-40]。肿瘤类型和临床症状密切相关[36]。I 型和 II 型患者常常表现为共济失调；III 型旁内侧型常常表现为半侧偏瘫，IV 肿瘤几乎所有的患者表现为不可恢复的同侧视野偏盲[36]。其他不常见的症状如有上视麻痹、耳鸣、听力障碍，在肿瘤外科切除后缓解，甚至完全消失[5,17,36,38-44]。

术前影像学

如其他部位的小脑幕脑膜瘤，MRI 和 MRA 是术前常规检查手段。除了肿瘤的位置、大小和延伸范围，术前分析的重点是直窦是否通畅与被推挤的 Galen 静脉系统的位置。Galen 静脉系统的位置决定手术入路。大约超过 54% 的患者术前出血梗阻性脑积水，需要在肿瘤手术切除前或者同时给予处理[7,35,36,45,46]。在我们科，血管造影不是小脑幕脑膜瘤术前检查常规。

外科策略

Araki，在 1937 年第一次报道成功经胼胝体入路，切除两例松果体区脑膜瘤[47]。后来其他两个更常见的切除松果体区肿瘤的入路被采用，就是枕叶经小脑幕入路和幕下小脑上入路。Van Wagenem 在1931 年报道采用的经颞侧脑室入路后来 没有被广泛接受，仅有历史意义[48]。

镰幕结合部脑膜瘤最常用的手术入路是枕部经小脑幕入路，Tandler 和 Ranzi 在 1920 年提出，Foerster 在 1923 年第一次成功经该入路切除松果体区囊性肿瘤[49,50]。Poppen 于 1966 年对这个入路进行了综述[51]。所有的 Ⅰ 型和 Ⅱ 型肿瘤，大多数 Ⅲ 型脑膜瘤都可以经该入路切除[36]。取肿瘤体积大的一侧枕骨骨瓣成型，内侧暴露上矢状窦后部，下方暴露横窦。如果肿瘤对称，则经右侧入路。伴发的脑积水可经侧脑室枕角穿刺引流，该技术 Foerster 就曾用过[49]。这个操作可降低脑张力，轻柔地抬起枕叶。打开硬脑膜后，顺着镰幕结合角进入，达到小脑幕裂孔后缘，这也是 Ⅰ 型脑膜瘤生长的位置。这个入路的优点是枕叶与上矢状窦内侧几乎没有桥静脉，但是有可能导致枕叶距状裂视觉中枢机械或者缺血损伤，导致术后同侧偏盲。经典的入路包括在直窦外侧 1cm，平行于直窦剪开小脑幕[49,51,52]。对于小脑幕较陡的病例，这个操作是有用的，但其他时候并不一定是必须的。小脑幕可能含有静脉窦，剪开可能导致术中止血非常困难[19,44]。同时，如果直窦或者大脑大静脉阻塞，这些静脉窦可能承担同侧静脉引流的功能[19,53]。对于 Ⅰ 型脑膜瘤，切除部分大脑镰和下矢状窦以获得对侧暴露，切除大脑镰叶部肿瘤起源处是安全的。

Krause 在 1913 年第一次成功采用经幕下小脑上入路，Stein 在 1971 年[54,55]再次给予强调。这个入路需要牺牲小脑蚓部和小脑前静脉，但一般都可耐受[55-57]。幕下小脑上入路非常适合于镰幕结合部小脑幕下脑膜瘤的切除（Ⅱ），这类肿瘤常把大脑大静脉系统抬起，推到上方。但对于侧方和累及小脑幕上的肿瘤暴露有限，有时需要加以枕叶小脑幕上入路。如果经幕上入路，肿瘤前方被大脑大静脉阻挡，采用幕下小脑上也是合适的。如果幕上肿瘤有限，也可以采用经小脑幕小脑上改良入路[58]。

Brunner 在 1912 年第一次采用经顶叶半球间，胼胝体入路[59]。Dandy 对该入路非常推崇[45]。Brunner 和 Dandy 的病例中，切开胼胝体后部 4cm似乎没有神经功能障碍[45,59]。但是，近来研究发现

采用该入路切除巨大镰幕结合部脑膜瘤后，术后出现神经心理学评价显示有分离综合征[60]。而且很难直视 Galen 静脉系统，特别是肿瘤将其压迫到下方。采用该入路时，要注意小心保护桥静脉。

这些入路的改良入路在选择性病例中被采用和报道；Pussep[61] 在 1910 年采用幕上下联合，经窦入路，切除松果体区肿瘤。但是他的患者只活了 3天。Sekhar 和 Goel[44] 在 1992 年重新采用这种入路，并成功切除 4 例小脑幕脑膜瘤。这个入路需要术前详细了解血管造影，了解优势侧横窦，以及术中实验性阻断窦后，测量窦内压力的手段。在他的研究中，MRI 显示术后重建的横窦通畅[44]。图 41-2 ～ 41-4 展示了一例巨大的镰幕结合部/松果体区脑膜瘤，经幕上下联合入路，切断横窦成功手术的病例。Kawashima 及其同事[53] 推荐枕部双侧镰幕入路，以最大限度地暴露松果体区。这个入路避免了双侧枕骨骨瓣开颅，但是增加了损伤双侧视觉皮层的可能。Tamaki 和 Yin 建议采用幕下小脑上和幕上经枕叶小脑幕联合入路[62]。

总体来说，我们认为，镰幕结合部脑膜瘤可采用经枕部和枕下小脑上基本入路切除。只是特殊情况下才采用这些入路的扩展入路。

并发症和预后

松果体区肿瘤曾经有很高的致死率和致残率。随着显微外科技术、术前影像学和麻醉方法的进步，这个复杂区域的手术并发症明显降低（表41-3）。近来一系列外科切除镰幕结合部脑膜瘤的报道显示致死率在 0 % ～ 23%[5,7,14,35-37]，而永久性致残率在 14% ～ 29%[5,7,35-37]。经枕部半球间入路一个内在的并发症是同侧视野偏盲[5,35-38,46,63]，这个并发症似乎主要因枕叶内侧长时间牵拉所致，可以预防。因此，要注意避免过分牵拉枕叶和脑板对内侧枕叶皮层的静态压力，以防止距状裂血管性损害。同时在手术中注意保护横跨手术视野，引流距状裂的内侧枕叶静脉。

大多数近期显微外科手术全切除（Simpson1 ～ 2 级）镰幕结合部脑膜瘤的比例在 70% ～90%[7,35-37]。肿瘤与深静脉系统粘连，特别是 Galen静脉系统是手术不能全切除的主要原因[6,7,15,35,37,64]。一些学者建议根据术前血管造影切除肿瘤梗阻部分

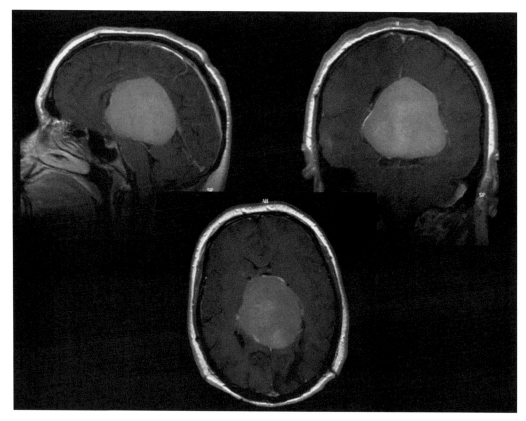

图 41-2　巨大大脑镰小脑幕脑膜瘤（松果体区），术前 MRI。

的 Galen 静脉系统 [5,26]。实际上，一些病例报道了切除受累及的大脑大静脉系统部分，也没有出现明显严重的神经系统并发症 [5,26,43,65,66]。但是，术前血管造影不能显示直窦是否通畅，而只能在手术中观察 [7,36]，同时已有报道深静脉系统切除后可能带来致命或者非常严重的后果 [1,5,45,67,68]。而且，从目前文献资料无法得出根治性切除肿瘤和累及的静脉系统可降低肿瘤复发率 [5,7,14,35-37,68]。因此，我们建议术中保护直窦和深静脉系统。而且辅助放射外科 对残留和复发肿瘤 效果良好 [6,7,69]；然而，目前文献资料对这个问题尚无最后结论。

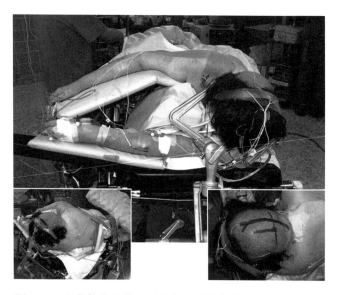

图 41-3　患者体位和幕上下联合入路结合横窦切断。

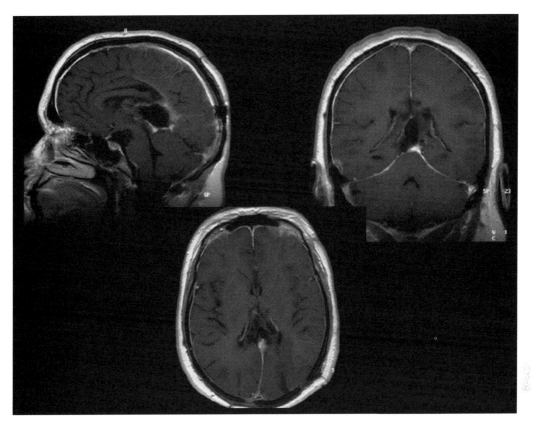

图 41-4　术后 MRI 显示肿瘤完全切除。

表 41-3　镰幕结合部脑膜瘤显微外科手术文献回顾

作者	病例数	主要症状	主要手术入路	肿瘤全切/次全切率	SS/VG 阻塞狭窄率	深部静脉切除	致残率*死亡率	中期随访	复发率
Asari et al., 1995[35]	7	头痛（100%）共济失调（71%）	O-TF-TT	86/14	86	No	14/0	31	0
Samii et al., 1996[14]	6	N.N.（混合系利）	SO	100/0	N. N.	No	N. N./0	67	0
Konovalow et al., 2002[5]	10	视盘水肿（60%）共济失调（60%）	O-TT	100/0	N. N.	Yes	20/0	36	0
Raco et al., 2003[7]	13	头痛（85%）共济失调（62%）	O-TT	69/31	54	No	23/23	116	15.4
Goto et al., 2006[37]	14	头痛（36%）记忆障碍（36%）	O-TT	79/21	36	No	21/0	120	N. N.
Bassiouni et al., 2008[36]	13	头痛（69%）共济失调和头晕（各为54%）	O-TF-TT	85/15	54	No	23/0	74	8

O，枕骨；TF，经镰；TT，小脑幕切迹；SO，枕骨下；SS，直窦，VG，Galen 静脉，术前常规或 MRA 显示阻塞
*持续发病率

参考文献

[1] Castellano F, Ruggiero G. Meningiomas of the posterior fossa. Acta Radiol Suppl 1953;104:1–177.

[2] Quest DO. Meningiomas: An update. Neurosurgery 1978;3:219–25.

[3] Yaşargil MG, Mortara RW, Curcic M. Meningiomas of the basal posterior cranial fossa. Adv Tech Stand Neurosurg 1980;7:3–115.

[4] Bassiouni H, Hunold A, Asgari S, Stolke D. Tentorial meningioma: Clinical results in 81 patients treated microsurgically. Neurosurgery 2004;55:108–18.

[5] Konovalov AN, Spallone A, Pitzkhelauri DI. Meningioma of the pineal region: a surgical series of 10 cases. J Neurosurg 1996;85:586–90.

[6] Okami N, Kawamata T, Hori T, et al. Surgical treatment of falcotentorial meningioma. J Clin Neurosci 2001;8(Suppl. 1):15–8.

[7] Raco A, Agrillo A, Ruggeri A, et al. Surgical options in the management of falcotentorial meningiomas: Report of 13 cases. Surg Neurol 2004;61:157–64.

[8] Guidetti B, Ciappetta P, Domenicucci M. Tentorial meningiomas: surgical experience with 61 cases and long-term results. J Neurosurg 1988;69:183–7.

[9] Sen C. Surgical approaches to tentorial meningiomas. In: Wilkins RH, Rengachary SS, editors. Neurosurgery. 2nd ed. New York: McGraw-Hill; 1996. p. 917–24.

[10] Sugita K, Suzuki Y. Tentorial meningiomas. In: Al-Mefty O, editor. Meningiomas. New York: Raven Press; 1991. p. 357–61.

[11] Yaşargil MG. Meningiomas. In: Yaşargil MG, editor. Microneurosurgery, vol. IVB. New York: Thieme; 1996. p. 134–57.

[12] Gökalp HZ, Arasil E, Erdogan A, Egemen N, Deda H, Cerci A. Tentorial meningiomas. Neurosurgery 1995;36:46–51.

[13] Bassiouni H, Hunold A, Asgari S, Stolke D. Meningiomas of the posterior petrous bone: Functional outcome after microsurgery. J Neurosurg 2004;100:1014–24.

[14] Samii M, Carvalho GA, Tatagiba M, Matthies C, Vorkapic P. Meningiomas of the tentorial notch: surgical anatomy and management. J Neurosurg 1996;84:375–81.

[15] Sekhar LN, Jannetta PJ, Maroon CJ. Tentorial meningiomas: surgical management and results. Neurosurgery 1984;14:268–75.

[16] Bret PH, Guyotat J, Madarassy G, Ricci AC, Signorelli F. Tentorial meningiomas. Report of twenty-seven cases. Acta Neurochir 2000;142:513–26.

[17] DeMonte F, Zelby AS, Al-Mefty O. Hearing impairment resulting from a pineal region meningioma. Neurosurgery 1993;32:665–8.

[18] Harrison MJ, Al-Mefty O. Tentorial meningiomas. Clin Neurosurg 1997;44:451–66.

[19] Matsushima T, Suzuki SO, Fukui M. Microsurgical anatomy of the tentorial sinuses. J Neurosurg 1989;71:923–8.

[20] Al-Mefty O. Supraorbital-pterional approach to skull base lesions. Neurosurgery 1987;21:474–7.

[21] Sakata K, Al-Mefty O, Yamamoto I. Venous consideration in petrosal approach: microsurgical anatomy of the temporal bridging vein. Neurosurgery 2000;47:153–60.

[22] Uchiyama N, Hasegawa M, Kita D, Yamashita J. Paramedian supracerebellar transtentorial approach for a medial tentorial meningioma with supratentorial extension: technical case report. Neurosurgery 2001;49:1470–4.

[23] Simpson D. The recurrence of intracranial meningiomas after surgical treatment. J Neurol Neurosurg Psychiatry 1957;20:22–39.

[24] Rostomily RC, Eskridge JM, Winn HR. Tentorial meningiomas. Neurosurg Clin N Am 1994;5:331–48.

[25] Harsh IV GR, Wilson CB. Meningiomas of the peritorcular region. In: Al-Mefty O, editor. Meningiomas. New York: Raven Press; 1991. p. 363–9.

[26] Odake G. Meningioma of the falcotentorial region: report of two cases and literature review of occlusion of the galenic system. Neurosurgery 1992;30:788–94.

[27] Bisaria KK. Anatomic variations of the venous sinuses in the region of the torcular Herophili. J Neurosurg 1985;62:90–5.

[28] Ciric I, Landau B. Tentorial and posterior cranial fossa meningiomas: Operative results and long-term follow-up: experience with twenty-six cases. Surg Neurol 1993;39:530–7.

[29] Muthukumar N, Konziolka D, Lunsford LD, Flickinger JC. Stereotactic radiosurgery for tentorial meningiomas. Acta Neurochir 1998; 140:315–21.

[30] Obrador S, Soto M, Gutierrez-Diaz JA. Surgical management of tumours of the pineal region. Acta Neurochir 1976;34:159–71.

[31] Madawi AA, Crockard HA, Stevens JM. Pineal region tumors without dural attachment. Br J Neurosurg 1996;10:305–7.

[32] Roda JM, Perez-Higueras A, Oliver B, et al. Pineal region meningiomas without dural attachment. Surg Neurol 1982;17:147–51.

[33] Sachs E, Avman N, Fisher RG. Meningiomas of pineal region and posterior part of 3rd ventricle. J Neurosurg 1962;19:325–31.

[34] Rozario R, Adelman L, Prager RJ, et al. Meningiomas of the pineal region and third ventricle. Neurosurgery 1979;5:489–95.

[35] Asari S, Maeshiro T, Tomita S, et al. Meningiomas arising from the falcotentorial junction. Clinical features, neuroimaging studies, and surgical treatment. J Neurosurg 1995;82:726–38.

[36] Bassiouni H, Asgari S, König H-J, Stolke D. Meningiomas of the falco-tentorial junction: Selection of the surgical approach according to the tumor type. Surg Neurol 2008;69:339–49.

[37] Goto T, Ohata K, Morino M, et al. Falcotentorial meningioma: surgical outcome in 14 patients. J Neurosurg 2006;104:47–53.

[38] Piatt HJ, Campell GA. Pineal region meningioma: Report of two cases and literature review. Neurosurgery 1983;12:369–76.

[39] Gross SW, Levin P. Meningioma of the falx-tentorial angle with successful removal: A case report. J Mount Sinai Hospital 1965; 32:9–16.

[40] Nishiura I, Handa H, Yamashita J, et al. Successful removal of a huge falcotentorial meningioma by use of the laser. Surg Neurol 1981; 16:380–5.

[41] Ameli NO, Armin K, Saleh H. Incisural meningiomas of the falcotentorial junction. J Neurosurg 1966;24:1027–30.

[42] Ausman JI, Malik GM, Dujovny M, et al. Three-quarter prone approach to the pineal-tectorial region. Surg Neurol 1988;29:298–306.

[43] Sakaki S, Shiraishi T, Takeda S, et al. Occlusion of the great vein of Galen associated with a huge meningioma in the pineal region. Case report. J Neurosurg 1984;61:1136–40.

[44] Sekhar LN, Goel A. Combined supratentorial and infratentorial approach to large pineal-region meningioma. Surg Neurol 1992;37:197–201.

[45] Dandy WE. An operation for the removal of pineal tumors. Surg Gyn Obst 1921;33:113–9.

[46] Papo I, Salvolini U. Meningiomas of the free margin of the tentorium developing in the pineal region. Neuroradiology 1974;7:237–43.

[47] Araki C. Meningioma in the pineal region. A report of two cases removed at operation. Arch Jap Chir 1937;14:1181–92.

[48] Van Wagenem WP. A surgical approach for the removal of certain pineal tumors. Surg Gyn Obst 1931;53:216–20.

[49] Foerster O. Das operative Vorgehen bei Tumoren der Vierhuegelgegend. Wien Klin Wchnschr 1928;28:986–90.

[50] Tandler J, Ranzi E. Chirurgische Anatomie und Operationstechnik des Zentralnervensystems. Berlin: Springer; 1920.

[51] Poppen JL. The right occipital approach to a pinealoma. J Neurosurg 1966;25:706–10.

[52] Clark WK, Batjer HH. The occipital transtentorial approach. In: Apuzzo MLJ, editor. Surgery of the Third Ventricle. Baltimore: Williams & Wilkins; 1998. p. 721–41.

[53] Kawashima M, Rhoton AL, Matsushima T. Comparison of posterior approaches to the posterior incisural space: Microsurgical anatomy and proposal of a new method, the occipital bi-transtentorial/falcine approach. Neurosurgery 2002;51:1208–21.

[54] Oppenheimer H, Krause F. Operative Erfolge bei Geschwülsten der Sehhügel- und Vierhügelgegend. Berl Klin Wochenschr 1913; 50:2316–22.

[55] Stein BM. The infratentorial supracerebellar approach to pineal lesions. J Neurosurg 1971;35:197–202.

[56] Quest DO, Kleriga E. Microsurgical anatomy of the pineal region. Neurosurgery 1980;6:385–90.

[57] Reid WS, Clark WK. Comparison of the infratentorial and transtentorial approaches to the pineal region. Neurosurgery 1978;3:1–8.

[58] Voigt K, Yaşargil MG. Cerebral cavernous haemangiomas or cavernomas. Neurochirurgia (Stuttg) 1976;19:59–68.

[59] Rorschach H. Zur Pathologie und Operabilität der Tumoren der Zirbeldrüse. Bruns Beitr 1913;83:451–574.

[60] Suzuki M, Sobata E, Hatanaka M, et al. Total removal of a falcotentorial junction meningioma by biparietooccipital craniotomy in the sea lion position: A case report. Neurosurgery 1984;15:710–4.

[61] Pussep L. Die operative Entfernung einer Zyste der Glandula pinealis. Neurol Centralbl 1914;113:560–8.

[62] Tamaki N, Yin D. Combined infratentorial and supratentorial transtentorial approach to pineal region tumors. A technical note. Neurosurg Q 1999;9:236–40.

[63] Nazzaro JM, Shults WT, Neuwelt EA. Neuro-ophthalmological function of patients with pineal region tumors approached transtentorially in the semisitting position. J Neurosurg 1992;76:746–51.

[64] Matsuda Y, Inagawa T. Surgical removal of pineal region meningioma – Three case reports –. Neurol Med Chir (Tokyo) 1995;35: 594–7.

[65] Malluci CL, Obukhov S. Successful removal of large pineal region meningiomas. Two case reports. Surg Neurol 1995;44:562–6.

[66] Seeger W. Microsurgery of cerebral veins. New York: Springer; 2000.

[67] Heppner F. Meningioma of the third ventricle. Acta Neurochir 1954;4:55–67.

[68] Pendl G. Management of pineal region tumors. Neurosurg Q 2002;12:279–98.

[69] Kondziolka D, Lundsford D. Radiosurgery of meningiomas. Neurosurg Clin N Am 1992;3:219–30.

42

手术治疗小脑脑桥角脑膜瘤

Patrick Schweder,
Andrew H. Kaye
丁新民 译

概 述

脑膜瘤占成人颅内肿瘤的 15%。这些良性、缓慢生长的肿瘤如果生长在后颅窝，特别是小脑脑桥角区，会影响各种神经血管结构。小脑脑桥角脑膜瘤用来描述占据小脑脑桥角区的脑膜瘤，尽管肿瘤起源于硬脑膜的不同部位，有的甚至不在小脑脑桥角区[1]。

Rokitansky[2] 在 1856 年第一次描述小脑脑桥角脑膜瘤。Virchow[3] 后来描述了内听道后唇起源的砂粒样脑膜瘤。1928 年，Cushing 和 Eisenhardt[4] 报道了 7 例像听神经瘤的脑膜瘤，强调处理这些脑膜瘤的外科高风险。从那以后，报道了一些后颅窝脑膜瘤，包括小脑脑桥角区脑膜瘤的病例。Yasargil[5]，Sekhar 和 Janetta[6]，Ojemann[7]，Al-Mefty[8]，Haddad 和 al-Mefty[9]，Harrison 和 Al-Mefty[10]，Matthies 和同事[11]，Samii 和 Ammirati[12]，以及 Samii 的同事们[13,14]。陆续报道了显微外科手术治疗小脑脑桥角脑膜瘤的病例。这类肿瘤的治疗策略包括显微手术、放射外科和保守观察。

手术步骤

历史来看，外科切除这些肿瘤是主要治疗原则。神经外科和神经耳科医师发表了大量文献阐述这些脑膜瘤的不同入路。对于这些肿瘤，根据肿瘤生长累及的解剖学结构和病人的临床神经症状决定不同的手术入路。但经迷路和经耳蜗入路不能保留听力。

小脑脑桥角（CPA）脑膜瘤可起源于后颅窝岩骨后表面硬脑膜的任何部位（图 42-1A ~ C）。根据肿瘤生发部位和它与第 VII 和第 VIII 对脑神经复合体的关系分为四种类型：

1. 位于内听道前方，将第 VII 和第 VIII 对脑神经推向后下。
2. 在内听道和颈静脉孔之间，将第 VII 和第 VIII 对脑神经推向上方。
3. 位于内听道后方，肿瘤较大时将第 VII 和第 VIII 对脑神经推向前方。
4. 环绕和长入内听道内，肿瘤可能包绕第 VII 和第 VIII 对脑神经。

乙状窦后入路是神经外科最常用、最熟悉的手术入路。这个入路主要的优点是可以用较小地开颅，取得较广的暴露。很大的范围可以直视，这对大、小肿瘤都较为合适。肿瘤较大时，需要小脑牵拉是其缺点，特别是肿瘤位于脑神经前方时，切除肿瘤可能损伤脑神经。

患者可采用侧卧位，3/4 侧卧位或者

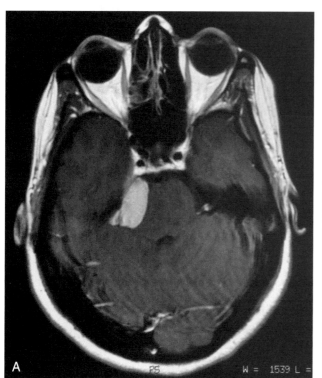
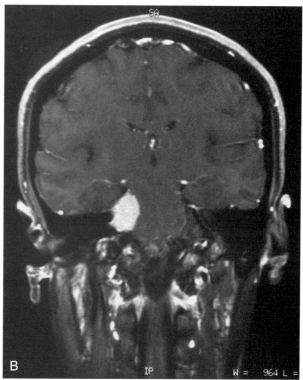
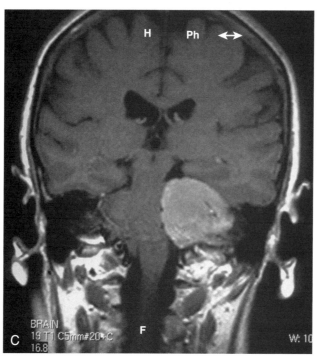

图 42-1　A ~ C，MRI 显示典型的 CPA 区脑膜瘤压迫脑干。

坐位。侧卧位是最常用的体位，但是颈部过曲可能导致静脉回流梗阻，而引起后颅窝压力增高，导致切开硬脑膜小脑疝出。

　　坐位时手术条件有明显改善，可降低颅内压，出血不会污染术野。但是，可能增加空气栓塞的危

险。对于绝大多数患者我们采用侧卧位，只有肿瘤巨大，患者颈部短粗者采用坐位。面神经监测应该是常规，在有些中心，听力诱发电位被脑干监测被用于第Ⅷ对脑神经有特别风险的肿瘤患者。

　　硬脑膜切开前通过腰穿脑脊液引流可降低颅内

压，利于暴露，特别是侧卧位。这种方法在打开硬脑膜，小脑可能膨出以致进入脑池后可替代依靠术中打开枕大池或其他蛛网膜池放液，特别是患者侧卧位，肿瘤较大时。

皮肤切开稍呈"S"型，乳突内侧1cm，横窦上方向下延伸到枕骨大孔水平。肌肉和筋膜分离到枕下区域，分离时应从骨膜下将这些组织从枕骨上分离下来，肌肉组织尽量反向前方，以免阻挡视野。软组织向外侧分离到二腹肌沟。在高速磨钻的帮助下，翻起骨瓣，然后去除上方横窦和外侧方乙状窦的骨质。在掀起骨瓣的时候要非常小心避免损伤静脉窦。常常有一根粗的导静脉汇入乙状窦，在分离骨瓣前，用磨钻将其从骨质中磨出来，然后电凝。有时，静脉窦和颅骨内板粘连致密，掀起骨瓣时可能撕裂静脉窦。这时最好用一小片明胶海绵放置于出血处，然后棉片轻压就可以控制。这个入路，可以通过小的骨瓣获得较大角度的暴露，骨瓣不一定很大。总的来说，骨瓣上下长约2.5cm，内外宽约2cm即可。乳突气房如果打开必须严密用骨蜡封闭。注意保护硬脑膜切开边缘，这对关颅时严密缝合硬脑膜非常必要。必要时可取颅骨骨膜修补。

硬脑膜向外侧开到乙状窦，向上开到横窦。随着腰穿放出脑脊液后，小脑张力逐渐下降，进一步通过打开枕大池或其他脑池获得更好暴露。

然后置手术显微镜，辨认肿瘤边界，将肿瘤从邻近的小脑和神经血管上分离下来。注意在分离过程中小心保护蛛网膜界面，这样可以保护邻近的小脑和脑神经。电凝供血动脉，但是一定要非常小心地保护与肿瘤粘连致密的任何神经血管结构（图42-2）。

辨认清楚肿瘤边界后，开始用超声吸引囊内切除肿瘤。这样变薄的肿瘤囊壁就可以从邻近的神经血管上剥离下来。对于位于内听道后方的肿瘤，蛛网膜边界一般都是比较清楚的，这样术中容易保护脑神经。对于肿瘤延伸到内听道第VII和第VIII对和后组脑神经前方的，手术较为困难，但是肿瘤囊内大块切除后，也可以将肿瘤囊壁从重要结构上面剥离下来。

有时常常分离小脑和小脑幕或后部岩骨之间小桥静脉。在较大的肿瘤有时需要分离汇入岩上窦的岩上静脉。提前电凝并直视下切断岩上静脉远比术中不注意撕裂静脉强。如果从岩上窦上把静脉撕下

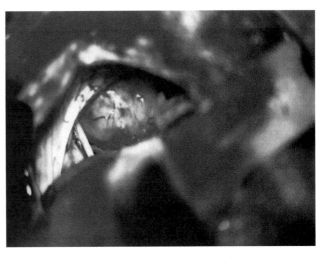

图 42-2　枕下乙状窦后入路显示 CPA 区脑膜瘤。

来，会导致大量出血，需要立即用明胶海绵或者速即纱（Gelfoam）小心放置在出血口，然后棉片压迫。引流脑干的静脉必须加以保留。

在有些病例，肿瘤可以长入内听道，这个时候第VII和第VIII对脑神经复合体特别容易损伤。在内听道后唇切开硬脑膜，磨钻磨除内听道后方骨质，得以暴露内听道内肿瘤。第VII和第VIII对脑神经在切除肿瘤前必须加以辨认。这个阶段面神经检测非常重要。任何乳突气房打开必须用骨蜡封闭。

大多数病例，肿瘤将脑神经推挤移位，随着肿瘤囊内大部分切除，囊壁比较容易从这些结构上分离下来。但是，有极小一部分病例，肿瘤包绕重要的神经血管结构，例如肿瘤包绕小脑前下动脉。这个时候切除肿瘤务必非常小心，甚至必要时残留一小片肿瘤来保护这些重要的结构。

硬脑膜附着和起源的地方肿瘤必须彻底切除并用电凝电灼。必须注意双极电凝的热传导可能损伤脑神经。

仔细的止血非常重要，有些外科医师甚至嘱麻醉师进行 Valsalva 操作，确保没有静脉出血。

硬脑膜必须严密不透水缝合，在很多病例需要硬脑膜补片，也采用人工硬脑膜或者一小片骨膜。可采用 4/0 Monocryl 缝合。有时可以采用纤维蛋白胶加强封闭硬脑膜，确保不漏水。将骨瓣复位，如果有颅骨缺损，需要颅骨修补材料重填任何颅骨缺损。这样完全的颅骨重建可以将术后头痛的并发症降到最低。最后分层缝合切口。

术后患者头高床面30°，检测生命体征，预防

血压波动的变化。

也有其他一些入路被采用，包括乙状窦前的一些颅底入路[15-21]。乙状窦前经迷路入路仅能提供一个很狭窄的暴露角度，通常主要用来切除岩斜区肿瘤和位于脑桥和中脑前方的肿瘤。它通常与中颅窝底入路相结合，切开岩上窦和小脑幕来获得充分的暴露。在真正的小脑脑桥角肿瘤，很少采用这个入路手术。经迷路入路可以很好地到达 CPA 区，但要牺牲听力，这个入路的优点是最小地减少了小脑牵拉，但是暴露空间比乙状窦后入路还狭小，很难切除后组脑神经下方的肿瘤。经耳蜗入路主要用于切除脑干前方病变，需要重选面神经路径。很少被用于 CPA 肿瘤。

起源于内听道内的脑膜瘤非常罕见。文献报道中确认的只有 21 个病例，大多数都是个案报道。内听道起源脑膜瘤临床和神经放射症状和施旺细胞瘤非常相似，在此部位非常常见。

内听道脑膜瘤脑神经症状的临床表现，如累及听神经（耳鸣和听力下降）、前庭神经（眩晕）与前庭施旺细胞瘤相同，但是面神经症状更常见一些。影像学鉴别内听道脑膜瘤和前庭施旺细胞瘤非常困难。有些内听道脑膜瘤宽基底附着，有时在内听道孔看见脑膜尾征。其他影像学特点，如骨质侵蚀和突入中耳结构，更常见于脑膜瘤。外科手术治疗内听道脑膜瘤原则是尽量广泛切除，包括累及的硬脑膜，以避免复发。面耳神经丛与肿瘤位置的关系，应该仔细辨认，保护这些神经是每例患者手术的目标。面神经功能保留率与前庭施旺细胞瘤相似，但是前庭和耳蜗神经的保护，内听道脑膜瘤更好[22]。

并发症

该手术最令人担心的并发症来源于术中损伤小脑、脑干和脑神经，可能是术中直接损伤，也可能是因为不小心损伤重要的血管。术后血肿可导致迅速死亡，术后严密观察非常重要，特别是对血压的管理。

Samii 及其同事[23]描述了 CPA 区脑膜瘤的临床特征和预后，用于位于内听道前后的鉴别和预后。

在我们近期显微外科手术的 House-Brackman 1 ~ 2 级的 100 例病例中，绝大多数面神经保护良好，

特别是内听道后方脑膜瘤更好。Schaller 及其同事[24]报道 10 例 House-Brackman 1 ~ 2 级脑膜瘤经乙状窦后入路术后 6 例面神经功能正常。Voss 及其同事[25]报道 40 个病例系列中经不同入路治疗小脑脑桥角脑膜瘤中 306 例面神经功能障碍的情况。CPA 脑膜瘤手术的听力保留率远高于前庭施旺细胞瘤。

CPA 脑膜瘤位置似乎影响临床预后。Schaller 及其同事[24]报道内听道前方 CPA 脑膜瘤术后面神经功能远比内听道后方 CPA 脑膜瘤差。Voss 及其同事[25]也报道，在他们治疗的患者中，内听道前方脑膜瘤术后方神经麻痹约 60%，而内听道下方约 50%，而在内听道后方和上方术后仅有 15% 出现面神经麻痹。Batra 及其同事[26]报道，他们治疗的 10 例患者术前 House-Brackman 1 级的患者术后面神经功能保持不变。

一小部分患者术后可出现迟发而迅速进展的面神经麻痹，一般在手术 14 天以后。较短疗程的激素可能会有帮助。

CPA 肿瘤术后脑脊液漏仍然是一个相当常见的并发症。脑脊液率的发生率在 2% ~ 21.9%，尽管近期我们采用乙状窦后入路手术的 100 例没有发生脑脊液漏。在最近前庭施旺细胞瘤术后脑脊液漏的 Meta 分析中，Selesnick 及其同事[27]对 25 个系列（总数为 5964 例病例）分析发现，脑脊液漏发生率超过 10%。Meta 分析发现，术后预防性措施，例如腰穿引流、纤维蛋白胶、羟基磷灰石水泥、骨蜡、腹部脂肪、筋膜和离子黏固剂并不能有效地降低脑脊液漏的发生率。经迷路入路、乙状窦后入路、中颅窝入路脑脊液漏的统计学无明显差异。经耳咽管漏到鼻咽管的发生率稍高于切口漏的发生率。尽管更多的文献报道集中在前庭神经施旺细胞瘤手术后的脑脊液漏，但经不同入路手术 CPA 脑膜瘤也面临同样的问题。

结论和建议

CPA 脑膜瘤外科手术仍然是一种挑战。术前 MRI 详细评价肿瘤大小和生长位置有助于设计手术入路和方案。小心地摆放患者体位非常重要。术中小心细致的显微外科操作有助于保护与肿瘤包膜粘连紧密的重要神经和血管结构。手术中要特别注意

保护肿瘤和邻近结构的蛛网膜层面。术后必须严密检测患者。术后术区血肿如果不能及时发现，往往是快速致命的。

　　手术风险取决于肿瘤大小、压迫脑干的程度和保留重要神经和血管结构的能力。

参考文献

[1] De Monte F, Marmour E, Al-Mefty O. Meningiomas. In: Kaye AH, Laws E, editors. Brain Tumours. 2nd ed. Philadelphia: Churchill Livingstone; 2001. p. 720–50.

[2] Rokitansky C. Lehrbuch der pathologischen Anatomie. Vienna: Wilhelm Braumüller; 1856.

[3] Virchow RL. Die krankhaften Geschwülste: Dreissig Vorlesungen gehalten während des Wintersemesters 1862–1863 an der Universität zu Berlin. Berlin: A. Hirschwald; 1863.

[4] Cushing H, Eisenhardt L. Meningiomas: Their Classification, Regional Behaviour, Life History and Surgical End Results. New York: Hafner; 1962.

[5] Yasargil MG, Mortara RW, Curcic M. Meningiomas of the Basal Posterior Cranial Fossa. Vienna: Springer; 1980.

[6] Sekhar LN, Jannetta PJ. Cerebellopontine angle meningiomas: microsurgical excision and follow-up results. J Neurosurg 1984;60: 500–5.

[7] Ojemann RG. Meningiomas: clinical features and surgical management. In: Wilkins RH, Rengachary SS, editors. Neurosurgery. New York: McGraw-Hill; 1985. p. 648–51.

[8] Al-Mefty O, Fox JL, Smith RR. Petrosal approach for petroclival meningiomas. Neurosurgery 1988;22:510–7.

[9] Haddad GF, al-Mefty O. The road less traveled: Transtemporal access to the CPA. Clin Neurosurg 1994;41:150–67.

[10] Harrison MJ, al-Mefty O. Tentorial meningiomas. Clin Neurosurg 1997;44:451–66.

[11] Matthies C, Carvalho G, Tatagiba M, Lima M, Samii M. Meningiomas of the cerebellopontine angle. Acta Neurochir Suppl (Wien) 1996;65:86–91.

[12] Samii M, Ammirati M. Cerebellopontine angle meningioma. In: Al-Mefty O, editor. Meningiomas. New York: Raven Press; 1991. p. 503–15.

[13] Samii M, Ammirati M. Posterior pyramid meningiomas (cerebellopontine angle meningioma). In: Samii M, Ammirati M, editors. Surgery of Skull-base Meningioma. Berlin: Springer; 1992. p. 73–85.

[14] Samii M, Tatagiba M, Carvalho GA. Retrosigmoid intradural supra-meatal approach to Meckel's cave and the middle fossa: Surgical technique and outcome. J Neurosurg 2000;92:235–41.

[15] Arnautovic KI, Al-Mefty O. Cerebellopontine angle meningiomas. In: Kaye AH, Black P, editors. Operative Neurosurgery. Philadelphia: Churchill Livingstone; 2000. p. 545–57.

[16] Arriaga M, Brackmann D, Hitselberger W. Extended middle fossa resection of petroclival and cavernous sinus neoplasms. Laryngoscope 1993;103:693–8.

[17] Daspit CP, Spetzler R, Pappas C. Combined approach for lesions involving the cerebellopontine angle and skull base: experience with 20 cases—preliminary report. Otolaryngol Head Neck Surg 1991;105: 788–96.

[18] Hitselberger WE, House WF. A combined approach to the cerebellopontine angle. Arch Otolaryngol 1966;84:267–85.

[19] Kawase T, Shibora R, Toya S. Anterior transpetrosal-transtentorial approach for sphenopetroclival meningiomas. Surgical method and results in 10 patients. Neurosurgery 1991;28:869–76.

[20] Morrison AW, King TT. Experiences with a translabyrinthine transtentorial approach to the cerebellopontine angle. Technical note. J Neurosurg 1973;38:382–90.

[21] Sakaki S, Takeda S, Fujita H, et al. An extended middle fossa approach combined with a suboccipital craniectomy to the base of the skull in the posterior fossa. Surg Neurol 1987;28:245–52.

[22] Nakamura M, Roser F, Mirzai S, Matthies C, Vorkapic P, Samii M. Meningiomas of the internal auditory canal. Neurosurgery 2004; 55(1):119–27; discussion 127–8.

[23] Samii M, Turel KE, Penkert G. Management of seventh and eighth nerve involvement by cerebellopontine angle tumors. Clin Neurosurg 1985;32:242–72.

[24] Schaller B, Heilbronner R, Pfaltz CR, Probst RR, Gratzl O. Preoperative and postoperative auditory and facial nerve function in cerebellopontine angle meningiomas. Otolaryngol Head Neck Surg 1995;112:228–34.

[25] Voss NF, Vrionis FD, Heilman CB, Robertson JH. Meningiomas of the cerebellopontine angle. Surg Neurol 2000;53:439–46.

[26] Batra PS, Dutra JC, Wiet RJ. Auditory and facial nerve function following surgery for cerebellopontine angle meningiomas. Arch Otolaryngol Head Neck Surg 2002;128:369–74.

[27] Selesnick SH, Liu JC, Jen A, Newman J. The incidence of cerebrospinal fluid leak after vestibular schwannoma surgery. Otol Neurotol 2004;25:387–93.

小脑凸面脑膜瘤

K. Takakura,

Osami Kubo,

Y. Ono,

A. Teramoto

丁新民 译

概 述

大约 10% 的脑膜瘤起源于后颅窝。根据不同的位置、自然史、外科技术和预后，后颅窝脑膜瘤可分为 6 种类型。其中包括凸面脑膜瘤、小脑脑桥角脑膜瘤、岩斜区脑膜瘤、小脑幕脑膜瘤、枕骨大孔脑膜瘤和颈静脉孔脑膜瘤。小脑凸面脑膜瘤与其他脑膜瘤显著不同。肿瘤生长于小脑背侧导致小脑半球中间位在肿瘤与脑神经之间，外科手术时不会碰到脑神经。因此，小脑凸面脑膜瘤 MRI 和头颅 CT 诊断准确，手术效果良好。

历 史

Cushing 在 1938 年，报道了在 20 世纪早期手术治疗的 313 例脑膜瘤病例。其中 15 例是小脑凸面脑膜瘤[1]。他将其分为小脑表面、小脑幕下、小脑隐窝 3 种。他在 1903—1932 年 29 年间完成这些手术，并详细描述了每一个病例的临床症状和手术记录。在他的病例中有一个 27 岁女性小脑凸面脑膜瘤的病例。她主诉右侧面部麻木、耳鸣 1 年，颈部强直 3 个月，并出现共济失调步态。同时

还有视力障碍，眼底检查见视盘水肿。Cushing 分两次进行了手术，第一次，手术时间为 1913 年 2 月 11 号，他做了双侧小脑探查和寰椎椎板切除预防小脑扁桃体疝。11 天后第二次手术完全切除肿瘤，肿瘤重 56g。Cushing 诊断为成纤维细胞型脑膜瘤，无砂粒样沉积，少量漩涡形成倾向。患者在 1937 年情况良好，无神经系统症状，那是在手术后 24 年。Cushing 认为，总体来说，这些病例外科手术效果良好，甚至对于那些经验较少的内皮细胞脑膜瘤，如果能大部切除肿瘤，效果一样很好。在 Cushing 手术的 15 例小脑凸面脑膜瘤中，其中 11 例手术切除后情况良好，长期生存。

在后来的文献中，Castellano 和 Ruggiero[2] 将后颅窝脑膜瘤分为 5 种亚型，小脑凸面、小脑幕、岩骨后部、斜坡和枕骨大孔脑膜瘤。1953 年，Russel 和 Bucy[3] 提到了后颅窝诊断的困难。Huang 和 Wolf[4] 发表了小脑凸面脑膜瘤血管造影静脉期的表现。显然头颅 CT 和 MRI 出现后，小脑凸面脑膜瘤诊断才变得容易[5]。Yasargil 及其同事[6] 在他们发表的后颅窝脑膜瘤文献中将小脑凸面脑膜瘤归为第 4 亚类后颅窝脑膜瘤分为内侧、中央、外侧型。从 1970 年后，随着头颅 CT 的出现，显微外科和颅底技术的进步，小脑凸面脑膜瘤取得了明

显进步，手术效果良好，致死率和致残率明显下降。Cushing[1]1938年报道的手术死亡率是22%。而在1979年Yasargil[6]报道的死亡率是4%。两个最近的报道显示手术死亡率为0[7,8]。所有的小脑凸面脑膜瘤治疗的原则是手术全切除。Roberti及其同事[8]报道手术全切除率77%，无致死、致残率。手术不能全切的主要原因有：肿瘤和重要的脑神经及血管粘连，特别是累及不能损伤的静脉窦。如果全切除可能导致不可接受的神经功能废损，大部切除后，放射治疗是一种理性的选择。

发病率

表43-1显示日本脑肿瘤调查的脑膜瘤的发生部位[9]。在总数13 838例脑膜瘤中，有324例脑膜瘤（占所有脑膜瘤的2.3%）是小脑凸面脑膜瘤。幕上下的比例是11:1。在文献中，小脑凸面脑膜瘤占所有后颅窝脑膜瘤的8%~18%，所有脑膜瘤的1%~2%[2,10-12]。根据日本 脑肿瘤调查表显示小脑凸面肿瘤占12.3%（324/2629所有的后颅窝脑膜瘤）。与小脑幕脑膜瘤相比，小脑脑桥角脑膜瘤877例（6.3%），小脑幕肿瘤1041例（7.5%），斜坡脑膜瘤226例（1.6%），第四脑室脑膜瘤12例（0.1%），枕骨大孔脑膜瘤149例（1.1%）。一些脑膜瘤邻近或者附着于小脑幕、CPA或者枕骨大孔。

临床表现

小脑凸面脑膜瘤常表现为长时间的头重、头痛、脖子僵硬、眩晕、耳鸣，有时会有走路不稳。神经系统检查可发现小脑体征。由于肿瘤与脑神经隔着小脑组织，与其他类型的后颅窝脑膜瘤不同，小脑凸面脑膜瘤脑神经症状并不常见。但是Grand和Bakay[13]报道说50%小脑凸面脑膜瘤会出现眼底视盘水肿。Roberti[8]认为小脑凸面脑膜瘤头痛是最常见的症状，其他还有步态不稳和辨距不良。肿瘤起源与临床症状自然发展史有关。小脑凸面肿瘤患者可出现进行性小脑症状，颅内压增高征象和脑积水症状。这些肿瘤常常因患者头部外伤，头颅CT检查偶尔发现脑血管病或其他肿瘤。根据文献，诊

表43-1 脑膜瘤位置

位置	数量	百分比
矢状窦旁	1591	11.5
大脑镰	1608	11.6
幕上凸面	3556	25.8
蝶骨脊	1422	10.3
嗅沟	499	3.6
鞍旁	1015	7.3
中颅窝	344	2.5
脑室		
侧脑室	191	1.4
三脑室	13	0.1
四脑室	12	0.1
非具体	1	0.0
小脑脑桥角	877	6.3
小脑幕	1041	7.5
斜坡	226	1.6
小脑凸面	324	2.3
枕骨大孔	149	1.1
其他或非具体位置	969	7.0
总计	13,838	100.0

* Report of the Brain Tumor Registry of Japan.9

断明确以前的症状迁延非常长。Cudlip及其同事[14]报道，出现临床症状的平均时间是24个月（0~240个月）也可以出现急性症状，例如脑积水和颅内压增高所致的昏迷。

小脑凸面脑膜瘤需要与小脑幕、CPA、斜坡和枕骨大孔脑膜瘤相鉴别。小脑幕脑膜瘤常有小脑和脑干压迫症状以及因枕叶和颞叶受压导致幻视和同侧视野缺损。CPA脑膜瘤可表现为头痛、听力丧失、眩晕、耳鸣、面部麻木和眼震，步态不稳，面部感觉减退[15]。斜坡脑膜瘤常有头痛、步态不稳、眩晕和听力障碍。常见的体征有三叉神经感觉缺失、共济失调、面神经麻痹、吞咽困难、单瘫和偏瘫[6,16]。枕骨大孔脑膜瘤常早期表现颈部和枕下疼痛，手和臂部感觉异常，步态不稳和上肢与下肢无力是常见的症状。据报道，25%的枕骨大孔脑膜瘤患者会有邻近脊髓神经受累症状和水平眼震[17]。

放射学影像

小脑凸面脑膜瘤通过 MRI 和 CT 得以明确诊断，与斜坡、CPA 区、小脑幕和枕骨大孔的鉴别诊断主要靠 MRI。小脑凸面脑膜瘤在 MRI 的 T1 加权像为等信号（60%），或者稍高信号（30%），在 T2 加权像呈等信号（50%）和高信号（40%）[5]。MRI 可非常容易地确定肿瘤的位置，是否附着于小脑幕，以及是否累及小脑半球血管和静脉窦。DSA 对诊断小脑凸面肿瘤不太必要。但是 DSA 可以确定肿瘤是否侵蚀横窦和小脑幕静脉窦。

外科治疗

对于所有的良性肿瘤，根治性切除仍然是理想的治疗，最好是一次手术完成，这应该是患者的第一选择。就如开始提及的，小脑凸面脑膜瘤分为 3 类，内侧、外侧和上方[6,18]。3 种亚型的外科治疗方式不同。

对于内侧型，肿瘤硬脑膜附着不超过中线旁外侧 3cm[6,18]，外科暴露内侧型脑膜瘤简单、直接，患者俯卧位，头不需要转动。我们选择俯卧位，头部抬高 15°～30°。其他学者报道采用坐位手术，但是因为众所周知的风险，坐位很少被采用[6]。线状皮肤切口和双侧枕骨下颅骨切除术可用头旋转 30° J 型切口有时也被采用。一般采用中线直切口，双侧枕下开颅。根据肿瘤位置和大小，选择后正中或偏肿瘤一侧切开皮肤，后颅窝骨瓣开颅或者后颅窝开窗术。后颅窝枕下开窗，应咬开枕骨大孔。当肿瘤延伸到小脑幕或者超过小脑幕时，可以采用横窦上缘倒钩形切口，骨瓣成形术。如果肿瘤侵蚀硬脑膜和枕骨，一并切除，并电凝。小脑幕脑膜瘤切除方法同幕上。如果肿瘤累及小脑镰和枕窦，他们可以被一并切除。根据肿瘤的大小，可以选择整块切除，或者囊内减压后分块切除。瘤内减压和切除对周围组织影响小，血管结构容易保护，比较安全。切除肿瘤时应注意保护小脑下后动脉到小脑蚓部的分支。图 43-1 显示一例小脑凸面内侧型脑膜瘤的病例。

外侧型肿瘤常常累及乙状窦。患者一般旋转头部，俯卧位或者侧卧位。常用旁正中直切口或者 J 型皮瓣。颅骨开窗外侧达乙状窦，向上达横窦，得以获得充分的肿瘤暴露[19]。但避免过分暴露静脉窦。

小脑凸面上方型脑膜瘤附着于小脑幕。坐位比单纯俯卧位能更好地观察小脑幕附着处。常用线性或者倒 U 型切口。如果外科切除需要处理横窦，则需要另加幕上开颅。如果静脉窦被肿瘤完全堵塞，切除静脉窦是安全的[20]。如果静脉窦部分被影响，

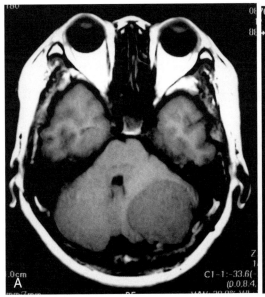
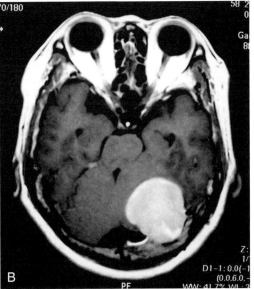

图 43-1　MRI 显示左侧小脑半球凸面脑膜瘤。**A**，T1 加权像。**B**，T2 加权像。

与硬脑膜窦或者静脉结构相关的多个因素决定是否完全切除肿瘤：累及静脉窦是否为优势侧和双侧横窦是否在窦汇处想通。如果横窦被切除，需要非常小心保护皮层引流静脉，特别是同侧 Labbe 静脉[21,22]。文献中有报道采用颅骨骨膜和静脉移植物重建静脉窦。但是，重建静脉窦成功率比较低，而且致死率和致残率非常高。

外科手术可无任何并发症，预后非常好。下方是作者自己的几例小脑凸面脑膜瘤典型病例。

病例 1

58 岁女性，主诉"持续性头痛数月"。神经系统检查，左侧轻度小脑症状。MRI 显示为左侧小脑半球肿瘤（图 43-2）。血管造影显示为左侧枕动脉供血，不是小脑幕动脉供血。肿瘤术前栓塞。患者右侧俯卧位，头部抬高 30°。左侧颞顶部到中线，向下倒钩形切口，下方达到 C2 水平。横窦下，钻 5 孔开颅。枕下开窗后，打开枕骨大孔，切除 C1 椎板。肿瘤侵蚀硬脑膜和枕骨，黄白色，血供中等。肿瘤囊内减压和分块切除残余肿瘤。左侧横窦被肿瘤侵蚀，并且完全不通，因此部位横窦电凝后切除。侵蚀小脑幕的部位也被完全切除。术后恢复平稳。病理显示为脑膜内皮型脑膜瘤。

病例 2

45 岁女性，主诉头痛、眩晕和走路不稳。MRI（图 43-3A）显示为右侧小脑凸面脑膜瘤。CT 扫描（图 43-3B）显示为肿瘤囊内钙化。肿瘤累及硬脑膜和左侧枕骨。手术全部切除肿瘤和被侵蚀的硬脑膜以及部分颅骨。术后平稳，术后 10 年随访，患者情况良好。无任何神经系统废损体征。

病例 3

60 岁女性，主诉头痛和左侧小脑肿瘤（图 43-4A）。肿瘤侵蚀硬脑膜和枕骨（图 43-4B），并延伸到幕上区域（图 43-4C）。血管造影显示枕动脉供血，横窦部分堵塞。患者俯卧位，胸部抬高 15°。倒钩形切口，切开中线，分离枕下肌肉。左侧幕上下开颅。肿瘤白色，质地硬，横窦几乎被堵塞。结扎肿瘤两侧横窦，并切除。小脑幕部分肿瘤断基底和血供后，整块切除，并电凝剩余小脑幕。术后病理为脑膜内皮型脑膜瘤。术后恢复平稳，2 年后随访情况良好。起初被认为是小脑幕脑膜瘤。但是肿瘤侵蚀小脑硬脑膜和枕骨，由枕动脉供血，因此诊断为小脑凸面脑膜瘤更为准确。

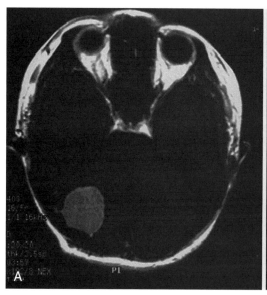
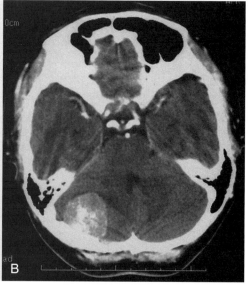

图 43-2 右侧小脑半球凸面脑膜瘤。**A**，MRI。**B**，CT 扫描。

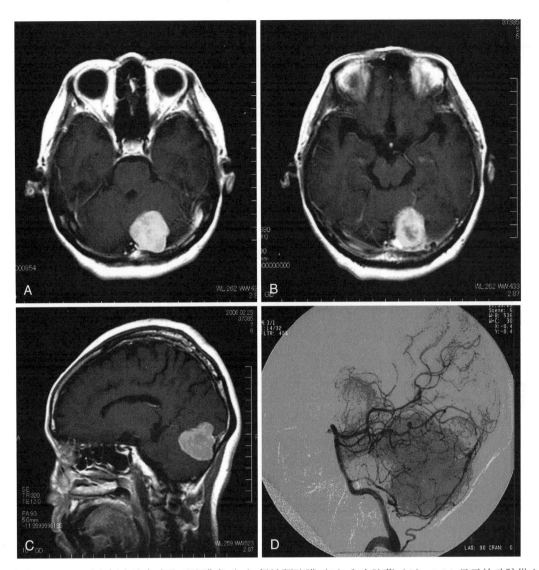

图 43-3　术前增强 MRI 显示左侧小脑半球凸面脑膜瘤（**A**）侵蚀硬脑膜（**B**）和小脑幕（**C**）。DSA 显示枕动脉供血（**D**）。

结　论

　　小脑凸面脑膜瘤分为三型，根据这三种分类决定外科手术方案。

　　手术的目标是全部切除肿瘤。与其他后颅窝脑膜瘤相比较，小脑凸面脑膜瘤预后更好。近十年来，致死率、致残率逐渐下降，术前小心准备，严格手术规范，可取得良好疗效。

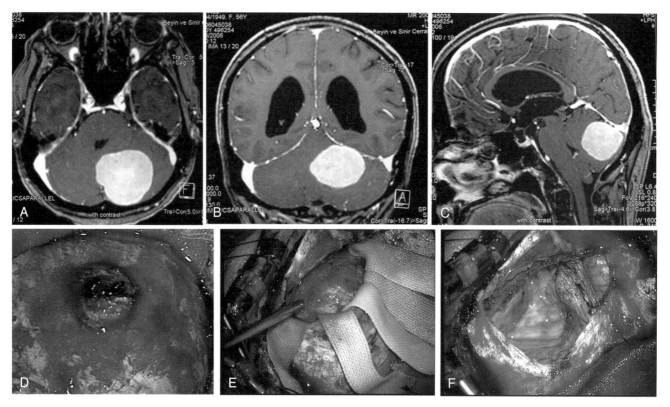

图 43-4（见彩图 43-4） 切除左侧小脑半球脑膜瘤术中所见。**A ~ C**，轴位和冠状位增强 MRI 影像。肿瘤突破硬脑膜（**D**）。打开硬脑膜后，将肿瘤仔细地与周围脑组织分离（**E**）。最后完整切除肿瘤（**F**）。

参考文献

[1] Cushing H, Eisenhardt L. Meningiomas, Their Classification, Regional Behavior, Life History and Surgical Results. New York: Hafner; 1938.

[2] Castellano F, Ruggiero G. Meningiomas of the posterior fossa. Acta Radiol 1953;104(Suppl.):1–177.

[3] Russel JR, Bucy PC. Meningiomas of the posterior fossa. Surg Gynecol Obstet 1953;96:183–92.

[4] Huang YP, Wolf BS. Precentral cerebellar vein in angiography. Acta Radiol Diagn 1966;5:595–8.

[5] Nagele T, Petersen D, Klose U, et al. The "dural tail" adjacent to meningiomas studied by dynamic contrast-enhanced MRI: a comparison with histopathology. Neuroradiology 1994;36:303–7.

[6] Yasargil MG, Mortara RW, Carcic M. Meningiomas of basal posterior cranial fossa. Adv Tech Stand Neurosurg 1980;7:3–115.

[7] Martínez R, Vaquero J, Areitio E, Bravo G. Meningiomas of the posterior fossa. Surg Neurol 1983;19(3):237–43.

[8] Roberti F, Sekhar LN, Kalavakonda C, Wright DC. Posterior fossa meningiomas: surgical experience in 161 cases. Surg Neurol 2001; 56(1):8–20; discussion 20–1.

[9] Committee of Brain Tumor Registry of Japan. Report of Brain Tumor Registry of Japan. Neurol Med Chir 2003;43(Suppl.):5–18.

[10] Martinez R, Vaquero J, Areitio E, Bravo G. Meningiomas of the posterior fossa. Surg Neurol 1983;19:237–43.

[11] Markham JW, Fager CA, Horrax G. Meningiomas of the posterior fossa. AMA Arch Neurol Psychiatry 1955;74:163–70.

[12] Russel JB, Bucy PC. Meningiomas of the posterior fossa. Surg Gynecol Obstet 1953;96:183–92.

[13] Grand W, Bakay L. Posterior fossa meningiomas. A report of 30 cases. Acta Neurochir (Wien) 1975;32(3–4):219–33.

[14] Cudlip SA, Wilkins PR, Johnston FG, Moore AJ, Marsh HT, Bell BA. Posterior fossa meningiomas: surgical experience in 52 cases. Acta Neurochir (Wien) 1998;140:1007–12.

[15] Granich MS, Maturza RL, Ojeman RG, Parker SW, Montgomery WW. Cerebello-pontine angle meningiomas. Clinical manifestations and diagnosis. Ann Otol Laryngol 1985;94:34–8.

[16] Cherington M, Schneck SA. Clivus meningiomas. Neurology 1966;16:86–92.

[17] Meyer FB, Ebersold MJ, Reese DF. Benign tumors of the foramen magnum. J Neurosurg 1984;61:136–42.

[18] Kobayashi S, Nakamura Y. Cerebellar convexity meningiomas. In: Al-Mefty O, Smith RR, editors. Clival and Petroclival Meningiomas. New York: Raven Press; 1991. p. 517–37.

[19] Symon L, Pell M, Singh L. Surgical management of posterior cranial fossa meningiomas. Br J Neurosurg 1993;7:599–609.

[20] Mattle HP, Wentz KU, Edelman RR. Cerebral venography with MR. Radiology 1991;178:453–8.

[21] Koperna T, Tschabitscher M, Knosp E. The termination of the vein of "Labbe" and its microsurgical significance. Acta Neurochir (Wien) 1992;118:172–5.

[22] Heros RC. Lateral suboccipital approach for vertebral and vertebrobasilar artery lesions. J Neurosurg 1986;64:559–62.

枕骨大孔区脑膜瘤

M. Necmettin Pamir,
Koray Özduman
丁新民 译

概 述

在后颅窝脑膜瘤中，枕骨大孔区（FM）脑膜瘤因其症状学、复杂外科解剖、独特的手术要求和预后等特点，值得特别关注。在整个颅内脑膜瘤中，枕骨大孔区脑膜瘤的手术效果和预后都是最差的[1]。

定 义

枕骨大孔区脑膜瘤起源于颅颈交界区硬膜。在以往的文献中，枕骨大孔脑膜瘤定义并不明确，一些学者认为任何突入或者累及枕骨大孔的肿瘤都可定义为枕骨大孔肿瘤[2]。而另一些作者认为颅脊髓肿瘤向前延伸或者脊髓颅脑肿瘤向后延伸的都是枕骨大孔区肿瘤[3,4]。在比较旧的文献中，这个区域甚至延伸到C3甚至C4水平[5-8]。George及其同事[9]关于枕骨大孔区的解剖学定义在近期文献中得到广泛认可[9]。枕骨大孔区脑膜瘤定义为基底附着于枕骨大孔区脑膜的脑膜瘤。枕骨大孔区明确的定义是：上界为斜坡下1/3和枕骨，下界由寰椎椎体、横突和椎板构成[10]。外侧边界由颈静脉结节和C2椎板上表面构成[10]。起源于其他部位但是延伸到枕骨大孔区不包括在枕骨大孔区脑膜瘤之内，肿瘤位于枕骨大孔区，但是其主要起源于枕骨大孔区之外，例如舌下神经管、颈静脉孔、中上斜坡和小脑脑桥角等被认为是独立的类型。

在水平面上，枕骨大孔可分为腹侧、外侧和后部。在冠状位上，腹侧和后部被第一齿状韧带和后组脑神经（Ⅸ～Ⅻ）分开[11]。位于神经轴腹侧的枕骨大孔区脑膜瘤因其毗邻脑干、后组脑神经、椎动脉等，导致手术暴露有限、手术风险大等外科难题。目前，枕骨大孔区腹侧脑膜瘤的理想入路仍存争议。

外科解剖

谈及枕骨大孔脑膜瘤的手术入路，对该区域正常解剖的详细了解非常重要。椎动脉和后组脑神经的局部解剖和它们因占位性病变移位的情况，外科医生必须非常熟悉才能加以保护。

椎动脉

解剖学描述，椎动脉分为4段[11]。第一段，又叫横突前段，由其锁骨下动脉起源至C6椎体横突孔前；第二段，横突孔段，由颈 6 横突孔沿着纵轴向上。外科医师感兴趣的主要是第三段和第四段。第三段又叫枕下段，由 C2 横突段延伸到椎动脉穿过硬膜处，分为三段，垂直段、水平段、斜位段。垂直段走行于寰枢椎横突孔之间。水平段位于寰椎后弓的椎动脉沟内。在沟内，寰枕筋膜覆盖椎动脉。后部寰椎筋膜由枕骨下后表面延伸到寰椎后弓。报道的病例中 [13,14]7.8% ~ 28% 出现寰枕筋膜钙化后包绕整个椎动脉。斜位部分离开椎动脉沟向后上穿过寰椎硬膜延伸为第 4 段也称"颅内段" [11,14]，双侧第 4 段在中线汇合成基底动脉（BA）。

椎动脉有 4 个血管环，在轴位横突孔，椎动脉向后外侧弯曲，形成了下内侧环，紧接着这个弯曲，椎动脉在它进入寰椎横突孔时弯向前上方，形成了下外侧环。椎动脉第 3 段垂直段弯成水平段时形成了上外侧环，在椎动脉快穿过硬膜前形成了上内侧环。最后一个血管环弯向寰椎齿突，被后关节韧带紧紧地粘在寰枕关节处。

因此，椎动脉被固定在第三段两端轴位横突孔与穿透硬膜之间。同时，椎动脉第 3 段是整个椎动脉最易移位的部分，旋转运动改变了解剖毗邻关系，在直立位、椎动脉垂直段和水平段相互垂直。头部旋转后，寰枢椎横突孔彼此分开，垂直段与水平段被拉伸变为平行关系，被环椎后弓分开。

椎动脉第 3 段整个行程都被静脉丛包绕。Parkinson[16] 首次注意到它和海绵窦的相似性，Amautovich[17] 戏称它为"枕下海绵窦"。在寰椎横突孔的位置，椎动脉、周围环绕的静脉丛和动脉周围的交感神经丛被一层骨膜环包绕。在穿透硬膜的地方，覆盖椎动脉的骨膜鞘内折于枕部硬膜，形成了第二个硬膜纤维环。在这个水平，骨膜环与硬脑膜的最外层和椎动脉外膜相延续。如稍后所讨论的，如果脑膜瘤侵蚀这个部位，手术的时候可能有椎动脉破裂的风险。

后循环系统解剖异常和变异比较常见 [11,18]。40% 的个体会有双侧椎动脉不对称。一般左侧的椎动脉要粗于右侧 [11]。20% 的个体小脑下后动脉起源于硬脑膜之外的椎动脉第 3 段，甚至是第 2 段 [19]。因此 PICA 在手术过程中必须仔细辨认并加以保护。另一个比较罕见的情况是前寰椎动脉，这是一根颈内动脉和椎动脉胚胎永存吻合动脉。永存寰椎前动脉常常伴发于椎动脉闭锁和硬膜外小脑下后动脉。

椎动脉的分支

椎动脉第 3 段有几个小的分支。在它的垂直段有两个连续的分支 [17]。第一个是肌支，起源于 C2 神经前根的腹侧。与咽升动脉的肌支相交通。第二个是椎动脉第三段最大的一个分支也是根肌支，起源于寰椎横突孔的下方，分成了根髓动脉和肌支，这些动脉在移位椎动脉的时候可被电凝和分开。水平段也有两个分支 [17]。小的肌支起源于寰椎横突孔的上方，与 C2 的根髓动脉相对应，供应周围的肌肉。常与枕动脉相交通。脑膜后动脉起源于椎动脉上内侧弯的后上表面。供应后颅窝硬膜、小脑幕后部，以及颞骨鳞部。该动脉可（1）与枕动脉分支吻合；（2）与椎动脉 V2 段通过脑膜前动脉吻合；（3）与咽升动脉吻合；（4）与发自颈内动脉海绵窦段的脑膜垂体干的脑膜背侧动脉吻合。脊髓后动脉可发自椎动脉的水平段，在此发出后，在颈 I 神经根出椎管的地方穿过硬膜。脊髓后动脉大多数起源于硬膜内椎动脉第 4 段或者 PICA 动脉，常位于最上侧齿状韧带的内侧。有报道发现椎动脉有穿支动脉进入髁管后部 [17]。椎动脉第 4 段的分支主要是小脑下后动脉、脊髓前动脉、脑膜前动脉和脑膜后动脉。椎动脉的主要分支是小脑下后动脉，有时该动脉也可发自硬膜外 [19]。

枕骨大孔区硬脑膜的血供主要来源于椎动脉发出的脑膜前动脉和后动脉，颈外动脉发出的咽升动脉的脑膜支和枕动脉。小脑下后动脉、脊髓后动脉和椎动脉的脑膜支也可以参与供血。

后组脑神经

舌咽神经、迷走神经和副神经起源于延髓橄榄后沟，然后进入颈静脉孔。而舌下神经起源于橄榄前沟，在椎动脉的后方进入舌下神经管。

历 史

1872 年，Halopeau 第一次报道尸体解剖中发现枕骨大孔腹侧脑膜瘤 [20]。随后 Frazier 和 Spiller 第一次报道了枕骨大孔脑膜瘤的外科治疗。其他一些枕骨大孔区脑膜瘤手术的病例的报道都因术中呼吸功能障碍而效果不佳[22,23]。Elsberg 和 Strauss[4] 在 1925 年成功完成了第一例枕骨大孔区脑膜瘤切除术，患者症状完全缓解。随后二十年，有一些病例数较小的手术疗效报道，但往往与颅颈交界区其他肿瘤或者与其他部位的脑膜瘤，如斜坡和后颅窝脑膜瘤混在一起。Yasargil 对 1924—1976 年 114 例枕骨大孔区脑膜瘤文献进行了回顾性分析，早期就发现枕骨大孔区脑膜瘤不同于其他后颅窝脑膜瘤，有着独特的表现和治疗挑战[24]。George 和他的同事提供了病例数最多，分析最为全面的病例报道[25]，他们的工作将枕骨大孔区脑膜瘤独立出来。在他对既往文献的回顾性分析中，George 将神经外科文献中枕骨大孔脑膜瘤的研究分为三个阶段。1925—1950 年期间为外科探索阶段，接下来 1950—1980 期间为提高疾病诊断的阶段，最后从 1980 年到现在，为技术进步成熟期[9]。显微外科的出现明显降低了致死率和致残率，是一个巨大的进步。近二十年来，随着其普及和成熟，颅底入路和手术疗效占据着文献的主流[26]。颅底外科技术提高我们的手术能力，降低致残率，极大地扩展了神经外科手术范畴[27-31]。

发病率

枕骨大孔脑膜瘤比较少见，占所有脑膜瘤的 0.3% ~ 0.5%，占后颅窝脑膜瘤的 4% ~ 6.5%，占椎管脊膜瘤的 8.6%[9,32,33]。但枕骨大孔区是后颅窝脑膜瘤第二好发部位[24]。

在枕骨大孔区占位中，良性髓外肿瘤占 1/3[9,33-36]。而脑膜瘤是最常见的类型，约占起源于这个部位良性肿瘤的 70%[33,37]。几乎是占第二位神经鞘瘤发病率的 3 倍[1]。绝大多数脑膜瘤位于硬膜下，但可以向硬膜外生长[9,33-36]，单纯位于硬膜外的脑膜瘤非常罕见。它最常见于 40 ~ 60 岁的中年人，也可见于儿童。小儿枕骨大孔区脑膜瘤常伴发于神经纤维瘤[32,38,39]。据报道，小儿枕骨大孔脑膜瘤与成人相比，预后较差，这与小儿脑膜瘤生长较快，肿瘤较大，容易恶变和复发率高相关[40]。枕骨大孔区脑膜瘤男女性别比约 2 ~ 4∶1[9]，这与其他部位脑膜瘤女性多见相同。枕骨大孔脑膜瘤也可见于多发脑膜瘤患者，这可能是 II 型神经纤维瘤病的一个组成部分。

临床表现与自然病程

枕骨大孔脑膜瘤的临床表现是不典型和不可预测的。没有典型的症状或者体征能明确诊断为枕骨大孔脑膜瘤。在 MRI 没有广泛应用前，这类疾病因在较宽的蛛网膜下腔缓慢生长，往往很晚期才被发现。在出现初始的临床症状和体征到明确诊断会被延误很长时间[35,41,42]。在较早的文献中，延误 20 天 ~ 6.5 年[35,41,42]。而新的研究显示从出现症状到诊断明确大约需要 30 个月[9]。很大一部分患者临床症状会时好时坏，患者常因轻微颈部外伤出现临床症状而来就诊[43]。在 MRI 广泛应用前，枕骨大孔脑膜瘤常常被误诊为颈椎性脊髓病（12.5% ~ 21%），多发性硬化（17.5% ~ 18.8%）、脊髓空洞（15.8%）、髓内肿瘤（14%）、颈椎间盘突出（12.5%）、Arnold Chiari 畸形（5.3%）、腕管综合征（5.3%）、亚急性联合变性（3.5%）、肌萎缩侧索硬化（3.5%）、正常颅压脑积水（1.8%）和臂丛神经损伤（1.8%）[33,39]。随着先进成像技术的应用增加，这种误诊已经减少。

最常见的为枕部或者后颈部疼痛，大约 65.7% ~ 80% 患者初始症状表现为疼痛[1,9,35,41,42,44]。这种疼痛往往在早上出现，并随着颈部运动（特别是过伸）而加重，因为颈部过伸可导致颅内压增高或咳嗽[1,9]。也可见后颈部疼痛合并 C2 皮肤支配区痛觉过敏。晚期远端肢体可能会出现感觉异常，进行性发展的病例，可见肢体痉挛性无力。通常表现为手指精细运动的丧失。首先一侧上肢瘫痪，然后同侧下肢，然后对侧上肢，最后对侧下肢瘫痪，这种所谓的旋转性瘫痪往往提示枕骨大孔区病变。

神经系统检查的常见体征有共济失调，运动和感觉缺失，小脑体征和后组脑神经麻痹。运动无力常表现为以手部精细运动丧失的肢体痉挛性麻痹。超过一半的患者会出现痉挛性步态、腱反射亢进和 Babinski 征阳性。有时可以表现无分离性感觉障碍和 Brown Sequard 征。后组脑神经障碍在枕骨大孔区脑膜瘤的患者比较少见，但超过 44% 的患者会出现副神经麻痹[42]。其他还有构音困难、吞咽困难、胸锁乳突肌和斜方肌肉萎缩、声嘶、Horner 综合征等。晚期会出现呼吸困难。

病　理

　　枕骨大孔脑膜瘤最常见的组织学类型是脑膜内皮型，然后是砂粒型和纤维性脑膜瘤[24,45-47]。脑膜内皮型大约占22%～72%，过渡性占17%～28%，砂粒型占11%～22%[1,33,42,44,48]。肿瘤组织学类型和切除程度无明显关系。

诊断学研究

　　头颅MRI和CT是该部位脑膜瘤基本检查手段。很少需要血管造影检查。MRI和CT可提供信息鉴别枕骨大孔区其他肿瘤以及术前准备计划（例如肿瘤在冠状位和矢状位的位置，脑干压迫和移位程度，硬膜外侵蚀的程度，椎动脉是否包裹以及是否伴发其他病理改变，如脑积水）（图44-1和44-2）。在枕骨大孔髓外良性病变中，脑膜瘤是最常见的类型。仅有一小部分脑膜瘤有硬膜外生长。在硬膜外的病变中，首先得排除转移瘤和脊索瘤[38,49]。枕骨大孔区髓内肿瘤的鉴别诊断包括星形细胞瘤、室管膜瘤、室管膜下瘤；髓外的鉴别诊断包括脑膜瘤、神经鞘瘤、颈静脉球瘤、畸胎瘤、脂肪瘤、血管网状细胞瘤、非肿瘤性囊肿（表皮样囊肿、皮样囊肿、蛛网膜囊肿、神经管肠源性囊肿）、血管性病变（海绵状血管瘤、巨大的血栓性椎动脉动脉瘤）、小脑扁桃体下疝和脊髓空洞。枕骨大孔区硬膜外病

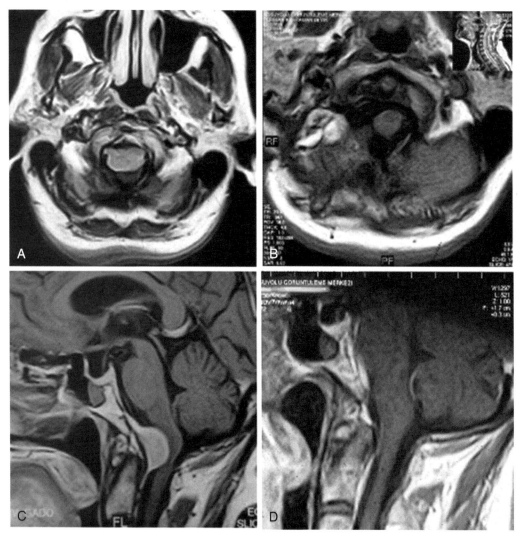

图 44-1　MRI可对枕骨大孔区脑膜瘤的诊断性分析、鉴别诊断和术前手术计划提供信息。术前（A，C）和术后（B，D）增强MRI显示枕骨大孔区腹侧脑膜瘤位于双侧椎动脉之间。

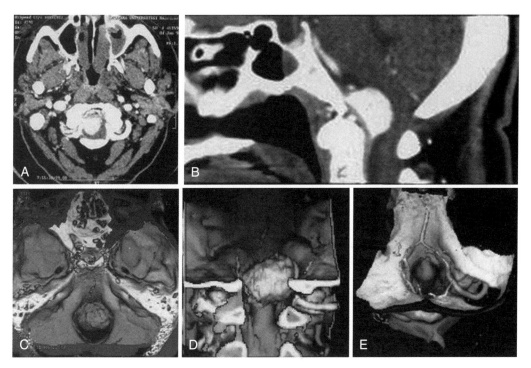

图 44-2 CT 也可以提供很有价值的肿瘤信息。标准的轴位增强 CT 可显示强化的肿瘤和其他解剖结构包含椎动脉（A）。矢状位重建可提供脑干头尾移位的信息（B）。三维重建可帮助设计手术计划（C，D）。最后，术后研究显示肿瘤全切除和双侧椎动脉保护（E）。

变的鉴别包括转移瘤、脊索瘤、骨软骨性肿瘤、肉瘤（包括软骨肉瘤）、颅颈交界处先天性畸形、感染、退行性疾病的关节增生（如风湿性血管翳）、滑液囊等。与其他部位的脑膜瘤一样，枕骨大孔区脑膜瘤在磁共振 T1 加权像呈等信号和稍高信号，注射造影剂后明显增强，在磁共振 T2 加权像呈等到高信号，与肿瘤质地软硬程度相一致。柔软的肿瘤易于吸除，也容易外科切除。MRA 和 MRV 可了解动脉和静脉引流情况。肿瘤在头颅 CT 上表现为等密度，增强后表现为高密度，可了解是否存在骨质增生和钙化。累及硬膜外的脑膜瘤，CT 可以清楚地看到骨质累及情况。10% 的脑膜瘤出现钙化，CT 可很好的显示。术前计划中，枕骨髁、颈静脉结节、颈静脉球的解剖学信息非常有价值，三维重建对了解这些解剖结构非常有帮助。X 线平片对枕骨大孔脑膜瘤没有诊断学价值，但是它可以显示累及硬膜外肿瘤骨质破坏和增生情况。术前准备中，血管造影不是常规。枕骨大孔脑膜瘤供血可来自椎动脉和颈外动脉分支，偶尔可以来自颈内动脉，有时需要行 6 根血管的全脑造影检查，血管造影显示血管包裹的信息优于 MRI[38]。

外科治疗

外科分类

一些学者提出了枕骨大孔脑膜瘤的分类方法，用于帮助确定手术入路。Cushing 和 Eisenhard[3] 提出将枕骨大孔脑膜瘤分类为颅颈脑膜瘤和颈颅脑膜瘤。颅颈脑膜瘤起源于斜坡下 1/3 的基底沟，位于延髓前方，向尾侧生长；而颈颅脑膜瘤起源于上颈部，位于脊髓的后方，向颅侧生长突入小脑延髓池。这种分类方法现在还有些学者在用[1]。

其他一些分类方法根据水平位肿瘤硬膜附着的位置。水平位前部、外侧部、后部的范围已经在前面描述。脑膜瘤可位于腹侧（附着于双侧前正中沟内侧的硬膜）、腹外侧（齿状韧带的腹侧）、背外侧（齿状韧带的背侧）、背侧（双侧背侧中线）。背侧和背外侧手术入路是相同的，所以大多学者将它归为一类。在近期的研究中，George 和 Lot[9] 将枕骨大孔脑膜瘤分为腹侧型、外侧型和后方型。

枕骨大孔腹侧脑膜瘤是治疗最困难的一类。根据不同的研究，腹侧和腹外侧脑膜瘤占枕骨大孔脑膜瘤的68% ~ 98%[42]。绝大多数研究把腹侧和外侧肿瘤放在一起。在不同的研究中，对枕骨大孔腹侧和外侧脑膜瘤鉴别分析发现，只有4.7% ~ 85.7%属于严格的前方脑膜瘤[30,32,35,39,41,42,44,50,51]。这么大变异可能因为选择性误差，实际上枕骨大孔前方脑膜瘤的发病率可能更低。枕骨大孔腹侧脑膜瘤深藏在颅颈交界处，周围被重要的神经血管包绕。在严格的腹侧脑膜瘤病例中，后组脑神经和脑干被肿瘤推向后方，在后入路时，这些重要的结构阻挡了手术路径。后外侧入路的描述，术前分类有助于选择合适的手术入路。

肿瘤累及硬膜外明显增加了手术切除前方和前外侧肿瘤的复杂性。这类肿瘤侵蚀周围的结构，需要外侧或者后外侧入路。

肿瘤与椎动脉的关系是另一个影响外科手术切除的因素。如果肿瘤位于椎动脉下方，则后组脑神经被推到后上方，在手术入路之外，无需特殊保护，但如果肿瘤位于椎动脉上方，则后组脑神经的移位情况不能预知，需要手术过程中仔细辨认并加以保护。在少数情况下，肿瘤可侵蚀椎动脉入颅处硬脑膜。如前面所述，椎动脉血管外科和硬脑膜相连续，在肿瘤切除过程中，容易导致椎动脉撕裂。Bruneau和George[10]的分类包括了这三种因素，将硬膜突入的区域，肿瘤的发展方向以及肿瘤与椎动脉的关系纳入了最近的分类中。

选择合理的治疗策略

外科手术是枕骨大孔脑膜瘤主要的治疗方式。枕骨大孔区后部肿瘤手术相对直接、容易。这些病变采用标准的中线枕下乙状窦后入路，能取得优良的结果[33,44,45,47,48,50-52]。枕骨大孔区腹侧脑膜瘤的治疗非常具有挑战性。不同的文献显示，枕骨大孔区腹侧脑膜瘤的发病率在12.5% ~ 100%。我们必须牢记绝大多数文献将腹侧和外侧肿瘤混在一起，真正严格意义上的枕骨大孔区腹侧脑膜瘤并不常见（表44-1）。位于脑干腹侧和腹外侧的脑膜瘤理想的手术入路仍存争议。腹侧和腹外侧的脑膜瘤最常用的手术入路是远外侧入路和极外侧经髁入路。有些学者也选择后正中入路，由于很高的并发症发生率和空间限制，经口入路基本被废弃[53]。

统计学提示，肿瘤全切除可显著改善预后[1]。因此，手术的目标就是在尽量减少致残率的情况下，尽可能切除肿瘤。显微神经外科的出现，对了解和外科手术治疗枕骨大孔脑膜瘤是一个巨大的进步。就像在神经外科其他领域，颅底外科治疗枕骨大孔脑膜瘤经历了三个阶段：最初的热情，中间的挫折，到现在的成熟。最初报道显示应用颅底外科技术治疗枕骨大孔脑膜瘤非常令人鼓舞。神经外科医生们非常接受这些技术，它可明显降低致死致残率，改善手术预后。在接下来的二十年，这些技术被进一步发展、修正，并成为常规临床实践。在第三个阶段，这些技术的优点和局限性被了解得更加清楚。最初的研究提出了后正中枕下乙状窦下 +C1椎板切除术。这个入路适合大多数腹侧脑膜瘤，特别是外侧脑膜瘤。但是小而严格位于腹侧或者病变明显累及侵蚀硬膜外，或者肿瘤位于椎动脉上方，用这个入路则很难以较小的致残率切除。George 及其同事[54] 建议大多数枕骨大孔脑膜瘤由外侧枕下乙状窦下入路切除，移动椎动脉。接着颅底入路的普及（主要是远外侧入路）明显增加了枕骨大孔脑膜瘤切除的成功率。

一些学者采用更为积极的外科治疗策略，据报道可达到 Simpson 1 级切除，即采用极外侧入路，同时切除附着的硬脑膜和受侵蚀的颅骨[30]。报道显示 Simpson 1 级 和 2 级 切除脑膜瘤的复发率有明显差异，这些学者采用上述方式显然是合理的。但是一些报道显示远外侧经髁入路不是必须的，所有的枕骨大孔脑膜瘤经枕下后正中入路也可以切除[55]。目前还没有对两种方法的优点、并发症发生率，以及长期随访的评价的客观依据，因此明确的比较是不可能的。我们觉得实际情况在两个极端之间。越来越多的证据显示绝大多数枕骨大孔脑膜瘤可采用远外侧入路或者枕下后正中入路切除[10,42,44,46,49,52-57]。但是确有一小部分患者肿瘤外科医师不能直视，深藏在脑干腹侧。远外侧入路部分切除枕髁或者用极外侧经髁入路，提供了更为靠外的视角接近这类肿瘤，显然对这一小部分患者更为安全、有效。移动椎动脉也需要环形切除椎动脉入路处硬膜，因此至少部分切除枕髁和寰椎上关节面是需要的[56]。枕骨大孔脑膜瘤的治疗仍然存在很多问题，如何积极的治疗？辅助治疗的作用？因此枕骨大孔区脑膜瘤的治疗策略还在进展中。

表 44-1 显微外科时代枕骨大孔区脑膜瘤外科治疗病例

作者	年	n (FMM)	腹侧 (%)	侧方 (%)	后方 (%)	VA 壳 (%)	入路	总切除率 (%)	致残率 (%)(瞬时-长期)	外科死亡率 (%)	VA 移位	颈静脉结节切除	枕髁磨除	不稳定率 (%)	随访(月)(平均/最大)	复发率 (%)
Yasuoka et al.[33]	1978	37	80.7		17.3	N/A	SO	N/A	N/A-2.7	3.5			0	–	122/150	0
Yasargil et al.[24]	1980	23	N/A			N/A	SO	43	0	9			0	–	N/A-120	0
Meyer et al.[35]	1984	78	N/A			N/A	SO						0	–		
Gilsbach et al.[84]	1987	5	100	–		N/A	FL		N/A-20	0		Yes	1/3	–		
Guidetti et al.[41]	1988	17	82.4			N/A	SO	100	N/A-12	11			0	–	N/A-364	0
Sen and Sekhar et al.[30]	1990	5	80	20	–	N/A	EL	80	N/A-60	20	Yes	Yes	1/2	0	N/A	N/A
Crockard et al.[53]	1991	3	100	–		33	TO		100-100	66			0	33		
Kratimenos et al.[70]	1993	8	100	–		N/A	FL	80	N/A-0	29			1/3	0	N/A	N/A
Babu et al.[69]	1994	8	100	–		N/A	EL	75	78-56	11	Yes	Yes	1/2	0	10/19	0
Akalan et al.[39]	1994	8	12.5	87.5	–	N/A	SO	N/A	0-0	0			0	–	51/84	0
Bertalanffy et al.[79]	1996	19	100			N/A	SO, FL, EL	100	0-0	0	Yes	Yes	1/3	0	56/120	0
Samii et al.[47]	1996	25	95	5		40	SO	52	37-5	6			1/2	0	21/120	5
George et al.[44]	1997	40	45	52.5	2.5	38	FL, EL	86	N/A-0	7.5			部分	0	56/N/A	0

表 44-1 续　显微外科时代枕骨大孔区脑膜瘤外科治疗病例

作者	年	n (FMM)	腹侧 (%)	侧方 (%)	后方 (%)	VA 壳 (%)	入路	总切除率 (%)	致残率 (%)(瞬时-长期)	外科死亡率 (%)	VA 移位	颈静脉结节切除	枕髁磨除	不稳定率 (%)	随访 (月)(平均/最大)	复发率 (%)
Pirotte et al.[66]	1998	6	100			N/A	N/A		N/A-7.5	7.5	Yes		1/2	0		0
Sharma et al.[45]	1999	10	50	50		N/A	SO, FL		N/A	15			0	Yes		
Salas et al.[62]	1999	24	100			N/A	EL	66	36	0	Yes		1/3	0	14.8/50	N/A
Arnautovic et al.[1]	2000	18	100	–		N/A	EL	75	55/11	16.6	Yes		1/2	0	64/84	11.1
Roberti et al.[80]	2001	21	N/A			N/A	EL		N/A-21.50	9.5	Yes		1/3	–		
Goel et al.[55]	2001	17	100	–		59	SO	82	N/A	N/A			1/3	0	43mo	0
Nanda et al.[81]	2002	6	100	–	–	N/A	FL							0	–	
Marin-Sanabria et al.[52]	2002	7	72.5	27.5		N/A	TC, SO, EL	72	N/A	14	Yes		1/2	0	N/A	N/A
Parlato et al.[85]	2003	7	N/A			N/A	N/A		40-10	0	Yes		0	–		
Boulton et al.[50]	2003	10	60	10	30	N/A	N/A		27-4.5	0			1/3	0		
Pamir et al.[82]	2004	22	91	9		40	FL	95	30	0		50	1/3	0	40/120	0
Margalit et al.[83]	2005	18	100	–		N/A	SO				No	0	N/A	–		0
Bassiouni et al.[51]	2006	25	32	57	11	43	FL	96	40-8	4	No	0	0	N/A	73	4

A/L-FMM，腹 / 侧枕骨大孔脑膜瘤；SO，枕下入路；SOp，改进的枕下入路；TC，经髁的

初发和复发脑膜瘤的治疗计划显然不同。复发脑膜瘤的治疗结果并不满意，全切除率更低而并发症发生率更高[1,9,30,44]。脑膜瘤与周围的神经血管结构之间有蛛网膜层面相隔，这个蛛网膜层在切除肿瘤时用以保护周围的神经血管组织免受损失[1]。初次手术治疗时破坏了蛛网膜层，二次手术时非常容易损失周围的神经血管结构。这样的病例，部分切除肿瘤，缓解脑干压迫症状，可能是有用的。这类患者，也可以考虑放射外科和放射治疗[57]。

手术入路

前方入路基本已经被废弃，枕骨大孔区脑膜瘤手术入路主要在后正中和侧方之间。根据需要暴露外侧增加手术视野。

可以使用枕下正中入路，枕下外侧入路髁后入路，远外侧或极外侧经髁入路，对于一些硬膜外延伸的病例甚至可以采用与不同中颅窝入路相结合的联合入路方式。不像脊索瘤已广泛性地侵蚀到骨质结构，脑膜瘤一般从中心生长，大多数限于解剖边界之内，因此，可以进行更为标准的开颅术，而非改良或联合入路[58]。

枕下后正中入路

枕骨大孔后部脑膜瘤，当肿瘤位于椎动脉内侧时，可单纯采用后正中枕下开颅术。Goel 及其同事[55]建议甚至枕骨大孔腹侧脑膜瘤也可以采用枕下内侧入路。但是他们的入路需要切除部分枕骨髁，因此基本上是改良的外侧入路，不是传统的后正中入路。

经口前入路

也有少数学者报道采用经口咽入路切除枕骨大孔腹侧脑膜瘤[53,59-61]。经口咽入路切除硬膜下病变有几个缺点：第一，该入路严格限制在中线附近，没有改良的方法向双侧扩展，肿瘤全切率低。采用经口咽入路，脑脊液漏和继发于术区污染的脑膜炎和肺炎等风险仍是外科医生担心的主要问题。软腭、腭骨缺乏和颅颈不稳定性也是很有风险的。

远外侧入路

作为枕下开颅的外侧延伸，背外侧入路第一次在 Koos 和同事 1985 年写的书中被描述[31]。

Heros[27,28] 详细描述了远外侧入路，Perneczky 将其描述为背外侧入路[29]。通过切除枕骨大孔缘到髁窝，这个入路可不需要牵拉脑实质，提供经下外侧，

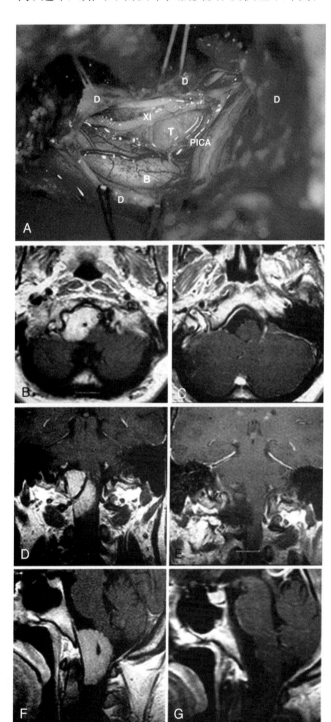

图 44-3（见彩图 44-3）　枕骨大孔区腹外侧脑膜瘤术中照片显示硬脑膜打开后，所见肿瘤、移位的脑干结构、小脑下后动脉和被肿瘤牵拉位于肿瘤被膜的副神经（**A**）。术前（**B**，**D**，**F**）和术后（**C**，**E**，**G**）增强 MRI 显示枕骨大孔区脑膜瘤全切除。B，延髓；D，硬脑膜；PICA，小脑下后动脉；T，肿瘤；XI，副神经。

到达脑干腹侧的视野（图 44-3）。后来有一些改良入路，基于枕骨髁的切除范围和椎动脉暴露和移位程度。

远外侧入路可采用坐位 [10,47]，侧卧位或者俯卧位 [1,46,48,62]。坐位手术时，空气栓塞发生的高分险，需要额外的手段来预防、监测和治疗，因此现在仅有少数的中心采用。需要特别注意的是颈部不能过伸，否则可能进一步加重脑干压迫。后部肌肉群包括暴露枕骨、寰椎后弓、枢椎椎板 的肌肉。枕部开颅（上到乙状窦）包括寰椎后弓切除（甚至包括枢椎根据肿瘤生长范围）。大多数外侧和腹侧枕骨大孔脑膜瘤可通过这个入路切除而不需要磨除枕骨髁。但是，当肿瘤较小，严格位于腹侧时，经此入路，外科医生因脑干阻挡,不能直视肿瘤。在其他病例，肿瘤侵蚀硬膜外或者包裹椎动脉时，需要进一步向外侧扩展，增加暴露角度。这些病例中，需要切除部分枕骨髁，以获得更外侧的暴露空间。根据我们的经验，远外侧旁正中入路，切除部分枕骨髁，可明显增加外科手术视野 [48]。大多数学者推荐磨除不超过 1/3 枕骨髁是有效的，而且定量解剖研究显示，部分枕骨髁切除可提供更宽的手术空间，减少工作距离 [63,64]。

部位磨除枕骨髁切除肿瘤是安全的，但广泛地磨除枕骨髁（超过枕骨髁的后 2/3）可能导致枕颈部不稳定 [65]。大量报道显示磨除枕骨髁切除大的脑膜瘤，包括磨除枕骨髁范围超过一半的患者，无稳定问题，或者无需特殊处理 [1,44,48,50,52,55,62,66]。枕髁切除程度可通过术前或者放射学判断（1% ～ 51%：没有打开舌下神经管；50% ～ 70%：磨除到舌下神经管；70% ～ 90%：切除超过舌下神经管；90% ～ 100%：全切除或者几乎全切除）[65]。采用极外侧入路，需要更广泛的骨质切除，也不会导致颅颈不稳定 [65]。为获得更外侧的暴露，需要磨除颈静脉结节，但可能损伤邻近的后组脑神经 [29,56]。

据报道，33% ～ 59% 的病例，脑膜瘤包裹椎动脉 [44,47,48,51,53,55]。大多数枕骨大孔脑膜瘤起源于椎动脉入颅附近硬脑膜 [42]。椎动脉血管外膜与硬脑膜外层相连续，进一步切除肿瘤时可能损伤椎动脉。George 及其同事首先描述了，暴露椎动脉和移位椎动脉以保护和近段控制 [54]。远外侧入路很少需要移位椎动脉，但需要暴露椎动脉水平段以备必要时近端控制。我们仅在极外侧入路时，移位椎动

脉 [67]。暴露椎动脉的技巧已经在很多书中描述。我们暴露椎动脉第三段时没有采用肌肉作为解剖学标志，而是采用骨性机构作为标志 [54,68]。我们没有碰到椎动脉移位时的相关并发症，但文献中有报道。静脉丛在外科暴露时可保护椎动脉，静脉丛出血通过包裹和轻轻压迫很容易控制。必须牢记，电凝静脉丛出血时可能会误伤椎动脉分支或者发育不良的椎动脉 [64]。

为减少脊髓牵拉，有时需要切断齿状韧带，甚至 C1 ～ C2 神经根 [47]。肿瘤和椎动脉的蛛网膜层有助于解剖时分离。肿瘤的硬膜附着处必须切除并电凝。PICA 和脊髓前后动脉常常发现被牵张于肿瘤包膜表面，但有时小脑下后动脉可穿行于肿瘤中。枕骨大孔肿瘤往往生长于后组脑神经下方，将他们推向上方，分离肿瘤上方时，需小心将其分离开。

远外侧入路

远外侧经髁入路通常被用来切除颅颈交界区脑干腹侧或则外侧硬膜下和硬膜外肿瘤。Sen 和 Sekhar 在 1990 年第一次描述该入路 [30]。后来出现一些改良入路 [62]。虽然远外侧和极外侧入路是拟从外侧方暴露枕骨大孔区，但实际上两者入路的路径截然不同 [64]。极外侧入路是从前外侧方暴露枕骨大孔区，从胸锁乳突肌前方、颈静脉后方入路 [64]。两种入路都可磨除枕骨髁，但是极外侧入路需要将椎动脉移位到枕骨髁 [1,30,62,67,69,70]。

极外侧入路的皮肤切口是乳突后直切口向下延伸到颈部用以暴露枢椎横突孔处的椎动脉、枕骨、寰椎后弓和侧块、枢椎椎板。乙状窦后开颅包括暴露乙状窦和颈静脉球，后颅窝去骨瓣达枕骨大孔区。寰椎和枢椎是否切除取决于肿瘤尾侧延伸的范围。椎动脉在枕下三角区辨认，并暴露到寰椎横突孔。暴露和移位椎动脉第 3 段是极外侧入路的一个关键步骤。这样可安全磨除寰枕关节、颈静脉结节，而减小椎动脉的损伤，允许近端控制和扩大手术视野。切除骨质需要用显微镜在骨膜下进行，这需要详细的椎动脉第 3 段解剖和临床经验。我们采用骨性标记辨认椎动脉第 3 段 [67]。其他作者也有采用肌肉标记用以辨认椎动脉的 [64,71]。

在寰椎和枢椎之间，C2 腹侧神经根在外侧穿过椎动脉，在这一部位（在寰枕筋膜和后颅窝硬膜之间），椎动脉与静脉丛伴行。暴露静脉丛极大地保护

了椎动脉，静脉丛少量的出血可用明胶海绵包裹或者轻轻压迫就可控制。

如果可能，硬膜外肿瘤被切除，侵蚀的骨质被磨掉直到健康组织显露出来。为了移动椎动脉第三段，环椎横突孔后壁被磨除，髁静脉被分离。动脉轻微地后内侧移位暴露了 C_1 外侧大部分，切开硬膜探查延伸至硬膜下的肿瘤就可以进行了。

椎动脉周围骨膜鞘的钙代是一种普遍现象。在移位的病例中，对动脉操作应当轻柔，而不是通过牵拉或压迫损伤它。动脉扭曲可能导致脑干缺血梗死。椎动脉垂直和水平段小的动脉分支被电凝进而分离。在很少的情况下，小脑后下动脉可能硬膜外起源，这种情况与椎动脉肌支在环椎后弓平面上容易混淆。硬膜内的操作与远外侧入路相同，肿瘤切除后要认真止血、严密缝合硬膜。

手术并发症

大宗的病例报道显示枕骨大孔脑膜瘤手术死亡率在 0% ~ 66%（见表 44-1）。近期一些研究显示手术死亡率在 0 ~ 3.6%[51]，暂时性或者永久性并发症发生率在 39.3% ~ 7.1%。最严重的并发症是后组脑神经麻痹和椎动脉损伤。延髓损伤非常罕见。极外侧经髁入路潜在的并发症是损伤椎动脉和后组脑神经(特别是舌下神经)、颈静脉球或者颈静脉[62,69]。舌下神经管位于枕骨髁的前内侧 1/3；它包括颈神经和颈静脉球。颈静脉和颈静脉球在磨除枕骨髁时容易损伤，枕骨髁最后前 1/3 只能在舌下神经下或者经过舌下神经磨除[67]。

放射外科

文献中关于枕骨大孔区脑膜瘤放射治疗作用的信息非常少。Muthukumar 及其同事[74] 报道了 5 例枕骨大孔区脑膜瘤老年外科手术条件差患者的伽玛刀治疗疗效，文献显示 5 例肿瘤生长得到控制（100%），1 例肿瘤体积减小（20%），效果满意。其中 2 例患者（4%），伽玛刀治疗作为辅助治疗手段。Nicolato 及其同事[75] 也报道了一例枕骨大孔区脑膜瘤伽玛刀治疗的病例。另有一例是关于射波刀（cyber-knife）治疗满意[76]。仅有的几个发表的研究

和少于 10 例的病例，目前缺乏临床证据来说明放射治疗是治疗枕骨大孔区脑膜瘤的有效手段。但在其他位置的脑膜瘤，伽玛刀治疗可有效控制肿瘤生长，放射治疗的有效性已经在这些肿瘤的治疗策略中出现了变化。

一个很好的例子就是海绵窦脑膜瘤治疗理念的改变。早期治疗中，积极的外科治疗带来了很高的致残率，肿瘤残留和复发比例非常高。海绵窦小脑膜瘤伽玛刀治疗后比较低的致残率和满意的肿瘤生长控制改变了海绵窦脑膜瘤的治疗策略。海绵窦脑膜瘤切除海绵窦外部分然后给予伽玛刀放射治疗带来了很好的疗效[77]。目前，尚无科学证据显示海绵窦脑膜瘤的经验可以外推应用于枕骨大孔区脑膜瘤的治疗。但是尽管缺乏明确证据，伽玛刀放射外科在外科治疗可能手术风险明显增加的病例中是适用的，例如脑膜瘤侵蚀椎动脉的病例。同样，复发枕骨大孔区脑膜瘤的疗效是不令人满意的，在残留和复发枕骨大孔脑膜瘤的病例中，伽玛刀可能成为首选治疗和广泛应用。Muthukumar 及其同事[74] 报道了两例复发枕骨大孔脑膜瘤满意的放疗效果。仍然需要明确的是放射治疗作为脑膜瘤治疗首选治疗的疗效。就如早期提到的，笔者的同事和其他学者采用伽玛刀放射治疗作为所有病例中特殊肿瘤生长控制的首选治疗。直接受肿瘤压迫的延髓是限制放射剂量的主要因素，放射治疗的有效性和安全性需要长期随访。

放射治疗

放射治疗在无法手术或者复发和再生长的病例中作为一种姑息性治疗。放疗后长期缓解的可能性超过 90%，可与完全手术切除和放射外科治疗相比[57]。

预　后

枕骨大孔脑膜瘤非常少见，大部分外科病例与枕骨大孔区其他肿瘤或者后颅窝脑膜瘤混在一起（表 44-1）。因此，关于其预后明确的结论并不容易得到。Yasargil 及其同事[24] 报道了 1924—1976 年

共 114 例手术治疗的情况，发现手术死亡率接近 13%，预后良好占 69%，预后一般占 8%，预后不良 10%。术前 KPS 评分低下，进行性病程，四肢瘫痪增加手术风险，预后不良[1]。复发是颅底脑膜瘤主要的问题[78]。Mathiessen 及其同事[78] 持这样一个观念，次全切除和活检差不多。根治性切除患者 5 年复发率只有 4%，而 3 级和 4 级切除的患者 5 年复发率为 25% ～ 45%。术后超过 5 年随访显示，1 级切除的 16%，2 级切除的 29% 出现术后复发症状。而 4 级和 5 级切除的绝大多数会复发。

笔者临床经验

显微外科手术是枕骨大孔脑膜瘤的治疗选择。我们从 1990 年 1 月和 2007 年 1 月，治疗 25 个枕骨大孔脑膜瘤病例。22 个以前曾经报道过[48]。其中女性 19 例（76%），男性 6 例（24%）。平均年龄 47 岁（18 ～ 74 岁）。19 例（76%）表现为头痛和颈部僵硬；15 例（60%）表现为恶心、呕吐；8 例（32%）表现为吞咽困难，6 例（24%）表现为单瘫，5 例（20%）表现为上肢痛和麻木，4 例（16%）表现为构音困难，4 例（16%）表现为单侧舌肌萎缩和肌束震颤，3 例（12%）表现为四肢瘫，2 例（8%）表现为步态不稳。平均症状持续时间为 12 个月（1 ～ 76 个月）。两位住院患者无症状，但通过放射学诊断随访一些损伤。3 位患者被诊断为神经纤维瘤病（12%）。肿瘤位于腹侧的或腹外侧的有 23 位（92%），后侧的有 2 位（8%）。早期，3 例患者采用枕下、旁正中、乙状窦后入路（2 例枕骨大孔后部肿瘤和 1 例腹外侧肿瘤）。后来的 22 例全部采用远外侧经髁入路（磨除少于 1/3 枕髁），并切除部分寰椎侧块。没有发现寰枢稳定性问题。

相比之下，对于大多数较小且位于腹侧的脑膜瘤患者，根据需要我们采用部分磨除枕髁（少于 1/3）或切除环椎侧块（少于 1/2）的入路方式。

25 例中 24 例（96%）患者达到了外科全切除。

一例腹外侧肿瘤，起初采用枕下入路，次全切除，之后采用远外侧入路达到影像学全切除。另外一个病例，采用远外侧入路，只做到颅颈部充分减压，次全切除，术后给予伽马刀治疗。这个病例

肿瘤质地坚硬是没有全切除的原因。术后无死亡病例。12 例（48%）术中发现椎动脉被肿瘤包裹。一例患者在分离肿瘤时在 PICA 发出处发生医源性损伤。术后随访 168 个月仍然正常。患者术后随访平均 60 个月（范围：2 个月 ～ 14 年），最近随访显示 1 例（4%）患者因神经纤维瘤病死亡，其他 24 例（96%）患者正常生活。术前 Karnofsky 评分 73，最近随访 Karnofsky 评分 94 者，放射外科是一个很好的辅助治疗手段。传统放疗在姑息性治疗中也有疗效。

结 论

- 枕骨大孔脑膜瘤比较少见，诊断和治疗比较困难，外科疗效比其他颅内脑膜瘤差，并发症发生率高。
- 显微外科手术是新诊断为枕骨大孔脑膜瘤的治疗手段。
- 枕骨大孔后部脑膜瘤采用后正中枕下入路。
- 腹外侧脑膜瘤治疗更为复杂，改良枕下外侧入路结合枕髁有限部分切除对大多数病例可取得良好暴露，对于严格腹侧脑膜瘤或者侵蚀硬膜外肿瘤，可采用极外侧入路。
- 在以前手术的病例，疗效更差，并发症发生率更高。
- 如果患者存在外科禁忌证，放射外科也是一个很好的选择。对于术后复发，或者残留肿瘤生长或多发脑膜瘤患者，放射外科可作为辅助治疗。传统的放疗作为一种姑息治疗可能也有效。

参考文献

[1] Arnautovic KI, Al-Mefty O, Husain M. Ventral foramen magnum meningiomas. J Neurosurg 2000;92:71–80.

[2] Barre Y, Alfandary A, Phillipides O. Etude clinique et operatoire d'une tumeur du trou occipital. Rev Neurol 1950;82:401–4.

[3] Cushing H, Eisenhardt L. Meningiomas: Their Classification, Regional Behavior, Life History and Surgical End Results. Springfield, IL: Charles C Thomas; 1938.

[4] Elsberg CA, Strauss I. Tumors of the spinal cord which project into the posterior cranial fossa: Report of a case in which a growth was removed from the ventral and lateral aspects of the medulla oblongata and upper cervical cord. Arch Neurol Psychiatry 1929;21:261–73.

[5] Heiskanen O. Benign extramedullary tumors in the high cervical region. Ann Chir Gynaecol Fenn 1968;57:59–62.

[6] Lazorthes G, Espagno J. [Tumors of the occipital foramen]. Neurochirurgie 1971;17:443–6.

[7] Lereboullet J, Puech P. Tumeurs sous-durales du trou occipital. Paris 1940;21:607–16.

[8] Martin P, Kleyntjens F. Tumeurs sous durales du trou occipital. Rev Neurol 1950;82:313–4.

[9] George B, Lot G. Foramen magnum meningiomas: A review from personal experience of 37 cases and from a cooperative study of 106 cases. Neurosurgery Quarterly 1995;5:149–67.

[10] Bruneau M, George B. Foramen magnum meningiomas: detailed surgical approaches and technical aspects at Lariboisiere Hospital and review of the literature. Neurosurg Rev 2008;31:192.

[11] George B, Laurian C. The Vertebral Artery. Pathology and Surgery. Vienna: Springer Verlag; 1987.

[12] Ozgen S, Pait TG, Caglar YS. The V2 segment of the vertebral artery and its branches. J Neurosurg Spine 2004;1:299–305.

[13] Abd el-Bary TH, Dujovny M, Ausman JI. Microsurgical anatomy of the atlantal part of the vertebral artery. Surg Neurol 1995;44:392–400.

[14] de Oliveira E, Rhoton Jr AL, Peace D. Microsurgical anatomy of the region of the foramen magnum. Surg Neurol 1985;293–352.

[15] Bruneau M, Cornelius JF, George B. Antero-lateral approach to the V3 segment of the vertebral artery. Neurosurgery 2006;58: ONS29–35; discussion ONS29–35.

[16] Parkinson D. Cavernous sinus or lateral sellar compartment. J Neurosurg 1996;85:190–1.

[17] Arnautovic KI, al-Mefty O, Pait TG, Krisht AF, Husain MM. The suboccipital cavernous sinus. J Neurosurg 1997;86:252–62.

[18] Fine AD, Cardoso A, Rhoton AL Jr. Microsurgical anatomy of the extracranial-extradural origin of the posterior inferior cerebellar artery. J Neurosurg 1999;91:645–52.

[19] Margolis MT, Newton RH. Borderlands of the normal and abnormal PICA. Acta Radiol (Diagn) 1972;13:163–76.

[20] Hallopeau H. Note sur deux faits du tumeur du mésocéphale. Gaz Med Paris 1874;3:111–2.

[21] Frazier C, Spiller W. An analysis of fourteen consecutive cases of spinal cord tumor. Arch Neurol Psychiatr (Chicago) 1922;8:455–98.

[22] Rhein JHV. Tumor in the region of the foramen magnum. Arch Neurol Psychiatr (Chicago) 1924;11:432–5.

[23] Abrahamson I, Grossmann M. Tumor of the upper cervical cord. J Nerv Ment Dis 1923;57:342–63.

[24] Yasargil M, Mortara R, Curcic M. Meningiomas of basal posterior cranial fossa. In: Krayenbühl H, editor. Advances and Technical Standards in Neurosurgery. Vienna: Springer-Verlag; 1980. p. 1–115.

[25] George B, Lot G, Velut S, Gelbert F, Mourier KL. [French language Society of Neurosurgery. 44th Annual Congress. Brussels, June 8–12, 1993. Tumors of the foramen magnum]. Neurochirurgie 1993;39 (Suppl. 1):1–89.

[26] Yasargil M. Microneurosurgery. Stuttgart/New York: Thieme Verlag; 1996.

[27] Heros RC. Lateral suboccipital approach for vertebral and vertebrobasilar artery lesions. J Neurosurg 1986;64:559–62.

[28] Heros RC. The far lateral inferior suboccipital approach. In: Wilkins R, Rengachary S, editors. Neurosurgery Update. New York: McGraw-Hill; 1991. p. 106–9.

[29] Perneczky A. The posterolateral approach to the foramen magnum. In: Samii M, editor. Surgery in and Around the Brain Stem and the Third Ventricle. Stuttgart/New York: Thieme Verlag; 1986. p. 460–6.

[30] Sen CN, Sekhar LN. An extreme lateral approach to intradural lesions of the cervical spine and foramen magnum. Neurosurgery 1990;27:197–204.

[31] Koos WTH, Spetzler RF, Pendl G, Perneczky A, Lang J. Color Atlas of Microneurosurgery. Stuttgart: Thieme Verlag; 1985.

[32] Castellano F, Ruggiero G. Meningiomas of the posterior fossa. Acta Radiol 1953;104:1–177.

[33] Yasuoka S, Okazaki H, Daube JR, MacCarty CS. Foramen magnum tumors. Analysis of 57 cases of benign extramedullary tumors. J Neurosurg 1978;49:828–38.

[34] Guidetti B, Spallone A. Benign extramedullary tumors of the foramen magnum. Surg Neurol 1980;13:9–17.

[35] Meyer FB, Ebersold MJ, Reese DF. Benign tumors of the foramen magnum. J Neurosurg 1984;61:136–42.

[36] Sarat Chandra P, Jaiswal AK, Mehta VS. Foramen magnum tumors: a series of 30 cases. Neurol India 2003;51:193–6.

[37] Scott EW, Rhoton AL Jr. Foramen magnum meningiomas. In: Al-Mefty O, editor. Meningiomas. New York: Raven Press; 1991. p. 543–68.

[38] Menezes AH. Craniovertebral junction neoplasms in the pediatric population. Childs Nerv Syst 2008;10:1173–86. [Epub ahead of print].

[39] Akalan N, Seckin H, Kilic C, Ozgen T. Benign extramedullary tumors in the foramen magnum region. Clin Neurol Neurosurg 1994;96:284–9.

[40] Sheikh BY, Siqueira E, Dayel F. Meningioma in children: a report of nine cases and a review of the literature. Surg Neurol 1996; 45:328–35.

[41] Guidetti B, Spallone A. Benign extramedullary tumors of the foramen magnum. Adv Tech Stand Neurosurg 1988;16:83–120.

[42] Stein BM, Leeds NE, Taveras JM, Pool JL. Meningiomas of the foramen magnum. J Neurosurg 1963;20:740–51.

[43] Howe JR, Taren JA. Foramen magnum tumors. Pitfalls in diagnosis. JAMA 1973;225:1061–6.

[44] George B, Lot G, Boissonnet H. Meningioma of the foramen magnum: a series of 40 cases. Surg Neurol 1997;47:371–9.

[45] Sharma BS, Gupta SK, Khosla VK, Mathuriya SN, Khandelwal N, Pathak A, et al. Midline and far lateral approaches to foramen magnum lesions. Neurol India 1999;47:268–71.

[46] Sekhar LN, Wright DC, Richardson R, Monacci W. Petroclival and foramen magnum meningiomas: surgical approaches and pitfalls. J Neurooncol 1996;29:249–59.

[47] Samii M, Klekamp J, Carvalho G. Surgical results for meningiomas of the craniocervical junction. Neurosurgery 1996;39:1086–94; discussion 1094–5.

[48] Pamir MN, Kilic T, Ozduman K, Ture U. Experience of a single institution treating foramen magnum meningiomas. J Clin Neurosci 2004;11:863–7.

[49] Osborn AG. Brain tumors and tumorlike masses: Classification and differential diagnosis. In: Osborn AG, editor. Diagnostic Neuroradiology. St. Louis, MO: CV Mosby; 1994. p. 401–528.

[50] Boulton MR, Cusimano MD. Foramen magnum meningiomas: concepts, classifications, and nuances. Neurosurg Focus 2003;14:e10.

[51] Bassiouni H, Ntoukas V, Asgari S, Sandalcioglu EI, Stolke D, Seifert V. Foramen magnum meningiomas: clinical outcome after microsurgical resection via a posterolateral suboccipital retrocondylar approach. Neurosurgery 2006;59:1177–85; discussion 1185–7.

[52] Marin Sanabria EA, Ehara K, Tamaki N. Surgical experience with skull base approaches for foramen magnum meningioma. Neurol Med Chir (Tokyo) 2002;42:472–8; discussion 479–80.

[53] Crockard HA, Sen CN. The transoral approach for the management of intradural lesions at the craniovertebral junction: review of 7 cases. Neurosurgery 1991;28:88–97; discussion 97–8.

[54] George B, Laurian C. Surgical approach to the whole length of the vertebral artery with special reference to the third portion. Acta Neurochir (Wien) 1980;51:259–72.

[55] Goel A, Desai K, Muzumdar D. Surgery on anterior foramen magnum meningiomas using a conventional posterior suboccipital approach: a report on an experience with 17 cases. Neurosurgery 2001;49:102–6; discussion 106–7.

[56] Matsushima T, Ikezaki K, Nagata S, Inoue K, Natori Y, Fukui M, et al. Microsurgical anatomy for lateral approaches to the foramen

magnum: With special reference to the far-lateral approach and the transcondylar approach. In: Nakagawa E, editor. Surgical Anatomy for Microneurosurgery. Tokyo: SciMed Publications; 1995. p. 81–9.

[57] Mendenhall WM, Morris CG, Amdur RJ, Foote KD, Friedman WA. Radiotherapy alone or after subtotal resection for benign skull base meningiomas. Cancer 2003;98:1473–82.

[58] Pamir MN, Ozduman K. Tumor-biology and current treatment of skull-base chordomas. Adv Tech Stand Neurosurg 2008;33:35–129.

[59] Miller E, Crockard HA. Transoral transclival removal of anteriorly placed meningiomas at the foramen magnum. Neurosurgery 1987;20:966–8.

[60] Bonkowski JA, Gibson RD, Snape L. Foramen magnum meningioma: transoral resection with a bone baffle to prevent CSF leakage. Case report. J Neurosurg 1990;72:493–6.

[61] Imamura J, Ikeyama Y, Tsutida E, Moroi J. Transoral transclival approach for intradural lesions using a protective bone baffle to block cerebrospinal fluid pulse energy–two case reports. Neurol Med Chir (Tokyo) 2001;41:222–6.

[62] Salas E, Sekhar LN, Ziyal IM, Caputy AJ, Wright DC. Variations of the extreme-lateral craniocervical approach: anatomical study and clinical analysis of 69 patients. J Neurosurg 1999;90:206–19.

[63] Spektor S, Anderson GJ, McMenomey SO, Horgan MA, Kellogg JX, Delashaw Jr JB. Quantitative description of the far-lateral transcondylar transtubercular approach to the foramen magnum and clivus. J Neurosurg 2000;92:824–31.

[64] Rhoton Jr AL. The far-lateral approach and its transcondylar, supracondylar and paracondylar extensions. Neurosurgery 2000;47: s195–209.

[65] Bejjani GK, Sekhar LN, Riedel CJ. Occipitocervical fusion following the extreme lateral transcondylar approach. Surg Neurol 2000;54: 109–15; discussion 115–6.

[66] Pirotte B, David P, Noterman J, Brotchi J. Lower clivus and foramen magnum anterolateral meningiomas: surgical strategy. Neurol Res 1998;20:577–84.

[67] Ture U, Pamir MN. Extreme lateral-transatlas approach for resection of the dens of the axis. J Neurosurg 2002;96:73–82.

[68] George B, Dematons C, Cophignon J. Lateral approach to the anterior portion of the foramen magnum. Application to surgical removal of 14 benign tumors: technical note. Surg Neurol 1988;29:484–90.

[69] Babu RP, Sekhar LN, Wright DC. Extreme lateral transcondylar approach: technical improvements and lessons learned. J Neurosurg 1994;81:49–59.

[70] Kratimenos GP, Crockard HA. The far lateral approach for ventrally placed foramen magnum and upper cervical spine tumours. Br J Neurosurg 1993;7:129–40.

[71] Matsushima T, Natori Y, Katsuta T, Ikezaki K, Fukui M, Rhoton AL. Microsurgical anatomy for lateral approaches to the foramen magnum with special reference to transcondylar fossa

(supracondylar transjugular tubercle) approach. Skull Base Surg 1998;8: 119–25.

[72] Bertalanffy H, Seeger W. The dorsolateral, suboccipital, transcondylar approach to the lower clivus and anterior portion of the craniocervical junction. Neurosurgery 1991;29:815–21.

[73] Lang J. Craniocervical region, surgical anatomy. Neuro Orthop 1987;3:1–26.

[74] Muthukumar N, Kondziolka D, Lunsford LD, Flickinger JC. Stereotactic radiosurgery for anterior foramen magnum meningiomas. Surg Neurol 1999;51:268–73.

[75] Nicolato A, Foroni R, Pellegrino M, Ferraresi P, Alessandrini F, Gerosa M, et al. Gamma knife radiosurgery in meningiomas of the posterior fossa. Experience with 62 treated lesions. Minim Invasive Neurosurg 2001;44:211–7.

[76] Bhatnagar AK, Gerszten PC, Ozhasaglu C, Vogel WJ, Kalnicki S, Welch WC, et al. CyberKnife frameless radiosurgery for the treatment of extracranial benign tumors. Technol Cancer Res Treat 2005;4:571–6.

[77] Pamir MN, Kilic T, Bayrakli F, Peker S. Changing treatment strategy of cavernous sinus meningiomas: experience of a single institution. Surg Neurol 2005;64(Suppl. 2):S58–66.

[78] Mathiesen T, Lindquist C, Kihlstrom L, Karlsson B. Recurrence of cranial base meningiomas. Neurosurgery 1996;39:2–7; discussion 8–9.

[79] Bertalanffy H, Gilsbach JM, Mayfrank L, Klein HM, Kawase T, Seeger W. Microsurgical management of ventral and ventrolateral foramen magnum meningiomas. Acta Neurochir Suppl 1996;65: 82–5.

[80] Roberti F, Sekhar LN, Kalavakonda C, Wright DC. Posterior fossa meningiomas: surgical experience in 161 cases. Surg Neurol 2001; 56:8–20; discussion 20–1.

[81] Nanda A, Vincent DA, Vannemreddy PS, Baskaya MK, Chanda A. Far-lateral approach to intradural lesions of the foramen magnum without resection of the occipital condyle. J Neurosurg 2002;96: 302–9.

[82] Pamir MN, Kılıç T, Özduman K, Türe U. Experience of a single institution treating foramen magnum meningiomas. J Clin Neurosci 2004;11:863–7.

[83] Margalit NS, Lesser JB, Singer M, Sen C. Lateral approach to anterolateral tumors at the foramen magnum: factors determining surgical procedure. Neurosurgery 2005;56:324–36; discussion 324–36.

[84] Gilsbach JM, Eggert HR, Seeger W. The dorsolateral approach in ventrolateral craniospinal lesions. In: Voth D, von Goethe JW, editors. Diseases in the Craniocervical Junction. Berlin: Walter de Gruyter; 1987. p. 359–64.

[85] Parlato C, Tessitore E, Schonauer C, Moraci A. Management of benign craniovertebral junction tumors. Acta Neurochir 2003;145:31–6.

脑室内脑膜瘤

Atul Goel,

Ketan I. Desai,

Amaresh S. Bhaganagare

郭建忠 译

概　述

脑室内脑膜瘤比较罕见，占所有脑膜瘤的 1% ~ 2%。第 1 例脑室内脑膜瘤病例可能是由 Shaw 在 1854 年报道[1]。他在侧脑室三角区发现一囊性纤维肿物。MacDowell 在 1881 年也完成了一例左侧脑室三区肿瘤手术[2]。1938 年 Cushing 和 Eisenhardt 首次描述了一例第三脑室内脑膜瘤病例[3]。从那以后，已经有很多关于如何处理这种难治外科疾患所存在的问题和遇到的困难的病例报道。到目前为止，已将近有 600 例的脑室内脑膜瘤病例报道。其中，将近 80% 发生在侧脑室，15% 发生在第三脑室，5% 发生于第四脑室[1-48]。

我们汇总分析了 1990—2006 年在我们研究中心收治的 50 例侧脑室脑膜瘤病例。研究主要讨论侧脑室脑膜瘤，其他脑室部位脑膜瘤不在讨论范围。在我们的病例中，侧脑室脑膜瘤占同期所见脑膜瘤总数的 2.1%。良性肿瘤生长缓慢的性质和脑室适合的生长容积使得这种肿瘤具有症状轻微和病程较长的特点，并使得确诊时间变长。由于侧脑室脑膜瘤位置深在、质地韧硬，并常常血供丰富而难于切除。虽然侧脑室脑膜瘤也可见于侧脑室的其他部位，但大多数侧脑室脑膜瘤生长于侧脑室三角区或向这个部位延伸。丰富的脉络丛或许是肿瘤多发于侧脑室前房部。大多数侧脑室脑膜瘤性质为良性并且可以通过切除治愈。恶性侧脑室脑膜瘤通过脑脊液在脑和脊髓种植转移的病例也偶有报道[16,29,45]。

肿瘤确切的起源尚不清楚，但多数文献倾向于认为起源于胚胎时期脑室形成过程中随脉络丛一起迁移的脑膜细胞[3,22,27]。大多数肿瘤的血供是来源于脉络膜血管支持这种观点。由于和脉络丛的关系，一些作者倾向于将这种肿瘤命名为脉络膜脑膜瘤[35]。

临床表现

与大多数脑膜瘤类似，侧脑室脑膜瘤也多发于女性。虽然在我们的病例中并没有发现，但一些研究显示侧脑室脑膜瘤在儿童中有较高的发生率[8,31,41]。一些研究发现病变多发于左侧[21,22]，而其他一些研究表明病变的发生并没有这种规律。侧脑室脑膜瘤有时被看做神经纤维瘤病 2 型（NF2）综合征的一部分，并和多发脑膜瘤相关。有时肿瘤体积已经非常巨大，但是患者并没有明显的神经症状。由于病变的良性生长方式，一些病例常于偶然检查时发现。在这种病例中，考虑到由于肿瘤生长缓慢及外科治疗中可能遇到的困难，保守观察也是一种合理的处理方法。虽然肿瘤血供丰富，但是很少有瘤内出血和急性卒中的病例 [34,36,42,46]。

一般情况下，患者的首发症状常常表现为长期的反应迟钝和散发头痛，这些症状随着肿瘤体积的增大而加重。持续头痛可以存在 10 ～ 15 年 [38]。随着肿瘤的生长，由于颅内压升高而引起的呕吐和视盘水肿相关的视觉症状变得越来越突出。虽然在我们的病例中没有发现，但与胶体囊肿有关的发作性严重头痛症状在一些小体积侧脑室脑膜瘤病例中已经有报道 [21]。视野缺损比较常见，在我们的病例中，14 例术前有视野缺损的患者中有 5 例为完全同侧偏盲。术前视野缺损的确切机制还不清楚。血供丰富的肿瘤从大脑后动脉供血区域盗血是一个可能的原因。对视放射投射纤维的直接牵拉和压迫可能也起一定的作用。考虑到手术后有 8 位患者 (57%) 视野缺损得到改善，受累视放射纤维受到压迫可能是引起视野缺损的主要因素。记忆障碍、神经心理损害和个性改变发生较晚，发生率为 12%[113]。由于颅内压缓慢升高引起的渐进性认知变化所导致的学业表现变差在儿童患者中比较常见。语言和视觉记忆常常受损。短期或近期记忆受影响较少。

癫痫的发生率较低。局部运动性癫痫或癫痫大发作已经有病例报道，在我们的实验中有 3 个病例 (6%)。感觉性癫痫发作有 5 个病例 (10%)。经皮层入路术后癫痫发生率为 29% ～ 70%。我们的病例中，术后有 11 例发生癫痫 (22%)。顶叶和颞叶损害表现也有报道，在我们的病例中发生率为 8%。术前局部受损症状，如轻偏瘫、失语、失认和失读即使在大侧脑室脑膜瘤中也少有发生 [17]。

调查研究

MRI 是诊断侧脑室脑膜瘤的重要工具 [39,40]。它可以区别脑室内病变和脑室旁病变。它可以帮助确认肿瘤范围、质地和血供，从而帮助外科医生设计手术入路。侧脑室脑膜瘤最常见于侧脑室三角区，无论大小多附着于侧脑室三角区脉络丛。同侧侧脑室颞角和枕角扩张引起的不对称脑积水也较常见，有助于脑室内占位和脑膜瘤的诊断。磁共振 T1 加权像通常显示等到稍高信号，T2 加权像为等到中高信号。常常均匀强化。磁共振的出现降低了血管造影在侧脑室脑膜瘤诊断中的作用。磁共振波谱和血管像有助于术前诊断。研究发现，脑膜瘤磁共振波谱成像显示高丙氨酸/肌酐比值。功能磁共振可以用于术前皮层地形图的制作，从而确定感觉运动和语言皮质区分布，制订最佳手术入路，选择最安全区域皮质切开。

术前将良性的脑室内脑膜瘤与这一区域更常见的恶性肿瘤进行鉴别是很重要的。侧脑室脑膜瘤较难与脉络丛乳头状瘤、脑室内室管膜瘤、中枢神经细胞瘤、室管膜下瘤相鉴别 [27]。这些肿瘤都有各自的临床表现特点和放射学特征。侧脑室三角中央区体积较大、边界清楚的分叶状肿瘤在一般状况良好、神经系统未见明显异常的患者中往往术前诊断为脑膜瘤。与脑室内恶性肿瘤的患者比较，脑室内脑膜瘤患者的病程也较长。均匀明显的强化在脑室内脑膜瘤中很常见。瘤内坏死和囊性变比较少见，见于 9 个病例 (18%)。在一些病例中我们发现，病程越长肿瘤质地越坚韧。在 14% 的病例中可以发现瘤内钙化。中到重度瘤周水肿见于 64% 的病例。对侧脑室扩大见于所有中到大型肿瘤，或许表示疾病慢性发展的特点。侧脑室颞角和枕角扩张或许是局部脑脊液循环受阻的结果，表示肿瘤位于脑室内。

与典型的脑膜瘤不同，CT 扫描显示脑室内脑膜瘤没有骨质相关或受侵的特点 [49]。肿瘤为低密度或稍高密度并且增强明显，可见钙化。瘤内密集巨大的钙化有时甚至在颅骨平片中都可以看到。

血管造影

侧脑室脑膜瘤的血供来源于脉络膜前动脉和后动脉。也接受来自于豆纹动脉和视丘穿通动脉的血供。血管造影可以提供关于肿瘤内部供血动脉位置的有用信息。血管造影显示脉络膜前动脉扩张、迂曲、移位。静脉引流是通过大脑大静脉 (Galen 静脉)，大脑内静脉或者基底静脉。在汇入静脉主干之前，大静脉往往绕过肿瘤表面。在静脉期，大脑内静脉显示被牵拉并向下、向对侧移位大脑大静脉可能变长变直。椎动脉血管造影可以显示一侧脉络膜后动脉扩张和前移，其弯曲翻转明显前凸 [23]。

外科策略

脑室内脑膜瘤的外科治疗对于神经外科医生是外科手术技巧和辩证思维的挑战。手术经验和透彻的解剖知识是切除病变的决定因素[50,51]。成功的手术切除可以使患者获得正常的生活，而任何手术入路选择或者手术过程中的失误可以导致神经功能障碍甚至死亡。手术前需要了解三角区的解剖、动静脉的走行，与视束和优势半球的关系。术后计划需要尽量全切肿瘤，不完全或者部分切除可能引起肿瘤出血相关损害。脑室内脑膜瘤的手术计划需要考虑到肿瘤的大小、质地、血供、供血血管的位置及其生长方向。成功的手术切除原则包括尽早断血供、较少的脑组织牵拉从而获得切除大块肿瘤的空间和对周围解剖结构功能的了解。半球间入路，手术中暴露肿瘤中部早期控制血供似乎是合理的选择[28,52]。然而，由于瘤体巨大和脑组织相对难于牵拉致使在大多数病例中常使用经皮质入路。皮质切开的部位取决于肿瘤突起的部位和周边最安全的皮质区域。在计划手术入路前确切地了解皮质功能区的分布是至关重要的，因为严重的语言和认知功能障碍可以影响手术效果。神经电生理检测和脑电地形图已经被证实在评估最佳皮质切入部位中有用。术中神经导航行运动和视束白质束成像已经被作为有用的科技手段而越来越多应用。通过在尸解脑纤维研究中应用纤维分离技术对脑白质束的三维了解可以避免对视束的损害。视放射覆盖整个侧脑室颞角和前房的侧面并延伸到枕角。前房的前、下和后下入路可以避免损害视放射。

手术入路

Cushing 建议使用颞枕入路[3]。颞中回入路受到 Olivocrona 推崇[53]。Cramer 可能是第一个使用目前最更常用的顶枕后部切开入路切除脑室前房脑膜瘤的人[17]。Yasargil 建议顶枕半球间入路可以应用于各种脑室内病变。切开部位位于经胼胝体压部旁——楔前区域[53]。Kempe 和 Blaylock 使用一种经胼胝体后部入路切除位于优势半球侧脑室三角区肿瘤[30]。

颞中回入路、顶后入路、顶枕后入路常用于处理位于三角区的侧脑室内脑膜瘤。在切除较小的肿瘤时，通过暴露脑沟以最大限度地减少皮质的切开。在切除较大的肿瘤时，通过切除部分安全或"安静"脑回可以获得一皮质窗。经皮质入路可能引起视野缺损，而经胼胝体入路则可能引起失联络综合征。

经皮质入路

通过分析肿瘤的位置、生长方向、距离表面的最小距离，附近最安全的皮质切开位置被选定。位于侧脑室三角区和体部的中到大型脑膜瘤用顶后——顶小叶入路或者顶枕上入路。顶枕入路方向平行于大脑皮层凸面的视放射，最有利于避免视放射损伤。然而，这一入路常常只能处理位于三角区肿瘤的很少部分（图 45-1 ～ 45-3）。切口从后中央沟延伸到顶枕裂，距离大脑镰约 3cm。切口位于大多数视觉纤维内侧与纤维投射平行。由于切除肿瘤时在侧脑室室管膜的边缘操作引起的损伤，视野缺损仍旧是很重要的问题。在我们的病例中，用这种手术入路的患者有 5 位有视野损害。术后半球运动功能损害取决于大脑皮层操作的范围。有时很奇怪，即使很广泛的皮质处理也不会引起明显的皮质功能损害。

通过角回或者缘上回的侧面颞顶入路提供了皮质到三角区肿瘤最短距离的切开方式。然而，这一优势往往无法抵消多发的术后神经功能损害所造成的影响。

优势半球这一区域皮质损害可以引起失读、失写、意识运动性失认[37]。顶叶综合征（Gerstmann's syndrome）也被认为是这一区域损害引起的。非优势半球这一区域损伤可以损害视觉相关记忆、半边忽略、结构性失用症。由于平行于侧脑室侧方的视觉投射纤维被切断，同向视野损害也比较常见。

对于位于三角区和颞角的小到中型脑膜瘤，颞中回或者颞下回入路可以使用。颞叶切开位置位于以其外耳道上方为中心的后部。在优势半球脑膜瘤切除后，诸如感觉性失语和命名性失语的语言功能障碍也可以发生。在非优势半球颞叶入路切除术后，可能发生明显的表情或者语言情感认知损害。来自脉络膜前动脉的供血可以被较早的控制，手术

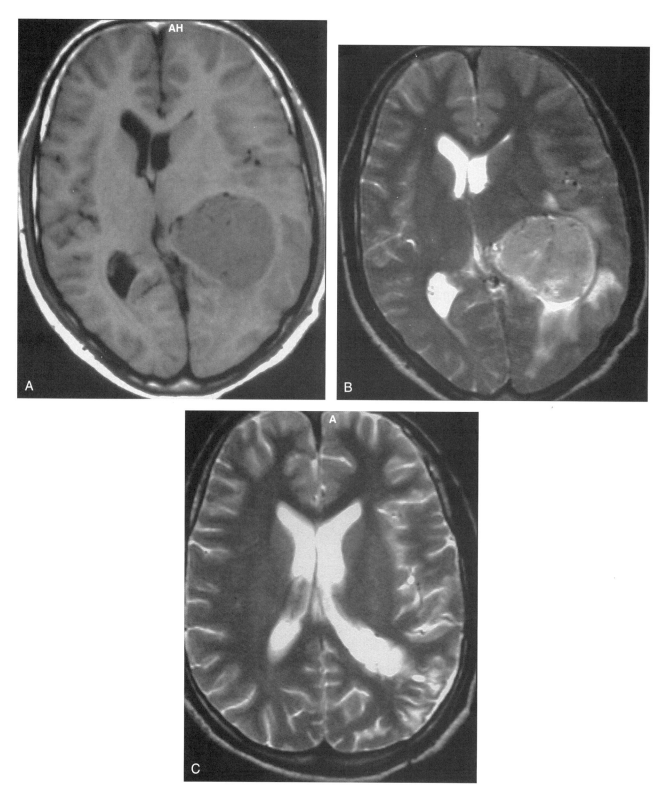

图 45-1　**A**，磁共振 T1 加权像显示一巨大稍低信号侧脑室三角区脑膜瘤（26 岁男性患者）。**B**，肿瘤磁共振 T2 加权像。**C**，术后扫描显示肿瘤切除及手术方位。

中出血极少。脉络膜后动脉的血供只有在肿瘤大部被切除后才能显露。为了获得良好的肿瘤暴露，切口可能不得不延伸到顶叶。

半球间入路

半球间入路适合肿瘤位于侧脑室体部或者明显向体部突出者（图 45-2）。通过牵拉脑组织离开大脑镰，比较安全的小体积的三角区脑膜瘤也适合半球间入路。甚至大的向中间生长的三角区脑膜瘤也可以使用半球间入路。半球间入路的优点是供血血管可以在术中较早定位。另一方面，其缺点就是有时暴露受限。并且，过长或者过度的牵拉中部枕叶皮质可以影响视放射纤维。

后部顶枕或者枕叶半球间入路适合于肿瘤位于三角区中部并向四叠体池生长的脑室内脑膜瘤病例。有时这一入路也被称为经楔叶半球间入路。切开顶枕沟前部皮质的半球间入路可以避免损伤视放射纤维。

后部经胼胝体入路适合位于显露侧脑室体部的脑膜瘤切口位于胼胝体中线部，打开侧脑室后

显露肿瘤。由于需要更长的胼胝体切开和脑组织牵拉，对于位于侧脑室三角区的脑膜瘤这种入路受到限制。

侧裂末端入路

这种入路可以用来去除位于前房部的小病灶。通过显露，侧裂被打开[43]。Heschl 横回是这一区域定位和侧脑室前房的标志。Heschl 横回中部末端对应于岛叶皮质后端。纵轴通过岛叶皮层后端进入侧脑室前房。这一入路的缺点在于其只适用于小病灶。打开侧裂显露肿瘤意味着有造成穿通伤的可能。优势侧有，视放射损害的可能。与听觉有关的岛叶皮质可能受影响。

手术技巧

脑室内脑膜瘤手术的病死率在 45% 以上。通过显微镜的使用，病死率被降低。我们发现有时可以

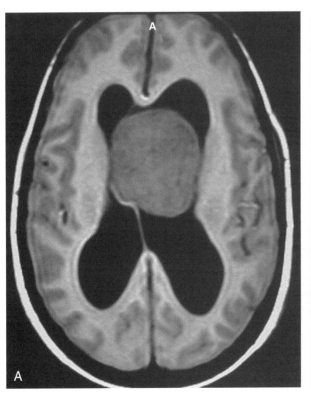
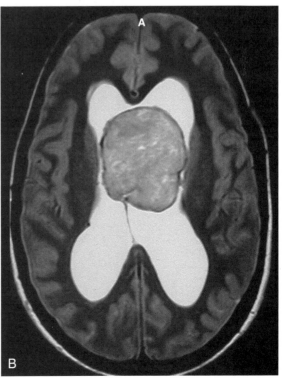

图 45-2　**A**，磁共振 T1 加权像显示侧脑室体部一巨大脑膜瘤（31 岁女性患者）。**B**，肿瘤 T2 加权像。

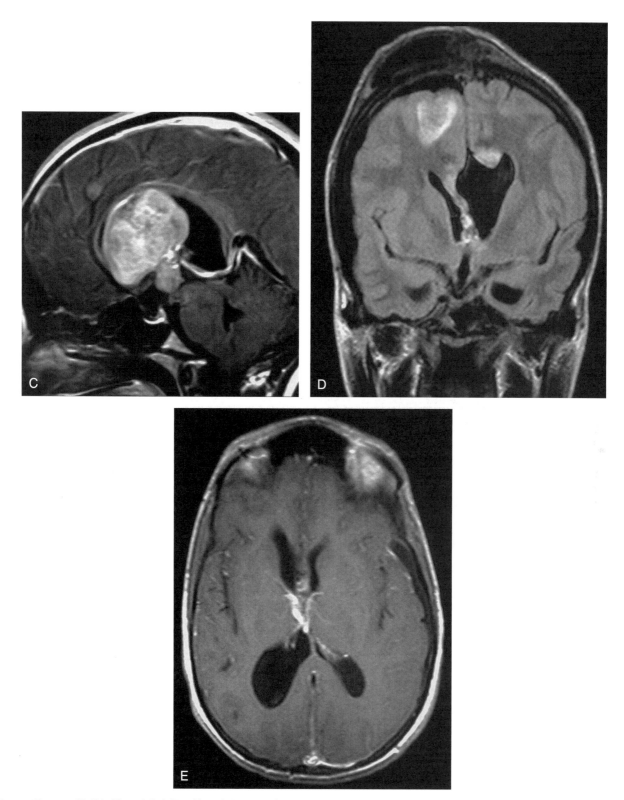

图 45-2 续　C，增强扫描显示肿瘤长入第三脑室。D，术后立即增强扫描显示肿瘤切除及右侧旁矢状经胼胝体手术入路。E，术后轴位扫描显示肿瘤切除。

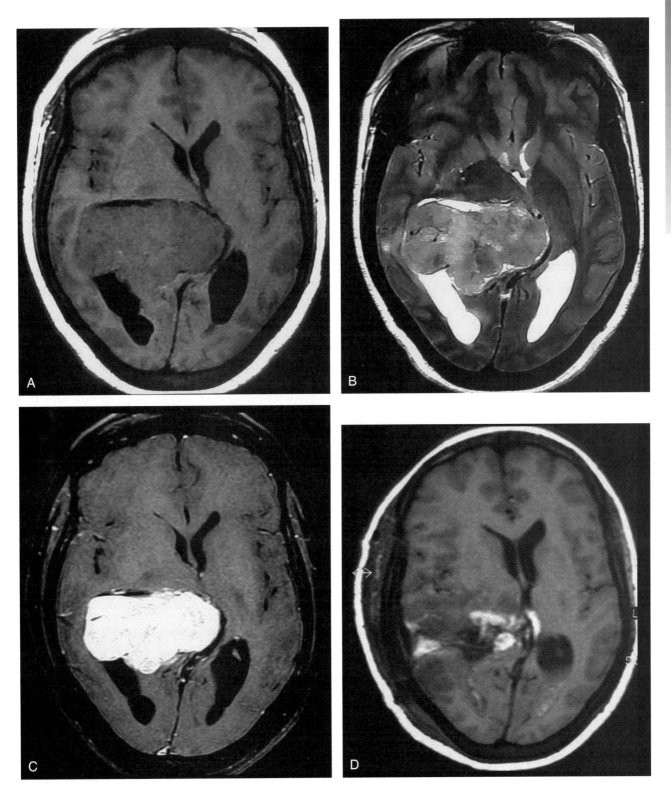

图 45-3　**A**，磁共振 T1 加权像显示侧脑室三角区巨大脑膜瘤（35 岁女性患者）。**B**，肿瘤 T2 加权像。**C**，增强扫描显示肿瘤及其生长方向。**D**，术后立即增强扫描显示肿瘤切除及手术入路方位。手术区域可见术后改变及血块。

满足暴露的小皮质切口在去除肿瘤的过程中常常被不断扩大。手术策略是充分暴露肿瘤顶部，评估其物理特性，然后通过分块切除达到全切。这种策略不适用于血供和硬膜粘连首先被切断，瘤体被整体去除的脑膜瘤。大多数肿瘤质地坚韧，有中等到丰富的血供。大静脉常常环绕肿瘤顶部，可能引起明显的出血。大多数肿瘤是从顶部和侧方暴露，而其供血血管常常发自中下表面，供血血管在手术的后期被显露，使得在整个切除过程中肿瘤出血相对较多。考虑到供血血管的位置和手术显露的方向，术前供血血管的栓塞似乎是合理的对策。我们没有进行肿瘤供血动脉的栓塞，在我们的病例中只有6位患者进行了血管造影，而在这些病例中供血血管常常细小、多变、分布弥散。并且，文献描述的供血动脉栓塞的作用并不令人信服。我们认为迅速的分块切除肿瘤是首选，因为在手术每一阶段中通过电凝来获得无血的术野比较困难，而且有时最终会引起更明显的失血。当肿瘤的一大块被切除，手术空间比较宽松时，就要尽量保留肿瘤表面的中下部以控制血供。手术过程中始终伴随出血，但当主要供血血管被电凝后，出血就在可控制范围内。这一特性要求在这些病例中尽量全切肿瘤。在一例部分切除的病例中，患者发生了大面积的术后水肿。有4例在切除肿瘤的过程中发生了脑肿胀。其中的2位患者，通过清除第四脑室内的凝血块获得术区减压。剩余的2位患者脑肿胀过程没有被发现。过度的脑牵拉或者静脉压迫可以导致脑肿胀。在每一个病例中，迅速地清除凝血块和肿瘤是控制出血、减少脑肿胀，以切除肿瘤的必要措施。丘纹静脉和大脑内静脉靠近肿瘤中部，需要仔细分离并保护。

不考虑手术入路，手术的目标应该是在保护神经功能的前提下全切肿瘤。手术中，在肿瘤与室管膜、脉络丛和周围白质间辨认并维持一分离平面是最重要的。失去这个平面将引起重要神经结构的损害及出血。神经功能损害在这种情况下发生率高。由于出血或者脑过度牵拉引起的术中脑肿胀也是手术中可能遇到的难题。肿瘤切除应该小块切除，避免大块或者整体切除。这种策略在凸面脑膜瘤中很有用，但是在血管蒂位于中部的脑室内脑膜瘤病例中可能会非常危险。反复确认周围的解剖结构（例如丘纹静脉、透明隔、室间孔）以避免不必要的重要结构损伤。虽然没有次全切除的适应证，但是当

肿瘤侵犯深部的结构（如丘脑）或者被破坏而无法辨别时不完全切除或许是合适的选择。

放疗作为初步治疗方法或者作为残余病灶的处理方式，目前还处于评估阶段。

一般来讲，脑室内脑膜瘤的病理特征与脑内其他部位的脑膜瘤没有什么不同[8]。

术后处理

术前有脑室扩张或者肿瘤巨大的患者有术后发生硬膜下血肿和水囊瘤形成的危险。Tanaka报道有40%的脑室内脑膜瘤病例发生硬膜下积液，11%有症状积液病例需要手术引流[54]。在我们的研究中，虽然有36%的病人发生硬膜下水囊瘤，但是均不需要外科治疗。脑室内脑膜瘤患者的脑积水发生与对症状和体征的关注程度及术后处理有密切关系。我们认为，脑积水分流可能起不好的作用，应该避免。

由于患者有脑室内出血、硬膜下血肿和积水的危险，包括反复神经评估的术后重症观察是有必要的。影像检查应该充分应用，任何神经功能减弱或者颅内压增高都应该被积极调查和处理。

侧脑室脑膜瘤患者癫痫的发生率并不高。然而，据报道在经皮层入路的患者中有29%～70%的癫痫发生率。在我们研究中，有22%的患者发生术后癫痫，但是都可被药物控制。很少有采用经皮质入路的脑室内脑膜瘤病例发生皮质功能障碍的报道。由于手术入路引起视觉通路直接损害而造成视野损害的病例也报道不多。在我们的研究中有4位患者发生了术后的附加视野损害。其中2例发生了同向偏盲，大脑后动脉的主干闭塞可能是引起视野损害的原因。在患者的平均期随访中，42例（84%）患者恢复良好并可以正常生活。4例（8%）患者有神经功能损害，但是可以正常独立生活。4例患者术后死亡。全切肿瘤后没有肿瘤复发患者。

总　结

侧脑室脑膜瘤是比较难于手术治疗的，但是成功的彻底切除可以获得长时间痊愈。在所有的有术中或者术后并发症的病例中，肿瘤都比较巨大。

参考文献

[1] Shaw A. Fibrous tumor in the lateral ventricle of the brain, bony deposits in the arachnoid membrane of the right hemisphere. Trans Path Soc Lond 1853–1854;5:18–21.

[2] MacDowell TW. Large calcareous tumor involving chiefly the inner and middle portions of the left temporosphenoidal lobe and pressing upon the left crus and optic thalamus. Edinburgh Med J 1088; 1881:1826.

[3] Cushing H, Eisenhardt L. Meningiomas, Their Classification, Regional Behavior, Life History and Surgical End Results. Springfield, IL: Charles C Thomas; 1938.

[4] Abbott KH, Courville CB. Intraventricular meningiomas: Review of the literature and report of two cases. Bull Los Angeles Neurol Soc 1942;7:12–28.

[5] Arseni C, Ionescu S, Maretsis M. Meningiomas of the lateral ventricle. Psychiatr Neurol Neurochir 1968;71:319–36.

[6] Bhatoe HS, Singh P, Dutta V. Intraventricular meningiomas: a clinicopathological study and review of the literature. Neurosurg Focus 2006;20(3):E9.

[7] Bret P, Gharbi S, Cohadon F, Remond J. Meningioma of the lateral ventricle. 3 recent cases [in French]. Neurochirurgie 1989;35:5–12.

[8] Byard RW, Bourne AJ, Clark B, Hanieh A. Clinicopathological and radiological features of two cases of intraventricular meningiomas in childhood. Pediatr Neurosci 1989;15(5):260–4.

[9] Caner H, Acikgoz B, Ozgen T, Colak A, Onol B. Meningiomas of the lateral ventricle. Report on six cases. Neurosurg Rev 1992;15:303–6.

[10] Castillo RG, Getse AW. Meningioma of the third ventricle. Surg Neurol 1985;24(5):525–8.

[11] Cedzich C, Schramm J, Bingham K. Intraventricular tumors of the ventricles I-III. 1993;54:179–85.

[12] Ceylan S, Iibay K, Kuzeyli K, Kalelioglu M, Aktruk F, Ozoran Y. Intraventricular meningiomas of the fourth ventricle. Clin Neurol Neurosurg 1992;94(2):181–4.

[13] Chaskis C, Buisseret T, Michotte A, D'Haens J. Meningioma of the fourth ventricle presenting with intermittent behaviour disorders: a case report and review of literature. J Clin Neurosci 2001;8 (4A):59–62.

[14] Chen HJ, Lui CC, Chen L. Meningioma in the anterior III ventricle in a child. Childs Nerv Syst 1986;2(3):160–1.

[15] Couillard P, Karml MZ, Abdelkader AM. Microsurgical removal of an intraventricular meningiomas with ultrasound guidance, and balloon dilatation of operative corridors: case report and technical note. Surg Neurol 1996;45(2):155–60.

[16] Couldwell WT, Frankhauser H, de Tribolet N. Osseous metastases from a benign intraventricular meningioma. Case report. Acta Neurochir (Wein) 1992;117(3–4):195–9.

[17] Cramer F. The intraventricular meningiomas: a note on the neurologic determinants governing the surgical approach. Arch Neurol 1960;3:98.

[18] Criscuolo GR, Symon L. Intraventricular meningiomas. A review of 10 cases of the National Hospital, Queen Square (1974–1985) with reference to the literature. Acta Neurochir (Wein) 1986;83:83–91.

[19] Delandsheer JM. Les meningiomas du ventricule lateral. Neurochirurgie 1965;11:4–83.

[20] de la Torre E, Alexander Jr E, Davis Jr CH, Crandell DL. Tumors of the lateral ventricles of the brain: report of eight cases, and suggestions for clinical management. J Neurosurg 1963;20:461–70.

[21] Fornari M, Savoiardo M, Morello G, Solero CL. Meningiomas of the lateral ventricles. Neuroradiological and surgical considerations in 18 cases. J Neurosurg 1981;54:64–74.

[22] Guidetti B, Delfini R, Gagliardi FM, Vagnozzi R. Meningiomas of the lateral ventricles. Clinical, neuroradiologic, and surgical considerations in 19 cases. Surg Neurol 1985;24:364–70.

[23] Huang YS, Araki C. Angiographic confirmation of lateral ventricle

[24] Hussein S. Operative management of the trigono-atrial lesion. Zentralbl Neurochir 1997;58(4):177–82.

[25] Jun CL, Nutik SL. Surgical approaches to intraventricular meningiomas of the trigone. Neurosurgery 1985;16:416–20.

[26] Innichinski Z, Kopczynski S. Meningioma within the lateral ventricle. Neurochirurgia (Stuttg) 1970;13:124–30.

[27] Jelinek J, Smirniotopoulos JG, Parisi JE, Kanzer M. Lateral ventricular neoplasms of the brain: differential diagnosis based on clinical, CT, and MR findings. AJR Am J Roentgenol 1990;155:365–72.

[28] Jun CL, Nutik SL. Surgical approaches to intraventricular meningiomas of the trigone. Neurosurgery 1985;16:416–20.

[29] Kamiya K, Inagawa T, Nagasako R. Malignant intraventricular meningioma with spinal metastasis through the cerebrospinal fluid. Surg Neurol 1989;32:213–8.

[30] Kempe LG, Blaylock R. Lateral-trigonal intraventricular tumors. A new operative approach. Acta Neurochir (Wien) 1976;35:233–42.

[31] Kloc W, Imielinski BL, Wasilewski W, Stempniewicz M, Jende P, Kawaccki Z. Meningiomas of the lateral ventricles of the brain in children. Childs Nerv Syst 1998;14(8):350–8.

[32] Kobayashi S, Okazaki H, MacCarty CS. Intraventricular meningiomas. Mayo Clin Proc 1971;46:735–41.

[33] Koumtchev YN, Dimitrov ZI, Gozmanov GR, Peshev ZB. Meningioma of the lateral cerebral ventricle. A case report. Folia Med (Plovdiv) 2002;44:93–6.

[34] Lang I, Jackson A, Strang FA. Intraventricular hemorrhage caused by intraventricular meningioma. CT appearance. AJNR Am J Neuroradiol 1995;16:1378–81.

[35] Lapras R, Deruty R. Tumours of the lateral ventricle. In: Symon L et al, editors. Advances and Technical Standards in Neurosurgery. New York: Verlag; 1984.

[36] Lee EJ, Choi KH, Kang SW, Lee IW. Intraventricular hemorrhage caused by lateral ventricular meningioma: a case report. Korean J Radiol 2001;2:105–7.

[37] Levin HS, Rose JE. Alexia without agraphia in a musician after transcallosal removal of a left intraventricular meningioma. Neurosurgery 1979;4:168–74.

[38] Lyngdoh BT, Giri PJ, Behari S, Banerji D, Chhabra DK, Jain VK. Intraventricular meningiomas: A surgical challenge. J Clin Neurosci 2007;14:442–8.

[39] Mani RL, Hedgcock MW, Mass SI, Gilmor RL, Enzmann DR, Eisenberg RL. Radiographic diagnosis of meningioma of the lateral ventricle. Review of 22 cases. J Neurosurg 1978;49:249–55.

[40] Majos C, Cucurella G, Aguilera C, Coll S, Pons LC. Intraventricular meningiomas. MR imaging and MR spectroscopic findings in two cases. AJNR 1999;20(5):882–5.

[41] Mircevski M, Mirceska D, Bojadziev I, Basevska R. Surgical treatment of intraventricular meningiomas in childhood. Acta Neurochir Suppl (Wein) 1985;35:89–91.

[42] Murai Y, Yoshida D, Ikeda Y, Teramoto A, Kojima T, Ikakura K. Spontaneous intraventricular hemorrhage caused by lateral ventricular meningioma—case report. Neurol Med Chir (Tokyo) 1996;36: 586–9.

[43] Nagata S, Sasaki T. Lateral transsulcal approach to asymptomatic trigonal meningiomas with correlative microsurgical anatomy: Technical case report. Neurosurgery 2005;56(ONS Suppl. 2):ONS-438.

[44] Ojemann RG. Intraventricular meningioma. Neurosurgery 1992;40:321–83.

[45] Peh WC, Fan YW. Case report: intraventricular meningioma with cerebellopontine angle and drop metastases. Br J Radiol 1995;68: 428–30.

[46] Smith VR, Stein PS, MacCarty CS. Subarachnoid hemorrhage due to lateral ventricular meningiomas. Surg Neurol 1975;4:241–3.

[47] Wall AE. Meningiomas within the lateral ventricle. J Neurol Neurosurg Psychiatry 1954;17:91–103.

[48] Yoshida K, Onozuka S, Kawase T, Ikeda E. Lateral ventricular meningioma encapsulated by the dura-like membrane. Neuropathol-

meningiomas. A report of five cases. J Neurosurg 1854;11:337–52.

ogy 2000;20:56–9.

[49] Kendall B, Reider-Grosswasser I, Valentine A. Diagnosis of masses presenting within the ventricles on computed tomography. Neuroradiol 1983;25:11–22.

[50] Ebeling U, Reulen HJ. Neurosurgical topography of the optic radiation in the temporal lobe. Acta Neurochir (Wien) 1988;92:29–36.

[51] Kawashima M, Li Xiaoyong L, Rhoton AL, Ulm AJ, Oka H, Fujii K. Surgical approaches to the atrium of the lateral ventricle: microsurgical anatomy. Surg Neurol 2006;65:436–45.

[52] Yasargil MG. Parieto-occipital interhemispheric approach. In: Yasargil MG, editor. Microneurosurgery, vol. IVB. New York: Theime; 1996. p. 322–3.

[53] Olivecrona H, Tonnis W. Handbuch de Neurochirurgie, Berlin Heidelberg, vol. 4. New York: Springer; 1974.

[54] Tanaka Y, Sugita K, Kobayashi S, Takemae T, Hegde AS. Subdural fluid collection following transcortical approach to intra- or paraventricular tumours. Acta Neurochir (Wien) 1989;99:20–5.

脊 膜 瘤

Serdar Özgen,
Deniz Konya
郭建忠 译

概 述

位于 C2 椎体以下的脑膜瘤被称作脊膜瘤。在这一区域，脊膜瘤发生率是继神经纤维瘤之后的第二常见肿瘤。脊膜瘤绝大多数位于髓外硬膜内。然而，硬膜外生长的脊膜瘤也可见。

根据 Guidetti 记载 [1,2]，在 1887 年，William Gowers 收治了一个截瘫的英国陆军少校。他最终确诊其患有脊膜瘤，并建议患者到 Victor Horsley 处进行手术治疗。Horsley 计划实施椎板切开术，虽然有些担心，但是通过去除额外的椎板成功地定位了肿瘤。他切除了一个髓外硬膜下肿瘤，随后被分型为纤维黏液瘤 [1,3]。值得一提的是效果十分显著，通过康复，陆军少校又恢复了行走，这个病例成为医学史中第一例被成功治愈的脊膜瘤。1925 年，Elsberg[4] 总结经验发表了脊髓肿瘤的诊断和治疗专著使其在神经外科史中取得了很高的地位，书中描述了硬膜下肿瘤切除的手术技巧。1938 年，Cushing 与 Eisenhardt 合作出版了一部介绍其精湛手术技巧的书 [5,6]，书中认为成功切除脊膜瘤是"手术过程中最让人愉悦的事情"。

在接下来的四十几年中，脊膜瘤的手术技巧没有什么改进，大多数的进步都是在相关领域取得，例如脊髓造影、血管造影、肌电图，及随后出现的 CT 和 MRI，这些技术使髓内肿瘤的诊断取得了革命，使得肿瘤得以早期发现并改善了解剖定位。Yasargil 19 世纪 70 年代开创的显微神经外科，以及神经麻醉学的进展、计算机辅助手术设计和更好的显微解剖理解使得即便对于复杂的脊膜瘤都可以手术治疗 [7]。

发病率

脊柱硬膜内肿瘤可以分为髓外和髓内两类。髓内肿瘤多发生于儿童，而髓外肿瘤多见于成人（70%）[8,9]。原发椎管内肿瘤的年发病率，女性约为 5/100 万，男性约为 3/100 万，并且在工业化国家中随着寿命的延长发病率随之增高 [10]。脊膜瘤的发生率较颅内脑膜瘤的发生率低，约占所有脑膜瘤的 7.5% ～ 12.7%[11]。脊膜瘤在 20 岁之前的人群中发生率很低 [12,13]，从 50 多岁开始其发生率开始增高（39% 的脊膜瘤）。40 ～ 50 岁的中年女性脊膜瘤发生率占所有脊膜瘤病例的 80%[15]。

多数报道认为在脊柱中脊膜瘤最多发生于胸段（67% ～ 84%），其次为高位颈髓（14% ～ 27%）。很少发生于腰段（2% ～ 14%）[7,12,16-21]。虽然大多数脊膜瘤发生于硬膜内，5% ～ 14% 的病例也可见于硬膜外或者脊柱外[7,13,16,22,23]。

病理和病因

脊膜瘤被认为起源于蛛网膜被盖细胞，这些细胞大多密集分布于神经根入口或者齿状韧带和硬膜连接处的蛛网膜绒毛上，这些区域是脊髓动脉穿过的位置[24,25]。由于这一原因，侧方生长的肿瘤较背侧或者腹侧更常见[17,20,25,26]。Gottfried 及其同事总结了 6 种刊物的 566 个病例并进行 Meta 分析[7]，得出结论认为大多数脊膜瘤位于脊髓侧方，或者多向前 / 后外侧生长，其中后外侧生长更常见。有趣的是 Levy 及其同事的研究认为颈部脊膜瘤更多见于腹侧[18]。

由于脑膜瘤非常多见于绝经后的女性，这一现象引起性激素和脑膜瘤因果关系的激烈争论[27]。激素研究表明脑膜瘤存在各种受体类型，其中黄体酮最值得注意，其余还有雌激素等，这些研究支持脑膜瘤发生与激素相关。Preston-Martin 及其同事的研究认为脊膜瘤非常多见于绝经后女性的胸段，或许是由于胸椎的骨质疏松性压缩骨折有关的额外脑膜损害所致[30]。电离辐射也是肿瘤发生的危险因素[31,32]。

同时发生于颅内和脊柱内的多发脊膜瘤十分罕见。世界范围内只有 18 例病例报道，其中只有 10 例手术治疗，并且对不同部位的肿瘤进行了病理检查。其中 5 例，肿瘤的病理分型是一致的，只有一例是恶性的。其余 5 例颅内脑膜瘤和脊柱内脑膜瘤的病理分型不一致，这些脑膜瘤都有良性特征。这些病例提示脊髓或者颅内脑膜瘤可能来源于同一细胞克隆，其后这些细胞分化为不同组织亚型[34]，并为肿瘤细胞的脑脊液播散是多发脑膜瘤发生的一种可能机制提供了理论基础。

脊膜瘤与颅内脑膜瘤最重要的组织学差异在于，前者有中间层而后者没有。电子显微镜观察显示人类脊膜瘤在蛛网膜和软膜中间有一层软膜层。中间层黏附于蛛网膜的内表面并且以分支状的形式延伸于脊髓背侧面，包绕神经根和血管[26,35]。中间层不存在于大脑的软膜层中。脊髓脑膜中间层的存在或许可以解释 MRI 检查中肿瘤周边的高密度轮廓，也可能是脊膜瘤没有颅内脑膜瘤多见的渗出和肿瘤水肿的原因[26,36]（图 46-1）。Caroli 及其同事研究认为未完全发育的中间层或许是脑膜瘤片状生长的基础，并且使其易于侵犯软膜层[37]。Salpietro 及其同事的研究认为中间层构成了肿瘤和软膜之间的两类界面[26]。所谓的"漂浮界面"就是与 MRI 显示的瘤周高信号结构相对应。这一界面是由蛛网膜和中间层之间的狭小的蛛网膜下腔构成的特殊解剖结构，其使得肿瘤很容易与脊髓剥离。而"深部界面"在 MRI 中则无高信号边界。尽管通常在不损伤软膜的情况下可以顺利解剖肿瘤，但是由于蛛网膜内层常常难于辨别或者缺失，血管和神经根与肿瘤粘连紧密使得肿瘤更难于解剖。

大多数脊膜瘤是球形的，但是少数呈地毯样、板片状。由于肿瘤由肿瘤细胞、胶原、砂粒体等按不同比例构成，脊膜瘤的质地可以从软到坚硬甚至砂粒样变化[18]。

大多数脊膜瘤位于硬膜内，虽然少数脊膜瘤可以穿透硬膜或者通过根袖侵犯硬膜外脂肪组织，但很少有脊膜瘤完全位于硬膜外[24,38]。只有极少数可以继续侵犯周边软组织和骨性结构[39]。

虽然脊膜瘤与颅内脑膜瘤有同样的组织学构成，但脊膜瘤中砂粒体型更多见[16,40]。内皮细胞型和砂粒体型是最常见的脊膜瘤组织亚型[23,40]。非典型性（WHO Ⅱ 级）和恶性（WHO Ⅲ 级）的脊膜瘤很少见，在所有颅脑脊柱脑膜瘤中只占1.3%[7,20,40,41]。一种少见的类型——透明细胞脑膜瘤（WHO Ⅱ 级），罕见于脊柱，易发生于腰段，预后不良[42,43]。虽然脊膜瘤中砂粒体型较多见，但是在 X 线片中可见的钙化要远少于颅内脑膜瘤[16,44,45]。由最初的羟磷灰石结晶沉淀物和其后填充的胶原纤维融合形成的砂粒体逐渐形成钙化或者骨化型脑膜瘤[37,46]。然而，Kitagawa 及其同事[47] 在脑膜瘤中没有找到骨化改变和砂粒体之间的联系，并且认为骨化是蛛网膜细胞化生的结果[45,47]。

脊膜瘤与颅内脑膜瘤在基因变异和表达形式中的不同或许可以使我们更加了解脑膜瘤的发生和发展的分子机制，并且可以解释其特有的临床和组织学特性[48,49]。Sayagues 及其同事[49] 发现脊膜瘤与颅内脑膜瘤比较有 35 种不同的基因表达[49]，而 22 号染色体中的 MN1 基因是脑膜瘤诊断的最常用基因。

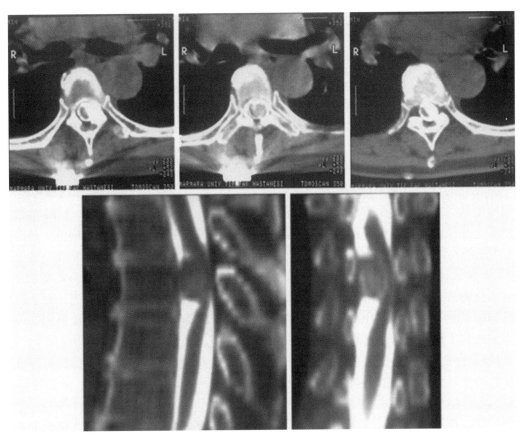

图 46-1　轴位（上部）和矢状位（左下）、冠状位（右下）脊髓重建 CT 图片显示脊髓移位及圆形肿瘤。

临床表现

由于肿瘤生长缓慢，患者一般症状轻微且进展缓慢。大多数患者，主诉主要取决于肿瘤的位置和病程。有一些报道认为随着 MRI 的应用，确诊的平均病史被缩短到 6 个月，患者在住院期间的严重神经损害较少见[7,16,20,44]。

通常最常见的症状是运动障碍和脊柱痛[7,16,18-20,40]。根据症状发展的过程，一般分为两个阶段。第一阶段，表现为神经根刺激症状。第二阶段，脊髓受压引起症状加重。

在第一阶段，最明显的神经根症状是疼痛，疼痛常常十分明显并且较其他症状早出现数月或数年。疼痛可以是根性、放射性的或者表现为局部背痛。这一阶段另一个常见的症状是局部无力和感觉缺失（感觉减退、感觉异常）。当肿瘤开始压迫脊髓时，第二阶段症状开始出现，可能同时伴随疼痛加重或者少数病例疼痛并不加重[25]。如果肿瘤位于脊髓前外侧，症状将发展为 Brown-Sequard 样综合征，表现为病灶阶段以下同侧运动障碍和触觉以及深感觉损害，对侧温痛觉损害或者减弱。在肿瘤位于后侧的病例，脊髓后索首先被肿瘤压迫，可以引起深感觉减退和共济失调。

随着病变进一步发展，脊髓极度受压将引起肿瘤节段以下全瘫，随感觉功能完全丧失，患者将无法控制大小便。

括约肌控制障碍通常在病变很晚的阶段发生，往往提示术后预后不良。

需要注意的是脊膜瘤的临床表现并无特异性，即使应用最先进的影像技术诊断，其他各种脊髓肿瘤的鉴别诊断也需要考虑到[50]。

诊　断

在革命性地引入 MRI 技术之前的年代，脊髓造影术是放射影像诊断的选择，脊膜瘤常常与其他疾病难于鉴别，例如多发性硬化症、脊髓空洞症和椎间盘突出[1,7,16,19,25,44]。Levy 等人[18]报道在应用 MRI 技术之前，有 33% 的误诊率，使得治疗延迟，有时使患者接受了不恰当的手术。现在，脊髓造影术被限制应用于曾接受过手术植入物而不适合行 MRI 检查的病人。

过去，X 线平片摄影对于检查钙化的脑膜瘤是有价值的，虽然钙化仅见于 1%～5% 的 X 线平片中[46]。此外，有钙化的脊膜瘤的 X 线平片检出率较颅内钙化脑膜瘤更低。这可能是由于脊髓空间较颅内空间要小得多，症状出现得更快，使得其没有足够的时间产生可见的钙化[51]。

CT 在显示肿瘤钙化方面较 X 线平片更可靠，因为其对于骨矿化的敏感性高并且对于评估骨基质尤其有用。与 MRI 结合，它可以提供肿瘤侵袭性的有用信息。因为通常来说，可以通过骨质破坏的形式来推断病变的良恶性。原位的膨胀形式的骨质改变表示缓慢扩张的良性病灶。一般情况下，长期存在的肿瘤可以引起伴随椎体边缘扇贝样变化的椎管扩大，椎弓根侵蚀，椎板变细[52]。尤其增强 CT 可以显示肿瘤和肿瘤与骨性结构的相互作用，较普通 CT 可以提供更多有用的信息。myelo-CT 技术虽然是一种侵入性检查，但当没有 MRI 设备或者患者不适合做 MRI 检查时今天仍然可以用来显示硬膜下肿瘤（图 46-2）。

由于其良好的对比敏感性和多维成像能力，使 MRI 成为脊膜瘤诊断的金标准。MRI 为制订手术计划提供了重要的信息，清楚地显示肿瘤所处节段及其与脊髓的关系。增强 MRI 可以详细显示肿瘤与脊髓和神经根、硬膜囊的关系，将肿瘤与瘤周水肿和囊肿区别，显示肿瘤的范围，评估髓内结构信号异常[52]。当评估一髓内病变时，T1 加权像和 T2 加权像应该在轴位和矢状位都做扫描。T1 加权像应该做增强扫描。冠状位成像对于偏于一侧的肿瘤或者肿瘤沿纵轴生长超过数个节段的情况尤其有用（图 46-3）。MRI 是显示硬膜内和硬膜外脑膜瘤的出色工具。原则上讲，当一硬膜下髓外病变被 MRI 检测到时，只有少数几种良性病变需要鉴别诊断[50]。典型的脊膜瘤在 T1/T2 成像中与正常脊髓信号一致，增强扫描后明显强化。冠状位成像对于显示提示脑膜瘤诊断的硬膜尾征尤其有帮助。虽然硬膜尾征最初被认为在脑膜瘤中有高度特异性，但是现在硬膜尾

征只是高度提示脑膜瘤，这一改变也见于其他颅内外病变，包括神经鞘瘤[51,56]。硬膜尾征可能是瘤细胞侵犯硬膜并诱导小血管在肿瘤黏附硬膜处聚集的反应，使得增强剂在硬膜周围积聚而显示硬膜尾征增强较肿瘤本身强化更加明显[31,56]。根据这一观点，MRI 硬膜尾征在手术设计中有重要的作用，它可能能解释为什么表面上看来手术全切的脑膜瘤还会复发[56]。硬膜尾征和肿瘤位置、T2 信号强度、增强形式一起考虑有助于鉴别脊膜瘤和神经鞘瘤[54]。

自从大脑病理学引入后，MRI 弥散成像被发现在脊髓肿物的诊断中有应用价值。很多研究报道，在恶性组织学检查结果或者非典型性细胞学表现的脑膜瘤中的平均 ADC（表观弥散系数）值明显低于具有良性组织学表现的脑膜瘤。对于弥散系数的定量分析或许可以有助于准确地推测脑膜瘤的组织病理分型，并为手术计划提供指导[57,58]。

很多脊髓病变都具有类似的临床表现。没有现代磁共振技术的帮助，医生很容易误诊。MRI 是用来防止误诊的最佳非侵入性神经影像检查技术。MRI 检查可以提供很多参数，例如肿瘤边界、侵袭性和水肿反应等，这使得区别良性和恶性肿瘤成为可能[40]。

然而，硬膜外脑膜瘤难于与其他肿瘤区别，尤其是转移瘤，因为他们的位置和生长方式与恶性肿瘤类似。由于对于转移瘤和脑膜瘤所采取的手术方式有本质的不同，所以当遇到这样的病例时持有高度怀疑的态度的十分重要的[59]。

治 疗

由于脊膜瘤绝大多数为良性，所以对于这类患者手术全切肿瘤是获得治愈的最佳治疗方案。即使对于有症状的脊膜瘤老年患者或者术前神经系统状况不佳的患者，只要可以承受麻醉可能引起的风险，就应该实施手术切除[50]。

后部入路和椎板切除可以满足大多数脊膜瘤的切除，因为脊膜瘤大都分布于胸椎的后外侧和上颈椎的前外侧。患者侧卧位，头部头架固定，对于颈部或者上胸段肿瘤，保持颈部稳定居中。

术中荧光透视定位对于确定椎板切除的阶段是必需的，以免过度切除椎板而引起长期不稳定性的

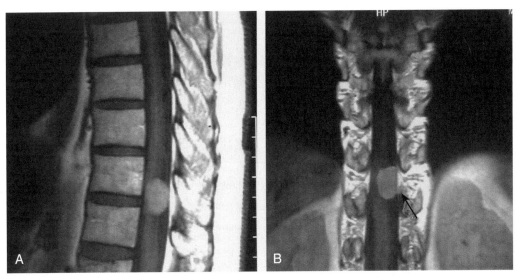

图 46-2　**A**，磁共振 T1 加权矢状位增强扫描清楚显示一位于胸部的脊膜瘤。**B**，磁共振 T1 加权冠状位增强扫描清楚显示侧方生长胸段脊膜瘤的硬膜基底及硬膜外延伸部分（箭头）。

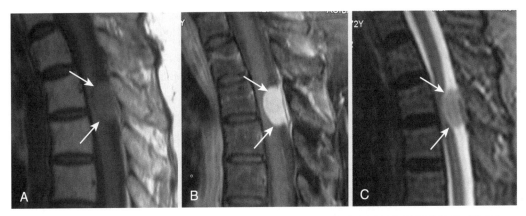

图 46-3　**A**，磁共振 T1 加权矢状位非增强扫描显示等信号硬膜内病灶。注意肿瘤周围的低信号轮廓（箭头）。**B**，T1 加权矢状位胸部增强磁共振显示明显强化、带有硬膜尾征的硬膜内病灶。注意肿瘤周围的低信号轮廓（箭头）。**C**，T2 加权矢状位胸部核磁扫描显示等信号硬膜内病灶。注意肿瘤周围的高信号轮廓（箭头）。

损害。在椎板切除过程中和切除后，需要注意设计切除方式以提供足够的暴露以显示病变上、下的硬膜。即使肿瘤已经可以看到，应该考虑到为了获得更好的入路，有时进一步的椎板切除也是必需的。在去除肿瘤上的椎板过程中要格外小心，以免引起脊髓的附加损害。由于脊膜瘤可能有钙化并且大都发生于椎管腔相对狭窄的胸段，在脊膜瘤手术中是需要特别注意的。我们推荐先利用高速磨钻磨除椎板皮质。磨除皮质之后，椎板就可以轻易地用小头咬骨钳咬除了，这样可以减少损伤脊髓的危险。然后，一点一点去除黄韧带，硬膜就显露了。

硬膜搏动可以在病变水平以上被探知，而在其水平之下却没有，这一特点对外科医生有指导作用。通常，椎板切除由肿瘤对应的薄片部分开始并向椎板喙部延伸直到可以看到硬膜搏动，这样可以显示肿瘤位于喙部的边界。相邻脊柱的棘突也应该被去除，它们可能影响手术如路。紧贴硬膜，一个小的平面关节或者邻近肋骨的一部分可以被切除以使得位置偏前方的肿瘤获得更好的暴露[11]。然而，原则上讲，最大的暴露和安全地去除肿瘤应该通过不影响脊柱的生物力学结构的情况下的最少的骨质移除来获得，否则可能影响患者的恢复。

在获得足够的硬膜显露之后，大多数脊膜瘤可以通过他们在硬膜上形成的轮廓辨认。然而，对于小的肿瘤，术中超声检查可以提供肿瘤位置和大小及脊髓移位程度的有用信息[7]。典型的脊膜瘤超声特征包括产生回声性、不规则表面和与硬膜紧密粘连[7]。并且，在MRI鉴别困难的情况下，肿瘤产生的回声可以帮助鉴别脊膜瘤和神经鞘瘤。与神经鞘瘤比较，脊膜瘤显示均匀的强回声，而且一般没有实质内囊肿[60]。

在肿瘤定位之后，硬膜应该在绝对稳定的状态下被打开，患者的头部要向下倾斜。这些操作可以避免血液和空气进入蛛网膜下腔，而进入蛛网膜下腔的血液和空气可以引起蛛网膜炎和空气栓塞影响患者恢复[1]。硬膜应该由中线处纵形打开并向两侧牵开固定，这样利于显露肿瘤两侧（图46-5A）。硬膜打开之后，我们习惯应用显微镜和显微器械完成剩余的手术步骤。在显微镜的帮助下，比较容易观察并保护肿瘤与脊髓之间的蛛网膜鞘（图46-6A）。大多数脊膜瘤位于这层蛛网膜鞘形成的"漂浮间隙"内[26]。漂浮间隙的显微镜下表现为一特殊的包含有脑脊液的肿瘤界面，它由一层致密的、连续的、不透水的外层结构和内部的软膜样层构成，后者与肿瘤表面有线状粘连。桥接血管很少走行于这个间

隙内，在解剖过程中需要注意。

在这一阶段，对于后部和后外侧的肿瘤来讲，术者应该找到漂浮间隙并沿着这一平面继续分离，向肿瘤方向用力以避免压迫脊髓，直到肿瘤及其粘连的硬膜被移除。

然而对于位于脊髓腹侧的肿瘤，齿状韧带需要被切断以便于将脊髓移向一旁。对于较大的瘤体，假如手术操作区域仍较狭窄，一根或者更多的神经根应该被切断以避免由于牵拉引起的脊髓损伤[7,11,60]。或者通过切除肋骨关节面、肋骨头和部分肋骨也可以达到保护脊髓的目的[11]。肿瘤的切除可以由这些部位开始，尤其对于位于脊髓前方的肿瘤，为了避免过度牵拉或者压迫脊髓，分块切除是必需的。

双极电凝、显微剪刀和超声吸引器是切除肿瘤最常用的工具[7,16,19,20]。激光切割装置也是较常用的工具[61]。

在切除肿瘤之后，常常可以在脊髓上看到一个明显的压迹。进行性病例，这些压迹可以使脊髓的厚度减少到不足正常的一半。即使在这类病例中，只要血供没有障碍，患者的完全康复也是有可能的。肿瘤的缓慢生长可以引起髓鞘的破坏和吸收，由于轴突具有较强的再生能力，只要轴突没有被损害脊髓功能就有可能恢复[25]。

肿瘤切除之后，对于脊膜瘤所侵犯的硬膜的处理方式仍然没有统一的认识。我们一般的处理方法是利用双极电凝对受侵犯的硬膜进行电凝以消灭剩余的瘤细胞（图46-5B和46-6B）。也有人采取受侵犯硬膜切除和重建的方法，有报道认为与单纯电凝相比较，切除受侵犯硬膜可以减少肿瘤的复发率（电凝复发率4%～8%，切除受侵犯硬膜复发率0～5.6%）[60,62]。然而，另外一些研究认为肿瘤的复发率与硬膜切除与否无关，电凝组的肿瘤复发率与硬膜切除组的肿瘤复发率没有明显差别。虽然研究结果冲突明显，但是我们应该了解绝大多数病例可以通过清楚的分离肿瘤与硬膜的边界以达到肿瘤的全切，电凝硬膜缘或受肿瘤侵犯区域可以避免肿瘤的复发。

然而，对于侵犯硬膜全层的脊膜瘤，其处理方法仍然是难点。主要的困难是为达到肿瘤全切，需要广泛切除硬膜而可能引起的并发症。广泛的硬膜切除后利用阔筋膜或者牛心包膜作为植入物进行硬

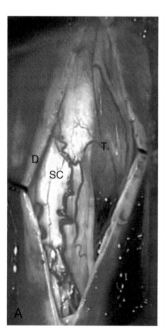
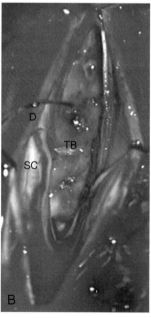

图46-4（见彩图46-4） A，术中脊膜瘤形态。注意硬膜中线切口及利用硬膜对称缝合两侧。B，肿瘤切除后可见空余的瘤床。D，硬膜；SC，脊髓；T，肿瘤；TB，瘤床。

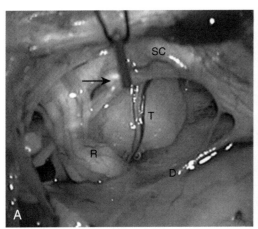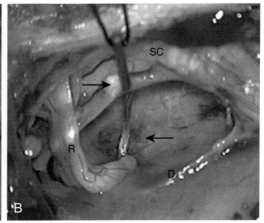

图 46-5（见彩图 46-5） A，剪开并悬吊齿状韧带（箭头）后可以显示位于脊髓下方的肿瘤。B，肿瘤切除后双极电凝电灼硬膜基底，上箭头表示止血夹牵拉齿状韧带；下箭头显示硬膜黏附区域。D，硬膜；R，神经根；SC，脊髓；T，肿瘤。

膜重建被认为有效并可以避免脑脊液漏[62]。对于十分巨大的脊膜瘤可以分两阶段手术切除，后外侧和前方分步进行[22]。

有时脊膜瘤呈板块状或者环状包绕脊髓生长并且侵入硬膜内。大多数斑块状脊膜瘤是硬膜内肿瘤，但是有时这类肿瘤可以在硬膜内、外同时发生[37]。这类肿瘤可以引起一种特有的强烈粘连的蛛网膜炎，这种蛛网膜炎只有在手术中才可以发现。对于这类病例，症状往往是由压迫性蛛网膜炎引起而非肿瘤的生长。有报道认为，斑块状脊膜瘤较有包膜的脊膜瘤多发生此类蛛网膜炎[44]。由于这类肿瘤基底广泛和生长的浸润性对于外科治疗仍旧是挑战，Klekamp 和 Samii[44] 认为，斑块状和浸润性的脊膜瘤应该被单独分为一类。

对于斑块状、位于脊髓腹侧、骨化的和复发的脊膜瘤往往手术效果不理想[7,44]。复发脊膜瘤很少有肿瘤包膜，可以形成肿瘤与软膜之间浮动间隙的蛛网膜鞘也不再存在，这使得肿瘤可以浸润软膜、神经根和周边邻近结构[15,44]。

术中脊髓诱发电位监测在脊膜瘤手术中还没有被推广应用。一般认为，这类监测不能提供更多的有用信息。然而有两组研究建议在脊膜瘤手术中应用神经监测技术[7,63]。

在切除涉及多个脊髓节段的肿瘤之后，尤其对于可能需要椎体切除和关节面破坏的前入路手术，脊柱不稳定会成为患者严重长期的并发症和疼痛的来源，并影响功能的恢复[60]。因此，对于这类患者，外科医生必须预先准备实施固定和融合手术，或者严密观察随访复查影像检查结果[62]。

当全切后发现早期复发或者有残余肿瘤被发现时，应该应用辅助放射治疗。如赛博刀（cyber knife®）、机器人立体定向放射技术等新的放射治疗技术对于治疗这类患者是有益的[64]。

结　果

显而易见，良好的手术效果取决于脊膜瘤的完全切除。因此，对于脊膜瘤患者，第一个手术医生负有很大的责任，因为之后的手术全切率将下降而复发率则升高[44]。

影像技术和手术技巧的进步，诸如 MRI、术中超声、神经检测、手术显微镜和超声吸引装置等使得脊膜瘤手术变得更加精细。由于良性脊膜瘤的良好手术效果，而且症状持续时间越长则功能恢复越差，早期手术是脊膜瘤治疗的首选[63]。

早期诊断可以避免不可逆的神经损害并增加神经功能完全恢复的可能性[65]。

Gottfried 及其同事[7]Meta 分析研究发现，脊膜瘤的死因包括肺栓塞、吸入性肺炎、中风和心肌梗死。脑脊液漏的发生率为 0 ～ 4%。

由于大多数脊膜瘤为良性，其复发率较低，介于 1.3% ～ 10%[44,63,66]。这种情况部分归因于低级别脊膜瘤的发生率，其往往没有颅内复发脑膜瘤的基

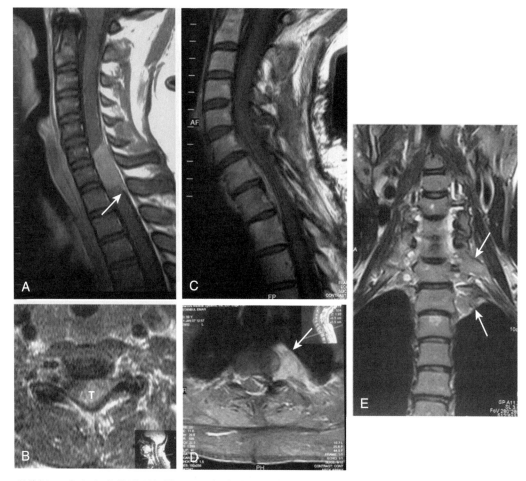

图 46-6 **A**，磁共振 T1 加权矢状位增强扫描显示颈部脊膜瘤及其硬膜尾征（箭头）。**B**，T1 加权轴位颈部增强磁共振显示硬膜内脊膜瘤将脊髓向一侧推挤，**T**，肿瘤。**C**，术后（12 年后）T1 加权矢状位增强扫描显示椎管内无肿瘤复发。**D**，术后（12 年后）T2 加权轴位增强扫描显示椎旁生长的颈部脊膜瘤（箭头）。注意椎管内无肿瘤复发。**E**，磁共振 T1 加权冠状位增强扫描清楚显示颈部硬膜外生长脊膜瘤。注意由于肿瘤浸润所致增宽的臂丛（箭头）。

因畸变[67]。脊膜瘤缓慢生长和多见于老年人的特性也对其低复发率有贡献。

斑块状和复发脊膜瘤是外科医生所面临的最大的挑战。Klekamp 和 Samii[44] 报道，斑块状脊膜瘤只有 53% 的全切率而有包膜的脊膜瘤的全切率则有 97%。他们的研究也指出，复发脊膜瘤只有 45% 的全切率而第一次手术的脊膜瘤的全切率则有 95%。他们认为蛛网膜瘢痕化是影响手术全切率的独立因素（当存在蛛网膜瘢痕化时手术全切率只有 70%，没有时则有 94%）。因此蛛网膜瘢痕化是神经外科医生处理斑块状和复发脊膜瘤的关键问题。蛛网膜瘢痕化使中间层消失，使肿瘤与软膜之间的解剖界面变得模糊。在上述两种情况中，蛛网膜瘢痕化没有特异性的组织病理学变化[37]。

预 后

随着工业化国家人均寿命的增长，在 80 岁后发生脊膜瘤的患者数量将增加[10]。大量研究报道脊膜瘤手术后良好的神经系统恢复率在 60% ～ 98%[18,23,40,44,61]。老年、严重神经功能损害、长期有症状而没有确诊、软膜侵袭和肿瘤的不全切除被认为是手术治疗效果不佳的主要影响因素[50,63]。而括约肌功能障碍常常提示预后不良[20]。

与其他病理类型脊膜瘤相比，砂粒体型脊膜瘤预后较差[21]。位于脊髓腹侧、20 ～ 30 岁、钙化明显、斑块状脊膜瘤患者往往提示预后不良[13,14,68]。相反，位于脊髓后外侧、C4 节段以下、平均患病年龄 60

岁以下、病程较短的脊膜瘤患者预后较好[21]。除了是否全切之外，手术中的机械和缺血性损害对于患者的康复速度和可能性有重要的影响[68]。然而无论如何，对于绝大多数患者手术治疗都可能有好的结果，即使对于有术前严重神经功能损害的患者也是如此。

Slinko 等人[111] 总结了对预示手术结果有利的因素，包括：没有出现严重的神经功能损害症状、年轻患者、肿瘤全切、适度脊髓压迫、术中没有脊髓牵拉和外科手术技巧的应用。他们认为，神经功能损害和脊髓压迫程度与神经功能恢复程度相关，即使神经损害症状仍然存在，外科手术也可以缓解疼痛和神经根症状[111]。

大量研究证实，神经功能的恢复是有望实现的。我们的经验提示，即使对于有严重神经功能损害的患者也至少有一半以上的病例可以有良好的手术效果。因此即使对于老年患者，也应该在术后给予康复治疗[44]。

对于效果不佳的患者，往往是由于肿瘤复发、术后蛛网膜瘢痕化、脊髓空洞症、脊柱不稳定和脊髓病[44]。

笔者经验

我们中心在 1986—2007 年共完成了 49 例脊膜瘤手术。40 例（20%）女性患者和 9 例（18%）男性患者，比例为 4.4∶1。患者年龄介于 10 到 75 岁之间。女性平均年龄 55 岁，男性平均年龄为 48 岁，与其他报道类似。疼痛是 44 位患者（90%）就诊的主要症状。其中 31 位患者（63%）疼痛位于背部，31 位患者（27%）是放射性痛。下肢无力见于 21 个患者（43%），感觉异常见于 14 个患者（29%），麻木见于 16 位患者（33%）。括约肌功能障碍只见于 2 位（4%）患者（表 46-1）。

3 位患者进行了 X 线平片、脊髓 X 线造影、CT、CT- 脊髓造影检查（1990 之前的，前 MRI 时代），46 位（94%）患者进行了 MRI 检查（1990 年之后的，MRI 时代）。所有这些肿瘤在脊髓造影和 CT- 脊髓造影检查中显示部分造影剂流动受阻，在 MRI 检查中显示对比增强。

肿瘤位于颈段的有 8 位女性（16%），位于胸段的有 30 位女性和 9 位男性（占所有患者的 80%）。值得注意的是，所有男性患者肿瘤位于胸段，两例位于腰段的肿瘤患者为女性（表 46-2）

肿瘤位于前外侧的为 37 例（76%），位于后方的为 11 例（22%），位于前方的有 1 例（2%）。所有患者都以俯卧位行后正中入路手术，使用上述外科手术技术。

肿瘤全切的有 48 例（98%），一例没有完全切除（2%）。硬膜粘连侵犯的部分使用电凝处理的为 45 例（92%），剩余的 4 例为切除处理（8%）。硬膜原位缝合的有 42 例（86%），利用移植物缝合的为 7 例（14%）。

最常见的病理类型为内皮细胞型脊膜瘤，见于 22 例患者（45%），其次为砂粒样脊膜瘤（有 11 例，占 22%），过渡型有 10 例（20%），成纤维型有 3 例（6%）（表 46-3）。

表 46-1　49 例患者临床表现

临床表现	术前
背部疼痛	31
神经根痛	13
下肢无力	21
感觉异常	14
麻木	16
巴宾斯基征	10
括约肌功能障碍	2

表 46-2　脊膜瘤的分布

病例	颈部	胸部	腰部	总计
女性	8	30	2	40
男性	0	9	0	9
总计（%）	8（16）	39（80）	2（4）	49（100）

表 46-3　患者病理分型

病理分型	病例（%）
内皮细胞型	22（46）
砂粒型	11（22）
过渡型	10（20）
成纤维型	3（6）
其他类型	3（6）

平均随访时间为 39.7 个月，38 位患者（78%）获得完全神经功能恢复，7 位患者（14%）部分改善，4 位患者（8%）只有很少的改善。在随访期间没有死亡病例。在我们的病例中有 2 例复发，第一例为不完全切除患者，在 8 年的随访中临床症状稳定，另一例是一位患病 12 年无不适主诉的女性患者，手术后出现了左臂的感觉迟钝。神经系统检查提示没有运动损害。增强颈部 MRI 显示肿瘤于椎旁生长并侵犯左臂丛神经，而手术只是单纯切除硬膜内脊膜瘤。

结 论

总之，脊膜瘤通常是一种良性、生长缓慢的较常见的多见于中年女性的脊髓肿瘤。其手术治疗效果良好。

参考文献

[1] Guidetti B. Removal of extramedullary benign spinal cord tumours. In: Krayenbuehl H, Brihaye J, Loew F, editors. Advances and Technical Standards in Neurosurgery, vol. 1. Wien: Springer Verlag; 1974. p. 173–97.

[2] Powell M. Sir Victor Horsley—an inspiration. BMJ 2006;333(7582): 1317–9.

[3] Gowers WR, Horsley V. A case of tumour of the spinal cord. Removal; recovery. Med-Chir Trans 1888;53(2nd):377–428.

[4] Elsberg CA. Tumors of Spinal Cord and the Symptoms of Irritation and Compression of the Spinal Cord and Nerve Roots: Pathology, Symptomatology, Diagnosis, and Treatment. New York: Paul B. Hoeber; 1925.

[5] Cohen-Gadol AA, Spencer DD, Krauss WE. The development of techniques for resection of spinal cord tumors by Harvey W. Cushing. J Neurosurg Spine 2005;2:92–7.

[6] Cushing H, Eisenhardt L. Meningiomas: Their Classification, Regional Behavior, Life History and Surgical End Results. Springfield, IL: Charles C Thomas; 1938.

[7] Gottfried ON, Gluf W, Quinones-Hinojosa A, et al. Spinal meningiomas: surgical management and outcome. Neurosurg Focus 2003;15:14.

[8] DeSousa AL, Kalsbeck JE, Mealey Jr J, et al. Intraspinal tumors in children: a review of 81 cases. J Neurosurg 1979;51:437–45.

[9] Epstein F, Epstein N. Surgical treatment of spinal cord astrocytomas of childhood: a series of 19 patients. J Neurosurg 1982;57:685–9.

[10] Helseth A, Mork SJ. Primary intraspinal neoplasms in Norway, 1955 to 1986. A population-based survey of 467 patients. J Neurosurg 1989;71:842–5.

[11] Slin'ko EI, Al-Qashqish II. Intradural ventral and ventrolateral tumors of the spinal cord: surgical treatment and results. Neurosurg Focus 2004;15,17:ECP2 [Review].

[12] Gelabert-González M, García-Allut A, Martínez-Rumbo R. Spinal meningiomas. Neurocirugia (Astur) 2006;17:125–31.

[13] Messori A, Rychlicki F, Salvolini U. Spinal epidural en-plaque meningioma with an unusual pattern of calcification in a 14-year-

old girl: case report and review of the literature. Neuroradiology 2002;44:256–60.

[14] Cohen-Gadol AA, Zikel OM, Koch CA, et al. Spinal meningiomas in patients younger than 50 years of age: a 21-year experience. J Neurosurg 2003;98:258–63.

[15] Souweidane MM, Benjamin V. Spinal cor meningiomas. Neurosurg Clin North Am 1994;5:283–91.

[16] King AT, Sharr MM, Gullan RW, Bartlett JR. Spinal meningiomas: a 20-year review. Br J Neurosurg 1998;12:521–6.

[17] Kuday C. Spinal meningiomas. Türk Nöroşirurji Dergisi 1994;4:53–6.

[18] Levy WJ Jr, Bay J, Dohn D. Spinal cord meningioma. J Neurosurg 1982;57:804–12.

[19] Namer IJ, Pamir MN, Benli K, et al. Spinal meningiomas. Neurochirurgia (Stuttg) 1987;30:11–5.

[20] Peker S, Cerçi A, Ozgen S, et al. Spinal meningiomas: evaluation of 41 patients. J Neurosurg Sci 2005;49:7–11.

[21] Schaller B. Spinal meningioma: relationship between histological subtypes and surgical outcome? J Neurooncol 2005;75:157–61.

[22] Buchfelder M, Nomikos P, Paulus W, Rupprecht H. Spinal-thoracic dumbbell meningioma: a case report. Spine 2001;26:1500–4.

[23] Solero CL, Fornari M, Giombini S, et al. Spinal meningiomas: review of 174 operated cases. Neurosurgery 1989;25:153–60.

[24] Hassin G. Villi (pacchionian bodies) of the spinal arachnoid. Arch Neurol Psychiatry 1930;23:65–78.

[25] Rasmussen T, Kernohan J, Adson A. Pathologic classification with surgical consideration of intraspinal tumors. Ann Surg 1940;111:513–30.

[26] Salpietro FM, Alafaci C, Lucerna S, et al. Do spinal meningiomas penetrate the pial layer? Correlation between magnetic resonance imaging and microsurgical findings and intracranial tumor interfaces. Neurosurgery 1997;41:254–8.

[27] Pravdenkova S, Al-Mefty O, Sawyer J, Husain M. Progesterone and estrogen receptors: opposing prognostic indicators in meningiomas. J Neurosurg 2006;105:163–73.

[28] Gruber T, Dare AO, Balos LL, et al. Multiple meningiomas arising during long-term therapy with the progesterone agonist megestrol acetate. Case report. J Neurosurg 2004;100:328–31.

[29] Milenković S, Berisavac J, Cvetković-Dozić D, et al. Hormone receptors in benign intracranial meningiomas. J BUON 2004;9:295–8.

[30] Preston-Martin S, Monroe K, Lee PJ, et al. Spinal meningiomas in women in Los Angeles County: investigation of an etiological hypothesis. Cancer Epidemiol Biomarkers Prev 1995;4:333–9.

[31] Kawahara Y, Niiro M, Yokoyama S, Kuratsu J. Dural congestion accompanying meningioma invasion into vessels: the dural tail sign. Neuroradiology 2001;43:462–5.

[32] Preston-Martin S, Mack W, Henderson BE. Risk factors for gliomas and meningiomas in males in Los Angeles County. Cancer Res 1989;49:6137–43.

[33] Bhatoe HS. Simultaneous occurrence of multiple meningiomas in different neuraxial compartments. Neurol India 2003;51:263–5 [Review].

[34] Durmaz R, Arslantaş A, Artan S, et al. The deletion of 22q13 region in both intracranial and spinal meningiomas in a patient (case report). Clin Neurol Neurosurg 1998;100:219–23.

[35] Nicholas DS, Path MRC, Weller RO, Path FRC. The fine anatomy of the human spinal meninges: A light and scanning electron microscopy study. J Neurosurg 1988;69:276–82.

[36] Neuta HJW, Dolan E, Yasargil MG. Microsurgical anatomy of spinal subarachnoid space. Surg Neurol 1983;19:431–7.

[37] Caroli E, Acqui M, Roperto R, et al. Spinal en plaque meningiomas: a contemporary experience. Neurosurgery 2004;55:1275–9; discussion 1279 [Review].

[38] Gambardella G, Toscano S, Staropoli C, et al. Epidural spinal meningioma. Role of magnetic resonance in differential diagnosis. Acta Neurochir (Wien) 1990;107:70–3.

[39] Calogero JA, Mossy J. Extradural spinal meningiomas: report of 4 cases. J Neurosurg 1972;37:442–7.

[40] Gezen F, Kahraman S, Canakci Z, Bedük A. Review of 36 cases of spinal cord meningioma. Spine 2000;25:727–31.

[41] Sade B, Chahlavi A, Krishnaney A, et al. World Health Organization Grades II and III meningiomas are rare in the cranial base and spine. Neurosurgery 2007;61:1194–8; discussion 1198.

[42] Holtzman RN, Jonmark SC. Nondural-based lumbar clear cell meningioma: case report. J Neurosurg 1996;84:264–6.

[43] Zorludemir S, Scheithauer BW, Hirose T, et al. Clear cell meningioma: clinicopathologic study of potentially aggressive variant of meningioma. Am J Surg Pathol 1995;19:493–505.

[44] Klekamp J, Samii M. Surgical results for spinal meningiomas. Surg Neurol 1999;52:552–62.

[45] Naderi S, Yilmaz M, Canda T, Acar U. Ossified thoracic spinal meningioma in childhood: a case report and review of the literature. Clin Neurol Neurosurg 2001;103:247–9 [Review].

[46] Doita M, Harada T, Nishida K, et al. Recurrent calcified spinal meningioma detected by plain radiograph. Spine 2001;26:E249–52.

[47] Kitagawa M, Nakamura T, Aida T, et al. Clinicopathologic analysis of ossification in spinal meningioma. Brain Tumor Pathol 1994;11:115–9.

[48] Arslantas A, Artan S, Oner U, et al. Comparative genomic hybridization analysis of genomic alterations in benign, atypical and anaplastic meningiomas. Acta Neurol Belg 2002;102:53–62.

[49] Sayagués JM, Tabernero MD, Maíllo A, et al. Microarray-based analysis of spinal versus intracranial meningiomas: different clinical, biological, and genetic characteristics associated with distinct patterns of gene expression. J Neuropathol Exp Neurol 2006;65:445–54.

[50] Morandi X, Haegelen C, Riffaud L, et al. Results in the operative treatment of elderly patients with spinal meningiomas. Spine 2004;29:2191–4.

[51] Alorainy IA. Dural tail sign in spinal meningiomas. Eur J Radiol 2006;60:387–91.

[52] Bloomer CW, Ackerman A, Bhatia RG. Imaging for spine tumors and new applications. Top Magn Reson Imaging 2006;17:69–87.

[53] Schroth G, Thron A, Guhl L, et al. Magnetic resonance imaging of spinal meningiomas and neurinomas. Improvement of imaging by paramagnetic contrast enhancement. J Neurosurg 1987;66:695–700.

[54] De Verdelhan O, Haegelen C, Carsin-Nicol B, et al. MR imaging features of spinal schwannomas and meningiomas. J Neuroradiol 2005;32:42–9.

[55] Quekel LG, Versteege CW. The "dural tail sign" in MRI of spinal meningiomas. J Comput Assist Tomogr 1995;19:890–2.

[56] Guermazi A, Lafitte F, Miaux Y, et al. The dural tail sign—beyond meningioma. Clin Radiol 2005;60:171–88 [Review].

[57] Eastwood JD, Turner DA, McLendon RE, Provenzale JM. Diffusion-weighted imaging in a patient with vertebral and epidural abscesses. AJNR Am J Neuroradiol 2002;23:496–8.

[58] Filippi CG, Edgar MA, Ulug AM, et al. Appearance of meningiomas on diffusion-weighted images: correlating diffusion constants with histopathologic findings. AJNR 2001;22:65–72.

[59] Zevgaridis D, Thomé C. Purely epidural spinal meningioma mimicking metastatic tumor: case report and review of the literature. Spine 2002;27:E403–5.

[60] Misra SN, Morgan HW. Avoidance of structural pitfalls in spinal meningioma resection. Neurosurg Focus 2003;1514:e1.

[61] Roux FX, Nataf F, Pinaudeau M, et al. Intraspinal meningiomas: review of 54 cases with discussion of poor prognosis factors and modern therapeutic management. Surg Neurol 1996;46:458–63; discussion 463–4.

[62] Horn EM, Deshmukh VR, Lekovic GP, Dickman CA. Durectomy and reconstruction for the treatment of a recurrent spinal meningioma. Case report. J Neurosurg Spine 2006;5:76–8.

[63] Setzer M, Vatter H, Marquardt G, et al. Management of spinal meningiomas: surgical results and a review of the literature. Neurosurg Focus 2007;23:E14.

[64] Sahgal A, Chou D, Ames C, et al. Image-guided robotic stereotactic body radiotherapy for benign spinal tumors: the University of California San Francisco preliminary experience. Technol Cancer Res Treat 2007;6:595–604.

[65] Katz K, Reichenthal E, Israeli J. Surgical treatment of spinal meningiomas. Neurochirurgia (Stuttg) 1981;24:21–2.

[66] McCormick PC, Post KD, Stein BM. Intradural extramedullary tumors in adults. In: Stein BM, McCormick PC, editors. Neurosurg Clin North Am, vol. 1. 1990. p. 591–608.

[67] Ketter R, Rahnenführer J, Henn W, et al. Correspondence of tumor localization with tumor recurrence and cytogenetic progression in meningiomas. Neurosurgery 2008;62:61–9; discussion 69–70.

[68] Ciappetta P, Domenicucci M, Raco A. Spinal meningiomas: prognosis and recovery factors in 22 cases with severe motor deficits. Acta Neurol Scand 1988;77:27–30.

小儿脑膜瘤

M. Memet Özek,

Saeed Kohan

郭建忠 译

概 述

虽然小儿脑膜瘤有一些独有的特征但发生于小儿的脑膜瘤与成人脑膜瘤有很多相似之处，这些特点包括没有女性发病优势、肿瘤体积较大、较少硬膜附着和特殊的肿瘤位置，本章我们将详细讨论。虽然颅内脑膜瘤是最常见的成人颅内肿瘤，但是它并不常见于小儿，只占所有肿瘤小儿的 2% ~ 4.2%[1,2]。由于这种病例相对少见，而研究结果多建立于现代影响和手术技术出现之前较少的病例分析之上，大家对于小儿脑膜瘤有很多争论，尤其是对于其复发和转归方面。很多研究提示即使肿瘤被全切仍有复发[3]，表明有必要对其表现和生存期进行随访。大家很少注意到，以往 30 年的研究都基于以上事实[1,4]（表 47-1）。这些研究也表明小儿脑膜瘤预后不良，然而由于包括恶性脑膜瘤和神经纤维瘤病的患者或许可以解释这种结论（表 47-1 ~ 47-3）。

表 47-1 显示了之前研究报道的小儿脑膜瘤和我们在 Marmara 大学医学中心和 Acibadem 大学总结 928 例病例研究中遇到的 21 例小儿脑膜瘤。

我们分组研究数据较为均一的各类研究结果。不过由于考虑到研究数据的变异，很难将所有研究包括在内。

流行病学

多数研究（表 47-1）显示小儿脑膜瘤的发病率占所有年龄 < 15 岁的小儿颅内肿瘤的 1% ~ 2%，这一结果与表 47-1 中显示的之前的研究结果一致[1]。有些研究提示发病率稍高些。在一个单中心的 1195 例病例的流行病学研究中，Rosemberg 和 Fujiwara 报道了小儿中枢神经系统肿瘤的发病率[12]。他们报道小儿颅内脑膜瘤有 3%（32/1058）的发病率。Rickert 和 Paulus[13] 在一个 319 位患者的综合系列研究中报道小儿脑膜瘤多为 I 级和 II 级，新生儿到 14 岁和新生儿到 17 岁患者分别有 2.2% 和 2.5% 的发病率。多组研究[4,14]（表 47-4）显示脑膜瘤的发病率与小儿年龄组相关，在小儿中脑膜瘤的发病率随着年龄的增长而增加。这些数据显示小儿脑膜瘤并不像之前想象中那样少见。

研究显示小儿脑膜瘤缺少女性多发的特点，在一些研究中发现男性甚至有稍高的发生率[1,6,15,16]。我们的研究中也发现有这样的特点，如表 47-1 显示男性有稍高的发生率，男女比例为 1.13∶1[2,3,5-11]。这一结果可能是由于青春期前缺乏激素影响所致，而这一年龄最初阶段的激素影响持续时间也不过几年[17]。

表 47-1　小儿脑膜瘤病例回顾分析，包括笔者中心病例

病例来源	年限	病例数	小儿脑膜瘤的发病率（%）	年龄范围	平均年龄或分组	男：女	颅内压增高（%）	临床表现		神经纤维瘤病
								局灶症状（%）	癫痫（%）	
Baumgartner et al.[5]	1964—1994	11		2～17	1(<5)，2(5～10)，9(10～17)	1.2：1	25	25	30	3
Mallucci et al.[2]	1957—1993	16	1.62	5～16	平均年龄11	1.3：1	63	63	25	3
Amirjamshidi et al.[3]	1984—1999	23	1.08	2～17	3(2～5)，14(5～10)，7(10～17)，平均9.5	0.8：1	45	30	21	0
Lund-Johansen et al.[6]	1972—2000	20		0.3～20	8(0～12)，19(3～20)	1.5：1	50	70	45	5
Im et al.[7]	1981—1999	11	1.9	3～16	1(<5)，5(5～10)，5(10～15)，平均8	0.8：1	72	63	45	4
Tufan et al.[8]	1983—2003	22	1.4	0～15	4(<5)，8(5～10)，10(10～15)	0.6：1	55	45	9	1
Rochat et al.[9]	1935—1984	11	3.9	1.1～17	1(<5)，2(5～10)，8(10～17)	1.2：1		45		3
Liu et al.[10]		12		1.5～15	12.6	1.4：1	58	42	5	0
Arivazhagan et al.[11]	1990—2005	33		<18	14.6	1.4：1	91	63	33	0
Marmara and Acibadem	1986—2007	21	2.7	<18岁	10	1.6：1	33.3	66	10	6

表 47-2　所有回顾病例的病理分析、分布及囊性肿瘤的数量

病例来源	神经纤维瘤病例数	病理 I / II / III 级	分布						囊性肿瘤数
			皮层下	幕上	幕下	脑室	侧裂	脊柱	
Baumgartner et al.[5]	3	4/4/3	0	11 : 11	0 : 11	0 : 11	0 : 11	0	1 : 11
Mallucci et al.[2]	3	13/2/0	0	13 : 16	2 : 16	5 : 16	1 : 16	1	2 : 16
Amirjamshidi et al.[3]	0	23/0/1	1	18 : 24	2 : 24	1 : 24	0 : 24	1	0 : 24
Lund–Johansen et al.[6]	5	26/0/1	0	17 : 20	3 : 20	2 : 20	0 : 20	7	0 : 16
Im et al.[7]	4	10/1/0	0	10 : 11	0 : 11	2 : 11	2 : 11	0	7 : 11
Tufan et al.[8]	1	6/2/3	1	9 : 11	2 : 11	0 : 11	0 : 11	0	4 : 11
Rochat et al.[9]	3	20/0/2	0	19 : 22	3 : 11	0 : 11	0 : 11	0	
Liu et al.[10]	0	8/2/2	0	10 : 12	2 : 12	2 : 12	0 : 12	0	2 : 12
Arivazhagan et al.[11]	0	25/6/2	0	28 : 33	5 : 33	8 : 33	0 : 33	0	1 : 33
Marmara and Acibadem	6	18/3/0	0	19 : 21	2 : 21	7 : 21	1 : 21		

多数研究报道小儿脑膜瘤的平均发病年龄为 11 岁，较大多数小儿神经系统肿瘤的生发时间晚[6,8,16]。另一个小于 19 岁的 84 例脑膜瘤患者综合研究显示发病高峰年龄为 12 岁[17]。

同时患有神经纤维瘤病（NF）1 型和 2 型的病例也包括在研究中。在一项 126 例患者的回顾研究中，4 位患有脑膜瘤小儿中的一例被确诊为神经纤维瘤病 2 型（NF2）[17]。表 47-1 显示在最近的研究中，神经纤维瘤病的发病情况为 16/159，占总数的 11%。

患病因素

辐射和神经纤维瘤病被认为是小儿脑膜瘤的诱因[2,6,18]，而创伤是否是诱因还有争论。Cushing 和 Eisenhart 第一次提出创伤是脑膜瘤发生的危险因素，然而更多的新近报道并不支持这一论点[19]。

辐射在脑膜瘤发生中的作用已得到公认（图 47-1）。以色列关于儿童头癣放射的研究最先提出这一观点[20]。在这一研究中 10 834 位儿童接受了低剂量电离辐射（约 850 cGy），以年龄和性别匹配的 10 834 位儿童作为对照组。这一研究发现放射组发生脑膜瘤的危险增加 4 倍，并且随放射剂量增加[20]。

在一个辐射诱发小儿脑瘤的综合研究中，Pettorini 等人[21] 回顾分析了 1960—2007 年的文献。

60 篇文献报道了 142 例小儿病例，33 例为 I 级脑膜瘤，7 例为不典型脑膜瘤。辐射引起 I 级脑膜瘤患者的中位发病年龄是 5.4 岁，非典型脑膜瘤为 5.1 岁，I 和 II 型脑膜瘤的潜伏期分别是 13.7 年（范围为 6 月～ 28 年）和 21.1 年（范围 8 ～ 63 年）。有趣的是研究者并没有发现放射剂量和继发肿瘤恶性程度之间的联系，虽然多于 2/3 的 I 型和 II 型脑膜瘤曾接受过高剂量放疗。

染色体异常与脑膜瘤密切相关，NF2 基因与脑膜瘤的关系在第 48 章中有详细阐述。散发的及与 NF2 相关脑膜瘤都被发现有 22 号染色体异常。值得一提的是，脑膜瘤是第一种与细胞生发异常相关的实质性肿瘤，大多数瘤细胞为 22 号染色体单体，其他一些为染色体部分缺失或者 22q 染色体重组[22]。40%～ 60% 的脑膜瘤为 22 号染色体等位基因丢失[22]。Bhattacharjee 等人[22] 还报道了在儿童脑膜瘤中出现 1p（13 例中有 5 例）和 6q（13 例中有 4 例）染色体异常[22]。

在 Merten[23]（48 例）和 Deen 等人[24]（51 例）的研究表明分别有 23% 和 24% 的患者 NF2 基因阳性。Erdicler 等人[15] 的研究显示 27 例病例中 41% 合并有神经纤维瘤病，58% 病例表达 NF1，42% 表达 NF2。

此外，这些患儿有较高的颅外、眼球内、多发脑膜瘤的发病率，这表明严密观察其病情变化和研究小儿脑膜瘤与神经纤维瘤病之间的关系十分必

表 47-3 复发及死亡率与肿瘤切除范围的相关性

病例来源	全切	次全切	手术死亡率（%）	术后放疗	复发 全切后	复发 次全切后	复发 总数	死亡（由于肿瘤）全切	死亡（由于肿瘤）次全切
Baumgartner et al.[5]	8	3	0	3	3	2	3	N/A	N/A
Mallucci et al.[2]	12	4	0		1	0	4	1	3
Amirjamshidi et al.[3]	21	3	0	1	3	3	6	N/A	N/A
Lund-Johansen et al.[6]	21	6	5	3	3	5	2	1	1
Im et al.[7]	8	3	0	2	1	1	0		
Tufan et al.[8]	15	7	2	N/A	1	3	2	1	1
Rochat et al.[9]	8	3	1	N/A	7	5	13	7	5
Liu et al.[10]	12	0	0	N/A	N/A		0		
Arivazhagan et al.[11]	22	11	2	3	3	3	0		
Marmara and Acibadem	20	1	0	0	1	1	0		

表 47-4　不同年龄组小儿脑膜瘤比例

病例来源	肿瘤总例数	脑膜瘤例数（％）	< 2 岁	2 ~ 5 岁	5 ~ 10 岁	10 ~ 15 岁
Mehrazin and Yavari[14]	619	26（4.2%）	2.6%	3.4%	5.1%	6.4%
			0 ~ 12 个月	1 ~ 5 岁	6 ~ 10 岁	11 ~ 15 岁
Choux et al.[4]	164		3.1%	12.2%	25.6%	59.1%

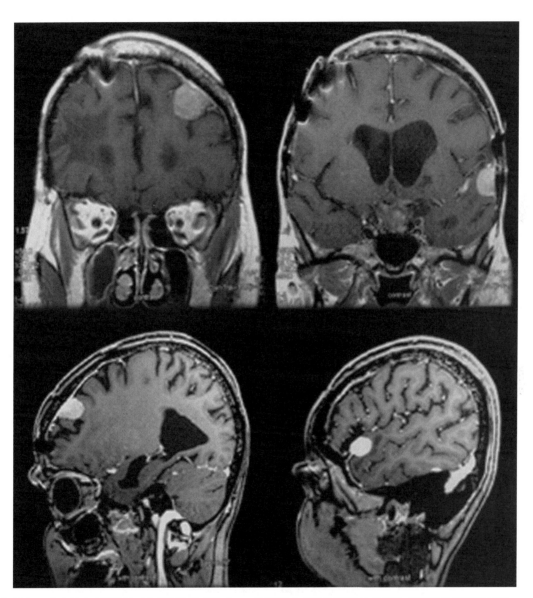

图 47-1　（笔者中心治疗的患者资料）下丘脑胶质瘤放疗 11 年后形成多发脑膜瘤的术前和术后磁共振增强扫描。

要。我们应当了解 NF2 相关肿瘤比较"惰性"[5]，因此，应当根据临床情况而采取较保守的治疗方案。

临床特点

症状和体征

与任何颅内占位病变类似，包括恶心、呕吐和头痛在内的颅内压增高症状是大多数病例最常见的临床表现，在一篇包括 10 个系列研究的综述中显示有 45% 的患者表现为颅内压（ICP）增高症状[17]，而 184 例中只有 25% 的患者表现有局灶性神经症状。癫痫是第二常见症状，它提示病变位于幕上，尤其多见于颞叶[5,8]。

颅内压增高也可以继发于位于脑室和后颅窝的肿瘤引起的脑积水。

局部症状和体征是由于肿瘤所处位置对周围功能区脑组织的刺激作用。Liu 等人[10] 通过对 166 例患有脑膜瘤的儿童研究发现，62% 有 ICP 增高症状，28% 有脑神经麻痹，19% 有运动缺陷，25% 有癫痫，19% 有视觉障碍。

在婴儿期，逐渐增大的头围可能只是一种正常表现[1,4,25]。易激惹和难于喂养等非特异症状可能是 ICP 升高的表现。Hertz 等人发现同侧偏盲可以由脑室内脑膜瘤引起[16]。

我们研究显示，小儿脑膜瘤最常见的临床表现为 ICP 升高（51%），其次为局灶神经症状（42.5%），癫痫只占 18%（见表 47-1）

发生部位

小儿脑膜瘤的生发部位分布与成人脑膜瘤类似。但是与成人脑膜瘤相比较，文献报道小儿脑膜瘤高发于脑室内（图 47-2）、侧裂（图 47-3）和幕下。

很多文献报道小儿脑膜瘤缺少与硬膜黏附[1,9,26]。Drake 等人[11] 的研究显示有 23% 的小儿脑膜瘤与硬膜没有黏附，Merten[23] 和 Doty[27] 等人的研究也分别有 11% 和 15% 的类似结果。这些肿瘤除脑室内脑膜瘤外大多为侧裂肿瘤。Drake[11] 等人研究 207 例病例，发现侧裂区脑膜瘤的发病率为 3%。

研究也表明，小儿脑室内脑膜瘤的发病率有增长。Merten[23] 和 Deen 等人[28] 的两个不包括脊髓病例的大样本研究分别显示，脑室内脑膜瘤的发病率为 17%（8/47）和 4.8%（2/41）。然而，Deen[24] 等人研究计算这一比例的病例总数（51 例）时包含了 10 例脊髓病例，这样使得脑室内脑膜瘤所占比例降为 3.9%，他们认为这一比例与成人的比例一致。表 47-1 显示，在 159 例病例中只有 3 例侧裂病例，值得注意的是居然有 20 例（12.5%）脑室内脑膜瘤病例。

Liu 等人[10] 的结果大多由亚洲病例研究得出，在 166 例病例中与硬膜无黏附的脑实质内脑膜瘤占 5%，脑室内脑膜瘤占 15%。

小儿幕下脑膜瘤也较成人多见（见图 47-2）。我们综合他人研究结果显示（见表 47-1），小儿幕下脑膜瘤发生率为 11%（18/156）。综合 4 个研究共 78 个病例的研究显示，颅底脑膜瘤的发生率为 22%[3,7-9]。

虽然 Deen 等人[24] 的一个大宗病例研究的研究显示在 51 例病例中有 10 例脊髓病例，小儿脊膜瘤仍旧是很少见的。在 Lund-Johanson[6] 的研究中，27 例病例中有 7 例脊膜瘤。小儿脊膜瘤也被认为与颅内脑膜瘤一样具有性别分布特点，多见于男性，但是与成人一样小儿脊膜瘤也多见于胸段[11]。表 47-1 显示，在 156 例病例中只有 9 例脊膜瘤（5.6%）。

影像学

小儿脊膜瘤的影像学表现与成人脑膜瘤非常相似。然而，小儿脑膜瘤有一些特殊的影像学特征。

很多研究表明，在 X 线片中小儿脑膜瘤有较高的钙化、颅骨侵蚀和增生的发生率。Choux 等人[4] 报道在 16 例小儿脑膜瘤病例中有近 1/3 的病例表现颅骨增生或侵蚀。异常的钙化发生率为 21%[9]。Im 等人[7] 和其他的研究分别显示[11] 小儿脑膜瘤有 7/11 和 7/33 的比例在颅骨 X 片中表现颅骨增生、颅盖骨膨起和局部侵蚀等异常。

典型的小儿脑膜瘤 CT 特征和成人类似。这些特征包括脑外病变、骨质增生、皮质边界不规则、25% 有瘤内钙化而表现为高密度影。脑外肿物可以通过其硬膜广基底、皮层移位（"扣带状"）和可能具有的肿瘤和皮层之间的狭窄的脑脊液间隙等特点

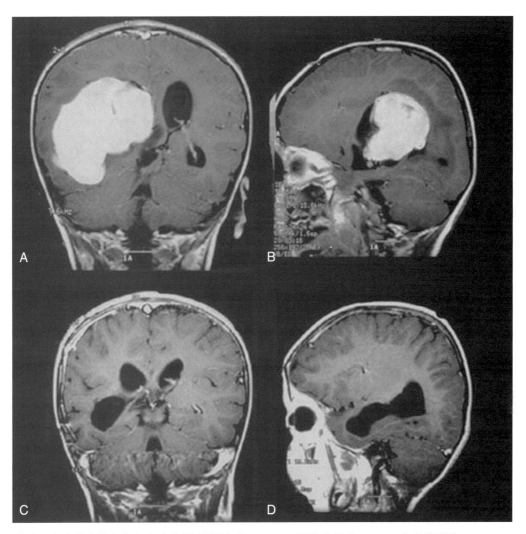

图 47-2 一巨大脑室内脑膜瘤的术前和术后磁共振增强扫描。**A**、**C**，冠状位图片。**B**、**D**，矢状位图片。

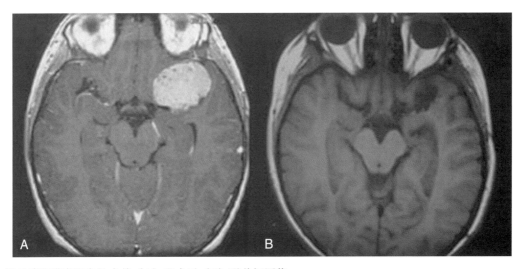

图 47-3 一蝶骨嵴脑膜瘤患者的术前（**A**）和术后（**B**）磁共振图像。

被确认。90% 以上的病灶可见显著强化[21]。其他 CT 扫描的特点包括分叶状清晰边界、均匀强化、瘤周局限强化（在一项研究中所有 24 例病都有表现[31]）。而在 Im 等人利用 CT 和 MRI 的研究中[7]，有 20% 的肿瘤边界不清，有不到 10% 的病例强化不明显。

脑膜瘤囊变的发生比例将近 3%[21]，而小儿脑膜瘤中囊变比例通常高于这个值[17]。Artico 等人[29]发现在 210 例病例中有 25 例囊变，比例为 12%。其他的研究也表明，小儿脑膜瘤囊变比例为 8% 以上而成人为 3% ～ 5%。Liu 等人[10]对 155 例患者的研究也发现有 21% 的囊变比例。

小儿脑膜瘤的一个常被报道的特点是其巨大的体积。Liu 等人[10]对 166 例患者研究发现，其平均直径为 5.2cm（波动于 2 ～ 11cm）。

虽然 Tufan 等人[8]在 11 例病例中发现有 4 例囊变，其病理性质为 II 级或 III 级，但是囊变所代表的临床特征并不明确。MRI 可以很好地显示囊变。

MRI 是研究脑膜瘤很好的手段，其可以提供三维解剖细节和肿瘤与周围结构的关系，并且没有辐射。

脑膜瘤的 MRI 特征在第 14 章有详细描述。脑膜瘤 MRI 信号特点是，一般在 T1 加权像为等或者偶尔为低于皮质的信号，而在 T2 加权像显示高或者混杂信号。绝大多病灶显示增强明显（＞ 90%）[21]。在 MRI（T2 加权像）中可以很好地显示瘤周水肿的范围（50% ～ 65%）[21]和肿瘤周边的蛛网膜间隙，并可以确认其为脑实质外病变。

小儿脑膜瘤的另一个特征为脑膜尾征，并不常见。硬膜增厚或者尾征是脑膜瘤最具有诊断意义的特征，其可见于 35% ～ 80% 的病例[21]。然而在小儿脑膜瘤中并不特异。

由于小儿脑膜瘤并不常见且可发生于不寻常的部位（幕下、脑室内或者脑实质内），较难于通过普通的 MRI 检查将其与其他病变鉴别。Rutten 等人[18]的研究显示磁共振波谱分析可能帮助将脑膜瘤与其他病变（尤其是转移瘤或者胶质瘤）相鉴别。磁共振波谱分析显示脑膜瘤的 N- 乙酰天门冬氨酸（NAA）峰值低并且缺少脂质，有高浓度的谷氨酸 / 谷氨酰胺混合物，有高谷胱苷肽（GSH）峰[30]。

血管造影是在 CT/MRI 出现之前脑膜瘤检查的一个主要手段，其影像特点是有占位效应的颅外病变和由硬膜血管供应肿瘤核心血供而形成的肿瘤充盈染色。然而在应用 MRI 或者至少是 CT 技术的今天，已经没有特殊指征或者理由应用有创性的脑血管造影检查技术。由于有并发症的危险和现代手术技术的应用[3]，血管栓塞在小儿脑膜瘤中的使用也受到限制。

病 理

正如之前提到过的，肉眼观下小儿脑膜瘤的显著特点为囊变多见且体积巨大[1,7,8,10]。组织病理学检查似乎表明其非典型性和恶性（WHO II 级和 III 级）所占比例较高[9,28]。

目前应用 2007 年 WHO 分类标准，脑膜瘤一般被分为三级[31]。占绝大多数的是 I 级，被认为是良性的病变（血管内皮细胞型脑膜瘤、砂粒样脑膜瘤、过渡细胞型脑膜瘤、纤维型脑膜瘤等）；非典型级别包括脊索样脑膜瘤、透明细胞脑膜瘤和非典型脑膜瘤；III 级包括横纹肌样脑膜瘤、间变型脑膜瘤、乳头状瘤型脑膜瘤。这些分级和预后有很大关系[33]。

近年来免疫组织化学已经成为肿瘤诊断的重要手段。MIB-1 是抗 Ki67 的单克隆抗体，可以与非 G_0 阶段的细胞核发生免疫反应[34]。MIB-1 阳性细胞比例（MIB-1 指数）被认为与组织分级密切相关。免疫组化增殖指数增高与肿瘤复发危险相关[35]。Sandberg 等人[35]研究了 14 例小儿脑膜瘤，发现非典型和恶性脑膜瘤 MIB-1 指数为 12.3%（7% ～ 31.6%），而 I 级脑膜瘤 MIB-1 指数为 7%（1.2% ～ 12.6%）。当患者显示 NF2 基因或者有辐射病史，MIB-1 中位指数在良性和非典型 / 恶性脑膜瘤之间差异的显著性将更加明显（中位数 8.4% vs 25.7%）。笔者认为，MIB-1 指数增高与非典型性和甚至更加恶性的小儿脑膜瘤相关。Im 等人[7]在 11 例病例中发现有 3 例高 MIB-1 指数（＞ 5%），其中一例 MIB-1 指数为 10% 的过渡细胞型脑膜瘤患者 2 年后复发。他们还发现，即使是病理分型为 I 级的脑膜瘤，高 MIB-1 指数与肿瘤体积（5 ～ 9 cm）直接相关。Perry 等人[28]详细研究了 18 例患有散发脑膜瘤的小儿，和 NF2 基因相关脑膜瘤的 14 个儿童和 7 个成人。非 NF2 小儿组、NF2 小儿组、NF2 成人组的高级别患者（II 和 III）的比例分别为

57%、60%、67%。非 NF2 小儿组患者复发率最高为 50%，NF2 小儿组为 23%，NF2 成人组为 40%。

WHO 以每高倍镜视野（HPF）下（1HPF = 0.16 mm^2）的有丝分裂数作为脑膜瘤分级的指标。根据这一指标，每 10 个高倍镜视野下 4 个或以上有丝分裂数与非典型性脑膜瘤对应，20 个或以上与间变型脑膜瘤对应。检验细胞内的形态学变化并作出快速诊断比较困难。最近，有丝分裂特异抗体 - 抗磷酸化的组蛋白 3（PHH3）已经问世，它使得检测增殖细胞变得更加快捷[34]。

脑膜瘤，特别是纤维细胞型脑膜瘤，通过常规染色很难与神经纤维瘤鉴别，尤其当其位于后颅窝或者椎管内时。因此，另一种染色 Claudin-1（紧密连接的关键结构蛋白）的免疫组化染色技术发展起来，其可以与脑膜瘤细胞反应而与神经纤维瘤细胞不起作用[12]。

在一项研究中，936 例脑膜瘤的各类组织病理分型的发生率分别为：良性 94.3%、非典型性 4.7%、恶性 1%。在我们的研究中（见表 47-1），Ⅰ、Ⅱ和Ⅲ级的比例分别为 82%、9.6% 和 8.4%。这些数据显示，小儿中高级别脑膜瘤的发生率高于成人。

治疗策略

在治疗小儿颅内肿瘤肿瘤时，其治疗方法包括观察、手术和（或）放疗、辅助化疗。

在治疗小儿脑膜瘤之前，需要指出的是小儿神经外科患者可能更加复杂和多变。由于在成人中患者的长期生存时间可能超过 5 年、10 年甚至 15 年，因此治疗患者的最佳策略需要将很多长期因素与即刻的病理结果结合起来考虑。小儿的成长包括认知性和社会性，使小儿成为至少是独立的或者理想的社会一员，这一特点在其预后中起很重要的作用。由于患儿的父母往往非常焦虑，对于小儿患者的治疗变得更加复杂。

观察可能是对小儿脑膜瘤的在短期内合理的治疗措施，也是长期治疗的有益补充。

在短期内，当没有或者仅有轻微的占位效应引起的神经系统损害时，观察对于与改善患儿的一般情况或者对于肿瘤较小的病例是必要的。然而虽然脑膜瘤生长缓慢，考虑到患儿的预期寿命和其成长期的肿瘤占位效应，使得在长期内的进一步治疗变得十分必要。

手　术

在治疗小儿脑膜瘤时，所有的研究都将手术作为一线治疗手段（见表 47-3）。手术治疗小儿脑膜瘤并不简单，其将对患儿的长期预后产生影响[37]。

影响手术的因素通常包括肿瘤位置、大小、血供和由于延长手术造成的低体温和大量输血对患儿造成的风险[11]。

很多报道中的复发绝大多数与肿瘤不全切除有关。由于这类病变为良性且在全切后预后良好，在避免进一步的神经损害的情况下应该尽量全部切除肿瘤（见表 47-3）。

很多研究证实了肿瘤全切的重要性，我们建议即使分两或三阶段也应该尽量全切肿瘤[2]。一些作者建议"二次探查"手术，以避免放疗和包括复发肿瘤在内的长期并发症[8,11]。当有大量失血时也应该分阶段实施手术[8]。在我们中心，即使需要进一步手术治疗我们也实施肿瘤的最大化切除，以避免放疗和长期并发症。

手术期间的死亡率主要与肿瘤的特性有关，包括肿瘤体积、位置和血供情况。在一包括 152 例病例的研究中，有 5 例手术期间死亡[10]。其中三例死亡的原因分别是下丘脑损害、脑干损害和术中出血，另外两例是由于颅内感染。Liu 等人的研究显示小儿脑膜瘤手术期间的死亡率在 0 ~ 8.3%，平均为 3.3%[10]。

Lund-Johanson 等人[6] 报道了一例在巨大脑膜瘤切除 8 个月后发生肿瘤腔内的急性硬膜下血肿病例。一些研究报道，显著的脑肿胀也是引起手术期间死亡的因素。Arivazhagan 等人[11] 建议应用术前脑脊液引流，抗脑水肿措施及术后通气等方法以避免这一并发症的发生。

辅助治疗：放疗和（或）化疗的作用

在考虑应用放疗之前，其可引起继发肿瘤、激素抑制、生长障碍或认知损害等尤其对于年轻患者的潜在的副作用必须与其可能的益处仔细衡量[5]。

Leibel 等人[36] 对于延迟复发肿瘤应用预放疗治疗。然而，另外一些学者建议再次手术以避免放疗[11]。

有研究报道对残余或者复发肿瘤使用术后放疗或伽玛刀治疗[8-10]。

Tufan 等人[8] 报道 11 例病例中的 4 例恶性肿瘤患者，有 3 例实施了放疗。其中一例病例在术后 8 年仍存活而没有复发，另一例在术后 8 个月死亡并有巨大肿瘤复发，第三例在术后 7 年中有 3 次复发并实施了手术治疗。

Rochat 等人[9] 报道了 1935—1984 年发生在丹麦的 22 例小儿脑膜瘤。8 例患儿接受了放疗，其中 2 例实施了部分切除并生存了 18.5 年和 39 年。在我们的研究中，我们没有对残余或复发肿瘤实施放疗。

预 后

正如前文所示，小儿脑肿瘤的预后情况很复杂。由于小儿脑膜瘤不常见，大多数报道都是长期积累研究的结果，见表 47-1。早期研究中的大多数患者都是在 CT、MRI 及现代显微外科技术出现之前的时期被研究总结的。这或许可以解释这些患者预后不佳的原因[1,4,9]。

与复发相关的因素包括切除的程度、肿瘤位置和肿瘤的组织病理分级[2,6,8,38,39]。一些研究中包含有神经纤维瘤患病者，这些研究显示合并有神经纤维瘤病也是肿瘤复发和死亡的相关因素[2,5,9,15]。Erdicler 等人[15] 对 29 例病理的研究显示肿瘤全切和次全切的 10 年复发率分别为 82% 和 33%。在不考虑绝大多数患者没有机会接受现代医疗技术治疗的情况下，Mallucci 等人[2] 的研究显示在肿瘤全切组，长期（40 年）生存率为 92%。

肿瘤全切之后的复发也有报道。Amirjamshidi 等人[3] 和 Rochat 等人[9] 分别报道肿瘤全切之后的 21 例中有 6 例复发和 11 例中有 6 例复发。当时缺乏理想的术后影像检查以评估切除的程度和准确的组织病理诊断可能对这一研究结果起了一定作用。

因此，当肿瘤位于难于切除的部位和全切肿瘤

对于功能区脑组织有很大损害风险时肿瘤的复发率相应较高。

高的增殖指数（MIB-1）与较高的肿瘤复发率有关[7]。Perry 等人[28] 发现脑膜瘤的分级与肿瘤的复发和死亡有关。死亡率和脑侵袭的发生率与脑膜瘤 II 级相关等结果在表 47-5 都有显示。虽然复发率高，但是在小儿 2 型神经纤维瘤患者由于复发而引起的死亡却明显较少。由于 5 例小儿 2 型神经纤维瘤患者是在研究过程中被确诊的，作者建议任何小儿脑膜瘤患者应该被仔细检查和随访，因为小儿脑膜瘤可能是 2 型神经纤维瘤病的最初表现。

有趣的是，在 Arivazhagan 等人[11] 报道了 3 例组织病理分级逐渐升高的病例。这一结果是通过对 3 例复发肿瘤手术的病例切片与最初的诊断比较得出的。

总之，小儿脑膜瘤既不常见也不罕见。这类肿瘤较常发生于侧脑室、侧裂和脑实质内，且通常体积较大。与成人比较，其非典型性和间变型的发生率较高。鉴于多数研究都表明肿瘤全切有很大益处，目前治疗这一疾病的最佳措施是彻底切除，即使是分两次甚至是三次实施切除。由于患者的生存期较长，其预后常常比较复杂。

表 47-5 组织病理分型与复发及死亡率的关系

参数	不患有 NF2 小儿患者 比例（%）	患有 NF2 小儿患者 比例（%）	患有 NF2 成人患者 比例（%）
II～III 级	57	60	67
复发	50	23	40
患者死亡	6	31	20
脑侵袭	35	0	7

根据 Perry 等人[28] 的研究修改。

参考文献

[1] Drake JM, Hoffman HJ. Meningiomas in children. In: Al-Mefty O, editor. Meningiomas. New York: Raven Press; 1991. p. 145–52.

[2] Mallucci CL, Parkes SE, Barber P, et al. Paediatric meningeal tumours. Child Nerv Syst 1996;12:582–9.

[3] Amirjamshidi A, Mehrazin M, Abbassioun K. Meningiomas of the central nervous system occurring below the age of 17: report of 24 cases not associated with neurofibromatosis and review of literature. Child Nerv Syst 2000;16:406–16.

[4] Choux M, Lena G, Genitori L, et al. Meningiomas in children. In: Schmideck HH, Sweet WH, editors. Neurocirurgia. 1991. p. 93–102.

[5] Baumgartner JE, Sorenson JM. Meningioma in the pediatric population. J Neuro-Oncol 1996;29:223–8.

[6] Lund-Johansen M, Scheie D, Muller T, et al. Neurosurgical treatment of meningiomas in children and young adults. Child Nerv Syst 2001;17:719–23.

[7] Im SH, Wang KC, Kim DG, et al. Childhood meningioma: unusual location, atypical radiological findings, and favorable treatment outcome. Child Nerv Syst 2001;17:656–62.

[8] Tufan K, Dogulu F, Kurt G, et al. Intracranial meningiomas of childhood and adolescence. Pediatr Neurosurg 2005;41:1–7.

[9] Rochat P, Johannesen HH, Gjerris F. Long-term follow up of children with meningiomas in Denmark: 1935 to 1984. J Neurosurg (Pediatrics 2) 2004;100:179–82.

[10] Liu Y, Li F, Zhu S, et al. Clinical features and treatment of meningiomas in children: report of 12 cases and literature review. Pediatr Neurosurg 2008;44:112–7.

[11] Arivazhagan A, Indira Devi B, Kolluri SVR, et al. Pediatric intracranial meningiomas: do they differ from their counterparts in adults?. Pediatr Neurosurg 2008;44:43–8.

[12] Rosemberg S, Fujiwara D. Epidemiology of pediatric tumors of the nervous system according to the WHO 2000 classification: a report of 1,195 cases from a single institution. Child Nerv Syst 2005; 21:940–4.

[13] Rickert CH, Paulus W. Epidemiology of central nervous system tumors in childhood and adolescence based on the new WHO classification. Child Nerv Syst 2001;17:503–11.

[14] Mehrazin M, Yavari P. Morphological pattern and frequency of intracranial tumors in children. Child Nerv Syst 2007;23:157–62.

[15] Erdincler P, Lena G, Sarioglu AC, et al. Intracranial meningiomas in children: review of 29 cases. Surg Neurol 1998;49:136–41.

[16] Herz DA, Shapiro K, Shulman K. Intracranial meningiomas of infancy, childhood and adolescence. Child Brain 1980;7:43–56.

[17] Moores LE, Cogen PH. Intracranial meningioma. Tumors of the Pediatric Central Nervous System. New York: Thieme; 2001.

[18] Rutten I, Raket D, Francotte N, et al. Contribution of NMR spectroscopy to the differential diagnosis of a recurrent cranial mass 7 years after irradiation for a pediatric ependymoma. Child Nerv Syst 2006;22:1475–8.

[19] Schlehofer B, Blettner M, Becker N, et al. Medical risk factors and the development of brain tumors. Cancer 1992;69:2541–7.

[20] Modan B, Mart H, Baidatz D, et al. Radiation-induced head and neck tumors. Lancet 1974;1:227–79.

[21] Osborn AG. Diagnostic Neuroradiology: A Text/Atlas. St. Louis, MO: C. V. Mosby; 1994.

[22] Bhattacharjee MB, Armstrong DD, Vogel H, Cooley LD. Cytogenetic analysis of 120 primary pediatric brain tumors and literature review. Cancer Genet Cytogenet 1997;97:39–53.

[23] Merten DF, Gooding CA, Newton TH, Malamud N. Meningiomas of childhood and adolescence. J Pediatr 1974;84:696–700.

[24] Deen Jr HG, Scheithauer BW, Ebersold MJ. Clinical and pathological study of meningiomas of the first two decade of life. J Neurosurg 1982;56:317–22.

[25] Katayama Y, Tsubokawa T, Yoshida K. Cystic meningiomas in infancy. Surg Neurol 1986;25:43–8.

[26] Sano K, Wakai S, Ochiai C, Takakura K. Characteristics of intracranial meningiomas in childhood. Child Brain 1981;8:98–106.

[27] Doty JR, Schut L, Bruce DA, Sutton LN. Intracranial meningiomas of childhood and adolescence. Prog Exp Tumor Res 1987;30:247–54.

[28] Perry A, Giannini C, Raghavan R, et al. Aggressive phenotypic and genotypic features in pediatric and NF2-associated meningiomas: a clinicopathologic study of 53 cases. J Neuropathol Exp Neurol 2001;10:994–1003.

[29] Artico M, Ferrante L, Cervoni L, et al. Pediatric cystic meningioma: report of three cases. Child Nerv Syst 1995;11:137–40.

[30] Optad KS, Provencher SW, Bell BA, et al. Detection of elevated glutathione in meningiomas by quantitative in vivo ^{1}H MRS. Magn Reson Med 2003;49:632–7.

[31] Louis DN, Ohgaki H, Wiestler OD, Cavenee WK. WHO Classification of Tumours of the Nervous System. Lyon: IARC Press, 2007.

[32] Darling CF, Byrd SE, Reyes-Mugica M, et al. MR of pediatric intracranial meningiomas. Am J Neuroradiol 1994;15:435–44.

[33] Glaholm J, Bloom HJG, Crow JH. The role of radiotherapy in the management of intracranial meningioma: The Royal Marsden Hospital experience with 186 patients. Int J Radiat Oncol Biol Phys 1990;18:755–61.

[34] Takei H, Bhattacharjee MB, Rivera A, et al. New immunohistochemical markers in the evaluation of central nervous system tumors. Arch Pathol Lab Med 2007;131:234–41.

[35] Sandberg D, Edgar MA, Resch L, et al. MIB-1 staining index of pediatric meningiomas. Neurosurgery 2001;48:590–7.

[36] Leibel SA, Wara WM, Sheline GE, et al. The treatment of meningiomas in childhood. Cancer 1976;37:2709–12.

[37] Stafford SL, Perry A, Suman VJ, et al. Primarily resected meningiomas: outcome and prognostic factors in 581 Mayo Clinic patients, 1978–1988. Mayo Clin Proc 1998;73:936–42.

[38] Jaaskelainen J, Haltia M, Servo A. Atypical and anaplastic meningiomas: surgery, radiotherapy and outcome. Surg Neurol 1986; 25:233–42.

[39] Chan RC, Thompon GB. Intracranial meningiomas in childhood. Surg Neurol 1984;21:319–22.

脑膜瘤和 2 型神经纤维瘤病

Alp Özgün Börcek,

John A. Rutka,

James T. Rutka

郭建忠 译

概　述

　　神经纤维瘤病由两种不同的显性遗传异常疾病组成，分别为 1 型神经纤维瘤病(NF1)和 2 型神经纤维瘤病(NF2)。虽然 NF2 在 1822 年就被苏格兰外科医生 James Wishart 第一次描述，NF1 在 19 世纪晚期被 von Recklinghausen 详细描绘，但是直到 20 世纪 80 年代晚期这两种不同病变才被认为是同一疾病的不同表型 [1-3]。在 NF1 和 NF2 基因分别被定位在 17 和 22 号染色体后，这两类病变被确切地区别开来 [4-6]。表 48-1 表明了这两类特殊病变的不同特征。

　　NF2 也被称为中枢神经纤维瘤病或者双侧听神经纤维瘤病，是由 NF2 抑癌基因突变引起的常染色体显性疾病 [7,8]。因此，患有此病的患者后代发病概率为 50% [4]。50% 的病例为偶发的基因突变，没有家族史 [9,10]。英国人口调查研究显示，本病的出生患病率为 1/ 210 000，约有 33 000 ～ 40 000 人。出生发病率和诊断发生率之间的差异是由于很多患者在 30 岁或者之后才发病，而且有很多患者在此之前已经死亡 [1,2]。

　　利用大谱系基因分析，NF2 基因被定位于 22 号染色体的长臂。疾病是由于一个已知的抑癌基因的抑制性突变导致的。该基因由 110 kb 基因组 DNA 组成，编码一个由 595 个氨基酸组成的被称作 Merlin 或者 Schwannomin 的蛋白 [2,9,11-13]。Merlin 在结构上与膜突蛋白 / 埃兹蛋白(moesin) / 根蛋白(ezrin) 有关，它可以连接细胞骨架的肌动蛋白和控制细胞生长和塑性的细胞表面的糖蛋白。Merlin 在 Schwann 细胞、脑脊膜细胞、周围神经元和神经纤维中有广泛表达。有研究显示 NF2 基因的主要功能是肿瘤抑制和调节 Schwann 细胞和软脑膜细胞的增殖 [2]。失活性突变和 Merlin 表达的丢失几乎在所有的散发神经鞘瘤中都可以检测到，可见于 50% ～ 70% 的散发脑膜瘤、胃肠道肿瘤、恶性间皮细胞瘤和散发的室管膜细胞瘤 [15,16]。

NF2 的临床诊断

　　1987 年，国立卫生研究院（NIH）举行神经纤维瘤病专题会议并确定了鉴别 NF2 和 NF1 的临床诊断指南 [17]。这一诊断标准涵盖了患有双侧听神经瘤的 NF2 患者和 NF2 患者的一级亲属，及患有单侧听神经瘤或者至少有另外两项 NF2 特征（脑膜瘤、神经鞘瘤、胶质瘤、神经纤维瘤、青少年后囊下晶状体混浊）的 NF2 患者。然而，有一半的 NF2 患

表 48-1 NF1 与 NF2 的不同点

	NF1	NF2
遗传	常染色体	常染色体
自发突变	50%	50%
发病率	1∶3000	1∶40 000
染色体定位	17q11.2	22q12.2
基因产物	神经纤维瘤蛋白	Merlin 蛋白
典型表现	婴幼儿时期出现牛奶咖啡斑	成年早期听力丧失或前庭功能障碍或者白内障
神经鞘瘤	神经纤维瘤、蔓状神经纤维瘤，恶性外周神经鞘膜瘤	神经鞘瘤
颅内肿瘤	视束胶质瘤，其他星形细胞瘤／胶质瘤	前庭神经鞘瘤，脑膜瘤
脊柱肿瘤	结界性蔓状神经纤维瘤（根性）	神经鞘瘤（根性），髓内室管膜瘤
皮肤特征	牛奶咖啡斑，腋窝／腹股沟斑点，表皮神经纤维瘤，皮下神经纤维瘤	皮下神经鞘瘤
认知	学习障碍和注意力不集中常见，智力轻度下降	正常
眼科	Lish 小瘤，先天性青光眼	青少年被膜下晶状体混浊，白内障，角膜瘢痕形成，视网膜错构瘤

MPNST，恶性外周神经鞘膜瘤；LD，学习障碍；ADHD，注意力不集中

Adapted from ref. 16

者没有本病的家族史，并且患者早在听神经瘤出现之前就表现出本病的其他特点[10,18-20]。由于对于不患有双侧听神经瘤和没有家族病史的 NF2 患者的诊断上的缺陷，这一标准被多次修改。1991 年 NIH 第二次专题会议、1992 的 Manchester 会议及 1997 年国家神经纤维瘤病基金会（NNFF）分别对诊断标准进行了修改[7]。表 48-2 列出了 NF2 的最新诊断标准。Baser 等人在没有双侧听神经瘤而有其他 NF2 症状的患者中检测了这四套诊断标准的诊断效率，结果显示虽然没有一个诊断标准对于没有双侧听神经瘤的 NF2 患者是满意的，但是 Manchester 标准是最敏感的[7]。

临床表现

NF2 的标志是双侧听神经瘤（图 48-1）。听

表 48-2 NF2 临床诊断标准的演变

1997 年美国国家神经纤维瘤病基金会标准

A. 确诊 NF2 标准

1. 双侧听神经瘤

2. NF2 患者直系亲属，在 < 30 岁时患有单侧听神经瘤或者患有下列疾病中的 2 种：脑膜瘤、神经鞘瘤、胶质瘤、青少年晶状体浑浊（后囊下白内障或者皮质性内障）

B. 可疑 NF2 标准

1. 在 < 30 岁时患有单侧听神经瘤并患有下列疾病中的 1 种：脑膜瘤、神经鞘瘤、胶质瘤、青少年晶状体浑浊（后囊下白内障或者皮质性内障）

2. 患有多发脑膜瘤（两个或更多）并且在 < 30 岁时患有单侧听神经瘤或患有下列疾病中的 1 种：神经鞘瘤、胶质瘤、青少年晶状体浑浊（后囊下白内障或者皮质性内障）

1992 年 Manchester 会议标准*

A. 双侧听神经瘤

B. NF2 患者直系亲属，患有单侧听神经瘤或者患有下列疾病中的 2 种：脑膜瘤、神经鞘瘤、胶质瘤、神经纤维瘤、青少年后囊下晶状体混浊

C. 患有单侧听神经瘤并患有下列疾病中的 2 种：脑膜瘤、神经鞘瘤、胶质瘤、神经纤维瘤、青少年后囊下晶状体混浊

D. 患有多发脑膜瘤（两个或更多）并且患有单侧听神经瘤或患有下列疾病中的 2 种：神经鞘瘤、胶质瘤、神经纤维瘤、白内障

1991 年美国国立卫生研究院标准

A. 双侧听神经瘤

B. NF2 患者直系亲属，患有单侧听神经瘤或者患有下列疾病中的 1 种：脑膜瘤、神经鞘瘤、胶质瘤、神经纤维瘤、青少年后囊下晶状体混浊

1987 年国立卫生研究院标准

A. 双侧听神经瘤

B. NF2 患者直系亲属，患有单侧听神经瘤或者患有下列疾病中的 2 种：脑膜瘤、神经鞘瘤、胶质瘤、神经纤维瘤、青少年后囊下晶状体混浊

Manchester 会议标准中"下列疾病中的 2 种"是指两个单独的肿瘤或者白内障，而在其他标准中则是指两类肿瘤或白内障。

Adapted from ref. 7

神经瘤在带有 NF2 基因的家族中的表现率高于 95%[9]，并且这一特征性表现可见于 95% 的成年 NF2 患者[10,20,21]。除了这些肿瘤，本病的临床表现很多变。基于不同的临床病程，发病年龄及是否出现其他颅内和椎管内肿瘤，本病患者被分为两类，严重和轻度表现型[19]。本病的严重程度主要与突变的类型有关。通过对 NF2 的基因型和表型的关系的研究发现，一般来说，NF2 基因的结构性无意义编码和移位突变与严重型病变有关，而错义突变、框内缺失、大块缺失和体细胞嵌合与轻度型病变相关[10,19,22-24]。

虽然不同的学者对本病进行了不同的分型，但是轻度型也被称为"Gardner"型，其特点是双侧听神经瘤首发年龄较晚（通常在 20 岁之后），并且颅内和椎管内并发肿瘤数也较少。另一方面，严重型也被称为"Wishart"型，其往往有多发的颅内和椎管内肿瘤并且听神经瘤首发年龄也较早[9,19,25]。严重型通常表现为幼童时期的其他肿瘤，而非听神经瘤，并且有很高的发病率和死亡率[1,25]。

NF2 患者症状的平均首发年龄是 18 ～ 24 岁，然而也可能在早到 2 岁晚至 70 岁之后发病[9]。平均寿命是 36 年[22]。没有性别和种族的发生优势。

单侧听力丧失、皮肤肿瘤相关症状、脊髓肿瘤

或神经病变导致的局部无力、耳鸣和走路不稳是成人患者最常见的症状。11% 的病例没有症状，而是由于有家族史而被筛查出来[1,9,19,25]。

眼部特征性病变在 NF2 是很常见的。大约 30% 的病例有单眼或双眼的视力下降。60% ～ 80% 的患者有后囊下晶状体混浊。视网膜错构瘤、视网膜前膜、视神经脑膜瘤、视乳头胶质瘤、球内神经鞘瘤和神经营养性角膜病变是 NF2 的主要眼部病变。在本病没有发现 Lisch 结节，说明其并非本病的特征[1,3,10,19,26,27]。

皮肤的病变在 NF2 较 NF1 少见得多。虽然有 70% 的患者有皮肤肿瘤，但是在大多数病例中这些肿瘤的数目不超过 10 个。40% 的 NF2 患者有牛奶咖啡斑，但是其大小和数目较 NF1 小得多。不足 2% 的 NF2 患者有超过 6 个牛奶咖啡斑，这一特点有助于 NF1 和 NF2 的鉴别诊断[12]。腋窝和腹股沟斑点不是本病的特征。皮肤肿瘤发生于 70% 的患者，大多数类型的肿瘤是发生于皮内的、轻度隆起的病灶。神经鞘瘤是最常见的组织病理类型，但是偶尔也有神经纤维瘤发生。背部、胸部、手臂和面部是最常见的发生部位[1,4,10,19,28]。

虽然相关研究不多，但是最近的研究已经明确指出周围神经损害并非由于 NF2 肿瘤引起[21,29]。Evans 等人[1] 研究发现在 6% 的 NF2 病例中周围神经病变与肿瘤无关。Sperfeld 等人研究了确诊为 NF2 的患者，他们发现在绝大多数患者中有周围神经病变相关的临床或者电生理学症状[30]。

本病在儿童的表现与成人很不同。虽然 NF2 被认为是一种成人期起病的疾病，很多患者被发现在儿童早期就出现一些本病的症状[18,31]。与成人患者不同，听神经瘤相关的症状只在 15% ～ 30% 的患儿中是首发症状。患儿可能在听神经瘤之前很早就患有脑膜瘤和脊膜瘤。儿童患者更多见的是主要由于脊髓压迫或者视神经损害相关的神经系统症状[18]。白内障可能在新生儿期就发生，并且很早就影响视力。另外，病变有损害单一神经的趋势，尤其是影响面神经[1]。一些患儿可能表现为动眼神经麻痹或者手 / 足下垂[1,18,20,31]。在儿童期发生的 NF2 患者更可能有患多发肿瘤的严重病程。

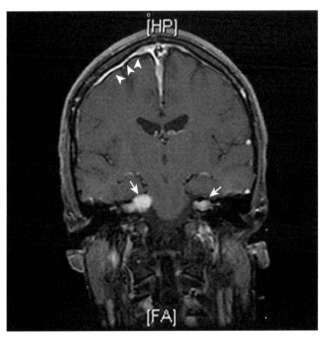

图 48-1　NF2 患者 T1 加权冠状位增强扫描显示双侧听神经瘤（箭头）及硬膜增厚（小箭头）。

NF2 有关的肿瘤

如前所述，NF2 患者在其病程中常常发生双侧听神经瘤。所有 NF2 患者中，有 10% ～ 20% 患有单侧听神经瘤[32]。神经鞘瘤其实可以发生于身体任何部位，很难解释为什么 NF2 患者第Ⅷ对脑神经的前庭支有很高的神经鞘瘤的发生率。在颅内和椎管内，感觉根较运动根更容易受侵犯[8]。在年轻患者中神经鞘瘤的生长速率通常较高，但是在病人之间和同一病人的整个病程中其生长速率都有很大的变化[33,34]。Slattery 等人研究显示 NF2 患者的听神经鞘瘤的平均生长速率为 1.3mm/y[35]。有趣的是，散发和 NF2 相关的神经鞘瘤组织学对比研究显示 NF2 相关的神经鞘瘤常常为分叶状，易于侵犯相邻的面神经并有更高的增生能力[36]。发生于其他脑神经、脊髓和周围神经的神经鞘瘤也很常见。第二常见的脑神经鞘瘤发生部位是三叉神经。与听神经瘤一样，其他脑神经鞘瘤也可以双侧发生。Mautner 等人的研究表明有 38% 的患者可以患有其他脑神经鞘瘤，包括动眼神经、舌下神经、迷走神经和副神经鞘瘤[19,37]。Fisher 等人通过对 83 例 NF2 患者的研究发现，有 51% 的患者患有至少一种非听神经鞘瘤[38]。然而，很少有非听神经鞘瘤长大到需要手术切除的程度。

虽然不同的学者研究结果不尽相同，但是大约有 2% ～ 6% 的 NF2 患者患有室管膜瘤，1% ～ 4% 的 NF2 患者患有星形细胞瘤[1,10,19]。室管膜瘤常常发生于颈胸段[8]。

脊髓肿瘤是 NF2 的另一个重要特征。虽然很少有 NF2 患者接受过对其所有的椎管内肿瘤进行的手术治疗，但是我们可以粗略地推测神经鞘瘤、脑膜瘤和神经纤维瘤是最常见的髓外肿瘤，而星形细胞瘤和室管膜瘤是最常见的髓内肿瘤[39]。Mautner 等人的研究表明，脊髓肿瘤其实较上述肿瘤更加常见。在他们的研究中，90% 的患者有影像学确诊的脊髓肿瘤，这意味着脊髓肿瘤几乎和听神经瘤一样常见，然而只有 25% ～ 30% 的脊髓肿瘤患者有症状[19,28]。Dow 等人的回顾性调查研究发现，67% 的 NF2 患者患有一个或更多的脊髓肿瘤和颅内肿瘤，截断突变引起的严重病例常常伴随着脊髓肿瘤数目的增加[40]。Parry 等人的研究显示 NF2 患者发生脊髓肿瘤的平均数为 8.7[10]。放射痛、感觉异常、肌无力、肌萎缩、痉挛和麻木是脊髓肿瘤的常见症状。

NF2 的脑膜瘤

正如本书所强调的，脑膜瘤是第二常见的颅内肿瘤，将近占所有成人颅内原发肿瘤的 20%。虽然我们对于脑膜瘤形成的因素还没有完全掌握，但是研究表明位于 22 号染色体的 NF2 基因在散发脑膜瘤的发生中起重要作用[12]。在发现位于 22q 染色体的 NF2 抑癌基因之后，对于散发脑膜瘤的大量研究显示有超过 60% 的脑膜瘤患者有 22q 染色体异常[41]。有一半以上，但并非全部脑膜瘤具有 22q 染色体异常，一定还有其他基因在脑膜瘤的发生中起作用。研究表明在各种其他染色体上的基因和在 22 号染色体上的其他基因在脑膜瘤的形成中起重要作用[42-44]。然而，NF2 基因有关的基因改变被公认为是脑膜瘤形成中的一个必要起始步骤。

脑膜瘤的分子遗传特征被分为有和无 NF2 基因突变两类[41,42]。另一方面，脑膜瘤的临床表现可以分为三类：单发的 / 单个病例、多发的无家族史病例、多发的有家族史病例[45-47]。

与 NF2 患者的脑膜瘤比较，单发脑膜瘤有不同的特点，然而单发脑膜瘤可以被认为是 NF2 中脑膜瘤细胞局限于某一特定族群的"局灶"表现形式。单发脑膜瘤表现一定程度的 NF2 基因突变，但是这些突变在所有 WHO 分级脑膜瘤中的发生频率是类似的。这表明 NF2 基因失活一定是脑膜瘤形成的起始步骤。然而，对于新生的脑膜瘤和脑膜瘤恶变过程可能还存在其他的遗传学途径[44]。NF2 基因的隐匿突变的脑膜瘤常常为过渡型或纤维型，没有 NF2 基因突变的肿瘤通常为内皮细胞型脑膜瘤[41,42,44]。Kros 等人推测脑膜瘤的 NF2 基因状态与肿瘤的分布有关。他们分析了 42 例单发脑膜瘤病例后认为，位于前颅底的脑膜瘤不显示 NF2 基因突变，而大多数位于凸面、镰旁、幕旁和后颅窝的脑膜瘤都有 NF2 基因的改变[48]。

没有家族史的多发脑膜瘤病例占所有病例的 1% ～ 8%，研究显示这类脑膜瘤也显示一定程度的 NF2 基因突变[47,49,50]。虽然几乎所有的家族性和散发的多发脑膜瘤病例都与 NF2 有关，但是也有一些报道表明存在没有任何明显 NF2 疾病特征的多发脑膜瘤家族病例（散发家族性脑膜瘤）[51]。Pulst 等人曾研究过一些患有多发脑膜瘤和室管膜瘤，但是不患有听神经瘤的家族，研究表明家族成员都没有 NF2 基因突变 [52]。而且，这些脑膜瘤病例还显示出 NF2 之外的一些其他基因特征，如小脑视网膜血管瘤病（von Hipple Lindau disease，VHL 病）、NF1、鲁宾斯坦 - 泰比综合征（Rubiustein-Taybi syndrome，RSTS）、家族性利弗劳梅尼综合征（Li-Fraumeni syndrome，LFS）、沃纳综合征（Werner syndrome）、加德纳综合征（Gardner syndrome）[44]。Asgharian 等人推测这些多发脑膜瘤病例是多发性内分泌瘤病（MEN1）的一部分 [53]。

　　脑膜瘤是在 NF2 患者中仅次于听神经瘤的第二常见肿瘤。NF2 有关的脑膜瘤占所有脑膜瘤病例的 1%[54,55]。另一方面，3 个大样本研究显示大约 50% 的 NF2 患者患有至少一个颅内或椎管内脑膜瘤 [1,10,19]。脑膜瘤的颅内发生病例要远多于椎管内发生病例 [18,42]。

　　不同的 NF2 大样本研究已经得出脑膜瘤的发生率。Mautner 等人 [19] 报道 NF2 患者中有 58% 确诊脑膜瘤，Evans[1] 和 Parry[10] 报道这一比例分别为 45% 和 49%。除这些数据之外，芬兰报道有 20% 的多发脑膜瘤患者患有 NF2[54]。然而这一研究结果被认为是低估了，因为我们知道有一部分患者在发展到被确诊为 NF2 之前就表现了多发脑膜瘤。Evans 等人的研究显示 8% 的 NF2 患者在出现听神经瘤之前就患有脑膜瘤 [50]。

　　此外，与单发脑膜瘤患者比较，NF2 中的脑膜瘤患者很可能被多倍化了。Mautner 等人报道他们的患者中有 38% 患有多发脑膜瘤，平均每一个患者有 3.8 个脑膜瘤，而只有 21% 的病例是单发病变 [19]。Parry 等人 [10] 研究了 63 例 NF2 患者，在患有脑膜瘤的 NF2 病例中，每个患者平均有 4.3 个脑膜瘤（图 48-2 和 48-3）。根据 Parry 等人的研究，很多多发脑膜瘤患者在最初并没有脑膜瘤的相关症状，然而随着时间的推移，这些患者中有 50% 渐渐表现出至少一种与多发脑膜瘤相关的症状 [10]。这些和脑膜瘤相关的症状包括头痛频率和严重程度的增加、视力下降和各种局灶症状，例如吞咽困难、眩晕和性格变化。

　　NF2 相关脑膜瘤的另一个重要特征是其组织病理学表现与单发脑膜瘤也不同。Antinheimo 等人比较了单发脑膜瘤和 NF2 相关脑膜瘤的组织学特征和增殖潜能，他们发现 NF2 相关脑膜瘤的有丝分裂像和多形性细胞核更加常见 [36]。Perry 等人也发现 NF2 相关脑膜瘤有更易于恶变的倾向 [55]。

　　除外以上这些差异，发生于 NF2 的脑膜瘤在临床表现上与单发脑膜瘤并没有不同。同样除了是多发的增强病灶以外，这类肿瘤的影像学表现与单发脑膜瘤并无不同。然而，我们应该注意，除了典型的听神经瘤和脑膜瘤之外，NF2 患者也可能患有其他单发肿瘤，比如在病灶内含有神经鞘瘤和脑膜瘤成分的同一肿瘤 [56]。目前为止，有文献报道的这种

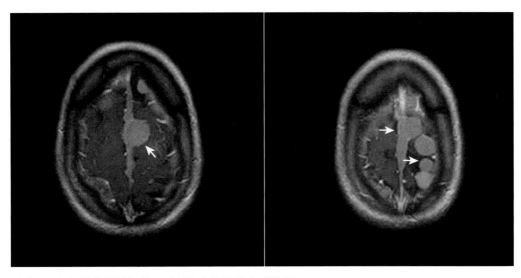

图 48-2　NF2 患者 T1 加权轴位增强扫描显示颅内多发脑膜瘤（箭头）。

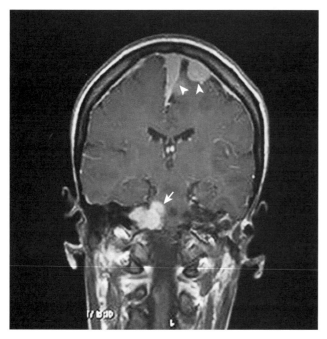

图 48-3 NF2 患者 T1 加权冠状位增强扫描显示右侧听神经瘤（箭头）及两个镰旁脑膜瘤（小箭头）。

治 疗

NF2 患者治疗起来比较棘手，他们最好接受由有经验的神经外科医师、耳鼻喉科医师、听力学家、眼科医师神经系统放射学家和遗传学家组成的多学科综合小组的治疗。个体化治疗的策略应该根据每一个患者的需求来制订[25,60]。Baser 等人对 NF2 患者及其家族的研究表明患者的死亡率随着年龄、颅内脑膜瘤的发生和组成 NF2 错义突变之外的突变存在程度的增加而增加。而且与一般患者相比，在多学科中心接受治疗的患者的预后更好[22]。这一研究显示了多学科的专业中心对于治疗 NF2 患者的重要性。

NF2 患者的子女应该被认为有 50% 的患病概率，应该及早筛查。正式的听神经瘤筛查应该在 10 岁开始进行，即使是在严重的病例，在这一年龄之前也很少有发生听神经瘤的[11]。而本病的其他特征则应该在 10 岁之前有所表现。筛查应该包括广泛的神经科学检查和包括听力学、皮肤学和眼科学评估的体格检查。研究表明在首发症状出现的年龄后，常常耽误相当长的时间方能确诊。这一问题可以用精确的随访解决[28]。任何筛查方案都应该特别重视脊髓的变化，因为虽然绝大多数患者都没有症状，但是有 90% 的 NF2 患者的病变累及脊髓[39]。

另一方面，对于患有脑膜瘤或神经鞘瘤的儿童、没有找到确切原因的患有多种中枢神经系统肿瘤的患者和患有单侧听神经瘤患而年龄小于 30 岁的患者都应该进行仔细的检查，因为这些患者中有 6% 将逐渐显示 NF2 的其他症状[2,4]。

现代 NF2 治疗的基石是患者功能的保留和生活治疗的维持。一个肿瘤的发生并是实施手术的充分指征。常见的并发症应该被充分地考虑到。例如放疗（常规放疗或者立体定向放疗）等其他的治疗手段都应该考虑使用[25]。

希望在将来，我们对 NF2 的遗传型、表型的相互关系能有更确切的了解，这样我们对患有 NF2 和脑膜瘤的患者的合理治疗方案将更清晰。除此之外，对于研究这一疾病的科研工作者来说，NF2 基因产物——Merlin 的靶向治疗仍旧是一个挑战。

"混合"或者被称为"碰撞"的肿瘤只有 12 例[46]。虽然非常罕见，但是这些位于小脑脑桥角区的碰撞肿瘤被认为与 NF2 密切相关[1,56]。

脑膜瘤和 NF2 疾病有关的另外一个重要的特征是视神经鞘侵犯。1% ～ 2% 的脑膜瘤病例有这种变化[57]。在 Bosch 等人的综述中[58]，他们研究了 30 例 NF2 患者，发现有 27% 的患者患有视神经鞘脑膜瘤。虽然之前的研究报道在 NF2 患者中有 5% 的视神经鞘脑膜瘤发生率，值得注意的是 NF2 患者中的视神经鞘瘤的发生率要比单发脑膜瘤患者高。NF2 患者的视神经鞘脑膜瘤可以是双侧或者多灶发生[57]。大多数这类肿瘤表现为视力下降或者眼球活动受限。

与成人比较，儿童脑膜瘤只占所有神经系统原发肿瘤的不到 3%[59]。然而，值得重视的是脑膜瘤可能是儿童 NF2 患者的首发肿瘤，且在患有单独发生脑膜瘤的儿童患者，有 10% 将逐渐表现 NF2 的其他特征[1,31]。Parry 等人研究了小儿 NF2 中患有脑膜瘤的病例，结果表明虽然其分子变化与成人单发脑膜瘤患者类似，但是其表现出了更强的侵袭性[55]。

参考文献

[1] Evans DG, Sainio M, Baser ME. Neurofibromatosis type 2. J Med Genet 2000;37:897.

[2] Ferner RE. Neurofibromatosis 1 and neurofibromatosis 2: a twenty first century perspective. Lancet Neurol 2007;6:340.

[3] Al-Otibi M, Rutka JT. Neurosurgical implications of neurofibromatosis type I in children. Neurosurg Focus 2006;20:E2.

[4] Martuza RL, Eldridge R. Neurofibromatosis 2 (bilateral acoustic neurofibromatosis). N Engl J Med 1988;318:684.

[5] Rouleau GA, Wertelecki W, Haines JL, et al. Genetic linkage of bilateral acoustic neurofibromatosis to a DNA marker on chromosome 22. Nature 1987;329:246.

[6] Seizinger BR, Rouleau GA, Ozelius LJ, et al. Genetic linkage of von Recklinghausen neurofibromatosis to the nerve growth factor receptor gene. Cell 1987;49:589.

[7] Baser ME, Friedman JM, Wallace AJ, et al. Evaluation of clinical diagnostic criteria for neurofibromatosis 2. Neurology 2002;59:1759.

[8] Inoue Y, Nemoto Y, Tashiro T, et al. Neurofibromatosis type 1 and type 2: review of the central nervous system and related structures. Brain Dev 1997;19:1.

[9] Evans DG, Huson SM, Donnai D, et al. A genetic study of type 2 neurofibromatosis in the United Kingdom. I. Prevalence, mutation rate, fitness, and confirmation of maternal transmission effect on severity. J Med Genet 1992;29:841.

[10] Parry DM, Eldridge R, Kaiser-Kupfer MI, et al. Neurofibromatosis 2 (NF2): clinical characteristics of 63 affected individuals and clinical evidence for heterogeneity. Am J Med Genet 1994;52:450.

[11] Hirsch NP, Murphy A, Radcliffe JJ. Neurofibromatosis: clinical presentations and anaesthetic implications. Br J Anaesth 2001;86:555.

[12] Ruttledge MH, Rouleau GA. Role of the neurofibromatosis type 2 gene in the development of tumors of the nervous system. Neurosurg Focus 2005;19:E6.

[13] Gusella JF, Ramesh V, MacCollin M, et al. Merlin: the neurofibromatosis 2 tumor suppressor. Biochim Biophys Acta 1999;1423:M29.

[14] Gutmann DH. The neurofibromatoses: when less is more. Hum Mol Genet 2001;10:747.

[15] Xiao GH, Chernoff J, Testa JR. NF2: the wizardry of merlin. Genes Chromosomes Cancer 2003;38:389.

[16] Yohay KH. The genetic and molecular pathogenesis of NF1 and NF2. Semin Pediatr Neurol 2006;13:21.

[17] Neurofibromatosis. Conference statement. National Institutes of Health Consensus Development Conference. Arch Neurol 1988;45:575.

[18] MacCollin M, Mautner VF. The diagnosis and management of neurofibromatosis 2 in childhood. Semin Pediatr Neurol 1998;5:243.

[19] Mautner VF, Lindenau M, Baser ME, et al. The neuroimaging and clinical spectrum of neurofibromatosis 2. Neurosurgery 1996;38:880.

[20] Mautner VF, Tatagiba M, Guthoff R, et al. Neurofibromatosis 2 in the pediatric age group. Neurosurgery 1993;33:92.

[21] Baser ME, DG RE, Gutmann DH. Neurofibromatosis 2. Curr Opin Neurol 2003;16:27.

[22] Baser ME, Friedman JM, Aeschliman D, et al. Predictors of the risk of mortality in neurofibromatosis 2. Am J Hum Genet 2002;71:715.

[23] Ruttledge MH, Andermann AA, Phelan CM, et al. Type of mutation in the neurofibromatosis type 2 gene (NF2) frequently determines severity of disease. Am J Hum Genet 1996;59:331.

[24] Baser ME, Kuramoto L, Woods R, et al. The location of constitutional neurofibromatosis 2 (NF2) splice site mutations is associated with the severity of NF2. J Med Genet 2005;42:540.

[25] Evans DG, Baser ME, O'Reilly B, et al. Management of the patient and family with neurofibromatosis 2: a consensus conference statement. Br J Neurosurg 2005;19:5.

[26] McLaughlin ME, Pepin SM, MacCollin M, et al. Ocular pathologic findings of neurofibromatosis type 2. Arch Ophthalmol 2007;125:389.

[27] Mulvihill JJ, Parry DM, Sherman JL, et al. NIH conference. Neurofibromatosis 1 (Recklinghausen disease) and neurofibromatosis 2 (bilateral acoustic neurofibromatosis). An update. Ann Intern Med 1990;113:39.

[28] Evans DG, Huson SM, Donnai D, et al. A genetic study of type 2 neurofibromatosis in the United Kingdom. II. Guidelines for genetic counselling. J Med Genet 1992;29:847.

[29] Gijtenbeek JM, Gabreels-Festen AA, Lammens M, et al. Mononeuropathy multiplex as the initial manifestation of neurofibromatosis type 2. Neurology 2001;56:1766.

[30] Sperfeld AD, Hein C, Schroder JM, et al. Occurrence and characterization of peripheral nerve involvement in neurofibromatosis type 2. Brain 2002;125:996.

[31] Evans DG, Birch JM, Ramsden RT. Paediatric presentation of type 2 neurofibromatosis. Arch Dis Child 1999;81:496.

[32] Evans DG, Lye R, Neary W, et al. Probability of bilateral disease in people presenting with a unilateral vestibular schwannoma. J Neurol Neurosurg Psychiatry 1999;66:764.

[33] Baser ME, Makariou EV, Parry DM. Predictors of vestibular schwannoma growth in patients with neurofibromatosis type 2. J Neurosurg 2002;96:217.

[34] Mautner VF, Baser ME, Thakkar SD, et al. Vestibular schwannoma growth in patients with neurofibromatosis type 2: a longitudinal study. J Neurosurg 2002;96:223.

[35] Slattery 3rd WH, Fisher LM, Iqbal Z, et al. Vestibular schwannoma growth rates in neurofibromatosis type 2 natural history consortium subjects. Otol Neurotol 2004;25:811.

[36] Antinheimo J, Haapasalo H, Haltia M, et al. Proliferation potential and histological features in neurofibromatosis 2-associated and sporadic meningiomas. J Neurosurg 1997;87:610.

[37] Hanemann CO. Magic but treatable? Tumours due to loss of Merlin. Brain 2008;131:606–15. [Epub ahead of print].

[38] Fisher LM, Doherty JK, Lev MH, et al. Distribution of nonvestibular cranial nerve schwannomas in neurofibromatosis 2. Otol Neurotol 2007;28:1083.

[39] Mautner VF, Tatagiba M, Lindenau M, et al. Spinal tumors in patients with neurofibromatosis type 2: MR imaging study of frequency, multiplicity, and variety. AJR Am J Roentgenol 1995;165:951.

[40] Dow G, Biggs N, Evans G, et al. Spinal tumors in neurofibromatosis type 2. Is emerging knowledge of genotype predictive of natural history. J Neurosurg Spine 2005;2:574.

[41] Evans JJ, Jeun SS, Lee JH, et al. Molecular alterations in the neurofibromatosis type 2 gene and its protein rarely occurring in meningothelial meningiomas. J Neurosurg 2001;94:111.

[42] Hansson CM, Buckley PG, Grigelioniene G, et al. Comprehensive genetic and epigenetic analysis of sporadic meningioma for macromutations on 22q and micro-mutations within the NF2 locus. BMC Genomics 2007;8:16.

[43] Ragel BT, Jensen RL. Molecular genetics of meningiomas. Neurosurg Focus 2005;19:E9.

[44] Simon M, Bostrom JP, Hartmann C. Molecular genetics of meningiomas: from basic research to potential clinical applications. Neurosurgery 2007;60:787.

[45] Claus EB, Bondy ML, Schildkraut JM, et al. Epidemiology of intracranial meningioma. Neurosurgery 2005;57:1088.

[46] Hoffman CE, Amant J, Black P. Meningioma and NF2: A review. Neurosurg Q 2007;17:128.

[47] Perry A, Gutmann DH, Reifenberger G. Molecular pathogenesis of meningiomas. J Neurooncol 2004;70:183.

[48] Kros J, de Greve K, van Tilborg A, et al. NF2 status of meningiomas is associated with tumour localization and histology. J Pathol 2001;194:367.

[49] Heinrich B, Hartmann C, Stemmer-Rachamimov AO, et al. Multiple meningiomas: Investigating the molecular basis of sporadic and familial forms. Int J Cancer 2003;103:483.

[50] Evans DG, Watson C, King A, et al. Multiple meningiomas: differential involvement of the NF2 gene in children and adults. J Med Genet 2005;42:45.

[51] Maxwell M, Shih SD, Galanopoulos T, et al. Familial meningioma: analysis of expression of neurofibromatosis 2 protein Merlin. Report of two cases. J Neurosurg 1998;88:562.

[52] Pulst SM, Rouleau GA, Marineau C, et al. Familial meningioma is not allelic to neurofibromatosis 2. Neurology 1993;43:2096.

[53] Asgharian B, Chen Y-J, Patronas NJ, et al. Meningiomas may be a component tumor of multiple endocrine neoplasia type 1. Clin Cancer Res 2004;10:869.

[54] Antinheimo J, Sankila R, Carpen O, et al. Population-based analysis of sporadic and type 2 neurofibromatosis-associated meningiomas and schwannomas. Neurology 2000;54:71.

[55] Perry A, Giannini C, Raghavan R, et al. Aggressive phenotypic and genotypic features in pediatric and NF2-associated meningiomas: a clinicopathologic study of 53 cases. J Neuropathol Exp Neurol 2001;60:994.

[56] Gelal F, Rezanko T, Uyaroglu MA, et al. Islets of meningioma in an acoustic schwannoma in a patient with neurofibromatosis-2: pathology and magnetic resonance imaging findings. Acta Radiol 2005;46:519.

[57] Eddleman CS, Liu JK. Optic nerve sheath meningioma: current diagnosis and treatment. Neurosurg Focus 2007;23:E4.

[58] Bosch MM, Wichmann WW, Boltshauser E, et al. Optic nerve sheath meningiomas in patients with neurofibromatosis type 2. Arch Ophthalmol 2006;124:379.

[59] Rushing EJ, Olsen C, Mena H, et al. Central nervous system meningiomas in the first two decades of life: a clinicopathological analysis of 87 patients. J Neurosurg 2005;103:489.

[60] Yohay K. Neurofibromatosis types 1 and 2. Neurologist 2006;12:86.

多发脑膜瘤

Nejat Akalan,
Tunçalp Özgen
郭建忠 译

概　述

多发脑膜瘤的定义是：在同一患者颅内的不同部位同时发现两个或两个以上的脑膜瘤。Cushing 和 Eisenhardt 的研究表明本病的发病率占脑膜瘤的 1%～2%，这一比例随着 CT 的临床应用上升为 10.5%[1]，随着 MRI 的应用上升为 20%[2]。由于多发脑膜瘤并不常见，这一疾病不仅对于如何制订临床治疗方案是一个挑战，而且为神经科学研究肿瘤发生机制提供了宝贵的机会。

历史背景

"多发脑膜瘤"的概念可以追溯到 1889 年，Anfimov 和 Blumenau 第一次报道了一例患有一个以上脑膜瘤而没有斑痣性错构瘤病的病例[3-5]。1938 年，Cushing 和 Eisenhardt[6] 用"多发脑膜瘤"特指"有一个以上脑膜瘤而少于一个神经纤维瘤病的皮肤斑片缺失扩散的病例"。虽然这一描述对于区别"脑膜瘤"和"多发脑膜瘤"已经足够清楚，但是这两个术语常常被相互替换使用[7]。其后数年的讨论主要是为了确立一个有效的定义来区别真正的多发病变病例与合并有其他各种肿瘤的神经纤维瘤病 2 型疾病（NF2）[8-11]。在只是基于临床观察而没有放射学和基因学研究的情况下，这一定义很难确定多发脑膜瘤是作为一个独立的疾病存在还是只是 NF2 的一种表现形式[5]。之后，科技的发展在很多方面影响了对脑膜瘤的认识。现代神经影像学的发展使得我们对于脑膜瘤的治疗策略和评估、自然病程和发生率等方面的认识都有很大改变。正如之前提及，多发脑膜瘤发生的比例越来越高，通常意义上脑膜瘤概念的讨论重点也开始改变。另一方面，颅内肿瘤生物学相关基因研究的发展使得脑膜瘤成为细胞基因和分子遗传学研究的热点课题，正因如此，大家认为对多发脑膜瘤的研究为探索脑膜瘤的肿瘤发生机制提供了重要的机遇[12]。

目前，多发脑膜瘤被认为是 NF2 的一种早期表现形式或者是没有任何遗传学背景的自发疾病。对于多发性脑（脊）膜瘤病和首发脑膜瘤切除之后的可能播散的病例，这一定义仍然显得模糊。

发病机制

很多文献都描述了 NF2 基因的改变（患有 / 不患有 NF2）是包括神经鞘瘤、

脑膜瘤和室管膜瘤的易感因素[13-23]。有两种家族性常染色体显性遗传疾病（NF2 和多发性脑脊膜瘤病）都易于发生脑膜瘤。少数病例报道，这些肿瘤可能在接受低剂量放疗（用于治疗头癣）或高剂量放疗（头颈部恶性肿瘤）后发生。有研究表明，接受放疗后 10 年以上有可能发生脑膜瘤和少见的多发脑膜瘤[24-28]。

除外创伤和放射等各种诱发因素，有足够的证据表明脑膜瘤的发生是由于基因改变导致的。脑膜瘤是第一批被发现有染色体异常的人类实体瘤中的一种。在脑膜瘤中，第一个被确认的肿瘤相关基因是位于 22 号染色体长臂的 NF2 基因，60% 单发脑膜瘤都存在 NF2 基因突变或者 22 号染色体长臂的缺失[29]。1 号染色体短臂的缺失是脑膜瘤细胞基因分析中第二常见的突变，也存在其他染色体和基因的异常[12,30,31]。单发的、NF2 相关的、儿童的和放疗引起的脑膜瘤都可能具有多种遗传差异，这表明研究多发脑膜瘤（不包括带有 NF2 基因的病例）对于脑膜瘤的肿瘤发生和发展有重要意义[12]。最新的研究数据显示，脑膜瘤的发生与一个或多个高度保守的 4.1 蛋白超家族失活密切相关，这些蛋白包括多发性神经纤维瘤 2 型基因产物：merlin/schwannomin、4.IB（DAL-1）蛋白和 4.1R 蛋白[32]。基于对脑膜瘤的细胞遗传和分子遗传分析研究，目前推测多发脑膜瘤发生可能有两个机制。独立发生的肿瘤细胞或起源于一个普通异常细胞的克隆易群肿瘤细胞在其演变过程中散播到相应的解剖部位[12,33]。在同一患者发现了不同的组织亚型和染色体组型支持多发脑膜瘤多克隆起源理论[34-36]。另一方面，也有证据表明多发脑膜瘤是单克隆起源。Stangl 等人[2] 通过研究 12 例非 NF2 多发脑膜瘤病例，他们发现大多数带有 NF2 基因突变的多发脑膜瘤是同种体细胞起源的，并且认为通过脑脊液播散很可能是形成多发脑膜瘤的机制。Larson 等人[33] 应用 PCR 技术检测 X 染色体失活的形式，由 4 位患者切除的 15 个肿瘤表现出同样的 X 染色体，这一结果表明肿瘤细胞起源于同一克隆。

然而，还不可能将多发脑膜瘤的发生归结于特定基因的随机失活、表达、丢失或突变或者由于起源于普通异常细胞克隆后的播散。也有可能对于目前难于诊断和细胞遗传分析的亚型、多克隆和单克隆因素都起作用。无论如何，多发脑膜瘤为研究中

枢神经系统肿瘤起源和播散的复杂机制提供了珍贵的机会。

临床表现

在现代神经影像技术应用之前，多发脑膜瘤在大宗病例研究中的发病率不到 2%（表 49-1）。鉴于肿瘤部位和体积，多数病例表现为单发脑膜瘤的体征和症状，而脑膜瘤的诊断则依靠外科医生术中的判断和最终的组织病理学检查。正因如此，只有当神经外科医生在原发肿瘤的附近发现其他脑膜瘤时才考虑多发脑膜瘤的诊断。这种诊断方案在 CT 和 MRI 出现之前有很大的缺陷。报道的发病率少于实际情况，而所谓的偶发病例常常被排除在外。正如 Wood 等人[37] 在 1957 年的专题论文中详细描述的那样，远离原发症状脑膜瘤的病例也常常被忽略，他们通过尸检发现多发脑膜瘤的发病率高达 16%。

表 49-1　不同文献报道的多发脑膜瘤的发病率

作者	年份	瘤例数	发脑膜瘤例数	%
Cushing and Eisenhardt[6*]	1938	259	3	1.0
Horrax[57]	1939	60	4	6.7
Vestergaard[58]	1944	187	13	2.7
Mufson and Davidoff[3*]	1944	58	2	3.4
Abthai[59]	1975	351	12	3.4
Ischbeck and Kuske[60]	1975	714	11	1.5
Lusins and Nakagawa[61*]	1981	168	15	8.9
Nasher et al.[1]	1981	84	5	5.9
Geuna et al.[62]	1983	372	9	2.4
Sheehy and Crockard[63*]	1983	49	4	8.1
Federico et al.[64]	1984	104	11	10.5
Nakasu et al.[65]	1987	231	19	8.2
Locatelli et al.[66]	1987	227	10	4.4
Butti et al.[4*]	1989	148	8	5.4
Turgut et al.[7*]	1997	555	8	1.4
总计		3340	111	3.3

* 伴发的脊膜瘤也统计在内

Adapted from ref. 5 and 8

由于一开始就缺少合适的诊断方法使得大家争论不休。在第一次手术切除部位附近发生的肿瘤是复发或者播散还是开始就是多发病变。通过在诊断中不断地应用 CT 和 MR 技术，在最近的研究中发现多发脑膜瘤的发病率为 20% [2]，而之前的推测争论被现代神经影像技术解决了。而且磁共振技术可以很好地鉴别多发脑膜瘤病、NF2 并发的疾病与真正的多发脑膜瘤。

多发脑膜瘤的临床表现与所有的颅内肿瘤一样取决于肿瘤发生的部位。与所有的缓慢生长的肿瘤一样，多发脑膜瘤的症状常常比较轻微且在诊断之前往往存在很长时间。通常，功能区肿瘤相关综合征已经被确认对于脑膜瘤的诊断没有特异性 [38]。回顾关于多发脑膜瘤的主要文献，由于多数处于 CT 技术应用时期，并没有发现任何与单发病例不同的特异特征 [1,4,34,39]。多数症状特点是由于其一个肿瘤的大小和位置而不是其多发特性。目前，由于高特异性非侵袭神经影像技术的应用使得在长时间症状出现之前检查如脑膜瘤之类的缓慢生长的颅内肿物成为可能，除非如癫痫、复视或耳鸣等局灶症状是首发症状。正是如此，与目前的研究相比，将来的研究可能会发现单发和多发脑膜瘤都会有更高的发病率。比较已经发表的关于脑膜瘤和多发脑膜瘤的数据可以发现两个主要的差异。首先多发脑膜瘤更多见于女性，且这种性别优势在多发脑膜瘤中似乎比脑膜瘤中更强 [7]。其次，多发脑膜瘤的平均发病年龄更年轻 [1,5,39]。这可能是由于不同的基因背景下的多发病例或仅仅是未被确诊的 NF2 并列都被认为是自发的脑膜瘤。

影像学

CT 是检测多发脑膜瘤的革命性方法且对于目前的知识有很大的贡献，可能比检测颅内单发病变具有更大的意义。CT 技术出现后，不仅发表文献中多发脑膜瘤的发病率明显提高，而且为鉴别脑膜瘤和其他多发病变提供了非常有用的信息。与其他颅内肿物相比，脑膜瘤的 CT 影响检查有一些优势：肿瘤的特异性、脑外定位和与硬膜的密切关系使得其很容易与其他大多数颅内肿物相区别 [38]。在多发颅内肿物中，可能发生的病变被局限于转移病变、

炎症或者多中心胶质瘤，而 CT 检查也很容易将脑膜变与这些病鉴别开来。然而，CT 检查也有其局限性，小的尤其是位于颅底的伴发肿瘤，可能在原发肿瘤中被忽略，并且仅用 CT 检查无法鉴别多发脑膜瘤和多发脑膜瘤病 [1]。

脑膜瘤诊断、监测和治疗后评估的金标准是 MR。除诊断以外，通过不同 MR 序列检查可以鉴别不同肿瘤生物表现的结构病例变化。脑膜瘤的信号特点、增强形式、邻近神经组织反应和血管供应等在大量的文章中都有描述，并且随着 MR 检查资料的积累将提供更准确的不同脑膜瘤表现的数据 [38,40]。不幸的是，目前还没有已发表的关于多发脑膜瘤 MR 特征的数据。将多发脑膜瘤的术前 MR 数据与细胞遗传学和分子学发现相比较研究可能会对其起源和临床表现提供更多了解。

病理学

根据 WHO 的标准，脑膜瘤的各种病理亚型都被分为三级：脑膜瘤、非典型性脑膜瘤和间变型脑膜瘤 [31,38]。目前脑膜瘤的病程和临床表现被认为主要取决于其病理分级，而不是其组织病理亚型和切除范围。虽然在组织病理亚型和临床表现间没有特异的关联，但是一些特殊的亚型，例如 NF2 相关的脑膜瘤、小儿脑膜瘤和放射诱发的脑膜瘤都表现出更高的侵袭性特征 [31,41-44]。另一方面，非遗传的多发脑膜瘤病例的有限数据使得我们无法研究其与普通脑膜瘤间的不同组织病理特征 [7,34,38,45]。多数已发表的文献表明，多发脑膜瘤是良性组织学发生的病变，而其预后不良更多是由于过多的外科手段的介入和肿瘤位于危险区域而并非其复发 [1,4,11]。

多发脑膜瘤的治疗决策

对于良性脑肿瘤的最佳治疗方法是在没有并发症的情况下全部切除。颅内脑膜瘤也不例外，在过去的 80 年中，对于有症状的患者，开颅并切除脑膜瘤及其硬膜是首选的治疗手段 [46]。目前公认，肿瘤的全切程度与复发和预后直接相关 [47-49]。虽然大部分脑膜瘤可以被安全地切除，即使有先进的影像

技术和精细显微外科技术，尝试切除巨大的或者与重要神经或血管结构有密切关系的脑膜瘤也有可能导致严重的并发症，甚至致死。随着数据和证据的积累及神经影像技术的发展，脑膜瘤的治疗策略已经发生了很大的改变。对于常见的良性病变术后并发症及生活治疗的变化与尝试全切病变之间的权衡已经成为神经外科医师的艰难选择。并且随着先进影像技术发现的偶发脑膜瘤的增加，以及与之相应的尸检研究发现的大量无症状脑膜瘤，使得对于偶发脑膜瘤的自然病史及治疗方法产生了疑问。一些研究[38]发现偶发和无症状脑膜瘤占脑膜瘤发生率的10%～30%，并且其中0%～10%在其后的6个月到15年的随访中有进一步发展，这表明很多小的偶然发现的颅内脑膜瘤被过度地重视了。因此把每一个脑膜瘤病例都当做单独的具有不同自然病史、不同风险和需要个体化的治疗策略的疾病是合理的。

对于多发脑膜瘤，虽然有先进的神经影像技术和临床信息，我们并不是总能在脑膜瘤病和多发脑膜瘤之间发现明显的不同，但是将其与多发脑膜瘤病及明显的 NF2 病例相鉴别是合理的（图 49-1）。而且，在一些特殊的病例，从散发病例中将不完全型 NF2 排除的可能性是不存在的。目前也无法解释原发脑膜瘤切除后在其远处发生脑膜瘤的情况，其是原发病灶种植的结果还是在最初诊断时没有被发现的多发病灶。排除这些诸如 NF2 或者神经纤维瘤病等的有临床基因背景的疾病和某些无法确切分类的病例亚型，并没有确定的证据表明多发脑膜瘤与单发脑膜瘤有生物行为的区别。也没有很好的确定如何将多发脑膜瘤分类及对于各种临床表现的处理方法。与单发脑膜瘤相同，在大多数情况下多发脑膜瘤的诊断是由于对于局部相关症状的推测或神经影像检查偶尔发现。尤其对于相隔较远脑膜瘤，症状多数是与较大的或者与邻近运动区、视束或者 CPA 区的易于受损的神经纤维的脑膜瘤相关。由此可以设计治疗方案，首先确定引起症状的脑膜瘤。手术切除的方法与单发脑膜瘤一样。是否手术，除去多发因素之外，还取决于年龄、一般状况、肿瘤大小和相关症状。是否切除更多的脑膜瘤则需要个体化分析，入路的难易、离原发病灶的远近、延长手术增加并发症的风险。初次手术之后的病变可以在一段合理的间隔之后再次手术，或者当做偶发和无症状脑膜瘤处理（图 49-2）。

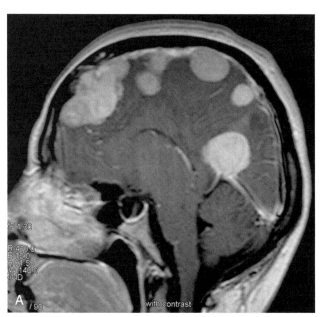
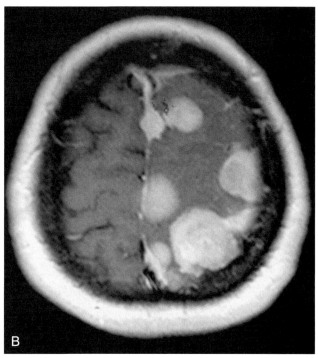

图 49-1 52 岁女性患者，3 年前因车祸行 CT 检查偶然发现多发颅内病灶，由于没有任何相关症状和体征遂进行密切观察。最近的 MR 检查：（**A**）矢状位和（**B**）轴位 T1 加权增强扫描显示多发、宽基底、皮质外病灶，病灶分布于左侧大脑半球，呈现特有的均匀强化，没有明显的瘤周水肿。虽然病变侵犯单侧半球且额叶和顶叶团块状肿瘤侵犯硬膜内是多发脑膜瘤病的表现，但是轴位影像显示病灶散在分布于不同的部位仍提示是多发脑膜瘤的表现。

对于偶然发现的或者之前的手术没有切除的多发脑膜瘤有一些处理方法。对于小的位于相对低危险部位的脑膜瘤建议定期影像检查随访（图49-3）。对于老年患者或者接受过手术有剩余肿瘤的高危患者则多实施立体定向放射治疗[38]。初步的研究显示，这种治疗方案可以应用于未切除的多发脑膜瘤及原发部位切除后残余或者复发的脑膜瘤。

利用直线加速器、伽马刀（Leksell Gamma knife®）或者赛博刀（Cyberknife®）的立体定向放射治疗已经被应用于小的复发肿瘤或者部分切除肿瘤和首次手术无法达到部位的肿瘤或者无法耐受手术的患者[49-51]。尚未有关于放疗对偶然发现的多发脑膜瘤或者切除手术后无症状脑膜瘤患者研究的报道[52]。然而，Kano 等人发表了 12 名患者带有 30 个非典型性或间变型脑膜瘤的相关研究。接受少于 20 Gy 治疗组的肿瘤的控制率为 29.4%，而接受 20 Gy 治疗组的肿瘤的控制率为 63.1%[53]。在多发脑膜瘤中，尤其对于未完全切除或者复发的病例，采用单次或者分次局部放疗应该取代传统的放疗。Kollová 等人已经发表了脑膜瘤放疗的最新研究。他们总结

了治疗 325 例良性颅内脑膜瘤的经验。患者接受利用平均 6 个等量点形成的平均周边剂量为 12.6 Gy 的放疗。在经过平均 60 个月的随访研究发现，5 年控制率高达 97.9%[54]。Malik 等人利用初期放疗（136 例肿瘤）或辅助放疗（173 例肿瘤）治疗了 309 例颅内脑膜瘤。平均周边剂量为 20 Gy。虽然这种方法的并发症发生率为 3%，对于良性肿瘤其 5 年控制率只有 87%[55]。

对于无症状但是愿意接受手术治疗的患者，在决定对其观察和预防性放疗之间选择是有争议的。然而 Condra 等人发现，没有接受分次放疗的肿瘤次全切除患者，其肿瘤进一步发展的比例达 70%[52]。Kondziolka 等人报道了对 972 例患有颅内脑膜瘤的患者进行伽马刀治疗。他们根据病理分级和脑膜瘤的总控制率将患者分组研究。肿瘤控制率（WHO Ⅰ级）为 93%，但是对 WHO Ⅱ和Ⅲ级的肿瘤控制率分别为 50% 和 17%[56]。关于肿瘤控制效率和单个肿瘤放疗的周边效应的进一步研究的数据一定也会对多发脑膜瘤的治疗有帮助。虽然看起来可以利用病毒载体、生物效应调节剂和影像细胞生长分子的靶

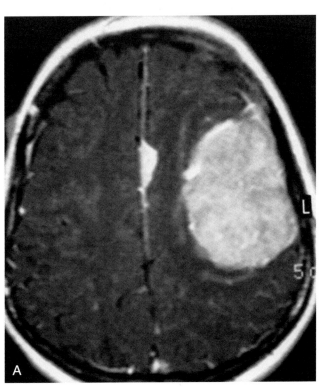
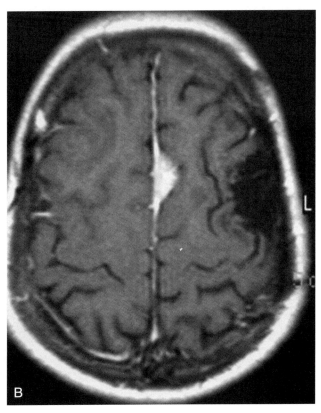

图 49-2　21 岁男性患者，癫痫发作后检查发现凸面和大脑镰多发脑膜瘤并接受了凸面脑膜瘤的手术。（**A**）术前 T1 加权轴位影像和（**B**）4 年后复查轴位影像提示在肿瘤切除部位没有任何复发，而大脑镰处脑膜瘤没有任何变化。

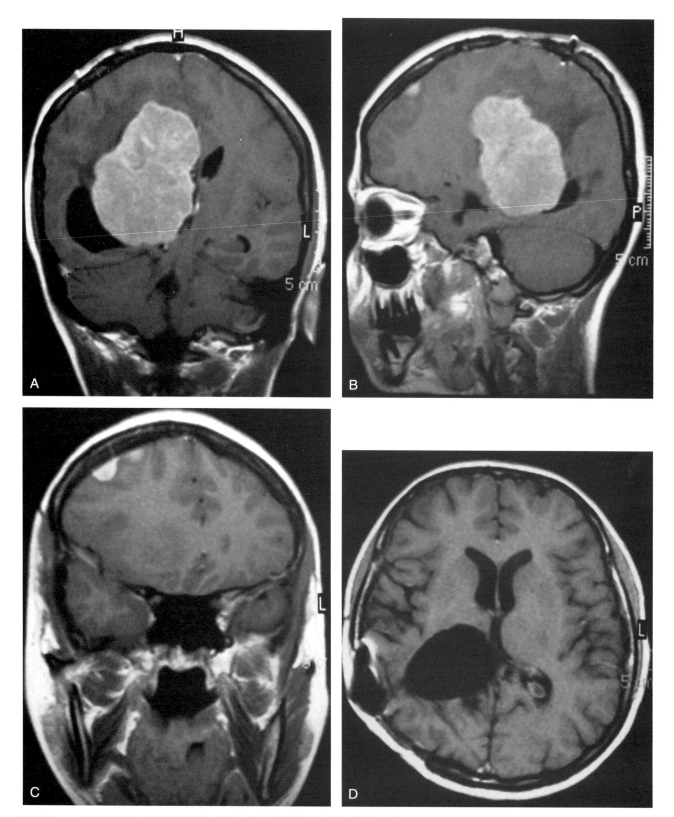

图 49-3 28 岁巨大脑室内脑膜瘤女性患者。（**A**）冠状位（**B**）矢状位 T1 加权影像显示一脑室内、均匀强化肿瘤，在额叶皮质外有一硬膜基底的病灶是第二个脑膜瘤。(**C**)冠状位图像显示有一较小的额叶脑膜瘤,两个邻近脑膜瘤之间的硬膜都受侵犯。脑室内肿瘤切除术 3 年后轴位像显示：(**D**) 在肿瘤切除部位没有复发。

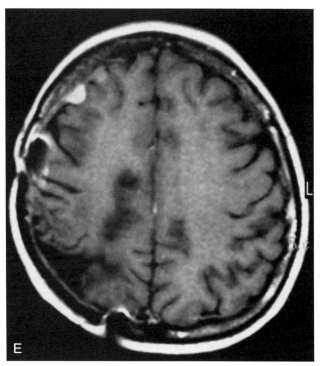 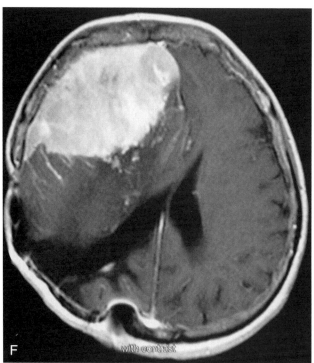

图 49-3 续 （E）额叶肿瘤也没有变化。手术后 10 年，最后一次磁共振检查后 3 年像：（F）T1 加权像提示形成一巨大额叶脑膜瘤，患者近 5 天出现偏瘫。

向制剂的化学治疗方法的治疗多发脑膜瘤，但是目前实验生物化疗和激素制剂对于控制肿瘤的复发和侵袭性视乎无效。

总之，没有临床或者细胞遗传学证据表明多发脑膜瘤的不同治疗方式与单发脑膜瘤有所不同。应该制订类似的个体化治疗方案：对于有症状和可能出现症状的肿瘤采用手术切除，而对于小的无症状脑膜瘤可以利用 MRI 观察随访。

参考文献

[1] Nasher HC, Grote W, Lohr E, Gerhardt L. Multiple meningiomas: clinical and computed tomography observations. Neuroradiology 1981;21:259–63.

[2] Stangl AP, Wellenreuther R, Lenartz D, et al. Clonality of multiple meningiomas. J Neurosurg 1997;86:853–8.

[3] Mufson JA, Davidoff L. Multiple meningiomas. Report of two cases. J Neurosurg 1944;1:45–57.

[4] Butti G, Assietti R, Casalone R, Paoletti P. Multiple meningiomas: A clinical, surgical and cytogenetic analysis. Surg Neurol 1989;31:255–60.

[5] Eljamel MS, Foy PM. Multiple meningiomas and their relation to neurofibromatosis. Review of the literature and report of seven cases. Surg Neurol 1989;32:131–6.

[6] Cushing H, Eisenhardt L. Meningiomas: Their classification, regional behavior, life history, and surgical end results. Springfield IL: Charles C Thomas; 1938.

[7] Turgut M, Palaoglu S, Ozcan OE, et al. Multiple meningiomas of the central nervous system without the stigmata of neurofibromatosis.

[8] Clinical and therapeutic study. Neurosurg Rev 1997;20:117–23.

[8] Gaist G, Piazza G. Meningiomas in two members of the same family (with no evidence of neurofibromatosis). J Neurosurg 1959;16:110–3.

[9] Ischebec KV. Proceedings: Multiple meningiomas. Acta Neurochir (Wien) 1975;31:278.

[10] Levin P, Gross SW, Malis I, et al. Multiple intracranial meningiomas. Surg Gynecol Obstet 1964;119:1085–90.

[11] List CF. Multiple meningiomas: Removal of four tumours from the region of foramen magnum and upper cervical region of the cord. Asch Neurol Psychiatry 1943;50:335–41.

[12] Zhu JJ, Maruyama T, Jacoby LB, et al. Clonal analysis of a case of multiple meningiomas using multiple molecular genetic approaches: pathology case report. Neurosurgery 1999;45:409–16.

[13] Bourn D, Carter SA, Mason S, et al. Germline mutations in the neurofibromatosis type 2 tumor suppressor gene. Hum Mol Genet 1994;3:813–6.

[14] Lekanne Deprez RH, Bianchi AB, Groen NA, et al. Frequent *NF2* gene transcript mutations in sporadic meningiomas and vestibular schwannomas. Am J Hum Genet 1994;54:1022–9.

[15] MacCollin M, Ramesh V, Jacoby LB, et al. Mutational analysis of patients with neurofibromatosis 2. Am J Hum Genet 1994;55:314–20.

[16] Twist EC, Ruttledge MH, Rousseau M, et al. The neurofibromatosis type 2 gene is inactivated in schwannomas. Hum Mol Genet 1994;3:147–51.

[17] Ruttledge MH, Sarrazin J, Rangaratnam S, et al. Evidence for the complete inactivation of the NF2 gene in the majority of sporadic meningiomas. Nat Genet 1994;6:180–4.

[18] Papi L, De Vitis LR, Vitelli F, et al. Somatic mutations in the neurofibromatosis type 2 gene in sporadic meningiomas. Hum Genet 1995;95:347–51.

[19] Mérel P, Hoang-Xuan K, Sanson M, et al. Screening for germline mutations in the *NF2* gene. Genes Chromosomes Cancer 1995;12:117–27.

[20] Welling DB, Guida M, Goll F, et al. Mutational spectrum in the

neurofibromatosis type 2 gene in sporadic and familial schwannomas. Hum Genet 1996;98:189–93.

[21] Jacoby LB, Jones D, Davis K, et al. Molecular analysis of the NF2 tumor-suppressor gene in schwannomatosis. Am J Hum Genet 1997;61:1293–302.

[22] Zucman-Rossi J, Legoix P, Der Sarkissian H, et al. *NF2* gene in neurofibromatosis type 2 patients. Hum Mol Genet 1998;7:2095–101.

[23] Ikeda T, Hashimoto S, Fukushige S, et al. Comparative genomic hybridization and mutation analyses of sporadic schwannomas. J Neurooncol 2005;72:225–30.

[24] Ruttledge MH, Rouleau GA. Role of the neurofibromatosis type 2 gene in the development of tumors of the nervous system. Neurosurg Focus 2005;19:E6.

[25] Ruttledge MH, Andermann AA, Phelan CM, et al. Type of mutation in the neurofibromatosis type 2 gene (NF2) frequently determines severity of disease. Am J Hum Genet 1996;59:331–42.

[26] Bagrodia S, Cerione RA. Pak to the future. Trends Cell Biol 1999;9:350–5.

[27] Kluwe L, Beyer S, Baser ME, et al. Identification of NF2 germline mutations and comparison with neurofibromatosis phenotypes. Hum Genet 1996;98:534–8.

[28] Lindblom A, Ruttledge M, Collins VP, et al. Chromosomal deletions in anaplastic meningiomas suggest multiple regions outside chromosome 22 as important in tumor progression. Int J Cancer 1994;56:354–7.

[29] Ng HK, Lau KM, Tse JYM, et al. Combined molecular genetic studies of 22q and neurofibromatosis type 2 gene in CNS tumors. Neurosurgery 1995;37:764–73.

[30] Ragel BT, Jensen RL. Molecular genetics of meningiomas. Neurosurg Focus 2005;19:E9.

[31] Jarbo C, Mathiesen T, Dumanski JP. Comprehensive genetic and epigenetic analysis of sporadic meningioma for macro-mutations on 22q and micro-mutations within the NF2 locus. BMC Genomics 2007;8:16.

[32] Perry A, Gutmann DH, Reifenberger G. Molecular pathogenesis of meningiomas. J Neurooncol 2004;70:183–202.

[33] Larson JJ, Tew JM Jr, Simon M, Menon AG. Evidence for clonal spread in the development of multiple meningiomas. J Neurosurg 1995;83:705–9.

[34] Butti G, Assietti R, Casalone R, Paoletti P. Multiple meningiomas: A clinical, surgical, and cytogenetic analysis. Surg Neurol 1989;31:255–60.

[35] Ronne M, Poulsgard L. A case of meningioma with multiclonal origin. Anticancer Res 1990;10:539–42.

[36] Koh YC, Yoo H, Whang GC, et al. Multiple meningiomas of different pathological features: case report. J Clin Neurosci 2001;8:40–3.

[37] Wood NW, White RW, Kernohan JW. One hundred intracranial meningiomas found incidentally at necropsy. J Neuropathol Exp Neurol 1957;16:337–40.

[38] Rockhill J, Mrugala M, Chamberlain MC. Intracranial meningiomas: an overview of diagnosis and treatment. Neurosurg Focus 2007;23:E1.

[39] Andrioli GC, Rigobello L, Iob I, Casentini L. Multiple meningiomas. Neurochirurgia (Stuttg) 1981;24:67–9.

[40] Gasparetto EL, Leite CC, Lucato LT, et al. Intracranial meningiomas: Magnetic resonance imaging findings in 78 cases. Arq Neuropsiquiatr 2007;65:610–4.

[41] Biegel JA, Parmiter AH, Sutton LN, et al. Abnormalities of chromosome 22 in pediatric meningiomas. Genes Chromosomes Cancer 1994;9:81–7.

[42] Perry A, Giannini C, Raghavan R, et al. Aggressive phenotypic and genotypic features in pediatric and NF2-associated meningiomas: a clinicopathologic study of 53 cases. J Neuropathol Exp Neurol 2001;60:994–1003.

[43] Sadetzki S, Flint-Richter P, Ben-Tal T, et al. Radiation-induced meningioma: a descriptive study of 253 cases. J Neurosurg 2002;97:1078–82.

[44] Zattara-Cannoni H, Roll P, Figarella-Branger D, et al. Cytogenetic study of six cases of radiation-induced meningiomas. Cancer Genet Cytogenet 2001;126:81–4.

[45] Domenicucci M, Santoro A, D'Osvaldo DH, et al. Multiple intracranial meningiomas. J Neurosurg 1990;72:834–5.

[46] Newman SA. Meningiomas: a quest for the optimum therapy. J Neurosurg 1994;80:191–4.

[47] Jääskeläinen J. Seemingly complete removal of histologically benign intracranial meningioma: late recurrence rate and factors predicting recurrence in 657 patients. A multivariate analysis. Surg Neurol 1986;26:261–9.

[48] Mirimanoff RO, Dosoretz DE, Linggood RM, et al. Meningioma: analysis of recurrence and progression following neurosurgical resection. J Neurosurg 1985;62:18–24.

[49] Kondziolka D, Lunsford D, Coffey RJ, Flickinger JC. Stereotactic radiosurgery of meningiomas. J Neurosurg 1991;74:552–9.

[50] Goldsmith BJ, Wara WM, Wilson CB, Larson DA. Postoperative irradiation for subtotally resected meningiomas. J Neurosurg 1994;80:195–201.

[51] Lunsford DL. Contemporary management of meningiomas: radiation therapy as an adjuvant and radiosurgery as an alternative to surgical removal? J Neurosurg 1994;80:187–90.

[52] Condra KS, Buatti JM, Mendenhall WM, et al. Benign meningiomas: Primary treatment selection affects survival. Int J Radiat Oncol Biol Phys 1997;39:427–36.

[53] Kano H, Takahashi JA, Katsuki T, et al. Stereotactic radiosurgery for atypical and anaplastic meningiomas. J Neurooncol 2007;84:41–7.

[54] Kollová A, Liscák R, Novotny Jr J, et al. Gamma Knife surgery for benign meningioma. J Neurosurg 2007;10:325–36.

[55] Malik I, Rowe JG, Walton L, et al. The use of stereotactic radiosurgery in the management of meningiomas. Br J Neurosurg 2005;19:13–20.

[56] Kondziolka D, Mathieu D, Lunsford LD, et al. Radiosurgery as definitive management of intracranial meningiomas. Neurosurgery 2008;62:53–8.

[57] Horrax G. Meningiomas of the brain. Arch Neurol Psychiatry 1939;41:140–57.

[58] Vestergaard E. Multiple intracranial meningiomas. Acta Psychiatr Belg 1944;13:389–411.

[59] Abtahi H. Multiple meningiomas. Acta Neurochir 1975;31:279.

[60] Ischebeck H, Kuske V. Proceedings: Multiple meningiomas. Acta Neurochir (Wien) 1975;31:278–9.

[61] Lusins JO, Nakagawa H. Multiple meningiomas evaluated by computed tomography. Neurosurgery 1981;9:137–41.

[62] Geuna E, Pappada G, Regalia F, et al. Multiple meningiomas, report of 9 cases. Acta Neurochir (Wein) 1983;68:33–43.

[63] Sheehy JP, Crockard HA. Multiple meningiomas: a long term review. J Neurosurg 1983;59:1–5.

[64] Federico F, D'Aprile P, Lorusso A, Belsanti M, Carella A. Multiple meningiomas diagnosed by computed tomography. Ital J Neurol Sci 1984;5:295–8.

[65] Nakasu S, Hirano A, Shimura T, Llena JF. Incidental meningiomas in autopsy study. Surg Neurol 1987;27:319–22.

[66] Locatelli D, Bottoni A, Uggetti C, Gozzoli L. Multiple meningiomas evaluated by computed tomography. Neurochirurgia (Stuttg) 1987;30:8–10.

5

脑膜瘤的放化疗

脑膜瘤的分次放疗

Michael Brada,

Giuseppe Minniti,

Damien C. Weber

郭建忠 译

概　述

外放疗被应用于脑膜瘤的治疗已经有 40 余年了。其主要作用是抑制无法手术及手术后残余或复发术肿瘤的生长。我们下面将介绍目前的放疗技术并总结其临床疗效。

外放疗的原理

分子机制和细胞靶点

辐射主要的作用是电离分子引起被辐射组织中 DNA 的损伤。虽然辐射损伤可以由直接电离化引起，但是在临床治疗中的辐射损害大多数是通过高强度自由基诱导而间接产生的。辐射可以诱发的 DNA 单链和多链断裂，而后者通常被认为是致死性的，可以导致细胞死亡[1]。大多数辐射诱导的 DNA 损害，尤其是单链断裂，可以通过许多的修复机制有效地修复[2,3]。据估计，在良性和恶性肿瘤中 DNA 损害是辐射诱发的抑制肿瘤生长的主要因素，在良性肿瘤中尚未证实。

恶性肿瘤接受放疗后的最终损伤是细胞死亡，并可以通过克隆原细胞存活情况实验进行测算。反复小剂量辐射对细胞的损害要小于剂量总和相等的单次辐射。利用生物学等值剂量的概念，不同剂量分割方案可以通过数学模型（二次线性 [LQ] 模型）进行比较。计算总剂量和分次剂量（和对应于此剂量的剂量数和分割数）的二次线性模型，包括 α 和 β，以及 α/β 比值等常量，可以用来区别不同组织对于放疗的反应[1,4]。

急性反应组织，如上皮组织在有高 α/β 比值，通常在 8 ~ 10 Gy（范围从 7 到 20 Gy），而晚期反应组织，如正常神经系统有低 α/β 比值 1 ~ 3 Gy（范围从 0.5 到 6 Gy）。生长缓慢且囊变能力有限的良性肿瘤，例如脑膜瘤等被认为有低 α/β 比值，但未被证实。与早期反应组织相比，分次放疗对晚期反应组织的损害较小，这就是分次放疗的原理。尤其对于 α/β 比值为 1 ~ 2 Gy 的神经系统，应用分次放疗可以在对高 α/β 比值的肿瘤的伤害情况下保留正常的脑组织。

分次放疗

一般中枢神经系统肿瘤的分次外放疗方案为每日 1.6 ~ 2.0 Gy，每周 5 天，共 5 ~ 7 周。超分割放疗方案是每日间断（一般为 6 小时）分次给予 2 ~ 3 次小剂量放射，这样晚期反应组织得以修复放疗引起的亚致命损伤。这种方案的原理是，给予更高的总剂量可以引起更显著的包括肿瘤细胞损伤的急性反应，而对于晚期反应的正常组织的损伤维持在一个可接受的水平。加速器治疗则是通过每天给予 2～3 次的同样剂量辐射而达到总治疗时间缩短的放疗方法。这种治疗的原理是通过延长治疗时间而使肿瘤生长或复发的可能性降至最低。超分割放疗和加速器治疗还没有在脑膜瘤的治疗中检验过。

即使是少量（≤ 1 次）的超分割放疗也被认为在 α/β 比值与周围中枢神经系统等同的脑肿瘤的治疗中有价值，而周围神经系与正常组织一样都可以在分次放疗中得到保留。局部放射引起的正常组织与肿瘤之间的剂量阶梯梯度被认为是导致各种损伤的肿瘤最主要原因。这一理论认为在放疗的肿瘤内缺乏正常功能中枢神经系统（这种情况并不常见，例如海绵窦脑膜瘤），并且对于各种分级的脑膜瘤的 α/β 比值也没有明确认识。因此，超分割放疗只是被经验性地应用于包括脑膜瘤在内的良性肿瘤的放疗中。

放疗技术种类

现代放疗的目标是在对正常脑组织最小的辐射情况下给予肿瘤最大剂量的辐射。这一目标通过利用 CT 和 MRI 技术对肿瘤的精确定位和集中辐射技术得以实现，通过这些技术可以制订精确的、可重复无位移、配准影像并制订三维放疗方案。

患者一般需要被固定安装一个定制的位移在 2～5mm 的塑料面具。为了定位脑膜瘤，CT 和 MRI 检查都需要利用。构成脑膜瘤然组织的范围及其与重要结构的关系可以利用 MRI 得到最佳的观察，而其涉及骨性结构则可以通过配准 CT 获得最佳的显示，CT 检查还可以提供制订放疗方案所需的合适的 X 线吸收特征。

准确和完整的肿瘤范围标记是成功放疗的先决条件，这需要精细的图像判读技术。对于接受过手术的残留和复发病变的患者这个过程尤其难于实现，因为很难将剩余的肿瘤与术后改变相区别。由于其目标是为了在影像中特异标记肿瘤的范围以制订放疗方案，所以需要将所有的术前影像都考虑在内以确定完整病变范围。在这个过程中，也有可能要标记出如视觉纤维、脑干等周围的重要解剖结

构。然而，实施分次放疗的剂量是在正常中枢神经系统可耐受剂量之下，所以对于肿瘤体积的标记没有必要因为特殊正常组织的阻挡而改变。只有在实施增量研究或者高剂量超分割放疗方案（如单次放射外科手术）这类超过耐受剂量的放疗时才需要重视对特殊正常组织的阻挡保护。

在可见肿瘤之外增加 5～10mm 的三维边界以形成计划靶区体积（PTV），这一边界用于抵消在治疗中患者移动和设置变化引起的错误。三维治疗方案的目标是对放疗靶点形成均一的辐射剂量，从而使剂量变化 < 10%，周围重要结构的辐射剂量减少并低于可耐受水平。通过利用复杂的空间交叉分布的射线束可以达到这一目标，每束射线都与肿瘤的形状相吻合并且可以通过其他优化方式进行进一步调整。辐射束的塑形技术被称为适形放疗，是所有颅内肿瘤基本的治疗方法。线性加速器束通常通过多叶准直器（MLC）来塑形。叶片可以自动定位以形成直接由计算机传送信息而预先定义的形状。通常脑膜瘤的外放射治疗使用 3～4 条辐射束。

MLC 叶片也可以用于改变放射强度，这种技术被称为调强放疗（IMRT）。IMRT 可以实现更好的构型以用于复杂形态靶点的放疗，尤其适用于包含重要正常组织的图面区域的放疗。研究显示 IMRT 可以在某些病例中改善对正常脑组织的保护[5,6]，但并非所有病例都有效[7]。

立体定向放疗是适形放疗改进技术。通过应用更加精细的患者固定和可以更加准确地标记靶点及制订治疗计划影像融合技术使得放疗准确度增高。可重定位框架和高精度面罩系统允许只划定 1～3mm 的小边界，这是避免损伤正常脑组织的主要进步，并且立体定向放疗有更小叶片 MLC（小到微型 MLC）产生的多重（4～6）适形辐射束。其他如增加辐射束数目超过 6 束和将 MLC 叶片宽带减至 5mm 以下的改进的具体效果还不清楚。

立体定向放疗既可以用于单次放射外科手术（SRS），这种治疗可以被认为是超分割放疗的极端形式，也可以用于分次立体定向放疗。SRS 可以通过使用一个钴单位（伽马刀）或者直线加速器实施。传统或者超分割放疗的分次立体定向适形放疗（SCRT）则是使用直线加速器。

与光子（X 线）相比，质子放疗能够获得更高的局部能量沉积，因此可以减少放疗对正常组织

（尤其是主要靶点之外的正常组织）的损伤。质子放疗应用脑膜瘤治疗中的理论基础仅仅是在一些病例中其可能在理论上形成更高的局部适形辐射剂量[8,9]。

良性脑膜瘤常规分次放疗的临床实践和结果

常规外放疗已经被习惯性地应用于切除不完全的良性脑膜瘤及处于进展期和术后复发的肿瘤。治疗的目的是使肿瘤得到长期控制（通过精算无进展生存率来评估）。虽然常常可以改善由于脑膜瘤局部作用引起的神经症状，但分次放疗一般不会引起肿瘤的明显缩小。然而，由于颅底脑膜瘤引起的视力损害或者脑神经麻痹等神经功能损害也常常无法完全恢复。

肿瘤控制率

对于残留和复发脑膜瘤的常规分次放疗的回顾性研究表明放疗对于局部肿瘤控制率有显著的改善[10-21]（表 50-1）。然而，这些研究都不是随机的或者前瞻性的，并且到目前为止也没有早期附加放疗的可以改善生存率的可信证据。尽管如此，报道显示良性脑膜瘤放疗后 5 年的 PFS 为 90% 左右，10 年的 PFS 为 80% ～ 90%[14,17,19,21,22]（见表 50-1）。

下面是放疗恰当剂量的一些数据。报道显示，达到肿瘤控制的剂量都比较相似，一般是 50 ～ 60 Gy 或者每次 2 Gy。虽然是回顾性研究，但低于 50 Gy 的放疗被认为控制不佳[13,21,23]。对于良性脑膜瘤放疗的推荐剂量一般是 50 ～ 60 Gy（常常为 54 ～ 56 Gy），每次少于 2 Gy。对于设计视觉通路的脑膜瘤，我们一般限制在 50 Gy。

近期报道的放疗后肿瘤控制率较之前的好，这主要由于影像学和手术学的发展，而不能仅仅用放疗技术的改善来解释，尽管如此，正如部分脑膜瘤接受有效放疗和部分切除脑膜瘤一样都没有良好的疗效一样，放疗技术的普及也是很重要的因素。

肿瘤的大小和位置对其放疗效果有影响[14,15]。在颅底肿瘤中，较大的蝶骨嵴肿瘤疗效一般不及小的海绵窦病变。放疗时机似乎不重要，研究显示不论首次治疗中应用了放射治疗还是在肿瘤复发时应用放射治疗，肿瘤控制率和生存率是类似的[14,21,22]。年龄和性别对放疗肿瘤长期控制的影响有限。

放疗时机

研究数据显示，传统分次放疗对难于达到或无法手术的脑膜瘤如位于颅底或者静脉窦残余的无法切除的脑膜瘤有良好治疗效果。然而，没有数据显示放疗时机的选择会影响长期生存率，因此可以在不全切除肿瘤之后就放疗或者先观察，等有肿瘤进一步发展时再放疗。对于无症状的，尤其是小的脑膜瘤我们通常建议观察，只有在出现可能导致神经损害病情明确的病变发展或者在病变进一步发展的早期出现的神经功能损害可以由一个发展的肿瘤解释情况下才考虑放疗。对于侵犯静脉窦的良性脑膜瘤，需要在采用早期放疗以降低复发的风险还是进一步采取手术治疗或者继续观察间选择，而此处的脑膜瘤可能是静脉窦自发闭塞，从而为使得其可以全切。但是，只有前瞻随机的研究可以确定是否放疗及其时机对于次全切除或无法手术的良性脑膜瘤患者生存率和生活质量的影响。

神经功能

良性脑膜瘤治疗的重要目标是保存或改善神经功能。70% 以上的颅底脑膜瘤患者都有由于肿瘤生长或者之前手术引起的神经功能损害。虽然缺乏客观的功能记录前瞻性研究，但是报道显示常规放疗可以使 2/3 以上的患者神经功能损害得到改善或者多数不发展。以我们的经验认为大多数患者在肿瘤控制期间其神经功能损害可以不进一步发展。

分次放疗的毒性

总量低于 60 Gy、每次少于 2 Gy 的外放疗引起正常中枢神经系统迟发毒性损害的风险较低。在接受放疗的脑膜瘤患者中，表现为视力下降或者视野损害的视放射神经通路的辐射损害的发生率为 0 ～ 2%[10,12-25]。接受低于 59 Gy 放疗的 106 个视神经中没有发现损害，而在接受 ≥ 60 Gy 放疗的患者中，其 15 年精算视放射神经通路损害发生风险高达

表 50-1 脑膜瘤常规放疗研究结果总结

作者	病例数（n）	S + RT（%）	RT（%）	放疗剂量（Gy）	随访时间（月）	控制率（%）	迟发毒性（%）
Carella et al., 1982[10]	57	84	16	55 ~ 60	2 ~ 10 年	92（非特异）	8
Forbes et al., 1984[11]	31	100	0	53	45	72（4 年）	13
Barbaro et al., 1987[12]	54	100	0	52.5	78	68（非特异）	0
Miralbell et al., 1992[13]	36	100	0	45 ~ 64	88	84（8 年）	16
Goldsmith et al., 1994[14]	117	100	0	54	40	89（5 年）77（10 年）	3.6
Maire et al., 1995[15]	91	52	48	52	40	94（非特异）	6.5
Peele et al., 1996[16]	42	100	0	55	48	100（非特异）	5
Condra et al., 1997[17]	28	75	25	53.3	98	87（10 和 15 年）	24
Connell et al., 1999[18]	54	80	20	54	55	76（5 年）	19
Maguire et al., 1999[25]	26	78	22	53.1	41	81（8 年）	8
Nutting et al., 1999[22]	82	100	0	55 ~ 60	41	92（5 年）83（10 年）	14
Vendrely et al., 1999[23]	156	51	49	50	40	79（5 年）	11.5
Dufour et al., 2001[19]	31	55	45	52	73	93（5 和 10 年）	3.2
Pourel et al., 2001[20]	28	80	20	56	30	95（5 年）	4
Mendenhall et al., 2003[21]	101	35	65	54	64	95（5 年）92（10 和 15 年）	8
平均值（加权）	942	70	30	54	48.6	91（5 年）85（10 年）	9

S，手术；RT，放疗

47%[26]。其他的脑神经损害发生率为 1% ~ 3%。放疗引起的脑实质坏死很罕见，在接受 ≤ 60 Gy 的现代适形放射治疗后这种变化的发生的风险 < 1%。

神经认知功能障碍是一种公认的大量颅内照射引起的损害，尤其是使用超分割放疗方案时更易发生[27,28]。目前没有大规模的接受放疗的良性脑膜瘤患者的认知功能前瞻性研究。虽然有短期记忆损害的报道，其原因可能是多样的，尤其是对于老年患者。没有证据证明，小剂量的脑膜瘤分次放疗可以引起超过手术或者肿瘤本身引起的认知功能障碍[29]。

虽然放疗对内分泌系统的影响还没有被系统地评估，但是报道显示在接受放疗的脑膜瘤患者中有 4% 垂体功能低下发生率[19,21-23]。患有侵犯鞍区及鞍上区的大的鞍旁脑膜瘤患者有发生由于病变本身和放疗影响下丘脑 - 垂体轴引起的体功能低下的风险。对于鞍旁脑膜瘤患和任何下丘脑 - 垂体轴接受明显放射的肿瘤时都需要常规检查内分泌功能。

虽然在接受放疗的良性肿瘤患者中，其脑血管病的发生率和死亡率都升高[30,31]，但是在接受放疗的脑膜瘤患者中，放疗对脑血管病的发生率是否有影响还不清楚。

高剂量放疗可以引起继发肿瘤，常见的为脑膜瘤或者星型细胞瘤，也可以是垂体瘤[32]。垂体瘤放疗后 20 年内引起在这一区域发生继发肿瘤的风险为 2%，脑膜瘤放疗后发生继发肿瘤的风险还不确定。

结 论

现代放疗通过使用配准 MRI 和 CT 影像对肿瘤准确定位和恰当标靶范围内保护周围邻近正常组织

的局部适形辐射，使得其对于良性脑膜瘤的适形放疗成为一种相对安全的治疗治疗手段并取得了良好的 5 年和 10 年肿瘤控制率。现代适形放射治疗所取得的成果成为其他放疗技术诸如放射手术、立体定向适形放疗和离子放疗的基础。

良性脑膜瘤的分次立体定向、强度调节和质子束放疗

新的放疗技术的目标是减少对正常脑组织的辐射，以期在获得同样有效的肿瘤控制效果的情况下减少放疗引起的长期损害。脑神经之类的重要的正常结构，只有与肿瘤关系不密切时才可能免受放疗的影响。更高精度的放疗依赖于在影像中准确地划定肿瘤范围，如果肿瘤边界划定有失误，放疗的效果就会打折扣。这一结果可能是由于标靶与正常组织之间的放射梯度衰减所致，如果肿瘤定位不准则辐射剂量下降且疗效会变差。因此，结合应用现代 MRI 的放疗技术的优势是可以做到更加容易且精确的肿瘤划定。至于如何评价现代放疗技术的潜在价值，则需要对其后期毒性、肿瘤的长期控制效果和生存预后预测等方面进行长期的观察。

立体定向放疗

包括分次立体定向放疗（SCRT）和单次放疗手术（SRS）在内的立体定向放射治疗已经常规在良性肿瘤的治疗中应用了二三十年了，虽然疗效数据似乎比较理想，但是其长期疗效并不清楚。SCRT 已经被应用于各种大小的脑膜瘤，包括邻近或侵犯脑神经和诸如脑干等敏感部位的脑膜瘤。SRS 则常常被用于远离关键神经结构的小型肿瘤。

SCRT 的肿瘤 5 年控制率在 90% 以上（随访 40 个月的加权均值为 95%）[33-38]（表 50-2）。包含有 189 个患者的最大样本的颅底脑膜瘤分次立体定向适形放疗研究表明其 5 年局部无进展生存率和生存率分别为 94% 和 97%[39]。最新的对 317 个 I 级脑膜瘤患者的研究显示其 5 年和 10 年的无进展生存率分别为 91% 和 89%，而生存率则分别为 95% 和 90%[37]。体积 > 60 cm[3] 的肿瘤有 16% 的复发率，而 < 60 cm[3] 的肿瘤放疗复发率则为 4%。Royal

Marsden 医院 1994 年到 2006 年间接受 SCRT 治疗的 110 个患者的 5 年局部无进展生存率为 89%，5 年生存率为 96%（未发表最新数据）。小的海绵窦和鞍旁脑膜瘤的 5 年局部无进展生存率为 100%。

报道显示 14% ~ 44% 患者有神经功能的改善[33,37]，常常表现为脑神经损伤的改善或者恢复。根据作者的经验，由于脑膜瘤引起的疼痛则很少因分次放疗改善。脑神经损伤（视觉损伤）、垂体功能低下和神经认知功能损伤等迟发毒性损害在接受 SCRT 治疗的患者中发生率不足 8%[33-38]（见表 50-2）。但是对于这些并发症的评估常常是没有客观的严格标准回顾性研究，目前还需要进行长期的前瞻性研究。

总体来讲，良性脑膜瘤立分次体定向放射治疗的疗效和毒性与传统外放疗不相上下。目前，还不可能评估 SCRT 对后期发病率的影响。

调强放射治疗

与传统放疗和 SCRT 比较，IMRT 可以使正常组织获得更好的保护，所以 IMRT 常常被应用于复杂形态肿瘤的治疗。最大样本研究显示 IMRT 对良性脑膜瘤的控制率为 94%，对于神经功能的改善率接近 40%[40]。其他较小样本的研究中也得到了类似的结果[41-43]（见表 50-2）。虽然 IMRT 对于复杂形状的脑膜瘤是一种可行的放疗方法，但是其肿瘤控制率与其他光子放疗方法类似，没有确切证据表明其更有优势。

质子束治疗

相对极少有脑膜瘤患者接受质子放疗。报道的质子放疗脑膜瘤控制率见表 50-3。其 3 ~ 5 年局部无进展生存率为 91% ~ 100%[44-47]，只有一研究报道其 10 年无进展生存率为 88%[44]。报道数据显示质子放疗有相对高的晚期损害发生率，有一研究显示其 2 年精算危险发生率为 16%[44]，而其他较小的研究显示其 2 年精算危险发生率为 24%[46,47]，而这些迟发损害常常在放疗剂量高于 60 Gy 时发生。总之，虽然质子放疗与光子放疗有相同的肿瘤控制效果，但是其副作用明显较高（尤其当放疗高于中枢神经系统的耐受剂量时）。

表 50-2　SCRT 和 IMRT 治疗脑膜瘤的研究结果

作者	技术	病例数（n）	S+RT（%）	SCRT（%）	容量（ml）	剂量（Gy）	随访时间（月）	控制率（%）	迟发毒性（%）
Jalali et al., 2002[33]	SCRT	41	63	37	18	55	21	100	12
Lo et al., 2002[34]	SCRT	18	60	40	9	54	30.5	93	5
Torres et al., 2003[35]	SCRT	77	65	35	16	48	24	97	5
Selch et al., 2004[38]	SCRT	45	64	36	15	56	36	100（3 年）	0
Brell et al., 2006[36]	SCRT	30	62	38	18	52	50	93%（4 年）	7
Milker-Zabel et al., 2005[37]	SCRT	317	67	43	34	58	67	90%（5 年）89%（10 年）	8
平均值（加权）		528	66	34	26.4	55.5	40	95	7
Uy et al., 2002[41]	IMRT	40	63	28	20	50	30	93（5 年）	5
Pirzkall et al., 2003[42]	IMRT	20	80	20	108	56～58	36	100	0
Saja et al., 2005[43]	IMRT	35	54	46	NA	50	19	97（3 年）	0
Milker-Zabel et al., 2007[40]	IMRT	94[*]	72	28	81	58	52	95（5 年）	4
平均值（加权）		189	67	33	69	54.8	40	95（5 年）	3

[*] 病例中包括一些恶性脑膜瘤

SCRT，立体定向适形放疗；IMRT，调强放射治疗；S，手术；RT，放疗

表 50-3　脑膜瘤质子束治疗研究结果

作者	技术	病例数（n）	S+RT（%）	RT（%）	容量（ml）	剂量（Gy）	随访时间（月）	控制率（%）	迟发毒性（%）
Wenkel et al., 2000[44]	Ph + protons	46	83	17	76	59	53	100（5 年）88（10 年）	16
Vernimmen et al., 2001[46]	Protons	23	65	35	23.3	20.6	38	87	13
Weber et al., 2004[47]	Protons	16	81	19	17.5	56	34.1	92（3 年）	24
Noel et al., 2005[45]	Ph + protons	51	86	14	17	60.6	21	98（4 年）	4
平均值（权重后）		136	81	19	38	58	36.2	96	12

Ph，光子束治疗；S，手术；RT，放疗；protons，质子束治疗

视神经鞘脑膜瘤

原发视神经鞘脑膜瘤是一种可以导致视力逐渐丧失的良性的生长缓慢的肿瘤。增粗的视神经鞘很少成为很大的瘤体，几乎不影响患者寿命。实施放疗的主要原理是其可以稳定或者改善视力。除非由于肿瘤生长侵犯到之前未涉及的视神经和视交叉而引起视力逐渐影响视力，这种肿瘤的生长几乎无法察觉，所以很少需要只获得控制肿瘤生长的治疗。

早期应用常规放疗或者三维适形放疗可以使 82% 的患者获得视力的改善和稳定[48,49]（表 50-4）。对受累的视神经和视网膜实施高剂量的放疗可能导致迟发视力减退，并已有放射性视网膜病的病例报道。使用 SCRT 治疗获得的视力稳定和改善的比例为 92%～100%（见表 50-4）。由于生长缓慢，其放疗后很少复发。

虽然没有对其进行前瞻随机研究评价，临床实

践表明高精度分次放疗可以保护或者改善视神经鞘瘤患者的视力，这一治疗方法对于希望控制视力恶化的患者是一种不错的选择。

非良性脑膜瘤的外放疗临床结果

多数非良性脑膜瘤患者在非良性肿瘤（WHO Ⅱ 级、Ⅲ 级）最终复发时只接受手术治疗。这类肿瘤部分切除和全切的原位复发率分别为 50% 和 90%，复发率影响生存率[53-57]。非良性脑膜瘤的 5 年生存率为 28% ~ 70%[4,58-63]，不全切除的患者生存率更低[58,63]。

在良性脑膜瘤患者，放疗通常在不全切除或复发后时使用。目前还没有脑膜瘤 Ⅱ、Ⅲ 级患者放疗的前瞻性研究。小规模的回顾性研究表明肿瘤不全切除后的辅助放疗可以改善 2 年无进展生存率（50% vs. 89%；P = 0.002），但是无法改善 5 年无进展生存率。这说明放疗可以降低患者将来再次手术的必要性，这一作用对于有肿瘤复发高风险的患者尤其有意义。然而，即使实施了放疗，其 5 年生存率也仅为 28%。非典型性和恶性脑膜瘤次全切除后放疗的大样本研究显示其 5 年生存率为 40% ~ 58%[14,63]。

现代放疗对于非良性脑膜瘤的治疗目标是获得更好的肿瘤控制率，使放疗的安全剂量提高并减少对正常组织的影响。常规外放疗的回顾性研究表明，较高剂量放疗可以提高 Ⅱ、Ⅲ 级肿瘤患者局部肿瘤控制率和生存率[14,61,64,65]（表 50-5）。这一截止

表 50-4　常规放疗和 SCRT 治疗视神经鞘脑膜瘤的研究结果

作者	技术	病例数（n）	剂量（Gy）	随访时（月）	控制率（%）	迟发毒（%）
Turbin et al., 2002[48]	CRT	18	40 ~ 55	150	89	33
Narayan et al., 2003[49]	CRT	14	55	51	85	35
Liu et al., 2002[50]	SCRT	5	45 ~ 54	12 ~ 84	100	0
Andrew et al., 2002[51]	SCRT	33	51	22	100	12
Becker et al., 2002[52]	SCRT	34	54	36	100	0
Baumert et al., 2004[8]	SCRT	23	50	22	95	5
平均值（加权）		127	52	46	96	13

RT，放疗；SCRT，立体定向适形放疗；CRT，适形放疗

表 50-5　高 / 低剂量外放疗治疗 Ⅱ、Ⅲ 级脑膜瘤的结果

作者	病例数（n）	WHO 分级	放射剂量（Gy）	结果	%	P
Goldsmith et al., 1994[14]	23	Ⅱ 和 Ⅲ	< 53	5 年 PFS	17	0.01
			≥ 53	5 年 PFS	67	
Milosevic et al., 1996[61]	59	Ⅱ 和 Ⅲ	< 50	5 年 CSS	0	< 0.01
			≥ 50	5 年 CSS	42	
Coke et al., 1998[64]	17	Ⅱ 和 Ⅲ	< 54	3/5 死亡		–
			≥ 54	1/12 死亡		
Hug et al., 2000[65]	15	Ⅱ	< 60	5 年 LC	0	0.03
			≥ 60	5 年 LC	90	
Hug et al., 2000[65]	16	Ⅲ	< 60	5 年 LC	0	0.03
			≥ 60	5 年 LC	100	0.01

PFS，无进展生存率；CSS，疾病专项生存率；LC，局部控制

剂量是在 50 Gy，对于 60 Gy 以上剂量的研究并没有涉及。

对非良性脑膜瘤患者实施放射手术有各种不同的结果。接受 30 Gy 辐射剂量的小样本研究的非典型性和间变性脑膜瘤患者 5 年无进展生存率分别为 83% 和 72%[66]。而另外一些研究中心的结果为，非典型性和间变性脑膜瘤患者 5 年无进展生存率分别为 68% 和 0%[67]。质子放疗也有令人鼓舞的研究结果报道[65]，高于 60 Gy 的辐射剂量可以获得更好的疗效，虽然其他研究表明这一放疗剂量可以导致显著的剂量相关反应[68,69]。

总之，虽然只有小样本的回顾性研究且这些研究有患者及治疗方案选择上的缺陷，但是有限的回顾性研究数据表明放疗可以改善非良性脑膜瘤患者的肿瘤控制率，并且更高剂量的放疗有可能进一步提高肿瘤控制率，目前，由欧洲癌症治疗研究组织（EORTC，22042-26042）组织的对脑膜瘤 II、III 级术后切除程度为 Simpson[55] 分级为 1 ～ 3 级和 3 级以上的患者实施 60 Gy 和 70 Gy 放疗的二期临床放射剂量增加研究正在进行中。肿瘤放射治疗组（RTOG 0539）类似研究也在筹备中。

参考文献

[1] Steel G. Clonogenic cells and the concept of cell survival. In: Steel G, editor. Basic Clinical Radiobiology. London: Arnold; 2002. p. 52–4.

[2] Pawlik TM, Keyomarsi K. Role of cell cycle in mediating sensitivity to radiotherapy. Int J Radiat Oncol Biol Phys 2004;59:928–42.

[3] Helleday T, et al. DNA repair pathways as targets for cancer therapy. Nat Rev Cancer 2008;8:193–204.

[4] Chadwick KH, Leenhouts HP. A molecular theory of cell survival. Phys Med Biol 1973;18:78–87.

[5] Pirzkall A, et al. Comparison of intensity-modulated radiotherapy with conventional conformal radiotherapy for complex-shaped tumors. Int J Radiat Oncol Biol Phys 2000;48:1371–80.

[6] Baumert BG, Norton IA, Davis JB. Intensity-modulated stereotactic radiotherapy vs. stereotactic conformal radiotherapy for the treatment of meningioma located predominantly in the skull base. Int J Radiat Oncol Biol Phys 2003;57:580–92.

[7] Khoo VS, et al. Comparison of intensity-modulated tomotherapy with stereotactically guided conformal radiotherapy for brain tumors. Int J Radiat Oncol Biol Phys 1999;45:415–25.

[8] Baumert BG, et al. Dose conformation of intensity-modulated stereotactic photon beams, proton beams, and intensity-modulated proton beams for intracranial lesions. Int J Radiat Oncol Biol Phys 2004;60:1314–24.

[9] Cozzi L, et al. Comparative planning study for proton radiotherapy of benign brain tumors. Strahlenther Onkol 2006;182:376–81.

[10] Carella R, Ransohoff J, Newall J. Role of radiation therapy in the management of meningioma. Neurosurgery 1982;10:332–9.

[11] Forbes AR, Goldberg ID. Radiation therapy in the treatment of meningioma: the Joint Center for Radiation Therapy experience 1970 to 1982. J Clin Oncol 1984;2:1139–43.

[12] Barbaro NM, et al. Radiation therapy in the treatment of partially resected meningiomas. Neurosurgery 1987;20:525–8.

[13] Miralbell R, et al. The role of radiotherapy in the treatment of subtotally resected benign meningiomas. J Neurooncol 1992;13:157–64.

[14] Goldsmith B, et al. Postoperative irradiation for subtotally resected meningiomas. A retrospective analysis of 140 patients treated from 1967 to 1990. J Neurosurg 1994;80:195–201.

[15] Maire JP, et al. Fractionated radiation therapy in the treatment of intracranial meningiomas: local control, functional efficacy, and tolerance in 91 patients. Int J Radiat Oncol Biol Phys 1995;33:315–21.

[16] Peele KA, et al. The role of postoperative irradiation in the management of sphenoid wing meningiomas. A preliminary report. Ophthalmology 1996;103:1761–6; discussion 1766–7.

[17] Condra KS, et al. Benign meningiomas: primary treatment selection affects survival. Int J Radiat Oncol Biol Phys 1997;39:427–36.

[18] Connell PP, et al. Tumor size predicts control of benign meningiomas treated with radiotherapy. Neurosurgery 1999;44:1194–9; discussion 1199–200.

[19] Dufour H, et al. Long-term tumor control and functional outcome in patients with cavernous sinus meningiomas treated by radiotherapy with or without previous surgery: is there an alternative to aggressive tumor removal? Neurosurgery 2001;48:285–94; discussion 294–6.

[20] Pourel N, et al. Efficacy of external fractionated radiation therapy in the treatment of meningiomas: a 20-year experience. Radiother Oncol 2001;61:65–70.

[21] Mendenhall WM, et al. Radiotherapy alone or after subtotal resection for benign skull base meningiomas. Cancer 2003;98:1473–82.

[22] Nutting C, et al. Radiotherapy in the treatment of benign meningioma of the skull base. J Neurosurg 1999;90:823–7.

[23] Vendrely V, et al. [Fractionated radiotherapy of intracranial meningiomas: 15 years' experience at the Bordeaux University Hospital Center]. Cancer Radiother 1999;3:311–7.

[24] Forbes AR, Goldberg ID. Radiation therapy in the treatment of meningioma: the Joint Center for Radiation Therapy experience 1970 to 1982. J Clin Oncol 1984;2:1139–43.

[25] Maguire PD, et al. Fractionated external-beam radiation therapy for meningiomas of the cavernous sinus. Int J Radiat Oncol Biol Phys 1999;44:75–9.

[26] Parsons JT, et al. Radiation optic neuropathy after megavoltage external-beam irradiation: analysis of time-dose factors. Int J Radiat Oncol Biol Phys 1994;30:755–63.

[27] Laack NN, Brown PD. Cognitive sequelae of brain radiation in adults. Semin Oncol 2004;31:702–13.

[28] Taphoorn MJ, Klein M. Cognitive deficits in adult patients with brain tumours. Lancet Neurol 2004;3:159–68.

[29] van Nieuwenhuizen D, et al. Differential effect of surgery and radiotherapy on neurocognitive functioning and health-related quality of life in WHO grade I meningioma patients. J Neurooncol 2007;84:271–8.

[30] Brada M, et al. Cerebrovascular mortality in patients with pituitary adenoma. Clin Endocrinol (Oxf) 2002;57:713–7.

[31] Brada M, et al. The incidence of cerebrovascular accidents in patients with pituitary adenoma. Int J Radiat Oncol Biol Phys 1999;45:693–8.

[32] Minniti G, et al. Risk of second brain tumor after conservative surgery and radiotherapy for pituitary adenoma: update after an additional 10 years. J Clin Endocrinol Metab 2005;90:800–4.

[33] Jalali R, et al. High precision focused irradiation in the form of fractionated stereotactic conformal radiotherapy (SCRT) for benign meningiomas predominantly in the skull base location. Clin Oncol (R Coll Radiol) 2002;14:103–9.

[34] Lo SS, et al. Single dose versus fractionated stereotactic radiotherapy for meningiomas. Can J Neurol Sci 2002;29:240–8.

[35] Torres RC, et al. Radiosurgery and stereotactic radiotherapy for intracranial meningiomas. Neurosurg Focus 2003;14:e5.

[36] Brell M, et al. Fractionated stereotactic radiotherapy in the treatment of exclusive cavernous sinus meningioma: functional outcome, local control, and tolerance. Surg Neurol 2006;65:28–33.

[37] Milker-Zabel S, et al. Fractionated stereotactic radiotherapy in patients with benign or atypical intracranial meningioma: long-term experience and prognostic factors. Int J Radiat Oncol Biol Phys 2005;61:809–16.

[38] Selch MT, et al. Stereotactic radiotherapy for treatment of cavernous sinus meningiomas. Int J Radiat Oncol Biol Phys 2004;59:101–11.

[39] Debus J, et al. High efficacy of fractionated stereotactic radiotherapy of large base-of-skull meningiomas: long-term results. J Clin Oncol 2001;19:3547–53.

[40] Milker-Zabel S, et al. Intensity-modulated radiotherapy for complex-shaped meningioma of the skull base: long-term experience of a single institution. Int J Radiat Oncol Biol Phys 2007;68:858–63.

[41] Uy NW, et al. Intensity-modulated radiation therapy (IMRT) for meningioma. Int J Radiat Oncol Biol Phys 2002;53:1265–70.

[42] Pirzkall A, et al. Intensity modulated radiotherapy (IMRT) for recurrent, residual, or untreated skull-base meningiomas: preliminary clinical experience. Int J Radiat Oncol Biol Phys 2003;55:362–72.

[43] Sajja R, et al. Intensity-modulated radiation therapy (IMRT) for newly diagnosed and recurrent intracranial meningiomas: preliminary results. Technol Cancer Res Treat 2005;4:675–82.

[44] Wenkel E, et al. Benign meningioma: Partially resected, biopsied, and recurrent intracranial tumors treated with combined proton and photon radiotherapy. Int J Radiat Oncol Biol Phys 2000;48:1363–70.

[45] Noel G, et al. Functional outcome of patients with benign meningioma treated by 3D conformal irradiation with a combination of photons and protons. Int J Radiat Oncol Biol Phys 2005;62:1412–22.

[46] Vernimmen FJ, et al. Stereotactic proton beam therapy of skull base meningiomas. Int J Radiat Oncol Biol Phys 2001;49:99–105.

[47] Weber DC, et al. Spot-scanning proton radiation therapy for recurrent, residual or untreated intracranial meningiomas. Radiother Oncol 2004;71:251–8.

[48] Turbin RE, et al. A long-term visual outcome comparison in patients with optic nerve sheath meningioma managed with observation, surgery, radiotherapy, or surgery and radiotherapy. Ophthalmology 2002;109:890–9; discussion 899–900.

[49] Narayan S, et al. Preliminary visual outcomes after three-dimensional conformal radiation therapy for optic nerve sheath meningioma. Int J Radiat Oncol Biol Phys 2003;56:537–43.

[50] Liu JK, et al. Optic nerve sheath meningiomas: visual improvement after stereotactic radiotherapy. Neurosurgery 2002;50:950–5; discussion 955–7.

[51] Andrews D, et al. Fractionated stereotactic radiotherapy for the treatment of optic nerve sheath meningiomas: preliminary observations of 33 optic nerves in 30 patients with historical comparison to observation with or without prior surgery. Neurosurgery 2002;51:890–902.

[52] Becker G, et al. Stereotactic fractionated radiotherapy in patients with optic nerve sheath meningioma. Int J Radiat Oncol Biol Phys 2002;54:1422–9.

[53] Salazar OM. Ensuring local control in meningiomas. Int J Radiat Oncol Biol Phys 1988;15:501–4.

[54] Chan RC, Thompson GB. Morbidity, mortality, and quality of life following surgery for intracranial meningiomas. A retrospective study in 257 cases. J Neurosurg 1984;60:52–60.

[55] Simpson D. The recurrence of intracranial meningiomas after surgical treatment. J Neurol Neurosurg Psychiatry 1957;20:22–39.

[56] Taylor Jr BW, et al. The meningioma controversy: postoperative radiation therapy. Int J Radiat Oncol Biol Phys 1988;15:299–304.

[57] Yamashita J, et al. Recurrence of intracranial meningiomas, with special reference to radiotherapy. Surg Neurol 1980;14:33–40.

[58] Palma L, et al. Long-term prognosis for atypical and malignant meningiomas: a study of 71 surgical cases. Neurosurg Focus 1997;2:e3.

[59] Jaaskelainen J, Haltia M, Servo A. Atypical and anaplastic meningiomas: radiology, surgery, radiotherapy, and outcome. Surg Neurol 1986;25:233–42.

[60] Dziuk T, et al. Malignant meningioma: an indication for initial aggressive surgery and adjuvant radiotherapy. J Neurooncol 1998;37:177–88.

[61] Milosevic MF, et al. Radiotherapy for atypical or malignant intracranial meningioma. Int J Radiat Oncol Biol Phys 1996;34:817–22.

[62] Mahmood A, et al. Atypical and malignant meningiomas: a clinicopathological review. Neurosurgery 1993;33:955–63.

[63] Younis GA, et al. Aggressive meningeal tumors: review of a series. J Neurosurg 1995;82:17–27.

[64] Coke C, et al. Atypical and malignant meningiomas: an outcome report of seventeen cases. J Neurooncol 1998;39:65–70.

[65] Hug E, et al. Management of atypical and malignant meningiomas: role of high-dose, 3D-conformal radiation therapy. J Neurooncol 2000;48:151–60.

[66] Harris AE, et al. The effect of radiosurgery during management of aggressive meningiomas. Surg Neurol 2003;60:298–305; discussion 305.

[67] Stafford SL, et al. Meningioma radiosurgery: tumor control, outcomes, and complications among 190 consecutive patients. Neurosurgery 2001;49:1029–37; discussion 1037–8.

[68] Katz TS, et al. Pushing the limits of radiotherapy for atypical and malignant meningioma. Am J Clin Oncol 2005;28:70–4.

[69] Pasquier D, Bijmolt S, Veninga T, et al. Atypical and malignant meningioma: outcome and prognostic factors in 119 irradiated patients. A multicenter, retrospective study of the Rare Cancer Network. Int J Radiat Oncol Biol Phys 2008;71:1388–93.

大脑凸面及矢状窦旁脑膜瘤的伽玛刀治疗

Toshinori Hasegawa,
Jun Yoshida

胡　涛　译

概　述

超过 90% 的脑膜瘤源自蛛网膜帽状细胞[1,2]。因为这些肿瘤具有包膜，首选治疗方法是完整切除。不过，通常完整切除肿瘤是不可能的。即使是成功实现完整切除，在长期随访中，肿瘤复发的情况并不少见。据报道，20% ~ 30% 的患者，术中全切肿瘤，但在 10 ~ 15 年随访中，肿瘤复发[3,5]。未能全切的患者中，肿瘤继续生长率较高，随访 10 年以上，肿瘤的生长率竟达 60% ~ 90%[3,6]。因此，在不完全切除的脑膜瘤，特别是在非典型或间变性脑膜瘤，外部放射治疗（EBRT）已成常规辅助治疗方法，可加强局部肿瘤抑制[7,9]。然而，尽管可增强局部肿瘤抑制作用，EBRT 还是引起一些远期并发症，如：认知功能不全、垂体功能减退或辐射诱发肿瘤。最近，立体定向放射治疗已成为一个可以替代放射线治疗或手术切除肿瘤的治疗方法，并变得越来越重要，特别是对那些不能完全切除的肿瘤，如许多颅底脑膜瘤。

大多数的凸面脑膜瘤可以完全切除。但有时很难彻底清除矢状窦旁的凸面脑膜瘤，因为这些肿瘤常侵犯上矢状窦。若损伤窦则可能导致静脉回流障碍和严重的脑水肿。之所以选择开放性外科手术，而不采用放射治疗这些凸面脑膜瘤，是因为手术切除安全性高而且不会造成任何新的神经功能缺损。放射治疗则可能造成比手术治疗颅底脑膜瘤时更为严重的水肿症状。尽管如此，伽玛刀放射治疗（GKRS）已被越来越多地作为一个主要的治疗方式，特别是当患者面临较高手术复发率或死亡率的风险，或拒绝开放手术时。

病例选择

在一般情况下，GKRS 适于治疗直径 < 3cm 的肿瘤。如果肿瘤直径 > 3cm，首选治疗为手术切除；如果肿瘤残留，立体定向放射治疗应作为辅助治疗。不像颅底脑膜瘤邻近重要的神经血管结构，绝大多数凸面脑膜瘤可以连同受侵的脑膜除去，而无神经系统并发症。由此可见，手术切除无疑是治疗比较大的凸面脑膜瘤的第一选择。然而，这并不适用于矢状窦旁脑膜瘤，因为这些肿瘤毗邻上矢状窦和桥静脉，有时肿瘤已侵蚀这些血管结构。切除侵犯上矢状窦的肿瘤，静脉重建可能是必要的。因此，在尽可能安全地切除窦旁肿瘤前提下，辅助立体定向放射治疗残余肿瘤，可以防止肿瘤复发。

最近，GKRS 已越来越多地用于凸面或矢状窦旁脑膜瘤，并且作为一个主要的治疗手段。因为许多研究者报道 GKRS 对良性脑膜瘤具有疗效。当患者表现出瘤周水肿引起的神经症状时，手术切除是一种较好的选择，可快速减轻他们的症状。当肿瘤为偶然发现，没有神经症状，那么可选择开放手术、立体定向放射治疗或继续观察。对偶然发现的脑膜瘤，考虑治疗方案时，必须对患者年龄、肿瘤大小或位置加以考虑。对于老年患者，建议定期磁共振成像（MRI）动态观察。小的肿瘤也应 MRI 动态观察。但是，如果患者愿意并要求放射治疗，GKRS 可以选择治疗 3cm 以下的肿瘤，以避免进一步生长。

放射外科技术

在我们的研究所，伽玛刀治疗采用 Leksell 立体框架（Model G；Elekta Instruments，Sweden，AB）。伽玛刀治疗程序：第一，患者在温和、镇静状态和局部麻醉作用下，安置框架；然后，MRI 或 CT 进行扫描。轴位和冠状位 T1 加权图像并增强，有助于制订计划放射剂量。使用 GammaPlan® 软件制订患者的治疗计划。设定放射剂量后，执行 GKRS。女性患者，47 岁，轴位钆增强 T1 加权磁共振成像显示左侧凸面脑膜瘤。我们给予 14Gy 边缘剂量，如图 51-1 所示。重要的是 GKRS 作用于整个肿瘤，包括硬膜尾征，按照设定治疗计划实现长期抑制脑膜瘤。

肿瘤控制和预测因素

迄今为止，众多研究者报告了立体定向放射外科应用于多部位脑膜瘤的治疗效果，显示对于局部肿瘤 5 ～ 10 年的抑制率达 75% ～ 100%[2,10-15]。据我们所知，只有少数机构进行大型立体定向放射治疗凸面脑膜瘤的研究。这是因为神经外科医生更喜欢手术切除这种良性的肿瘤。据 Kondziolka 和他的同事[16]于 1998 年进行的多中心回顾性研究，203 例矢状窦旁脑膜瘤患者均采用 GKRS 治疗。在

以 GKRS 为主要治疗组和辅助治疗组中，5 年肿瘤抑制率分别为 93%±4% 和 60%±10%。所有患者肿瘤体积均小于 7.5cm³，无先行开放手术者，未附加其他的治疗，神经功能保持了稳定。作者还坚持认为，多数治疗失败是由于远隔部位肿瘤的生长。GKRS 引起的短暂的、症状性水肿发生率为 16%，与两年内发生的大型肿瘤的此类并发症相类似。Kondziolka 及其同事[32]报告 972 例颅内脑膜瘤，其中 239 例是矢状窦旁脑膜瘤和浅表位置的脑膜瘤。矢状窦旁脑膜瘤的发病率是 9.7%。Kollova 及其同事[2]报告了 368 例发生于不同部位的良性脑膜瘤，在平均随访 60 个月的治疗效果。他们展示精确的 5 年肿瘤抑制率为 98%，放射治疗后瘤周水肿发生率为 15%。他们发现，治疗失败病例主要发生于男性患者以及边缘剂量 < 12 Gy 的治疗患者。放射治疗后产生瘤周水肿的显著危险因素为：患者年龄 60 岁以上，之前未曾行手术治疗，放射治疗前存在水肿，肿瘤体积大于 10cm³，位于前颅窝的肿瘤，以及放射治疗中边缘剂量 > 16 Gy。Kim 及其同事[15]发现浅表位置的脑膜瘤经放射治疗后瘤周水肿发生率为 43%。他们认为，放射治疗后，矢状窦旁的肿瘤具有严重的瘤周水肿倾向。Chang 及其同事[1]发现，其研究的 179 例凸面、矢状窦旁和被深深嵌入在大脑皮质的大脑镰旁脑膜瘤更易发生放疗后瘤周水肿；并认为肿瘤的位置是发生放疗后瘤周水肿的唯一风险因素。大约 60% 放疗后水肿病例，不产生或只产生短暂的相关症状。放射治疗后水肿在 79 例颅底脑膜瘤中发生 4 例（5%），而在 52 例半球脑膜瘤中出现 26 例（50%）。Kalapurakal 及其同事[26]认为矢状窦旁、治疗前存在水肿和矢状窦闭塞是评价立体定向放射外科和放射治疗后，脑水肿发展的重要预测因素。他们指出，治疗后出现危及生命的广泛半球水肿均为矢状窦旁脑膜瘤。

对于非典型和间变性脑膜瘤，即便使用较高剂量放射治疗亦难以长期控制。Harris 及其同事们[27]报告 30 例接受 GKRS 治疗的病例，包括 18 例非典型性脑膜瘤和 12 例间变性非典型脑膜瘤患者。5 年总生存率为 59%。非典型和间变性脑膜瘤 5 年无进展生存率分别为 83% 和 72%。他们指出，术后早期辅助性放射治疗是达到无进展生存的重要因素。Stafford 及其同事[24]认为，非典型和间变型脑膜瘤的 5 年局部肿瘤控制率分别为 68% 和 0，而良性脑

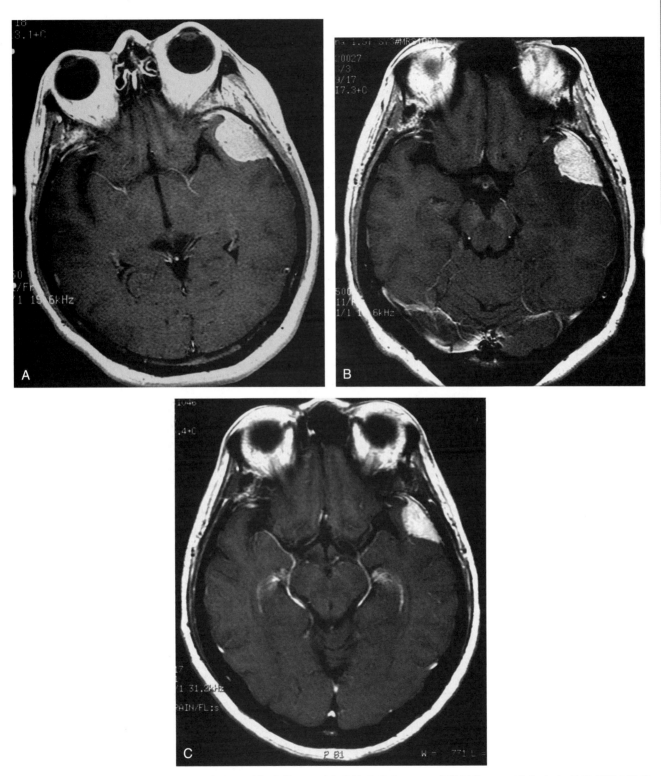

图 51-1　女性，47 岁，轴向钆增强 T1 加权磁共振成像，显示左凸性脑膜瘤，GKS 边缘剂量 14Gy 治疗（**A**）虽然瘤周水肿的症状在 GKS 3 个月之后出现（**B**）两年内消退和肿瘤体积减少发生在 GKS 后 6 年（**C**）。

膜瘤为93%。

Kobayashi 及其同事[33] 报告 87 例经 GKRS 治疗的良性脑膜瘤，体积缩小最少 16.1%，约占总数的 8.0%，但是肿瘤控制率达 93% 以上。12 例（13.8%）出现副作用：放射性水肿 9 例，听力障碍 2 例，视力减退 1 例。

Hasegawa 及其同事[13] 报告经 GKRS 治疗的 111 例海绵窦脑膜瘤患者的长期随访结果。研究表明，5 年及 10 年的局部肿瘤控制率分别为 94% 和 92%。Lee 及其同事[17] 也对 79 例海绵窦脑膜瘤患者随访研究，认为 5 ～ 10 年的肿瘤控制率为 97.5%。尽管二者差异可能是由于病人的选择引起，但凸面脑膜瘤的放射抵抗，可能会超过颅底脑膜瘤。正如我们所见，颅底脑膜瘤在接受放射治疗后，肿瘤体积很快缩小。治疗失败往往发生在肿瘤边缘，因为 GKRS 有边缘辐射剂量衰减的特点，即辐射剂量在肿瘤中心最高，逐步向肿瘤边缘下降。有时很难区分肿瘤边缘和正常硬膜旁或窦旁组织，特别是在矢状窦旁病变区域。与其他部位脑膜瘤相比较，这样会相对降低肿瘤控制率。作为一个判断预后的因素，前期手术对于无进展生存（PFS）至关重要。但前期手术使得制订治疗计划更为复杂，因为从增强磁共振的术后改变上，很难辨别出残余的肿瘤。此外，手术后残留肿瘤通常分为多个部分。这些问题导致了治疗失败。但是重复 GKRS 治疗能够有效地和安全地控制肿瘤。为了避免治疗失败，必须制订一个完备的适形计划，包括确定这些类型肿瘤的边缘放射剂量。目前，作者医院多个研究中心通常使用自动定位系统来帮助我们制订更完备的适形计划，从而更加有效地治疗复杂病变。与肿瘤复发的影像学特征一致，分叶状和快速生长的脑膜瘤更具有侵袭性；而表面光滑和钙化的脑膜瘤通常侵袭性不强[28,29]。

最佳放射外科剂量

脑膜瘤通常被认为具有放射抵抗。相对于其他肿瘤，良性脑膜瘤在放射治疗后的长期影像学随访中发现，可保持稳定，甚至体积只是略微缩小。许多学者最新报道，低剂量放射外科治疗对于良性脑膜瘤有效。Kondziolka 及其同事[16] 研究表明肿瘤边缘剂量超过 15Gy 并不会取得良好效果。目前，我院将大部分病例肿瘤边缘剂量下调为 13 ～ 14Gy。

放射剂量不仅取决于肿瘤的体积大小，而且受限于周围重要的组织，如脑干和脑神经。对于毗邻关键结构比较大的颅底脑膜瘤，采用 12 Gy 边缘剂量，甚至更低的低剂量放射治疗可能仍然有用，可防止肿瘤进一步生长。特别是邻近或压迫视器的肿瘤，肿瘤边缘剂量应减少至 10Gy 以下甚至更低，以避免视神经病变。然而，低于 14 Gy 或更低边缘剂量的放射治疗仍需进一步长期随访观察。

有害辐射效应

最新研究证实伽玛刀放射外科对于脑膜瘤，是一种安全的治疗方法。众多研究人员报告说，GKRS 并发症发病率低于 10%，并且大多数是短暂性的[2,13,16,17,19,24,30]。窦旁或凸面脑膜瘤放射治疗后瘤周水肿多较颅底肿瘤明显。如果放射治疗后发生瘤周水肿，可应用类固醇类药物治疗。如果没有改善，则应毫不犹豫地行手术治疗。Rogers 和 Mehta[31] 回顾文献，接受放射治疗的非颅底的脑膜瘤患者中 25% ～ 78% 发生瘤周水肿，而在颅底脑膜瘤患者中只有 0 ～ 22% 发生。脑水肿的发展被认为是与血脑屏障受损、影响血管通透性的血管内皮生长因子、脑缺血的容积效应和受损静脉引流等因素有关[2]。窦旁和凸面脑膜瘤具有软膜分界，含有丰富血液供应，远比颅底脑膜瘤周围的蛛网膜间隙血供丰富。因此，当大面积脑实质被照射损伤，从而容易引起放射后脑水肿的发展。曾经接受过手术的患者，放射治疗后水肿比较少见。因为术中肿瘤表明脑实质已经切除，同时破坏了软膜血液供应[2]。上矢状窦和桥静脉闭塞亦有助于放射治疗后水肿发展。至于其他因素，较高的边缘剂量和体积较大的肿瘤也常常被视为导致放射性水肿的危险因素。

治疗策略

目前，在我们研究所采用脑膜瘤治疗策略如图 51-2 所示。肿瘤复发或术后残余肿瘤是 GKRS 治疗的适应证。特别是侵入上矢状窦内肿瘤，手术切除窦外肿瘤后，可使用 GKRS 治疗残余肿瘤。即使是肿瘤直径 ≥ 3cm，小剂量放射治疗亦可能阻止肿瘤的生长。对于出现肿瘤压迫症状或明显瘤周水肿的肿瘤患者，我们强烈推荐手术为首选治疗。立体

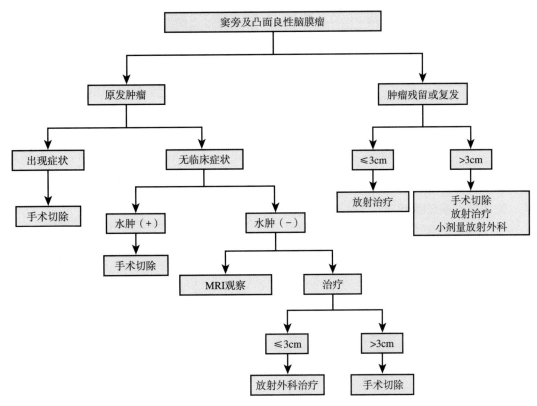

图 51-2 矢状窦旁、镰和凸面脑膜瘤患者的治疗示意图。

定向放射治疗对于出现瘤周水肿的矢状窦旁脑膜瘤不应作为首选治疗。否则患者会出现严重的放射水肿，最终需要手术切除。对于仅有压迫症状而无瘤周水肿的患者可采用影像学随访，或可以根据肿瘤大小和部位来选择手术或放射治疗，特别是当肿瘤增长将进一步加大肿瘤治疗风险时。

放射治疗对于不典型和间变性脑膜瘤的作用本文已经阐述。最近 Kondziolka 及其同事 [32] 报告了所有颅内脑膜瘤的整体控制率。WHO Ⅰ 级脑膜瘤患者的肿瘤控制率为 93%，但对于 WHO Ⅱ 级和 WHO Ⅲ 级肿瘤患者的控制率分别为 50% 和 17%。

Kano 及其同事 [34] 发表了对 12 例有 30 个间变型或非典型脑膜瘤患者进行研究的结果。将 12 名患者分为两个治疗组。治疗剂量小于 20Gy 的治疗组，肿瘤控制率为 29.4；治疗剂量为 20 Gy 的治疗组，肿瘤控制率为 63.1%。

作者经验及体会

在我们研究所，对 1991—2002 年使用 GKRS

治疗共计含有 88 个凸面、镰旁或矢状窦旁良性脑膜瘤的 81 例患者进行了回顾性研究。病人的特点见表 51-1，肿瘤位置如表 51-2 所示。精确的 5 年和

表 51-1 病例特征（N=81）

特征	数值
年龄（岁）	23 ~ 80（平均 56 岁）
男性：女性（%）	28（35）：53（65）
术前	
0	30（37）
1	36（44）
2	12（15）
3	2（2）
4	1（1）
随访（月）	4 ~ 182（平均 79 个月）
失访	6
≥ 5 年（%）	57（76）
≥ 10 年（%）	15（20）

10 年的 PFS 分别为 80% 和 52%（图 51-3）。精确的 5 年和 10 年局部肿瘤控制率（LTC）分别为 89% 和 72%。影响 LTC 或 PFS 的因素分别为高龄和前期手术。没有发现其他因素对 PFS 或 LTC 有显著影响。在 GKRS 治疗后 3～12 个月，经后续放射成像检查，17 例（23%）患者出现进行性瘤周水肿（图 51-4）。7 例镰旁病变、5 例矢状窦旁病变、3 例小脑凸面病变、2 例凸面病变患者中, 4 例具有症状。2 例患者进行性运动障碍，需要手术切除肿瘤。1 例患者由严重水肿诱发癫痫持续状态。另一位病人在 GKRS 治疗 29 个月后，死于严重瘤周水肿。在随访过程中，没有出现其他不良反应。

表 51-2 肿瘤位置（*N*=81）

位置	百分比（%）
矢状窦旁	35（40）
大脑镰	34（39）
凸面	13（15）
小脑凸面	6（7）

结 论

- 伽玛刀放射外科可安全有效地控制矢状窦旁脑膜瘤和凸面脑膜瘤及术后残留或复发肿瘤的生长。
- 非典型和间变型脑膜瘤可使用放射治疗，但肿瘤控制率低于良性脑膜瘤。

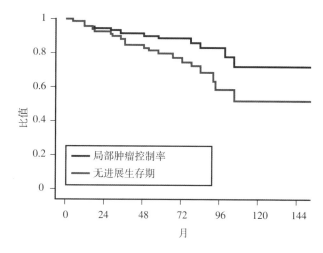

图 51-3 Kaplan 和 Meier 曲线显示无进展存活率及局部肿瘤控制率。

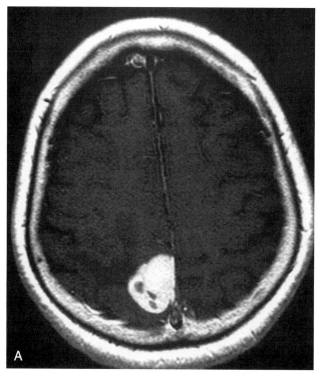

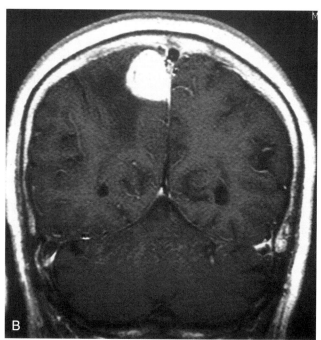

图 51-4 轴向和冠状钆增强 T1 加权磁共振成像，显示边缘剂量 15Gy 治疗后矢状窦旁脑膜瘤周水肿。

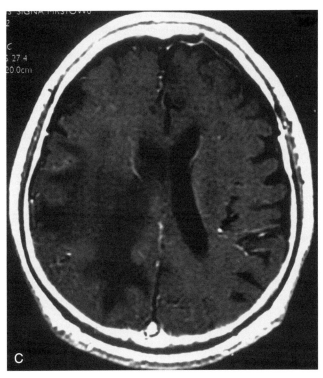
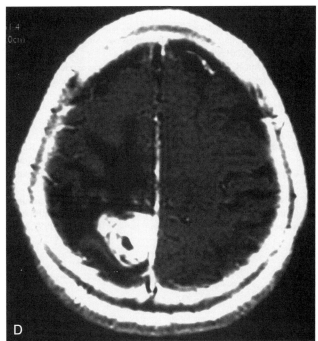

图 51-4 续 然而，GKS 治疗后 3 个月肿瘤周围水肿恶化（**C**，**D**）。她在 GKS 治疗后 8 个月发生左侧偏瘫，并最终于 12 个月时行开放手术。

- 肿瘤侵犯上矢状窦应在手术切除窦外肿瘤后，使用 GKRS 治疗。
- 伽马刀放射外科对于原发和复发脑膜瘤是一种便利的治疗方法，其副作用及肿瘤进展或复发率均在可控范围内。

参考文献

[1] Chang JH, Chang JW, Choi JY, et al. Complications after gamma knife radiosurgery for benign meningiomas. J Neurol Neurosurg Psychiatry 2003;74:226–30.

[2] Kollova A, Liscak R, Novotny J, et al. Gamma Knife surgery for benign meningioma. J Neurosurg 2007;107:325–36.

[3] Condra K, Buatti J, Mendenhall W, et al. Benign meningiomas: primary treatment selection affects survival. Int J Radiat Oncol Biol Phys 1997;39:427–36.

[4] Mirimanoff RO, Dosoretz DE, Linggood RM, et al. Meningioma: analysis of recurrence and progression following neurosurgical resection. J Neurosurg 1985;62:18–24.

[5] Stafford SL, Perry A, Suma VJ, et al. Primarily resected meningiomas: Outcome and prognostic factors in 581 Mayo Clinic patients, 1978 through 1988. Mayo Clin Proc 1998;73:936–42.

[6] Wara WM, Sheline GE, Newman H, et al. Radiation therapy of meningiomas. AJR Ther Nuel Med 1975;123:453–8.

[7] Barbaro NM, Gutin PH, Wilson CB, et al. Radiation therapy in the treatment of partially resected meningiomas. Neurosurgery 1987;20:525–8.

[8] Miralbell R, Linggood RM, de la Monte S, et al. The role of radiotherapy in the treatment of subtotally resected benign meningiomas. J Neurooncol 1992;13:157–64.

[9] Taylor Jr BW, Marcus Jr RB, Friedman WA, et al. The meningioma controversy: postoperative radiation therapy. Int J Radiat Oncol Biol Phys 1988;15:299–304.

[10] Chuang CC, Chang CN, Tsang NM, et al. Linear accelerator-based radiosugery in the management of skull base meningioma. J Neurooncol 2004;66:241–9.

[11] DiBiase SJ, Kwok Y, Yovina S, et al. Factors predicting local tuomr control after gamma knife stereotactic radiosurgery for benign intracranial meningiomas. Int J Radiat Oncol Biol Phys 2004;60:1515–9.

[12] Flickinger JC, Kondziolka D, Maitz A, et al. Gamma knife radiosurgery of imaging-diagnosed intracranial meningioma. Int J Radiat Oncol Biol Phys 2003;56:801–6.

[13] Hasegawa T, Kida Y, Yoshimoto M, et al. Long-term outcomes of Gamma Knife surgery for cavernous sinus meningiomas. J Neurosurg 2007;107:745–51.

[14] Iwai Y, Yamanaka K, Ishiguro T. Gamma knife radiosurgery for treatment of cavernous sinus meningiomas. Neurosurgery 2003;52:517–24.

[15] Kim DG, Kim CH, Chung H, et al. Gamma knife surgery of superficially located meningioma. J Neurosurg(Suppl) 2005;102:255–8.

[16] Kondziolka D, Flickinger JC, Perez B. Judicious resection and/or radiosurgery for parasagittal meningiomas: outcomes from a multicenter review. Neurosurgery 1998;43:405–14.

[17] Lee JYK, Niranjan A, McInerney J, et al. Stereotactic radiosurgery providing long-term tumor control of cavernous sinus meningiomas. J Neurosurg 2002;97:65–72.

[18] Nicolato A, Foroni R, Alessandrini F, et al. Radiosurgical treatment of cavernous sinus meningiomas: experience with 122 treated patients. Neurosurgery 2002;51:1153–61.

[19] Pollock BE. Stereotactic radiosurgery for intracranial meningiomas: indications and results. Neurosurg Focus 2003;14:E4.

[20] Roche PH, Pellet W, Fuentes S, et al. Gamma knife radiosurgical management of petroclival meningiomas results and indications. Acta Neurochir (Wien) 2003;145:883–8.

[21] Roche PH, Regis J, Dufour H, et al. Gamma knife radiosurgery in the management of cavernous sinus meningiomas. J Neurosurg 2000;93 (Suppl. 3):68–73.

[22] Shin M, Kurita H, Sasaki T, et al. Analysis of treatment outcomes after stereotactic radiosurgery for cavernous sinus meningiomas. J Neurosurg 2001;95:435–9.

[23] Spiegelmann R, Nissim O, Menhel J, et al. Linear accelerator radiosurgery for meningiomas in and around the cavernous sinus. Neurosurgery 2002;51:1373–80.

[24] Stafford SL, Pollock BE, Foote RL, et al. Meningioma radiosurgery: tumor control, outcomes, and complications among 190 consecutive patients. Neurosurgery 2001;49:1029–38.

[25] Zachenhofer I, Wolfsberger S, Aichholzer M, et al. Gamma-Knife radiosurgery for cranial base meningiomas: experience of tumor control, clinical course, and morbidity in a follow-up of more than 8 years. Neurosurgery 2006;58:28–36.

[26] Kalapurakal JA, Silverman CL, Akhtar N, et al. Intracranial meningiomas: factors influence the development of cerebral edema after stereotactic radiosurgery and radiation therapy. Radiology 1997;204: 461–5.

[27] Harris AE, Lee JYK, Omalu B, et al. The effect of radiosurgery during management of aggressive meningiomas. Surg Neurol 2003;60: 298–305.

[28] Nakasu S, Nakasu Y, Nakajima M, et al. Preoperative identification of meningiomas that are highly likely to recur. J Neurosurg 1999;90:450–62.

[29] Niiro M, Yatsushiro K, Nakamura K, et al. Natural history of elderly patients with asymptomatic meningiomas. J Neurol Neurosurg Psychiatry 2000;68:25–8.

[30] Malik I, Rowe JG, Walton L, et al. The use of stereotactic radiosurgery in the management of meningiomas. Br J Neurosurg 2005;19:13–20.

[31] Rogers L, Mehta M. Role of radiation therapy in treating intracranial meningiomas. Neurosurg Focus 2007;23:E4.

[32] Kondziolka D, Mathieu D, Lunsford LD, et al. Radiosurgery as definitive management of intracranial meningiomas. Neurosurgery 2008;62:53–8.

[33] Kobayashi T, Kida Y, Mori Y. Long-term results of stereotactic gamma radiosurgery of meningiomas. Surg Neurol 2001;55:325–31.

[34] Kano H, Takahashi JA, Katsuki T, et al. Stereotactic radiosurgery for atypical and anaplastic meningiomas. J Neurooncol 2007;84:41–7.

52

脑膜瘤放射外科治疗（重点关注颅底脑膜瘤）

Ajay Niranjan,

Hideyuki Kano,

Douglas Kondziolka,

L. Dade Lunsford

胡　涛　译

概　述

　　男性患者中，脑膜瘤约占所有颅内肿瘤的 20%，而女性则为 38%[1]。虽然手术切除颅内脑膜瘤是主要治疗方法，但并非所有的肿瘤手术切除都是最佳治疗方案。从影像上观察，越来越多小的甚至无症状脑膜瘤在大脑关键部位被发现。影像学随访观察对于这些患者来说是最佳方案。如果通过影像学随访观察到肿瘤生长或症状发展，许多脑膜瘤可采用放射外科治疗，也是一种微创治疗方法。根据我们的经验，超过 80% 可记录到肿瘤生长的患者，观察期多超出10年。

　　无论是否能全切，手术切除是首选治疗[2]。理想的外科手术（Simpson1 级），切除范围包括整个肿瘤及其所累及的骨质。残余的硬脑膜边缘要确定未被肿瘤侵犯。据文献报道，大型脑膜瘤患者的手术全切率介于 38% ～ 80%，主要依据肿瘤所在部位而定[3,8]。然而，如果肿瘤与一些重要神经血管结构关系密切，则不可能达到完全切除（在可接受的风险之内）[9,10]。颅内脑膜瘤的切除，包括肿瘤位置（关键部位），与之密切相关的重要神经血管结构和对邻近的脑神经浸润等情况，对于我们都是一项挑战。

　　不论手术切除程度如何，所有类型的颅内脑膜瘤在首次术后，都会出现肿瘤继续生长或复发。即使达到肉眼全切除，肿瘤复发率在 5 年和 10 年分别为4% ～ 14% 和 18% ～ 25%[3-8]。全切除后复发率随病理分级变化（良性Ⅰ级为12%[11-14]，非典型Ⅱ级为 52%[15]，恶性Ⅲ级为 84%[15,16]）。研究发现许多与脑膜瘤复发相关的因素：肿瘤位置、不完全手术切除、肿瘤碎片传播。组织学分类如非典型或恶性，核仁明显，每 10 个高倍视野可发现两个以上的核分裂象，在 CT上不均匀增强[8,17]等。

　　手术切除肿瘤的程度是非常重要的。1957 年，Simpson[2] 发表了具有里程碑意义的论文，阐述了脑膜瘤切除范围和后期临床肿瘤复发（在没有 CT 及MRI 时代）具有直接关系。在随后的20 多年，达到 1 级、2 级、3 级切除的患者，有症状的临床肿瘤复发率分别为9%、19% 和 29%。彻底切除（simpson1级）与长期生存密切相关。不能完全切除（Simpson2 ～ 3 级）的非典型或恶性脑膜瘤患者的预后差[15]。除了肿瘤发生部位，分子遗传学、病理学以及细胞动力学等因素也会影响脑膜瘤复发。细胞遗传学研究表明，10 号、14 号、18 号和22 号染色体缺失，使脑膜瘤更具非典型性和侵袭力[8]。除了相关的细胞遗传学研究，定量 MIB-1 标记增殖指数有助于脑膜瘤诊断。它还可以作为评价预后的指标，有助于制订最佳治疗方案。MIB-1 高表达（Ki-67 表达的指标）强烈预示肿瘤复发。

立体定向放射外科

立体定向放射外科（SRS）是用于小到中等大小的脑膜瘤患者的放射治疗，可作为替代手术切除的治疗方法 [21-32]。伽玛刀放射治疗可作为一线治疗或术后辅助治疗。到 2006 年，全世界有 49 558 例脑膜瘤患者接受伽玛刀治疗。其广泛应用于治疗包括颅底脑膜瘤在内的肿瘤，尤其是后颅窝及海绵窦脑膜瘤。通常，这些肿瘤难以达到 Simpson1 级切除 [33]。显微手术和 SRS 联合应用扩展了脑膜瘤患者的治疗范围。体积小、边界清楚的肿瘤最适合于放射外科治疗。SRS 甚至在手术和普通放射治疗无效后仍可进行 [34]。伽玛刀治疗（GKRS）已经被证明对于复发脑膜瘤有效 [35]。

一般来说，脑膜瘤的生物性质是决定放射治疗是否能有效控制肿瘤生长的主要因素。有研究表明，尽管采用手术、放射治疗和放射外科治疗，非典型或恶性脑膜瘤复发率仍很高 [31,36]。SRS 适用于年龄较轻，肿瘤较小的病例 [37]。肿瘤的高控制率和治疗后的低复发率，使得 SRS 不仅可作为脑膜瘤的最佳辅助治疗，还可以取得比显微外科更好的疗效 [39]。为了降低复发率，一些外科医生建议次全切除肿瘤后行 SRS 治疗 [38,40]。

匹兹堡大学的经验

20 年里，共计 1045 例颅内脑膜瘤中的 972 名患者在我院接受伽玛刀立体定向放射治疗。691 名颅底脑膜瘤患者接受放射治疗（表 52-1）。详细分析 982 例肿瘤治疗效果。这些患者平均年龄为 57 岁。540 名患者之前未接受治疗。之前接受手术的患者多施行肿瘤次全切除术。多发肿瘤患者有 161 名，单发肿瘤患者有 818 名。确诊 2 型神经纤维瘤 26 名。共计 299 名男性(30%)和 683 名妇女(70%)。男性的非典型及恶性脑膜瘤发病率较高。之前开颅

表 52-1 美国匹兹堡大学伽玛刀放射外科治疗 1045 例颅内脑膜瘤

部位		肿瘤例数
后颅窝		
	岩斜区	122
	岩骨嵴	66
	枕大孔区	22
	其他	42
中颅窝		
	海绵窦	306
	蝶骨嵴	32
	其他	13
前颅窝		
	嗅沟	29
	蝶骨平台	29
	前床突	17
	鞍旁	13
凸面		126
其他		
	矢状窦旁	113
	小脑幕切迹	40
	窦汇	6
	大脑镰	47
	眶内	13
	脑室内	9
总计		1045

手术的男性患者 317 例肿瘤中（15.5%），有 49 例为世界卫生组织（WHO）Ⅱ级或Ⅲ级。女性患者中非典型和恶性脑膜瘤发病率是 5.2%。此前，所接受的其他治疗方法包括放射治疗（54 名患者），还有在另一所医院接受放射治疗（2 名患者）、化疗（8 名患者）的患者。

立体定向成像

放射外科是用伽玛刀 ®（型号为 U，B，C，4C

或 Perfexion，Elekta Instruments，Atlanta，GA）。伽玛刀立体定向放射手术是一个门诊手术，可在一天完成。该过程首先用与成像扫描（CT、MRI）兼容的莱克塞尔（Leksell）立体框架（G 型，Elekta Instruments，Atlanta，GA）牢固固定患者头部。头皮局部浸润麻醉（5% 布比卡因和 1% 利多卡因），辅以少量静脉给药镇静。使用磁共振成像梯度脉冲序列（层厚 1 ~ 1.5mm，层数 28 ~ 36）扫描整个病灶及周围重要结构，从而建立 3D 图像。立体图像经光纤传至 GammaPlan® 剂量计划计算机中，并校正那些失真和不准确的图像。放疗计划是在经冠状和矢状面重建的薄层磁共振图像基础上完成的。

计划剂量

　　计划放射剂量是放射外科最关键的一个方面。三维适形放射治疗计划是必要的，可明显减少相邻重要结构的辐射量（选择性）。脑膜瘤伽玛刀放射手术的计划重点包括精确的肿瘤体积 3D 成像，应用多中心等剂量技术、照射野权重和适当的射野阻挡以达到选择性治疗（图 52-1 和图 52-2）。在设计的体积剂量和肿瘤体积之间实现精确的三维适形，可避免放射相关并发症[41]。适形度是通过复杂的多中心等剂量技术实现的。在我中心进行的脑膜瘤剂量

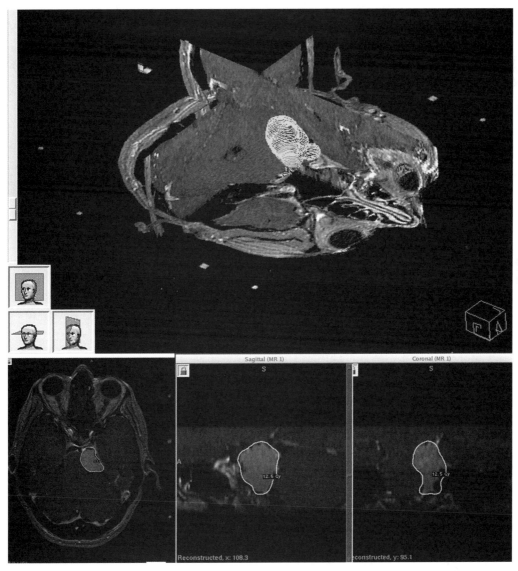

图 52-1　74 岁，女性，诊断左岩斜脑膜瘤。**A**，轴位 T1 加权对比增强磁共振图像显示 SRS 治疗放射目标。**B**，轴位 T1 加权对比增强磁共振图像显示病变缩小，SRS 治疗后 4 年。

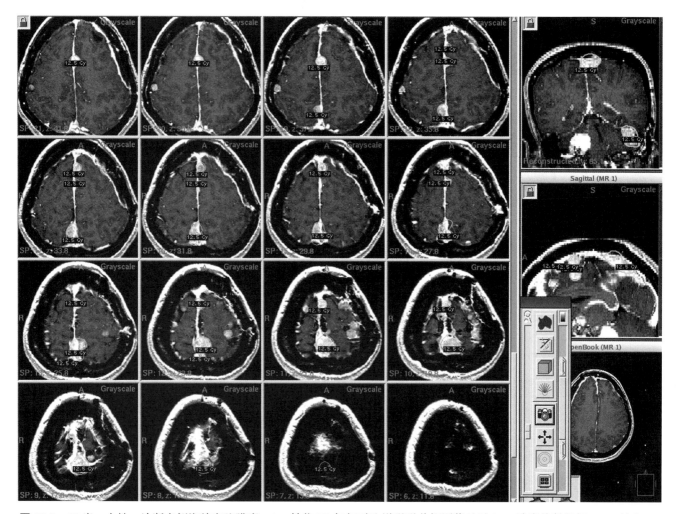

图 52-2 52 岁，女性，诊断右侧海绵窦脑膜瘤。**A**，轴位 T1 加权对比增强磁共振图像显示 SRS 治疗放射靶标。**B**，轴位 T1 加权对比增强磁共振图像显示取病灶缩小，SRS 治疗后 2 年。

设计，通常使用较小直径（4mm 和 8mm）准直器组合完成。对于大的肿瘤，14mm 准直器也可使用。一系列 4mm 等量点用于创建一个圆锥形等剂量的曲线，以适合肿瘤脑膜尾征部分。我们所治疗的肿瘤体积平均为 7.4mm³。平均 7 个等量点被用来完成一个选择性适形放射外科治疗。

处方剂量

优化后的计划，实现了对目标的最大剂量和目标边缘最小剂量。治疗中的等剂量、最大剂量、边缘剂量等是由神经外科医生、放射肿瘤学医生和内科医生共同决定，在充分考虑患者的个体化放射外科治疗目标和周围结构的耐受性后制订。建议肿瘤边缘剂量为 14Gy。在过去 20 年间，脑膜瘤推荐剂量发生了显著变化。在最近的 10 年里，我们依据肿瘤体积，规定了 12 ~ 15Gy 的边缘剂量。这种放射外科治疗剂量既可降低并发症又可得到肿瘤高控制率。获得处方剂量后，通过评估周围重要结构所能承受的剂量衰减量，其应当等于或低于这些结构的耐受量。如视交叉的最大耐受剂量为 6.5Gy。患者的头部和立体定向架被固定在适当地在用于计算目标坐标的准直器头盔上。一个单独部分的剂量输出是通过对各个后续等剂量点进行连续的头部定位实现的，直到整个适形放射手术的剂量全部输出。

术后护理与评估

患者接受的放射外科治疗结束时，给予 40mg 甲泼尼龙静脉注射。拆除立体定向头架，观察患者

1～2h 后可出院。放射外科治疗后，所有患者均采用一系列钆增强 MRI 扫描和临床检查进行疗效研究。研究要求时间：6 个月、12 个月、2 年、4 年、8 年和 16 年。在我们的研究中，中位随访期为 4 年。超过 90% 的患者随访期超过 10 年。

结果

首选放射外科治疗

对影像学诊断的 536 例肿瘤，首选放射外科为主的治疗方法。经连续成像随访显示 215 例缩小，256 例稳定，19 例生长延缓。至 4 年平均随访期，肿瘤控制率达到 97%。93% 的患者临床症状改善或保持稳定（图 52-3 和图 52-4）。51 例（5.2%）因肿瘤的生长或症状加重，平均在 35 个月时行手术切除肿瘤。2.9% 的患者在随访 29 个月时，附加分次放射治疗。41（4%）名患者平均在 49 个月时，接受 SRS 再次治疗，通常由于发现新的肿瘤。8 例(0.8%) 进行化疗。

辅助放射外科治疗

此研究中的所有患者都曾接受过手术治疗并具有病理诊断。尽管切除肿瘤，但证实肿瘤生长，因此进行 SRS 治疗。对于所有患者，手术切除为主的治疗方法都失败了。424 例 WHO I 级肿瘤，抽取 384 例进行了研究。影像学显示，172 例缩小，186 例稳定，26 肿瘤例增大。至 4 年中位随访期，肿瘤控制率为 93%。对于 I 级脑膜瘤，5 年、10 年和 15 年的精确控制率分别为 97%、87% 和 87%。带病存活率分别为 99%、96% 和 96%。56 例 II 级肿瘤中，54 例进行有效研究。后续影像显示，16 例缩小，11 例稳定，其余 27 例肿瘤扩大。肿瘤控制率为 50%，至 2 年中位随访期。对 31 例 III 级肿瘤，回顾研究 29 例。影像显示，4 例缩小，1 例稳定，24 例肿瘤扩大；在平均 15 个月时，肿瘤控制率为 17%[42]。我们的研究结果证实，侵袭性脑膜瘤（II 级）或恶性脑膜瘤（III 级）要求早期放射外科治疗后积极进行手术治疗，并尽可能行分次放射治疗，效果可能改善。

并发症

放射损伤（ARE）在接受放射治疗后 76 名患者中平均 11 个月内出现，约 7.7%。新的症状或体征在曾受放射外科治疗的海绵窦脑膜瘤患者中的出现率是 6.3%，在矢状窦旁脑膜瘤患者为 9.7%。海绵窦脑膜瘤患者接受 SRS 后，出现 ARE 主要为

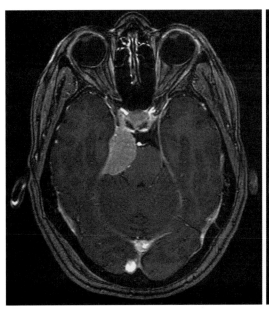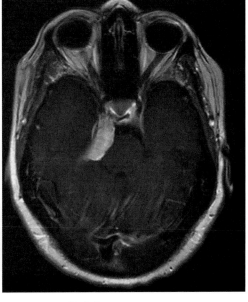

图 52-3　采用 LGK PERFEXION 放射策略，对岩斜脑膜瘤使用 3D 伽玛刀放射治疗。

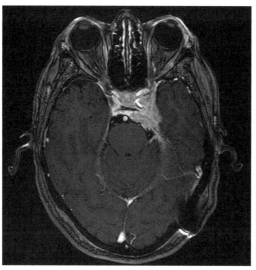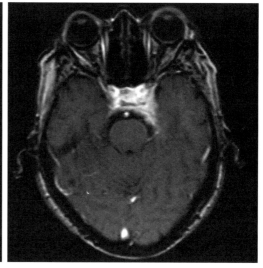

图 52-4　采用 LGK PERFEXION 放射策略，对 NF2 多发脑膜瘤患者治疗。

4 例复视加重，2 例三叉神经病变，6 例视力下降。10 年和 15 年的精确发病率为 9.1%。在整体研究中，并发症包括：脑积水占 0.45%，脑神经损伤占 3.4%，头痛占 2.2%，癫痫发作占 2.4%，运动障碍占 1.45%，感觉缺失占 0.3%。在平均 20 个月时，5 例（0.5%）行脑室腹腔分流术。出现 ARE 患者中，35% 症状完全消除。MRI 显示在 6.2% 的患者 T2 信号升高。接受 SRS 治疗 8 个月后，4% 患者出现有症状的 MRI 改变。多变量分析发现发病率和肿瘤体积相关，12 Gy 放射剂量与新出现的 T2 信号改变相关。

潜在的长期放射相关并发症

放射治疗后潜在的长期放射相关并发症，必须明确告知患者。已有报道，放射外科治疗脑膜瘤后出现放射相关性肿瘤[43]。然而放射相关性肿瘤的相对发病率小至 1%～3%，特别是在接受常规分次放射治疗后[44]。另一极为罕见的晚期并发症为延迟性颅内动脉阻塞。有报道，海绵窦脑膜瘤放射外科治疗后出现无症状颈内动脉闭塞[29,31]。

放射外科与手术切除比较

表 52-2 展示了已发表的放射外科治疗颅底脑膜瘤的报告。Park 及其同事们分析并比较了手术、放射外科以及放射治疗岩斜脑膜瘤的效果。这些医师

对 75 岩斜脑膜瘤患者采用不同治疗方法：显微手术（$n = 49$）、放射外科（$n = 12$）、放射治疗（$n = 5$）或观察（$n = 9$）。在显微外科组，肿瘤完全切除 10 例（20%）。39 例中 11 例不完全切除肿瘤后，接受辅助放射外科治疗或放射治疗。在显微手术组，11 例（22.4%）患者显示肿瘤进展。但是，只有 1 例不全切除术后接受辅助治疗的患者临床复发。对病变脑神经的保护，不完全切除术组（69.2%）优于"完全切除"组（20%）。更多的病人，就其功能保护，不完全切除术组（76.9%）优于完全切除组（30%，$P = 0.049$）。在放射外科治疗和放射治疗后的随访期间，肿瘤的生长、功能状态、脑神经功能均保持原状。这些医生建议，对于肿瘤小的患者，放射外科治疗为首选治疗方法。由于大多数岩斜脑膜瘤的增长速度缓慢，良好的功能状态可以得到保证，对于产生肿瘤压迫症状的患者，推荐不全切除后接受辅助治疗。一项在小到中等体积的颅内脑膜瘤患者中进行的研究，比较手术切除和立体定向放射治疗后的肿瘤控制率。Pollock 及其同事指出，放射治疗后无进展生存（PFS）率相当肿瘤达到 Simpson 1 级切除标准，明显优于 Simpson2 级和 Simpson 3～4 级切除[39]。此外，Pollock 及其同事报道，放射外科治疗随访期间的患者暂不需要其他的治疗。正如预期的那样，手术切除组中实现 Simpson1 级切除者与肿瘤所在位置相关。包括颅底肿瘤患者在内的患者，只有不到 1/3 可达到。因此，一项大

表 52-2　已发表的颅底脑膜瘤放射治疗报告

作者	病例	术前（%）	肿瘤部位	WHO级别	中位随访期（月）	体积/直径	平均边缘剂量（Gy）	肿瘤控制率（%）	并发症（%）	
									短期	长期
Zachenhofer, 2006[50]	36	69	颅底		103	20 mm	16.83	94%	2.7	NR
Feigl, 2005[51]	127		混合		29.3	5.9 cc	13.8	96.4	2.5	1.2
DiBiase, 2004[52]	121		混合		54	4.5 cc	14	91.7	—	8.3
Maruyama, 2004[53]	40	33	颅底	I ~ II	46	5 cc	16	94		
Roche, 2003[54]	32	52	岩斜	I ~ III	56	3 cc	13	100	6.2	6.2
Mendenhall, 2003[55]	101	65	颅底	I	61	NR	NR	92		
Flickinger, 2003[56]	219	0	混合	I	29	5 cc	14	93.2	—	5.3
Iwai, 2003[57]	42	52	静脉窦		49.4	14.7 cc	11	90.5	4.7	0
Chang, 2003[58]	187	39	混合	I	37.3	10.1 cc	15.1	97.1	10.7	0
Nicolato, 2002[33]	156		混合		48.9	8.3 cc	14.6	96	4	1
Eustacchio, 2002[59]	121	50	颅底		82	6.8 cc	13	99.2	3.3	1.7
Lee, 2002[60]	159	48	静脉窦	I ~ III	35	6.5 cc	13	93.1	1.8	5
Kobayashi, 2001[61]	87	34	混合	I ~ III	24.2	25.8 mm	14.5	93.1	10.3	3.4
Pendle, 2002[62]	164	46	颅底	NR	55	8 cc	120	98		
Shin, 2001[63]	40	70	颅底	I ~ III	42	20 mm	18	82		
Aichholzer, 2000[34]	46	67	颅底	I ~ III	48	23.5 mm	15.9	96	2	9
Singh, 2000[64]	77	57	颅底	NR	15	8 cc		97		
Liscak, 1999[26]	53	36	静脉窦		19	7.8 cc	12	100	3.8	0
Kondziolka, 1999[65]	99	57	混合	I	42	4.7 cc	16	95	14	5
Morita, 1999[27]	88		颅底		35	10 cc	16	95	2.2	12.5
Pan, 1998[66]	80		混合		21	—	12–20	91	5	2.5
Subach, 1998[32]	62	63	颅底	I ~ III	37	14 cc	15	87		
Kurita, 1997[38]	25	88	颅底	I ~ III	35	23 mm	17	86		
Duma, 1993[22]	34	82	颅底	I ~ III	26	22 mm	16	100		

宗对平均随访 5 年以上患者的研究表明，相比手术切除小到中等体积的颅内脑膜瘤患者，放射外科获得更好的肿瘤控制率。这项研究指出 Simpson1 级、2 级和 3 ~ 4 级切除可获得的 5 年 PFS 率，分别为 96%、82% 和 34%。Simpson[2] 最初文稿中指出未能在临床上识别肿瘤进展的患者在后来手术达 Simpson1、2、3 级的分别占 91%、81% 和 71%。

最近，Adegbite 及其同事对 Simpson1 级切除患者，5 年无进展生存（PFS）率可达 86%，2 级者 5 年 PFS 率为 82%。只限于颅底脑膜瘤患者的一个研究，Mathiesen 及其同事 [6] 报告达 Simpson1 级切除的患者 5 年复发率为 3.5%，2 级为 4%，3 级为 25%，4 级为 45%。随后 5 年以上，16% 的 1 级和 20% 的 2 级患者症状复发。大多数 4 级和 5 级患者症状恶化。应当指出，在 Pollock 及其同事的研究中，PFS 率计算是建立在放射影像学进展基础上的，而早先的研究主要依靠症状进展来计算复发率。

其他中心报道了脑膜瘤经放射外科治疗后的一段随访期内，肿瘤控制率介于 84% ~ 98%[21,23-26,29,30]。值得注意的是，大多数之前的研究包括非典型或恶性肿瘤患者，虽经放射外科治疗，肿瘤控制率仍然很低 [28,31]。长期随访（最长达 20 年），现在证实放射外科治疗可获得很高的肿瘤控制率和低复发率。在许多中心，放射外科已成为部分脑膜瘤患者首选治疗方法。这些患者的肿瘤只有小到中等大小，尚未出现明显占位效应。

我们的分析研究支持这样的观点：放射外科可作为脑膜瘤患者的首选治疗方法 [42]，包括颅底肿瘤在内，而 Simpson1 级切除带来的风险难以接受 [45-47]。经专门研究分析，海绵窦和岩斜区脑膜瘤放射外科治疗后的复发率 < 10%[22,26,27,29,32]。除非完全切除肿瘤，预期的寿命延长最终不会发生 [2,6,8,48]。依据目前的资料，放射外科治疗主要适用于小到中等体积肿瘤的患者 [42]。具有肿瘤占位症状的患者应尽可能切除肿瘤，解除对脑组织的压迫。经手术治疗后，残余肿瘤接受不同放射治疗：良性脑膜瘤（WHO Ⅰ 级、Ⅱ 级）接受放射外科治疗或分次放射治疗，恶性脑膜瘤（WHO Ⅲ 级）接受放射外科治疗 [49]。超出预期寿命和次全切除肿瘤的患者如果残留肿瘤分布分散应该接受放射外科治疗。术后影像检查未见明显肿瘤残留的侵袭性脑膜瘤患者，应早期接受立体定向分次放射治疗，可以降低脑膜瘤复发率。

参考文献

[1] Bondy M, Ligon BL. Epidemiology and etiology of intracranial meningiomas: a review. J Neurooncol 1996;29:197–205.

[2] Simpson D. The recurrence of intracranial meningiomas after surgical treatment. J Neurol Neurosurg Psychiatr 1957;20:22–39.

[3] Adegbite AB, Khan MI, Paine KW, Tan LK. The recurrence of intracranial meningiomas after surgical treatment. J Neurosurg 1983;58:51–6.

[4] Barbaro NM, Gutin PH, Wilson CB, et al. Radiation therapy in the treatment of partially resected meningiomas. Neurosurgery 1987;20:525–8.

[5] Condra KS, Buatti JM, Mendenhall WM, et al. Benign meningiomas: primary treatment selection affects survival. Int J Radiat Oncol Biol Phys 1997;39:427–36.

[6] Mathiesen T, Lindquist C, Kihlstrom L, Karlsson B. Recurrence of cranial base meningiomas. Neurosurgery 1996;39:2–7; discussion 8–9.

[7] Mirimanoff RO, Dosoretz DE, Linggood RM, et al. Meningioma: analysis of recurrence and progression following neurosurgical resection. J Neurosurg 1985;62:18–24.

[8] Stafford SL, Perry A, Suman VJ, et al. Primarily resected meningiomas: outcome and prognostic factors in 581 Mayo Clinic patients, 1978 through 1988. Mayo Clin Proc 1998;73:936–42.

[9] Kotapka MJ, Kalia KK, Martinez AJ, Sekhar LN. Infiltration of the carotid artery by cavernous sinus meningioma. J Neurosurg 1994;81:252–5.

[10] Larson JJ, van Loveren HR, Balko MG, Tew Jr JM. Evidence of meningioma infiltration into cranial nerves: clinical implications for cavernous sinus meningiomas. J Neurosurg 1995;83:596–9.

[11] Jaaskelainen J. Seemingly complete removal of histologically benign intracranial meningioma: late recurrence rate and factors predicting recurrence in 657 patients. A multivariate analysis. Surg Neurol 1986;26:461–9.

[12] Mahmood A, Caccamo DV, Tomecek FJ, Malik GM. Atypical and malignant meningiomas: a clinicopathological review. Neurosurgery 1993;33:955–63.

[13] Maier H, Ofner D, Hittmair A, et al. Classic, atypical, and anaplastic meningioma: three histopathological subtypes of clinical relevance. J Neurosurg 1992;77:616–23.

[14] Perry A, Stafford SL, Scheithauer BW, et al. Meningioma grading: an analysis of histologic parameters. Am J Surg Pathol 1997;21:1455–65.

[15] Palma L, Celli P, Franco C, et al. Long-term prognosis for atypical and malignant meningiomas: a study of 71 surgical cases. J Neurosurg 1997;86:793–800.

[16] Younis GA, Sawaya R, DeMonte F, et al. Aggressive meningeal tumors: review of a series. J Neurosurg 1995;82:17–27.

[17] Ayerbe J, Lobato RD, de la Cruz J, et al. Risk factors predicting recurrence in patients operated on for intracranial meningioma. A multivariate analysis. Acta Neurochir (Wien) 1999;141:921–32.

[18] Karamitopoulou E, Perentes E, Tolnay M, Probst A. Prognostic significance of MIB-1, p53, and bcl-2 immunoreactivity in meningiomas. Hum Pathol 1998;29:140–5.

[19] Matsuno A, Nagashima T, Matsuura R, et al. Correlation between MIB-1 staining index and the immunoreactivity of p53 protein in recurrent and non-recurrent meningiomas. Am J Clin Pathol 1996;106:776–81.

[20] Ohkoudo M, Sawa H, Hara M, et al. Expression of p53, MDM2 protein and Ki-67 antigen in recurrent meningiomas. J Neurooncol 1998;38:41–9.

[21] Chang SD, Adler Jr JR. Treatment of cranial base meningiomas with linear accelerator radiosurgery. Neurosurgery 1997;41:1019–25; discussion 1025–7.

[22] Duma CM, Lunsford LD, Kondziolka D, et al. Stereotactic radiosurgery of cavernous sinus meningiomas as an addition or alternative to microsurgery. Neurosurgery 1993;32:699–704; discussion 704–5.

[23] Hakim R, Alexander 3rd E, Loeffler JS, et al. Results of linear accelerator-based radiosurgery for intracranial meningiomas. Neurosurgery 1998;42:446–53; discussion 453–4.

[24] Kondziolka D, Flickinger JC, Perez B. Judicious resection and/or radiosurgery for parasagittal meningiomas: outcomes from a multicenter review. Gamma Knife Meningioma Study Group. Neurosurgery 1998;43:405–13; discussion 413–4.

[25] Kondziolka D, Levy EI, Niranjan A, et al. Long-term outcomes after meningioma radiosurgery: physician and patient perspectives. J Neurosurg 1999;91:44–50.

[26] Liscak R, Simonova G, Vymazal J, et al. Gamma knife radiosurgery of meningiomas in the cavernous sinus region. Acta Neurochir (Wien) 1999;141:473–80.

[27] Morita A, Coffey RJ, Foote RL, et al. Risk of injury to cranial nerves after gamma knife radiosurgery for skull base meningiomas: experience in 88 patients. J Neurosurg 1999;90:42–9.

[28] Ojemann RG. Management of cranial and spinal meningiomas (honored guest presentation). Clin Neurosurg 1993;40:321–83.

[29] Roche PH, Regis J, Dufour H, et al. Gamma knife radiosurgery in the management of cavernous sinus meningiomas. J Neurosurg 93(Suppl) 2000;3:68–73.

[30] Shafron DH, Friedman WA, Buatti JM, et al. Linac radiosurgery for benign meningiomas. Int J Radiat Oncol Biol Phys 1999;43:321–7.

[31] Stafford SL, Pollock BE, Foote RL, et al. Meningioma radiosurgery: tumor control, outcomes, and complications among 190 consecutive patients. Neurosurgery 2001;49:1029–37; discussion 1037–8.

[32] Subach BR, Lunsford LD, Kondziolka D, et al. Management of petroclival meningiomas by stereotactic radiosurgery. Neurosurgery 1998;42:437–43; discussion 443–5.

[33] Nicolato A, Foroni R, Alessandrini F, et al. Radiosurgical treatment of cavernous sinus meningiomas: experience with 122 treated patients. Neurosurgery 2002;51:1153–9; discussion 1159–61.

[34] Aichholzer M, Bertalanffy A, Dietrich W, et al. Gamma knife radiosurgery of skull base meningiomas. Acta Neurochir (Wien) 2000;142:647–52; discussion 652–3.

[35] Pollock BE, Stafford SL, Link MJ. Gamma knife radiosurgery for skull base meningiomas. Neurosurg Clin N Am 2000;11:659–66.

[36] Kobayashi T, Kida Y, Mori Y. Long-term results of stereotactic gamma radiosurgery of meningiomas. Surg Neurol 2001;55:325–31.

[37] Iwai Y, Yamanaka K, Ishiguro T. Gamma knife radiosurgery for the treatment of cavernous sinus meningiomas. Neurosurgery 2003;52:517–24; discussion 523–4.

[38] Kurita H, Sasaki T, Kawamoto S, et al. Role of radiosurgery in the management of cavernous sinus meningiomas. Acta Neurol Scand 1997;96:297–304.

[39] Pollock BE, Stafford SL, Utter A, et al. Stereotactic radiosurgery provides equivalent tumor control to Simpson Grade 1 resection for patients with small- to medium-size meningiomas. Int J Radiat Oncol Biol Phys 2003;55:1000–5.

[40] Villavicencio AT, Black PM, Shrieve DC, et al. Linac radiosurgery for skull base meningiomas. Acta Neurochir (Wien) 2001;143:1141–52.

[41] Linskey ME. Stereotactic radiosurgery versus stereotactic radiotherapy for patients with vestibular schwannoma: a Leksell Gamma Knife Society 2000 debate. J Neurosurg 2000;93(Suppl 3):90–5.

[42] Kondziolka D, Mathieu D, Lunsford LD, et al. Radiosurgery as definitive management of meningiomas. Neurosurgery 2008;62:53–8.

[43] Yu JS, Yong WH, Wilson D, Black KL. Glioblastoma induction after radiosurgery for meningioma. Lancet 2000;356:1576–7.

[44] al-Mefty O, Kersh JE, Routh A, Smith RR. The long-term side effects of radiation therapy for benign brain tumors in adults. J Neurosurg 1990;73:502–12.

[45] Couldwell WT, Fukushima T, Giannotta SL, Weiss MH. Petroclival meningiomas: surgical experience in 109 cases. J Neurosurg 1996;84:20–8.

[46] De Jesus O, Sekhar LN, Parikh HK, et al. Long-term follow-up of patients with meningiomas involving the cavernous sinus: recurrence, progression, and quality of life. Neurosurgery 1996;39:915–9; discussion 919–20.

[47] DeMonte F, Smith HK, al-Mefty O. Outcome of aggressive removal of cavernous sinus meningiomas. J Neurosurg 1994;81:245–51.

[48] Kallio M, Sankila R, Hakulinen T, Jaaskelainen J. Factors affecting operative and excess long-term mortality in 935 patients with intracranial meningioma. Neurosurgery 1992;31:2–12.

[49] Goldsmith BJ, Wara WM, Wilson CB, Larson DA. Postoperative irradiation for subtotally resected meningiomas. A retrospective analysis of 140 patients treated from 1967 to 1990. J Neurosurg 1994;80:195–201.

[50] Zachenhofer I, Wolfsberger S, Aichholzer M, et al. Gamma-knife radiosurgery for cranial base meningiomas: experience of tumor control, clinical course, and morbidity in a follow-up of more than 8 years. Neurosurgery 2006;58:28–36.

[51] Feigl GC, Bundschuh O, Gharabaghi A, et al. Volume reduction in meningiomas after gamma knife surgery. J Neurosurg 2005;102 Suppl:189–94.

[52] DiBiase SJ, Kwok Y, Yovino S, et al. Factors predicting local tumor control after gamma knife stereotactic radiosurgery for benign intracranial meningiomas. Int J Radiat Oncol Biol Phys 2004;60:1515–9.

[53] Maruyama K, Shin M, Kurita H, et al. Proposed treatment strategy for cavernous sinus meningiomas: a prospective study. Neurosurgery 2004;55:1068–75.

[54] Roche PH, Pellet W, Fuentes S, et al. Gamma knife radiosurgical management of petroclival meningiomas results and indications. Acta Neurochir (Wien) 2003;145:883–8.

[55] Mendenhall WM, Morris CG, Amdur RJ, et al. Radiotherapy alone or after subtotal resection for benign skull base meningiomas. Cancer 2003;98:1473–82.

[56] Flickinger JC, Kondziolka D, Maitz AH, Lunsford LD. Gamma knife radiosurgery of imaging-diagnosed intracranial meningioma. Int J Radiat Oncol Biol Phys 2003;56:801–6.

[57] Iwai Y, Yamanaka K, Ishiguro T. Gamma knife radiosurgery for the treatment of cavernous sinus meningiomas. Neurosurgery 2003;52:517–24.

[58] Chang JH, Chang JW, Choi JY, et al. Complications after gamma knife radiosurgery for benign meningiomas. J Neurol Neurosurg Psychiatry 2003;74:226–30.

[59] Eustacchio S, Trummer M, Fuchs I, et al. Preservation of cranial nerve function following Gamma Knife radiosurgery for benign skull base meningiomas: experience in 121 patients with follow-up of 5 to 9.8 years. Acta Neurochir Suppl 2002;84:71–6.

[60] Lee JY, Niranjan A, McInerney J, et al. Stereotactic radiosurgery providing long-term tumor control of cavernous sinus meningiomas. J Neurosurg 2002;97:65–72.

[61] Kobayashi T, Kida Y, Mori Y. Long-term results of stereotactic gamma radiosurgery of meningiomas. Surg Neurol 2001;55:325–31.

[62] Pendl G, Eustacchio S, Unger F. Radiosurgery as alternative treatment for skull base meningiomas. J Clin Neurosci 2001;8 Suppl 1:12–4.

[63] Shin M, Kurita H, Sasaki T, et al. Analysis of treatment outcome after stereotactic radiosurgery for cavernous sinus meningiomas. J Neurosurg 2001;95:435–9.

[64] Singh VP, Kansai S, Vaishya S, et al. Early complications following gamma knife radiosurgery for intracranial meningiomas. J Neurosurg 2000;93 Suppl 3:57–61.

[65] Kondziolka D, Niranjan A, Lunsford LD, Flickinger JC. Stereotactic radiosurgery for meningiomas. Neurosurg Clin N Am 1999;10:317–25.

[66] Pan DH, Guo WY, Chang YC, et al. The effectiveness and factors related to treatment results of gamma knife radiosurgery for meningiomas. Stereotact Funct Neurosurg 1998;70 Suppl 1:19–32.

电子直线加速器为基础的立体定向放射外科和立体定向放射治疗矢状窦旁、颅底及大脑凸面脑膜瘤

Naren Raj Ramakrishna

胡　涛译

概　述

外科手术全切肿瘤（GTR）仍然是治疗脑膜瘤的主要手段[1]。但是，GTR可能不适用于很大一部分脑膜瘤患者，特别是那些涉及颅底或矢状窦旁区域、凸面体积大或侵袭性肿瘤的患者。脑底肿瘤往往极具有挑战性，并可能涉及脑干、脑神经、下丘脑或血管结构。术后肿瘤复发率约为30%～40%[2-5]。次全切除肿瘤的复发风险极大，复发率甚至达55%。即使全部切除，10年复发率达到20%～23%[4,6]。对于次全切除，甚至肉眼观完全切除者，考虑到术后长期复发的巨大风险，对辅助放射治疗在改善局部肿瘤控制方面，大家一直抱有极大的希望。

体外放射治疗出现于20世纪70年代，80年代时成为治疗脑膜瘤的首选或辅助方法。大型回顾性研究显示，次全切除后辅助放射治疗可使长期无进展生存（PFS）率达到82%～88%，甚至媲美全切肿瘤[6-8]。药物或外科手术无法治疗的肿瘤，单独使用放射治疗被证明能达到与GTR类似的长期局部控制效果[9]。这些数据显示次全切除肿瘤或复发后使用放射治疗所能取得的疗效。此外，这些数据还说明，对于可能出现较

多手术并发症，并以保护功能为目的的次全切除手术与放射治疗相结合，可能达到全切肿瘤的疗效，同时还能降低发生并发症的危险[6,10]。

立体定向放射外科（SRS）的发展迎来了放射治疗的新时代，治疗精度和剂量适形得到明显改善。伽玛刀的出现使得3.5cm以下的肿瘤治疗更精确，邻近的正常脑组织所受放射剂量明显少于传统外部放射线治疗（EBRT）[11]。20世纪80年代后期，发明有效的方法，将常规放射治中的直线加速器（LINACs）运用到SRS中[12]。成本低廉的直线加速器广泛应用，扩大了脑膜瘤患者放射外科治疗的适应证。此外，通过使用无创、可重复定位的立体定向框架系统，提供了分次立体定向放射治疗（FSRT）的可能性[13]。FSRT联合具有精确剂量照射和剂量梯度适形特点的SRS，以及可分散放射剂量，降低正常组织辐射的EBRT，使得立体定向放射治疗几乎适用于任何形状或大小的脑膜瘤。

在过去的二十年中，以直线加速器为基础的SRS和FSRT已成为有效和灵活的脑膜瘤治疗方式。观察发现，直线加速器为基础的SRS疗效与伽玛刀治疗相似。对于大型脑膜瘤或邻近限制剂量的重要结构（如视器）的颅底肿瘤，FSRT已成为一种安全有效的替代体外放

射的治疗方法，也为综合治疗提供了一个重要的选择。本章将概述直线加速器为基础的 SRS 和 FSRT 对颅底、凸面和矢状窦旁脑膜瘤的治疗。

直线加速器为基础的立体定向放射外科（LINAC-SRS）

脑膜瘤是可运用放射外科等方法治疗的良性肿瘤的代表。脑膜瘤具有包膜，其中良性脑膜瘤不具侵袭性，很少转移。对于脑部肿瘤，如脑膜瘤，治疗首先得益于计算机断层扫描(CT)和磁共振(MR)为基础的影像技术，用来准确确定肿瘤体积[8]；其次得益于先进的治疗计划和剂量适形设备，如微型多叶准直仪[14]以及精确的立体定向肿瘤定位和放射的方法[15]。

立体定向放射外科（SRS）是采用单次大剂量放射线治疗经立体定向仪定位病变目标的方法。SRS 还利用先进的剂量适形技术，使超出肿瘤的边界的放射剂量梯度量急剧下降，从而最大限度地减少周围正常脑组织放射剂量。SRS 已成为具有高手术风险肿瘤的主要和辅助治疗方法，如矢状窦旁和颅底脑膜瘤。而这些部位的肿瘤最多仅达到次全切除。此外，它还为医学上无法手术治疗的患者，提供了一种重要治疗方法。

伽玛刀是将钴 60 源固定在一个具有 201 孔的半球形矩阵设备中，与之不同，以直线加速器为基础的 SRS 治疗单元依赖于一部安装直线加速器的机械臂，可加速电子轰击金属靶而产生伽玛射线。其产生的放射线能量为 6 ~ 15 兆电子伏（MeV），而钴 60 射线能量仅为 1.25 兆电子伏。直线加速器放射线能量是由 5 个或更多可旋转的弧形扫描架或多个可聚焦肿瘤的固定射野来完成的。直线加速器为基础的 SRS 剂量适形通过圆形准直仪或微型多叶准直仪完成，调强放射外科也可通过复杂的剂量适形完成。安装有扫描架的 LINAC- SRS，适形剂量通常为单一等量点，而伽玛刀治疗则依赖多等量点。使用机械臂的射波刀直线加速器治疗所用的适形剂量则是非等量点式的。

无论是使用伽玛刀还是以直线加速器为基础的 SRS 治疗，均具有良好的适形特性。通常，LINAC-

SRS 作用于正常组织的剂量梯度极小，而作用于肿瘤的剂量却很高而且均匀[16]。运用伽玛刀治疗时，作用于肿瘤的放射增加剂量分布不均匀，可能导致相关风险增加或损伤瘤内正常组织，如脑神经[17]。

由于具有较大的放射范围，相比伽玛刀，LINAC-SRS 可治疗更大的病灶，这一点在技术上是可行的。然而，单次放射外科治疗颅内病变的大小，无论在何平台，一般均限制在 4.0cm 以内。因为伴随肿瘤体积增大，对正常组织损伤的风险亦增大。

影像引导无框架立体定向系统的出现，是重要的放射外科新进展。无论伽玛刀还是 LINAC-SRS 均利用一个可立体定位的微创头架固定病人。随着图像引导立体定向技术应用，直线加速器为基础的系统可能会放弃有创头架而利用热塑面具固定患者，但仍需在 X 线图像基础上的立体定向技术准确定位[18]。无框架 SRS 系统包括诺瓦利斯™系统（BrainLab，Heimstetten，Germany）和赛博刀（Accuray，Sunnyvale，CA）。任何系统进行治疗时都需获得颅骨的 X 线立体影像。接着将这些图像与参考治疗计划的 CT 数据自动融合并进行处理。治疗位点和参考位点的位置偏差，要么通过患者被自动机械（Novalis）移动，要么使用自动机械式直线加速器源重新定位（CyberKnife）。通过立体成像，可重复验证患者在治疗过程中的位置并加以纠正[19,20]。另一种无框架放射外科系统可被添加到任何直线加速器系统中，采用咬块固定于安装有红外扫描靶点的设备上。被扫描的靶点位置能准确地反映病灶位置，这一过程是通过可精确跟踪定位靶点位置的红外成像系统完成的[18]。患者戴上该定位头具后，除了舒适度提高，图像引导无框架放射外科治疗系统还允许灵活调整治疗计划和选择治疗时间。

当治疗中心获得进一步发展所需的必要设备和临床经验后，图像引导 LINAC-SRS 的应用将加速发展。对 Novalis 和赛博刀平台评估报告显示，图像引导无框架 LINAC-SRS 系统的精确度可媲美以框架为基础的放射治疗系统[19,21]。在应用中，关键必须保证治疗耐受性和设备稳定性。影像导航结合带框架治疗过程中，框架漂移可被检测。而使用传统方法，如头架等，漂移将更加难以检测[22]。

LINAC-SRS 效果

相对伽玛刀放射外科治疗，以直线加速器为基础的放射外科治疗相关文献则较少。LINAC-SRS 和伽玛刀系统具有同样的精度和剂量适形特点，所以疗效相同。自 1998 年以来，一项最大宗 LINAC-SRS 的研究结果，如表 53-1 所示。平均随访期限从 23 个月至 74.5 个月不等 [23-28]，采用的平均剂量范围 12.7[26] ~ 16Gy[23]。LINAC-SRS 治疗的局部控制率为 89% ~ 100%，而伽玛刀放射外科为 86% ~ 98%[29-31]。接受 LINAC-SRS 治疗后，在 32.4% ~ 43% 的病例中观察到肿瘤体积缩小 [24,26]，而伽玛刀治疗后，只有 28% ~ 69.7% 的患者肿瘤体积缩小 [29,30]。晚期 LINAC-SRS 相关性并发症的发生率介于 3%[26] ~ 9.3%[23]。总地来说，这些结果表明 LINAC-SRS 在疗效和副作用方面与伽玛刀 SRS 相当。

Hakim 和同事对 LINAC-SRS 进行研究，包括 127 例患者的 155 个肿瘤，其中凸面肿瘤 31 个，矢状窦旁脑膜瘤 39 个，颅底肿瘤 71 个。31% 患者最初选择 LINAC-SRS 治疗，同时对 17.5% 的长期病变的患者和 52% 肿瘤持续生长的患者进行该项治疗。肿瘤平均体积为 4.1mm³。良性脑膜瘤确切的 5 年肿瘤控制率为 89.3%[25]。他们发现对于颅底肿瘤和残留肿瘤，两者的肿瘤控制率并没有明显差异。6 例患者在治疗后的平均 10.3 个月的时间内，出现 SRS 永久性并发症。这些并发症包括单眼失明、单侧听力丧失、下肢无力、偏瘫，还有两例死亡。并

发症与肿瘤体积较大和邻近的重要组织结构相关。

1999 年，在盖恩斯维尔的佛罗里达大学，Shafron 及其同事最早报道了 LINAC-SRS 研究结果 [26]。2005 年，Friedman 和同事对此进一步研究，获得了到目前为止最为详尽的结果 [28]。在这项研究中，210 名患者经放射外科治疗后，至少随访 2 年以上，其中包括非典型脑膜瘤 18 例和恶性脑膜瘤 11 例。对于良性脑膜瘤，放射治疗最常用的边缘剂量为 12.5 Gy，平均剂量为 13.14Gy（范围 10 ~ 20Gy）。肿瘤平均体积为 7 mm³。影像学平均随访期为 39 个月，临床平均随访期为 56 个月。正如所料，良性肿瘤显示良好的局部控制率，1 ~ 2 年内达 100%，5 年为 96%。对于非典型 / 恶性肿瘤，1 ~ 2 年控制率为 100%/ 100%，但 5 年控制率则下降到 77% / 19%。在此研究中，大多数患者为颅底肿瘤，22 例为凸面肿瘤，50 例矢状窦旁肿瘤。6.2% 的患者出现短暂并发症，使用类固醇治疗后消失。随着年龄增长，出现短暂并发症的风险逐渐升高。59 岁以上患者每增加一岁，短暂并发症发生率以 8% 增长。只有 2.3% 的患者出现长期并发症。本研究中所有出现长期并发症的 5 例均为恶性肿瘤。这些患者除接受普通放射治疗外，均采用了大剂量分割放疗。高累积放射剂量可能导致并发症发生率升高。

Chuang[23] 和 Deinsberger[24] 及他们的同事先后对 LINAC-SRS 进行研究，分别报告对体积为 5.68mm³ 和 5.9mm³ 颅底脑膜瘤的放射外科治疗效果。在 Chuang 及其同事的研究中，43 例颅底脑膜瘤患者采用 LINAC-SRS 治疗，平均剂量为 16 Gy。平均随访 74.5 个月，7 年局部控制率为 89.7%。对

表 53-1　LINAC-SRS 系列研究

作者	病例	平均随访期（月）	平均体积（cc）	平均剂量（Gy）	局部控制率	体积缩小（%）	晚期并发症（%）
Hakim et al., 1998[25]	127	31	4.1	15	89%	*	4.7
Shafron et al., 1999[26]	70	23	10	12.7	100%	43	3
Villavicencio et al., 2001[27]	56	60	*	15	95%	41	9
Chuang et al., 2004[23]	43	74.5	5.68	16	100%	39.5	9.3
Deinsberger et al., 2004[24]	37	66	5.9	14.6	97.2%	32.4	5.6
Friedman et al., 2005[28]	210	54	7	13.14	96%	*	8.5

* 未有报道

于接受 SRS 治疗的患者，7 年局部控制率为 100%。经 LINAC-SRS 治疗后，37.2% 的患者，肿瘤体积缩小。同时，此项研究指出晚期并发症发生率为 7%，其中 1 例采用 16.2Gy 治疗脑干肿瘤的患者出现左侧肢体偏瘫。Deinsberger 及其同事报道 LINAC-SRS 治疗 37 例颅底脑膜瘤患者的疗效[24]。平均随访 66 个月，局部控制率达到 97.2%。观察治疗效果，32.4% 的患者肿瘤体积缩小。晚期并发症发生率为 5.4%。一例岩斜脑膜瘤患者在 LINAC-SRS 治疗后 8 个月出现渐进性偏瘫。正如 Chuang 研究报道，此患者脑干表面受到 16Gy 的剂量照射。皮质类固醇激素治疗偏瘫有效，放射治疗后 2 年，只残留轻偏瘫。

SRS 对脑膜瘤治疗局限性：SRS 和 FRST 基本原理比较

立体定向放射外科治疗可能不适用于紧密毗邻视神经、视交叉或视束的脑膜瘤。Tisher 及其同事回顾性研究评估了经 SRS 治疗的海绵窦肿瘤患者发生视神经病变概率。研究显示，当照射剂量 > 8Gy，24% 的患者出现进行性视神经病变。而照射剂量 < 8Gy，没有患者出现视觉缺失[32]。这项研究中的阈值剂量受到热议，可能制订两维治疗计划和治疗剂量时，低估了视觉器官所受到的实际照射剂量。Leber 及其同事随访了接受 SRS 治疗的 50 例颅底脑膜瘤患者，分析结果。他们发现，采用 30Gy 的高放射剂量治疗海绵窦脑膜瘤，未见脑神经损伤并发症。然而，当视觉通路受到 10 ～ 15Gy 照射剂量后，随访 40 个月，出现视神经病变的概率达 26.7%[33]。Stafford 和同事回顾分析 215 名鞍旁肿瘤患者经治疗后出现视觉并发症情况。得出结论：除照射剂量外，接受照射的视器范围十分重要，小片段视神经可耐受不超过 10Gy 的照射剂量。他们估计：脑干接受照射剂量最大不能超过 12Gy，而此时视神经损伤的概率为 1.1%[34]。

在某些情况下，事先手术和（或）对慢性肿瘤的介入治疗可能会进一步损害视觉器官的抗辐射性。Villavicencio 及其同事对患者进行的一系列 LINAC-SRS 治疗中，一例患者出现失明，尽管最大剂量只有 5Gy。该患者曾行 4 次手术切除肿瘤。虽然经放射外科治疗后，肿瘤没有进展，但仍继续压迫右侧视神经[27]。放射外科使用治疗剂量治疗紧密毗邻视神经的脑膜瘤时，存在视神经放射损伤的潜在风险，并且当使用 MRI 或 CT 难以精确辨别被肿瘤包绕的视觉器官时。在这种情况下，FSRT 可作为首选治疗方法[35]。

相对于 SRS，FSRT 最大的优势是同样的放射剂量，正常组织可分次承受。当谈及 SRS 和 FSRT 的正常组织剂量耐受特性时，不论对于那种治疗方法，都要考虑到生物等效剂量可能传递到相邻的重要组织结构，这一点十分重要。对于引起视神经损伤的单次放射阈值剂量，大约为 8 ～ 10Gy，正如前文所述[32,33,36]。考虑到组织所受剂量难以准确测量，患者治疗方案和放射剂量梯度的不确定性，很难确定距离肿瘤边缘不超过 2 ～ 3mm 的视觉器官所受的边缘剂量小于 8Gy，这足以引起损伤。对于良性脑膜瘤，FSRT 治疗采用的有效治疗剂量为 54Gy。这种剂量很少或不会造成视神经损伤，对于涉及甚至包绕视觉通路的肿瘤，是一种安全的治疗方法。

有一种方法，通过降低肿瘤邻近组织的放射剂量，来降低 SRS 治疗包绕视觉通路的脑膜瘤所引起的视觉通路损伤的风险。Shin 及其同事报道伽玛刀 SRS 治疗 40 例海绵窦脑膜瘤的疗效结果。经单因素分析认为局部治疗与肿瘤控制率下降相关（P < 0.001）。当肿瘤接受边缘剂量为 14Gy 的全照射治疗时，局部控制率为 100%，而当接受边缘剂量为 10 ～ 12Gy 的局部照射治疗，肿瘤局部控制率仅为 80%[37]。LINAC-SRS 同样面临着难以全部覆盖肿瘤的局限性，不能获得满意的治疗效果，此种情况下应使用 FSRT 治疗。

虽然 SRS 对大部分直径 < 3.5cm 的脑膜瘤具有明显疗效，但治疗更大体积的肿瘤时，对周围正常组织的辐射量会指数级别增加。用于 SRS 治疗的单次最大放射剂量不会对正常组织造成生物学影响。此外，放射外科不管采用伽玛刀还是直线加速器，放射剂量均大于分次放射治疗，中心剂量明显高于周边剂量。鉴于这一点，放射治疗大型脑膜瘤时，产生相关并发症的概率会明显增加也就不足为奇了。在对脑膜瘤的 SRS 和 FSRT 治疗研究中，Engenhart 及其同事们研究发现，当 LINAC 和 SRS 单剂量治疗大型脑膜瘤时，放射野直径介于 18 ～ 52mm，相关并发症的发生率会升高[38]。

Flickinger 及其同事评估了 218 名患者接受 SRS 治疗的效果。接受治疗后 10 年，出现放射损伤的比率为 8.3%。随着治疗剂量增加，表现出上升趋势（$P = 0.0537$）[39]。

SRS 治疗后，可能出现严重的并发症：急性或慢性迟发性脑水肿[40]。特别是，矢状窦旁脑膜瘤可能更易产生放射性脑水肿，应考虑采用分次治疗方法。在对经伽玛刀放射治疗的 368 名患者研究中，Kollova 及其同事发现了放射性水肿的发生概率会随着肿瘤体积（$> 10mm^3$）的增长而升高[30]。Kalapurakal 及其同事对 43 名脑膜瘤患者进行研究，他们均在 SRS 或分次 FSRT 治疗后产生脑水肿，深入分析诱发脑水肿的因素。他们发现，11 例矢状窦旁肿瘤和 4 例非矢状窦旁肿瘤治疗后产生症状性脑水肿，可以用类固醇激素来控制。分析认为诱发脑水肿的危险因素包括：矢状窦旁肿瘤、治疗前水肿、矢状窦闭塞以及分次放射剂量大于 6Gy。他们得出结论，当伴有这些危险因素时，可采用分次剂量不超过 6Gy 的 FSRT 治疗[41]。

正如前文所讨论的，SRS 治疗大型脑膜瘤，并发症发生率增加。然而，一些研究表明，为减少正常组织损伤的风险而降低 SRS 治疗剂量，较大或不规则脑膜瘤不能得到良好控制[42]。在一项对矢状窦旁脑膜瘤患者放射治疗的多中心研究中，Kondziolka 及其同事们发现，肿瘤体积大于 7.5cm³ 可作为预测局部放射无效的指标（77% vs. 56%，$P < 0.002$）[43]。DiBiase 及其同事对 162 例良性脑膜瘤患者进行研究，寻找可预测影响肿瘤局部控制率的因素。经多因素分析发现，肿瘤 $> 10cm^3$ 是唯一可明显影响无病生存（DFS）的因素，大于与小于 $10mm^3$ 肿瘤患者的 5 年 DFS 分别为 68% 和 91.9%（$P = 0.038$）[29]。

一些体积较小的脑膜瘤，由于形状不规则和（或）具有较长硬膜尾征，对于 SRS 治疗来说具有挑战性。较长的硬膜尾征意味着肿瘤浸润硬脑膜至少 1 ~ 2cm。一项由 DiBiase 及其同事主持的研究表明，通过单变量分析，放射范围是否包含硬膜尾征部位是影响肿瘤局部控制率的重要因素，经放射治疗硬膜尾征的患者 5 年 DFS 为 96%，而未照射硬膜尾征的患者仅为 77.9%（$P = 0.038$）。包括了硬膜尾征的放射治疗，会明显增加放射范围，暴露在放

射治疗范围内的正常组织增多，最大适形剂量程度降低。因此，是否将硬膜尾征部位加入放射治疗范围仍存争议。在 DiBiase 研究中，通过多变量分析显示肿瘤局部控制率未见改善，也未发现与治疗失败相关[44]。在一项由 Nagele 及其同事进行的研究中，经 MRI 检查发现 17 例脑膜瘤患者中有 9 例具有硬膜尾征。其中，4 例经病理检查明确。此 4 例硬膜尾征边缘距肿瘤未超过 $2mm$[45]。虽然硬膜尾征的意义和重要性仍存在争议，但对不规则形肿瘤或具有明显硬膜尾征的肿瘤，FSRT 可能是一个较好的选择，尤其希望通过降低适形剂量来降低正常组织放射损伤风险而言。

FSRT 与 EBRT（外线束放射治疗）比较

以 LINAC 为基础的 FSRT 重要基础理论是，它提供了行之有效的外线束放射治疗，分次放射剂量可保证正常组织的生物特性；SRS 治疗中，放射线在肿瘤边缘正常组织产生陡峭下降的剂量梯度，但对肿瘤则产生较高匀质放射剂量。对于良性脑膜瘤，如果最大径大于 10cm，可采用单中心均匀剂量治疗。EBRT 和 FSRT 均采用 50 ~ 54Gy 的相同剂量治疗良性脑膜瘤。相对于放射外科，50 ~ 54Gy 的剂量分割治疗可获得相同的临床疗效。若采用线性二次公式比较生物等效剂量，使用 α/β 比率估算良性脑膜瘤的剂量，将 50 ~ 54Gy 的剂量分割为 1.8 ~ 2Gy，其产生的放射效能相当于前述报道的 SRS 中采用 12 ~ 16Gy 剂量[46]。鉴于良性脑膜瘤无侵袭性，MRI 或 CT 可明显强化，相对于 EBRT，FSRT 适形放射治疗不会明显提高肿瘤控制率。

通过精确定位和优化放射剂量，与传统的放射治疗比较，FSRT 可更好地保护正常组织。为了确保照射位置不变，必须采用固定定位的新技术。这些包括咬块型固定装置[13,47]和硬性热塑面罩[48]。使用固定装置固定患者，依据面罩基准线进行 CT 扫描。将获取的一系列影像导入治疗计划，制订靶向肿瘤立体定向坐标[15]。最新 FSRT 方法可将准实时立体 X 射线成像技术和热塑性面罩相结合，使现有的立体定向系统更加精确[19,20]。

LINAC-FSRT 对脑膜瘤的疗效

德国癌症研究中心的 Debus 及其同事们在 2001 年报道一项回顾性研究结果，对 189 例颅底脑膜瘤患者采用 FSRT 治疗，肿瘤平均体积为 52.5cm³。31% 的患者单纯 FSRT 治疗，26% 的患者为术后残余肿瘤，41% 的患者为手术切除后肿瘤复发。这些患者接受 1.8Gy 分割剂量治疗，平均总剂量为 56.8Gy。WHO I 级脑膜瘤患者 10 年整体存活率为 96%。研究发现肿瘤局部控制率为 98%，等同或略优于 EBRT 治疗的患者[8,50,51]。此外，他们还观察到 14% 患者的肿瘤体积缩小 50%，84% 患者肿瘤保持相对稳定。手术切除后辅助 FSRT 治疗和单纯 FSRT 治疗的患者，疗效比较未见明显差别。临床疗效评估显示，至少有一种神经功能缺损改善的患者占 44.8%。在无法手术而接受单纯放疗的患者中，神经系统的功能改善者占 38%。未发现肿瘤体积缩小和脑神经损伤之间具有相关性。仅有 2.1% 接受治疗的患者出现第三级毒性反应。2 例患者出现视力下降或视野缺损，但没有患者出现失明。总之，这项研究的结果强烈支持 FSRT 对体积较大颅底脑膜瘤的治疗，具有安全性和有效性。

2005 年，Milker-Zabel 及其同事报道一项后续研究，其中包括非颅底肿瘤，平均体积为 33.6mm³，平均随访 5.7 年。总体局部控制率为 93.1%，其中 22.7% 的患者在接受治疗后肿瘤体积缩小。正如预期的那样，那些 WHO II 级脑膜瘤的局部控制率明显差于 WHO I 级肿瘤（$P < 0.002$）。WHO I 级肿瘤患者，3 年无复发生存率为 98.5%，5 年为 90.5%，10 年为 89%；WHO II 级脑膜瘤患者对应分别为 96%、89% 和 67%。他们观察接受治疗的复发性脑膜瘤患者和经手术切除或次全切除后接受治疗的患者，PFS 具有下降趋势（$P < 0.06$）。10% 经 FSRT 治疗患者肿瘤复发，而单纯以此为主要治疗方法的患者复发率仅为 4.7%。体积超过 60mm³ 的较大脑膜瘤局部控制率不佳，复发率为 15.5%；而肿瘤体积 ≤ 60 mm³ 者复发率为 4.3%（$P < 0.001$）。42.9% 的患者临床症状改善。III 级毒性率只占 2.5%，I 级和 II 级毒性率仅为 8.2%[52]。与此相反，Goldsmith 及其同事报道严重的毒性发生率为 3.6%，如接受放射剂量为 57.6Gy 的 EBRT

治疗后出现脑坏死或视力下降等[8]。没有患者在 FSRT 治疗后的随访期间继发脑恶性肿瘤。

Henzel 及其同事[53] 报告经 FSRT 治疗的 224 例患者，平均随访 36 个月的回顾性调查结果。患者人群中包括经大分割剂量 SRT 治疗 30 例，11 例经 SRS 治疗。42% 患者接受单纯放射治疗。他们对总体肿瘤体积收缩率进行评估；45.7% 的患者肿瘤体积缩小，直径至少缩小 2mm。在治疗后 12 个月内，平均肿瘤体积收缩率为 26.2%；18 个月内为 30.3%。他们发现，整体生存率为 92.9%。临床 III 级毒性发生率为 2.5%，均与水肿有关，激素治疗后完全治愈。他们尚提出，SRT 可替代 SRS，用于 > 4mm³ 和距关键结构 < 2mm 的肿瘤。

自 2001 年以来，有关 LINAC- SRS 的一系列重要的研究总结见表 53-2。

LINAC-SRS 治疗静脉窦脑膜瘤

鉴于 FSRT 对脑神经损伤小的特性，对海绵窦脑膜瘤的治疗引起人们浓厚兴趣。Milker-Zabel 及其同事报告了经 FSRT 治疗的 57 例海绵窦良性脑膜瘤患者长期随访（平均随访 6.5 年）结果[57]。29 例患者作为主要治疗，10 例手术后辅助治疗，18 例为复发肿瘤。肿瘤平均体积为 35.2mm³，平均放射剂量 57.6Gy。局部控制率达 100%，32% 的患者肿瘤体积缩小。20% 的患者神经症状改善。没有患者出现进行性视力下降、继发恶性肿瘤或下丘脑 - 垂体功能障碍。

在另一项评估 FSRT 对海绵窦脑膜瘤的治疗效果研究中，Selch 及其同事报道经 FSRT 治疗的良性海绵窦脑膜瘤患者 45 例[55]。平均肿瘤体积为 14.5mm³，平均剂量为 50.4Gy。平均随访 36 个月，PFS 为 97.4%。18% 的患者，肿瘤体积缩小；神经功能改善者占 20%。无脑神经病变，内分泌失调，继发恶性肿瘤或认知功能下降。

对于 SRS 或 FSRT 治疗海绵窦脑膜瘤，必须包括治疗海绵窦内受侵的颈内动脉及其他血管。Brada 及其他的同事报道经 EBRT 治疗垂体腺瘤后，脑血管意外（CVA）的发生率为 4.1%，10 年后 CVA 的发生率为 21%[56]。Selch 研究的 45 例患者中有 1 例（2%）不伴有其他脑血管危险因素的患者经 FSRT

表 53-2　分次立体定向放射治疗

作者	病例数	平均随访期（月）	平均体积（cc）	平均剂量（Gy）	体积缩小（%）	局部控制（%）	晚期并发症（%）
Debus et al.，2001[49]	189	35	52.5	56.8	14	98	2.1
Jalali，2002[58]	41	21	14.5	50～55	22	100	9.8
Selch，2004[55]	45	36	14.5	50.4	18	97.4	2
Milker-Zabel et al.，2005[52]	317	68.4	33.6	57.6	23	90	2.5
Milker-Zabel et al.，2006[54]	57	78	35.2	57.6	32	100	0
Henzel et al.，2006[53]	224	36	9.1	55.8	46	96.9	2.5
Candish，2006[59]	38	26	8	50	*	100	5.3

*未报道。

治疗后 6 月，出现同侧脑卒中。Milker-Zabel 进行的 FSRT 治疗海绵窦脑膜瘤的研究中，平均随访 6.5 年，57 例中无 1 例出现脑血管意外[54]。而经 SRS 治疗，血管闭塞率达 1%～2%，通常发生于治疗后 14～60 个月[57]。采用 SRS 或 FSRT 照射的血管数量减少，诱发 CVA 的风险要低于 EBRT。需要进一步研究来明确 CVA 总体发病率和诱发晚期并发症的危险因素。

结　论

将 LINACs 运用于 SRS/FSRT，推动了几乎可用于所有大小和位置的脑膜瘤放射治疗发展。运用单剂量 LINACs-SRS 和传统分割剂量或大分割量的 LINACs-FSRT，优化生物学和治疗剂量，从而实现有效控制肿瘤和最大程度降低毒性的目的。在最新 LINACs-SRS 系统中采用先进的影像导航和无框架 SRS，可改善治疗过程中患者的舒适度和治疗精度。LINACs-SRS 疗效与伽玛刀 SRS 相似。LINACs-FSRT 与 EBRT 比较有相似的疗效，但可降低放射毒性。

颅底肿瘤，具有高发病率和死亡率，即使有先进的显微手术技术，对于我们来说仍是一个重大的挑战。对于颅底肿瘤，相对于保留功能的大部切除术，LINACs-SRS 或 FSRT 可明显改善患者预后，降低并发症风险和提高肿瘤控制率。LINACs-SRS 对中小型颅底肿瘤显示优良疗效和低毒性。对于大型颅底肿瘤，涉及或距视器 3mm 内，推荐 FSRT 治疗。

对于矢状窦旁肿瘤，由于肿瘤侵蚀矢状窦，全切肿瘤可能难以做到。鉴于次全切除后长时期高复发性，特别是病理趋向差，推荐次全切除后辅助性 SRS 或 FSRT 治疗。对于中大型矢状窦旁肿瘤，FSRT 可能优于 SRS 的治疗效果，鉴于放射治疗后出现大范围瘤周水肿的可能性[30,41]。

对于凸面脑膜瘤，手术切除仍是治疗的金标准。但对于无法手术治疗的患者，或那些未出现明显占位效应的小肿瘤，LINACs-SRS 治疗可获得很高的肿瘤控制率，约 30%～40% 的肿瘤体积缩小，治疗后出现急性或晚期并发症的风险下降。对于难以全切的大型凸面肿瘤，或广泛侵蚀颅骨和（或）脑组织的肿瘤，推荐次全切除联合 FSRT 治疗或主要采取 FSRT 治疗。

参考文献

[1] Simpson D. The recurrence of intracranial meningiomas after surgical treatment. J Neurol Neurosurg Psychiatry 1957;20:22–39.

[2] Dufour H, Muracciole X, Métellus P, et al. Long-term tumor control and functional outcome in patients with cavernous sinus meningiomas treated by radiotherapy with or without previous surgery: is there an alternative to aggressive tumor removal? Neurosurgery 2001;48 (2):285–94; discussion 294–6.

[3] O'Sullivan MG, van Loveren HR, Tew Jr JM. The surgical resectability of meningiomas of the cavernous sinus. Neurosurgery 1997;40:238–44; discussion 245–7.

[4] Mirimanoff RO, Dosoretz DE, Linggood RM, et al. Meningioma: analysis of recurrence and progression following neurosurgical resection. J Neurosurg 1985; 62:18–24.

[5] De Jesús O, Sekhar LN, Parikh HK, et al. Long-term follow-up of patients with meningiomas involving the cavernous sinus: recurrence,

progression, and quality of life. Neurosurgery 1996;39:915–9; discussion 919–20.

[6] Taylor Jr BW, Marcus Jr RB, Friedman WA, et al. The meningioma controversy: postoperative radiation therapy. Int J Radiat Oncol Biol Phys 1988;15:299–304.

[7] Miralbell R, Linggood RM, de la Monte S, et al. The role of radiotherapy in the treatment of subtotally resected benign meningiomas. J Neurooncol 1992;13:157–64.

[8] Goldsmith BJ, Wara WM, Wilson CB, Larson DA. Postoperative irradiation for subtotally resected meningiomas. A retrospective analysis of 140 patients treated from 1967 to 1990. J Neurosurg 1994;80:195–201.

[9] Mendenhall WM, Morris CG, Amdur RJ, et al. Radiotherapy alone or after subtotal resection for benign skull base meningiomas. Cancer 2003;98:1473–82.

[10] Black PM, Villavicencio AT, Rhouddou C, Loeffler JS. Aggressive surgery and focal radiation in the management of meningiomas of the skull base: preservation of function with maintenance of local control. Acta Neurochir (Wien) 2001; 143:555–62.

[11] Lunsford LD, Flickinger J, Lindner G, Maitz A. Stereotactic radiosurgery of the brain using the first United States 201 cobalt-60 source gamma knife. Neurosurgery 1989;24:151–9.

[12] Lutz W, Winston KR, Maleki N. A system for stereotactic radiosurgery with a linear accelerator. Int J Radiat Oncol Biol Phys 1988;14:373–81.

[13] Gill SS, Thomas DG, Warnington AP, Brada M. Relocatable frame for stereotactic external beam radiotherapy. Int J Radiat Oncol Biol Phys 1991;20:599–603.

[14] Pirzkall A, Carol M, Lohr F, et al. Comparison of intensity-modulated radiotherapy with conventional conformal radiotherapy for complex-shaped tumors. Int J Radiat Oncol Biol Phys 2000;48:1371–80.

[15] Kooy HM, Nedzi LA, Loeffler JS, et al. Treatment planning for stereotactic radiosurgery of intra-cranial lesions. Int J Radiat Oncol Biol Phys 1991;21:683–93.

[16] Yu C, Luxton G, Jozsef G, et al. Dosimetric comparison of three photon radiosurgery techniques for an elongated ellipsoid target. Int J Radiat Oncol Biol Phys 1999;45:817–26.

[17] Perks JR, St. George EJ, El Hamri K, et al. Stereotactic radiosurgery XVI: Isodosimetric comparison of photon stereotactic radiosurgery techniques (gamma knife vs. micromultileaf collimator linear accelerator) for acoustic neuroma–and potential clinical importance. Int J Radiat Oncol Biol Phys 2003;57:1450–9.

[18] Kamath R, Ryken TC, Meeks SL, et al. Initial clinical experience with frameless radiosurgery for patients with intracranial metastases. Int J Radiat Oncol Biol Phys 2005;61:1467–72.

[19] Verellen D, Soete G, Linthout N, et al. Quality assurance of a system for improved target localization and patient set-up that combines real-time infrared tracking and stereoscopic X-ray imaging. Radiother Oncol 2003; 67:129–41.

[20] Chang SD, Main W, Martin DP, et al. An analysis of the accuracy of the CyberKnife: a robotic frameless stereotactic radiosurgical system. Neurosurgery 2003;52:140–6; discussion 146–7.

[21] Ryken TC, Meeks SL, Pennington EC, et al. Initial clinical experience with frameless stereotactic radiosurgery: analysis of accuracy and feasibility. Int J Radiat Oncol Biol Phys 2001;51:1152–8.

[22] Otto K, Fallone BG. Frame slippage verification in stereotactic radiosurgery. Int J Radiat Oncol Biol Phys 1998;41:199–205.

[23] Chuang CC, Chang CN, Tsang NM, et al. Linear accelerator-based radiosurgery in the management of skull base meningiomas. J Neurooncol 2004;66:241–9.

[24] Deinsberger R, Tidstrand J. LINAC radiosurgery in skull base meningiomas. Minim Invasive Neurosurg 2004;47:333–8.

[25] Hakim R, Alexander 3rd E, Loeffler JS, et al. Results of linear accelerator-based radiosurgery for intracranial meningiomas. Neurosurgery 1998;42:446–53; discussion 453–4.

[26] Shafron DH, Friedman WA, Buatti JM, et al. Linac radiosurgery for benign meningiomas. Int J Radiat Oncol Biol Phys 1999;43:321–7.

[27] Villavicencio AT, Black PM, Shrieve DC, et al. Linac radiosurgery for skull base meningiomas. Acta Neurochir (Wien) 2001;143:1141–52.

[28] Friedman WA, Murad GJ, Bradshaw P, et al. Linear accelerator surgery for meningiomas. J Neurosurg 2005;103:206–9.

[29] DiBiase SJ, Kwok Y, Yovino S, et al. Factors predicting local tumor control after gamma knife stereotactic radiosurgery for benign intracranial meningiomas. Int J Radiat Oncol Biol Phys 2004;60:1515–9.

[30] Kollová A, Liscák R, Novotný Jr J, et al. Gamma Knife surgery for benign meningioma. J Neurosurg 2007;107:325–36.

[31] Malik I, Rowe JG, Walton L, et al. The use of stereotactic radiosurgery in the management of meningiomas. Br J Neurosurg 2005;19:13–20.

[32] Tishler RB, Loeffler JS, Lunsford LD, et al. Tolerance of cranial nerves of the cavernous sinus to radiosurgery. Int J Radiat Oncol Biol Phys 1993;27:215–21.

[33] Leber KA, Bergloff J, Pendl G. Dose-response tolerance of the visual pathways and cranial nerves of the cavernous sinus to stereotactic radiosurgery. J Neurosurg 1998;88:43–50.

[34] Stafford SL, Pollock BE, Leavitt JA, et al. A study on the radiation tolerance of the optic nerves and chiasm after stereotactic radiosurgery. Int J Radiat Oncol Biol Phys 2003;55:1177–81.

[35] Torres RC, Frighetto L, De Salles AA, et al. Radiosurgery and stereotactic radiotherapy for intracranial meningiomas. Neurosurg Focus 2003;14:e5.

[36] Ove R, Kelman S, Amin PP, Chin LS. et al. Preservation of visual fields after peri-sellar gamma-knife radiosurgery. Int J Cancer 2000;90:343–50.

[37] Shin M, Kurita H, Sasaki T, et al. Analysis of treatment outcome after stereotactic radiosurgery for cavernous sinus meningiomas. J Neurosurg 2001; 95:435–9.

[38] Engenhart R, Kimmig BN, Höver KH, et al. Stereotactic single high dose radiation therapy of benign intracranial meningiomas. Int J Radiat Oncol Biol Phys 1990;19:1021–6.

[39] Flickinger JC, Kondziolka D, Maitz AH, Lunsford LD. Gamma knife radiosurgery of imaging-diagnosed intracranial meningioma. Int J Radiat Oncol Biol Phys 2003;56: 801–6.

[40] Eustacchio S, Trummer M, Fuchs I, et al. Preservation of cranial nerve function following Gamma Knife radiosurgery for benign skull base meningiomas: experience in 121 patients with follow-up of 5 to 9.8 years. Acta Neurochir Suppl 2002;84:71–6.

[41] Kalapurakal JA, Silverman CL, Akhtar N, et al. Intracranial meningiomas: factors that influence the development of cerebral edema after stereotactic radiosurgery and radiation therapy. Radiology 1997;204:461–5.

[42] Shaw E, Scott C, Souhami L, et al. Single dose radiosurgical treatment of recurrent previously irradiated primary brain tumors and brain metastases: final report of RTOG protocol 90–05. Int J Radiat Oncol Biol Phys 2000;47:291–8.

[43] Kondziolka D, Flickinger JC, Perez B. Judicious resection and/or radiosurgery for parasagittal meningiomas: outcomes from a multicenter review. Gamma Knife Meningioma Study Group. Neurosurgery 1998;43:405–13; discussion 413–4.

[44] Rogers L, Jensen R, Perry A. Chasing your dural tail: Factors predicting local tumor control after gamma knife stereotactic radiosurgery for benign intracranial meningiomas: In regard to DiBiase et al. (Int J Radiat Oncol Biol Phys 2004;60:1515–9). Int J Radiat Oncol Biol Phys 2005;62:616–8; author reply 618–9.

[45] Nagele T, Petersen D, Klose U, et al. The "dural tail" adjacent to meningiomas studied by dynamic contrast-enhanced MRI: a comparison with histopathology. Neuroradiology 1994;36:303–7.

[46] Larson DA, Flickinger JC, Loeffler JS. The radiobiology of radiosurgery. Int J Radiat Oncol Biol Phys 1993;25:557–61.

[47] Kooy HM, Dunbar SF, Tarbell NJ, et al. Adaptation and verification of the relocatable Gill-Thomas-Cosman frame in stereotactic radiotherapy. Int J Radiat Oncol Biol Phys 1994;30:685–91.

[48] Alheit H, Dornfeld S, Dawel M, et al. Patient position reproducibility

in fractionated stereotactically guided conformal radiotherapy using the BrainLab mask system. Strahlenther Onkol 2001;177:264–8.

[49] Debus J, Wuendrich M, Pirzkall A, et al. High efficacy of fractionated stereotactic radiotherapy of large base-of-skull meningiomas: long-term results. J Clin Oncol 2001;19:3547–53.

[50] Glaholm J, Bloom HJ, Crow JH. The role of radiotherapy in the management of intracranial meningiomas: the Royal Marsden Hospital experience with 186 patients. Int J Radiat Oncol Biol Phys 1990;18:755–61.

[51] Peele KA, Kennerdell JS, Maroon JC, et al. The role of postoperative irradiation in the management of sphenoid wing meningiomas. A preliminary report. Ophthalmology 1996;103:1761–6; discussion 1766–7.

[52] Milker-Zabel S, Zabel A, Schulz-Ertner D, et al. Fractionated stereotactic radiotherapy in patients with benign or atypical intracranial meningioma: long-term experience and prognostic factors. Int J Radiat Oncol Biol Phys 2005;61:809–16.

[53] Henzel M, Gross MW, Hamm K, et al. Stereotactic radiotherapy of meningiomas: symptomatology, acute and late toxicity. Strahlenther Onkol 2006;182:382–8.

[54] Milker-Zabel S, Zabel du Bois A, Huber P, et al. Fractionated stereotactic radiation therapy in the management of benign cavernous sinus meningiomas: long-term experience and review of the literature. Strahlenther Onkol 2006;182: 635–40.

[55] Selch MT, Ahn E, Laskari A, et al. Stereotactic radiotherapy for treatment of cavernous sinus meningiomas. Int J Radiat Oncol Biol Phys 2004;59:101–11.

[56] Brada M, Burchell L, Ashley S, Traish D. The incidence of cerebrovascular accidents in patients with pituitary adenoma. Int J Radiat Oncol Biol Phys 1999;45:693–8.

[57] Barami K, Grow A, Bern S, et al. Vascular complications after radiosurgery for meningiomas. Neurosurg Focus 2007;22:E9.

[58] Jalali R, Loughrey C, Baumert B, et al. High precision focused irradiation in the form of fractionated stereotactic conformal radiotherapy (SCRT) for benign meningiomas predominantly in the skull base location. Clin Oncol (R Coll Radiol) 2002;14:103–9.

[59] Candish C, McKenzie M, Clark BG, et al. Stereotactic fractionated radiotherapy for the treatment of benign meningiomas. Int J Radiat Oncol Biol Phys 2006;66 suppl 1:S3–6.

脑膜瘤的质子放射治疗

Helen A. Shih,
Jay S. Loeffler
胡　涛　译

概　述

放射治疗为脑膜瘤提供了一个可替代手术的有效治疗方法。它也经常作为一种有效的辅助治疗方法，来改善局部控制肿瘤。放射治疗的最大应用限制是相关的副作用，有些甚至影响到良性肿瘤患者的生活质量。质子放射治疗是较新的放射治疗方法，相比光子放射治疗，可以进一步减少辐射毒性。由于成本高和临床应用的技术障碍，质子放射治疗在临床应用方面进展缓慢，但它已经呈现快速发展的势头。然而质子放射的特性，我们在临床应用中所获取的经验尚有限。包括质子放射在内的各种放射治疗的辐射毒性发生风险，已进行了系统回顾总结。

质子放射物理特性及临床应用

质子放射物理特性

带正电的质子是由氢原子剥离轨道电子而形成的。高能质子靶向冲击目标，随后其能量沉积。质子放射具有与光子放射相似的生物特性，后者是临床最常见的放射治疗方法。相对于质子放射，光子放射具有高能量 X 射线，并可在所照射组织中积累能量。前面已讲述光子放射疗法，包括线性加速器和伽玛刀治疗等方法。

在临床应用中，质子和光子放射主要区别是质子束可更精准照射目标，从而大幅减少目标周围暴露的正常组织所受的辐射剂量。质子束穿透距离有限，当其在组织内减慢速度后，可释放携带的能量。在穿透距离的最终几个毫米内，能量累积达到最大。这最后的累积能量释放被称为布拉格（Bragg）峰（图 54-1）。同一组织内，随着质子束能量增加，其穿透距离也相应延长。多质子束可携带相同能量作用于整个目标，形成均匀分布的布拉格峰群（SOBP）。由于质子束具有有限的穿透距离，基本上没有辐射传递到质子停止运动的下游位置。与此相反，光子虽然可穿透物质而辐射衰减，但穿透距离较远。为了使足够的剂量作用于临床目标，光子束在到达所作用的靶标时，必须携带大量的能量。但是，光子束还要透过靶标继续作用于深部组织。放射线从不同方向照射靶标，使得皮肤表面和靶标之间的正常组织只受到极低剂量的照射。但放射线重叠在靶标，达到较高的放射治疗剂量。

质子适形增加的剂量分布主要有两

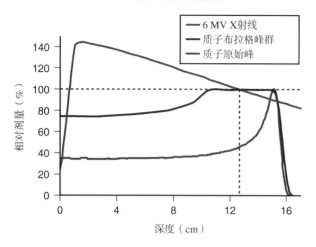

质子和光子剂量分布

图 54-1（见彩图 54-1）　质子和光子束能量深度—剂量关系表。质子束（蓝色）特点是在布拉格峰后的放射通路，能量明显下降。多个质子束可以组合形成布拉格峰群(SOBP,红色)，用理想的治疗剂量涵盖了的目标组织。光子（绿色）束穿透目标组织后，继续释放能量，并且穿透距离大于质子束。

个特点。它可能会降低正常组织暴露于电离辐射而产生不利影响的风险。这是质子相对于光子治疗良性脑膜瘤的主要优势。虽然在组织表面和靶标之间的正常组织之间有放射能量沉积，但是下游辐射大幅消减特性大大降低了远处正常组织的照射量。正因为远处组织辐射量基本可以忽略不计，使得多质子束放射应用于临床治疗。当治疗不规则目标时，如颅底脑膜瘤，既可依据形状调整放射质子束，又可使邻近组织，如大脑和眼睛，所受辐照最小化。通过对现代光子为基础的放射治疗和质子放射治疗的剂量学研究，发现质子放射治疗一般不需超过 3 个质子放射源，而光子放射治疗则需 5 ~ 6 个光子放射源 [1]。质子放射治疗只有极少数靶标之外的组织受到较低剂量的辐射。另一项对质子和光子放射治疗颅内肿瘤的比较研究，其中包括 5 例脑膜瘤，显示质子放疗具有更佳的适形优势 [2]。虽然这些研究是纯粹的理论研究，但可能有助于减少正常组织的后期辐射影响。

质子治疗的第二个重要特点是它能够提供比光子治疗更高的放射剂量，同时不会增加正常组织损伤的风险。这一点对于治疗恶性和非典型脑膜瘤尤为重要，其可直接减少受辐射正常组织体积和照射剂量。质子放射治疗可提高靶区剂量，而周围正常组织发生放射损伤的风险低于或等于光子放射

治疗。放射剂量不足会引起治疗效果下降，而质子放射治疗适当增加剂量可能会改善放射治疗效果。如前所述，对非典型或恶性脑膜瘤的治疗剂量超过 60Gy，能改善肿瘤局部控制率。可见，质子放射治疗则既提高了局部控制率，又减少对正常组织损伤 [3]。

如同光子放射疗法，质子放射治疗也可采用分割放射或单次立体定向放射方式。临床适应证限定了剂量和剂量分割治疗方式。短疗程分次高放射剂量被称之为高剂量分割放射治疗，是一种介于疗程为 5 ~ 6 周的传统分次治疗和单次放射治疗之间的治疗方式。包括肿瘤位置、大小和形状，邻近的正常组织以及病人的健康状况等多重因素决定治疗剂量和分割治疗方式。

质子的物理特性使得质子放射治疗具有很大优势，但是制造设备和维持运转的复杂性和费用限制了早期临床运用。截至 2008 年，美国只有 5 台临床质子放射治疗仪。而在 2005 年以前只有 2 台。随着对质子放射剂量优势及临床意义认识不断增长，未来几年，将会有更多的治疗中心开展质子放射治疗。

质子治疗计划及准备

质子放射治疗固定定位技术

接受放射治疗的患者必须处于一个舒适、安全，并且可重复定位的位置。一些设备用来提升治疗效率和促进固定定位技术发展，虽然先进的质子治疗设施数量有限，但也促进了相关固定定位技术不断更新发展。质子束比光子束对定位设备的材料、形状和密度变化更敏感，进行质子治疗时必须同时考虑固定定位设备的设计和治疗计划。

马萨诸塞州总医院（MGH）设计开发了两种固定装置，专门用于颅内病变的质子放射治疗，可使患者处于舒适的仰卧位。固定定位装置具有碳纤维圆枕，并采用重量轻，密度低的铝合金制作成头部框架。治疗时，患者所佩戴的牙具需摘除。此框架可用于治疗除颅底病变之外的颅内病变。另一种固定装置是头颅面具，它由一个标准头盔和定制设计的强化热塑性面具组成。运用该装置，使质子放

射治疗消除了铝制框架的限制，可治疗全部颅内病变，并且可用于牙齿松动或脱失的患者。

颅内质子立体定向放射治疗，采用了一项辅助措施，从而进一步改善患者的定位装置的精度。在马萨诸塞州总医院，通过微创手术把含有 3 个约 1mm 直径的不锈钢球的标记物置入颅骨外板内。这些金属球可作为 CT 扫描的基准坐标标记。局部麻醉下，在头皮的三点位置（通常是双侧额叶和后顶叶），将该基准体表标记物插入颅骨外板内约 3mm 深。整个过程约需 15 分钟，几乎没有失血，患者也十分满意。

质子放射治疗计划和实施

质子放射治疗计划基于 CT 影像，类似于其他放射治疗计划。先标识出目标和关键结构位置。选择使用 1 ~ 6 束射线，这取决于目标和正常组织的几何形状。准确选择放射位点，可避免质子束通过骨桥和骨质不均区域，如：乳突、鼻窦和听小管等结构，能最大限度地发挥横向和远端剂量消减特性。准直和边缘区域的确定有利于正确质子束适形。处于各种能量范围的质子束叠加产生布拉格峰群（SOBP）。对于不同形态、体积的目标，比较以光子束为基础的立体定向放射治疗或剂量分割治疗，质子放射治疗作用于目标的剂量分布更均匀。周围正常组织遭受的放射剂量可达到最小程度（图 54-2）。质子放射可通过平面影像诊疗系统，即可实现精准的放射治疗。骨性解剖标志亦有助于准确定位。颅骨定位基线能进一步保证治疗精度。此外，开始治疗前，应再次影像检查，精确定位。

质子放射治疗的临床经验

对于脑膜瘤的放射治疗主要适用于手术不能全切或次全切除的脑膜瘤患者，其症状出现明显或进行性进展。在这种情况下，放射治疗可以获得良好的局部肿瘤控制效果。位于颅底的肿瘤，也可通过质子放射治疗，并深受人们重视。

剂量分割质子放射治疗

从有限的剂量分割质子放射治疗脑膜瘤的经验表明，和其他形式的放射治疗比较，在肿瘤控制方面具有相同疗效。一篇来自国家加速器中心的研究报告，采用分次立体定向质子放射治疗 5 例颅底脑膜瘤，阐述了质子放射治疗的疗效和不良反应（总剂量为 54.1 ~ 61.6GyE，分成 16 ~ 28 次照射）[4]。

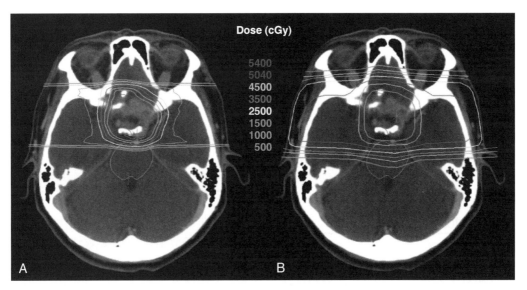

图 54-2（见彩图 54-2）　计划使用（**A**）质子和（**B**）光子放射治疗的临床颅底脑膜瘤病例。三维技术同时用于两种治疗计划，构成横向、纵向及斜行放射束。彩色线条代表不同剂量。质子放射治疗实现最大程度的适形放射，辐射量降至最小。请注意，紫红色线代表质子放射剂量 35Gy，照射范围排除了颞叶大部分脑组织，而光子放射治疗则难以达到。

平均随访时间为 40 个月。所有患者均获得良好的局部控制率，并提供一些初步数据支持使用质子放射治疗。接受治疗的患者，没有人出现急性放射毒性反应，只有一例出现短期记忆减退。

在瑞士的保罗谢勒研究所（PSI），开发出一种新的质子束扫描放射方式，期望实现更好的适形放疗目标。这种逐点扫描质子束技术已应用于 16 例颅内脑膜瘤患者的治疗 [5]。采用经典剂量分割放射治疗这些患者，平均剂量为 56 GyE。3 年局部控制率达 92%。16 例患者中有 3 例出现治疗相关性不良反应，包括视网膜病变、视神经病变、脑坏死。治疗者指出，所有的后遗症发生于采用的照射剂量高于现有其他方法的给予的常规组织剂量情况下。这些研究结果表明，质子放射可达到光子放射治疗同样的效果，并着重提出正常神经组织所能承受的放射剂量。

大剂量分割质子放射治疗

关于大剂量分割质子放射治疗的经验是有限的。乌普萨拉 Svedberg 实验室的 Sweden 对此进行了到目前为止最大宗的研究。其报道 19 例脑膜瘤患者的治疗结果 [6]。除 1 例外，其余患者均为颅底肿瘤。治疗剂量为 24GyE，分为 4 次分割剂量。随访至少 36 个月，未发现神经损伤。虽然随访时间相对较短，但研究表明，相比经典剂量分割放射治疗，大剂量分割放射治疗更有利于患者。国家加速器中心对 18 例患者采用大剂量分割立体定向放射治疗（分割 3 次，平均剂量为 20.3GyE），获取了一定经验 [4]。其中 16 例（89%）患者至少症状维持稳定，2 例患者肿瘤进展。因此，通过大剂量分割质子放射治疗取得的肿瘤控制率可媲美光子为基础的放射治疗方法。2 例患者出现暂时性脑神经功能障碍。另外 2 例患者出现晚期神经损伤：部分听力缺失和颞叶癫痫。

光子 - 质子联合放射治疗

光子和质子联合放射治疗方法，已成功运用于临床治疗，并可使最大数量的患者受益于有限的质子放射治疗资源。在此治疗方案中，肿瘤的一部分采用剂量分割质子放射，其余部分可采用光子放射

治疗。法国一项研究报道，对 51 例颅底脑膜瘤患者采用质子和光子联合放射治疗方法，平均放射剂量为 60.6 GyE，4 年局部控制率为 98%[7]。平均随访 21 个月，无明显副作用。但尚需要更长时间的随访，以评估此项治疗的潜在后期影响。 另外一项研究，对 46 例次全切除或复发脑膜瘤患者采用光子和质子联合放射治疗，5 年和 10 年无复发生存率分别为 100% 和 88%[8]。其放射剂量介于 53.1 至 74.1 GyE 之间，平均 59.0 GyE。 尚存活患者中，5 年和 10 年出现治疗相关性毒性反应率均为 20%，正常组织所受的辐射剂量在可接受的范围内。所有治疗相关性病变的发生均是由于正常组织所受辐射剂量超出公认的神经组织耐受剂量引起。

立体定向质子放射外科

质子放射外科是一种比较新的质子放射治疗方法。类似于以光子为基础的放射治疗方法，如：直线加速器或伽玛刀和放射外科等方法，治疗采用单个设备。 然而，质子放射外科不同于直线加速器和伽玛刀放射外科之处在于：高放射剂量均匀分布于治疗目标。目标内不会出现超过或低于平均剂量的区域。因此，可以提高局部控制率和降低正常组织的损伤。马萨诸塞州总医院（MGH）对 44 例脑膜瘤患者进行质子放射外科治疗，3 年局部控制率为 91%[9]。平均放射剂量为 13 GyE（范围 10 ～ 15 GyE）。治疗后出现一些短暂的神经功能障碍：2 例患者出现癫痫；1 例患者出现脑积水，需分流治疗；1 例患者出现面部疼痛。另外 1 例患者直接照射垂体后，出现垂体功能低下。虽然这是目前所能获取的唯一关于质子放射外科的数据，但初步研究结果显示其安全、有效，并且对于小型脑膜瘤来说，是最佳治疗方法。

质子放射治疗非典型性和恶性脑膜瘤

以非典型及恶性脑膜瘤为代表的脑膜瘤，可能受益于质子放射治疗的多重特性。对于脑膜瘤，质子放射治疗可提高剂量适形程度，减少周围正常组织不必要的放射暴露，从而降低了放射性毒性反应的发生。此外，通过提高适形放射剂量可提高肿瘤控制率，同时不会增加毒性反应的发病率。在马萨

诸塞州总医院，对 31 例非典型或恶性颅底脑膜瘤患者进行放射治疗，单独采用光子治疗（15 例）或联合光子 - 质子放射治疗（16 例）[3]。非典型脑膜瘤和恶性脑膜瘤所采用的平均放射剂量分别为 62GyE 和 58GyE，5 年局部控制率分别为 38% 和 52%。调整质子放射治疗剂量，大于或等于 60GyE，可获得更好的局部控制率。这体现了质子束大剂量均匀放射的优势，可减少光子放射治疗常见的局部区域放射剂量下降的缺点。对非典型脑膜瘤的治疗，采用大于或等于 60GyE 的放射剂量，5 年局部控制率达 90%。相比之下，放射剂量 < 60GyE 时，局部控制率竟然为 0。与之相似，恶性脑膜瘤患者放射治疗剂量 ≥ 60GyE，5 年局部控制率为 83%；< 60GyE 者，5 年局部控制率仅为 14%。因此，加大非典型及恶性脑膜瘤放射治疗剂量，可提高局部控制率。升高放射剂量（≥ 59GyE）仅带来的代价是：晚期并发症发生率为 9%。质子放射治疗机制可能为能以较高剂量照射肿瘤，又能尽量减少对正常组织损伤。

总之，同其他放射治疗相比，质子放射治疗对于未能切除和部分切除的良性脑膜瘤可达到同样的局部控制率。54 ~ 60Gy 的剂量，5 年局部控制率可达 85% ~ 100%。但是按照这种剂量，对非典型和恶性脑膜瘤的局部控制率较低。现有的数据表明随着剂量递增，质子放疗疗效提高。相比于质子分割治疗，质子放射外科尤其适用于中等大小的肿瘤，特别是那些轮廓不规则的肿瘤。大剂量分割质子放射治疗的剂量大小依据肿瘤大小、位置、病史等而定。患者良好的一般状况可避免连续几个星期的放射治疗带来的不便，以及单次放射治疗引发的不可预料风险，造成正常组织损伤。

放射毒性反应

限制放射治疗疗效的原因，不仅取决于放射剂量，更取决于周围正常组织。当务之急是要了解组织对放射线的敏感性和耐受性，才能促进放射治疗技术进步，大大降低放射相关性中枢神经系统损伤。同时，实施放射治疗计划时应十分细致、周密。放射副反应，尚无明确的诊断标准，但与下列因素有关：总放射剂量、分割剂量、分割放射间隔时间、整体治疗时间、放射敏感性和治疗组织的体积、受辐射之前正常组织健康程度、患者健康状况、个体遗传易感性及易感因素等。制订治疗剂量时，必须考虑放射源的放射物理特性，如对组织的相对生物效应。对于质子放射治疗，质子束在照射通路上对各组织的相对生物效应也值得我们关注。

任何一种对中枢神经系统（CNS）的放射治疗均可引起严重后果，如脑神经病变或认知功能障碍。一些反应可能是急性或亚急性的，多在治疗期间或此后 6 个月内出现。这些症状通常由暂时性水肿引起，随着时间发展而逐渐恢复。永久性功能障碍可能在治疗后短期内发生，往往起病时被延误，随后几个月至几年时间逐渐发生变化。

通常，急性毒性反应程度是有限的，大多作用于周围神经和非神经组织。反应包括局部脱发、皮肤红斑、干燥，疲劳、轻度头痛、恶心等症状。低敏的外用保湿剂可用于缓解皮肤刺激症状。非处方止痛药大多可以治疗头痛。常用止吐药对恶心有效。放射性水肿引起的头痛或恶心症状，可用类固醇激素短程治疗。放射治疗过程中应合理使用类固醇激素，在这种情况下，可用至完成放射治疗之后。

后期反应引起的神经症状包括视觉、听觉、运动或感觉功能，前庭功能及神经认知障碍等。出现的症状多与被照射的组织相关。出现这些症状的概率与上述所述的多种因素有关。这些因素当中，一些因素不能改变，如患者的一般健康状况；有些因素可被改善，例如受照射组织体积的大小。不同程度的放射反应风险影响临床决策。晚期放射反应一般出现在治疗 6 个月内，一旦出现，会持续至放射治疗结束。有些症状是暂时的，类固醇激素治疗几周到几个月可治愈。症状持续超过 6 个月则可能变成永久性的和不可逆转的组织损伤。

辐射诱导恶性肿瘤发生是备受关注的一种晚期放射反应，通常发生于放射治疗结束 10 年或以上。其后每十年，这种风险仍会继续上升。放射治疗结束 5 年内发生的恶性肿瘤的概率极小。组织照射剂量和体积变化是改变这一风险的重要因素，因此尽量减少不必要的正常组织的辐射量至关重要。这对于脑膜瘤等良性肿瘤患者特别重要，将增加正常预期寿命。这一放射反应，同时体现出质子放射优势。

组织损伤和诱发肿瘤发生的风险仅为可能，并不是绝对会发生，因此最好尽可能减少对正常组织结构不必要的辐射，即使小于文献中提出的耐受剂量。同样，质子放射治疗可提高剂量来改善肿瘤局部控制率，但也应权衡对周围的正常组织辐射剂量提高的风险。质子放射治疗相对于光子治疗，虽可减少继发肿瘤的风险，但仍有待进一步观察。

结　论

质子放射治疗具有独特的放射传导物理特性，从而可以减少脑膜瘤治疗中辐射相关性不良影响。因为颅底肿瘤周围正常组织放射敏感性很强，颅底肿瘤成为质子放射治疗的最佳适应证。了解可能发生的组织放射损伤，能进一步优化质子放射治疗的临床应用。

参考文献

[1] Baumert BG, Norton IA, Lomax AJ, et al. Dose conformation of intensity-modulated stereotactic photon beams, proton beams, and intensity-modulated proton beams for intracranial lesions. Int J Radiat Oncol Biol Phys 2004;60:1314.

[2] Bolsi A, Fogliata A, Cozzi L. Radiotherapy of small intracranial tumours with different advanced techniques using photon and proton beams: a treatment planning study. Radiother Oncol 2003;68:1.

[3] Hug EB, DeVries A, Thornton AF, et al. Management of atypical and malignant meningiomas: role of high-dose, 3D-conformal radiation therapy. J Neurooncol 2000;48:151.

[4] Vernimmen FJ, Harris JK, Wilson JA, et al. Stereotactic proton beam therapy of skull base meningiomas. Int J Radiat Oncol Biol Phys 2001;49:99.

[5] Weber DC, Lomax AJ, Peter Rutz H, et al. Spot-scanning proton radiation therapy for recurrent, residual or untreated intracranial meningiomas. Radiother Oncol 2004;71:251.

[6] Gudjonsson O, Blomquist E, Nyberg G, et al. Stereotactic irradiation of skull base meningiomas with high energy protons. Acta Neurochi (Wien) 1999;141:933.

[7] Noël G, Bollet MA, Calugaru V, et al. Functional outcome of patients with benign meningioma treated by 3D conformal irradiation with a combination of photons and protons. Int J Radiat Oncol Biol Phys 2005;62:1412.

[8] Wenkel E, Thornton AF, Finkelstein D, et al. Benign meningioma: partially resected, biopsied, and recurrent intracranial tumors treated with combined proton and photon radiotherapy. Int J Radiat Oncol Biol Phys 2000;48:1363.

[9] Halasz LM, Bussiere MM, Niemierko A, et al. Outcomes of patients with benign meningiomas treated with proton beam stereotactic radiosurgery. To be presented at the American Society for Therapeutic Radiology and Oncology 50th Annual Meeting, September 2008.

[10] Paganetti H, Niemierko A, Ancukiewicz M, et al. Relative biological effectiveness (RBE) values for proton beam therapy. Int J Radiat Oncol Biol Phys 2002;53:407.

脑膜瘤的赛博刀切除

Gordon Li,

Gordon T. Sakamoto,

Chirag G. Patil,

Stanley Hoang,

Wendy Hara,

John Borchers,

John R. Adler, Jr.

胡　涛　译

概　述

脑膜瘤是中枢神经系统良性肿瘤，年发病率为 2.3 ～ 4/10 万[1,2]。这个词最初来源于 1922 年 Harvey Cushing 对起源于脑脊膜肿瘤的描述，这些脑脊膜覆盖着大脑和脊髓[3]。颅内脑膜瘤约占这些肿瘤的 90%，10 倍于脊膜瘤。脑膜瘤占颅内肿瘤的 20%（仅次于胶质瘤，居第二位），尸检发病率为 30%[4]。这些肿瘤尚可在以下部位发现，眼眶、鼻旁窦、皮肤和皮下组织、肺、纵隔及肾上腺[5]。脑膜瘤起源于蛛网膜帽状细胞，多位于硬脑膜静脉窦和静脉处的蛛网膜绒毛上，与大脑和脊髓硬膜粘连[4]。

世界卫生组织（WHO）将脑膜瘤分为 I 级（良性）、II 级（非典型）和 III 级（间变性），分别占所有脑膜瘤的 80%、5% ～ 20%、1% ～ 2%[5,6]。一系列大型临床研究结果表明，治疗效果和肿瘤分级之间存在明显关联。WHO I 级脑膜瘤患者 10 年无进展率达 80%，而 II 级（非典型）只有 40% ～ 60%。间变性脑膜瘤患者平均无复发期只有 2 年[7]。

脑膜瘤中常有激素受体表达，这也许可以解释为什么脑膜瘤在女性中的发生率较高，与男性患者的整体比例为 2∶1，而在脊膜瘤中高达 10∶1[8]。最常见的受体是孕激素受体，超过 2/3 的脑膜瘤表达该受体。此外，超过 30% 的脑膜瘤表达雌激素受体，约 40% 表达雄激素受体。此外，尚发现脑膜瘤患者伴发乳腺癌和乳腺癌患者伴发脑膜瘤的患病率明显增高[9]。在脑膜瘤中，最常见的基因突变发生在染色体 22q 上的神经纤维瘤病 2 基因（*NF2*），它编码一种肿瘤抑制因子，称之为神经纤维素 2（如已知的神经鞘蛋白）。神经纤维素 2 是与 4.1 超级蛋白家族类似的一种蛋白，该家族蛋白参与细胞生长和细胞周期调控[5,8]。

脑膜瘤生长缓慢，而且往往在偶然影像检查时发现。如果出现症状，可以表现为头痛、癫痫发作、精神状态改变或者与局部病变相对应的神经功能障碍。磁共振成像（MRI）脑膜瘤的典型表现为：在 T1 加权像呈低信号，T2 加权像呈高信号，可被钆双胺均匀强化。其他特征性表现包括可增强的硬膜尾征、脑脊液、血管间隙、邻近骨质增生等。然而，10% ～ 15% 的脑膜瘤的 MRI 表现不典型，与脑转移瘤或原发性胶质瘤相似[10]。

治疗：回顾

肉眼全切肿瘤历来被认为是治疗脑

膜瘤的"金标准"。长期以来，放射治疗被认为只适用于不适于手术的患者、次全切除肿瘤、不能切除肿瘤或高级别和复发肿瘤的辅助治疗方式。而化疗尚未证明有效。最近的一项Ⅱ期临床研究表明，替莫唑胺对治疗复发性脑膜瘤无效[11]。对脑膜瘤激素受体的靶向药物治疗亦证实效果不佳[12]，但其他辅助治疗如羟基脲和其他针对性的治疗，目前正在评估之中[13]。

Simpson 首先证实完整手术切除肿瘤对预后的重要性，并找到了手术切除程度与肿瘤复发风险之间的关系[14]。此后，许多学者已证实了这一关系。然而，3 项大样本长期随访研究报告称即使明确实施肿瘤全切，但 5 年、10 年和 15 年肿瘤复发率分别为 7% ～ 12%、20% ～ 25%、24% ～ 32%[115-17]。另外 4 项长期随访研究表明，对次全切除肿瘤的患者随访 5 年、10 年和超过 15 年，复发率分别高达 37% ～ 47%、55% ～ 63% 和 70% 以上。除了高复发率，完整切除与否与肿瘤位置所造成的潜在手术风险相关。海绵窦、枕骨大孔、岩斜区脑膜瘤切除术，常伴有脑神经功能障碍和脑脊髓液漏的巨大风险，而对于侵犯或闭塞后矢状窦和窦汇的肿瘤切除术，常导致静脉回流障碍。对于这些部位的脑膜瘤，现代放射外科技术的发展为其提供了一个辅助治疗方式，或许在某些情况下可替代手术治疗。

脑膜瘤放射治疗

Goldsmith 及其同事[18]证实，次全切除脑膜瘤后常规辅助外部放射治疗，局部控制率甚至达到肉眼全切效果。在这项研究中显示，当三维计算机断层扫描（CT）和适形放射治疗在 20 世纪 80 年代后期应用于临床后，5 年无进展生存率（PFS）达到 98%。此前，仅达到 77%。随着放射剂量超过52Gy，10 年 PFS 可达到 93%，而剂量低于 52Gy，仅达到 65%。基于传统的放射治疗，这些结果为评价快速发展的放射治疗技术，提供了重要依据，特别是立体定向放射外科（SRS）技术。

无论是常规直线加速器，还是伽玛刀（GKS）、赛博刀（Cyber knife）等，已越来越多地利用 SRS替代外放射来治疗脑膜瘤。采用 SRS 治疗的肿瘤，多为复发，部分切除，外科手术无法达到，不适合

或拒绝手术的患者。一些学者认为，对于生长缓慢，体积大并呈分叶状的肿瘤，如一些脑膜瘤，只有放射外科技术才能胜任对其的治疗[2,19,20]。20 世纪 90 年代初以来许多研究报告阐述了 GKS 辅助治疗或作为主要治疗手段的疗效。这些研究表明，5年局部控制率介于 86% ～ 99%，肿瘤缩小率介于28% ～ 70%，临床症状改善率在 8% ～ 65%；同时，2.5% ～ 13% 的患者出现并发症[21]。Pollock 及其同事进一步分析这些患者，了解平均随访 64 个月后的7 年无进展生存情况。经 GKS 治疗的患者（95%）与接受 Simpson1 级切除术（96%）的患者的疗效无显著性差异。Simpson1 级切除是指全切肿瘤，包括周围受侵的硬脑膜和颅骨。同时，Pollock 研究还表明，经 GKS 单独治疗的患者相比 Simpson 2 级（82%）及 3 ～ 4 级（34%）切除的患者，7 年肿瘤控制率较高。最后，比较标准放射治疗和放射外科治疗的结果，Metellus 及其同事研究显示二者均有良好的局部肿瘤控制，但就肿瘤缩小而言，放射外科治疗效果更明显[23]。经过 20 年的临床应用，SRS 已经成为不同部位脑膜瘤的治疗手段，并被广泛接受。

本章的其余部分是专门介绍赛博刀放射外科及其对脑膜瘤的治疗作用，重点讲述赛博刀的独特优势并展示赛博刀对某些类型脑膜瘤的初步治疗效果。

射波刀放射外科

立体定向放射治疗是一种可将放射剂量分为1 ～ 5 个部分，具有高度空间精确度，并在目标病灶边缘放射剂量快速下降的放射治疗方法。自从Lars Leksell 于 20 世纪 50 年代第一次提出放射外科以来[24]，所需的放射设备、计算机和成像系统都得到快速发展。30 年来，采用硬质框架固定系统为基础的立体定向技术成为所有放射外科系统的关键，尤其是作为金标准的 GKS。然而，在 20 世纪 90 年代，出现了一种新的无框架放射外科治疗系统，利用人体解剖标志指导影像定位，称之为赛博刀放射外科系统。经过 10 多年的改进，该技术目前已广泛应用于临床。

赛博刀是一种无框架，影像引导的机器人辅助放射外科治疗设备。治疗射线是从安装在机械臂上

的直线加速器发射（LINAC）发出的 6MV X 线，能够进行 1200 多个方位照射（图 55-1），即可从任意方向照射人体任意部位的病灶。这使得非等中心放射治疗计划实现，进一步优化剂量适形和剂量匀质性。以往的硬质固定系统不适用于影像导航系统。对于治疗颅内病变，患者需佩戴相对固定的体膜面具。赛博刀装在治疗床两侧的平板 X 线探测器，可获得正交 X 线实时影像。在治疗过程中，根据治疗计划，实时放射影像进行数字化重建（DRRs）；计算机系统根据相邻颅骨解剖标志和（或）植入的基准点确定肿瘤位置。影像导航系统根据设定的三维垂直轴和旋转轴坐标调整空间定位，然后移动治疗床和机械臂完成最终定位。在治疗过程需不断进行调整，以维持治疗的精度[25]。

不同于放射外科治疗，不需要硬质框架固定系统的赛博刀，尚可用于切除颅外病变。对于脊髓病变，X 线影像导航定位系统利用可塑模型和分层网孔标志，对空间目标定位精度达到 0.6mm。依据测试方法和条件的不同，X 线影像导航定位系统的系统误差已被证明处于 0.52 ～ 0.61mm[26]。这种无框架影像导航系统还具有充分的灵活性，可将放射治疗分为若干天进行。这种分次放射采用的分割治疗剂量，对于临近治疗病变部位的放射敏感组织尤为重要，特别是脊髓。下面将详细介绍，相对于其他放射外科治疗方法，赛博刀在治疗特殊类型颅内脑膜瘤和脊膜瘤方面具有得天独厚的优势。

SRS 毒性反应

放射外科治疗脑膜瘤，患者具有良好的耐受性，有症状的并发症介于 2.5% ～ 14%[27-29]。随着放射外科技术的提高，正常组织所受的辐射剂量明显降低，放射治疗后出现并发症的风险有所下降。自 1991 年以来，很少有患者出现放射毒性反应（5.3% vs. 22.9%），主要是因为放射治疗剂量逐渐从 1987 年至 1991 年间的平均 17 Gy（范围介于 10 ～ 20Gy）的边缘剂量下降至 1991 年和 2000 年间的平均 14Gy（范围 8.9 ～ 20Gy）[30]。

据报道 16% 的患者出现 SRS 瘤周水肿，这与肿瘤的位置相关。在对 179 例脑膜瘤的研究中，采用 MRI 随访 140 例患者，9.3% 出现影像学改变，症状表现为：大多头痛、癫痫发作（4/33 例）和其他神经功能缺损（3/33 例）。研究者分析，只有肿瘤位置被认为是发生瘤周水肿的一个重要预测因素。位于凸面（18%）、矢状窦旁（40%）和镰旁的脑膜瘤（6.7%）发生水肿的机会超过颅底脑膜瘤（1.3%）[28]。Ganz 及其同事还发现，矢状窦、中线位置或边缘剂量大于 18 Gy 均可增加水肿发生的风险[32]。但其他的研究尚未发现剂量和水肿之间的联系。Kondziolka 及其同事报道，采用 SRS 治疗矢状窦旁脑膜瘤的患者，5 年发生水肿症状的发生率为 16%。这与剂量无关，但受治疗前存在的神经功能缺损影响。经过平均 15 个月的保守治疗，Kondziolka 及其同事治疗患者的并发症均治愈。

脑神经损害，尤其是视神经损伤，是包括 SRS 在内的所有放射治疗颅底脑膜瘤可能发生的并发症。Tischler 及其同事们对 62 例（42/62 为脑膜瘤）接受放射外科治疗的患者进行研究，分析当海绵窦附近受到辐射剂量为 10 ～ 40Gy 时，第 II ～ 第 VI 对脑神经损伤的风险。平均随访 19 个月，12 例患者在治疗后 3 ～ 41 个月出现脑神经损伤。第 III ～ 第 VI 对脑神经损伤与剂量无关。但 4 例患者出现视神经损伤，当视通路上任何视器接受 > 8Gy 的辐射后，发生损伤的风险要大于所受辐射剂量 < 8Gy 者（24% vs. 0%，P = 0.009）[33]。另一项研究报告表明，遭受大剂量（10 ～ 15Gy）辐射后，视神经病变的发生率达 26.7%[34]。有趣的是，Adler 及其同事报告了 49 例（27/49 为脑膜瘤）伴有前视路病变的患者，

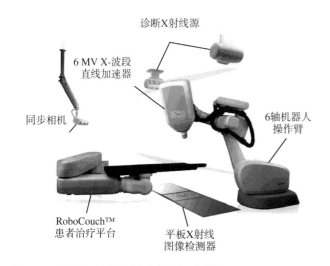

诊断X射线源

6 MV X-波段
直线加速器

同步相机

6轴机器人
操作臂

RoboCouch™
患者治疗平台

平板X射线
图像检测器

图 55-1　赛博刀放射外科系统设备示意图。

采用分区分次放射外科治疗，而 2 ～ 5 次照射的平均边缘剂量为 20.3Gy。平均随访 49 个月[35]，却只有 3 例（6%）视力下降，其中有 2 例患者不排除因肿瘤增长所致。这表明，通过使用分区分次技术可安全地实现剂量升级。第Ⅲ ～ 第Ⅵ对脑神经似乎有较高的耐受剂量，即使剂量高达 30Gy，无并发症报道[34]。然而，Meckel 囊中三叉神经节最大耐受剂量仅为 19 Gy[36]。

脊髓的最大耐受剂量仍正在研究之中。Dodd 及其同事报告经赛博刀放射外科治疗的 51 例（16/51 为脊膜瘤）良性，髓外肿瘤，平均随访 36 个月。1 例 C7/T1 脊膜瘤患者（图 55-2）接受边缘剂量为 24 Gy 的 3 次放射治疗，最高剂量为 34 Gy，8 个月后出现放射性脊髓病[37]。已完成的例数最多的脊髓放射治疗研究，包括 393 例患者 500 个椎体转移瘤，报告平均随访 21 个月，并未发现放射性脊髓病的临床或放射影像证据[38]。

SRS 治疗的患者中血管并发症的发生率约为 1% ～ 2%[39-41]。在对经 GKS 治疗的 80 例患者平均随访 30.5 个月后，1 例在治疗后 14 个月发生颈动脉闭塞。估计颈动脉能耐受的辐射剂量为 36Gy[42]。Stafford 及其同事对采用 GKS 治疗的 190 例脑膜瘤患者（77% 为颅底肿瘤）进行研究。2 例患者（1%）颈动脉在接受照射剂量超过 25 Gy 的治疗后 35 个月和 60 个月，出现颈动脉狭窄症状[39]。与此同时，有报道 2.3%（4/173）的脑膜瘤在放射治疗后的 1 ～ 8 年出现肿瘤出血[41]。

然而，在预期寿命长，载瘤健康生存的的脑膜瘤患者，当考虑接受放射治疗还是手术治疗时，放射诱发肿瘤恶变的潜在危险也是一个重要的考虑因素。虽然经 SRS 治疗后，有个别肿瘤发生恶变的报告[43]，但大型回顾性研究表明放射治疗并不会增加该风险[44]。然而，在制定治疗决策过程中，理论上还存在诱发新肿瘤发生的潜在风险。

赛博刀放射外科治疗颅内脑膜瘤

几项研究报道了立体定向放射外科治疗多种颅内病变的疗效和安全性。但是，尚没有研究报告，专门侧重于赛博刀放射外科治疗颅内脑膜瘤。因此，我们对斯坦福大学在 1999—2005 年采用赛博刀治疗的患者进行回顾性研究。在这段时间进行治疗颅内脑膜瘤 306 例。最常见的肿瘤位置在矢状

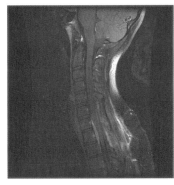
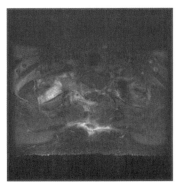
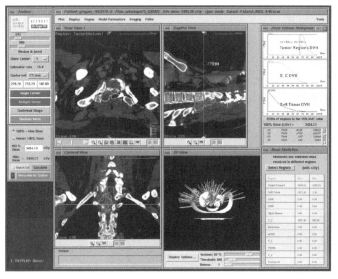

图 55-2 MRI 显示 C7-T1 术后残余脊膜瘤。射波刀放射剂量为 8Gy，分 3 次照射治疗。

窦旁（58例），其次海绵窦（48例），然后是岩骨旁/岩斜区（37例）。颅底肿瘤占51%。研究对象包括260名女性和90名男性患者。经治疗的病变多为良性脑膜瘤或主要经放射外科治疗过的肿瘤以及病理性质尚未明确的肿瘤。大约8%为恶性脑膜瘤（22例非典型和3例间变性脑膜瘤）。SRS治疗的肿瘤平均体积为6.37cm³。平均随访32.1个月（范围3～100个月），肿瘤总体控制率达到94%。19例肿瘤经放射治疗后仍增长，其中包括8例非典型脑膜瘤和3例间变型脑膜瘤。因此，良性、非典型、间变型脑膜瘤的局部控制率分别为97%、64%和0。虽然随访期限短，但获得的初步结果与其他SRS治疗脑膜瘤的研究结果一致[39,45,46]。

赛博刀放射外科治疗脊膜瘤

脊膜瘤占椎管肿瘤的25%～46%。大部分起源于神经根鞘周围硬膜内的蛛网膜帽状细胞，因此主要处于椎管偏侧位置[48]。外科手术可安全有效地切除肿瘤，但对于神经纤维瘤、复发肿瘤、多发或手术危险性较高区域的肿瘤，可采用更有益的替代疗法。此外，当脊膜瘤位于脊髓前方，特别是在胸椎

区，对于开放性外科手术来说是个巨大的挑战。在过去，传统的基于硬质框架系统的放射外科，不适用于治疗脊膜瘤。赛博刀使人们有可能第一次运用放射外科方法治疗这些肿瘤。

Dodd及其同事发表了斯坦福大学赛博刀放射外科治疗良性髓外硬膜下椎管肿瘤的经验[37]（图55-3）。16例脊膜瘤患者，53%表现疼痛，53%表现根性感觉丧失，35%感觉减退。放射外科治疗的平均剂量为20.31Gy（范围16～30Gy），平均肿瘤体积为2.441cm³（范围0.136～7.569cm³），平均分2次（1～5次）治疗。2次治疗间，平均随访27.2个月（平均25个月）。经放射外科治疗后，大多数患者报告疼痛和肌力有所改善，但感觉减退未见好转。然而，在30%的患者，疼痛、麻木无力感轻度加重或主观描述加重。除1例患者外，所有的患者均进行影像学随访。经赛博刀立体定向放射外科治疗后，无肿瘤增长，67%保持稳定，33%的肿瘤体积缩小。

尽管MRI没有变化，Dodd研究的患者中有1例后来因持续性脊髓损伤，采用手术切除脊膜瘤。唯一的放射相关性并发症发生在一名29岁的女性患者，C7/T1复发脊膜瘤，体积约7.56cm³，放射治疗后8个月出现脊髓后柱功能障碍（见图55-2）。可

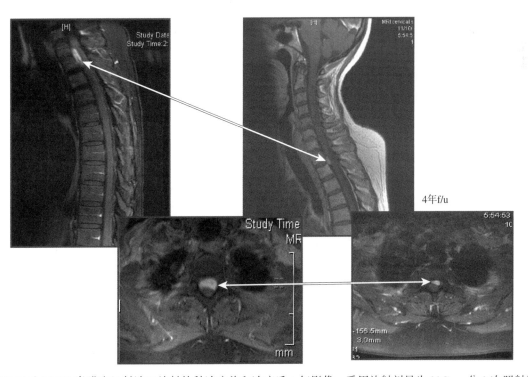

图 55-3　MRI 显示 T1-T2 脊膜瘤经射波刀放射外科治疗前和治疗后 4 年影像。采用放射剂量为 20Gy，分 2 次照射治疗。

能为放射性脊髓损伤,当时治疗方案为分3次照射,边缘剂量为24Gy,最大剂量为34.35Gy。剂量体积直方图显示,大约1.7 cm³的脊髓组织每次受辐射剂量>8 Gy。

上述经验,来自于我们的机构,表明脊髓放射外科具有相对安全性和良好早期疗效,为脊髓放射治疗提供了一个继续发展方向。与颅内脑膜瘤相比,脊膜瘤复发率较低[49],并且本研究的时间较短,仍需进一步随访,才能获得长期局部控制率。然而,目前的研究也表明,赛博刀立体定向放射治疗有望成为神经外科治疗脊膜瘤的可供选择性新方法。

射波刀放射外科治疗前视路脑膜瘤

直径2mm以内及位于前视觉通路上的脑膜瘤,不适于外科手术切除,多采用传统的放射治疗。对前视路肿瘤照射总剂量为45～55Gy,采用1.8～2Gy的分割剂量分次治疗,可获得良好的局部控制率,10年局部控制率介于68%～89%[18,50,51]。虽然这种治疗已被证明是安全有效的,但依然存在着固有的局限性。由于设备精度不高,受照射区域尚包括病灶周围正常结构,如视神经、内侧颞叶、下丘脑和垂体。传统的放射治疗偶见前视觉通路损伤,与之相比,垂体功能低下较常见[52,53]。对于鞍旁病变,传统分割放射治疗所引发的脑坏死和继发恶性肿瘤已经更加难以见到。发生于年轻患者的良性肿瘤,采用传统放射治疗,因受照射的局部区域继发恶性肿瘤的风险尚未得到很好的评估,所以还需要进行长期随访观察。此外,传统放射治疗的一个缺点是对曾接受放射治疗后复发的肿瘤及颅底病变,无法进行再次治疗。最后,长达6周的疗程往往使许多患者感到不方便,而具有同样疗效,但疗程更短的治疗吸引了众多肿瘤患者。

放射外科治疗具有尽可能减少邻近重要结构辐射剂量的特点,因而可最大程度限制由此带来的损害。此外,SRS还适用于复发脑膜瘤的治疗,并缩短了疗程。然而,以往的研究已经证实,单次放射治疗剂量超过8～10Gy时,会增加视神经或视交叉损伤的风险[33,34,35]。因此,当肿瘤与前视觉通路的距离小于2～3mm时,放射治疗有可能导致视器受到超过10Gy的放射剂量,这是放射治疗的禁忌。影像导航技术的出现使得分次放射外科治疗得以实现。这样,精确解剖定位,放射适形和分割放射的生物学特性融合于放射外科治疗过程中。通过利用容积效应,理论上论证了治疗前视路肿瘤时,放射外科可采用较大的分割剂量,相对于传统放射治疗而言。以上优势为分次放射外科治疗前视路肿瘤建立了良好的基础[55,56]。

Adler及其同事[35]介绍了斯坦福大学使用分区射波刀放射外科治疗49例视器病变的经验,这些病变多为2mm内的连续性短节段病变(图55-4)。之前,39例患者曾行手术大部切除肿瘤,6例曾行常规分割放射治疗。赛博刀放射外科分2～5次照射,肿瘤平均体积为7.7 cm³,平均边缘累积剂量为20.3 Gy。在这49例患者中,27例为脑膜瘤。平均随访49个月(范围6～96个月)观察视野变化情况,治疗后术野为发生变化者为38例,改善8例(16%),恶化3例(6%)。每例视野恶化的患者,随着肿瘤的进展,无一例外患者最终死亡。平均MRI影像随访46个月,其他患者的肿瘤体积保持稳定或缩小。两例患者死亡,原因为不相关的颅外病变。斯坦福大学的经验表明,分区多次放射外科治疗治疗前视路脑膜瘤,可获得较高的肿瘤控制率并可保存视觉功能。

赛博刀放射外科治疗矢状窦旁脑膜瘤

脑膜瘤经立体定向放射外科治疗后易出现瘤周水肿[31,32,57-60]。回顾性研究幕上脑膜瘤患者,射波刀立体定向放射外科术后,瘤周水肿发生率约为15%。我们用射波刀治疗矢状窦旁或紧邻静脉窦的脑膜瘤患者,发生瘤周水肿的概率是幕上其他部位脑膜瘤的4倍。经多因素分析,肿瘤发生位置是瘤周水肿症状发生的唯一重要危险因素。水肿发生在放射治疗后平均7个月内(范围4～20个月)(图55-5)。出现的症状包括新发生的头痛、抽搐、偏瘫和失语等。其中大部分的患者采用糖皮质激素治疗,而少数病症轻微的患者采取MRI和临床随访。所有患者出现的症状都得以控制,没有永久性的神经功能缺失。

瘤周水肿发生的可能机制是放射损伤了引流到相邻静脉窦的桥静脉侧支[60]。受损的桥静脉内血栓

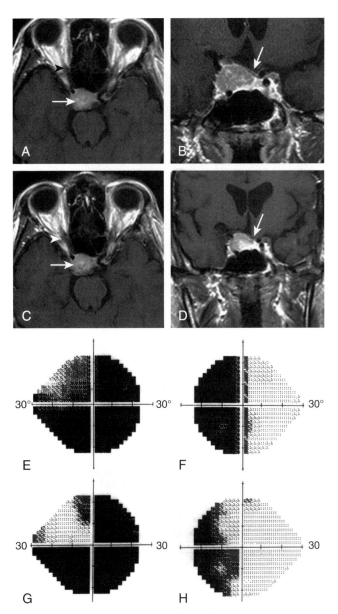

图 55-4　MRI 显示海绵窦 / 前视路脑膜瘤经赛博刀放射外科治疗前（**A+B**）和治疗后 53 个月（**C+D**）的影像。患者视野在放疗后改善（**E+F** 为治疗前，**G+H** 为治疗 53 个月后）。

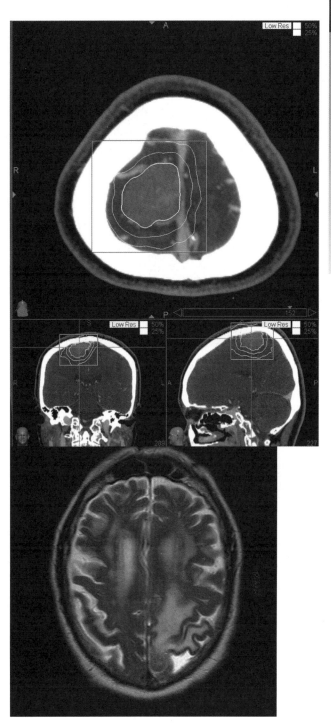

图 55-5　射波刀放射外科治疗矢状窦旁脑膜瘤方案。治疗剂量为 18Gy，单次照射。MRI 显示治疗后明显水肿。

形成，静水压力增加并传导至肿瘤周围皮质，从而导致水肿。这一推断，可得到验证。对比放射外科治疗前后的静脉回流磁共振影像，可发现这些静脉回流问题是导致放射外科治疗后水肿的因素之一。由于瘤周水肿的风险增加了 4 倍，矢状窦旁脑膜瘤患者经放射外科治疗后需密切随访。此外，这一发现强调需要采取进一步措施，减少放射外科治疗后瘤周水肿的发生风险。分区多次射波刀放射外科已经成功地运用于治疗视神经病变[35]。采用分区多次

照射的策略，尽量减少相邻的静脉血管的损害，从而能减少矢状窦旁脑膜瘤患者放射外科治疗后发生水肿的风险。赛博刀无框架设计非常适合于这一策略，该方法正得到进一步的研究评估。

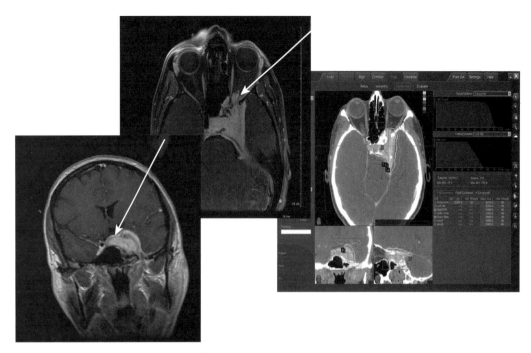

图 55-6 MRI 显示大颅底和前视路脑膜瘤。采用赛博刀放射外科治疗。边缘剂量为 25Gy，分 5 次照射。随访 18 个月，视野检查未见异常。

赛博刀放射外科治疗颅底巨大脑膜瘤

巨大颅底脑膜瘤是神经外科最大的挑战之一；肉眼全切除往往在技术上比较困难并且充满风险，而射波刀可以达到解剖复杂的部位。对于较大的颅底脑膜瘤（直径＞3.5cm），SRS 带来的并发症比较明显，因此不适于此类患者。对于此种肿瘤，放射外科的风险主要包括脑神经功能缺损、神经组织坏死、瘤周水肿，以及不常见的颈动脉狭窄、下丘脑功能紊乱。这些可能发生的并发症，会导致一种倾向，即降低放射剂量，但同时疗效亦降低。因此常采用联合传统的显微外科手术切除和放射外科切除残余较小肿瘤的方法。然而，许多老年人或体弱多病的患者不能耐受任何开颅手术，即使是这种较为保守治疗方法。因此，对于视神经旁病变，分次放射可用更大的辐射剂量治疗较大的颅底脑膜瘤，同时可尽量减少对组织结构的损伤。在斯坦福，对于大多数大型颅底病变，分次放射外科已成为常规治疗，取代了传统的放射治疗（图 55-6）。目前，我们正在评估这一方法的局部肿瘤控制率及并发症发生率。

结 论

初步数据表明，射波刀是一种安全有效的治疗脑膜瘤手段。射波刀系统开创的图像制导技术，甚至使得颅外病变也可被切除。此外，分次放射外科为较大或关键部位脑膜瘤患者，提供了更好、更切实可行的治疗方法。目前，分次放射外科临床疗效已经超过了常规放疗和单次放射。下一步，将对更多的患者采用这种方式治疗。

参考文献

[1] Rohringer M, Sutherland GR, Louw DF, Sima AA. Incidence and clinicopathological features of meningioma. J Neurosurg 1989;71: 665–72.
[2] Chin LS, Szerlip NJ, Regine WF. Stereotactic radiosurgery for meningiomas. Neurosurg Focus 2003;14:e6.
[3] Cushing H. The meningiomas (dural endotheliomas). Their source and favoured seats of origin. Brain 1922;45:282–316.
[4] Rockhill J, Mrugala M, Chamberlain MC. Intracranial meningiomas: an overview of diagnosis and treatment. Neurosurg Focus 2007; 23:E1.
[5] Simon M, Bostrom JP, Hartmann C. Molecular genetics of meningiomas: from basic research to potential clinical applications. Neurosurgery 2007;60:787–98.
[6] Louis DN, Ohgaki H, Wisteler OD, Cavenee WK. WHO classification of tumours of the central nervous system. World Health Organi-

zation; 2007.

[7] Rogers L, Mehta M. Role of radiation therapy in treating intracranial meningiomas. Neurosurg Focus 2007;23:E4.

[8] Lusis E, Gutmann DH. Meningioma: an update. Curr Opin Neurol 2004;17:687–92.

[9] Wahab M, Al-Azzawi F. Meningioma and hormonal influences. Climacteric 2003;6:285–92.

[10] Buetow MP, Buetow PC, Smirniotopoulos JG. Typical, atypical, and misleading features in meningioma. Radiographics 1991; 11:1087–106.

[11] Chamberlain MC, Tsao-Wei DD, Groshen S. Temozolomide for treatment-resistant recurrent meningioma. Neurology 2004;62: 1210–2.

[12] Ragel B, Jensen RL. New approaches for the treatment of refractory meningiomas. Cancer Control 2003;10:148–58.

[13] Norden AD, Drappatz J, Wen PY. Targeted drug therapy for meningiomas. Neurosurg Focus 2007;23:E12.

[14] Simpson D. The recurrence of intracranial meningiomas after surgical treatment. J Neurol Neurosurg Psychiatry 1957;20:22–39.

[15] Mirimanoff RO, Dosoretz DE, Linggood RM, et al. Meningioma: analysis of recurrence and progression following neurosurgical resection. J Neurosurg 1985;62:18–24.

[16] Stafford SL, Perry A, Suman VJ, et al. Primarily resected meningiomas: outcome and prognostic factors in 581 Mayo Clinic patients, 1978 through 1988. Mayo Clin Proc 1998;73:936–42.

[17] Condra KS, Buatti JM, Mendenhall WM, et al. Benign meningiomas: primary treatment selection affects survival. Int J Radiat Oncol Biol Phys 1997;39:427–36.

[18] Goldsmith BJ, Wara WM, Wilson CB, Larson DA. Postoperative irradiation for subtotally resected meningiomas. A retrospective analysis of 140 patients treated from 1967 to 1990. J Neurosurg 1994;80:195–201.

[19] Withers HR, Thames Jr HD, Peters LJ. Biological bases for high RBE values for late effects of neutron irradiation. Int J Radiat Oncol Biol Phys 1982;8:2071–6.

[20] Thames Jr HD, Withers HR, Peters LJ, Fletcher GH. Changes in early and late radiation responses with altered dose fractionation: implications for dose-survival relationships. Int J Radiat Oncol Biol Phys 1982;8:219–26.

[21] Elia AEH, Shih HA. Stereotactic radiation treatment for benign meningiomas. Neurosurg Focus 2007;23:E5.

[22] Pollock BE, Stafford SL, Utter A, et al. Stereotactic radiosurgery provides equivalent tumor control to Simpson Grade 1 resection for patients with small- to medium-size meningiomas. Int J Radiat Oncol Biol Phys 2003;55:1000–5.

[23] Metellus P, Regis J, Muracciole X, et al. Evaluation of fractionated radiotherapy and gamma knife radiosurgery in cavernous sinus meningiomas: treatment strategy. Neurosurgery 2005;57:873–86.

[24] Leksell L. The stereotaxic method and radiosurgery of the brain. Acta Chir Scand 1951;102:316–9.

[25] Hara W, Soltys SG, Gibbs IC. CyberKnife robotic radiosurgery system for tumor treatment. Expert Rev Anticancer Ther 2007;7: 1507–15.

[26] Ho AK, Fu D, Cotrutz C, et al. A study of the accuracy of cyberknife spinal radiosurgery using skeletal structure tracking. Neurosurgery 2007;60:ONS147–56.

[27] Kreil W, Luggin J, Fuchs I, et al. Long term experience of gamma knife radiosurgery for benign skull base meningiomas. J Neurol Neurosurg Psychiatry 2005;76:1425–30.

[28] Chang JH, Chang JW, Choi JY, et al. Complications after gamma knife radiosurgery for benign meningiomas. J Neurol Neurosurg Psychiatry 2003;74:226–30.

[29] Kobayashi T, Kida Y, Mori Y. Long-term results of stereotactic gamma radiosurgery of meningiomas. Surg Neurol 2001; 55:325–31.

[30] Flickinger JC, Kondziolka D, Maitz AH, Lunsford LD. Gamma knife radiosurgery of imaging-diagnosed intracranial meningioma. Int J Radiat Oncol Biol Phys 2003;56:801–6.

[31] Kondziolka D, Flickinger JC, Perez B. Judicious resection and/or radiosurgery for parasagittal meningiomas: outcomes from a multicenter review. Gamma Knife Meningioma Study Group. Neurosurgery 1998;43:405–13.

[32] Ganz JC, Schrottner O, Pendl G. Radiation-induced edema after Gamma Knife treatment for meningiomas. Stereotact Funct Neurosurg 1996;66(Suppl. 1):129–33.

[33] Tishler RB, Loeffler JS, Lunsford LD, et al. Tolerance of cranial nerves of the cavernous sinus to radiosurgery. Int J Radiat Oncol Biol Phys 1993;27:215–21.

[34] Leber KA, Bergloff J, Pendl G. Dose-response tolerance of the visual pathways and cranial nerves of the cavernous sinus to stereotactic radiosurgery. J Neurosurg 1998;88:43–50.

[35] Adler Jr JR, Gibbs IC, Puataweepong P, Chang SD. Visual field preservation after multisession cyberknife radiosurgery for perioptic lesions. Neurosurgery 2006;59:244–54.

[36] Morita A, Coffey RJ, Foote RL, et al. Risk of injury to cranial nerves after gamma knife radiosurgery for skull base meningiomas: experience in 88 patients. J Neurosurg 1999;90:42–9.

[37] Dodd RL, Ryu MR, Kamnerdsupaphon P, et al. CyberKnife radiosurgery for benign intradural extramedullary spinal tumors. Neurosurgery 2006;58:674–85.

[38] Gerszten PC, Burton SA, Ozhasoglu C. CyberKnife radiosurgery for spinal neoplasms. Prog Neurol Surg 2007;20:340–58.

[39] Stafford SL, Pollock BE, Foote RL, et al. Meningioma radiosurgery: tumor control, outcomes, and complications among 190 consecutive patients. Neurosurgery 2001;49:1029–37.

[40] Pollock BE, Stafford SL. Results of stereotactic radiosurgery for patients with imaging defined cavernous sinus meningiomas. Int J Radiat Oncol Biol Phys 2005;62:1427–31.

[41] Kwon Y, Ahn JS, Jeon SR, et al. Intratumoral bleeding in meningioma after gamma knife radiosurgery. J Neurosurg 2002;97:657–62.

[42] Roche PH, Régis J, Dufour H, et al. Gamma knife radiosurgery in the management of cavernous sinus meningiomas. J Neurosurg 2000;93 (Suppl. 3):68–73.

[43] Balasubramaniam A, Shannon P, Hodaie M, et al. Glioblastoma multiforme after stereotactic radiotherapy for acoustic neuroma: Case report and review of the literature. Neuro Oncol 2007;9:447–53.

[44] Rowe J, Grainger A, Walton L, et al. Risk of malignancy after gamma knife stereotactic radiosurgery. Neurosurgery 2007;60:60–5.

[45] Hakim R, Alexander E 3rd, Loeffler JS, et al. Results of linear accelerator-based radiosurgery for intracranial meningiomas. Neurosurgery 1998;42:446–53.

[46] Kondziolka D, Levy EI, Niranjan A, et al. Long-term outcomes after meningioma radiosurgery: physician and patient perspectives. J Neurosurg 1999;91:44–50.

[47] Helseth A, Mork SJ. Primary intraspinal neoplasms in Norway, 1955 to 1986. A population-based survey of 467 patients. J Neurosurg 1989;71:842–5.

[48] Perry A, Gutmann DH. Molecular pathogenesis of meningiomas. J Neurooncol 2004;70:183–202.

[49] King AT, Sharr MM, Gullan RW, Bartless JR. Spinal meningiomas: a 20-year review. Br J Neurosurg 1998;12:521–6.

[50] Taylor Jr BW, Marcus Jr RB, Friedman WA, et al. The meningioma controversy: postoperative radiation therapy. Int J Radiat Oncol Biol Phys 1988;15:299–304.

[51] Barbaro NM, Gutin PH, Wilson CB, et al. Radiation therapy in the treatment of partially resected meningiomas. Neurosurgery 1987;20:525–8.

[52] Cantore WA. Neural orbital tumors. Curr Opin Ophthalmol 2000;11:367–71.

[53] Estrada J, Boronat M, Mielgo M, et al. The long-term outcome of pituitary irradiation after unsuccessful transsphenoidal surgery in Cushing's disease. N Engl J Med 1997;336:172–7.

[54] Girkin CA, Comey CH, Lunsford LD, et al. Radiation optic neuropathy after stereotactic radiosurgery. Ophthalmology 1997; 104:1634–43.

[55] Mehta VK, Lee QT, Chang SD, et al. Image guided stereotactic

radiosurgery for lesions in proximity to the anterior visual pathways: a preliminary report. Technol Cancer Res Treat 2002;1:173–80.

[56] Pham CJ, Chang SD, Gibbs IC, et al. Preliminary visual field preservation after staged CyberKnife radiosurgery for perioptic lesions. Neurosurgery 2004; 54:799–810.

[57] Inamura T, Nishio S, Takeshita I, et al. Peritumoral brain edema in meningiomas–influence of vascular supply on its development. Neurosurgery 1992;31:179–85.

[58] Kalapurakal JA, Silverman CL, Akhtar N, et al. Intracranial meningio-

mas: factors that influence the development of cerebral edema after stereotactic radiosurgery and radiation therapy. Radiology 1997;204:461–5.

[59] Kan P, Liu JK, Wendland MM, et al. Peritumoral edema after stereotactic radiosurgery for intracranial meningiomas and molecular factors that predict its development. J Neurooncol 2007;83:33–8.

[60] Singh VP, Kansai S, Vaishya S, et al. Early complications following gamma knife radiosurgery for intracranial meningiomas. J Neurosurg 2000;93(Suppl. 3):57–61.

脑膜瘤的化疗及实验性药物治疗

Andrew D. Norden,

Patrick Y. Wen

胡 涛译

概　述

目前，脑膜瘤的治疗方法包括外科手术、放射治疗和立体定向放射外科[1-9]。对于大多数良性脑膜瘤患者（WHO Ⅰ级）和一部分非典型脑膜瘤（WHO Ⅱ级）的患者，这些治疗方法取得了良好效果。然而，还有一部分不能手术或经手术和放射治疗后复发的高级别肿瘤患者，对于这些患者的治疗，目前研究尚不充分。

脑膜瘤WHO分类方案基于以下的几方面：退行性程度、核分裂数和细胞坏死[10]。组织学分级很重要，因为它有助于预测肿瘤复发的可能性。良性脑膜瘤占脑膜瘤的90%以上，复发率较低（7%～20%）[10-12]。非典型性脑膜瘤很少见，约占4.7%～7.2%，但手术切除后复发率达40%。恶性脑膜瘤仅占1%～2.8%，50%～80%的病例复发，通常在确诊后2年死亡[10,11]。任何病理分级的脑膜瘤，即使经手术和放射治疗，复发后仍可采用化学药物或实验性药物治疗。

细胞毒性药物化疗

迄今为止，化疗对脑膜瘤的治疗作用极其有限。一些小型临床试验和病例研究的数据表明，大多数化疗药物抗脑膜瘤疗效有限[5,6,13,14]。因缺乏相关未经治疗脑膜瘤的自然转归数据，所以对化疗疗效的评价也众说不一。许多化疗研究报告中的肿瘤稳定性变化较大，这是因为良性脑膜瘤生长缓慢，而且可能会出现长时间放射稳定，所以很难知道相关研究是否取得一定进展[15,16]。

一般情况下，对其他组织肿瘤有效的化疗方案（如达卡巴嗪和阿霉素），而对脑膜瘤的治疗效果则令人失望[6]。羟基脲，一种核糖核苷酸还原酶抑制剂的口服制剂，在细胞周期S期抑制肿瘤细胞增殖并诱导凋亡[17]。一份初步研究报告称，羟基脲[1000～1500mg/d，20mg/（kg·d）]使3名良性复发脑膜瘤患者的肿瘤体积减小；并对1名达全切的恶性脑膜瘤患者，抑制肿瘤复发达24个月[18]。最近的几项研究表明，羟基脲对脑膜瘤细胞具有适度的疗效；但这种效果较为罕见，仅少数患者病情似乎稳定[19-23]。西南肿瘤组进行Ⅱ期研究，以进一步评价羟基脲对脑膜瘤细胞的作用（SWOG-S9811）。这项接受赞助的研究是封闭进行的，最终结果尚未公布。

有报道称应用重组干扰素 α-2b 可对少数恶性脑膜瘤患者产生疗效[24,25]。替莫唑胺（Temodar，TMZ），是对恶性胶质瘤有效的烷化剂，应用于 16 例难治性脑膜瘤患者，未见明显效果 [26]。拓扑异构酶抑制剂伊立替康（Camptosar，CPT-11）已引起 16 例良性脑膜瘤患者中度毒性反应，但对肿瘤细胞尚无明显抑制 [27]。为数众多的细胞毒性药物已应用于肉瘤等全身恶性肿瘤的化疗 [28]。其中大部分药物尚未应用于脑膜瘤研究，其中某些药物可能对脑膜瘤有一定的疗效。但是，在将来的研究中，很可能会提出一个更新颖的可明显改善复发性脑膜瘤患者预后的治疗方法。

发展脑膜瘤药物治疗所面临的挑战

对全身性恶性肿瘤，甚至神经胶质瘤等恶性脑肿瘤的分子发病机制及生物学特征已有深入了解。与此相反，目前对脑膜瘤分子发病机制及诱导肿瘤生长的关键分子变化却知之甚少 [11,12,29,30]。已知脑膜瘤的发生发展与各种生长因子过度表达相关，包括血小板衍生生长因子（PDGF）、表皮生长因子（EGF）、血管内皮生长因子（VEGF）及其受体和信号转导途径，如在 Ras/ 丝裂原活化蛋白激酶（MAPK）、磷脂酰肌醇 3 激酶（PI3K）-Akt 和磷脂酶 C（PLC）的 -γ1 蛋白激酶 C（PKC）途径，但其相关意义在很大程度上仍是未知之数 [29,30]。因此，最重要的分子靶点仍有待于进一步阐明。

另一限制脑膜瘤治疗进一步发展进步的因素是缺乏稳定的细胞系和动物模型的建立。建立动物模型，可复制与脑膜瘤自然发展相关的高频率基因突变，进行良性脑膜瘤体外和体内研究及检测脑膜特异性启动子 [12]。现有的脑膜瘤细胞系来源于恶性脑膜瘤，可能含有培养诱导物质并缺乏孕激素受体 [12]。一些原位细胞系培养 [31,32] 和遗传模型 [33] 的发展带来了希望。最近，从良性脑膜瘤标本中得到两个细胞系。一种是通过与人端粒酶反转录酶和 SV40 大 T 抗原作用取得的。采用免疫染色方法证实，类似人脑膜瘤的原位肿瘤模型在无胸腺裸鼠体内建立 [31]。另一种模式使用 Cre 重组酶技术，灭活蛛网膜细胞 NF2，在 30% 小鼠中诱发颅内脑膜增生和脑膜瘤 [33]。这些模型可能有助于新疗法的临床前评价。

未经治疗的脑膜瘤自然演归的相关数据缺乏是阻碍脑膜瘤化疗进展的另一个重要限制因素。如果

没有这些数据，就很难知道不同的研究报告中肿瘤稳定时期是否比未经治疗的有所改善。

最后一个因素是接受手术和放射治疗后，需要额外治疗的脑膜瘤患者数量相对较少。一般来说，因为潜在市场小，难以鼓励制药公司评估化疗药物对脑膜瘤的治疗效果。希望如同脑膜瘤的分子发病机制越来越被认同一样，出现一种特定分子靶向药物。在下一节中，将详细介绍具有抗脑膜瘤的分子靶向药物。在最近的一些评论文章中，讨论了这些分子靶向药物 [2,5,30,34]。

实验性疗法：分子靶向药物

最近研究发现，许多人类疾病的发生是由于细胞信号通路畸变引起的。酪氨酸激酶信号转导在其中发挥了基础性作用，许多肿瘤中已经发现这种酶活性下降。因此，酪氨酸激酶的特异性抑制剂可能具有潜在抗癌作用，可能降低毒性和（或）升高药物疗效 [35,36]。分子靶向药甲磺酸伊马替尼（Gleevec），对慢性髓性白血病（CML）和胃肠道（GIST）间质瘤具有明显的疗效 [37,38]。还有一种治疗恶性脑胶质瘤的分子靶向药物正在研究发展中 [39-41]。然而，迄今为止，关于脑膜瘤的分子靶向药物报道极少。

相对于旨在了解脑膜瘤发生发展的大量研究工作，研究对脑膜瘤生长起至关重要作用的生长因子及其受体和信号转导通路的工作却开展不多 [2,5,30]。血小板衍生生长因子（PDGF）、表皮生长因子（EGF）、血管内皮生长因子（VEGF）、胰岛素样生长因子（IGF）、转化生长因子 -β（TGF -β）和其受体以及酪氨酸激酶，连同其下游信号通路，包括涉及 Ras / MAPK 信号通路、PI3K/Akt 通路、PLC -γ1-PKC 途径和 TGF -β-SMAD 途径，都被认为在脑膜瘤发生发展中发挥重要作用 [30]（图 56-1）。

血小板衍生生长因子受体

血小板衍生生长因子（PDGF）是正常细胞增殖和各种病理情况，包括癌症在内的基本促进因素 [42]。越来越多的证据表明，PDGF 在脑膜瘤发生发展中起着重要的作用 [43-47]。各病理级别脑膜瘤中，

绝大多数均表达 PDGF 的配体 AA 和 BB 以及血小板衍生生长因子 -β 受体（PDGF-βR）[43-47]。其表达水平在非典型及恶性脑膜瘤中高于良性脑膜瘤[45]。实验数据表明，自分泌 PDGF 还可促进脑膜瘤细胞的生长并维持生存[47]。PDGF-BB 用于培养脑膜瘤细胞，当 MAPK[48] 和 c-fos[49] 被激活，则增强肿瘤细胞的增殖。相反，抗 PDGF-BB 的抗体抑制细胞生长[50]。这些数据为检测脑膜瘤患者中的 PDGF 抑制剂水平提供了明确理由。

伊马替尼是 Bcr-Abl、PDGF-α 和 β 受体及 c-kit 酪氨酸激酶的有效抑制剂[51]。在 IC_{50} 为 $0.1\mu M$ 时即可抑制 PDGFR，因此具有治疗脑膜瘤的潜力。北美脑肿瘤协会（NABTC）进行了伊马替尼治疗复发脑膜瘤（NABTC 01-08）的 II 期试验研究[52]。患者被分成两组：（1）良性脑膜瘤组和（2）非典型及恶性脑膜瘤组。由于伊马替尼被细胞色素 P450 系统（3A4）代谢，患者不能接受酶诱导抗癫痫药物（EIAEDs）治疗。患者最初接受伊马替尼剂量为 600mg/d；在第一个周期，若没有表现明显的毒性，第二个周期剂量增加至 800mg/d。23 例患者参加了这项研究（13 例脑膜瘤，5 例非典型脑膜瘤，5 例恶性脑膜瘤）。虽然治疗的一般耐受性良好，但伊马替尼只有轻微抑制肿瘤的活性。19 例出现可评估的疗效反应，10 例首次扫描后发现有肿瘤继续进展，9 例维持平稳状态。这些患者均无放射性反应。总的中位无进展生存期（PFS）为 2 个月（范围 0.7 ～ 18 个月），PFS 为 6 个月的患者占 29.4%。良性脑膜瘤的中位 PFS 为 3 个月，PFS 为 6 个月者占 45%。对于非典型及恶性脑膜瘤，中位 PFS 为 2 个月；PFS 为 6 个月者占 0%。对其他几种 PDGF 抑制剂亦进行检测评估，如舒尼替尼、MLN518、达沙替尼、安姆 107、帕唑帕尼、CP673451 和 CHIR 265 等。其中一些如 MLN518，是比伊马替尼更强效的受体抑制剂。此外，其他的一些激酶对脑膜瘤治疗具有潜在作用。举例来说，帕唑帕尼以及 C-Kit 能抑制 PDGF 受体（VEGFR）1、2 和 3，而 CHIR265、c-kit 和 Raf 抑制 VEGFR。这些药物可能比单独使用伊马替尼治疗脑膜瘤更有效。

伊马替尼联合羟基脲共同作用于脑膜瘤引起了人们的兴趣。虽然最近 I / II 期试验中，伊马替尼单独治疗复发性恶性胶质瘤效果并不佳，但对 33 例复发胶质母细胞瘤（GBM）的患者的研究中，甲磺酸伊马替尼（400mg/d 或 500mg，每天 2 次，这取决于并行 EIAED 的使用）和羟基脲（500mg，每天 2 次），却取得令人鼓舞的疗效[54]。平均随访 58 周，1 例达到完全缓解，2 例达到部分缓解，14 例病情稳定。PFS 为 6 个月者占 27%，而中位 PFS 为 14.4 周。据此结果，多中心 II 期试验（ClinicalTrials. gov 标识符 NCT00354913）目前正在进行，试验对象为手术后复发或进行性脑膜瘤患者。计划选取 21 例患者，每 8 周磁共振成像（MRI）扫描和进行临床检查。

表皮生长因子受体

超过 60% 的脑膜瘤中，表皮生长因子受体（EGFR）过度表达[55-61]。在体外，EGF 和 TGF-β 激活这些受体，刺激脑膜瘤细胞增长[30,56]。研究结果支持以下概念：在人类脑膜瘤中，EGFRs 通过自分泌 / 旁分泌刺激被活化，从而促进脑膜瘤细胞增殖。在脑膜瘤中，TGF-β 免疫活性增长可促进脑膜瘤细胞侵袭生长[30,61,62]。

对于 EGFR 抑制剂在脑膜瘤中的作用，NABTC 正进行两项实验。在 NABTC 01-03 研究中，未接受 EIAEDs 治疗的复发或侵袭性脑膜瘤患者使用厄洛替尼（Tarceva）治疗，150mg/d。在 NABTC 00-01 研究中，同样的患者接受吉非替尼（Iressa）治疗，500mg/d。在这两项研究中，患者对药物耐受性良好，主要的副作用是皮疹和腹泻。这两项研究已经结束，但最终结果尚未公布。

除了吉非替尼和厄洛替尼外，还有很多的药物正接受评估。它们可单独抑制表皮生长因子受体或同时抑制其他受体酪氨酸激酶，它们可能对治疗脑膜瘤具有一定的潜力（表 56-1）。例如，拉帕替尼抑制 EGFR 和 HER2，HKI-272 抑制 EGFR 的所有亚型，ZD6474（Zactima）抑制 EGFR 和 VEGFR。尽管 EGFR 单克隆抗体对一些全身恶性肿瘤（例如，西妥昔单抗治疗结肠和直肠癌）有效，但一般不会被用于脑肿瘤，因为这些药物难以通过血脑屏障（BBB）而聚集足够的浓度产生治疗作用。假设血脑屏障不是影响大多数脑膜瘤治疗的因素，这些抗体可能对脑肿瘤有效。迄今为止，极少有研究评估这些药物对脑膜瘤的治疗潜力。在小鼠表皮生长因子受体单克隆抗体对 9 例胶质瘤及脑膜瘤患者治疗的 I 期研究中，患者对治疗的耐受性良好。影像学检

表 56-1 可选择的对脑膜瘤具有潜在分子靶向作用的药物

种类	替代名称（s）	作用机制（s）	种类	替代名称（s）	作用机制（s）
凋亡促进剂			内皮缩血管肽-A		
			抑制剂		
ABT737		Bcl-2 抑制剂	Astrasentan	Xinlay	ETA 抑制剂
AT101		Bcl-2 抑制剂	ZD4054		ETA 抑制剂
芬维 A 胺		多靶位	法尼酰基		
GX15-070		Bcl-2 抑制剂	转移酶		
整连蛋白抑制剂			抑制剂		
西仑吉肽		αυβ3 和 αυβ5 整连蛋白抑制剂	Lonafarnib	SCH 66336, Sarasar	FT 抑制剂
			Tipifarnib	R115777, Zarnestra	FT 抑制剂
细胞循环抑制剂			Histone		
AG024322		pan-CDK 抑制剂	脱乙酰酶抑制剂		
AZ703		CDK 2，1 抑制剂	缩酚酸肽		HDAC 抑制剂
BMS-387032		CDK 2，1 抑制剂	Voronistat	Suberoylanilide	HDAC 抑制剂
CINK4		CDK 4，6 抑制剂		hydroxamic acid（SAHA）	
E7070		未知			
Flavopiridol		pan-CDK 抑制剂	丙戊酸		HDAC 抑制剂
PD-0332991		CDK 4，6 抑制剂	HSP-90 抑制剂		
塞利西利		CDK 2，1 抑制剂	17AAG		HSP-90 抑制剂
c-MET（HGF/SF）			17DMAG		HSP-90 抑制剂
抑制剂			IPI504		HSP-90 抑制剂
AMG-102		HGF/SF 抗体	MEK 抑制剂		
XL880		c-MET，VEGFR2，PDGFR，c-Kit，Tie-2 抑制剂	AZD6244		MEK 抑制剂
			PD0325901		MEK 抑制剂
EGFR 抑制剂			mTOR 抑制剂		
AEE788		EGFR，VEGFR 抑制剂	AP23573		mTOR 抑制剂
BIBW 2992		EGFR，HER2 抑制剂	依维莫司	RAD001	mTOR 抑制剂
西妥昔单抗	艾比特思	EGFR 抗体	西罗莫司		mTOR 抑制剂
EMD 72000		EGFR 抗体	坦西莫司	CCI-779，Torisel	mTOR 抑制剂
埃罗替尼	OSI-774，Tarceva	EGFR 抑制剂	PDGFR 抑制剂		
吉非替尼	ZD1839，Iressa	EGFR 抑制剂	AMN 107		PDGFR，c-Kit，Bcr-Abl 抑制剂
HKI-272		pan-EGFR 抑制剂	CHIR265		PDGFR，Raf，VEGFR，c-Kit 抑制剂
拉帕替尼	GW-572016	EGFR，HER2 抑制剂			
mAb 806		EGFR 抗体	CP-673-451		
尼妥珠单抗	TheraCIM	EGFR 抗体	达沙替尼		PDGFR，Src，c-Kit，ephrin A 抑制剂
帕木单抗	Vectibix	EGFR 抗体	甲磺酸伊马替尼	格列卫	
ZD6474	Zactima	EGFR，VEGFR 抑制剂	MLN518		PDGFR，c-Kit 抑制剂

（续）

表 56-1 续　可选择的对脑膜瘤具有潜在分子靶向作用的药物

种类	替代名称（s）	作用机制（s）	种类	替代名称（s）	作用机制（s）
帕唑帕尼	GW786034	PDGFR，VEGFR，c-Kit 抑制剂	VEGF 抑制剂		
舒尼替尼	Sutent	PDGFR，VEGFR，c-Kit 抑制剂	Bevacizumab	Avastin	VEGF 抗体
			VEGF trap		VEGF 可溶诱骗受体
伐他拉尼	PTK787	PDGFR，VEGFR 抑制剂	VEGFR 抑制剂		
XL-999		PDGFR，VEGFR，FGFR 抑制剂	AEE788		VEGFR，EGFR 抑制剂
PKC β2 抑制剂			AG013736		VEGFR 抑制剂
Enzastaurin	LY31761	PKC β2 抑制剂	AMG 706		VEGFR 抑制剂
PI3K 抑制剂			AZD2171		VEGFR 抑制剂
BEZ235		PI3K 抑制剂	CEP-7055		VEGFR 抑制剂
Proteasome 抑制剂			CHIR 265		VEGFR，Raf，PDGFR，c-Kit 抑制剂
硼替佐米	Velcade	Proteasome 抑制剂	CHIR-258		VEGFR，PDGFR，FGFR，c-Kit，FLT-3 抑制剂
Raf 激酶抑制剂					
索拉非尼	Nexavar，BAY 43-9006	Raf 激酶，VEGFR，PDGFR 抑制剂	GW786034	帕唑帕尼	VEGFR，PDGFR，c-Kit 抑制剂
Src 抑制剂			索拉非尼	Nexavar，BAY 43-9006	Raf kinase，VEGFR，PDGFR 抑制剂
AZD0530		Src 抑制剂	舒尼替尼	索坦	PDGFR，VEGFR，c-Kit 抑制剂
TGF-β 抑制剂			伐他拉尼	PTK787	PDGFR，VEGFR 抑制剂
AP 12009		TGF-β2 反义寡核苷酸	XL-999		PDGFR，VEGFR，FGFR 抑制剂
GC1008		TGF-β 抗体			
SB-431542		TGF-β 受体抑制剂	ZD6474	艾旭	EGFR，VEGFR 抑制剂

bcl-2，B 细胞淋巴瘤 2；CDK，细胞周期蛋白依赖激酶；c-Kit，酪氨酸激酶原癌基因；EGFR，表皮生长因子受体；ETA，内皮素 A；ELT-3，FMS 样酪氨酸激酶；FT，法尼基；FGFR，成纤维细胞生长因子受体；HDAC，组蛋白去乙酰化酶；HGF/SF，肝细胞生长因子 / 分散因子；HSP-90，热休克蛋白 90；mTOR，哺乳动物西罗莫司靶蛋白；MEK，丝裂原活化蛋白激酶；PI3K，磷酸肌醇 3- 激酶；PDGFR，血小板衍生生长因子受体；PKCβ2，蛋白激酶 Cβ2；VEGFR，血管内皮生长因子受体。

查未发现进展，但仅对几个患者进行研究，很难评估其疗效 [63]。目前，正在评价一些抗表皮生长因子受体抗体对其他恶性肿瘤的疗效，如：西妥昔单抗、潘尼单抗、EMD72000、nimotuzumab、mAb806 等。这些对脑膜瘤的药物治疗试验正在进行，特别是联合相关研究检测这些抗体是否能够在脑膜瘤中达到治疗浓度，以及是否能在体内抑制 EGFR。

丝裂原活化蛋白（MAP）激酶通路

激活的酪氨酸激酶信号转导通路和 EGFR 和 PDGFR 一样，部分受 RAS / Raf / MAPK 通路和 PI3K/Akt 信号通路调控。体外，PDGF-BB 通过 MAPK 通路刺激脑膜瘤生长，此通路在良性脑膜瘤及脑膜瘤细胞系中可被激活。PD098059 是一种 MEK 抑制剂，可降低 MAPK 磷酸化水平，在体外抑制脑膜瘤生长，并阻止 PDGF-BB 刺激脑膜瘤生长 [48]，可用于治疗。MAPK 途径在一部分非典型及恶性脑膜瘤中 [64] 也被激活，但并非全部，这表明其他的信号转导通路也可能参与脑膜瘤生长。许多 Raf 抑制剂（如索拉非尼）和 MEK 抑制剂（如 PD098059 和 AZD6244）正在接受临床评估，可能对脑膜瘤生长具有一定作用。活化的 Ras 处于细胞膜的胞质面 [65]。这种亚细胞定位在法尼基转移酶的作用下连接到 Ras 蛋白的一个疏水法尼基基团。Tipifarnib（Zarnestra）和 lonarfarnib（Sarasar）等法尼基转移酶抑制剂可抑制 Ras 通路，对脑膜瘤具有潜在治疗能力。不过，初步研究表明，这些药物

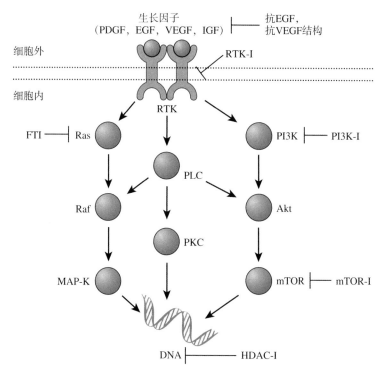

图 56-1　脑膜瘤中的选择性信号通路和分子的靶标。这个示意图显示脑膜瘤中的部分信号通路，具有多种调控功能，包括细胞生长、增殖和血管生成。在这些途径中已明确的分子图中已省略掉。垂直线表示抑制潜在的治疗靶点。DNA，脱氧核糖核酸；EGF，表皮生长因子；FT，法尼基转移酶；HDAC，组蛋白去乙酰化酶；mTOR，哺乳动物西罗莫司靶；PI3K，磷酸肌醇 3 激酶；PDGF，血小板衍生生长因子；VEGF，血管内皮生长因子。（Adapted from Expert Rev Anticancer Ther 2006;6(5), 733-754 with permission of Future Drugs Ltd.）

对良性脑膜瘤疗效有限[30]。

PI3K/Akt 通路

　　在许多恶性肿瘤中，PI3K/Akt 通路起着核心作用[66,67]。Akt 和 p70^S6K 在良性脑膜瘤中表达并被激活（磷酸化），在被 PDGF-BB 激活的 PDGFR 的信号转导过程中发挥作用[68]。使用 PI3K 抑制剂治疗，产生对 PDGF-BB 刺激物剂量依赖性抑制，随之而来使 Akt 和 p70^S6K 的磷酸化衰减[30,68]。Akt 磷酸化水平在非典型、恶性脑膜瘤中要高于良性脑膜瘤[64]。非典型和恶性脑膜瘤中，PI3K 抑制可导致磷酸化 Akt 活性降低[64]。这些结果表明，PI3K/Akt 信号通路可能在脑膜瘤发生发展中，特别是在非典型及恶性脑膜瘤中发挥重要作用。PI3K 抑制剂（如 BEZ235），Akt 抑制剂（如 perifosine）和位于 Akt 下游的 mTOR 抑制剂（如西罗莫司，temsirolimus [CCI-779]，依维莫司 [RAD001] 和 AP23573），可能对这些肿瘤具有潜在的治疗能力。

PLC-γ1-PKC 通路

　　除了激活 MAPK 和 PI3K/Akt 通路，受体酪氨酸激酶，如 EGFR 和 PDGFR，还激活 PLC-γ1-PKC[30]。其可水解磷脂酰 -4,5- 甘油二酯为肌醇 1,4,5 三磷酸和 1,2 甘油二酯（1,2-DAG）。1,2-DAG 激活 PKC、MAPK 和 PI3K/Akt 信号通路[30,59]。PKC 进入细胞核并激活 c-fos 和 c-Jun，从而导致细胞增殖和抑制细胞凋亡[30]。EGFR 在脑膜瘤细胞中被激活，引起 PLC-γ1 磷酸化[59]。PLC-γ1 与 MAPK 和 PI3K/Akt 信号通路的相互作用，显示信号通路的复杂性和多目标抑制的必要性。

TGF-β-SMAD 信号通路

　　TGF-β 在脑膜瘤发生发展中的确切作用还有待进一步研究。脑膜瘤分泌 TGF-β1、2 和 3，以及具有功能的 TGF-β Ⅰ 型和 Ⅱ 型受体[30,69]。TGF-β Ⅰ 通过 Smad 2/3 信号转导通路抑制软脑膜细胞和良性脑膜瘤细胞增殖[30,69]。在其他肿瘤，包括脑胶质瘤、高级别肿瘤细胞在 TGF-β 作用下，由生长抑制转变为刺激生长[30]。各种脑膜瘤是否发生类似的过程还不清楚。如果 TGF-β 在高级别脑膜瘤中发挥激活作用，对 TGF-β 进行研究，如 SB-431542、AP12009 和 GC1008β，可能是有价值的。

细胞周期抑制剂

最近，在确定靶向细胞周期肿瘤治疗药物方面取得了一定的进展[70,71]。可竞争性抑制蛋白激酶 ATP 结合位点或异位调节 CDK 的药物或内源性蛋白激酶抑制剂复合物均可抑制细胞周期蛋白依赖性激酶（CDK）的活性。目前，虽然单种药物疗效已被确认，但是新的口服制剂出现，得以以温和剂量给药和蛋白激酶抑制剂与细胞毒性药物联合使用，可能会取得更佳疗效[70,71]。

凋　亡

程序性细胞死亡（凋亡）的机制在肿瘤发生发展及治疗抵抗中发挥重要作用[41,72-74]。凋亡主要通过两种机制发生。外源途径的特点是与凋亡受体激活，随之 caspase 8 活化与裂解。内源途径的特点是线粒体膜的去极化，caspase 9 的活化，然后 caspase 3 和其他 caspase 蛋白活化[72-74]。人们把越来越多的兴趣集中于靶向药物的研究，以促进肿瘤细胞凋亡从而杀灭肿瘤细胞[72-75]。要做到这一点，可通过抑制增殖途径，如 Akt 和 MAPK 途径、NFκB 或通过诱导细胞凋亡方式。被肿瘤坏死因子相关凋亡诱导配体（TRAIL）活化的细胞表面受体可促进凋亡的外源性途径[74]。这些受体激活剂，如 TRAIL 受体单克隆抗体和重组 TRAIL，被认为可单独用于治疗，或与化疗药物合用[74]。Bcl-2 蛋白质家族在内源性途径中起着调节作用。Bcl-2 或 Bcl-XL 蛋白过表达促进肿瘤细胞对抗抗凋亡刺激，其中包括许多细胞毒性药物。一些小分子物质可抑制这些蛋白活性，如 ABT-737[76]，而小分子 Bcl-2 反义寡核苷酸和 BH3 拟肽结构正在研究评估。凋亡蛋白（IAPs）抑制剂发挥内源性细胞凋亡抑制作用，其中许多作用如同蛋白酶抑制剂[73]。还有许多 IAPs 抑制剂正在研发中，以它们为代表的具有光明前景的抗肿瘤活性药物，可

与传统的细胞毒疗法和其他分子靶向药物的协同作用[73,79,80]。到目前为止，这些药物都没有在脑膜瘤中进行研究评估。另一类可能具有潜在治疗脑膜瘤疗效的药物，如类视黄醇合成物，如芬维 A 胺，可诱导肿瘤细胞凋亡[81]。在体外研究，芬维 A 胺可诱导所有三种病理亚型的脑膜瘤细胞产生凋亡，以及产生多种细胞效应，包括 DR5 的上调，维甲酸受体水平的调节和 IGF-1 诱导的细胞增殖抑制。

抑制血管生成

脑膜瘤是血供极为丰富的肿瘤，血供主要来源于颈外动脉系统的脑膜血管以及软膜血管的额外供应[11]。抑制新生血管形成已成为一个日益重要的治疗癌症方法[82]。对脑膜瘤中血管生成抑制剂的研究比较有限。早期的一项研究发现，TNP-470，一种烟曲霉素的类似物质，可抑制良性和恶性脑膜瘤在裸鼠体内种植生长[83]。

血管内皮生长因子（VEGF）在肿瘤血管生成中起着关键作用，并有越来越多的证据表明，抑制血管内皮生长因子和血管内皮生长因子受体（VEGFR），可能会产生显著的抗肿瘤效应[82]。使用抗 VEGF 的贝伐单抗（商品名 Avastin）可抑制 VEGF，可显著改善生多种恶性肿瘤患者的生存率，包括大肠癌、肺癌、乳腺癌等[84]。VEGFR 抑制剂，如索拉非尼（Nexavar）和舒尼替尼（Sutent），也可延长肾细胞癌和胃肠道间质瘤患者的生存期[84]。VEGF 和 VEGFR 均在脑膜瘤中表达，并且表达水平随着肿瘤级别的升高而升高[85-87]。VEGF 在非典型脑膜瘤和恶性脑膜瘤中的表达水平分别是良性脑膜瘤的 2 倍和 10 倍[85]。VEGF 还可促进瘤周水肿的形成，加重肿瘤患者的症状[86,87]。VEGF 和 VEGFR 抑制剂是极具潜力的治疗药物，其不仅能抑制血管生成，而且还能减轻瘤周水肿。一项针对复发和不能手术的脑膜瘤患者治疗药物舒尼替尼的多中心 II 期临床研究结果，即将在达纳 - 法伯 / 布里格姆和妇女肿瘤中心和为纪念斯隆 - 凯特琳而命名的肿瘤中心公开。舒尼替尼理论上是良好的肿瘤抑制药物，因为它是靶向作用于 VEGF 和 VEGFR（尚包括 C-Kit、FLT3 和 RET 激酶）的多重酪氨酸激酶抑制剂。舒尼替尼的疗程为 6 周：患者先接受舒尼替尼（50mg/d）治疗 4 周，然后再休息 2 周。灌注 MRI 和反映肿

瘤扩增表达的血清标志物检测可作为评价肿瘤发生发展的指标。一项针对可靶向作用于 VEGFR 和 PDGFR 的阿索拉非尼药物实验，也正在进展中。

内皮素（ETs）多肽可通过几种机制促进肿瘤生长，包括新生血管、细胞增殖，抑制细胞凋亡、基质重塑等。已知 ETS 包括几个亚型 ET-1、ET-2 和 ET-3。ETs 功能通过 2 个 G- 蛋白偶联受体 ET-A 和 ET-B 完成[90,91]。ET-1 和 ET-A 在脑膜瘤中过度表达[91,92]。ET-A 抑制剂 BQ-123 可抑制原发脑膜瘤细胞生长，但不是 ET-B 抑制剂 RES-701-3 起作用，这表明 ET-1 对脑膜瘤生长的作用是由 ET-A 受体介导的[92]。几种 ET-A 受体拮抗剂正在研究中，如 astrasentan（Xinlay）和 ZD4054。但这些尚未在脑膜瘤中测试。

抑制浸润

组织浸润是一个高级别脑膜瘤的基本特征[11,12]。基质金属蛋白酶，如 MMP-2 和 9[93,94]、SPARC、tenascin 和 stremelysin-3[12]，在脑膜瘤中过度表达并促进脑浸润。在许多情况下，侵袭蛋白的表达与肿瘤浸润有关。恶性脑膜瘤通常不表达组织因子途径抑制物 -2（TFPI-2）[95]。TFPI-2 是一种细胞外基质相关 Kunitz 型丝氨酸蛋白酶抑制剂，所有血管细胞和良性脑膜瘤均可分泌。它在肿瘤的侵袭和转移中发挥作用，可能是纤维蛋白溶酶介导的基质重塑作用。以往的研究表明，TFPI-2 在高级别肿瘤中表达缺失，包括脑胶质瘤。转染 TFPI-2 mRNA 到人类脑膜瘤细胞系，IOMM-Lee 在体外和体内均可抑制肿瘤生长，这表明 TFPI-2 可能具有潜在的治疗恶性脑膜瘤的作用[95]。其他侵袭抑制剂正在全身性肿瘤和脑胶质瘤中进行研究，其中一些可能对脑膜瘤具有治疗效果[96-99]。一种具有潜在治疗作用的药物 cilengitide，能抑制整合素 αvβ3 和 αvβ5，这两者都在脑膜瘤中表达[100]，并对血管生成和肿瘤侵袭有重要作用。脑胶质瘤临床试验中，该药物具有很好的耐受性，并显示明显的肿瘤抑制活性[101]。

其他的分子靶向药物

膜瘤治疗的其他潜在目标包括 IGFR-2[102,103]、组蛋白去乙酰化酶[104]、NFκB[105]、热休克蛋白 90（HSP90）[106]、JAK / STAT[107]、细胞周期检测点激酶[108]、Src 激酶[109]、黏着斑激酶[110] 和缺氧诱导因子 1α[111] 等。如同脑胶质瘤等实体瘤，脑膜瘤中分子异常复杂性和冗余的信号通路使得单独药物不可能达到伊马替尼对慢性粒细胞白血病一样的治疗效果[41]。尽管如此，分子靶向药物在脑膜瘤治疗方面的研究，极具潜力，并基本上是尚未开发的领域。这对提高我们对脑膜瘤的分子发病机制的了解，并确定肿瘤生长的关键驱动因素具有非常重要的意义。多靶点"脏"药，靶向药物联合互补性分子抑制药物，或与传统的细胞毒性药物组合，特别放射治疗和靶向药物组合，将得到比单独药物更大的抗肿瘤作用。

前期临床研究表明，可通过生长因子（EGFR、IGFR）、信号转导通路（Ras / MAPK、PI3K/Akt）、细胞周期检测点的激活和 DNA 修复（ATM、Chk1、Rad 51）以及细胞凋亡相关蛋白（Fas 和 BCL2 基因）等对肿瘤的放射敏感性进行调控[112]。它们中的许多分子可以被分子靶向药物抑制。

HSP90 作为分子伴侣蛋白，要求包括 EGFR、Akt、Raf、p53 和 cdk4 在内的各种作用蛋白质成熟、稳定。通过阻断 HSP90、17AAG 可增强一些肿瘤细胞株放射敏感性，和其他 HSP90 抑制剂一样对脑膜瘤具有一定治疗潜力[106,103]。

也有越来越多的证据表明，血管新生抑制剂可提高放射敏感性[41,114]。产生该作用的可能机制包括：直接抗肿瘤作用；内皮细胞放射增敏破坏肿瘤血管生成；通过消除无效肿瘤血管，减少内在压力，从而改善氧合作用等[115]。具有潜在放射增敏作用的血管生成抑制剂包括：vandetinib（ZD6474）——VEGFR 和表皮生长因子受体抑制剂；瓦他拉尼（PTK787）——VEGFR 和 PDGFR 抑制剂；enzastaurin（LY317615）——PKC-β2 和 PI3K/Akt 抑制剂；bevacizumab ——抗 VEGF 单克隆抗体等。

激素疗法

长期以来，人们认为性激素可能对脑膜瘤增长发挥作用。这一结果源自几项研究观察：（1）脑膜瘤在妇女中的发病率是正常的 2 倍；（2）在孕期和月经黄体期，脑膜瘤可能加快增长；（3）乳腺癌患者的脑膜瘤发病率略有增加[11,116]。雌激素受体（ERs）在大约 10% 的脑膜瘤患者中呈低水平表达，而孕激素和雄激素受体在 2/3 的脑膜瘤患者中表达。与男性患者比较，在女性患者中表达频率更高[11,29,117,118]。孕激素受体（PRS）主要在良性脑膜瘤中表达，而良性脑膜瘤的增殖指数低[119]；但该受体很少在非典型及恶性脑膜瘤中表达。由于 ERs 在脑膜瘤中表达水平低，PR 的表达不是以雌激素依赖性方式调控，正如在乳腺癌中那样[12]。

在过去的 20 年间，多项研究一直在评估脑膜瘤的抗激素药物治疗效果。由于雌激素受体表达水平较低，对于抗雌激素治疗的研究并没有显示出任何效果，这一点并不奇怪[120,121]。在一项运用他莫昔芬治疗难治性脑膜瘤的研究中，受试的 19 例中有 3 例出现部分或轻微反应[120]。由于 PR 可能在多数脑膜瘤中高表达，人们表现出对 PR 抑制剂的极大兴趣[122]。最初，对抗孕激素米非司酮（RU486）的研究结果令人鼓舞。在一项研究中，14 例中有 4 例肿瘤体积略有减小，1 例有客观的临床改善[123]。在另一项米非司酮研究中，10 例中有 3 例病情稳定，另外 3 例肿瘤体积略缩小[124]。然而，一项由 SWOG 进行的多中心前瞻性随机对照研究未能证明其有任何治疗效果：中位生存期为 31 个月，45 例中 42 例 6 个月内进展明显[125]。在最近的 Ⅱ 期研究中，28 例不能手术切除的脑膜瘤患者，取得了轻微的效果，8 例肿瘤体积最大减小 10%[126]。令人感兴趣的是，大多数出现效果的是男性或绝经前女性，这表明尚需进一步研究。

米非司酮的疗效不佳，部分原因在于随着脑膜瘤增殖指数和病理分级升高，PR 表达缺失越明显。这是有相关性的，因为这些高级别的肿瘤类型最有可能入选临床研究。到目前为止，尚未有相关脑膜瘤中雄激素受体拮抗剂的研究报道。在 Brigham 和妇女医院进行的一个小型、尚未发表的研究中，6 例使用抗雄激素氟他胺治疗的复发性脑膜瘤患者，未见明显疗效，虽然 2 例患者病情已稳定 1 年。

目前，已经有生长激素（GH）作用的研究，因为对脑膜瘤的初步观察发现，脑膜瘤在肢端肥大症患者的发病率增加[2]。腺垂体分泌的生长激素刺激肝合成 IGF-1，二者一起促进细胞正常生长[2]。GHRs 在脑膜瘤中分布广泛，因此抑制 GHR 即可抑制肿瘤生长[2,127-129]。培维索孟，一种聚乙二醇生长激素类似物，可竞争抑制 GHR，从而明显抑制移植

脑膜瘤在裸鼠中生长[129]。肿瘤 IGF-1 的浓度没有随培维索孟治疗变化，肿瘤也没有分泌 IGF-1。抗肿瘤作用被认为是循环系统和（或）周围宿主组织中的 IGF-1 下调引起。直接抑制肿瘤细胞的 GHR，也可能有助于抗肿瘤作用。培维索孟是否能抑制脑膜瘤生长仍有待确定。在一个患有肢端肥大症和脑膜瘤的患者，尽管使用培维索孟治疗了好几年，肿瘤仍继续增长[130]。

生长抑素受体，尤其是 sst2A 亚型，在大多数脑膜瘤表达，但作用仍不清楚。一些体外实验研究发现生长抑素抑制脑膜瘤生长，但另外一些研究却表明其促进脑膜瘤生长[131]。放射标记奥曲肽，一种长效生长抑素受体激动剂，已被用于脑膜瘤显像[132,133]。曾有奥曲肽抑制人脑膜瘤生长的零星报道[134]，但因例数少，结果难以说明问题。在最近的一项研究中，16 例复发脑膜瘤患者进行持续释放生长抑素制剂（长效奥曲肽 Sandostatin LAR）治疗[135]。铟 111- 奥曲肽伽玛扫描被用来确认生长抑素受体在肿瘤中存在。患者接受缓释生长抑素，每月注射（20 ～ 40mg/m）治疗。没有患者因药物毒性而退出治疗。3 个月后，31% 的患者达到部分缓解，31% 的人病情稳定，38% 的疾病继续恶化。6 个月 PFS 为 44%。一项大规模评价这一结果的研究，目前正在进行中。

SOM230（pasireotide）是一种新型口服制剂，其中生长抑素与多种生长抑素受体（包括亚型 1、2、3 和 5）的亲和力（尤其是亚型 1、3、5），高于前述的缓释型生长抑素[136]。正计划对复发性或进行性脑膜瘤患者进行一项 Ⅱ 期实验研究。可作为预测疗效或毒性的生物标志物将在所有受试患者中进行检测。

结　论

作为潜在的分子靶点，靶向药物的数量不断增多，特别是合成药物的数目成倍增加。我们在临床前期评估药物和选择最有希望的一种进行临床试验的能力变得越来越重要。而且变得特别迫切，因为相关脑膜瘤患者人群小，资源有限。预测性脑膜瘤细胞株和动物模型进一步发展对于筛选药物是至关重要的。临床试验设计必须优化，提高肿瘤组织使用效率，验证药物在肿瘤中达到足量水平，并假定

目标达到适当的体内抑制。此外，药物对肿瘤基因型更有效的反映相关性研究，必须常规包括在靶向药物的临床试验中。这些数据将最终使医生根据肿瘤基因类型采取个体化治疗，有针对性地选择药物。

尽管手术、放射疗法和放射外科有很大进步，仍然存在常规疗法难以奏效的复发难治性脑膜瘤患者，人数虽然少，但却尤为重要。化疗效果有限，激素疗法已被证明基本上无效。在确定对这些复发性脑膜瘤患者采取何种治疗方式的研究进展有限，因为对脑膜瘤的分子发病机制和肿瘤生长关键分子变化缺乏认识以及缺少临床前期研究所需的脑膜瘤细胞株和肿瘤模型。对全身性肿瘤和恶性胶质瘤分子靶向药物研究所取得的经验可能会转化为有效的治疗脑膜瘤的策略。我们希望这些新的疗法作为传统方法的补充，并取得对脑膜瘤患者更有效的治疗。

参考文献

[1] Whittle IR, Smith C, Navoo P, Collie D. Meningiomas. Lancet 2004;363:1535.

[2] Ragel B, Jensen RL. New approaches for the treatment of refractory meningiomas. Cancer Control 2003;10:148.

[3] D'Ambrosio AL, Bruce JN. Treatment of meningioma: an update. Curr Neurol Neurosci Rep 2003;3:206.

[4] Chamberlain MC. Intracerebral meningiomas. Curr Treat Options Neurol 2004;6:297.

[5] McMullen KP, Stieber VW. Meningioma: current treatment options and future directions. Curr Treat Options Oncol 2004;5:499.

[6] Chamberlain MC, Blumenthal DT. Intracranial meningiomas: diagnosis and treatment. Expert Rev Neurother 2004;4:641.

[7] Drummond KJ, Zhu JJ, Black PM. Meningiomas: updating basic science, management, and outcome. Neurologist 2004;10:113.

[8] Modha A, Gutin PH. Diagnosis and treatment of atypical and anaplastic meningiomas: a review. Neurosurgery 2005;57:538.

[9] Goldsmith B, McDermott MW. Meningioma. Neurosurg Clin N Am 2006;17:111.

[10] Louis DN, Scheithauer BW, Budka H. Meningeal tumors. Lyon: IARC; 2000.

[11] Lamszus K. Meningioma pathology, genetics, and biology. J Neuropathol Exp Neurol 2004;63:275.

[12] Perry A, Gutmann DH, Reifenberger G. Molecular pathogenesis of meningiomas. J Neurooncol 2004;70:183.

[13] Chamberlain MC. Adjuvant combined modality therapy for malignant meningiomas. J Neurosurg 1996;84:733.

[14] Kyritsis AP. Chemotherapy for meningiomas. J Neurooncol 1996;29:269.

[15] Herscovici Z, Rappaport Z, Sulkes J, et al. Natural history of conservatively treated meningiomas. Neurology 2004;63:1133.

[16] Zeidman LA, Ankenbrandt WJ, et al. Analysis of growth rate in nonoperated meningiomas. Neurology 2006;66:A400.

[17] Schrell UM, Rittig MG, Anders M, et al. Hydroxyurea for treatment of unresectable and recurrent meningiomas. I. Inhibition of primary human meningioma cells in culture and in meningioma transplants by induction of the apoptotic pathway. J Neurosurg 1997;86:845.

[18] Schrell UM, Rittig MG, Anders M, et al. Hydroxyurea for treatment of unresectable and recurrent meningiomas. II. Decrease in the size of meningiomas in patients treated with hydroxyurea. J Neurosurg 1997;86:840.

[19] Mason WP, Gentili F, Macdonald DR, et al. Stabilization of disease progression by hydroxyurea in patients with recurrent or unresectable meningioma. J Neurosurg 2002;97:341.

[20] Newton HB, Scott SR, Volpi C. Hydroxyurea chemotherapy for meningiomas: enlarged cohort with extended follow-up. Br J Neurosurg 2004;18:495.

[21] Rosenthal MA, Ashley DL, Cher L. Treatment of high risk or recurrent meningiomas with hydroxyurea. J Clin Neurosci 2002;9:156.

[22] Loven D, Hardoff R, Sever ZB, et al. Non-resectable slow-growing meningiomas treated by hydroxyurea. J Neurooncol 2004;67:221.

[23] Cusimano MD. Hydroxyurea for treatment of meningioma. J Neurosurg 1998;88:938.

[24] Kaba SE, DeMonte F, Bruner JM, et al. The treatment of recurrent unresectable and malignant meningiomas with interferon alpha-2B. Neurosurgery 1997;40:271.

[25] Muhr C, Gudjonsson O, Lilja A, et al. Meningioma treated with interferon-alpha, evaluated with [(11)C]-L-methionine positron emission tomography. Clin Cancer Res 2001;7:2269.

[26] Chamberlain MC, Tsao-Wei DD, Groshen S. Temozolomide for treatment-resistant recurrent meningioma. Neurology 2004;62:1210.

[27] Chamberlain MC, Tsao-Wei DD, Groshen S. Salvage chemotherapy with CPT-11 for recurrent meningioma. J Neurooncol 2006;78:271.

[28] Mocellin S, Rossi CR, Brandes A, Nitti D. Adult soft tissue sarcomas: conventional therapies and molecularly targeted approaches. Cancer Treat Rev 2006;32:9.

[29] Sanson M, Cornu P. Biology of meningiomas. Acta Neurochir (Wien) 2000;142:493.

[30] Johnson M, Toms S. Mitogenic signal transduction pathways in meningiomas: novel targets for meningioma chemotherapy? J Neuropathol Exp Neurol 2005;64:1029.

[31] Cargioli TG, Ugur HC, Ramakrishna N, et al. Establishment of an in vivo meningioma model with human telomerase reverse transcriptase. Neurosurgery 2007;60:750.

[32] McCutcheon IE, Friend KE, Gerdes TM, et al. Intracranial injection of human meningioma cells in athymic mice: an orthotopic model for meningioma growth. J Neurosurg 2000;92:306.

[33] Kalamarides M, Niwa-Kawakita M, Leblois H, et al. Nf2 gene inactivation in arachnoidal cells is rate-limiting for meningioma development in the mouse. Genes Dev 2002;16:1060.

[34] Wen PY, Drappatz J. Novel therapies for meningiomas. Expert Rev Neurother 2006;6:1447.

[35] Adjei AA, Hidalgo M. Intracellular signal transduction pathway proteins as targets for cancer therapy. J Clin Oncol 2005;23:5386.

[36] Dy GK, Adjei AA. Obstacles and opportunities in the clinical development of targeted therapeutics. Prog Drug Res 2005;63:19.

[37] Druker BJ, Talpaz M, Resta DJ, et al. Efficacy and safety of a specific inhibitor of the BCR-ABL tyrosine kinase in chronic myeloid leukemia. N Engl J Med 2001;344:1031.

[38] Demetri GD, von Mehren M, Blanke CD, et al. Efficacy and safety of imatinib mesylate in advanced gastrointestinal stromal tumors. N Engl J Med 2002;347:472.

[39] Chi AS, Wen PY. Inhibiting kinases in malignant gliomas. Expert Opin Ther Targets 2007;11:473.

[40] Kesari S, Ramakrishna N, Sauvageot C, et al. Targeted molecular therapy of malignant gliomas. Curr Oncol Rep 2006;8:58.

[41] Wen PY, Kesari S, Drappatz J. Malignant gliomas: strategies to increase the effectiveness of targeted molecular treatment. Expert Rev Anticancer Ther 2006;6:733.

[42] Pietras K, Sjoblom T, Rubin K, et al. PDGF receptors as cancer drug targets. Cancer Cell 2003;3:439.

[43] Black PM, Carroll R, Glowacka D, et al. Platelet-derived growth factor expression and stimulation in human meningiomas. J Neurosurg 1994;81:388.

[44] Wang JL, Nister M, Hermansson M, et al. Expression of PDGF beta-receptors in human meningioma cells. Int J Cancer 1990;46:772.

[45] Yang SY, Xu GM. Expression of PDGF and its receptor as well as their relationship to proliferating activity and apoptosis of meningiomas in human meningiomas. J Clin Neurosci 2001;8(Suppl.

1):49.

[46] Nagashima G, Asai J, Suzuki R, Fujimoto T. Different distribution of c-myc and MIB-1 positive cells in malignant meningiomas with reference to TGFs, PDGF, and PgR expression. Brain Tumor Pathol 2001;18:1.

[47] Maxwell M, Galanopoulos T, Hedley-Whyte ET, et al. Human meningiomas co-express platelet-derived growth factor (PDGF) and PDGF-receptor genes and their protein products. Int J Cancer 1990;46:16.

[48] Johnson MD, Woodard A, Kim P, Frexes-Steed M. Evidence for mitogen-associated protein kinase activation and transduction of mitogenic signals by platelet-derived growth factor in human meningioma cells. J Neurosurg 2001;94:293.

[49] Kirsch M, Wilson JC, Black P. Platelet-derived growth factor in human brain tumors. J Neurooncol 1997;35:289.

[50] Todo T, Adams EF, Fahlbusch R, et al. Autocrine growth stimulation of human meningioma cells by platelet-derived growth factor. J Neurosurg 1996;84:852.

[51] Capdeville R, Buchdunger E, Zimmermann J, Matter A. Glivec (STI571, imatinib), a rationally developed, targeted anticancer drug. Nat Rev Drug Discov 2002;1:493.

[52] Wen PY, Yung WKA, Lamborn KR, et al. Phase II study of imatinib mesylate for patients with recurrent meningiomas (NABTC 01-08). Society for Neuro-Oncology Annual Meeting, 2006.

[53] Wen PY, Yung WK, Lamborn KR, et al. Phase I/II study of imatinib mesylate for recurrent malignant gliomas: North American Brain Tumor Consortium Study 99-08. Clin Cancer Res 2006;12:4899.

[54] Reardon DA, Egorin MJ, Quinn JA, et al. Phase II study of imatinib mesylate plus hydroxyurea in adults with recurrent glioblastoma multiforme. J Clin Oncol 2005;23:9359.

[55] Andersson U, Guo D, Malmer B, et al. Epidermal growth factor receptor family (EGFR, ErbB2-4) in gliomas and meningiomas. Acta Neuropathol (Berl) 2004;108:135.

[56] Weisman AS, Raguet SS, Kelly PA. Characterization of the epidermal growth factor receptor in human meningioma. Cancer Res 1987;47:2172.

[57] Carroll RS, Black PM, Zhang J, et al. Expression and activation of epidermal growth factor receptors in meningiomas. J Neurosurg 1997;87:315.

[58] Jones NR, Rossi ML, Gregoriou M, Hughes JT. Epidermal growth factor receptor expression in 72 meningiomas. Cancer 1990;66:152.

[59] Johnson MD, Horiba M, Winnier AR, Arteaga CL. The epidermal growth factor receptor is associated with phospholipase C-gamma 1 in meningiomas. Hum Pathol 1994;25:146.

[60] Sanfilippo JS, Rao CV, Guarnaschelli JJ, et al. Detection of epidermal growth factor and transforming growth factor alpha protein in meningiomas and other tumors of the central nervous system in human beings. Surg Gynecol Obstet 1993;177:488.

[61] Linggood RM, Hsu DW, Efird JT, Pardo FS. TGF alpha expression in meningioma—tumor progression and therapeutic response. J Neurooncol 1995;26:45.

[62] Hsu DW, Efird JT, Hedley-Whyte ET. MIB-1 (Ki-67) index and transforming growth factor-alpha (TGF alpha) immunoreactivity are significant prognostic predictors for meningiomas. Neuropathol Appl Neurobiol 1998;24:441.

[63] Crombet T, Torres O, Rodriguez V, et al. Phase I clinical evaluation of a neutralizing monoclonal antibody against epidermal growth factor receptor in advanced brain tumor patients: preliminary study. Hybridoma 2001;20:131.

[64] Mawrin C, Sasse T, Kirches E, et al. Different activation of mitogen-activated protein kinase and Akt signaling is associated with aggressive phenotype of human meningiomas. Clin Cancer Res 2005;11:4074.

[65] Adjei AA. Farnesyltransferase inhibitors. Cancer Chemother Biol Response Modif 2005;22:123.

[66] Engelman JA, Luo J, Cantley LC. The evolution of phosphatidylinositol 3-kinases as regulators of growth and metabolism. Nat Rev Genet 2006;7:606.

[67] Cully M, You H, Levine AJ, Mak TW. Beyond PTEN mutations: the PI3K pathway as an integrator of multiple inputs during tumorigenesis. Nat Rev Cancer 2006;6:184.

[68] Johnson MD, Okedli E, Woodard A, et al. Evidence for phosphatidylinositol 3-kinase-Akt-p7S6K pathway activation and transduction of mitogenic signals by platelet-derived growth factor in meningioma cells. J Neurosurg 2002;97:668.

[69] Johnson MD, Okediji E, Woodard A. Transforming growth factor-beta effects on meningioma cell proliferation and signal transduction pathways. J Neurooncol 2004;66:9.

[70] Shapiro GI. Cyclin-dependent kinase pathways as targets for cancer treatment. J Clin Oncol 2006;24:1770.

[71] Schwartz GK, Shah MA. Targeting the cell cycle: a new approach to cancer therapy. J Clin Oncol 2005;23:9408.

[72] Newton HB. Molecular neuro-oncology and the development of targeted therapeutic strategies for brain tumors. Part 5: apoptosis and cell cycle. Expert Rev Anticancer Ther 2005;5:355.

[73] Reed JC. Apoptosis-targeted therapies for cancer. Cancer Cell 2003;3:17.

[74] Rowinsky EK. Targeted induction of apoptosis in cancer management: the emerging role of tumor necrosis factor-related apoptosis-inducing ligand receptor activating agents. J Clin Oncol 2005;23:9394.

[75] Ghobrial IM, Witzig TE, Adjei AA. Targeting apoptosis pathways in cancer therapy. CA Cancer J Clin 2005;55:178.

[76] Oltersdorf T, Elmore SW, Shoemaker AR, et al. An inhibitor of Bcl-2 family proteins induces regression of solid tumours. Nature 2005;435:677.

[77] Piro LD. Apoptosis, Bcl-2 antisense, and cancer therapy. Oncology (Williston Park) 2004;18:5.

[78] Letai A, Bassik MC, Walensky LD, et al. Distinct BH3 domains either sensitize or activate mitochondrial apoptosis, serving as prototype cancer therapeutics. Cancer Cell 2002;2:183.

[79] Schimmer AD, Dalili S. Targeting the IAP family of caspase inhibitors as an emerging therapeutic strategy. Hematol Am Soc Hematol Educ Prog 2005;215–9.

[80] Schimmer AD, Dalili S, Batey RA, Riedl SJ. Targeting XIAP for the treatment of malignancy. Cell Death Differ 2006;13:179.

[81] Puduvalli VK, Li JT, Chen L, McCutcheon IE. Induction of apoptosis in primary meningioma cultures by fenretinide. Cancer Res 2005;65:1547.

[82] Folkman J. Angiogenesis. Annu Rev Med 2006;57:1.

[83] Yazaki T, Takamiya Y, Costello PC, et al. Inhibition of angiogenesis and growth of human non-malignant and malignant meningiomas by TNP-470. J Neurooncol 1995;23:23.

[84] Jain RK, Duda DG, Clark JW, Loeffler JS. Lessons from phase III clinical trials on anti-VEGF therapy for cancer. Nat Clin Pract Oncol 2006;3:24.

[85] Lamszus K, Lengler U, Schmidt NO, et al. Vascular endothelial growth factor, hepatocyte growth factor/scatter factor, basic fibroblast growth factor, and placenta growth factor in human meningiomas and their relation to angiogenesis and malignancy. Neurosurgery 2000;46:938.

[86] Provias J, Claffey K, delAguila L, et al. Meningiomas: role of vascular endothelial growth factor/vascular permeability factor in angiogenesis and peritumoral edema. Neurosurgery 1997;40:1016.

[87] Goldman CK, Bharara S, Palmer CA, et al. Brain edema in meningiomas is associated with increased vascular endothelial growth factor expression. Neurosurgery 1997;40:1269.

[88] Donnini S, Machein MR, Plate KH, Weich HA. Expression and localization of placenta growth factor and PlGF receptors in human meningiomas. J Pathol 1999;189:66.

[89] Martinez-Rumayor A, Arrieta O, Guevara P, et al. Coexpression of hepatocyte growth factor/scatter factor (HGF/SF) and its receptor cMET predict recurrence of meningiomas. Cancer Lett 2004;213:117.

[90] Bek EL, McMillen MA. Endothelins are angiogenic. J Cardiovasc Pharmacol 2000;36:S135.

[91] Harland SP, Kuc RE, Pickard JD, Davenport AP. Expression of endothelin(A) receptors in human gliomas and meningiomas, with

high affinity for the selective antagonist PD156707. Neurosurgery 1998;43:890.

[92] Pagotto U, Arzberger T, Hopfner U, et al. Expression and localization of endothelin-1 and endothelin receptors in human meningiomas. Evidence for a role in tumoral growth. J Clin Invest 1995;96:2017.

[93] Nordqvist AC, Smurawa H, Mathiesen T. Expression of matrix metalloproteinases 2 and 9 in meningiomas associated with different degrees of brain invasiveness and edema. J Neurosurg 2001;95:839.

[94] Siddique K, Yanamandra N, Gujrati M, et al. Expression of matrix metalloproteinases, their inhibitors, and urokinase plasminogen activator in human meningiomas. Int J Oncol 2003;22:289.

[95] Kondraganti S, Gondi CS, Gujrati M, et al. Restoration of tissue factor pathway inhibitor inhibits invasion and tumor growth in vitro and in vivo in a malignant meningioma cell line. Int J Oncol 2006;29:25.

[96] Nakada M, Nakada S, Demuth T, et al. Molecular targets of glioma invasion. Cell Mol Life Sci 2007;64:458.

[97] Rao JS. Molecular mechanisms of glioma invasiveness: the role of proteases. Nat Rev Cancer 2003;3:489.

[98] Salhia B, Tran NL, Symons M, et al. Molecular pathways triggering glioma cell invasion. Expert Rev Mol Diagn 2006;6:613.

[99] Lefranc F, Brotchi J, Kiss R. Possible future issues in the treatment of glioblastomas: special emphasis on cell migration and the resistance of migrating glioblastoma cells to apoptosis. J Clin Oncol 2005;23:2411.

[100] Bello L, Zhang J, Nikas DC, et al. Alpha(v)beta3 and alpha(v) beta5 integrin expression in meningiomas. Neurosurgery 2000; 47:1185.

[101] Nabors LB, Mikkelsen T, Rosenfeld SS, et al. Phase I and correlative biology study of cilengitide in patients with recurrent malignant glioma. J Clin Oncol 2007;25:1651.

[102] Nordqvist AC, Peyrard M, Pettersson H, et al. A high ratio of insulin-like growth factor II/insulin-like growth factor binding protein 2 messenger RNA as a marker for anaplasia in meningiomas. Cancer Res 1997;57:2611.

[103] Nordqvist AC, Mathiesen T. Expression of IGF-II, IGFBP-2, -5, and -6 in meningiomas with different brain invasiveness. J Neurooncol 2002;57:19.

[104] Liu T, Kuljaca S, Tee A, Marshall GM. Histone deacetylase inhibitors: multifunctional anticancer agents. Cancer Treat Rev 2006; 32:157.

[105] Nakanishi C, Toi M. Nuclear factor-kappaB inhibitors as sensitizers to anticancer drugs. Nat Rev Cancer 2005;5:297.

[106] Graner MW, Bigner DD. Therapeutic aspects of chaperones/heat-shock proteins in neuro-oncology. Expert Rev Anticancer Ther 2006;6:679.

[107] Magrassi L, De-Fraja C, Conti L, et al. Expression of the JAK and STAT superfamilies in human meningiomas. J Neurosurg 1999; 91:440.

[108] Luo Y, Leverson JD. New opportunities in chemosensitization and radiosensitization: modulating the DNA-damage response. Expert Rev Anticancer Ther 2005;5:333.

[109] Homsi J, Cubitt C, Daud A. The Src signaling pathway: a potential target in melanoma and other malignancies. Expert Opin Ther Targets 2007;11:91.

[110] McLean GW, Carragher NO, Avizienyte E, et al. The role of focal-adhesion kinase in cancer – a new therapeutic opportunity. Nat Rev Cancer 2005;5:505.

[111] O'Donnell JL, Joyce MR, Shannon AM, et al. Oncological implications of hypoxia inducible factor-1alpha (HIF-1alpha) expression. Cancer Treat Rev 2006;32:407.

[112] Camphausen K, Tofilon PJ. Combining radiation and molecular targeting in cancer therapy. Cancer Biol Ther 2004;3:247.

[113] Russell JS, Burgan W, Oswald KA, et al. Enhanced cell killing induced by the combination of radiation and the heat shock protein 90 inhibitor 17-allylamino-17-demethoxygeldanamycin: a multitarget approach to radiosensitization. Clin Cancer Res 2003;9:3749.

[114] Citrin D, Menard C, Camphausen K. Combining radiotherapy and angiogenesis inhibitors: clinical trial design. Int J Radiat Oncol Biol Phys 2006;64:15.

[115] Winkler F, Kozin SV, Tong RT, et al. Kinetics of vascular normalization by VEGFR2 blockade governs brain tumor response to radiation: role of oxygenation, angiopoietin-1, and matrix metalloproteinases. Cancer Cell 2004;6:553.

[116] Bondy M, Ligon BL. Epidemiology and etiology of intracranial meningiomas: a review. J Neurooncol 1996;29:197.

[117] Hsu DW, Efird JT, Hedley-Whyte ET. Progesterone and estrogen receptors in meningiomas: prognostic considerations. J Neurosurg 1997;86:113.

[118] McCutcheon IE. The biology of meningiomas. J Neurooncol 1996;29:207.

[119] Wolfsberger S, Doostkam S, Boecher-Schwarz HG, et al. Progesterone-receptor index in meningiomas: correlation with clinico-pathological parameters and review of the literature. Neurosurg Rev 2004;27:238.

[120] Goodwin JW, Crowley J, Eyre HJ, et al. A phase II evaluation of tamoxifen in unresectable or refractory meningiomas: a Southwest Oncology Group study. J Neurooncol 1993;15:75.

[121] Markwalder TM, Seiler RW, Zava DT. Antiestrogenic therapy of meningiomas–a pilot study. Surg Neurol 1985;24:245.

[122] Grunberg SM. Role of antiprogestational therapy for meningiomas. Hum Reprod 1994;9(Suppl. 1):202.

[123] Grunberg SM, Weiss MH, Spitz IM, et al. Treatment of unresectable meningiomas with the antiprogesterone agent mifepristone. J Neurosurg 1991;74:861.

[124] Lamberts SW, Tanghe HL, Avezaat CJ, et al. Mifepristone (RU 486) treatment of meningiomas. J Neurol Neurosurg Psychiatry 1992;55:486.

[125] Grunberg SM, Rankin C, Townsend J, et al. Phase III double-blind randomized placebo-controlled study of mifepristone (RU) for the treatment of unresectable meningioma. Proc Am Soc Clin Oncol 2001;20:222.

[126] Grunberg SM, Weiss MH, Russell CA, et al. Long-term administration of mifepristone (RU486): clinical tolerance during extended treatment of meningioma. Cancer Invest 2006;24:727.

[127] Friend KE, Radinsky R, McCutcheon IE. Growth hormone receptor expression and function in meningiomas: effect of a specific receptor antagonist. J Neurosurg 1999;91:93.

[128] Friend KE. Cancer and the potential place for growth hormone receptor antagonist therapy. Growth Horm IGF Res 2001;11(Suppl. A):S121.

[129] McCutcheon IE, Flyvbjerg A, Hill H, et al. Antitumor activity of the growth hormone receptor antagonist pegvisomant against human meningiomas in nude mice. J Neurosurg 2001;94:487.

[130] Drake WM, Grossman AB, Hutson RK. Effect of treatment with pegvisomant on meningioma growth in vivo. Eur J Endocrinol 2005;152:161.

[131] Cavalla P, Schiffer D. Neuroendocrine tumors in the brain. Ann Oncol 2001;12(Suppl. 2):S131.

[132] Henze M, Dimitrakopoulou-Strauss A, Milker-Zabel S, et al. Characterization of 68Ga-DOTA-D-Phe1-Tyr3-octreotide kinetics in patients with meningiomas. J Nucl Med 2005;46:763.

[133] Klutmann S, Bohuslavizki KH, Brenner W, et al. Somatostatin receptor scintigraphy in postsurgical follow-up examinations of meningioma. J Nucl Med 1998;39:1913.

[134] Garcia-Luna PP, Relimpio F, Pumar A, et al. Clinical use of octreotide in unresectable meningiomas. A report of three cases. J Neurosurg Sci 1993;37:237.

[135] Chamberlain MC, Glantz MJ, Fadul CE. Recurrent meningioma: salvage therapy with long-acting somatostatin analogue. Neurology 2007;69:969.

[136] Bruns C, Lewis I, Briner U, et al. SOM230: a novel somatostatin peptidomimetic with broad somatotropin release inhibiting factor (SRIF) receptor binding and a unique antisecretory profile. Eur J Endocrinol 2002;146:707.

57

脑膜瘤的基因治疗

Koray Özduman,

Guido Wollmann,

Joseph M. Piepmeier

任晋瑞 译

概　述

　　基因治疗及其相关的生物学疗法是神经肿瘤学领域具有发展前景的新型疗法；因为其预定的作用机制具有局部选择性，使其和现有的其他治疗方法（例如手术切除、放化疗）明显不同。脑膜瘤的基因治疗是一种相对新型的方法，目前只有少数几宗临床前研究的报道。本文旨在对脑膜瘤的基因治疗进行基本介绍，讨论基因治疗的一般性术语，分析目前获得的经验，并讨论其未来的发展方向。

脑膜瘤替代治疗策略的基本原理

　　目前，手术是脑膜瘤的主要治疗方法。大多数此类肿瘤经过手术均能够实现简单、安全的切除，且通常术后疗效很好。尽管整体上，采用手术切除法能够获得良好的疗效，但是由于脑膜瘤内在的生物学特征或者发生位置的不同，此法对于某些患者的治疗仍以失败而告终。长期随访发现（如果随访时间足够长），大多数脑膜瘤于切除后仍会复发。辅助性疗法（例如，放射外科和放射疗

法）存在一定的疗效，却也存在局限性和副反应。化疗是一种轻度有效的疗法，它可以作为一种挽救疗法，于采用其他可用疗法治疗失败的病例中使用并获得成功可能。基因治疗是一个很有吸引力的新的治疗策略。这种方法的潜在应用领域包括：（1）复发性脑膜瘤；（2）发生于难治部位的脑膜瘤；（3）多发性脑膜瘤；（4）伴有高危疾患的脑膜瘤；（5）转移性病例；（6）对传统治疗方案没有作用的非典型性或者恶性脑膜瘤。

基因治疗简介

　　基因治疗是指将遗传物质（DNA 或 RNA）导入人类细胞，从而达到治疗目的的实验性治疗方法。该领域最初用于取代或替换缺失、突变而致病的基因。随着载体设计和治疗病毒学的发展，以及对肿瘤分子生物学的日益了解，基因治疗已有一大批有前景的治疗策略，从而扩展了基因治疗的原有概念，增进了人们对分子肿瘤生物学的认识。目前，应用于治疗脑膜瘤的基因治疗大致可以分为三类（图 57-1）：

1. 常规的基因治疗：采用载体传递治疗基因；

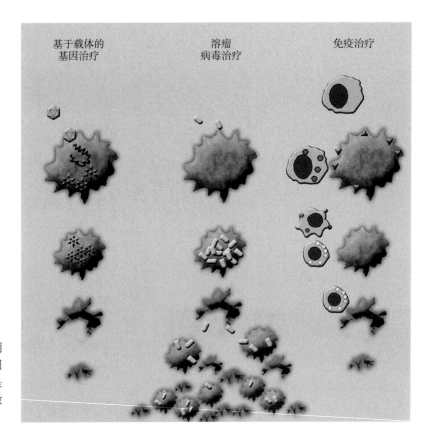

图中标注：
- 基于载体的基因治疗
- 溶瘤病毒治疗
- 免疫治疗

2．病毒治疗：采用病毒直接或者间接杀灭肿瘤细胞（例如，通过直接细胞溶解或者传递自杀基因）；

3．免疫疗法：采用基因治疗刺激人体的天然灭癌能力。此外，基因治疗对全身性反应进行调控（例如，抑制血管增生或者实现化学保护作用）可用于治疗其他全身性癌症。

体内基因递送方法

目前，存在多种可以将 DNA 或 RNA 传递至靶细胞内的方法。直接的显微注射、化学的（磷酸钙）或物理的（电穿孔）转染等体外技术对于在体内应用是不实际的。"裸 DNA"应用、脂质体的基因递送和病毒介导基因转移等方法可作为体内基因治疗的选择。"裸 DNA"质粒的注射已经显示有颅内基因的表达[2]。然而，以目前的技术，基因表达的效率非常低，这种脑肿瘤基因治疗技术的使用价值需要进一步明了。相反，脂质体的基因转移已经被确认作为有前景的脑肿瘤治疗模式[3]。使具有较高的转移效率、安全可靠、设计简单、执行特定的治疗任务的遗传物质（包括蛋白质、化学物质或者

物理性微粒）进入一个细胞，使这些人造脂质双分子膜的小囊泡实用而且成为可以激发出治疗作用的工具。然而，站在基因治疗领域，基于病毒的带菌体和治疗性病毒是绝对重要的。

病毒治疗

病毒在进化过程中有着非常卓越的效率进行基因组的传递（转染），并且所传递的基因在遗传上表现极大的优势。早在 20 世纪 90 年代初，在分子生物学领域的发展已经为病毒基因组的操作提供了必要的工具，绝大多数病毒载体是由重组病毒组成的，可以通过基因工程方法使其表现出减毒表型并保护非病毒目的基因。根据临床使用目的，寻找或设计恰当的载体。简言之，在遗传或变性疾病方面的基因治疗应用，治疗基因的表达持续时间是优先考虑的问题。相反的，抗肿瘤基因治疗通常会寻找并破坏靶细胞，这就使得转导效率变得更加重要，并且短期基因表达量是足够的。对于肿瘤治疗，既可以作为基因运送载体（病毒载体），也可以作为生物制剂的病毒能够攻击并直接杀灭肿瘤细胞（溶瘤

病毒）。采用能够将自杀基因传递至肿瘤细胞的腺病毒或者反转录病毒载体的基因治疗策略已经算是在这个领域先进的技术了，并且其已被应用于人类高分级胶质瘤的临床试验。反转录病毒的体内转导效率已经成为面临的主要问题[4]；这要求反转录病毒可以将携带的治疗基因给那些增殖活跃的细胞[5]。插入突变很少发生但却是可能的副作用，由于病毒转移基因任意插入人类基因后导致生长的不可控制性，插入突变可以使癌基因激活或是抑癌基因沉默，从而继发性肿瘤的形成。利用缺陷型反转录病毒介导的 TK 基因系统（RV-HSV-tk）对确诊初期胶质母细胞瘤治疗的 Ⅲ 期试验表现出的低转导效率和疗效的缺乏使得研究人员放弃了采用反转录病毒的策略[6]。通过删除病毒基因组的可变部分(E1 或 E3)，使第一代腺病毒（AdV）丧失复制能力[7]。由于这些 AdV 载体保留了其病毒基因组的大部分，具有免疫能力的宿主一旦被注入载体和转导细胞，就会形成高免疫原性。

因此，尽管于抗癌治疗条件下，增强的免疫应答可以显著地协同抗癌治疗的作用，但是疗效持续时间仍旧很短。采用高度剥离"裸"AdV 的较新颖腺病毒策略需要生成[8]最小免疫应答和延时基因表达或者有条件的复制具有天生的肿瘤亲和力的病毒变种[9]。抗癌基因治疗的一个重要方面就是病毒制剂的空间分布。治疗活性的增加主要来自于细胞特定基因的表达，这一过程即所谓的旁观者效应，从细胞限制基因表达开始出现显著提高，以实现有复制能力病毒的活化播散。复制功能不全的病毒载体已经证明在体内无效，大多数在良好的环境下传递病毒片段的承载物仅有很少比例的肿瘤细胞能被感染[10,11]。

病毒治疗是否能够在组织内复制是一个重要的问题：非复制型病毒最常用于传递有毒性或者有治疗意义的基因。有条件的病毒复制是基于所复制病毒的一个或多个基因被敲除，从而使其依赖只存在于肿瘤细胞的细胞机制。尽管这是非常具有吸引力的策略，然而大多数这些病毒复制出的后代也仍然是受损的[6,12]。复制病毒可用于感染肿瘤组织和于靶组织内部感染周围的细胞，从而引发"局部自我扩增"的病毒子代。因此，相当少量的病毒能够被传递至靶组织，会在肿瘤内部形成相当高的治疗剂量。任何其他治疗方法都不存在此类现象。近期研

发的重组腺病毒可以通过基因工程的方法于肿瘤细胞或者携带的转基因（仅于特殊细胞类型表达）内形成条件复制[13]。重组疱疹病毒也被广泛地应用于脑肿瘤的基因治疗方案[6]。基因治疗方案还采用了重组牛痘病毒载体。与采用病毒载体将基因转移至靶细胞的策略相反，其他研究人员对溶瘤病毒进行了实验；后者于肿瘤组织内具有优先复制特性，并且能够作为此类感染而直接地杀灭肿瘤细胞[14]。其他病毒（包括呼肠孤病毒、新城疫病毒、麻疹、疱疹性口炎，以及黏液瘤病毒）在感染某些类型脑肿瘤细胞方面也体现出一定的优点或价值[15]。

在动物实验中，采用荧光标记基因的病毒来进行监测病毒感染，能够轻松实现对靶组织内或者其他位置病毒感染情况的监控。通过基因工程方法，可以在大部分病毒内植入荧光标记基因。这些基因在病毒体内与可以表达其他荧光蛋白的肿瘤模型结合；使溶瘤活性和（或）副反应的时空监测也可以得到大幅简化[16]。

免疫治疗和免疫基因治疗

研究人员在恶性黑色素瘤治疗领域内对癌症免疫疗法进行了深入研究，并表示于 2000 年 10 月在该领域（不包括其他领域）建立治疗恶性脑肿瘤的免疫疗法项目小组[17]。随着基因治疗和溶瘤病毒治疗的出现，目前对于脑肿瘤的免疫疗法研究主要集中于神经外胚层来源的肿瘤，即胶质母细胞瘤和间变型星型细胞瘤。尽管将这种策略用于脑膜瘤的治疗仍然只是一种假设，但是对目前的研究进行简要讨论仍然具有一定价值。

除监测感染性或外源性的生物之外，免疫系统具有识别甚至清除癌细胞的能力。为了获得有效的机体反应，必须要满足某些前提。这些前提包括需表达肿瘤相关抗原（TAAs），肿瘤生长的环境需具有"免疫相容性"；对于后者，由于某些肿瘤会生成局部及全身性的免疫抑制状态。有证据显示，细胞膜和细胞内的某些元素可以扮演肿瘤相关抗原的角色（TAA）[18]。

然而，尽管其存在显著的高度选择性，但是天然免疫应答在效率方面的缺乏还是限制了利用其对于晚期、体积较大肿瘤的治疗。患者免疫应答的限值似乎处于低于 100 万个肿瘤细胞的范围内。这与

通常体积大小脑肿瘤存在的数十亿细胞相比是微不足道的[19]。就此而言，免疫疗法可以定义为，旨在放大对于癌细胞天然免疫应答的策略。对于免疫应答的两个阶段，启动级联反应阶段和执行效应阶段都可以作为目标阶段。

早期尝试的免疫疗法包括采用肿瘤细胞裂解产物和微生物制剂（例如，非特异性免疫活化剂），但最终都以失败而告终[20]。随着对现存抗原提呈和免疫调节机制的深入了解，免疫疗法的发展方向开始向抗肿瘤应答的特异性刺激转移。主要策略包括利用细胞因子[21]，采用肿瘤抗原致敏树突状细胞进行主动免疫[22]，以及采用存在并扩展至体外的细胞毒T细胞进行的过继性免疫疗法[23]。其中单独或者联合采用细胞因子白介素-2（IL-2）、IL-4、IL-12、IL-18、干扰素（IFN）、粒细胞-巨噬细胞集落刺激因子（GM-CSF），以及B7-2，或者作为以细胞为基础免疫疗法的佐剂都已经取得了可喜的成果[24]。

应用范围也可从直接外周输注和增强对流输送，扩展至体内细胞因子基因治疗和体外基因转移至抗肿瘤树突状细胞或细胞毒T细胞的基因治疗。主动抗肿瘤免疫包括血液中单核细胞的采集和树突状细胞的体外分离及激活。研究人员认为，一旦将最具效力的抗原提呈细胞、带有肿瘤细胞或者肿瘤裂解物的致敏树突状细胞再次注射入患者体内，便能够有效地活化T辅助细胞，从而通过细胞毒性T淋巴细胞来形成抗肿瘤应答的高效性。与之相比较，过继免疫转移主要集中于体外扩增和肿瘤特异效应细胞的再次注射。据报道多种细胞类型具有可用于过继免疫疗法的潜能，包括淋巴因子激活的杀伤细胞、肿瘤浸润淋巴细胞、细胞毒性T淋巴细胞，以及其他类型的细胞。

脑膜瘤的基因治疗策略

目前脑膜瘤的基因治疗取得了哪些成绩

单纯疱疹病毒和腺病毒都属于应用于基因治疗的首批重组病毒，已被广泛地应用于各种类型肿瘤的临床前和临床研究，并且都对脑膜瘤表现出治疗效果。同样研究人员发现脊髓灰质炎病毒[25]和疱疹病毒[26]的复制子能够有效地转导进入脑膜瘤细胞。据报道，其他病毒（例如，呼肠孤病毒[27]、黏液瘤病毒[28]，以及反转录病毒[26]）对于脑膜瘤无疗效，尽管它们对于其他类型的脑肿瘤具有潜在的治疗作用。

单纯疱疹病毒和腺病毒是用于基因治疗尝试最常见的重组病毒株。这两种病毒已被广泛地应用于各种类型肿瘤的临床前和临床研究。单纯疱疹病毒是首个经试验确定的对治疗脑膜瘤有效的溶瘤病毒[29]。单纯疱疹病毒是一种体积较大的包膜病毒（属于α-疱疹家族）；该病毒包含一个152kb的双链线性DNA基因组。野生型病毒含有80条紧密聚集的基因，约50%都是病毒复制所不可缺少的。近30Kb基因可在不影响病毒复制的前提下，可以通过转基因被替换。病毒能够感染复制中的和非复制期细胞。疱疹病毒的感染分为三个阶段（α、β和γ），且参与这三个阶段的基因都能够实现对于转录的调控，从而分别促进DNA合成和建立有利于蛋白质合成的环境。基因组中的早期基因对于后期基因存在抑制性作用，通过改变或者删除α-基因（例如，G47Δ、NV1020）、β-基因（DLSPTK、G207），或者γ-基因（R3616、G207），设计重组HSVs。单纯疱疹病毒是一种具有高度转基因能力的大型病毒；该病毒稳定的性质能够感染多种类型细胞，并且可应用于动物模型。无促炎作用和骨髓毒性、疱疹病毒性化疗的有效性，以及基因整合的缺乏都是应用HSV进行基因治疗的优点。相比较，较大的基因组、存在先天的人类HSV免疫，以及原发或者潜伏感染脑炎的风险都是HSV的基本问题。人类胶质母细胞瘤Ⅰ期临床试验已经对G207（唯一一种可应用于实验性脑膜瘤研究的HSV）进行了试验[30-32]。胶质母细胞瘤试验报道了磁共振成像（MRI）的结果和较少的长期幸存者，但却没有观察到幸存者存在慢性毒性。

Markert及其同事[33]采用胸苷激酶（TK）删除重组HSV-1（所谓的dlsptk）的病毒疗法对脑膜瘤的治疗进行了首例研究。研究人员证实，培养自3种恶性肿瘤和一种非典型脑膜瘤样本的原代细胞能够有效地被感染，并且这种重组疱疹病毒对其有杀灭作用。研究人员还就病毒对裸鼠肾包膜下的恶性脑膜瘤异种移植物进行了试验，结果显示，病毒的注射显著地抑制了肿瘤生长[33]。Yazaki及其同事[29]报道，G207病毒在细胞培养液中杀灭了3种不同类型的恶性脑膜瘤；多重性感染：0.1（MOI；

感染颗粒与靶细胞的比值）。同一研究还报道了瘤内注射 G207 能够延长种植于皮下或者颅内、硬膜下 F5 恶性脑膜瘤异种移植物裸鼠的生存时间。最近进行的研究中，Liu 及其同事 [34] 报道重组疱疹病毒 bG47Δ（能够携带显性负性作用 FGF 受体）能够有效地杀灭 F5 恶性脑膜瘤细胞。由于存在多种治疗作用，这种重组病毒株也被称为 "武装" 病毒。FGF 具有促进有丝分裂、新生血管形成，以及抗凋亡特性，并且研究人员认为这种重组疱疹能够有效地抑制 FGF 信号通路。为了实现将 NF2 基因插入脑膜瘤，Ikeda 及其同事 [26] 对反转录病毒、腺病毒，以及单纯疱疹病毒扩增子载体（仅含有部分病毒基因组且不具有复制能力的载体）进行了实验；实验结果表明，单纯疱疹病毒载体实现了 100% 的转导效率，并且记录到 Merlin 基因于 3 种不同脑膜瘤细胞培养基（提取自患者样本）中的表达。研究人员认为，反转录病毒载体和腺病毒载体并非有效的疱疹病毒载体。研究还报道，与对照载体的细胞转导情况相比较，Merlin 基因的过度表达显著地抑制了脑膜瘤细胞的增殖。

据报道，多项研究采用腺病毒进行实验性脑膜瘤的治疗 [26,35-38]。腺病毒属于含有一个 36kb 的双链线性 DNA 基因组的非包膜病毒，并且是人类呼吸道上皮的天然病原体。大约存在 47 种不同的人类特异性血清亚型；血清亚型 2 和 5 是病毒基因治疗最常使用的两种亚型。血清亚型 5 能够与细胞表面的柯萨奇 - 腺病毒受体（CAR）相结合，通过整合素 αvβ5 介导进入细胞。腺病毒无需依赖细胞分裂进行转染；因此，腺病毒可以转导多种类型细胞，包括分裂期后神经元。然而，宿主细胞的特异性也会受到限制，并依赖 CAR 分子的表达。病毒侵入细胞后，转基因作为游离体嵌入细胞核内，从而降低发生插入突变的风险。具有复制能力的腺病毒仅在细胞核内发生复制，并且存在转录早期和晚期。病毒启动早期蛋白 E1 是十分重要的，这种蛋白能够灭活 p53（通过 E1B）及视网膜母细胞瘤（Rb）蛋白质（通过 E1A）以促进病毒生长。在实验室中，腺病毒能够轻松的培养获得，并且有较高的滴度，缺陷型重组腺病毒株具有携带一个 8kbp 转基因的能力。转基因表达可能在外周系统中持续 12 个月，在大脑中持续 18 个月。据报道，宿主对腺病毒强烈的免疫反应是一个关键的临床问题，并且可能会导致早期

临床研究的终止 [13]。另一缺点是腺病毒并不会感染大部分啮齿动物；因此，采用这类动物模型无法充分地确定病毒对于人类宿主的安全性。以腺病毒为基础的基因疗法可以分为两类：复制缺陷型腺病毒和条件复制型腺病毒 [14]。复制缺陷型载体存在 E1 [E1A 和（或）E1B] 缺失基因，因此，不会表达病毒编码蛋白质。然而，转基因被转导至细胞核，并于早期人巨细胞病毒（CMV）启动子序列中表达（与病毒蛋白质合成无关）。条件复制型腺病毒依赖存在于转化细胞内信号途径的改变，以实现其自身的复制；因此，从理论上来说，它们仅能够存在于转化细胞中。与简单载体相比，这些病毒最常被作为溶瘤病毒使用。Onyx-O15 是一种 E1B 敲除的腺病毒，可以通过缺陷性 p53 途径选择性地在转化细胞内进行复制。Δ24 是一种于 Rb 结合区存在 E1A 24-bp 删除的条件复制型病毒，并能够优先在 Rb 阳性细胞中生长。

目前，仅有两篇关于采用复制缺陷型腺病毒治疗脑膜瘤的报道。

正如前文指出，Ikeda 及其同事 [26] 发现他们所采用的腺病毒载体对于 3 种不同脑膜瘤培养基的转导效率都较低（平均 8% ~ 37%）。Chauvet 及其同事 [38] 公布了一份罕见的，但也是唯一的报道，报道中给予患有自发性嗅沟脑膜瘤的西莎狗的动脉内注射复制缺陷型腺病毒（含 lac-z 受体）至后获得成功和广泛基因转染。Viola 及其同事 [39] 认为，给患有脑膜癌的大鼠鞘内注射表达 lac-z 的复制缺陷型腺病毒时，能够导致病毒从蛛网膜下腔转染浸润性肿瘤；或者注射 7 天后，能够导致接种入肿瘤。研究所采用的肿瘤并非脑膜瘤，但研究结果证实鞘内载体注射能够转染软脑膜肿瘤。

迄今为止，腺病毒已被报道能够有效地感染脑膜瘤细胞，并成功地实现基因转移 [26,37]。Shu 及其同事 [37] 致力于研究 RAS 活化对于脑膜瘤的作用，并采用腺病毒将基因转移至脑膜瘤培养基。研究人员记录的 10 个短期原发性脑膜瘤培养基有 9 个获得了成功的基因转移；这说明，大部分脑膜瘤对于腺病毒感染都是敏感的。最常使用的血清亚型（腺病毒 5 型）通过与细胞表面的柯萨奇 - 腺病毒受体（CAR）相结合进入细胞，并在多个细胞中得以表达。据报道，无论是在手术切除的脑膜瘤样本中，还是在培养的原发性脑膜瘤细胞中，CAR 表达对于

腺病毒的侵入都是必不可少的[35]。CAR 在肿瘤细胞低表达和发生在正常上皮细胞的表达能够分别导致转移效率下降和副反应的出现。为了进一步促进腺病毒的侵入和提高特异性，研究人员引进了靶向性重组腺病毒，并出现了病毒表面纤毛携带 RGD（精氨酸 - 甘氨酸 - 天门冬氨酸）序列重组腺病毒的促进侵入的报道；这种方法的靶位是细胞表面的 αV 整合素。据报道，重组 RGD 腺病毒能够有效地感染脑膜瘤细胞和具有较高亲和力的球状细胞[35]。一些研究人员试图通过替代病毒表面的结构重新实现以病毒为靶向的目的，他们采用靶向腺病毒成功地实现了人类脑膜瘤细胞培养基和球状细胞的转染[35,36]。van Beusechem 及其同事[36]针对原发性人类胶质瘤和脑膜瘤球状细胞的 CAR 和腺病毒的结合能力进行试验，使重组腺病毒发生双倍融合；试验结果表明，这一策略能够提高腺病毒对肿瘤结合的特异性。

在分子生物学领域，大部分最初进行的脑肿瘤病毒疗法都集中于疱疹病毒和腺病毒上。最近进行的研究报道采用更为广谱的病毒治疗脑肿瘤，其中大部分为胶质母细胞瘤。病毒对胶质母细胞瘤表现出一定的疗效，包括 DNA 病毒（牛痘和黏液瘤病毒）和 RNA 病毒（麻疹、疱疹性口炎病毒、呼肠孤病毒、新城疫病毒、脊髓灰质炎病毒）。只采用极少数的此类病毒对脑膜瘤进行了试验（表 57-1）。Ansardi 及其同事[25]认为，具有复制能力的脊髓灰质炎病毒复制子既能够杀灭脑膜瘤细胞系，也能够杀灭提取自患者新鲜的肿瘤细胞经培养基培养出的原发性培养物。研究人员还对脑膜瘤细胞培养基中的呼肠孤病毒[27,40]和黏液瘤病毒[28,41]进行了研究，但结果显示无疗效。

脑膜瘤的生物学及基因治疗的分子靶向

脑膜瘤是一种发生于中枢神经系统（CNS）轴外的实质肿瘤，起源于蛛网膜盖细胞[42]。大部分病例的脑膜瘤都发生于硬膜内。目前，对于脑膜瘤的病因知之甚微（例如，辐射诱发脑膜瘤），并且对于该病的病因大部分还不得而知。积累证据支持"一系列遗传事件的发生最终引发脑膜瘤"的假设。脑膜瘤可以从良性发展为非典型和恶性形式，并且遗传分析表明这种增加的侵袭性行为通常伴随更为复杂的遗传变化的连续性积累[43]。

肿瘤细胞的形成需要获得自身产生的生长信号、对抑制生长信号不敏感、回避凋亡、无限复制潜力、持续血管生成，以及有组织浸润和转移能力的细胞[44]。目前，对于脑膜瘤的肿瘤发生机制（如何获得上述能力）知之甚少。文献记录了脑膜瘤细胞中存在表皮生长因子（EGF）受体[45]。文献还记录脑膜瘤细胞中存在具有活性的血小板衍生生长因子（PDGF）受体及其可能存在的自分泌刺激[46,47]。RAS 活化在脑膜瘤的肿瘤发生过程中也发挥了重要的作用[37]。肿瘤抑癌基因失活在脑膜瘤的发生过程中同样也发挥了重要的作用。脑膜瘤是 II 型神经纤维瘤患者中第二大常见的肿瘤。这种联系在儿童脑膜瘤中更为明显；40% 儿童脑膜瘤与 NF2 相关[48]。由于是病毒实现了该病的细胞内生理和病理机制，因此对脑膜瘤细胞内部发生的改变进行详细分析尤其重要。仅举几个例子，腺病毒利用 p53、Rb、BAX、P300/CBP 途径；单纯疱疹病毒利用 PKR 和核苷酸还原酶途径；呼肠孤病毒作用于 RAS 转化细胞内发生复制；新城疫病毒和疱疹性口炎病毒选择性地干扰有缺陷的细胞内复制；以及黏液瘤病毒作用于 STAT 缺陷的细胞内复制[15]。因此，肿瘤发生机制的确切途径也能够引导特异性肿瘤或者肿瘤亚群的基本治疗策略。目前，尚无太多关于脑膜瘤的基因治疗病例资料。此外，不同病毒作用于肿瘤细胞内感染的研究也可能为阐明肿瘤发生机制提供线索。

病毒与宿主的相互作用

血管内途径是病毒疗法的首选传递方法，这种全身性途径优于局部瘤内注射，这是由于较大体积的肿块同时可以被选定为治疗目标。为了支持这一假设，早期基因治疗研究已经显示瘤内注射造成在肿瘤内相当有限的药物分布。脑膜瘤是轴外实质肿瘤，也就是说，它们生长在血脑屏障外侧。尽管可能观察到脑浸润，但是仅在少数几个病例中出现。由于缺乏血脑屏障和极佳的脑膜瘤血管重建，使得脑膜瘤为肠胃病毒和其他病毒疗法全身血管内传递成为良好的靶向治疗对象。

健康个体对于入侵病毒不断增强的免疫反应的现象为病毒疗法的发展和作用机制研究开拓了另一

表 57-1 常用抗脑肿瘤病毒的特征与用法

名称	病毒家族	基因型	基因组大小	基因数量	转基因能力	病毒特征性实验性应用
DNA 病毒						
HSV	α- 疱疹病毒	ds DNA	152 kb	80 ～ 100	～ 50 kb	**条件复制人类病毒** 用于将自杀基因传递至肿瘤细胞 重组病毒株残留神经毒性的问题 **感染和杀灭培养基中及动物皮下模型中的恶性细胞** 多种重组病毒株已应用于多种类型癌症的临床试验，包括胶质母细胞瘤
腺病毒	腺病毒科	ds DNA	38 kb	～ 40	高达 35 kb	**条件复制或者非复制能力** 人类病毒 **感染和杀灭培养基中的细胞** 多种重组病毒株已应用于多种类型癌症的临床试验
AAV	细小病毒	ss DNA	4.7 kb	2	4.7 kb	**未对脑膜瘤进行试验**
牛痘病毒	痘病毒科	ds DNA				**复制能力** 作为抗肿瘤基因转移工具和直接溶瘤细胞 **未对脑膜瘤进行试验**
黏液瘤病毒	痘病毒科	ds DNA	162 kb	～ 170	25 kb	**复制能力** 具有内在溶瘤细胞潜在能力的兔病毒 可以将转基因添加至病毒 **对于培养的脑膜瘤无影响** [28,41] 对胶质母细胞瘤和髓母细胞瘤存在疗效
RNA 病毒						
反转录病毒	反转录病毒科	ss（+）RNA（2x）	9.2 kb	9		**无复制能力**动物病毒 **对于脑膜瘤基因转移不存在疗效** [26]
麻疹病毒	副黏液病毒科	ss（-）RNA				**复制能力** 溶瘤细胞人类病毒 作为减毒性病毒株使用 CD46 独立的细胞结合力：肿瘤中 CD46 上调 **未对脑膜瘤进行试验** 在实验条件下，对胶质母细胞瘤存在疗效 [65]
脊髓灰质炎病毒	小核醣核酸病毒科	ss（+）RNA	7.5 kb	1（多聚蛋白）	不详	重组神经减毒脊髓灰质炎病毒 - 鼻病毒奇美拉病毒**具有复制能力和溶瘤性** 只能够感染 CD155 细胞表面分子的细胞 **未对脑膜瘤进行试验** 非复制能力脊髓灰质炎病毒复制子能够感染和杀灭培养基中的胶质母细胞瘤和髓母细胞瘤细胞 [25]
呼肠孤病毒	呼肠孤病毒科	ds RNA	～ 20 kb	10 个片段	不详	**复制能力**，具有遗传溶瘤特性的良性人类病毒 选择性复制 RAS 活化肿瘤细胞 **对培养的脑膜瘤不存在疗效** [27,40] 对胶质母细胞瘤和髓母细胞瘤存在疗效 对人类脑膜瘤进行了临床试验 [66]

表 57-1（续） 常用抗脑肿瘤病毒的特征与用法

名称	病毒家族	基因型	基因组大小	基因数量	转基因能力	病毒特征性实验性应用
水疱性口膜炎病毒	炮弹病毒科	ss（−）RNA	11.2 kb	5	～5 kb	**复制能力** 具有遗传溶瘤特性的动物病毒 可以采用基因工程的方法将多价转基因装入重组病毒 可用的突变显示出多种水平的弱化作用 对具有增加的肿瘤特异性的突变进行了描述 [16] 作为接种工具进行了广泛的测试 据报道，对啮齿类动物存在神经毒性 **未对脑膜瘤进行试验** 感染和杀灭广泛的肿瘤细胞 [67] 对胶质母细胞瘤和脑转移存在疗效 [67,68]
新城疫病毒	副黏液病毒科	ss（−）RNA	15 kb	6	～5 kb	**复制能力** 鸡病毒 特异性适应培养病毒株表现出强大的遗传溶瘤能力 可以采用基因工程的方法将多价转基因装入重组病毒 抗肿瘤免疫的强大引物 **未对脑膜瘤进行试验** 在人类胶质母细胞瘤临床试验中表现出边界性疗效 [69,70]

片天地。这种反应很可能对于抗肿瘤作用有抑制或者增强作用。病毒可能会被网状内皮系统所清除；病毒感染的程度可能受到天然免疫反应或者干扰病毒（正常人类病原体，例如疱疹）传递或作用抗体反应的限制 [111]。另外，免疫机制也可能影响着对病毒的作用，正如在腺病毒的例子中所看到的 [111]。1964 年，首次由 Wheelock 和 Dingle 采用进行白血病治疗的新城疫病毒也是众所周知能够诱导抗肿瘤免疫的病毒 [49]。对于这些效应的可控使用和调节（通过例如白细胞介素、干扰素、肿瘤坏死因子-α、操控的树突状细胞、GM-CSF、sFlt-3-L、B7，以及细胞间黏附分子 [ICAM]）产生了免疫-基因疗法。

实验性脑膜瘤模型及基因治疗研究

对动物和人类受试者进行体内外实验治疗，细胞培养基是对新型癌症疗法进行试验的首选细胞系。此类研究引入了各种细胞系，并且适当地引入可繁殖模式系统对疗效进行研究。然而，大部分细胞系都能够携带非常确定的一系列突变，并且在体内外的表现各异；一个单独的细胞系几乎从来无法代表一般性的肿瘤类型。因此，采用细胞系组可以更清楚阐明基因治疗的机制。

实验性研究还采用了无限增殖化细胞系和脑膜瘤的低传代细胞系，研究对多种脑膜瘤的无限增殖化细胞系进行了描述。大部分此类细胞系都是恶性脑膜瘤（IOMM-Lee[50] 和 HKBMM[51]、F5[52]、CH-157-MN[53]、HBL-52[54]）。这些无限增殖化细胞大部分提取自具有复杂遗传缺陷的脑膜瘤，并且在体内外都能够生长（Ki67 标记指数约为 30%）[52,55]。脑膜瘤细胞系表现为波形蛋白免疫阳性、胶质纤维酸性蛋白质（GFAP）免疫阴性，并且提示了脑膜瘤的超微结构 [54,55]。提取自良性脑膜瘤细胞系的发展由于出现复制过程细胞老化而变得复杂。然而，这一问题能够通过提取良性脑膜瘤培养基的活化端粒酶进入细胞得到克服 [56,57]。新鲜的人类肿瘤细胞培养基也可以用于检测治疗活性。如前文中提到的，目前存在多项此类研究的报道。

首个人类脑膜瘤异种移植物的动物模型就是豚鼠的眼睛 [58]，肾包膜下同样也被用做人类脑膜瘤异种移植物的移植部位 [59]。随后，小动物的侧腹皮下肿瘤模型也被作为实用的方式而引进 [55]。随着之后引进的细化，大约 60% 的肿瘤注射被"引进"，并形成皮下肿瘤[60]。据报道，具有多处遗传缺陷脑膜瘤进行异种移植的成功概率比较高[55]。对脑膜瘤的原位移植模型也有过报道[52]。有报道称进行过将 IOMM-Lee 或 F5 恶性脑膜瘤细胞注射至硬膜下以促使肿瘤细胞生长，形成球状占位效应的研究[52]。作为颅底脑膜瘤模型，将 IOMM-Lee 细胞注射至颅底部形成肿瘤，浸润颅骨和脑，并包绕脑神经[52]。采用绿色荧光蛋白技术和荧光素酶转染的肿瘤细胞已经成功地被应用于颅底生物发光成像[61]。这些模型系统的一个缺点就是通过硬膜下和蛛网膜下隙的软脑膜扩散，这使得对于肿瘤大小的量化变得复杂[52,62]。啮齿动物的人类肿瘤异种移植是非常好的实验模型，但也有显著的缺点。这些模型需要绝对的免疫抑制，并且这显著地限制了实验性结果向现实的转化，因为在有生命的有机体的病毒感染过程中，免疫系统发挥着极其重要的作用。

与啮齿动物相比，人类肿瘤在遗传学和表观学上都更为复杂[63]，因此，需要采用人类来源的肿瘤细胞在这些动物模型上进行常规试验，而非动物肿瘤试验。然而，这需要采用免疫力低下的动物，并且这些动物应对携带肿瘤基因的病毒极度易感（包括大部分为治疗设计的有复制能力的病毒）。较新的策略为采用能够携带突变基因并形成"人类源性"的转基因动物。到目前为止，只有一例报道（即 Kalamarides 及其同事进行的研究）描述了蛛网膜细胞中存在 CRE 介导失活 NF2 基因的转基因小鼠系，使得30%的动物形成与人类类似的脑膜瘤[64]。目前，尚未对此类脑膜瘤模型的适用性进行全面的试验。

结　论

基因治疗是一种有前景的、新型肿瘤治疗方法，并且具有区别于其他可用治疗方法的独特作用机制。除极少数几个实验室，尚未应用基因治疗对脑膜瘤治疗进行大规模的尝试。到目前为止，只有几宗此类研究，但却获得了极为乐观的研究结果。

参考文献

[1] Simpson D. Recurrence of intracranial meningiomas after surgical treatment. J Neurol Neurosurg Psychiatry 1957;20:22–39.

[2] Oh S, Pluhar GE, McNeil EA, et al. Efficacy of nonviral gene transfer in the canine brain. J Neurosurg 2007;107:136–44.

[3] Yoshida J, Mizuno M. Clinical gene therapy for brain tumors. Liposomal delivery of anticancer molecule to glioma. J Neurooncol 2003;65:261–7.

[4] Rainov NG, Ren H. Clinical trials with retrovirus mediated gene therapy–what have us learned? J Neuro-oncol 2003;65:227–36.

[5] Humphries EH, Glover C, Reichmann ME. Rous sarcoma virus infection of synchronized cells establishes provirus integration during S-phase DNA synthesis prior to cellular division. Proc Natl Acad Sci USA 1981;78:2601–5.

[6] Pulkkanen KJ, Yla-Herttuala S. Gene therapy for malignant glioma: current clinical status. Mol Ther 2005;12:585–98.

[7] Danthinne X, Imperiale MJ. Production of first generation adenovirus vectors: a review. Gene Ther 2000;7:1707–14.

[8] Zou L, Zhou H, Pastore L, Yang K. Prolonged transgene expression mediated by a helper-dependent adenoviral vector (hdAd) in the central nervous system. Mol Ther 2000;2:105–13.

[9] Gomez-Manzano C, Balague C, Alemany R, et al. A novel E1A-E1B mutant adenovirus induces glioma regression in vivo. Oncogene 2004;23:1821–8.

[10] Puumalainen AM, Vapalahti M, Yla-Herttuala S. Gene therapy for malignant glioma patients. Adv Exp Med Biol 1998;451:505–9.

[11] Rainov NG, Ren H. Oncolytic viruses for treatment of malignant brain tumours. Acta Neurochir Suppl 2003;88:113–23.

[12] Khuri FR, Nemunaitis J, Ganly I, et al. A controlled trial of intratumoral ONYX-015, a selectively-replicating adenovirus, in combination with cisplatin and 5–fluorouracil in patients with recurrent head and neck cancer. Nat Med 2000;6:879–85.

[13] Rainov NG, Ren H. Gene therapy for human malignant brain tumors. Cancer J 2003;9:180–8.

[14] Chiocca EA. Oncolytic viruses. Nat Rev Cancer 2002;2:938–50.

[15] Parato KA, Senger D, Forsyth PA, Bell JC. Recent progress in the battle between oncolytic viruses and tumours. Nat Rev Cancer 2005;5:965–76.

[16] Wollmann G, Tattersall P, van den Pol AN. Targeting human glioblastoma cells: comparison of nine viruses with oncolytic potential. J Virol 2005;79:6005–22.

[17] Glick RP, Lichtor T. Immunotherapy task force for malignant brain tumors. April 21, 2001, Toronto, Ontario. Neuro Oncol 2001;3:258–64.

[18] Lampson LA, Lampson MA, Dunne AD. Exploiting the lacZ reporter gene for quantitative analysis of disseminated tumor growth within the brain: use of the lacZ gene product as a tumor antigen, for evaluation of antigenic modulation, and to facilitate image analysis of tumor growth in situ. Cancer Res 1993;53:176–82.

[19] Croteau D, Mikkelsen T, Rempel SA, et al. New innovations and developments for glioma treatment. Clin Neurosurg 2001;48:60–81.

[20] Yang L, Ng KY, Lillehei KO. Cell-mediated immunotherapy: a new approach to the treatment of malignant glioma. Cancer Control 2003;10:138–47.

[21] Okada H, Pollack IF. Cytokine gene therapy for malignant glioma. Expert Opin Biol Ther 2004;4:1609–20.

[22] Yu JS, Wheeler CJ, Zeltzer PM, et al. Vaccination of malignant glioma patients with peptide-pulsed dendritic cells elicits systemic cytotoxicity and intracranial T-cell infiltration. Cancer Res 2001;61:842–7.

[23] Mitchell DA, Fecci PE, Sampson JH. Adoptive immunotherapy for malignant glioma. Cancer J 2003;9:157–66.

[24] Sikorski CW, Lesniak MS. Immunotherapy for malignant glioma: current approaches and future directions. Neurol Res 2005;27:703–16.

[25] Ansardi DC, Porter DC, Jackson CA, et al. RNA replicons derived from poliovirus are directly oncolytic for human tumor cells of diverse origins. Cancer Res 2001;61:8470–9.

[26] Ikeda K, Saeki Y, Gonzalez-Agosti C, et al. Inhibition of NF2–negative and NF2–positive primary human meningioma cell proliferation by overexpression of merlin due to vector-mediated gene transfer. J Neurosurg 1999;91:85–92.

[27] Wilcox ME, Yang W, Senger D, et al. Reovirus as an oncolytic agent against experimental human malignant gliomas. J Natl Cancer Inst 2001;93:903–12.

[28] Lun X, Yang W, Alain T, et al. Myxoma virus is a novel oncolytic virus with significant antitumor activity against experimental human gliomas. Cancer Res 2005;65:9982–90.

[29] Yazaki T, Manz HJ, Rabkin SD, Martuza RL. Treatment of human malignant meningiomas by G207, a replication-competent multimutated herpes simplex virus 1. Cancer Res 1995;55:4752–6.

[30] Harrow S, Papanastassiou V, Harland J, et al. HSV1716 injection into the brain adjacent to tumour following surgical resection of high-grade glioma: safety data and long-term survival. Gene Ther 2004;11:1648–58.

[31] Markert JM, Medlock MD, Rabkin SD, et al. Conditionally replicating herpes simplex virus mutant, G207 for the treatment of malignant glioma: results of a phase I trial. Gene Ther 2000;7:867–74.

[32] Rampling R, Cruickshank G, Papanastassiou V, et al. Toxicity evaluation of replication-competent herpes simplex virus (ICP 34.5 null mutant 1716) in patients with recurrent malignant glioma. Gene Ther 2000;7:859–66.

[33] Markert JM, Coen DM, Malick A, et al. Expanded spectrum of viral therapy in the treatment of nervous system tumors. J Neurosurg 1992;77:590–4.

[34] Liu TC, Zhang T, Fukuhara H, et al. Dominant-negative fibroblast growth factor receptor expression enhances antitumoral potency of oncolytic herpes simplex virus in neural tumors. Clin Cancer Res 2006;12:6791–9.

[35] Dirven CMF, Grill J, Lamfers ML, et al. Gene therapy for meningioma: improved gene delivery with targeted adenoviruses. J Neurosurg 2002;97:441–9.

[36] van Beusechem VW, Grill J, Mastenbroek DC, et al. Efficient and selective gene transfer into primary human brain tumors by using single-chain antibody-targeted adenoviral vectors with native tropism abolished. J Virol 2002;76:2753–62.

[37] Shu J, Lee JH, Harwalkar JA, et al. Adenovirus-mediated gene transfer of dominant negative Ha-Ras inhibits proliferation of primary meningioma cells. Neurosurgery 1999;44:579–87; discussion 587–8.

[38] Chauvet AE, Kesava PP, Goh CS, Badie B. Selective intraarterial gene delivery into a canine meningioma. J Neurosurg 1998;88:870–3.

[39] Viola JJ, Ram Z, Walbridge S, et al. Adenovirally mediated gene transfer into experimental solid brain tumors and leptomeningeal cancer cells. J Neurosurg 1995;82:70–6.

[40] Yang WQ, Senger D, Muzik H, et al. Reovirus prolongs survival and reduces the frequency of spinal and leptomeningeal metastases from medulloblastoma. Cancer Res 2003;63:3162–72.

[41] Lun XQ, Zhou H, Alain T, et al. Targeting human medulloblastoma: oncolytic virotherapy with myxoma virus is enhanced by rapamycin. Cancer Res 2007;67:8818–27.

[42] Louis DN, Scheithauer BW, Budka H, et al. Meningiomas, The WHO classification of tumors of the nervous system. In: Kleihues P, editor. Lyon: Cavenee WK; 2002. p. 176–84.

[43] Perry A, Gutmann DH, Reifenberger G. Molecular pathogenesis of meningiomas. J Neurooncol 2004;70:183–202.

[44] Hanahan D, Weinberg RA. The hallmarks of cancer. Cell 2000;100:57–70.

[45] Carroll RS, Black PM, Zhang J, et al. Expression and activation of epidermal growth factor receptors in meningiomas. J Neurosurg 1997;87:315–23.

[46] Shamah SM, Alberta JA, Giannobile WV, et al. Detection of activated platelet-derived growth factor receptors in human meningioma. Cancer Res 1997;57:4141–7.

[47] Todo T, Adams EF, Fahlbusch R, et al. Autocrine growth stimulation of human meningioma cells by platelet-derived growth factor. J Neurosurg 1996;84:852–8; discussion 858–9.

[48] Evans DG, Birch JM, Ramsden RT. Paediatric presentation of type 2 neurofibromatosis. Arch Dis Child 1999;81:496–9.

[49] Lorence RM, Roberts MS, Groene WS, Rabin H. Replication-competent, oncolytic Newcastle disease virus for cancer therapy, replication-competent viruses for cancer therapy. In: Virology-Doerr, HW, Driever PH, Rabkin SD, editors. Monographs. Basel: Karger; 2001. p. 160–82.

[50] Lee WH. Characterization of a newly established malignant meningioma cell line of the human brain: IOMM-Lee. Neurosurgery 1990;27:389–95; discussion 396.

[51] Ishiwata I, Ishiwata C, Ishiwata E, et al. In vitro culture of various typed meningiomas and characterization of a human malignant meningioma cell line (HKBMM). Hum Cell 2004;17:211–7.

[52] van Furth WR, Laughlin S, Taylor MD, et al. Imaging of murine brain tumors using a 1.5 Tesla clinical MRI system. Can J Neurol Sci 2003;30:326–32.

[53] Ragel BT, Elam IL, Gillespie DL, et al. A novel model of intracranial meningioma in mice using luciferase-expressing meningioma cells. Laboratory investigation. J Neurosurg 2008;108:304–10.

[54] Akat K, Bleck CK, Lee YM, et al. Characterization of a novel type of adherens junction in meningiomas and the derived cell line HBL-52. Cell Tissue Res 2008;331:401–12.

[55] Ragel BT, Couldwell WT, Gillespie DL, et al. A comparison of the cell lines used in meningioma research. Surg Neurol 2008;70:295–307.

[56] Puttmann S, Senner V, Braune S, et al. Establishment of a benign meningioma cell line by hTERT-mediated immortalization. Lab Invest 2005;85:1163–71.

[57] Cargioli TG, Ugur HC, Ramakrishna N, et al. Establishment of an in vivo meningioma model with human telomerase reverse transcriptase. Neurosurgery 2007;60:750–9; discussion 759–60.

[58] Greene HS, Arnold H. The homologous and heterologous transplantation of brain and brain tumors. J Neurosurg 1945;2:315–29.

[59] Medhkour A, Van Roey M, Sobel RA, et al. Implantation of human meningiomas into the subrenal capsule of the nude mouse. A model for studies of tumor growth. J Neurosurg 1989;71:545–50.

[60] Jensen RL, Leppla D, Rokosz N, Wurster RD. Matrigel augments xenograft transplantation of meningioma cells into athymic mice. Neurosurgery 1998;42:130–5; discussion 135–6.

[61] Baia GS, Dinca EB, Ozawa T, et al. An orthotopic skull base model of malignant meningioma. Brain Pathol 2008;18:172–9.

[62] McCutcheon IE, Friend KE, Gerdes TM, et al. Intracranial injection of human meningioma cells in athymic mice: an orthotopic model for meningioma growth. J Neurosurg 2000;92:306–14.

[63] Hahn WC, Weinberg RA. Modelling the molecular circuitry of cancer. Nat Rev Cancer 2002;2:331–41.

[64] Kalamarides M, Niwa-Kawakita M, Leblois H, et al. Nf2 gene inactivation in arachnoidal cells is rate-limiting for meningioma development in the mouse. Genes Dev 2002;16:1060–5.

[65] Phuong LK, Allen C, Peng KW, et al. Use of a vaccine strain of measles virus genetically engineered to produce carcinoembryonic antigen as a novel therapeutic agent against glioblastoma multiforme. Cancer Res 2003;63:2462–9.

[66] Forsyth P, Roldan G, George D, et al. A phase I trial of intratumoral administration of reovirus in patients with histologically confirmed recurrent malignant gliomas. Mol Ther 2008;16:627–32.

[67] Lun X, Senger DL, Alain T, et al. Effects of intravenously administered recombinant vesicular stomatitis virus (VSV(deltaM51)) on multifocal and invasive gliomas. J Natl Cancer Inst 2006;98:1546–7.

[68] Ozduman K, Wollmann G, Piepmeier JM, et al. Systemic vesicular stomatitis virus selectively destroys multifocal glioma and metastatic carcinoma in brain. J Neurosci 2008;28:1882–93.

[69] Freeman AI, Zakay-Rones Z, Gomori JM, et al. Phase I/II trial of intravenous NDV-HUJ oncolytic virus in recurrent glioblastoma multiforme. Mol Ther 2006;13:221–8.

[70] Csatary LK, Gosztonyi G, Szeberenyi J, et al. MTH-68/H oncolytic viral treatment in human high-grade gliomas. J Neurooncol 2004; 67:83–93.

6

特别专题

复发脑膜瘤的治疗及策略

Tiit Mathiesen

任晋瑞 译

概　述

在患者生存期良性脑膜瘤复发是很常见的，64% ～ 97% 的手术患者能够实现肉眼上的肿瘤完全切除[1-5]。但实际上，手术切除脑膜瘤的治愈率仅为68% ～ 80%[1,3,6,7]。任何类型的肿瘤都存在术后复发的风险，一般认为脑膜瘤复发的风险取决于其被切除的程度，同时，生物学特征（如生长速率）也影响着脑膜瘤复发的快慢。完全边界显露的根治性手术很少能在中枢神经系统肿瘤切除中实现。肿瘤的较小残留风险相对较高，而且，生物学特性的变化对患者肿瘤的复发存在相对较大的影响。

在临床上，"根治性"脑膜瘤手术可以由外科医生在术中进行评估[8]；也可以通过术后放射学检查对其评估，但前一种评估方式很显然更为客观[2]。任何一种治疗策略都不足以彻底排除残存肿瘤细胞的存在，而病理学检查很少能够评价肿瘤切除的范围。最近，我们对一系列矢状窦旁脑膜瘤进行了评价，我们发现在显微镜下，41% 的"根治性"（Simpson1 级）脑膜瘤硬膜的切除边界存在残留脑膜瘤生长的情况[9]。肿瘤复发和进行性生长之间的区别并不具有很大的意义。我们无法确定所检测肿瘤的

是否进展，或者肿瘤是否真的复发。事实上，间接证据表明大部分脑膜瘤复发就是残余肿瘤的不断恶化，而发生新生的脑膜瘤更为罕见。通常情况下，当初次手术术中评估为根治性肿瘤切除（Simpson 1 ～ 2 级）和术后影像学检查未显示残留肿瘤时，"重现的肿瘤生长"才能称作"肿瘤的复发"。Simpson 分级仅定义了 1 ～ 2 级肿瘤，包括作为"根治性"的肿瘤切除或者肿瘤根部的电凝灼烧。而 3 级肿瘤只需完全切除，而无需切除肿瘤的来源[8]。尽管术中评估是客观的，但这种评估在很大程度上受外科医生所拥有的经验和手术策略的影响。不同种类脑膜瘤的复发率可反映出肿瘤的生物学特性、手术目的和经验。复发和进展之间的分界线可能永远都不会那么明显，有人认为"如果随访的时间间隔足够长，所有的脑膜瘤都可能复发"。因此，只有对预期有较长平均寿命的患者进行治疗时，全面了解脑膜瘤的自然史和进行充分的随访才是至关重要的。

根据世界卫生组织（WHO）的标准，脑膜瘤分级为 Ⅰ、Ⅱ、Ⅲ。组织学上具侵袭性脑膜瘤的复发更为常见。但是，WHO 的分类既不能满足所有组织学的需要，也未引进预测工具。一些研究人员已经确定了与脑膜瘤预后相关的生物化

学、组织学和影像学特征。复发脑膜瘤的个体生物学特征与 WHO 的分类相脱离。由于脑膜瘤侵袭行为由多种特征组成，而较高等级脑膜瘤诊断标准需多指标协同，使得此类单独预后特征的价值并不是完全清楚，此外，复发的不同风险因素可以相互依存，相互影响。水肿就是一种复发的危险因素，但水肿与组织侵袭性、血管内皮生长因子（VEGF）、基质金属蛋白酶 -9（MMP-9）的表达以及肿瘤较大的体积之间也存在一定的联系。而且发生于某些位置的脑膜瘤提示采用安全的根治性切除术存在难度，存在选择次全切手术的倾向，或者这些位置预示着存在较高的恶化风险。接下来进行的讨论倾向于"复发风险因素很少见于某个独立的预测指标"这种观点。对于肿瘤复发原因的科学解释，多元回归分析的结果更为可取，但是，无论它是否是一个独立的危险因素，存在于单变量分析中的任何因素都能够影响治疗的效果。

脑膜瘤的脑外转移非常罕见，但是仍然会时常看到。60% 发生脑外转移的脑膜瘤在组织学上都呈现良性。脑膜瘤脑外转移的最常见部位就是肺、腹内脏器、椎体和其他骨骼部位（Drummond[10] 的回顾内容和第 60 章的内容）。

复发的频率及后果

一项以芬兰人群为基础的研究显示，良性脑膜瘤进行肉眼可见的根治性手术（Simpson1 ~ 2 级）20 年后的复发率至少为 19%[6]。Mirimanoff[1] 发现，良性脑膜瘤进行根治性手术 15 年后的复发率为 32%。Adgebite 及其同事 [7] 共同发现，良性脑膜瘤进行肉眼可见的根治性手术 20 年后的复发率为 37% ~ 55%。Stafford 与其同事 [3] 曾经引用过 25% 的 10 年复发率。我们进行的一项颅底脑膜瘤 18 年随访揭示了 Simpson1 级肿瘤手术后的复发率为 9% ~ 14%[9]。

次全切手术（Simpson4 级）15 ~ 18 年后，脑膜瘤的复发 / 进展比例为 81% ~ 85%[1,9,11]。一项真实的长期矢状窦旁脑膜瘤（Mathiesen，未公开发行）研究显示，Simpson4 级肿瘤进行手术后，存活时间超过 10 年的所有患者的肿瘤都发生了进行性生长。在这些患者中一部分需要再次进行手术，但大约仅

有 10% 患者于手术后能够存活 25 年。我们还对颅底脑膜瘤手术后的长期结果（平均 18 年）进行了评价。在这一系列研究中，69 名患者接受次全切手术（Simpson4 级），其中 8% 的患者随访稳定、10% 的患者再次对进展性肿瘤进行治疗，还有 82% 的患者死亡。因此从长远来看，在临床工作中次全切手术对于肿瘤进展风险较高。

根治性手术后的复发较少见，而且根治性手术的结果是相似的。不完全切除肿瘤是术后一般状况良好患者复发和进展导致死亡率过高的主要原因 [9,12,13]。另一个描述复发影响的数字 [14] 是嗅沟脑膜瘤的 10 年复发率为 10%，20 年复发率为 25%。事实上，20% 的患者都是死于复发。

放疗后复发

目前，尚未对放疗后的复发进行系统性的研究，而且关于放疗后复发的文献记载也不明确。放疗的目的是控制肿瘤生长，这就意味着，在对肿瘤进行治疗后的一年时间里，肿瘤并不会进展，但可能出现与治疗相关的肿大。据报道，较小比例的脑膜瘤在随访期间发生了真正意义上的缩小，长期治疗率为 90% ~ 95%。这被认为是非常有利的，仅有 5% ~ 10% 的复发或进展率 [15-19]。

事实上，使用这些数字解释一系列脑膜瘤的复发情况是存在困难的，包括常见体积较小的、与周围组织分界清楚的、有时还可能是无症状性脑膜瘤。治疗前这些肿瘤的生长速率并不明确，但是在没有进行手术的情况下，许多这些肿瘤可能表现出极低的进展率。在这种情况下放疗的作用并不明显，而且已经发现有生长的肿瘤很可能对放射治疗有较差的反应。我们甚至观察到这些脑膜瘤患者在首次接受显微外科手术之后的 5.9 年随访期间发生复发或者进展 [9]，其进展率令人吃惊，达 50%。

放疗后，在放疗靶区或者放疗靶区外发生的肿瘤复发或者治疗失败，即放射野外复发。前者的复发代表其对于放射存在生物学抵抗，同时可以选择出更具侵袭性肿瘤亚克隆。反过来，放射野外复发代表一小部分原发性肿瘤在接受治疗时，存在放射学上的不可见性；因为它们逃离放疗靶区，隐藏的肿瘤可能会持续生长，因此，放射野内外肿瘤复发的区别存在明显的治疗意义。

分级和根治性治疗原理

首先，我们对"根治性"手术和复发率之间的关系进行分析。1957 年 Simpson 为这种关系提供了分类表 [8]，Simpson 分级对肿瘤的手术进行了区分，根据肿瘤是否只能够接受活检（5 级）、次全切（4 级）、全切但是不能切除肿瘤的来源（3 级）、全切与肿瘤来源粘连（2 级），或者切除硬脑膜来源和骨下部分肿瘤的全部（1 级）。肿瘤的复发风险随着每一级的升高而增加。肿瘤全切并电灼烧肿瘤来源替代完全切除肿瘤及受侵蚀的硬脑膜和颅骨使得日后的复发率提高了一倍，从 9% 增加至 19%。Chan 与其同事 [2] 重复获得的相同的研究结果和数据确定了有必要对肿瘤来源进行处理。Yamashita 及其同事也得到了同样的结论 [20]。

有时，经常会使用诸如"肉眼全切"、"全切"和"次全切"等术语来描述手术的结果。这些术语通常既不能够进行定义，也不能够验证 Simpson 分级的程度，因此脑膜瘤切除程度应避免这样的描述。次全切除范围与肿瘤的位置相关，这种情况下采用根治性手术是一种愚蠢的做法，而预计残留肿瘤的体积可能是更应关心的参数。单独的放射学定义也较差，这是因为大部分神经外科医生都能回忆起可能会通过放射学检查到的较小体积的残留的肿瘤碎片。在随访期间，影像学也不是总能区分出 Simpson1 ～ 4 级的肿瘤。此外，由于缝合而留下的术后瘢痕和组织可能会表现出对比度增强，使得无法与肿瘤组织进行区分。

Simpson 分级法区分切除骨骼来源、点灼烧，或者仅切除肿瘤的基本原理就是脑膜瘤起源于间叶组织并且在间叶组织（即骨骼和肌肉）中有潜在侵入性生长可能。因为仅有有限的脑膜瘤能够影响肌肉组织，尽管很难对切除边界进行定义，使得浸润肌肉的肿瘤可能很难被切除，但实际上的影响还是有限的。与此相反，脑膜瘤与颅骨经常扯上关系，在肿瘤起源处发生骨肥厚和溶骨性改变是常见的，对这些改变的意义也进行了讨论。有时骨肥厚被视为一种反应性现象，但是当对肿瘤的真实组织学情况进行评估时，存在的真正肿瘤侵入情况似乎更为常见 [21-23]，而更为罕见的溶骨性改变能够清楚地反映出肿瘤的侵入情况 [24]。

事实上，不论是担心是否根治性切除，还是切除后是否刺激了边界肿瘤进一步生长，良性肿瘤都可能发生复发。Borovich 及其同事 [25,26] 描述了孤立的脑膜瘤在肿瘤来源周围形成了癌巢，同时还观察到真正脑膜瘤位置与肉眼可见的肿瘤边界。Borovich 及其同事 [25,26] 扩展了 Simpson 手术根治性切除的概念。同时 Al Mefty 及其同事 [27] 也对凸面脑膜瘤的"0 级切除"进行了描述，即进行常规肿瘤切除后，切除距肿瘤边界 2cm 的硬脑膜。在短期随访 5.6 年期间，0 级手术并未导致肿瘤的复发。

Simpson 4 级 -γ

Simpson 分级不足以描述进行放疗肿瘤的等级。单纯放疗可能不需要任何特殊的分类，这是由于放射剂量是经过充分量化的，同时其也通过治疗剂量进行定义。当选择显微外科和放疗结合治疗时，情况就有所不同。前面提到的两种不同脑膜瘤的治疗方法（显微外科和放疗）的效果是不同于次全切手术和放疗的。过去，采用术语"Simpson 4 级 -γ"代表将此类量身定制的显微手术和即时放疗结合用于 3 个月后残余肿瘤的治疗 [28]。将这种分类应用于生长至静脉窦的脑膜瘤时就有了意义。在一项对 100 名脑膜瘤已生长至较大的静脉窦的患者进行的回顾性分析中，Simpson1 级肿瘤的手术复发率为 10%。准备采用非放疗的手术疗法治疗的患者（Simpson 4 级）的肿瘤复发率为 72%。而采用量身定制的显微手术切除后，采用前面提到的伽玛刀和放疗联合治疗患者的肿瘤复发率将恢复至 10% 这一较低的数值。

有趣的是，我们已经证实对残余肿瘤（Simpson 4 级 -γ）进行前面提到的放疗后可获得 90% 的控制率，与存在复发的肿瘤进行二次治疗获得 50% 的控制率有显著性的差异。这些数字可能会受到选择偏倚的影响，但是 Simpson4 级肿瘤的实际进展率为 73%。这说明，选择偏倚也无法解释全部的差异。显微与放疗结合的一个重要因素就是为符合接受放疗要求的肿瘤患者做准备。Kondziolka 及其同事 [29] 追踪了一系列放疗后的矢状窦旁脑膜瘤患者，他们发现此类患者的并发症发生率为 20%。而我们并没有发现放射治疗后的并发症。当将放疗被视为有意结合治疗策略的一个主要部分时，这种被作为治疗靶点的较小体积肿瘤就是差异所在。缩瘤手术是专门以缩小肿瘤体积，使其适合行安全放疗为目的的一种方法。Kondziolka 及其同事[29]在进行一系列的研究后得出结论，放射治疗的风险与接受放疗的肿瘤体积和存在体积较大肿瘤的患者之间存在着密切的联系。

位 置

在不同部位生长的脑膜瘤复发率是不同的。肿瘤的生长部位从两条不同的途径影响着其复发的风险。首先，手术易达到生长部位的肿瘤比生长在或生长至静脉窦内和颅底的肿瘤更易实现根治性切除。肿瘤的特殊位置可能代表着进行根治性手术的可能性。通常，肿瘤位置是一个与手术方法、策略和经验有关的风险因素。据估计，通常情况下颅底深部肿瘤和生长于可能进入大血管的肿瘤存在某些与根治性和肿瘤边界定义相关的特殊问题。Jääskeläinen 与其同事[6]发现，表面上完全切除后肿瘤的复发更容易发生在蝶骨嵴和嗅沟的位置。鞍上脑膜瘤切除后 20 年的复发率为 7%。发生在凸面和矢状窦旁位置脑膜瘤的复发率分别为 18% 和 21%。发生在蝶骨嵴和嗅沟位置的脑膜瘤复发率分别为 29% 和 36%。最近的研究结果认同 Philippon[30] 和 Simpson[8] 的观点。发生在岩斜区位置的脑膜瘤比较罕见，但发生在该位置的脑膜瘤较其他颅底位置肿瘤存在较高的复发率[12]（图 58-1）。次全切手术的高复发率解释了为什么发生在内侧型蝶骨嵴和海绵窦部位的肿瘤复发相对更为常见[12]（图 58-2）。接近静脉窦位置发生的脑膜瘤在接受放射学根治性切除后的 10 年复发率分别为 40% 和 5%[31]。同样矢状窦旁脑膜瘤也存在较高的复发风险[8,12]（图 58-3）。

调查结果依肿瘤是否进行完全切除或者次全切，以及外科医生的经验而略有不同。通常情况下，颅骨切除来去除整个肿瘤来源，以及达到肿瘤的死角和浸润的程度影响着颅底肿瘤的根治程度。同时，绕道手术和血管重建也能够影响肿瘤的手术策略，从而影响到大静脉和大动脉。通常情况下，蝶骨嵴脑膜瘤被认为能够根治性切除。同时这种肿瘤也被发现具有较高的复发率[6,9]。颅底肿瘤手术入路为此类颅底肿瘤的切除提供了范围较广的暴露，甚至可以媲美凸面脑膜瘤，从而实现更完整的切除。

很少对脊膜瘤进行研究，老年患者脊膜瘤的术后复发率为 4% ～ 5%[32,33]，而年龄低于 50 岁患者这种类型肿瘤的复发率则为 22%[32]。另一个技术方面的问题就是肿瘤的膜、血管、蛛网膜样扩展经常会延伸到脑膜瘤的周围。Simpson[8] 可以用于描述肿瘤的"薄厚度、平坦性、边缘"，也可能与成像上观察到的"脑膜尾征"相对应[34]。这种结构大约 50% 的患者包含了脑膜瘤细胞。

其次，肿瘤的侵袭行为可能因位置的不同而发生变化。发生在矢状窦旁和凸面部位的脑膜瘤的侵袭性风险或者恶性特征最高。有趣的是，男性此类肿瘤的恶变风险是女性的 3 倍[35]。此外，肿瘤患者的性别不同而分布位置有所不同。2/3 发生在矢状窦旁和凸面的脑膜瘤以及 3/4 发生在颅底的脑膜瘤都经常发于女性人群。最后，9/10 的脊膜瘤也都易发于女性人群（Westerlund 等，未公开发表）。

因此，脑膜瘤的复发也因位置的不同而发生变化，但主要的影响因素仍然是手术根治程度。如果以根治性为目的对手术技术进行选择（如果手术风险增加，可能就不再属于手术治疗适应证的范围），肿瘤位置使得这种选择丧失了预后价值。在最近进行的一项仅对 Simpson1 ～ 2 级脑膜瘤手术的研究中，谨慎地控制了根治性切除的适应证，复发也就不取决于肿瘤的位置[36]。

复发时限

据称良性脑膜瘤的复发平均时间是 7.5 年；非典型脑膜瘤的复发平均时间是 2.4 年；间变性脑膜瘤的复发平均时间是 3.5 年[6]。手术和复发的时间间隔取决于残留肿瘤的多少，以及其继续生长的速度。也取决于发现复发的时间，还包括随访的方法和期限。很难做出一项真实的长期随访研究，也很难预测治疗效果。事实上，尽管远期复发被描述为超过 20 年的长期治疗效果的指标，脑膜瘤还是存在潜在的可治愈性。进行更长时间随访的研究中复发的平均时间似乎更长[9,30,37,38]。Philippon 对两组发生肿瘤复发的患者进行了为期 5 ～ 10 年或者 10 ～ 15 年的随访[30]。在研究中的第二组，并未发现只有随访时间长的人群生存时间才越长，而且 1/3 的复发发生在肿瘤切除 10 年后。在一项由 362 名颅底脑膜瘤患者组成的研究中[9]，大约 60% 的复发发生在切

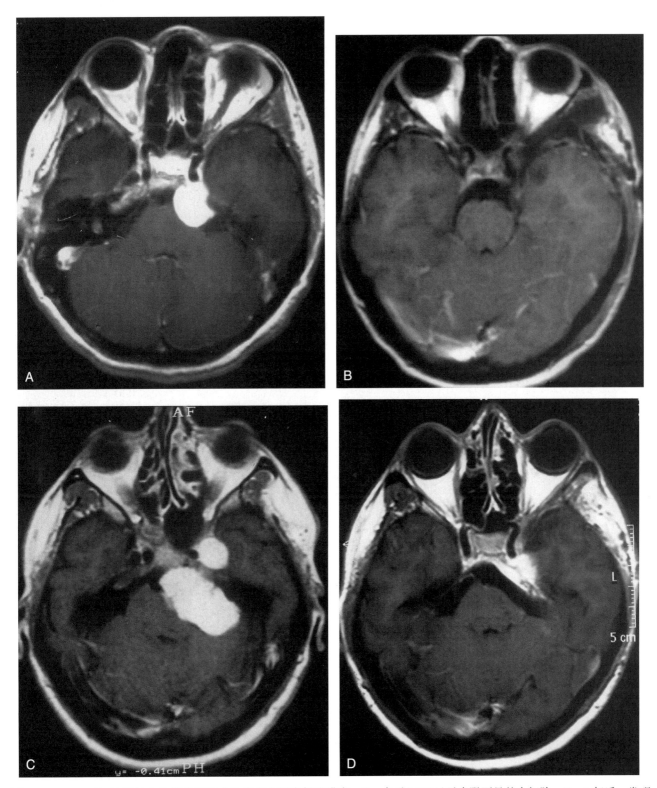

图 58-1　**A**，一名 24 岁的女性患者经手术治疗的小型岩斜脑膜瘤；**B**，术后 MRI 显示肉眼可见的全切除；**C**，8 年后，发现巨大的肿瘤复发；**D**，切除和伽玛刀治疗后，4 年内肿瘤表现稳定。

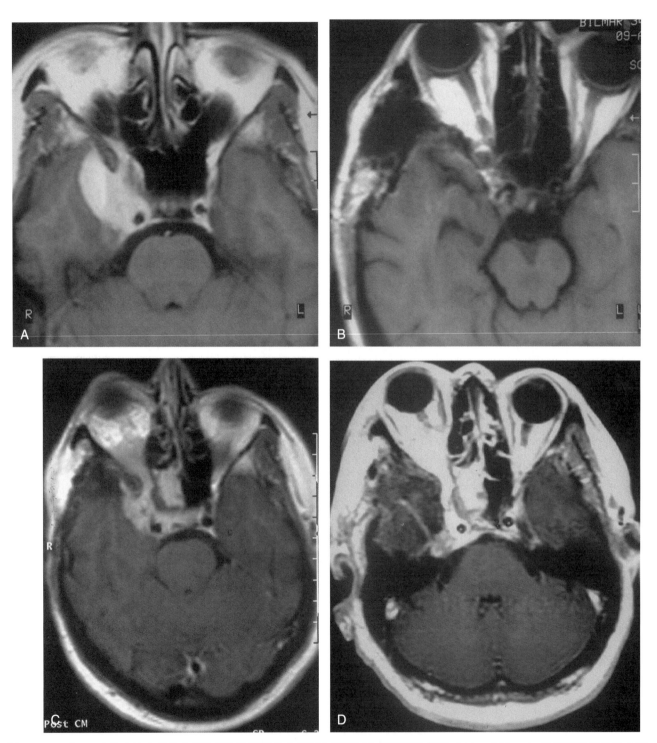

图 58-2 一名 41 岁的女性患者的右侧海绵窦脑膜瘤发生了深入颞下区和眶下区的侵犯（**A**）；术后 MRI 显示了肿瘤的完全切除（**B**）；7 年后，发现巨大的肿瘤复发（**C**）；次全切和伽玛刀治疗后，8 年内肿瘤表现稳定（**D**）。

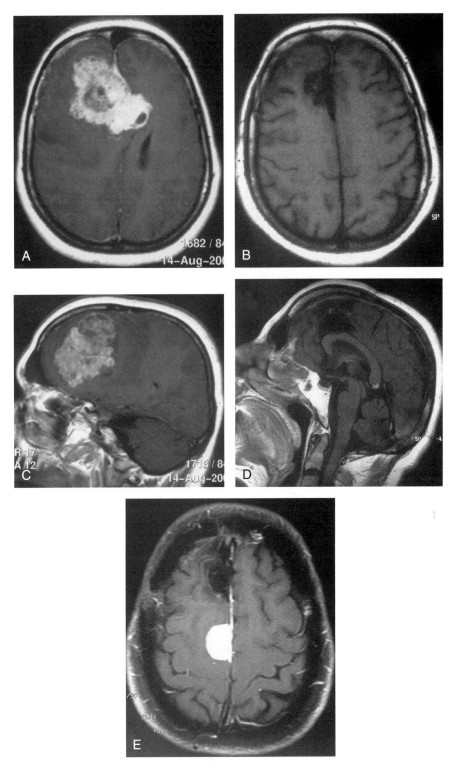

图 58-3　一名 44 岁的女性患者经手术切除了一个巨大的镰旁脑膜瘤；术后 MRI 显示了肿瘤的完全切除（**A ~ E**）。6 年后，肿瘤复发。

除后 1 ～ 10 年；40% 的复发发生在切除后 10 ～ 20 年。在两项真实的长期系列研究 [6.9] 中，发生肿瘤的患者在切除后 15 ～ 20 年间表现出放射学阴性随访结果。大多数复发发生的都比较早，超过一半的复发都发生在术后 5 年内 [9.30.39]。但是，研究中患者的复发累积率逐渐增加，直至切除后 20 年。期间，不存在任何表明肿瘤稳定至平台期的迹象。事实上，这些患者的随访都已经有很长的一段时间。我们必须牢记，受复发影响的治疗组由于发生了复发或者患者死亡，才表现出复发累积率的下降。因此，似乎合理的解释应该是，尽管增加扫描间隔时间似乎具有合理性，但是仍应该确保患者持续进行 20 年以上的影像学随访。

一次复发后，可能会伴随再次复发的到来。但是，不容易预测与下次复发的时间间隔。Mirimanoff 和 Böker 发现，大多数进行了多次手术的患者的多次复发比例正在下降 [1.40]。根据分析，我们发现大约 1/3 患者的复发时间间隔更长，1/3 患者的复发时间间隔相似，还有 1/3 患者复发时间间隔变短 [9]。

影响复发时限的其他因素还有随访模式，如今磁共振成像（MRI）是首选随访工具。因为它灵敏度更高，同时，还能够避免不必要的电离辐射暴露。然而，可用的长期研究均始于普遍应用 MRI 之前。而且，最初利用的是单纯临床随访或者计算机断层（CT）扫描。随着成像技术的发展，灵敏度也变得更为精确，利用更为现代化的检查设备能够更早地发现任何存在的功能障碍。MRI 比 CT 的灵敏度更高，CT 成像比临床随访的灵敏度更高。Chan 及其同事 [2] 发现，进行临床随访的脑膜瘤患者的复发平均时间为 5.7 年，但是进行 CT 扫描患者的复发平均时间仅为 2.9 年。

增加复发的生物学标志

据估计，引发复发风险增加的主要生物学特征可能是生长率和侵袭性。生长率决定了是否可以在患者的生存期发现日渐增长的肿瘤。这是因为在显微镜下观察到肿瘤残留是很常见的。相反的，侵袭性则与切除潜在的肿瘤存在一定的联系。这些特征因组织病理学的变化而改变，但也随着与其生物学行为存在直接关联的生物化学特征的变化而变化。

目前，已经公布的关于年龄和性别的数据存在冲突 [7.41-44]，但是年龄小和男性似乎与较高的复发率存在一定的联系。较低的年龄具有相对较高的快速生长的机会。至少理论而言，这是由于肿瘤在年龄较低的个体生长年限更短。由于恶性脑膜瘤在男性人群的发病比女性更为普遍，所以也可能存在性别影响 [35]。但是，流行病学调查结果可能会随着不同脑膜瘤亚群的选择偏倚及其定义而发生变化。

组织病理学

从传统意义上来说，脑膜瘤真正意义上的分类源自 Cushing 和 Eisenhart。根据脑膜瘤的显微外观，其可分为几个亚型 [45]，然而，这些亚型都鲜有预后价值。相反的，WHO 对脑膜瘤的分类却与该病的预后存在高度相关性（表 58-1）。WHO 的组织病理学分类将脑膜瘤分为良性（WHO 分级 I 级）、侵袭性（WHO 分级 II 级），或者间变性（恶性；WHO 分级 III 级）脑膜瘤 [46]。某些组织病理学标准（表 58-2）与更具侵袭性的行为相关。当发生诸如脑浸润、片状生长、巨大核仁、细胞数增多、坏死、非典型细胞核、小细胞和大量有丝分裂等可观察到的组织病理学特征，都属于 WHO 分级 II 级和 III 级肿瘤 [46.47]。此外，一些罕见的组织学亚型也可能显示出侵袭性行为，包括较少见的非典型、透明细胞型、脊索样、横纹肌样脑膜瘤或者间变性脑膜瘤被分类至 WHO 分级 II 级和 III 级。

WHO 分级 I 级

大约 80% 增长缓慢的脑膜瘤都属于 WHO I 级。任何组织学变异都符合 WHO I 级（除脊索样、透明细胞型、乳头状瘤型和横纹肌样脑膜瘤）的脑膜瘤始终与更具侵袭性的临床特征相关。同时，此类脑膜瘤属于更高的 WHO 分级。病理学样本中最常被诊断的组织学变异是脑膜上皮细胞、纤维性和移行性脑膜瘤。完全切除后，良性脑膜瘤与仅为 5% 的 5 年复发率相关 [47]。事实上，无论良性脑膜瘤的染色体是否与"脑膜瘤染色体（22 号染色体）"存在显著的差异，这些脑膜瘤都存在相似的临床行为。最常见的脑膜瘤遗传畸变（22 号染色体上 NF2

表 58-1　存在不同组织病理学特点的脑膜瘤

存在较低复发和（或）侵袭性生长风险的脑膜瘤	
脑膜上皮细胞脑膜瘤	WHO 分级 Ⅰ 级
纤维性 / 纤维型脑膜瘤	WHO 分级 Ⅰ 级
移行性（混合型）脑膜瘤	WHO 分级 Ⅰ 级
砂粒型脑膜瘤	WHO 分级 Ⅰ 级
血管瘤型脑膜瘤	WHO 分级 Ⅰ 级
微囊型脑膜瘤	WHO 分级 Ⅰ 级
分泌型脑膜瘤	WHO 分级 Ⅰ 级
富于淋巴浆细胞型脑膜瘤	WHO 分级 Ⅰ 级
化生性脑膜瘤	WHO 分级 Ⅰ 级
存在较高复发和（或）侵袭性生长风险的脑膜瘤	
非典型脑膜瘤	WHO 分级 Ⅱ 级
透明细胞型脑膜瘤（颅内）	WHO 分级 Ⅱ 级
脊索样脑膜瘤	WHO 分级 Ⅱ 级
横纹肌样脑膜瘤	WHO 分级 Ⅲ 级
乳头状瘤型脑膜瘤	WHO 分级 Ⅲ 级
间变性（恶性）脑膜瘤	WHO 分级 Ⅲ 级

其他情况：存在增殖指数和（或）脑浸润的任何亚型或者任何等级的脑膜瘤。

表 58-2　WHO 脑膜瘤分级标准

良性脑膜瘤（WHO 分级 Ⅰ 级）
- 组织学变异，而非透明细胞型、脊索样、乳头状瘤型或横纹肌样
- 缺乏非典型和间变性脑膜瘤标准

非典型脑膜瘤（WHO 分级 Ⅱ 级；任何三条标准）
- 细胞分裂象指数 ≥ 4 有丝分裂 /10 高倍视野（HPF）
- 至少符合以下 5 项参数中的 3 项：
  细胞结构增多
  高核质比例（少量细胞）
  核仁明显
  连续无结构样或者片状生长
  自发性坏死灶（例如，非栓塞或者放射线诱导的）
- 脑浸润

间变型（恶性）脑膜瘤（WHO 分级 Ⅲ 级；符合任何两条标准）
- 细胞分裂相指数 ≥ 20 有丝分裂 /10 HPF
- 间变（肉瘤、癌变或者黑色素瘤样组织学）

50% ～ 80%，中位生存期不到 2 年 [46,49,50]。

增殖指数——细胞生长率的标志

增殖潜能的量化有助于预测肿瘤复发的潜在可能性。从理论上来讲，细胞分裂和细胞死亡之间的平衡决定着肿瘤的生长。对于肿瘤生长情况的全面描述，对这两种速率中任何一种的评估都可能是必需的。仅来自于手术标本组织学分析的肿瘤细胞的转换速率是无法计算的，但是手术标本增生或者濒死细胞的相对数量很可能与临床肿瘤生长速率存在一定的联系。

在这样的背景下，并没有对细胞死亡进行充分的研究。从经验看来，坏死并不是脑膜瘤的常见特征，除非肿瘤具有侵袭性和存在凋亡特征的细胞比例似乎稳定地在 1% 左右或者更低。从理论上说，细胞死亡的减少率据估计与更快速的生长率之间存在一定的联系。与此相符的是，Maiuri 及其同事 [36] 发现，处于复发阶段的肿瘤中抗凋亡蛋白 Bcl-2 的水平发生了升高。其他研究也发现了相似的结果，侵袭性越高的肿瘤发生坏死的迹象就越明显 [51,52]。这些差异反映出对肿瘤动力学认识的不足；由于细胞反复多次的死亡和增殖之间可能存在小量的差异，从而导致肿瘤生长速率之间的较大差异。此外，细胞增殖和停滞可能同时存在于同一个肿瘤的不同

基因失活）几乎都发生了脑膜上皮细胞脑膜瘤 [48]。

WHO 分级 Ⅱ 级

非典型脑膜瘤占脑膜瘤的 15% ～ 20%。脑膜瘤的诊断标准都是根据组织病理学得出的（表 58-2），亚型包括非典型、透明细胞型和脊索样型脑膜瘤。据估计，全切除非典型脑膜瘤的 5 年复发率大约是 40%。随着随访时间间隔的增加，这种复发率可能会持续增加 [46,49,50]。

WHO 分级 Ⅲ 级

间变型脑膜瘤占全部脑膜瘤病例的 1% ～ 3%。肿瘤都具有间变性（表 58-2），包括乳头状型、横纹肌样型和间变型。这些肿瘤与真正的恶性肿瘤的临床特点相似，都能够侵袭附近的组织，并形成转移灶。手术切除后，间变型脑膜瘤的复发率高达

区域。

迄今为止，增生细胞的研究已经为我们提供了更坚实的结果。增生细胞指标具有预测肿瘤生长和复发的价值。引用自 WHO 分级（参见表 58-2）的相关指标——细胞分裂指数可以通过对有丝分裂的可视检测计算得出。增生细胞的比例还会受到特殊标记物的影响。S 期细胞比率、增生细胞核抗原（PCNA）、5- 溴脱氧尿嘧啶核（BrdU）吸收率和核仁组成区（AgNORS）都与肿瘤的增殖和复发存在一定的联系[53,54]。PCNA 是一种核内蛋白（也被称为 Ki-67），可以采用抗体 MIB-1 对其进行染色。这是最常使用的增殖活性标记物[55,56]。在所有的细胞周期中（除 G_0 期），MIB-1/Ki-67 都可以表达[57,58]。G_2 和 M 期 MIB-1/Ki-67 的表达达到峰值。然而 WHO 分级 Ⅰ 级（平均值：3.5%；范围：0 ~ 58）、WHO 分级 Ⅱ 级（平均值：11.9%；范围：3 ~ 30）和 WHO 分级 Ⅲ 级（平均值：18.2%；范围：5 ~ 30）肿瘤 MIB-1 的表达有所不同。增殖指数本身并不足以预测复发的情况，因此增殖指数的临床价值受到了质疑[59]，而实际情况是复杂的。Roser 得出的关于组间 MIB-1 表达范围重叠的研究结果并不是唯一的。实际上，一些 Ⅰ 级肿瘤被发现存在较高的增殖指数，同时很多处于复发阶段的肿瘤显示出了较低的 MIB-1 指数。增殖指数的分布也被歪曲了，这是由于大部分患者的增殖指数都低于 2% ~ 4%。这种情况以及对于肿瘤部位及起源划分的必要性，是细胞增殖指数评估困难的原因。如果不去理会这些困难，MIB-1 表达是一种相关的标记物。Vankalakunti 及其同事[60]发现，发生复发的 WHO 分级 Ⅰ 级肿瘤的平均 MIB 指数为 4.2，没有发生复发肿瘤的平均 MIB 指数为 2.7。MIB-1 指数 > 2.6 的肿瘤有 4 倍高的复发风险。Hoshino 及其同事[61]认为，MIB-1 指数高于 1% 就预示着复发。对于恶性亚型，Ki-67/MIB-1 也与预后相关[62]；MIB-1 表达可用于使用伽玛刀和放疗对残余脑膜瘤治疗后，对于肿瘤控制情况的预测[63]。MIB-1 指数是一种独立的复发预测器，但是所有的实验室检查都需要建立自己的临界值。应密切关注增殖指数较高的肿瘤。为了实现将增殖潜能较高的肿瘤根治性切除，承担较高的手术风险是合理的。尽管不能将增殖指数低于临界值的肿瘤视为无害肿瘤，但是对于存在较高增殖指数的患者仍然是可以治愈的。

激素及生长因子受体的表达

通常，肿瘤会受到生长因子受体信号的影响，异常的生长因子受体表达或者生长因子产物是肿瘤发生的典型特征。脑膜瘤和其他肿瘤中都时常存在大量生长因子及其受体（参见 Perry 的回顾内容[444]），包括表皮生长因子受体（EGFR）、血小板源性生长因子受体（PDGF）β 受体、生长激素（GH）受体、生长抑素受体和成纤维细胞生长因子受体（FGF）。它们对于肿瘤的发生有生物学意义，同时对治疗也有意义，并且侵袭性肿瘤的 PDGFR（血小板衍生生长因子）活性发生了升高[64,65]。EGF 和转化生长激素受体 -α（TGF-α）能够活化 EGFR 和 PDGFR[66]；前两者存在于脑膜瘤患者的脑膜瘤细胞[65,67,68]和脑脊液（CSF）中[69,70]。然而，这些因素的表达并不存在任何预后意义。

胰岛素样生长因子

胰岛素样生长因子（IGF）系统与脑膜瘤的发生有关，但是机制仍不明确。IGF- Ⅱ 和 IGFBP2 可以在脑膜瘤中表达。同时增加的 IGF- Ⅱ 浓度于侵袭性和恶性进展相关[71]。

黄体酮受体

性激素受体被认为对于脑膜瘤是重要的受体。这是因为脑膜瘤可能发生在怀孕期间，同时患者以女性为主。然而，雌激素受体的致病或者预后意义不大[72]。令人惊讶的是黄体酮受体与良性肿瘤、肿瘤较低的复发可能性有关[44,73,74]，并且似乎于肿瘤进展阶段消失。

侵袭性及水肿的标志

对硬脑膜、颅骨和大脑的侵袭性是与复发相关的肿瘤生物学特性。水肿也是一种能够反映在血管腔隙、肿瘤表面和大脑之间缺乏紧密基底膜的特征性表现，并与复发存在一定的联系。脑膜瘤血管形成的调节和侵袭性并不为人们所知，一些重要的调节剂是组织酶，能够分解基底膜，整合素影响瘤细胞的运动性、黏附性和血管内皮细胞生长因子。

血管内皮细胞生长因子和组织酶

血管内皮细胞生长因子（VEGF）既可以作为血管生成因子，也可以作为促进基底膜液体转运因子，从而影响脉管系统。它的表达可能与水肿相关[75,76]，也与复发风险性增加相关[77]。然而，这种因子的功能是复杂的，因为许多侵袭性脑膜瘤很少有血管形成，其他研究也无法证实其存在有价值的预后影响（图 58-4）。经检测，组织金属蛋白酶 MMP-9 与侵袭性、水肿和预后存在类似相关性[78-80]，该领域正在不断的扩展，基底膜降解机制似乎与预后和复发存在一定的关联[81]。这些初步研究结果并不足为奇，因为基底膜降解本身与肿瘤的侵袭和血管形成存在一定的联系。

染色体异常症

据报道，脑膜瘤存在多种染色体异常，但是仅有少数几种特殊的异常能够代表肿瘤的预后。大量异常可能与临床状态无关。据估计非典型和恶性肿瘤较良性肿瘤存在更多的核型异常。良性肿瘤中发现基因组异常的平均数为 2.9 个；非典型肿瘤中发现基因组异常的平均数为 9.2 个；恶性脑膜瘤中发现基因组异常的平均数为 13.5 个[82]。据统计，典型的缺失发生在 1p、2p、6q、10、14q 和 18q；扩增发生在 20q、12q、15q、1q 和 17q（参见 Drummond 的回顾内容[83]）。1、9、10、14 和 17 号染色体的缺失更频繁的发生在等级较高的肿瘤中；1q 和 14q 染色体的缺失似乎与从良性进展到更具侵袭性脑膜瘤尤其相关[84-86]。9 号染色体也可能与此相关，这是因为 9p21 染色体缺失发生于恶性脑膜瘤的进展期和间变型脑膜瘤的不良预后[87]。最常见的异常就是 22 号染色体的缺失和 NF2 基因产物 Merlin 合成的下降。当后者与 CD44 结合时，抑制了正常细胞增殖，而 22 号染色体突变并不是复发的指标。

1 号染色体

1p 缺失随着肿瘤等级的增加而增加（13% ～ 26% WHO 分级 Ⅰ 级，40% ～ 76% WHO 分级 Ⅱ 级，100% WHO 分级 Ⅲ 级）[88,89]，同时这种缺失与

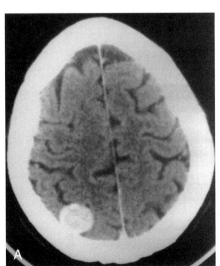
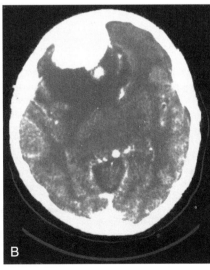
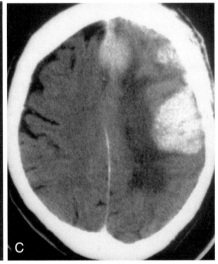

图 58-4　两例 WHO 分级 Ⅰ 级肿瘤，伴随（**B**）和不伴随（**A**）广泛性水肿。C 组显示出伴随多发灶和广泛性水肿的 WHO 分级 Ⅱ ～ Ⅲ 级肿瘤的复发。（**A**）中的肿瘤并未表现出 VEGF 或 MMP-9 阳性，而（**B**）中的一个肿瘤，甚至（**C**）中的多个肿瘤都发生了 VEGF 和 MMP-9 的表达。在这一病例中，存在与广泛的蛛网膜和软脑脊膜侵袭性相关的水肿，同时，存在基底膜破裂的潜在可能性。这是由于（**A**）中的软脑脊膜和蛛网膜都是完整的，（**B**）中的软脑脊膜是完整的，但是（**C**）中的却不是完整的。随后，进一步的复发很可能发生在侵袭性更高的肿瘤。

复发存在一定的联系[90,91]。1p34 和 1p36 都显示出
与预后的相关性。除结构染色体异常，实验胚胎学
也非常重要。伴随 1p36 LOH 的 p73 或 RASSF1A
甲基化基因改变，可能会导致脑膜瘤的恶性转
化[92]。原始肿瘤细胞克隆中 −14 和 del（1p36）的
共存和肿瘤的大小，是代表早期复发风险较高患者
的独立预后因素最佳组合[93]。

末端转移酶端粒的活性

末端转移酶端粒是一种能够稳定端粒长度的
酶，其对于不受限的细胞增殖是必要的。通常，末
端转移酶端粒在大部分正常组织内都不具有活性，
但是在肿瘤中却能够再活化。Ⅱ 和 Ⅲ 级脑膜瘤中末
端转移酶端粒的活性比 Ⅰ 级脑膜瘤更强。同时，末
端转移酶端粒的活性似乎也是在 Ⅰ 级肿瘤中能够预
测快速复发的独立预后因素[94]。

放射学预测

由于存在放射学预测，在获得可用的手术资料
和组织病理学资料之前，我们可以考虑检测到的影
像参数。复发的放射学预测，反映出存在较高复发
率或者与组织学和临床特征相关的侵袭性行为的定
位。通常情况下，侵袭性越高的肿瘤体积越大，水
肿程度越高[75,95]。与更为常见的分叶状相比，迅速
增长的生长模式也是更具侵袭性行为和更为频繁复
发肿瘤的标志[96-98]。对比度增强可能是类似的，也
可能是不同的；后者与坏死和核仁的隆起[99]及较高
的复发率相关。

累及骨很可能预示着复发。溶骨性改变与更高
的侵袭性行为相关[24]。与复发相关的骨肥厚[12]很
可能代表着肥厚的骨骼中有肿瘤生长[99]。是否对复
发病灶进行处理，取决于对骨骼病灶的根治程
度[99]。另一种与实现根治并简单相关的特点就是脑
膜尾部的存在，在大约一半病例中，尾部似乎都含
有真正的肿瘤细胞。因此可以根据是否已经得到根
治性的治疗来预测肿瘤的复发[34]。

多中心性和多发性脑膜瘤病——在肿瘤原发部位以外的复发

多中心性脑膜瘤和多发性脑膜瘤病都是众所周
知的。后者的诊断表明，肿瘤个数是无法计数的。
脑膜瘤也可以发生转移，其通常能够转移至肺或者
肝中，但是极为罕见。脑膜瘤的远处转移见第60章，
在此不做进一步的讨论。散发性多发脑膜瘤的发生
率为 1% ～ 8%[100]。理由是两方面的，据报道，脑
膜瘤存在多中心性生长，并在肿瘤生长区域（肿瘤
主体周围距硬脑膜 4 cm 的区域）内形成了脑膜瘤
岛[25]。即使对 Simpson Ⅰ 级的肿瘤进行切除后，这
些肿瘤簇的持续生长可能解释最初肿瘤来源以外区
域的区域性复发。同理，已经对 CSF 扩散进行了描
述，与其他多中心性机制进行区分不是必要的。

另一套解释与 Knudson 提出的"二次打击学说"
有关。同时，也可以利用 2 型神经纤维瘤病（NF2）
对此进行解释。NF2 是一种以频繁发生的中枢神
经系统肿瘤为特点的遗传性疾病。双侧前庭神经鞘
瘤对诊断 NF2 有价值，但是 NF2 发生多发脑膜瘤
也很常见。遗传原因是 22 号染色体上 Merlin 编码
NF2 基因的失活。导致脑膜瘤发生的原因包括一个
NF2 基因的遗传性或者胚胎早期的突变。这些事件
都发生在其他等位基因失活之后。二次打击的风险
相对较高，随后多发新生脑膜瘤的风险也变高。相
似的遗传机制（包括早期发生的染色体异常）可以
解释多发脑膜瘤的发生。

到目前为止，唯一已知的脑膜瘤风险因素——
电离辐射[101]，也可能引发被辐射组织的多重打击。
然而，辐射诱发的脑膜瘤常常是多发的[102]，同时
有能够与散发性脑膜瘤相区分的遗传学异常[103]。

复发脑膜瘤的治疗

任何复发的脑膜瘤临床影响与其自然预后史
都应得到评价。通常，对于小型复发的脑膜瘤进行
治疗是必要的，这是因为与体积较小的偶发性脑膜
瘤相比，小型复发脑膜瘤获得生长的可能性更高。
复发也可能出现比原发肿瘤更具侵袭性生长方式的
风险。蛛网膜界面可能已经被破坏，同时，肿瘤生

长为斑块状的趋势也增加。因此，复发可能变得无法控制，甚至发生无关联的影像学结果，同时，也表面体积的扩增也减缓了。治疗的选择并不简单，因为在个体案例中，肿瘤的自然行为并不为大家所知，尽管肿瘤的部分自然行为是可以预测的。只有对进展十分缓慢，且不至于在存活期中出现症状的未治疗的患者进行随访才是最好的选择。复发的肿瘤甚至可能会随着时间的推移而停止生长。在这种情况下，需要经验、与患者密切合作，以及对于肿瘤发展自然史可能的最佳认识和不同治疗方法结果的理解，才能够做出选择。

外科手术

无论是原发性，还是复发性肿瘤，脑膜瘤治疗的根本都是显微手术切除。手术的目的是对肿瘤的根治性切除。手术治疗复发脑膜瘤能够实现对肿瘤的长期控制并非凤毛麟角。

手术的目的可以是根治性切除，也可以针对症状。治愈性手术需要考虑到磨除头盖骨或者颅底的骨肿瘤。脑膜瘤组织可能隐藏在角落里，也可能生长在脑沟 [9]。此外，肿瘤的充分暴露也是手术治疗不可缺少的；尤其是对于复发性肿瘤。根据生长位置的不同，静脉和动脉供应，以及随后的重建对于根治性治疗也是必要的。为了避免原因不明的复发，可在显微手术后通过放疗治疗小量残留肿瘤。对于老年患者和范围较大的病变，姑息性手术应该视为首选。通过精心计划和实施，再次手术减压或大部切除也能够提高生活质量或延长患者生存期。

放射外科手术

放射外科手术是指，采用 Leksell 伽玛刀 [104] 或者医用直线加速器（LINAC），对放射学确诊的病灶进行单一的大剂量靶向治疗的手段 [105]。对于小型病灶和长期控制（等同于治愈），单一剂量放疗被认为大部分患者都可以应用 [104]。尽管预计对复发病例中的肿瘤也能够实现控制，但是尚未对再发肿瘤进行系统性研究 [106,107]。从技术上而言，如果影像学明确诊断，同时肿瘤与表面或者深部重要结构并未接触很近，那么小型复发性肿瘤就可以成为较好的放射外科治疗靶点。瘢痕、不清楚的肿瘤边界和金属

植入物这些可能会扭曲影像学结果使得放疗难以实施。还可能表现为与原发性肿瘤或者未发生进展的残余肿瘤相比，对复发性肿瘤的控制更为适度 [9,104]。对显示出侵袭性组织学或者间变迹象肿瘤的控制也可能很困难 [3,28,108]。Malik 及其同事 [109] 报道，侵袭性脑膜瘤的 5 年生存率为 51%；Harris 报道侵袭性脑膜瘤的无进展 5 年生存率为 83%。上述两方报道的恶性脑膜瘤的这些数字分别为 0% 和 72%。

当重新手术存在不利因素时；或者据估计显微手术无法实现根治性治疗或者成为 Simpson 4 级伽马刀治疗的一部分（图 58-5 和图 58-6）时，放射外科手术是最好的治疗方法。个体化的决策制订是必要的，对放射外科手术可控制的小型复发肿瘤，让患者进行大型手术治疗是不合理的。同样的，一系列放射外科治疗可以成为控制肿瘤的一种方法，无论其是否发生在再发灶。另一方面，较大病变的次全切治疗或者低于已知有效剂量的放射治疗不能实现对肿瘤的控制。

放射疗法

分次放射疗法的生物学影响与单剂量放射疗法有根本的区别。但根据目前所掌握的数据，还无法做出推断。放射疗法通常应用于不完全控制的肿瘤，同时回顾性数据也显示出该法对于肿瘤的良好控制率 [110]。Kokubo 及其同事 [111] 报道了良性肿瘤复发的局部控制率为 41%；非典型或者恶性复发脑膜瘤的局部控制率为 20%。然而，这些研究采用了精算数据，同时追求长期数据，并非完全可靠。这是因为事实上，只有一小部分患者被长期随访。通过精确计算获得的控制率不能与实际治愈率相混淆。其他研究显示了并发症的高发病率和较低的治愈可能性 [13]。有趣的是，在 Palmas 进行的一系列研究表明，采用放射疗法对侵袭性和恶性脑膜瘤的影响不大 [112]。然而，技术的进步是持续的。更好的成像和精细的剂量计划（例如强度调节）能够改善分次放射疗后的肿瘤控制率，同时还能够减少并发症的发生。

另一进展就是分次立体定向放射疗法。这种疗法的基本原理就是结合分次的优点，从而实现对于敏感性组织的放射治疗。例如，采用差别较大的剂量梯度治疗发生在视神经和脑干的肿瘤，这也成为

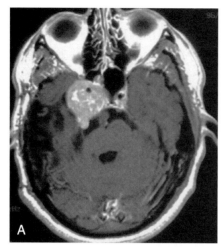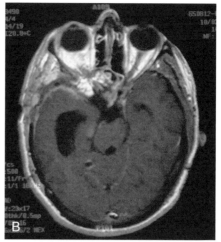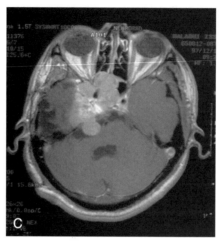

图 58-5 这名患者于 1975 年曾在其他医院对脑膜瘤进行了初次手术。1986 年，采用伽玛刀放疗对小型斜坡复发脑膜瘤治疗。1992 年，于海绵窦发现脑膜瘤的复发。该患者进行了肿瘤的近全切（Simpson4 级），并且计划于 6 个月后进行后期放疗。肿瘤显示出继续生长（**A**）。因此，患者必须再次接受手术。肿瘤的质地很软，很容易与海绵窦的腔隙进行分离（**B**）。伽玛刀和放疗 1 年后，再次被诊断发生新的复发（**C**）。1 ~ 2 年内进行三次相似的重复性手术治疗。然后，于 2002 年采用放疗对下斜坡的小型进展性残留肿瘤进行治疗。接下来，采用分次放射法。肿瘤生长情况在随后的一年半表现稳定。接着，在蝶窦检测到肿瘤的复发。影像学随访显示，未发生任何特殊影像学或者脉管并发症，肿瘤得到了控制。7 个月后，患者死于颈动脉破裂和广泛的鼻咽部出血。该病例再一次阐明，无论是否能够获得长期的成功肿瘤控制，治愈都是很难的。在该病例中，放射线治疗和肿瘤侵入都表现出疗效的减弱。颈动脉壁和质地较软的残留肿瘤都无法抵制血流的到达。

了立体定位性放射外科手术的标志。包括在立体定向疗法中的分次放射疗法获得众多良好治疗效果，即使是体积较大、无法进行手术的脑膜瘤[113]。但是，迄今为止，我们和其他研究人员还是无法再现这些研究结果。对于少数使用立体定向分次治疗对体积较大肿瘤进行治疗的患者，我们还是看到了较高的并发症发生率和较差的肿瘤控制情况。而视觉器官周围生长的、体积较小的肿瘤对此种疗法的反应却相当好。

将放射线聚焦于相关组织的另一种模式就是硼中子捕获疗法（BNCT）。这种疗法有益于少数预后较为严重的恶性脑膜瘤病例[114]。

当采用分次疗法时，生物学因素和病变的大小可能限制了脑膜瘤的放射线治疗效果。目前，我们仍不清楚何时以及是否可以应用放射疗法治疗复发脑膜瘤。因此，不应该让其他更好的、已确定的治疗方法落选。通常需要为残留的肿瘤或者需要治疗的复发肿瘤选择分次放射疗法，但是，上述情况不适合采用显微外科或放射外科手术，尤其是对于组织学显示存在侵袭性的肿瘤。

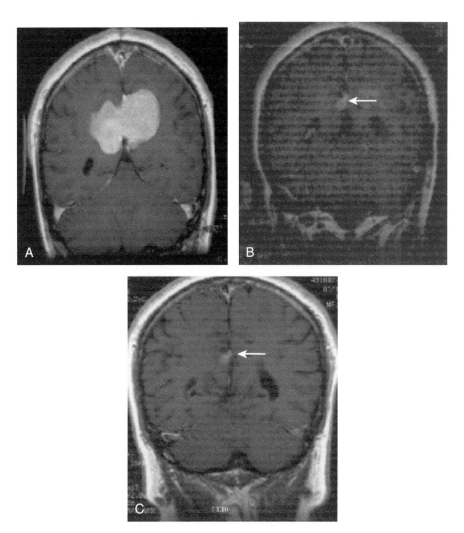

图 58-6　一名 48 岁的男性患者对生长至直窦的脑膜瘤进行了次全切手术（**A**）。1995 年，采用伽马刀放疗对患者个体化治疗残留肿瘤（**B**）。长期肿瘤控制（＞ 13 年）是可以实现的（**C**）。

内科治疗

已有大量不同的、被公认的化疗药物对脑膜瘤进行了测试，但是仍然缺乏有效的治疗手段。许多应用于神经胶质瘤化疗的药物对于脑膜瘤都是无效的，其中包括替莫唑胺[115]。对所选择的患者影响不大的一些其他药物也进行了此类测试，但是测试结果却令人大失所望。

如果还能够实现一些令人充满希望的反应，那可能就是干扰素发挥其对血管形成和干扰素 α-2B 的影响。然而，不幸的是治疗的耐受性不佳，同时也无法实现治愈的可能。因此，干扰素并不能成为一种已被确定的疗法[116]。

据报道，羟基脲是另一种能够诱导脑膜瘤细胞凋亡的药物，它对一组选定患者表现得非常有效[117,118]。然而，随后的数据却显示羟基脲并没有治愈作用，而且它对于复发性和间变性肿瘤也作用轻微。由于其适中的疗效和低毒性，羟基脲被认为可能成为采用其他治疗方法失败的进展性肿瘤的另一种治疗方法[117-120]。

研究最多的脑膜瘤内科治疗都以激素受体作为靶点。抗黄体酮制剂米非司酮在早期研究中表现出有限的疗效[121,122]，而随后进行的 III 期试验也表现出无益处[123]。雌激素受体的应用比较少见，而且雌激素受体拮抗剂他莫昔芬也对脑膜瘤治疗无效[124]。

另一种方法为研究人员带来了希望，但是至今却没有对这种方法进行临床试验。这就是利用现有的药物将调控脑膜瘤生长机制作为靶点进行治疗。EGFR 和 PDGFR 都是现有的用于治疗脑膜瘤的药物。MAPK/ERK 随后诱导的前两者的活化可能与脑膜瘤的生长存在一定的联系[125]。COX-2 也是一种可能采用的靶点，这是由于前列腺素分泌量的增加，通过 Ras-MAPK 途径促进了肿瘤的生长，而且细胞质内花生四烯酸的水平较高[126]。COX-2 拮抗剂塞来昔布在体外能够抑制脑膜瘤的生长[127]。同样的，以 IGF 和 GH 系统为靶点的药物也是可以使用的。但是至今为止尚未对这些药物对于脑膜瘤的治疗进行评价。

所有阴性试验有一个共同特征那就是非定向治疗。其中一个例子就是米非司酮试验，在对患者孕激素受体情况了解甚微，而且对于其作用机制完全不了解的情况下，对患者进行了米非司酮试验。了解这些情况是非常重要的，这是因为米非司酮对于一小部分患者是存在疗效的，可以将这些患者假设为保留受体的亚群。根据可用于干涉个体肿瘤的分子机制，内科治疗可能需要制定目标。另一种方法可能就是多种药物的联合，以实现可能的叠加效应。有建议称，钙通道抑制剂与米非司酮联合用药较单独使用米非司酮更有效。羟基脲结合放射疗法也能够获得更好的效果。

令人遗憾的是，无论是否存在已确定的治疗方法和适应证，可能都需要进行化疗。通常情况下，当肿瘤表现出进展性和再次进行手术或放疗已经不足以获得疗效时，我们可以对其进行化疗。治疗计划应该被赋予个性化，同时可能会使用到上面提到的制剂。尽管可以实现某些程度的肿瘤控制，但是我们还是希望能够实现治愈。在这种情况下，低毒性是一个先决条件;同时，密切的监控也是必要的。并没有依据个体的免疫组织化学特点（包括受体的情况和联合药物）进行针对性治疗，针对性的疗法可能会成为一种成功的治疗方法。

随 访

长期随访使得在出现症状之前，便能够检测到复发的存在。这对于减少复发是极为重要的。轻度复发可以通过很低的并发症风险实现治疗，而无法对伴随严重症状的复发脑膜瘤实现根治性治疗。

上文引用的随访数据表明，复发的平均时间是 5 ～ 10 年。其中，超过 1/3 的复发发生在 10 年后。不存在以 20 年的时间为临界值的理论，平均复发时间会随着随访时间的增加发生延长。我们发现，在治疗后的第 15 年和第 17 年，对治疗时间超过 20 年的颅底脑膜瘤患者进行常规扫描时，还是发生了两次复发[9]。因此，建议用磁共振成像检查进行有规律的长期随访。由于较高的敏感性和缺乏放射线暴露，磁共振成像检查本身可能就形成了一种脑膜瘤复发率上升的危险因素。因此，对于采用 MRI 进行成像检查是否有益也形成了争议。经验表明，治疗 10 ～ 15 年后仍不应该终止随访。治疗后初期，磁共振成像检查的时间间隔应该为每年一次。对于后期，则可以选择较长的时间间隔。可以根据患者的手术和组织学研究结果，对随访个体化。最重要的预后因素就是根治性、WHO 分级和增殖指数。对于存在侵袭性或者生长迅速的肿瘤，首次检查应选择 6 个月的时间间隔。到目前为止，尚未获得关于患者更长的随访时间，或者随访应该在较短的时间间隔内终止的数据，理论上的研究是存在一定冲突的。生长速度最缓慢的肿瘤可以选择最长的随访时间间隔，这是因为潜在的复发可能性将需要很长时间才会发生。因此，随访方法风险也就变得有悖直觉和复杂起来。大部分进行根治性手术、生长速度缓慢的肿瘤都在发生可能的复发之前，最长时间的随访时间间隔里保持安静。我们现在推荐的随访策略是，一直随访到治疗后 20 年。但是，治疗 10 年后也可以选择较长的影像间隔（图 58-7）。这说明需要根据患者的情况、年龄和肿瘤的特点个性化定制适合的随访时间间隔。

结 论

脑膜瘤的治疗必须根据患者心理的预期寿命进行计划。初次治疗时，必须认真考虑到治疗后几十年的情况。初次手术的切除程度是大部分患者复发最重要的指标。我们不能低估那些需要预防的复发情况。一旦对肿瘤进行治疗，应尽力切除那些隐藏在未经治疗肿瘤组织周围的肿瘤。有时候，只有侵袭性手术和病灶之间实现微妙的平衡才能够排除 Simpson1 级甚至 4 级肿瘤的伽马刀治疗，甚至是复

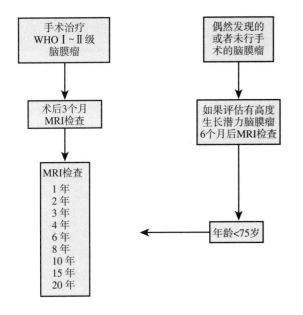

手术治疗
WHO Ⅰ～Ⅱ级
脑膜瘤

偶然发现的
或者未行手
术的脑膜瘤

术后3个月
MRI检查

如果评估有高度
生长潜力脑膜瘤
6个月后MRI检查

MRI检查
1 年
2 年
3 年
4 年
6 年
8 年
10 年
15 年
20 年

年龄<75岁

- WHOⅢ级脑膜瘤：个体化随访
- 患者年龄大于75岁：个体化随访
- 可依病例个体情况采用CT检查代替MRI检查
- 对辛普森4-5级术后病例采用个体化随访是可行的

图 58-7　颅内脑膜瘤的放射学随访。需实现对于更具侵袭性肿瘤和老年患者的个性化随访。

发的肿瘤实施侵袭性手术也是这样。因此，患者必须保持长时期的随访，以早期发现那些可以治疗的复发病例。对于大部分存在复发的肿瘤患者，反复手术或者放疗都是可以考虑的。经过选择可能对一部分患者可以采用密切影像学监测替代上述治疗。某些病例可以选择放射疗法和化疗。同时，放射线治疗和手术几乎都已确定其适应性和预期，期望化疗能够在不久的将来实现肿瘤治疗效果的改善。

参考文献

[1] Mirimanoff RO, Dosoretz DE, Linggood RM, et al. Meningioma: analysis of recurrence and progression following neurosurgical resection. J Neurosurg 1985;62:18–24.

[2] Chan RC, Thompson GB. Morbidity, mortality, and quality of life following surgery for intracranial meningiomas. A retrospective study in 257 cases. J Neurosurg 1984;60:52–60.

[3] Stafford SL, Perry A, Suman VJ, et al. Primarily resected meningiomas: outcome and prognostic factors in 581 Mayo Clinic patients, 1978 through 1988. Mayo Clin Proc 1998;73:936–42.

[4] Giombini S, Solero CL, Lasio G, Morello G. Immediate and late outcome of operations for parasagittal and falx meningiomas. Report of 342 cases. Surg Neurol 1984;21:427–35.

[5] Giombini S, Solero CL, Morello G. Late outcome of operations for supratentorial convexity meningiomas. Report on 207 cases. Surg Neurol 1984;22:588–94.

[6] Jaaskelainen J. Seemingly complete removal of histologically benign intracranial meningioma: late recurrence rate and factors predicting recurrence in 657 patients. A multivariate analysis. Surg Neurol 1986;26:461–9.

[7] Adegbite AB, Khan MI, Paine KW, Tan LK. The recurrence of intracranial meningiomas after surgical treatment. J Neurosurg 1983;58:51–6.

[8] Simpson D. Recurrence of intracranial meningiomas after surgical treatment. J Neurol Neurosurg Psychiatry 1957;20:22–39.

[9] Mathiesen T, Lindquist C, Kihlstrom L, Karlsson B. Recurrence of cranial base meningiomas. Neurosurgery 1996;39:2–7; discussion 8–9.

[10] Drummond KJ, Bittar RG, Fearnside MR. Metastatic atypical meningioma: case report and review of the literature. J Clin Neurosci 2000;7:69–72.

[11] Taylor Jr BW, Marcus Jr RB, Friedman WA, et al. The meningioma controversy: postoperative radiation therapy. Int J Radiat Oncol Biol Phys 1988;15:299–304.

[12] Kallio M, Sankila R, Hakulinen T, Jaaskelainen J. Factors affecting operative and excess long-term mortality in 935 patients with intracranial meningioma. Neurosurgery 1992;31:2–12.

[13] Mathiesen T, Kihlstrom L, Karlsson B, Lindquist C. Potential complications following radiotherapy for meningiomas. Surg Neurol 2003;60:193–8; discussion 199–200.

[14] Mathiesen T, Kihlstrom L. Visual outcome of tuberculum sellae meningiomas after extradural optic nerve decompression. Neurosurgery 2006;59:570–6; discussion 570–6.

[15] Kreil W, Luggin J, Fuchs I, et al. Long term experience of gamma knife radiosurgery for benign skull base meningiomas. J Neurol Neurosurg Psychiatry 2005;76:1425–30.

[16] Lee JY, Kondziolka D, Flickinger JC, Lunsford LD. Radiosurgery for intracranial meningiomas. Prog Neurol Surg 2007;20:142–9.

[17] Mindermann T, de Rougemont O. The significance of tumor location for Gamma Knife treatment of meningiomas. Stereotact Funct Neurosurg 2004;82:194–5.

[18] Nicolato A, Ferraresi P, Foroni R, et al. Gamma Knife radiosurgery in skull base meningiomas. Preliminary experience with 50 cases. Stereotact Funct Neurosurg 1996;66(Suppl. 1):112–20.

[19] Nicolato A, Foroni R, Alessandrini F, et al. Radiosurgical treatment of cavernous sinus meningiomas: experience with 122 treated patients. Neurosurgery 2002;51:1153–9; discussion 1159–61.

[20] Yamashita J, Handa H, Iwaki K, Abe M. Recurrence of intracranial meningiomas, with special reference to radiotherapy. Surg Neurol 1980;14:33–40.

[21] Bonnal J, Thibaut A, Brotchi J, Born J. Invading meningiomas of the sphenoid ridge. J Neurosurg 1980;53:587–99.

[22] Pieper DR, Al-Mefty O, Hanada Y, Buechner D. Hyperostosis associated with meningioma of the cranial base: secondary changes or tumor invasion. Neurosurgery 1999;44:742–6.

[23] Pompili A, Derome PJ, Visot A, Guiot G. Hyperostosing meningiomas of the sphenoid ridge–clinical features, surgical therapy, and long-term observations: review of 49 cases. Surg Neurol 1982;17:411–6.

[24] Olmsted WW, McGee TP. Prognosis in meningioma through evaluation of skull bone patterns. Radiology 1977;123:375–7.

[25] Borovich B, Doron Y. Recurrence of intracranial meningiomas: the role played by regional multicentricity. J Neurosurg 1986;64:58–63.

[26] Borovich B, Doron Y, Braun J, et al. Recurrence of intracranial meningiomas: the role played by regional multicentricity. Part 2: clinical and radiological aspects. J Neurosurg 1986;65:168–71.

[27] Kinjo T, al-Mefty O, Kanaan I. Grade zero removal of supratentorial convexity meningiomas. Neurosurgery 1993;33:394–9; discussion 399.

[28] Mathiesen T, Gerlich A, Kihlstrom L, et al. Effects of using combined transpetrosal surgical approaches to treat petroclival meningiomas. Neurosurgery 2007;60:982–91; discussion 991–2.

[29] Kondziolka D, Flickinger JC, Perez B. Judicious resection and/or radiosurgery for parasagittal meningiomas: outcomes from a multicenter review. Gamma Knife Meningioma Study Group. Neurosurgery 1998;43:405–13; discussion 413–4.

[30] Philippon J. Les recidives des meningiomes sus-tentoriels. Neurochirurgie (Suppl) 1986;32:6–53.

[31] Ildan F, Erman T, Gocer AI, et al. Predicting the probability of meningioma recurrence in the preoperative and early postoperative period: a multivariate analysis in the midterm follow-up. Skull Base 2007;17:157–71.

[32] Cohen-Gadol AA, Spencer DD, Krauss WE. The development of techniques for resection of spinal cord tumors by Harvey W. Cushing. J Neurosurg Spine 2005;2:92–7.

[33] Gezen F, Kahraman S, Canakci Z, Beduk A. Review of 36 cases of spinal cord meningioma. Spine 2000;25:727–31.

[34] Nakau H, Miyazawa T, Tamai S, et al. Pathologic significance of meningeal enhancement ("flare sign") of meningiomas on MRI. Surg Neurol 1997;48:584–90; discussion 590–1.

[35] Salcman M. Malignant meningiomas. In: Al-Mefty O, editor. Meningiomas. New York: Raven Press; 1995. p. 50–74.

[36] Maiuri F, De Caro Mdel B, Esposito F, et al. Recurrences of meningiomas: predictive value of pathological features and hormonal and growth factors. J Neuro-oncol 2007;82:63–8.

[37] Gabibov GA, Kuklina AS, Martynov VA, et al. Radiation-induced meningiomas of the brain. Zh Vopr Neirokhir Im N N Burdenko 1983;13–8.

[38] Gabibov GA, Sokolova ON, Aleksandrova AA, Osman Iu S. Cranioorbital meningiomas and their surgical treatment. Zh Vopr Neirokhir Im N N Burdenko 1981;24–32.

[39] Melamed S, Sahar A, Beller AJ. The recurrence of intracranial meningiomas. Neurochirurgia (Stuttg) 1979;22:47–51.

[40] Boker DK, Meurer H, Gullotta F. Recurring intracranial meningiomas. Evaluation of some factors predisposing for tumor recurrence. J Neurosurg Sci 1985;29:11–7.

[41] Mahmood A, Qureshi NH, Malik GM. Intracranial meningiomas: analysis of recurrence after surgical treatment. Acta Neurochir (Wien) 1994;126:53–8.

[42] Nakasu S, Li DH, Okabe H, et al. Significance of MIB-1 staining indices in meningiomas: comparison of two counting methods. Am J Surg Pathol 2001;25:472–8.

[43] Jaaskelainen J, Haltia M, Laasonen E, et al. The growth rate of intracranial meningiomas and its relation to histology. An analysis of 43 patients. Surg Neurol 1985;24:165–72.

[44] Perry A, Gutmann DH, Reifenberger G. Molecular pathogenesis of meningiomas. J Neurooncol 2004;70:183–202.

[45] Cushing H, Eisenhardt L. Meningiomas: Their classification, regional behavior, life history and surgical end results. Springfield, IL: Charles C Thomas; 1938.

[46] Louis DN, Scheithauer BW, Budka H, et al. Meninigomas. In: Kleihues P, Cavenee WK, editors. The WHO classification of tumors of the nervous system. Lyon: IARC Press; 2002. p. 176–84.

[47] Perry A, Stafford SL, Scheithauer BW, et al. Meningioma grading: an analysis of histologic parameters. Am J Surg Pathol 1997;21:1455–65.

[48] Sanson M, Richard S, Delattre O, et al. Allelic loss on chromosome 22 correlates with histopathological predictors of recurrence of meningiomas. Int J Cancer 1992;50:391–4.

[49] Perry A, Jenkins RB, Dahl RJ, et al. Cytogenetic analysis of aggressive meningiomas: possible diagnostic and prognostic implications. Cancer 1996;77:2567–73.

[50] Perry A, Scheithauer BW, Stafford SL, et al. "Malignancy" in meningiomas: a clinicopathologic study of 116 patients, with grading implications. Cancer 1999;85:2046–56.

[51] Konstantinidou AE, Korkolopoulou P, Mahera H, et al. Hormone receptors in non-malignant meningiomas correlate with apoptosis, cell proliferation and recurrence-free survival. Histopathology 2003;43:280–90.

[52] Konstantinidou AE, Korkolopoulou P, Kavantzas N, et al. Mitosin, a novel marker of cell proliferation and early recurrence in intracranial meningiomas. Histol Histopathol 2003;18:67–74.

[53] Demirtas E, Yilmaz F, Ovul I, Oner K. Recurrence of meningiomas versus proliferating cell nuclear antigen (PCNA) positivity and AgNOR counting. Acta Neurochir (Wien) 1996;138:1456–63.

[54] Langford LA, Cooksley CS, DeMonte F. Comparison of MIB-1 (Ki-67) antigen and bromodeoxyuridine proliferation indices in meningiomas. Hum Pathol 1996;27:350–4.

[55] Kolles H, Niedermayer I, Schmitt C, et al. Triple approach for diagnosis and grading of meningiomas: histology, morphometry of Ki-67/Feulgen stainings, and cytogenetics. Acta Neurochir (Wien) 1995;137:174–81.

[56] Ho DM, Hsu CY, Ting LT, Chiang H. Histopathology and MIB-1 labeling index predicted recurrence of meningiomas: a proposal of diagnostic criteria for patients with atypical meningioma. Cancer 2002;94:1538–47.

[57] Nakasu S, Nakasu Y, Nakajima M, et al. Preoperative identification of meningiomas that are highly likely to recur. J Neurosurg 1999;90:455–62.

[58] Perry A, Stafford SL, Scheithauer BW, et al. The prognostic significance of MIB-1, p53, and DNA flow cytometry in completely resected primary meningiomas. Cancer 1998;82:2262–9.

[59] Roser F, Samii M, Ostertag H, Bellinzona M. The Ki-67 proliferation antigen in meningiomas. Experience in 600 cases. Acta Neurochir (Wien) 2004;146:37–44; discussion 44.

[60] Vankalakunti M, Vasishta RK, Das Radotra B, Khosla VK. MIB-1 immunolabeling: a valuable marker in prediction of benign recurring meningiomas. Neuropathology 2007;27:407–12.

[61] Hoshino T, Nagashima T, Murovic JA, et al. Proliferative potential of human meningiomas of the brain. A cell kinetics study with bromodeoxyuridine. Cancer 1986;58:1466–72.

[62] Ko KW, Nam DH, Kong DS, et al. Relationship between malignant subtypes of meningioma and clinical outcome. J Clin Neurosci 2007;14:747–53.

[63] Mathiesen T, von Holst H, Askensten U, Collins PV. DNA-determination in the clinical management of patients with meningioma or haemangioblastoma. Br J Neurosurg 1989;3:575–81.

[64] Wang JL, Nister M, Hermansson M, et al. Expression of PDGF beta-receptors in human meningioma cells. Int J Cancer 1990;46:772–8.

[65] Maxwell M, Galanopoulos T, Hedley-Whyte ET, et al. Human meningiomas co-express platelet-derived growth factor (PDGF) and PDGF-receptor genes and their protein products. Int J Cancer 1990;46:16–21.

[66] Jones NR, Rossi ML, Gregoriou M, Hughes JT. Epidermal growth factor receptor expression in 72 meningiomas. Cancer 1990;66:152–5.

[67] Linggood RM, Hsu DW, Efird JT, Pardo FS. TGF alpha expression in meningioma—tumor progression and therapeutic response. J Neurooncol 1995;26:45–51.

[68] Hsu DW, Efird JT, Hedley-Whyte ET. MIB-1 (Ki-67) index and transforming growth factor-alpha (TGF alpha) immunoreactivity are significant prognostic predictors for meningiomas. Neuropathol Appl Neurobiol 1998;24:441–52.

[69] Nister M, Enblad P, Backstrom G, et al. Platelet-derived growth factor (PDGF) in neoplastic and non-neoplastic cystic lesions of the central nervous system and in the cerebrospinal fluid. Br J Cancer 1994;69:952–6.

[70] Van Setten GB, Edstrom L, Stibler H, et al. Levels of transforming growth factor alpha (TGF-alpha) in human cerebrospinal fluid. Int J Dev Neurosci 1999;17:131–4.

[71] Nordqvist AC, Peyrard M, Pettersson H, et al. A high ratio of insulin-like growth factor II/insulin-like growth factor binding protein 2 messenger RNA as a marker for anaplasia in meningiomas. Cancer Res 1997;57:2611–4.

[72] Pravdenkova S, Al-Mefty O, Sawyer J, Husain M. Progesterone and estrogen receptors: opposing prognostic indicators in meningiomas. J Neurosurg 2006;105:163–73.

[73] Hsu DW, Efird JT, Hedley-Whyte ET. Progesterone and estrogen receptors in meningiomas: prognostic considerations. J Neurosurg 1997;86:113–20.

[74] Fewings PE, Battersby RD, Timperley WR. Long-term follow up of

progesterone receptor status in benign meningioma: a prognostic indicator of recurrence? J Neurosurg 2000;92:401–5.

[75] Bitzer M, Wockel L, Morgalla M, et al. Peritumoural brain oedema in intracranial meningiomas: influence of tumour size, location and histology. Acta Neurochir (Wien) 1997;139:1136–42.

[76] Yoshioka H, Hama S, Taniguchi E, et al. Peritumoral brain edema associated with meningioma: influence of vascular endothelial growth factor expression and vascular blood supply. Cancer 1999;85:936–44.

[77] Yamasaki F, Yoshioka H, Hama S, et al. Recurrence of meningiomas. Cancer 2000;89:1102–10.

[78] Nordqvist AC, Smurawa H, Mathiesen T. Expression of matrix metalloproteinases 2 and 9 in meningiomas associated with different degrees of brain invasiveness and edema. J Neurosurg 2001;95:839–44.

[79] Paek SH, Kim CY, Kim YY, et al. Correlation of clinical and biological parameters with peritumoral edema in meningioma. J Neurooncol 2002;60:235–45.

[80] Okada M, Miyake K, Matsumoto Y, et al. Matrix metalloproteinase-2 and matrix metalloproteinase-9 expressions correlate with the recurrence of intracranial meningiomas. J Neurooncol 2004;66:29–37.

[81] Panagopoulos AT, Lancellotti CL, Veiga JC, et al. Expression of cell adhesion proteins and proteins related to angiogenesis and fatty acid metabolism in benign, atypical, and anaplastic meningiomas. J Neurooncol 2008;89:73–87. [Epub ahead of print].

[82] Weber RG, Bostrom J, Wolter M, et al. Analysis of genomic alterations in benign, atypical, and anaplastic meningiomas: toward a genetic model of meningioma progression. Proc Natl Acad Sci U S A 1997;94:14719–24.

[83] Drummond KJ, Zhu JJ, Black PM. Meningiomas: updating basic science, management, and outcome. Neurologist 2004;10:113–30.

[84] Wrobel G, Roerig P, Kokocinski F, et al. Microarray-based gene expression profiling of benign, atypical and anaplastic meningiomas identifies novel genes associated with meningioma progression. Int J Cancer 2005;114:249–56.

[85] Menon AG, Rutter JL, von Sattel JP, et al. Frequent loss of chromosome 14 in atypical and malignant meningioma: identification of a putative 'tumor progression' locus. Oncogene 1997;14:611–6.

[86] Ishino S, Hashimoto N, Fushiki S, et al. Loss of material from chromosome arm 1p during malignant progression of meningioma revealed by fluorescent in situ hybridization. Cancer 1998;83:360–6.

[87] Perry A, Banerjee R, Lohse CM, et al. A role for chromosome 9p21 deletions in the malignant progression of meningiomas and the prognosis of anaplastic meningiomas. Brain Pathol 2002;12:183–90.

[88] Bello MJ, de Campos JM, Vaquero J, et al. High-resolution analysis of chromosome arm 1p alterations in meningioma. Cancer Genet Cytogenet 2000;120:30–6.

[89] Kim YJ, Ketter R, Henn W, et al. Histopathologic indicators of recurrence in meningiomas: correlation with clinical and genetic parameters. Virchows Arch 2006;449:529–38.

[90] Buckley PG, Jarbo C, Menzel U, et al. Comprehensive DNA copy number profiling of meningioma using a chromosome 1 tiling path microarray identifies novel candidate tumor suppressor loci. Cancer Res 2005;65:2653–61.

[91] Sulman EP, White PS, Brodeur GM. Genomic annotation of the meningioma tumor suppressor locus on chromosome 1p34. Oncogene 2004;23:1014–20.

[92] Nakane Y, Natsume A, Wakabayashi T, et al. Malignant transformation-related genes in meningiomas: allelic loss on 1p36 and methylation status of p73 and RASSF1A. J Neurosurg 2007;107:398–404.

[93] Maillo A, Orfao A, Espinosa AB, et al. Early recurrences in histologically benign/grade I meningiomas are associated with large tumors and coexistence of monosomy 14 and del(1p36) in the ancestral tumor cell clone. Neuro Oncol 2007;9:438–46.

[94] Langford LA, Piatyszek MA, Xu R, et al. Telomerase activity in ordinary meningiomas predicts poor outcome. Hum Pathol 1997;28:416–20.

[95] Ide M, Jimbo M, Kubo O, et al. Peritumoral brain edema and cortical damage by meningioma. Acta Neurochir Suppl (Wien) 1994;60:369–72.

[96] Alvarez F, Roda JM, Perez Romero M, et al. Malignant and atypical meningiomas: a reappraisal of clinical, histological, and computed tomographic features. Neurosurgery 1987;20:688–94.

[97] New PF, Hesselink JR, O'Carroll CP, Kleinman GM. Malignant meningiomas: CT and histologic criteria, including a new CT sign. AJNR Am J Neuroradiol 1982;3:267–76.

[98] Jaaskelainen J, Haltia M, Servo A. Atypical and anaplastic meningiomas: radiology, surgery, radiotherapy, and outcome. Surg Neurol 1986;25:233–42.

[99] Ayerbe J, Lobato RD, de la Cruz J, et al. Risk factors predicting recurrence in patients operated on for intracranial meningioma. A multivariate analysis. Acta Neurochir (Wien) 1999;141:921–32.

[100] Sheehy JP, Crockard HA. Multiple meningiomas: a long-term review. J Neurosurg 1983;59:1–5.

[101] Ron E, Modan B, Boice Jr JD, et al. Tumors of the brain and nervous system after radiotherapy in childhood. N Engl J Med 1988;319:1033–9.

[102] Rubinstein AB, Shalit MN, Cohen ML, et al. Radiation-induced cerebral meningioma: a recognizable entity. J Neurosurg 1984;61:966–71.

[103] Shoshan Y, Chernova O, Juen SS, et al. Radiation-induced meningioma: a distinct molecular genetic pattern? J Neuropathol Exp Neurol 2000;59:614–20.

[104] Kondziolka D, Lunsford LD, Coffey RJ, Flickinger JC. Gamma knife radiosurgery of meningiomas. Stereotact Funct Neurosurg 1991;57:11–21.

[105] Villavicencio AT, Black PM, Shrieve DC, et al. Linac radiosurgery for skull base meningiomas. Acta Neurochir (Wien) 2001;143:1141–52.

[106] Pollock BE. Stereotactic radiosurgery for intracranial meningiomas: indications and results. Neurosurg Focus 2003;14:e4.

[107] Pollock BE, Stafford SL, Utter A, et al. Stereotactic radiosurgery provides equivalent tumor control to Simpson Grade 1 resection for patients with small- to medium-size meningiomas. Int J Radiat Oncol Biol Phys 2003;55:1000–5.

[108] Kobayashi T, Kida Y, Mori Y. Long-term results of stereotactic gamma radiosurgery of meningiomas. Surg Neurol 2001;55:325–31.

[109] Malik I, Rowe JG, Walton L, et al. The use of stereotactic radiosurgery in the management of meningiomas. Br J Neurosurg 2005;19:13–20.

[110] Goldsmith BJ, Wara WM, Wilson CB, Larson DA. Postoperative irradiation for subtotally resected meningiomas. A retrospective analysis of 140 patients treated from 1967 to 1990. J Neurosurg 1994;80:195–201.

[111] Kokubo M, Shibamoto Y, Takahashi JA, et al. Efficacy of conventional radiotherapy for recurrent meningioma. J Neurooncol 2000;48:51–5.

[112] Palma L, Celli P, Franco C, et al. Long-term prognosis for atypical and malignant meningiomas: a study of 71 surgical cases. J Neurosurg 1997;86:793–800.

[113] Milker-Zabel S, Zabel-du Bois A, Huber P, et al. Intensity-modulated radiotherapy for complex-shaped meningioma of the skull base: long-term experience of a single institution. Int J Radiat Oncol Biol Phys 2007;68:858–63.

[114] Miyatake S, Tamura Y, Kawabata S, et al. Boron neutron capture therapy for malignant tumors related to meningiomas. Neurosurgery 2007;61:82–90; discussion 90–1.

[115] Chamberlain MC, Tsao-Wei DD, Groshen S. Temozolomide for treatment-resistant recurrent meningioma. Neurology 2004;62:1210–2.

[116] Kaba SE, DeMonte F, Bruner JM, et al. The treatment of recurrent unresectable and malignant meningiomas with interferon alpha-2B. Neurosurgery 1997;40:271–5.

[117] Schrell UM, Rittig MG, Anders M, et al. Hydroxyurea for treatment of unresectable and recurrent meningiomas. I. Inhibition of primary human meningioma cells in culture and in meningioma transplants by induction of the apoptotic pathway. J Neurosurg 1997;86:845–52.

[118] Schrell UM, Rittig MG, Anders M, et al. Hydroxyurea for treatment of unresectable and recurrent meningiomas. II. Decrease in

the size of meningiomas in patients treated with hydroxyurea. J Neurosurg 1997;86:840–4.

[119] Mason WP, Gentili F, Macdonald DR, et al. Stabilization of disease progression by hydroxyurea in patients with recurrent or unresectable meningioma. J Neurosurg 2002;97:341–6.

[120] Newton HB, Slivka MA, Stevens C. Hydroxyurea chemotherapy for unresectable or residual meningioma. J Neurooncol 2000;49:165–70.

[121] Grunberg SM, Weiss MH, Spitz IM, et al. Treatment of unresectable meningiomas with the antiprogesterone agent mifepristone. J Neurosurg 1991;74:861–6.

[122] Lamberts SW, Tanghe HL, Avezaat CJ, et al. Mifepristone (RU 486) treatment of meningiomas. J Neurol Neurosurg Psychiatry 1992;55:486–90.

[123] Grunberg S, Rankin C, Townsend J. Phase III double-blind randomized placebo-controlled study of mifepristone for the treatment of unresectable meningioma. In: Proceedings of the American Society of Clinical Oncology Annual Meeting. pp Abstract No. 222. 2001.

[124] Goodwin JW, Crowley J, Eyre HJ, et al. A phase II evaluation of tamoxifen in unresectable or refractory meningiomas: a Southwest Oncology Group study. J Neurooncol 1993;15:75–7.

[125] Johnson MD, Woodard A, Kim P, Frexes-Steed M. Evidence for mitogen-associated protein kinase activation and transduction of mitogenic signals by platelet-derived growth factor in human meningioma cells. J Neurosurg 2001;94:293–300.

[126] Wang JL, Zhang ZJ, Hartman M, et al. Detection of TP53 gene mutation in human meningiomas: a study using immunohistochemistry, polymerase chain reaction/single-strand conformation polymorphism and DNA sequencing techniques on paraffin-embedded samples. Int J Cancer 1995;64:223–8.

[127] Ragel BT, Jensen RL, Gillespie DL, et al. Ubiquitous expression of cyclooxygenase-2 in meningiomas and decrease in cell growth following in vitro treatment with the inhibitor celecoxib: potential therapeutic application. J Neurosurg 2005;103:508–17.

非典型及间变型脑膜瘤的治疗

Niklaus Krayenbühl,
Ossama Al-Mefty

任晋瑞 译

发病率及患病率

　　脑膜瘤的发病率大约为 6 例 /10 万 [1]。这种类型的肿瘤大部分发生于中年或老年患者，当然年轻患者也可患此病（主要为神经纤维瘤病 2 型）。非典型及间变型脑膜瘤属于少数组织学和临床特征上具有侵袭性特征的脑膜瘤亚型。由于过去缺乏对脑膜瘤的明确组织病理学分型，对此，过去的文献中存在大量相互矛盾的记载。因此，文献中报道的非典型及间变型脑膜瘤的发病率存在相当大的差异。据报道，非典型脑膜瘤的发病率为 4.7% ～ 19.8%；间变型脑膜瘤的发病率为 1% ～ 7.2% [1-8]。众所周知，在女性人群中良性脑膜瘤更为多见。而非典型脑膜瘤的两性患病率则相等 [2,9,10]，或以女性稍多 [11,12]。与此相反，间变型脑膜瘤似乎更易发于男性人群 [7,9,13,14]。此外，非典型及间变型脑膜瘤的发病年龄也更早 [9,13]。

　　在大部分研究中，既没有关于非典型及间变型脑膜瘤发生部位的准确数据，也没有关于这两种类型肿瘤混合发生情况的数据。从报道的病例来看，65% 的非典型脑膜瘤都发生于大脑凸面、大脑镰或者矢状窦旁区域，31% 发生于颅底，2% 发生于小脑幕，还有 2% 发生于颅后窝 [3,9-11,15-18]。而间变型脑膜瘤发生部位情况的百分比则变为 77%（凸面、大脑镰及矢状窦旁）、18%（颅底）、3%（小脑幕）和 2%（颅后窝）[1,4,9,10,15,16,18-26]。Sade 及其同事共同报道，75% 的非典型脑膜瘤和 80% 的间变型脑膜瘤发生于大脑凸面，另外 25% 的非典型脑膜瘤和 20% 的间变型脑膜瘤发生于颅底 [27]。到目前为止，仅有几宗非典型及恶性脊膜瘤的报道。即使对其未完全切除，也很少发生恶性转化或者复发，这说明发生于此部位的肿瘤存在不同于脑膜瘤的病理学行为 [27-29]。不同的脑膜胚胎分化可能导致在特定部位一种蛛网膜细胞类型占优势的情况 [27]。即使是间变型脑膜瘤，脑膜瘤的转移也比较罕见。肺是脑膜瘤发生播散转移最常见的部位，也可以发生于骨骼、肝、皮肤和皮下组织 [12,29-31]。

　　非典型及间变型脑膜瘤可发生于颅脑放疗或者其他情况后；这种情况尤其常见于年轻患者 [32]。据报道，2% 的脑膜瘤患者有采用高剂量放疗治疗颅内肿瘤的病史，包括垂体腺瘤、髓母细胞瘤、星形细胞瘤和听神经瘤 [12,33]。对于高剂量放疗所致的脑膜瘤 76% 为良性，19% 为非典型，还有 4% 为恶性。据报道，而低剂量放疗后发生的脑膜瘤 90% 为良性，10% 为非典型性 [34]。由于放疗诱导的非典型及间变型脑膜瘤显示了不同的临床发展过程，似乎代表它们存在不同的病理学特点（这一问题在第 4 章中有讨论）。

病 理

如前所述，非典型及间变型脑膜瘤的组织病理学分型或者分级已经成为一个争论的主题。目前，大部分研究都参考世界卫生组织（WHO）2000 年公布的脑膜瘤分型标准。与 2007 年公布的版本相比，该标准未发生明显变化（表 59-1）[14]。

如果脑膜瘤表现出比较活跃的核分裂能力（有丝分裂活性）或者存在以下三种及以上的组织学特征，则其被列为非典型类型：细胞密度高、少量细胞核的改变（核浆比例增大、核仁明显、连续的无结构样或者片状生长），以及"自发性"或者"地图样"坏死灶。比较活跃的核分裂活性定义为，10 个高倍镜视野（40×）下观察到 4 个及更多的核分裂象（0.16 mm²）（图 59-1）。间变型脑膜瘤表现出的恶性组织学特征远多于非典型脑膜瘤所出现的异常。这些异常情况既包括明显的恶性细胞学特征（类似于癌、黑色素瘤或者高度恶性肉瘤），也包括明显升高的有丝分裂指数（每个高倍视野下观察到 20 个及更多的核分裂象；0.16 mm²）（图 59-2）[14]。脑膜瘤细胞向脑组织内发出不规则、舌状突起浸润（没有分隔的软脑膜层），意味着有更大的复发可能性。同样，组织学为良性、非典型及间变型脑膜瘤也可

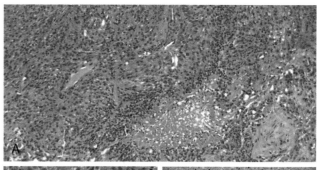

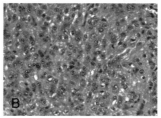
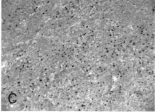

图 59-1（见彩图 59-1） 出现较高的细胞密度，伴随局灶坏死（**A**），以及较高细胞核含量［伴随明显核仁（**B**）的细胞质比例］的非典型脑膜瘤的组织病理学图片（苏木素 - 伊红染色）。**C**，MIB-1 标签上显示核分裂象比较活跃。

能会发生脑浸润。脑浸润作为肿瘤复发的不良预后因素和生存率的明显下降有关 [35,36]。

非典型及间变型脑膜瘤的临床发展过程和预后似乎存在异质性 [9,10]。例如，照射诱导出的脑膜瘤临床行为与相同病理分级的相似脑膜瘤的临床行为之间存在差异 [32]。目前，由于存在不同的临床发展过程，已经提出了区分"新生"与进展期的非典型及间变型脑膜瘤的假设 [9,35]。一般认为，非典型及间变型脑膜瘤演变基于细胞遗传学异常的累积，以及随后发生的、能够导致较差临床结果的基因改变。在治疗结果的预测方面，激素受体状况可能在预测疗效中有一定作用。因此，将来对脑膜瘤的分类可能需要考虑遗传学方面的问题，同时，还需要将对激素受体的研究作为诊断的一部分。

进 展

和胶质瘤的情况相似，脑膜瘤可以从良性进展为非典型或者间变型 [1,2,4,9,24,35]。目前，我们将这种新生物的一种或者多种特征发生不可逆的改变现象称为肿瘤的演进 [37]。这种生物学和临床进展反映了在细胞遗传学上，获得性改变的渐次出现 [38,39]。胶

表 59-1 根据组织学亚型，对脑膜瘤的分类和分级 [14]

Ⅰ级（良性）	Ⅱ级（侵袭性）	Ⅲ级（恶性）
脑膜上皮细胞脑膜瘤	非典型	间变型
纤维性 / 纤维型脑膜瘤	透明细胞型	横纹肌样脑膜瘤
移行性（混合型）脑膜瘤	脊索样	乳头状瘤型
砂粒型脑膜瘤		
血管瘤型脑膜瘤		
微囊型脑膜瘤		
分泌型脑膜瘤		
富淋巴浆细胞型脑膜瘤		
化生型脑膜瘤		

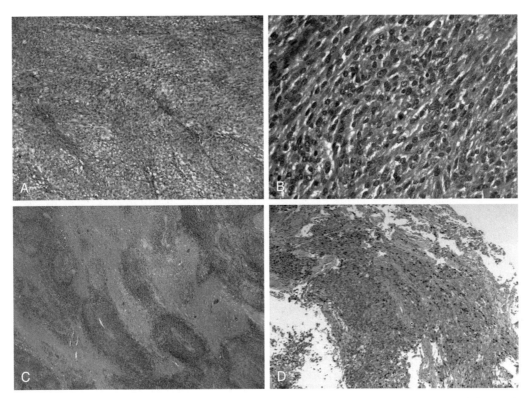

图 59-2（见彩图 59-2） 表现出存在分裂象（**A**，**B**）的肉瘤样形态和脑组织浸润迹象（**C**）的间变型脑膜瘤组织病理学图片（苏木素 - 伊红染色）。**D**，MIB-1 标记出现高度的核分裂活性。

质母细胞瘤可以直接产生，也可以起源于低级别或间变型胶质瘤。前者称为原发性胶质母细胞瘤，后者称为继发性胶质母细胞瘤 [14,40]。由于表现出明显不同的总生存率，最近，提出了区分此类"原发"和"继发"类型的非典型及间变型脑膜瘤的假设 [9,35]。0.16% ～ 2% 的脑膜瘤（所有类型）会发生恶性进展。复发的非典型脑膜瘤发生进展的比例高于良性脑膜瘤 [2,4,10,24,35,41]。高达 28.5% 的复发脑膜瘤能够向恶性转化 [1,2]，同时，非典型脑膜瘤进展为恶性的风险是 26% ～ 33% [4,10]。肿瘤从发生到进展为恶性肿瘤的时间间隔各不相同。与从良性发展为非典型相比较，某些文献描述显示，良性脑膜瘤发展为非典型或间变型脑膜瘤，后者需要的时间更短 [2]。Yang 及其同事共同发现，从良性到非典型脑膜瘤的恶性进展平均时间为 70.0 个月，而从良性到间变型脑膜瘤的恶性进展平均时间为 89.7 个月 [35]。据文献描述，非典型到间变型脑膜瘤的进展时间相当短（39.8 个月）[35]。事实上，其他研究也证实了这一点 [9]。35% ～ 38% 的非典型脑膜瘤会发生恶性进展，65% ～ 70% 的间变型脑膜瘤会发生恶性进展。

另一方面，62% ～ 75% 的非典型脑膜瘤和 25% ～ 30% 的间变型脑膜瘤会发生"原发"类型的脑膜瘤进展 [9,35]。发生在凸面上或者矢状窦旁区域的脑膜瘤进展为恶性脑膜瘤的频率似乎高于发生在颅底的脑膜瘤 [9]。发生恶性进展的脑膜瘤进行手术切除的平均数量要高于"原发"侵袭性脑膜瘤，这是由这类肿瘤的侵袭性行为所决定的（图 59-3 和图 59-4）。

一些研究表明，脑膜瘤的进展与细胞遗传学改变及激素受体状况的变化之间存在一定的联系；后两者也可能成为潜在恶变的标志物，这种潜在恶变将影响肿瘤复发及预后 [2,42-45]。

激素受体和增殖指数

脑膜瘤中孕激素受体的表达与肿瘤的分级及复发有关。相比恶性脑膜瘤，良性脑膜瘤的孕激素受体阳性表达更为常见 [46-48]，同时，孕激素受体阴性率与肿瘤复发也存在相关关系 [49]。非典型和间变型脑膜瘤的总生存率及肿瘤复发与较高的 Ki-67 标记

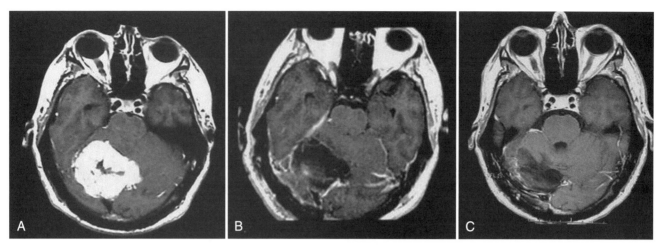

图 59-3 切除前（**A**）、后（**B**）和 4 年随访检查时（**C**）的原发非典型脑膜瘤。肿瘤并未出现复发。

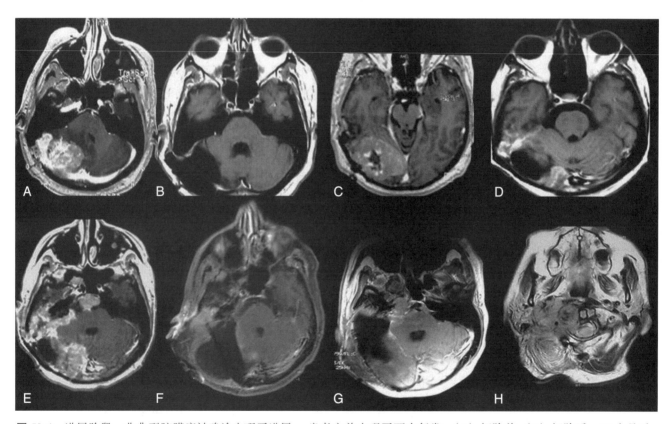

图 59-4 进展阶段，非典型脑膜瘤被确诊出现了进展。 患者之前出现了两次复发。（**A**）切除前；（**B**）切除后；15 个月后，肿瘤出现第 4 次复发（**C**）；切除后 9 个月再次出现复发（**D**）；3 个月内，再次出现明显的快速生长（**E**）；再次切除 2 个月后（**F**），出现新的复发（**G**，**H**）。

指数之间存在一定的关系[50]。但是，良性、非典型与间变型脑膜瘤的该指数之间存在明显的重叠[51]。孕激素受体表达阳性脑膜瘤的增殖指数低于孕激素受体表达阴性的肿瘤[47,52]。因此，孕激素受体表达阴性和较高的核分裂像预示着肿瘤更具侵袭性行为[43,46-49,52]。通常，良性脑膜瘤进展为非典型脑膜瘤，其孕激素受体均为阴性表达，同时，增殖指数也增高。这可能解释了为什么这种肿瘤较原发非典型脑膜瘤更具侵袭性行为[9]。雌激素受体似乎更多的存在于非典型及间变型脑膜瘤[43,52]。

遗传学

由于脑膜瘤遗传学的改变使肿瘤更具侵袭性 [45,53,54]。一般而言，核型异常更广泛地存在于非典型及间变型脑膜瘤中，包括不同染色体和多个染色单体之间的多种移位。除 22 号染色体的异常（被公认为实质肿瘤最早发生的细胞遗传学改变）外 [14]，1 号、6 号、9 号、10 号、14 号、16 号、18 号、19 号染色体及性染色体的改变最常发生于非典型及间变型脑膜瘤中 [44,53-60]。1 号、10 号及 14 号染色单体的部分缺失与脑膜瘤更具侵袭性行为存在一定的联系 [53,54,60-70]。18 号染色体的缺失，10 号染色单体的部分缺失，以及 1 号染色体单体的增多或者衍生与 14 号染色单体结合可能都代表着较差的预后。通常，上述情况更多发生于进展的脑膜瘤中 [9]（图 59-5）。两种最为常见的发生早期脑膜瘤进展的情况

包括 2 型神经纤维瘤病（NF2）和 4.1B 基因的表达缺失。研究显示，4.1B 基因与肺癌肿瘤抑制基因 1（TSLC1）的蛋白表达存在相互作用 [71]。后者在 48% 的良性脑膜瘤、69% 的非典型脑膜瘤，以及 85% 的间变型脑膜瘤中表达缺失。p53 过度表达很可能是 p53 突变的一种替代形式 [72,73]，它被认为是脑膜瘤进展的预测因子 [35,74,75]。研究显示，非典型及间变型脑膜瘤的多种细胞周期调控相关的基因表达都增加。存在 10 号及 14 号染色体缺失的非典型及间变型脑膜瘤则出现多个胰岛素样生长因子（IGF）家族成员及无翼（WNT）信号通路表达的增加，这说明这些基因的畸变很可能在肿瘤的进展过程中也存在着一定的作用 [76]。Cai 及其同事发现，1p 和 14q 缺损的同时出现与非典型脑膜瘤患者生存率下降存在一定的联系 [62]。2007 年，WHO 公布的分类确定了由于发生间变型进展而导致良性脑膜瘤遗传特征改变的梯式变化表（良性脑膜瘤发展为间变型脑膜瘤时，

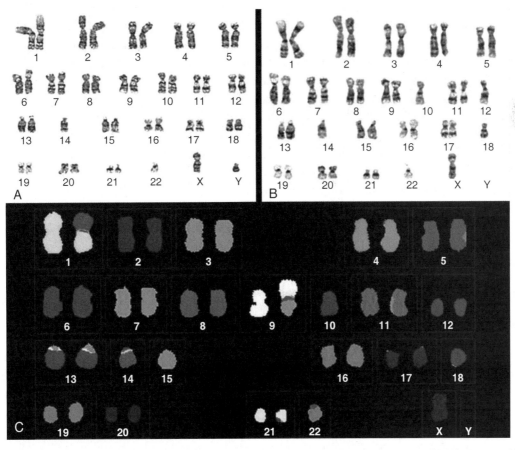

图 59-5（见彩图 59-5）　原发非典型脑膜瘤（**A**）及发生进展的非典型脑膜瘤（**B，C**）的细胞遗传学结果。发生转化的脑膜瘤出现附加 10 号和 18 号染色单体，衍生 1 号染色体和 14 号染色单体。

遗传学特征的渐进性改变）（表 59-2）[14]。

影像学表现

迄今为止，对非典型或间变型脑膜瘤的诊断尚无明确的影像学特征，已经有 CT 扫描获得的此类脑膜瘤的多种特征的描述，但是所有这些描述都不具有特异性。同时，良性脑膜瘤也可能表现这些特征。例如，明显的水肿、肿瘤成分密度不一、均匀密度影并明显增强、位于脑表面形态不规则或者结节状、病变边缘外生性生长、骨质破坏，以及无钙化 [1,4,13,77]。然而，CT 仍然在术前评估骨侵袭的程度方面，发挥着一定的作用。

目前困难的是采用磁共振成像（MRI）也无法获得脑膜瘤的精确诊断 [78]，最近通过对比肿瘤实质和（或）瘤周水肿的灌注情况差异［通过测量肿瘤实质和瘤周水肿的脑血容量（rCBV）和对应的平均通过时间（rMTE）（相对于对侧正常白质）］，采用灌注 MRI 进行良性和恶性脑膜瘤的区分并予以评估 [79]，仅伴随瘤周水肿的恶性脑膜瘤的 rCBV

和 rMTE 值存在统计学意义。同时，采用弥散加权 MRI 获得的非典型 / 恶性脑膜瘤和良性脑膜瘤结果之间存在差异。非典型 / 恶性脑膜瘤的瘤内表观弥散系数（ADC）值低于典型脑膜瘤的该值。良性与非典型脑膜瘤的瘤周水肿平均 ADC 值间并无区别 [80,81]。磁共振波谱（MRS）有助于诊断和区分 MRI 上发现的病变，该法也可以应用于区分较高分级脑膜瘤与良性脑膜瘤。然而，除了较高分级脑膜瘤存在的乳酸盐峰值和可能增加的胆碱 / 肌酸比率 [83,84]，尚未发现特异性的波谱可用于区分这些脑膜瘤的亚型 [82]。

手术治疗

所有类型脑膜瘤手术切除后复发的最重要预后因素是脑膜瘤的分级 [1,30,85-88]。手术切除肿瘤有助于获得明确诊断，同时减少肿瘤占位效应。良性脑膜瘤手术时应尽可能完全切除（如果可能的话，切除范围应该包括肿瘤周围硬脑膜的边缘、任何被浸润的软组织，以及被脑膜瘤浸润的颅骨）。根据脑膜

表 59-2 根据 WHO 的分类，脑膜瘤肿瘤发生和恶性进展的遗传学模式 [14]

蛛网膜细胞（脑脊膜上皮细胞）或者前体细胞		
良性脑膜瘤	非典型脑膜瘤	间变型脑膜瘤
–22q（40% ~ 70%）	–1 p（40% ~ 75%）	–1p（70% ~ 100%）
NF2 突变（30% ~ 60%）	–6q（30%）	–6q（50%）
4.IB 表达缺失（20% ~ 50%）	–10（30% ~ 40%）	–9p21（60% ~ 80%）
TSLC 1 表达缺失（30% ~ 50%）	–14q（40% ~ 60%）	–10（40% ~ 70%）
PR 表达（50% ~ 90%）	–18q（40%）	–14q（60% ~ 100%）
EGFR、PDGFRB 活化	+lq、9q、12q、15q、17q、20q（每种 30% ~ 50%）	–18q（60% ~ 70%）
	TSLC 1 表达缺失（70%）	NDRG2 超甲基化（70%）
	PR 表达缺失（60% ~ 80%）	TSLC 1 表达缺失（70%）
	端粒酶 /hTERT 活化（60% ~ 95%）	PR 表达缺失（80% ~ 90%）
	Notch、WNT、IGF、VEGF 活化	17q23 放大（40%）

瘤的原发部位，手术完全切除可能性存在很大的差异[89]。如需要评估载瘤血管的移位和狭窄情况，以及引流静脉的类型，细致的术前评估应包括 MRI 与 MR 动脉血管成像 / 静脉血管成像，采用 CT 扫描对肿瘤的颅骨浸润情况进行评估。当采用 MRI 无法对动脉或者静脉系统的情况进行评估或者术中可能采用血管重建时，则可以采用数字减影血管造影（DSA）。由于"首次手术切除是最佳的治疗时机"，因此，第一次的手术治疗应被视为最重要的一次手术治疗（尤其对于较高分级的脑膜瘤）。再次进行手术治疗时，不明显的病灶使得完全切除变得很困难。这是由于大部分患者都已经接受了高剂量的放射治疗，这些放射治疗使肿瘤缺乏蛛网膜边界，导致脑膜瘤与脑实质及周围神经血管结构显著粘连。根据文献中的记载，脑膜瘤术后一旦出现复发，治疗失败的可能性很高，通常预后都较差[12,90]。对于发生于颅底的非典型及间变型脑膜瘤，应该适当应用颅底入路较好地暴露肿瘤。这种手术入路能够实现早期的肿瘤血运阻断，剔除被浸润的骨组织，较少或者无脑的牵拉，以及能够减少工作距离。这些病例通常不需要进行术前栓塞，但是最终做出何种手术方案应根据个体病例而定。最后，当预测到肿瘤已浸润至颈内动脉壁，或者只能在牺牲某条重要血管的基础上进行肿瘤的完全切除时，可以考虑结合搭桥对脑血管进行重建。

放射治疗

从以往治疗的效果看，脑膜瘤对放射治疗存在抵抗，目前已经出现了对于"经照射导致脑膜瘤恶性变以及放射治疗导致脑膜瘤最终进展"的担忧[89]。对于非典型及间变型脑膜瘤，很难对放射治疗的疗效进行分析。由于案例数量较少，无法经常对两种类型脑膜瘤进行区分。此外，由于组织病理学分型的多样性，对不同分型的肿瘤进行对比研究也存在一定的难度。更复杂的是，通常还缺乏对切除程度的精确分级，或者存在分级不严谨的情况。

常规分割放疗

尽管没有进行前瞻性对比早期术后放疗与复发

肿瘤放疗的研究，但文献记载一致倾向于进行早期分割放射治疗[7]。最大宗的报道为 119 例非典型及间变型脑膜瘤患者的 5 年和 10 年总生存率分别为 65% 和 51%；两组患者的年龄都大于 60 岁（P = 0.005）。研究采用卡氏（Karnofsky）检验（P = 0.01）和较高的有丝分裂率（P = 0.047）作为重要的治疗结果评价因素[31]。在本次研究中，手术切除的等级并不是显著的预后因素，可能由于很难对切除程度进行回顾性的评估[31]。其他研究表明，进行完全手术切除和辅助放射治疗患者的治疗结果明显更好[10]。Goyal 及其同事认为，8 例于完全手术切除后进行外放射治疗的非典型脑膜瘤患者的 5 年和 10 年肿瘤局部控制率均为 87%[3]。

立体定向放射外科

目前已经对立体定向放射外科在良性脑膜瘤治疗中的作用有了明确的定义。对于较高分级的脑膜瘤，大部分研究报道都认为有很好的疗效，伴随较少的并发症。据文献描述，5 年随访的非典型脑膜瘤的肿瘤局部控制率为 64% ~ 68%[91,92]。其他报道称，一个有关非典型及间变型脑膜瘤的 3 年生存率分别为 24.4 个月和 13.9 个月[93]。Harris 及其同事报道了他们为 18 例非典型脑膜瘤和 12 例间变型脑膜瘤患者进行放射治疗的结果，非典型脑膜瘤患者的 5 年及 10 年生存率均为 59%，然而，间变型脑膜瘤患者的 5 年和 10 年生存率分别为 59% 和 0%[94]。Ojemann 及其同事对 19 例复发性非典型及间变型脑膜瘤患者的 37 处病变进行了治疗，结果这些患者的 2 年和 5 年进展率分别为 48% 和 34%[22]。

结合分割放射治疗，立体定向放射治疗对于非典型及间变型脑膜瘤的结节状残留或者复发肿瘤的治疗存在一定的作用。

近距离放射疗法

在非典型和间变型脑膜瘤的治疗方面，近距离放射疗法可能也有一定的作用，但是目前可用的文献记录数据有限。Ware 与其同事报道了 22 例复发性非典型及间变型脑膜瘤患者接受了手术和同时向肿瘤床中植入碘 -125 的近距离放射治疗[95]。这些患者的中位生存期是 2.4 年，然而 27% 的患者伤口出现了问题。

质子束治疗（光束疗法）

由于能够将高剂量辐射传递至周围重要的区域，质子射束治疗似乎是一种具有发展潜力的治疗方法。然而，这种疗法受到了实用性及较高成本的限制。此外，这种治疗方法对接受治疗的肿瘤体积大小有一定限制。立体定向治疗与光束及质子束治疗（目标剂量高于 60Gy）相结合可以实现更高目标剂量的传递，显著地改善了局部控制率和生存率 [12,96]。尤其对于非典型和间变型脑膜瘤，由于其他治疗方法失败率较高，可以考虑采用质子束治疗。

化学疗法

化学疗法对于非典型及间变型脑膜瘤的治疗作用仍不明确。目前，该疗法已经采用了多种化疗制剂，主要是用于放射后发生进展或复发，或者无法切除的脑膜瘤。采用静脉注射环磷酰胺、阿霉素和长春新碱的常规化学疗法和采用干扰素 α-2B 的治疗都取得了一定的成功，而采用他莫昔芬的化学疗法却未表现出治疗效果 [97]。抗黄体酮制剂米非司酮（RU-486）是首个被认为能够成功稳定脑膜瘤病情的药物，但是Ⅲ期安慰剂对照试验却并未获得关于该药物存在显著活性的证据 [98]。

目前还采用了羟基脲（通过体外诱导凋亡，抑制脑膜瘤细胞的生长）对复发性和快速增长的脑膜瘤进行治疗 [97]，对于不宜选择手术切除或者临床及影像学稳定的复发性良性脑膜瘤，这种药物表现出一定的临床活性，但是对于较高分级的脑膜瘤可能无效 [7,97]。目前，正在对新型治疗药物（例如，抗血小板衍生生长因子和抗表皮生长因子成分）进行研究，这些药物将来有可能被应用于非典型及间变型脑膜瘤的治疗 [7]。

结局或预后

目前还很难给出非典型及间变型脑膜瘤临床预后的明确答案，因为大部分研究都结合两种类型的肿瘤的预后进行了分析；或者由于病例数较小，而没有对这两种类型的肿瘤进行明确的区分。根据 Perry 与其同事的描述，间变型脑膜瘤的中位生存期是 1.5 年，5 年死亡率是 68% [99]。Yang 认为，间变型脑膜瘤的中位生存期是 39.8±7.8 个月，3 年和 5 年生存率分别为 55% 和 35% [35]。根据报道，非典型脑膜瘤的整体及复发后不予治疗的平均生存率分别是 142.5±6.0 个月 和 138.5±7.0 个月 [35]。根据 Krayenbühl 及其同事的报道，非典型及间变型脑膜瘤患者的整体平均生存时间分别是 4.54 年（时间范围：0.07 ~ 15.95 年）和 1.48 年（时间范围：0.18 ~ 13.26 年）[9]。最近，研究发现了"原发"非典型、间变型脑膜瘤和发生恶性进展脑膜瘤的结局或预后的差异 [9,35]。发生恶性进展脑膜瘤患者的总生存率和复发后不予治疗的脑膜瘤患者的生存率明显较那些未发生恶性进展的患者差（$P = 0.007$ 和 $P = 0.005$）[35]。"原发"非典型脑膜瘤患者的平均生存时间是 5.36 年（时间范围：1.02 ~ 15.95 年），而发生恶性进展患者的平均生存时间是 1.95 年（时间范围：0.07 ~ 7.71 年）（$P = 0.01$）[9]。

治疗原则

根据每个病例的情况，间变型脑膜瘤的治疗包括完全肿瘤切除和辅助放射治疗，既可以进行分割放射治疗、立体定向放射治疗，还可以进行质子束治疗。非典型脑膜瘤的情况可能比较复杂，这是由不同亚型非典型脑膜瘤的不同临床发展过程决定的。当进行完全手术切除后，应该对伴随孕激素受体阳性和较低增殖指数的"原发"非典型脑膜瘤进行观察。此外，还可以考虑放射治疗。

结 论

非典型及间变型脑膜瘤是脑膜瘤的不同亚型，它们可以进一步划分为"原发"型肿瘤和进展型的肿瘤，这样的划分对疗效或预后评价存在一定的影响。要对这些亚型进行进一步的研究才能够更好地定义其临床预后，以及了解其进展的途径。手术仍然是此类肿瘤的主要治疗方式，但也建议辅助放射

疗法。质子束治疗可以作为原发性肿瘤的辅助治疗
进行评估。目前，对于非典型及间变型脑膜瘤治疗，
化学疗法的作用仍存在一定的局限性，但是可能会
研发出新的制剂来应对这些难治性病变。

参考文献

[1] Jääskeläinen J. Seemingly complete removal of histologically benign intracranial meningioma: late recurrence rate and factors predicting recurrence in 657 patients. A multivariate analysis. Surg Neurol 1986;26:461–9.

[2] Al-Mefty O, Kadri PA, Pravdenkova S, et al. Malignant progression in meningioma: documentation of a series and analysis of cytogenetic findings. J Neurosurg 2004;101:210–8.

[3] Goyal LK, Suh JH, Mohan DS, et al. Local control and overall survival in atypical meningioma: a retrospective study. Int J Radiat Oncol Biol Phys 2000;46:57–61.

[4] Jääskeläinen J, Haltia M, Servo A. Atypical and anaplastic meningiomas: radiology, surgery, radiotherapy and outcome. Surg Neurol 1986;25:233–42.

[5] Jellinger K, Slowik F. Histological subtypes and prognostic problems in meningiomas. J Neurol 1975;208:279–98.

[6] McLean CA, Jolley D, Cukier E, et al. Atypical and malignant meningiomas: importance of micronecrosis as a prognostic indicator. Histopathology 1993;23:349–53.

[7] Modha A, Gutin PH. Diagnosis and treatment of atypical and anaplastic meningiomas: a review. Neurosurgery 2005;57:538–50.

[8] Perry A, Stafford SL, Scheithauer BW, et al. The prognostic significance of MIB-1, p53, and DNA flow cytometry in completely resected primary meningiomas. Cancer 1998;82:2262–9.

[9] Krayenbühl N, Pravdenkova S, Al-Mefty O. De novo vs. transformed atypical and anaplastic meningiomas: comparisons of clinical course, cytogenetics, cytokinetics, and outcome. Neurosurgery 2007;61:495–504.

[10] Palma L, Celli P, Franco C, et al. Long-term prognosis for atypical and malignant meningiomas: a study of 71 surgical cases. J Neurosurg 1997;86:793–800.

[11] Huffmann BC, Reinacher PC, Gilsbach JM. Gamma knife surgery for atypical meningiomas. J Neurosurg (Suppl) 2005;102:283–6.

[12] Hug EB, Devries A, Munzenride JE, et al. Management of atypical and malignant meningiomas: role of high-dose, 3D-conformal radiation therapy. J Neurooncol 2000;48:151–60.

[13] Mahmood A, Caccamo DV, Tomecek FJ, Malik GM. Atypical and malignant meningiomas: clinicopathological review. Neurosurgery 1993;33:955–63.

[14] World Health Organization. World Health Organization Classification of Tumors of the Central Nervous System. Lyon: IARC Press; 2007.

[15] Kaba SE, DeMonte F, Bruner JM, et al. The treatment of recurrent unresectable and malignant meningiomas with interferon alpha-2B. Neurosurgery 1997;40:271–5.

[16] Katz TS, Amdur RJ, Yachnis AT, et al. Pushing the limits of radiotherapy for atypical and malignant meningioma. Am J Clin Oncol 2005;28:70–4.

[17] Maier H, Ofner D, Hittmair A, et al. Classic, atypical and anaplastic meningioma: three histopathological subtypes of clinical relevance. J Neurosurg 1992;77:616–23.

[18] Ware ML, Larson DA, Sneed PK, et al. Surgical resection and permanent brachytherapy for recurrent atypical and malignant meningioma. Neurosurgery 2004;54:55–63.

[19] Alvarez F, Roda JM, Perez Romero M, et al. Malignant and atypical meningiomas: a reappraisal of clinical, histological and computed tomographic features. Neurosurgery 1987;20:688–94.

[20] Chamberlin MC. Adjuvant combined modality therapy for malignant meningiomas. J Neurosurg 1996;84:733–6.

[21] Inoue H, Tamura M, Koizumi H, et al. Clinical pathology of malignant meningiomas. Acta Neurochir (Wien) 1984;73:179–91.

[22] Ojemann SG, Sneed PK, Larson DA, et al. Radiosurgery for malignant meningioma: results in 22 patients. J Neurosurg 2000;93(Suppl. 3):62–7.

[23] Prayson RA. Malignant meningioma. A clinicopathologic study of 23 patients including MIB1 and p53 immunohistochemistry. Am J Clin Pathol 1996;105:719–26.

[24] Rohringer M, Sutherland GR, Louw DF, Sima AA. Incidence and clinicopathological features of meningioma. J Neurosurg 1989;71:665–72.

[25] Schrell UM, Rittig MG, Anders M, et al. Hydroxyurea for treatment of unresectable and recurrent meningiomas: Part II—Decrease in the size of meningiomas in patients treated with hydroxyurea. J Neurosurg 1997;86:840–4.

[26] Thomas HG, Dolman CL, Berry K. Malignant meningioma: clinical and pathological features. J Neurosurg 1981;55:929–34.

[27] Sade B, Chahlavi A, Krishnaney A, et al. World Health Organization grades II and III meningiomas are rare in the cranial base and spine. Neurosurgery 2007;61:1194–8.

[28] Akbay A, Altundag MK, Ozisik Y, et al. Reverse seeding of recurrent intraspinal malignant meningioma. Oncology 2002;62:386–8.

[29] Pinsker MO, Buhl R, Hugo HH, Mehdorn HM. Metastatic meningioma WHO grade II of the cervical spine: case report and review of the literature. Zentralbl Neurochir 2005;66:35–8.

[30] Milosevic MF, Frost PJ, Laperriere NJ, et al. Radiotherapy for atypical or malignant intracranial meningioma. Int J Radiat Oncol Biol Phys 1996;34:817–22.

[31] Pasquier D, Bijmolt S, Veninga T, et al. Atypical and malignant meningioma: Outcome and prognostic factors in 119 irradiated patients. A multicenter, retrospective study of the rare cancer network. Int J Radiat Oncol Biol Phys 2008;71:1388–93. [Epub ahead of print].

[32] Al-Mefty O, Topsakal C, Pravdenkova S, et al. Radiation-induced meningiomas: clinical, pathological, cytokinetic and cytogenetic characteristics. J Neurosurg 2004;100:1002–13.

[33] Mack EE, Wilson CB. Meningiomas induced by high-dose cranial irradiation. J Neurosurg 1993;79:28–31.

[34] Musa BS, Pple IK, Cummins BH. Intracranial meningiomas following irradiation – a growing problem? Br J Neurosurg 1995;9:629–37.

[35] Yang SY, Park CK, Park SH, et al. Atypical and anaplastic meningiomas: prognostic implication of clinicopathological features. J Neurol Neurosurg Psychiatry 2008;79:574–80.

[36] Perry A, Stafford SL, Scheithauer BW, et al. Meningioma grading: an analysis of histologic parameters. Am J Surg Pathol 1997;21:1455–65.

[37] Foulds L. Tumor progression. Cancer Res 1957;17:355–6.

[38] Nowell PC. The clonal evolution of tumor cell populations. Science 1976;194:23–8.

[39] Nowell PC. Mechanisms of tumor progression. Cancer Res 1986;46:2203–7.

[40] Kleihues P, Ohgaki H. Primary and secondary glioblastomas: from concept to clinical diagnosis. Neurooncol 1999;1:44–51.

[41] Lamszus K, Vahldiek F, Mautner VF, et al. Allelic losses in neurofibromatosis 2–associated meningiomas. J Neuropathol Exp Neurol 2000;59:504–12.

[42] Perry A, Gutmann DH, Reifenberger G. Molecular pathogenesis of meningiomas. J Neurooncol 2004;70:183–202.

[43] Pravdenkova S, Al-Mefty O, Sawyer J, Husain M. Progesterone and estrogen receptors: opposing prognostic indicators in meningiomas. J Neurosurg 2006;105:163–73.

[44] Simon M, Kokkino AJ, Warnick RE, et al. Role of genomic instability in meningioma progression. Genes Chromosomes Cancer 1996;16:265–9.

[45] Weber RG, Mostrom J, Wolter M, et al. Analysis of genomic alterations in benign, atypical, and anaplastic meningiomas: toward a genetic model of meningioma progression. Proc Natl Acad Sci USA 1997;94:14719–24.

[46] Gursan N, Gundogdu C, Albayrak A, Kabalar ME. Immunohisto-

chemical detection of progesterone receptors and the correlation with Ki-67 labeling indices in paraffin-embedded sections of meningiomas. Int J Neurosci 2002;112:463–70.

[47] Nagashima G, Aoyagi M, Wakimoto H, et al. Immunohistochemical detection of progesterone receptors and the correlation with Ki-67 labeling indices in paraffin-embedded sections of meningiomas. Neurosurgery 1995;37:478–83.

[48] Roser F, Nakamura M, Bellinzona M, et al. The prognostic value of progesterone receptor status in meningiomas. J Clin Pathol 2004;57:1033–7.

[49] Fewings PE, Battersby RDE, Timperley WR. Long-term follow-up of progesterone receptor status in benign meningioma: a prognostic indicator of recurrence? J Neurosurg 2000;92:401–5.

[50] Bruna J, Brell M, Ferrer I, et al. Ki-67 proliferative index predicts clinical outcome in patients with atypical or anaplastic meningioma. Neuropathology 2007;27:114–20.

[51] Karamitopoulou E, Perentes E, Tolnay M, Probst A. Prognostic significance of MIB-1, p53, and bcl-2 immunoreactivity in meningiomas. Hum Pathol 1998;29:140–5.

[52] Hsu DW, Efird JT, Hedley-Whyte ET. Progesterone and estrogen receptors in meningiomas: prognostic considerations. J Neurosurg 1997;86:113–20.

[53] Dezamis E, Sanson M. The molecular genetics of meningiomas and genotypic/phenotypic correlations. Rev Neurol (Paris) 2003;159: 727–38.

[54] Zang KD. Meningioma: a cytogenetic model of a complex benign human tumor, including data on 394 karyotyped cases. Cytogenet Cell Genet 2001;93:207–20.

[55] Lamszus K, Kluwe L, Matschke J, et al. Allelic losses at 1p, 9q, 10q, 14q, and 22q in the progression of aggressive meningiomas and undifferentiated meningeal sarcomas. Cancer Genet Cytogenet 1999;110:103–10.

[56] Leone PE, Bello MJ, de Campos JM, et al. NF2 gene mutations and allelic status of 1p, 14q and 22q in sporadic meningiomas. Oncogene 1999;18:2231–9.

[57] Menon AG, Rutter JL, von Sattel JP, et al. Frequent loss of chromosome 14 in atypical and malignant meningioma: identification of a putative "tumor progression" locus. Oncogene 1997;14:611–6.

[58] Sawyer JR, Husain M, Pravdenkova S, et al. A role for telomeric and centromeric instability in the progression of chromosome aberrations in meningioma patients. Cancer 2000;88:440–53.

[59] Sayagues JM, Tabernero MD, Maill A, et al. Incidence of numerical chromosome aberrations in meningioma tumors as revealed by fluorescence in situ hybridization using 10 chromosome-specific probes. Cytometry 2002;50:153–9.

[60] Simon M, von Deimling A, Larson JJ, et al. Allelic losses on chromosomes 14, 10, and 1 in atypical and malignant meningiomas: a genetic model of meningioma progression. Cancer Res 1995;55:4696–701.

[61] Bello MJ, de Campos JM, Kusak ME, et al. Allelic loss at 1p is associated with tumor progression of meningiomas. Genes Chromosomes Cancer 1994;9:296–8.

[62] Cai DX, Banerjee R, Scheithauer BW, et al. Chromosome 1p and 14q FISH analysis in clinicopathologic subsets of meningioma: diagnostic and prognostic implications. J Neuropathol Exp Neurol 2001;60:628–36.

[63] Ketter R, Henn W, Niedermayer I, et al. Predictive value of progression-associated chromosomal aberrations for the prognosis of meningiomas: a retrospective study of 198 cases. J Neurosurg 2001;95:601–7.

[64] Lee JY, Finkelstein S, Hamilton RL, et al. Loss of heterozygosity analysis of benign, atypical, and anaplastic meningiomas. Neurosurgery 2004;55:1163–73.

[65] Leuraud P, Dezamis E, Aguirre-Cruz L, et al. Prognostic value of allelic losses and telomerase activity in meningiomas. J Neurosurg 2004;100:303–9.

[66] Lopez-Gines C, Cerda-Nicolas M, Barcia-Salorio JL, Llombart-Bosch A. Cytogenetical findings of recurrent meningiomas: a study of 10 tumors. Cancer Genet Cytogenet 1995;85:113–7.

[67] Lopez-Gines C, Cerda-Nicolas M, Gil-Benso R, et al. Association of loss of 1p and alterations of chromosome 14 in meningioma progression. Cancer Genet Cytogenet 2004;148:123–8.

[68] Maillo A, Orfao S, Sayagues JM, et al. New classification scheme for the prognostic stratification of meningioma on the basis of chromosome 14 abnormalities, patient age, and tumor histopathology. J Clin Oncol 2003;21:3285–95.

[69] Muller P, Henn W, Niedermayer I, et al. Deletion of chromosome 1p and loss of expression of alkaline phosphatase indicate progression of meningiomas. Clin Cancer Res 1999;5:3569–77.

[70] Pfisterer WK, Hank NC, Preul MC, et al. Diagnostic and prognostic significance of genetic regional heterogeneity in meningiomas. J Neurooncol 2004;6:290–9.

[71] Surace EI, Lusis E, Murakami Y, et al. Loss of tumor suppressor in lung cancer-1 (TSLC1) expression in meningioma correlates with increased malignancy grade and reduced patient survival. J Neuropathol Exp Neurol 2004;63:1015–27.

[72] Nagashima G, Aoyagi M, Yamamoto M, et al. P53 overexpression and proliferative potential in malignant meningiomas. Acta Neurochir (Wien) 1999;141(1):53–61.

[73] Matsuno A, Fujimaki T, Sasaki T, et al. Clinical and histopathological analysis of proliferative potentials of recurrent and non-recurrent meningiomas. Acta Neuropathol 1996;91:504–10.

[74] Amatya VJ, Takeshima Y, Sugiyama K, et al. Immunohistochemical study of Ki-67 (MIB-1), p53 protein, p21WAF1, and p27KIP1 expression in benign, atypical, and anaplastic meningiomas. Hum Pathol 2001;32:970–5.

[75] Cho H, Ha SY, Park SH, et al. Role of p53 gene mutation in tumor aggressiveness of intracranial meningiomas. J Korean Med Sci 1999;14:199–205.

[76] Wrobel G, Roerig P, Kokocinski F, et al. Microarray-based gene expression profiling of benign, atypical and anaplastic meningiomas identifies novel genes associated with meningioma progression. Int J Cancer 2005;20(114):249–56.

[77] Younis GA, Sawaya R, DeMonte F, et al. Aggressive meningeal tumors: review of a series. J Neurosurg 1995;82:17–27.

[78] Verheggen R, Finkenstaedt M, Bockermann V, Markakis E. Atypical and malignant meningiomas: evaluation of different radiological criteria based on CT and MRI. Acta Neurochir Suppl (Wien) 1996;65:66–9.

[79] Zhang H, Rödiger LA, Shen T, et al. Perfusion MR imaging for differentiation of benign and malignant meningiomas. Neuroradiology 2008;50:835–40.

[80] Filippi CG, Edgar MA, Uluğ AM, et al. Appearance of meningiomas on diffusion-weighted images: correlating diffusion constants with histopathologic findings. Am J Neuroradiol 2001;22:65–72.

[81] Hakyemez B, Yildirim N, Gokalp G, et al. The contribution of diffusion-weighted MR imaging to distinguishing typical from atypical meningiomas. Neuroradiology 2006;48:513–20.

[82] Cho YD, Choi GH, Lee SP, Kim JK. (1)H-MRS metabolic patterns for distinguishing between meningiomas and other brain tumors. Magn Reson Imaging 2003;21:663–762.

[83] Buhl R, Nabavi A, Wolff S, et al. MR spectroscopy in patients with intracranial meningiomas. Neurol Res 2007;29:43–6.

[84] Shino A, Nakasu S, Matsuda M, et al. Noninvasive evaluation of the malignant potential of intracranial meningiomas performed using proton magnetic resonance spectroscopy. J Neurosurg 1999;91:928–34.

[85] Adegbite AB, Khan MI, Paine KW, Tan LK. The recurrence of intracranial meningiomas after surgical treatment. J Neurosurg 1983;58:51–6.

[86] Kallio M, Sankila R, Hakulinen T, Jääskeläinen J. Factors affecting operative and excess long-term mortality in 935 patients with intracranial meningioma. Neurosurgery 1992;31:2–12.

[87] Sankila R, Kallio M, Jääskeläinen J, Hakulinen T. Long-term survival of 1986 patients with intracranial meningioma diagnosed from 1953 to 1984 in Finland. Cancer 1992;70:1568–76.

[88] Simpson D. The recurrence of intracranial meningiomas after surgical treatment. J Neurol Neurosurg Psychiatr 1957;20:22–39.

[89] Rogers L, Mehta M. Role of radiation therapy in treating meningiomas. Neurosurg Focus 2007;23:E4.

[90] Dziuk TW, Woo S, Butler EB, et al. Malignant meningioma: an indication for initial aggressive surgery and adjuvant radiotherapy. J Neurooncol 1998;37:177–88.

[91] Condra K, Buatti J, Mendenhall W, et al. Benign meningiomas primary treatment selection affects survival. Int J Radiat Oncol Biol Phys 1997;39:427–36.

[92] Stafford SL, Pollock BE, Foote RL, et al. Meningioma radiosurgery: tumor control, outcomes, and complications among 190 consecutive patients. Neurosurgery 2001;49:1029–38.

[93] Hakim R, Alexander E, Loeffler JS, et al. Results of linear accelerator based radiosurgery for intracranial meningiomas. Neurosurgery 1998;42:446–54.

[94] Harris AE, Lee JYK, Omalu B, et al. The effect of radiosurgery during management of aggressive meningiomas. Surg Neurol 2003;60: 298–305.

[95] Ware ML, Larson DA, Sneed PK, et al. Surgical resection and permanent brachytherapy for recurrent atypical and malignant meningioma. Neurosurgery 2004;54:55–63.

[96] Noël G, Bollet MA, Calugaru V, et al. Functional outcome of patients with benign meningioma treated by 3D conformal irradiation with a combination of photons and protons. Int J Radiat Oncol Biol Phys 2005;62:1412–22.

[97] Newton HB. Hydroxyurea chemotherapy the treatment of meningiomas. Neurosurg Focus 2007;23:E11.

[98] Grunberg SM, Rankin C, Townsend J, et al. Phase III double-blind randomized placebo controlled study of mifepristone (RU) for the treatment of unresectable meningioma. ASCO Proceedings 2001;56a:20.

[99] Perry A, Scheithauer BW, Stafford SL, et al. "Malignancy" in meningiomas: a clinicopathologic study of 116 patients, with grading implications. Cancer 1999;85:2046–56.

脑膜瘤转移

Selçuk Peker

邹　鹏译

概　述

转移（metastasis）是指肿瘤从原发灶迁移到机体其他部位的过程[1]。在古希腊语中，"metastasis"一词由"meta"（意为"改变"）和"histanai"（意为"地方"）两个词组成，合起来意思是"从一个地方迁移到另一个地方"。脑膜瘤转移非常罕见，首例脑膜瘤转移病例在一个世纪前就已发现，但其机制至今仍不清楚[2-5]。

历　史

1926 年，Towne[6] 报道了首例脑膜瘤转移病例，一位 54 岁男性的矢状窦旁脑膜瘤侵入上矢状窦和其他硬膜窦，肿瘤从左颈内静脉一直延伸至上腔静脉。此后，陆续有近 100 篇的个案报告和小病例系列发表，表明转移在恶性和良性脑膜瘤的病程中是罕见却不容忽视的[2-5]。

流行病学

神经外转移瘤在中枢神经系统（CNS）肿瘤中并不常见。在日本年度病理解剖病例分析中，Nakamura 等人[7] 总结出，脑部肿瘤的颅外转移概率是 3.8%。颅外转移最常见于原始神经外胚层肿瘤（PNET）、脑膜瘤、多形性胶质母细胞瘤和室管膜瘤[7]。另一个对颅内肿瘤术后的 1011 名儿童的研究表明，颅外转移的概率为 0.98%，发生转移的概率由高到低依次为成髓细胞瘤、生殖细胞瘤、脑室膜瘤和非典型畸胎瘤样 / 横纹肌样瘤（ATRT）[8]。脑膜瘤转移率比其他中枢神经系统肿瘤要高也是符合预期的，因为脑膜瘤起源于血脑屏障的解剖学边界之外[3]。

普通人群中脑膜瘤的发生率约为 2.3/100 000 人[9]，脑膜瘤占所有原发性中枢神经系统肿瘤的 13% ~ 16%[9]，很少发生转移，仅见有少量的小病例系列和个案病例报告，有文献报道的有 100 篇左右（表 60-1），这其中不包括血管外皮细胞瘤[10]。中枢神经系统脑膜瘤的转移率约为 0.15% ~ 1%[2]。1992年，Adlaka 等人[5] 分析了梅约医学中心 1972—1994 年收治的原发性颅内脑膜瘤患者，发现有备案的颅外转移患者有 3 名（占 0.15%）。Enam 等人[3] 调查了 396 名颅内脑膜瘤患者，发现如果将所有的脑膜瘤考虑在内的话，转移率为 0.76%，而如果仅考虑恶性（间变性）脑膜瘤的话，转移率为 42.8%。在这个群

表 60-1　转移性脑膜瘤

序号	参考文献	年龄及性别	原发肿瘤颅内位置	病史	原发肿瘤手术复发/数字	原发肿瘤发现后出现转移的时间	可能的模式和转移的部位	转移的治疗模式	结果
1	Towne, 1926[6]	54M	旁矢状面	N/A			H&L 上腔静脉		
2	Ringsted, 1958[69]	37M	旁矢状面	急性（脑膜性）		12 年	H&L 肺孤立性		死于肿转移
3	Kruse, 1960	19M	旁矢状面	急性（无其他可用信息）		10 年，活检发现	H&L 肺孤立性	N/A	
4		55M	旁矢状面	急性（无其他可用信息）		活检发现	H&L 肺孤立性	N/A	死于蛛网膜下腔出血
5	Strang et al., 1964[71]						H&L		
6	Kepes et al., 1971[72]						H&L 乳腺		
7	Lowden and Taylor, 1974[73]						CSF		
8	Case 1 See Ludwin and Conley, 1975[74]		脑室内	恶性			CSF		
9	See Ludwin and Conley, 1975[74]		脑室内	恶性			CSF		
10	See Ludwin and Conley, 1975[74]		脑室内	恶性			CSF		
11	See Ludwin and Conley, 1975[74]		脑室内	恶性			CSF		
12	See Ludwin and Conley, 1975[74]		脑室内	恶性			CSF		
13	See Ludwin and Conley, 1975[74]		脑室内	恶性			CSF		

表 60-1（续）

序号	参考文献	年龄及性别	原发肿瘤颅内位置	病史	原发肿瘤手术复发/数字	原发肿瘤发现后出现转移的时间	可能的模式和转移的部位	转移的治疗模式	结果
14	See Ludwin and Conley, 1975[74]	53M	脑室内	恶性			CSF		
15	Ludwin and Conley, 1975[74]	45M	脑室内	恶性			CSF（脑神经）		
16	Kollmansberger et al., 1975[75]		旁矢状面	恶性		4 年	CSF 颈部、颈背 锁骨上 淋巴结		
17	Jedrzejewska-Iwanowska and Dowgiallo, 1976[76]						H&L 心		
18	Repola and Weatherbee, 1976[77]	72M	N/A	良性（脑膜性）	Yes/1	1 年	H&L 眼眶和肝	无	33 个月后死亡
19	Allen et al., 1977[20]	14F	脊柱				H&L 肺		
20	Salvati et al., 1981[78]	29M	前面	脑膜瘤（无其他可用信息）	Yes	N/A	H&L 颈椎和腰椎、肋、骨盆、肩胛骨、股骨	RT	N/A
21	Wende, 1983[79]	35M	旁矢状面	良性（内皮瘤性）	活检发现		H&L 肺孤立性		死于肺栓塞
22	Ishikura et al., 1984[80]		颅后窝	恶性			H&L 腰椎	手术、RT	
23	Miller, 1985[36]	61M	旁矢状面	良性（无其他可用信息）	同步发现		H&L 肺孤立性		存活已经 28 个月
24	Kleinschmidt et al., 1985[61]	34M	脑室内	恶性		20 个月	CSF 髓质 松果体 小脑 脊髓		
25	Aumann, 1986[81]	40F	旁矢状面	良性（过渡型）		5 年	H&L 肺（多发）		存活已经 1 年

表 60-1（续）

序号	参考文献	年龄及性别	原发肿瘤颅内位置	病史	原发肿瘤手术复发/数字	原发肿瘤出现后出现转移的时间	可能的模式和转移的部位	转移的治疗模式	结果
26	Tognetti et al., 1987[82]	49M	旁矢状面	良性（纤维性）		4年2个月	H&L 肺孤立性		肺转移后7个月死亡
27	Strenger et al., 1987[83]		脑室内	恶性		6周	CSF 颅内多发		
28	Stoller et al., 1987[84]						H&L 肺		
29	Noterman et al., 1987[85]			恶性（成纤维细胞）			CSF 脊髓多发		
30				恶性（脑膜瘤性）			H&L 结节		
31	Som et al., 1987[16]								
32									
33				恶性					
34	Slavin et al., 1989[86]			恶性					
35	Kamiya et al., 1989[87]	67M	脑室内	恶性		7个月	CSF 脊髓		
36	Russel and Rubinstein, 1989[34]	59M	旁矢状面	良性（过渡型）		同步活检发现	H&L 胸膜	N/A	死于起始颅骨切开术
37		47M	N/A	良性（过渡型）		N/A	H&L 肺和胸膜		
38		31F	N/A	良性（合体型）		14年	H&L 肺（多发）		
39	Ng et al., 1990[88]	66M	旁矢状面	良性（过渡型）		活检发现	H&L 肺（多发）	N/A	死于心肌硬死
40	Jha et al., 1991[63]								

表 60-1（续）

序号	参考文献	年龄及性别	原发肿瘤颅内位置	病史	原发肿瘤手术复发/数字	原发肿瘤发现后出现转移的时间	可能的模式和转移的部位	转移的治疗模式	结果
41	Tao et al., 1991[19]						H&L 肺和胸膜		
42	Leighton et al., 1991[89]			恶性		9 年	H&L 颈淋巴结		
43	Couldwell et al., 1992[32]	6 个月	脑室内	良性（合体细胞型）		20 个月	SUR 手术部位骨与皮下		
44	Celli et al., 1992[90]	11M	劳矢状面	良性（内皮瘤性）			H&L 腮腺		已存活数月
45	Akimura et al., 1992[91]		劳矢状面	恶性脑膜瘤侵犯脑			CSF CPA 池和胸椎		
46	Mackay et al., 1994[92]	14M		恶性			H&L 肺和胸壁		
47	Scavuzzo et al., 1994[93]	53M				1 年???	H&L 肺（单独）		
48	Singh et al., 1994[46]	F			Yes		SUR 颈肌		
49	Tominaga et al., 1994[33]	41F	劳矢状面	良性（过渡型）		13 年	H&L 椎体	手术切除	长期随访没有报道
50	Sato et al., 1995[94]	64M	蝶骨裂	恶性		15 年	H&L 肋骨与椎骨	RT	10 个月后死亡
51	Rawatt et al., 1995								
52	Peh and Fan, 1995[95]	34F	脑室内	良性（成纤维细胞型）恶性		5 年	CSF CP 角池，腰硬膜内		
53	Hishima et al., 1995[24]	25F		良性（脑膜瘤性）		同时	H&L 肺与胸膜	手术切除	

表 60-1（续）

序号	参考文献	年龄及性别	原发肿瘤颅内位置	病史	原发肿瘤手术复发/数字	原发肿瘤出现后出现转移的时间	可能的模式和转移的部位	转移的治疗模式	结果
54	Vinchon et al., 1995[41]					13个月	CSF 癌的脑膜炎		
55	Murrah et al., 1996[65]	53F				9年	H&L 肺（多发）	手术切除	
56	Enam et al., 1996[3]	73F	旁矢状面	恶性	Yes	1	H&L 胸椎，肝		
57		50M	大脑凸面	恶性	Yes	1.5年	H&L 脊髓		
58		52F	蝶骨翼	恶性	Yes	1.4年	H&L 腰椎 骨盆，股骨		
59	Tworek et al., 1997[96]				Yes		H&L 肺		
60	Safneck et al., 1998[25]	39M	旁矢状面	恶性	Yes	4年	H&L 肺和胸膜	手术	3个月后死于呼吸功能衰竭
61	Nabeya et al., 1998[97]	66M	旁矢状面	恶性	Yes	2年	H&L 肝	手术	手术后11个月死亡
62		59M	大脑凸面	恶性	Yes/1	27个月	H&L 大脑镰，小脑幕和马尾	伽马刀	8个月后死于肺炎
63	Lee and Landy, 1998[64]	65M	岩骨斜坡	恶性（脑膜瘤性大脑侵犯）	Yes/3	62个月	H&L 脊柱	RT	18个月后死亡
64		43M	岩骨斜坡	恶性（合体细胞型脑侵犯）	Yes/5	102个月	H&L 脊柱	RT	3个月后死亡

表 60-1（续）

序号	参考文献	年龄及性别	原发肿瘤颅内位置	病史	原发肿瘤手术复发 / 数字	原发肿瘤发现后出现转移的时间	可能的模式和转移的部位	转移的治疗模式	结果
65	Adlakha et al., 1999[5]	17F	大脑凸面	恶性（乳头）	Yes/2	肺损伤6年，肝椎骨转移9个月	H&L（肺，肝，椎骨）	手术，CT随后发现复发	肝转移6个月后死亡
66		70F	旁矢状面	良性（砂粒样）	NO	肺后诊断脑损伤3年	H&L 肺	手术	进展性腺癌
67		30M	旁矢状面	恶性（杆状）	NO	6年	H&L 头皮，肺，淋巴结	手术，CT	转移后4年死亡
68	Yoshida et al., 2000[98]	30M		恶性	Yes/3	9年	H&L 肝		
69	Kros et al., 2000	13M	岩部	恶性（乳头）	NO	1年	H&L 肺和胸膜	RT，CT	转移后7个月死亡
70	Drummond et al., 2000[11]	66M	旁矢状面	恶性（过渡型）	Yes/1	8年	H&L 眼眶，筛窦，肺，肝，脾	N/A	神经检查恶化，6个月后死亡
71	Kaminski et al., 2001[18]	68M	前窝	恶性	Yes/1	34个月	H&L 肺和胸膜	N/A	转移后8个月死亡
72	Sadahira et al., 2001[43]			恶性			SUR 开颅手术		
73	Lüdemann et al., 2002[45]	11M	大脑凸面	恶性	No/1		SUR 切开		稳定24个月
74	Kovoor et al., 2002[99]	40F	旁矢状面	良性（脑膜瘤样）	Yes/2	2年	H&L 肺（单发）	N/A	N/A
75	Ramakrishnamurthy et al., 2002[67]	22F	脑室内	良性（过渡型）	Yes/1	4年	CSF 多发颅内转移	N/A	N/A
76	Cerda-Nicholas et al., 2003[52]	57M	旁矢状面	良性（成纤维型）	Yes/2	复发4个月，活检发现转移	HEM 肺，肝，肾，脾	手术	死亡肺栓塞复发或切除

表 60-1（续）

序号	参考文献	年龄及性别	原发肿瘤颅内位置	病史	原发肿瘤手术复发/数字	原发肿瘤手术出现后出现转移的时间	可能的模式和转移的部位	转移的治疗模式	结果
77	Pramesh et al., 2003[22]	29F	颅后窝	良性（砂粒型）	No/1	8年	H&L 肺（单发）	手术	术后1年无症状
78	Akai et al., 2004[44]	70F	旁矢状面	良性（脑膜瘤性）* 非典型性	Yes/2	2年	SUR 切开部位，筛骨，眼眶	手术，γ刀	转移切除后存活4年
79	Knoop et al., 2004[100]	53M	旁矢状面	良性（无更多可用信息）	No/1	同步	H&L 肺	手术（颅损及肿瘤）	2年无复发
80	Darwish et al., 2004[39]	53F	脑室内	非典型性* 间变性	No/1	6个月	CSF 帽状筋膜，胸椎	RT	N/A
81	Erman et al., 2005[21]	34F	旁矢状面	良性（脑膜瘤性）* 恶性	Yes/3	8年	H&L, SUR 头皮，肺和胸膜	RT	
82	Cramer et al., 2005[68]	23M	颈椎	非典型性脑膜瘤	Yes/3	18个月	CSF 下颈椎	手术	死于肿瘤进展
83	Chamberlain and Glantz, 2005[40]	54M	N/A	良性（无更多可用信息）	Yes/3	6.5年	CSF + H&L 肺，颈淋巴结，多发颅内转移	手术，RT, CT	病情稳定4个月，存活8个月
84		48F	N/A	良性（无更多可用信息）	Yes/2	5.5年	CSF + H&L 肺，颈淋巴结，多发颅内转移	手术，RT, CT	存活4个月
85		50F	N/A	良性（无更多可用信息）	Yes/2	8.5年	CSF + H&L 肺，颅内多发，脊柱转移	手术，RT, CT	病情稳定3个月，存活8个月

表 60-1（续）

序号	参考文献	年龄及性别	原发肿瘤颅内位置	病史	原发肿瘤手术复发/数字	原发肿瘤复发后出现转移的时间	可能的模式和转移的部位	转移的治疗模式	结果
86		63F	N/A	良性（无更多可用信息）	Yes/2	7.5 年	CSF 颈淋巴结，多发颅内转移	手术，RT，CT	病情稳定 3 个月，存活 5 个月
87		24F	N/A	良性（无更多可用信息）	Yes/5	1.25 年	CSF 颅内多发，脊柱转移	手术，RT，CT	病情稳定 2 个月，存活 2 个月
88		78F	N/A	良性（无更多可用信息）	Yes/1	6.5 年	CSF 多发颅内转移	手术，RT，CT	病情稳定 10 个月，存活 11 个月
89		87F	N/A	良性（无更多可用信息）	Yes/1	14 年	CSF 皮下颈淋巴结、大脑凸面、脊柱	手术，RT，CT	病情稳定 37 个月，存活 39 个月
90		44M	N/A	良性（无更多可用信息）	Yes/4	9 年	CSF 颈淋巴结、多发颅内转移	手术，RT，CT	病情稳定 2 个月，存活 2 个月
91	Fabi et al., 2006[30]	?F			Yes/1		H&L 肺和骨		
92	Delgado-Lopez et al., 2006[14]	37M	脑室内	良性（无更多可用信息）	Yes/2	7 年	CSF 胸椎椎体	手术，γ刀	
93	Gladin et al., 2007[60]	58M	岩部	良性（成纤维型）	Yes/2	13 年	H&L 肺和胸膜	手术	

表 60-1（续）

序号	参考文献	年龄及性别	原发肿瘤颅内位置	病史	原发肿瘤手术复发 / 数字	原发肿瘤发现后出现转移的时间	可能的模式和转移的部位	转移的治疗模式	结果
94		47M	旁矢状面	良性（过渡型）	Yes/2	11 年	H&L 肺（多发）	手术	
95		40M	旁矢状面	非典型性	Yes	7 年	H&L 骨	手术	
96	Asioli et al., 2007[62]	70F	N/A	良性（无更多可用信息）	No	12 年	H&L 肺（多发）	手术	肺手术辅助治疗后病情稳定 18 个月
97	Ozer et al., 2007[42]	42F	颅后窝，骨侵犯	非典型性	Yes/2	4 年	SUR Pin-site	手术，RT	病情稳定 18 个月
98	Fulkerson et al., 2008[101]	54M	胸室内	良性（过渡型）	No/1	同步	H&L 肺（单发）	手术	手术后病情稳定 12 个月

* Histopathological diagnosis upon recurrence.

体中，良性脑膜瘤发生转移的概率为零。Perry 等人对 116 名恶性脑膜瘤患者的调查显示，27 名间变性脑膜瘤患者中，有 3 名（占 11%）发生了转移。116 名患者中有两名（占 1.7%）是凭借转移而被诊断为恶性脑膜瘤的，而其中一名患者的脑膜瘤组织学结果呈良性。在 Prayson [4] 对 23 名恶性脑膜瘤患者进行了调查，得出其转移率为 26%。这些结果表明，脑膜瘤的转移概率随着恶性程度的升高而增加。

脑膜瘤转移在男性中更常见（约占 61.4%，见表 60-1）。而在原发性脑膜瘤中，女性患者却占有整体优势 [11]。脑膜瘤多发生于中老年人群体，转移也多出现在该群体当中 [10]。文献报道的转移性脑膜瘤发生年龄从 6 个月到 87 岁不等，患者的平均年龄为 47.5 岁（见表 60-1）。

发病机制——病理学

脑膜瘤转移的决定因素还不清楚。我们对前人报道的 98 个病例的分析结果表明，转移的发生与颅骨切开术、频繁的局部复发、肿瘤的部位（矢状窦旁、脑室内）、静脉窦入侵、乳头状（恶性脑膜瘤）以及过渡组织学亚型（良性脑膜瘤）等特征有关。

人们提出了 4 种可能的脑膜瘤发生颅外转移的机制，包括：（1）原发性颅内脑膜瘤颅外侵入；（2）颅内病灶向远端转移；（3）起源于脑神经鞘内的蛛网膜细胞（以及中枢神经系统以外的肿瘤）；（4）起源于外周器官中胚胎残留的蛛网膜细胞，从而在外周器官形成原发性脑膜瘤 [12]。颅内的脑膜瘤可通过血管和淋巴管、脑脊液（CFS）或医源性植入等方式发生远端转移。在我们用于分析的文献中，91 名患者有转移途径的记录，最常见的颅外转移途径为血管和淋巴管转移，占 65.9%。脑脊液植入占 29.7%，医源性植入占 11%（见表 60-1）。

通过血管或淋巴管向颅外转移

在文献回顾中，我们发现颅外转移中肺转移占 45.8%，骨组织（包括脊骨）转移占 24.1%，椎骨转移占 19.3%，颅内转移占 16.9%，脊椎硬膜内转移占 12.1%，手术部位转移占 12.1%，胸膜转移占

10.8%，淋巴结转移占 10.8%，腹腔内转移占 9.6%，其他部位（眼眶、鼻旁窦、胸腺、腮腺、心脏和外周神经）的转移占 10.8%。前人的研究表明，肺和胸膜是最常见的转移部位（占 60%），其次为肝和其他腹部脏器（占 34%）、淋巴结（尤其是颈部和纵隔淋巴结）、椎骨（占 11%）和其他骨组织 [3,11,13,14]。肾、膀胱、甲状腺、乳房、胸腺、心脏、皮肤、外阴、肾上腺以及眼底的转移都有见极少数的报道 [15-17]，有 3 处以上转移的患者仅占 13%。

脑膜瘤肺转移的患者有 38 例（见表 60-1），其中 30 例有组织学数据。在这 30 例病例中，73.3% 是良性脑膜瘤病例，其余 26.7% 是恶性脑膜瘤病例。这其中有 3.3% 的患者颅内脑膜瘤是良性的，但转移瘤被诊断为恶性。其中 22 例有转移病灶的数目信息。一处转移病灶和多处转移病灶的患者各占一半。胸膜转移的发生概率小于肺转移发生的概率 [18-25]。我们发现，肺转移患者中有 23.7% 并发有胸膜转移。要记住的一点是，脑膜瘤也可原发于肺部，这种病例更加少见，到目前为止仅报道有 11 例 [15]。原发性肺部脑膜瘤可以是良性的也可能是恶性的，可能是单发的，也可能为多发的 [26,27]。

有人假设在脑膜瘤侵入硬脑膜静脉窦或大脑静脉的过程中，肿瘤细胞有可能进入体循环 [17,28]。Drummond 等人 [11] 的观点是，转移多见于矢状窦旁脑膜瘤和大脑镰旁脑膜瘤，但发生的概率应该非常小，因为涉及静脉窦的非转移性脑膜瘤比例很高。在 Simpson 的一个有名的研究当中 [29]，他发现在 246 名颅内脑膜瘤患者中，有 34 人（占 14%）有硬膜窦转移，而仅有一例患者检测到颅外转移。在这种全身扩散过后，肿瘤细胞可能进入肺循环或脊椎静脉丛。脑膜瘤也有罕见的长距离骨转移现象，这暗示着脑膜瘤也可以通过动脉进行转移 [30-32]。

转移常见于恶性脑膜瘤，也有少量见于组织学上呈良性的脑膜瘤（通常在手术后发生转移）。因此，许多作者都指出，手术容易使肿瘤细胞进入血液和淋巴循环，从而诱发全身转移 [3,33,34]。已报道的大多数的转移瘤都发生在由于颅内肿瘤复发而经历过多次手术的患者身上，这一事实正好证明了这个观点。Russel 和 Rubinstein[34] 指出，70% 的转移发生在经历过一次或以上颅骨切开术的患者身上。一个引人注目的发现表明，这些经过手术的患者有 75% 出现静脉窦侵袭现象 [28]。然而，也有少量的转

移病例与手术无关 [35,36]。

脑脊液种植播散

尽管脑膜瘤被认为是起源于蛛网膜胚冠细胞并与脑脊液自然接触，然而脑脊液种植扩散比血行扩散更为少见 [17,37-39]。我们找出了 27 例脑脊液种植播散的脑膜瘤患者（见表 60-1），其中有 57.7% 是恶性的，3.95% 是非典型的，38.5% 为良性的。其中有 2 例（占 7.9%）在组织学上呈良性但转移病灶的诊断结果为恶性。大部分病例的原发性肿瘤为脑室内脑膜瘤（88.2% 的病例原发部位已知）。脑膜瘤脑脊液扩散的女性患者（占 56.2%）稍多于男性（占 43.8%）。最大量的脑脊液种植播散病例群体来自 Chamberlain 和 Glantz[40] 的一篇报道，该文章一共报道了 8 名患者，均已通过细胞学证实。有趣的是，其中 5 名患者为神经外转移（占 62.5%）。这一特殊群体包括 8 名接受过多种治疗的良性脑膜瘤患者，其中，所有患者均接受过手术治疗（手术种类为 1 到 5 种不等，平均为 2 种）、7 名患者（占 87.5%）接受过体外分割射线放疗（照射剂量中位值为 54 Gy）、5 名患者（占 62.5%）接受过立体定向放射治疗（照射剂量中位值为 18 Gy）、所有患者均接受过化疗（使用羟基脲时间为 3 ～ 9 个月，平均为 6 个月）。正如在这个小群体和其他病例报告中所说的那样，脑脊液扩散可以通过细胞学证据来确诊 [40,41]，否则，其很难与多中心病灶进行区分，后者多见于 2 型多发性神经纤维瘤（NF2）患者中。

医源性局部种植

医源性种植，又称为"植入性转移"，指在手术过程中意外植入肿瘤细胞 [42]。手术过程中医源性植入的概率到底有多大还不清楚，因为不易观察。根据前人的报道，手术操作可能是肿瘤扩散的其中一个途径，同样，医源性植入也有可能导致肿瘤的扩散。大多数外科医生都遇到过脑膜瘤在骨组织或外科皮瓣的皮下组织中复发的现象，尤其是在进行过多次颅骨切开术的患者中。我们只发现了 10 例脑膜瘤的医源性扩散病例 [5,21,32,39,40,42-46]。其中 8 例发生在脑部 [5,21,32,39,40,42,43,45]，1 例发生在腹部切口处 [43]，1 例发生在颞肌处 [46]。其中 1 例为蝶骨嵴内侧型恶性脑膜瘤患者，在从腹部取自体脂肪填补于眼眶部位后，腹部供体部位出现了脑膜瘤复发。

手术源性扩散的决定因素或机制还不清楚。一个耐人寻味的假设是：创伤愈合过程中，纤维母细胞生长因子（FGF）、表皮生长因子（EGF）、血小板衍生生长因子（PDGF）和转化生长因子（TGFs）等生长因子水平升高，在创口处发生局部作用，促进并造成植入部位肿瘤的优先生长。然而，该观点尚未得到临床或实验数据的证明 [47-50]。

转移相关的病理标志

侵袭和转移是肿瘤恶性行为的标志，这种观点也适用于脑膜瘤。Cushing 和 Eisenhardt 在 1938 年发表的专题著作中指出，脑部入侵是恶性脑膜瘤的标志 [51]。此后，人们又指出颅外转移是恶性脑膜瘤的最有力证据 [3,34]。然而，累积的资料表明这些观点未必正确。在前面关于转移率的一节中提到，组织学分级越高，转移的风险越大。但对转移病例的分析结果表明，其中有一部分的发生转移的脑膜瘤在组织学上呈良性且预后良好。在对 116 名恶性脑膜瘤患者进行分析后，Perry 及其同事 [37] 得出结论，潜在的组织学证据比肿瘤是否发生转移对于预后的预测意义更大。在当前的组织病理学分类中，单凭是否发生脑侵入不足以诊断脑膜瘤是否为恶性，转移被看做是恶性肿瘤的指示标记，但在各种亚型的脑膜瘤中均有可能发生 [10]。细胞遗传学中的发现表明，转移性与非转移性脑膜瘤之间不一定存在很大的基因差别，也证明了这一点 [52]。然而，组织病理学诊断无法充分预测脑膜瘤的生物学行为及其临床疗效。具有脑侵袭能力的脑膜瘤与非典型脑膜瘤的预后相似 [10]，而转移性良性脑膜瘤比普通脑膜瘤病例的预后更差。

大多数的脑膜瘤是良性的，恶性脑膜瘤所占的比例为 1% ～ 2.8%[10,53]。恶性脑膜瘤中的 11% ～ 43% 会发生转移 [3,37]。一些组织病理学上呈良性的颅内脑膜瘤也有发生转移的现象，尽管这种现象很少见，于是相应地产生了"良性转移性脑膜瘤"的概念 [16]。我们从现有的报道中总共发现 35 例经组织学确认的良性转移性脑膜瘤病例（见表 60-1）。由于良性脑膜瘤的发病率是恶性脑膜瘤的 36 ～ 100 倍，关于良性膜瘤转移的报道数目也与恶性脑膜瘤相当（有报道的恶性脑膜瘤转移病例与良性脑膜瘤转移病例比值为 1.11），由此可以得出结论，恶性脑膜瘤的转移发生概率为良性脑膜瘤的 40 ～ 110 倍。分析表明，良性转移性脑膜瘤在男性中高发，这与转移性脑膜瘤的总体发病规律一致。良性转移性脑膜瘤好发于矢状窦，报道中有 72.2% 的患者的脑膜瘤原发于该区域。

关于良性转移性脑膜瘤的另一个可能情况是，新发病灶并非转移病灶，而是先前未检出的多发性脑膜瘤。Strangl 等人 [54] 发现了患有多发性脑膜瘤的非 2 型多发性神经纤维瘤患者体内肿瘤呈单克隆性，进一步证明了这一点。在良性脑膜瘤患者中的次生生长瘤是转移而来还是从异位的胚胎残留物原发而来，这一点还未得到证明 [3]。假如这些真的是转移而来的，那么其另一个临床意义是，按照现有的组织病理学分级方案诊断出来的良性结果并不足以排除脑膜瘤转移的可能性。

在 WHO 制订的颅内肿瘤分类标准中，非典型脑膜瘤（WHO Ⅲ级）的诊断标准是独立于组织学亚型之外的。而非典型、透明细胞、脊索样组织亚型（WHO Ⅱ级）以及横纹肌样亚型和乳头状亚型（WHO Ⅱ级）复发的可能性更大，预后较差。在文献所报道的 35 例良性转移性脑膜瘤病例中，有 18 例是属于同一种组织病理学亚型的。良性转移性脑膜瘤最常见的组织病理学诊断为过渡细胞型脑膜瘤（占 38.1%），其次为脑膜瘤性增生（占 19%）、成纤维细胞型脑膜瘤（占 14.3%）、血管结石型脑膜瘤（占 9.5%）、内皮型脑膜瘤（占 9.5%）和合胞型脑膜瘤（占 9.5%）。

脑膜瘤侵袭与转移的分子机制

肿瘤的侵袭与转移有着复杂的机制，其遗传和生化成因至今还未完全弄清楚 [1]。基础研究表明，肿瘤的侵袭和转移需经过局部侵入、进入血管、通过循环系统运输、侵出血管、形成小的转移病灶、最终形成大的转移病灶等一系列过程 [1]。脑膜瘤好侵袭周围的器官。一些脑膜瘤好向周围的骨组织侵袭，并造成骨质增生，这在组织学上呈良性的肿瘤中有发生，其机制仍未知。在所有骨质增生的脑膜瘤病例中都检测到了肿瘤侵袭 [55]。各种恶性程度的脑膜瘤都有可能侵入周围的脑实质。肿瘤的局部侵袭和转移是由肿瘤细胞和胞外基质的相互作用所介导的。肿瘤相关蛋白对胞外基质的调控可能是肿瘤发生侵入的原因，其中一个例子就是腱生蛋白引起的瘤周脑水肿 [56]。脑膜瘤组织学上呈现恶性的特征仅提示肿瘤的早期再生能力。近来，已发现了基质金属蛋白酶（MMPs）及其抑制剂，其他蛋白酶如尿激酶、组织型纤维蛋白溶酶原激活剂及其抑制剂在肿瘤的转移和侵袭中发挥着重要作用 [11,57-59]。

肿瘤的增殖能力高意味着容易发生转移 [11]。MIB-1 或者溴脱氧尿苷（BRDU）等指标水平较高与呈现非典型以及恶性等组织学特征有关，但其与转移的关系仍不清楚。

Gladin 等人 [60] 研究了 3 个转移性脑膜瘤患者的杂合性缺失（LOH）情况，他们在报告中指出在染色体 1p、14q 和 9p 的杂合性缺失与肿瘤的攻击性和转移能力增强有关。然而，在脑部侵入性的、组织学上呈良性的脑膜瘤中未发现类似于恶性程度较高的脑膜瘤中的特征性基因改变，表明侵袭与恶性变是两个独立的过程 [10]。

临床表现

未检出的转移性脑膜瘤占有多大的比例，现在还不知道。我们还未发现有偶然被诊断出来的病例。

有 8 例患者是在进行颅骨切开术时发现转移的，而大多数患者从诊断为颅内肿瘤到出现转移这段时间里已经发现潜在的转移隐患了。从诊断为颅内肿瘤到出现转移的时间长短从 1.5 个月到 168 个月不等，平均为 60 个月。非典型和恶性肿瘤较短，平均为 36 个月，良性病灶较长，平均为 60 个月。在大多数病例中（占 89.1%），颅内病灶在转移之前已经过多次局部复发。

转移性脑膜瘤的临床表现取决于其转移肿瘤的解剖学定位。在神经轴之内或周围的转移瘤表现为头痛或神经压迫症状。还有一例患者出现延髓背外侧综合征 [61]。脊髓硬膜内肿瘤和脊髓硬膜外肿瘤可能表现为脊髓压迫综合征或者疼痛 [14,38]。

切口转移通常是在检查时发现的，临床表现为手术部位出现肿块、皮肤糜烂或疼痛 [32,39,42]。神经外转移表现为与其转移部位相应的体征和症状。肺转移和胸膜转移可能会出现胸痛、咯血以及呼吸困难等症状[3,11,62]。

前面提到过，之前有一些脑室内脑膜瘤通过脑脊液发生扩散的报道[39]。这些病例可通过颅脊成像来进行检测。而脑脊液细胞学在该病诊断中的应用价值还未知。

诊断性研究

磁共振成像（MRI）是诊断中枢神经系统肿瘤的标准方法，也是诊断脊椎转移的标准方法。CT能提供关于骨质损坏情况的附加信息[14]。

胸部 X 线能检出大的肿块、纵隔转移或胸腔积液[3]。胸腔 CT 能发现大的肿块、胸膜转移、胸膜结节样增厚以及肺不张[11,62]。肺病变的诊断方法有外科手术切除或针吸取组织活检[19,63]。对于胸腔积液的患者，胸腔穿刺术能显示渗出液积聚。细胞学检测能检出肿瘤细胞类型[19,21,25,63]。胸腔积液的细胞学检测灵敏度很低，对胸膜转移患者检出率仅为50%（10 例患者检出 5 例）[18,20]。对胸部积液中出现恶性脑膜瘤细胞的鉴别诊断有恶性上皮肿瘤、恶性间皮细胞瘤以及恶性间叶肿瘤，可用经胸自动切割针活检来进行诊断[21]。大多数情况下，其组织病理学特征与颅内肿瘤相似，然而，在已确诊为良性颅内脑膜瘤的患者的转移瘤中也发现有间变性脑膜瘤的特征[21]。

治 疗

分析所有病例的治疗方式后发现，73.7% 进行过手术治疗，41.6% 进行过放疗，33.3% 进行过化疗，8.3% 进行过伽马刀治疗联合常规放疗。当病灶数目不多并可触及时，手术切除是治疗转移性脑膜瘤的主要手段。颅盖、头皮或脊椎管腔中的脑膜瘤也主要通过手术切除，在适当情况下，脊椎转移瘤也是通过手术切除或进行积极的手术治疗。Delgado 等人[14] 报道了对一例脑膜瘤第 6 脊椎转移的患者进行全脊椎切除术（Tomita 程序）。有人对积极手术移除的必要性提出了质疑，并援引了手术移除结果不尽人意而放疗可以作为有效的姑息疗法形式[64]。手术也可用于神经外转移瘤的治疗。肺和胸膜是最

常见的中枢神经系统外转移部位，这些病灶可通过手术移除[62-65]。用分阶段开胸术对双肺的单一性以及多发性转移瘤进行切除已有报道[62-65]。但在肿瘤已经大范围扩散的情况下，推荐进行放疗[21]。

假如转移瘤数目太多而难以切除干净，或患者的情况不适合进行手术时，可以采用分次放疗[21]。术后即时放疗是否能减轻肿瘤的种植和转移还不清楚。

化疗在脑膜瘤中的作用有限，通常用作补救性疗法。羟基脲是唯一具有显著疗效的化疗药物，尽管它在非典型脑膜瘤的治疗中未见效果[66]。以无进展存活期超过 6 个月算作有疗效反应的话，羟基脲的治疗期望同样很差[60]。对于骨髓转移的患者，联合最大程度手术、最大程度放疗和化疗进行治疗均无效果[40,67,68]。Cramer[68] 报道了一位患者在诊断为骨髓转移后 14 个月开始服用羟基脲，存活期为 4 个月。Chamberlain 和 Glantz[40] 在对 8 位接受了积极手术治疗、放疗和化疗的脑脊液转移患者的报道中发现，化疗的最大的疗效是 87.5% 的患者病程稳定，平均有效时间为 3.5 个月，期间所有患者都出现了化疗的毒性反应。

结 果

患者转移性肿瘤的扩散程度直接关系到疗效。小的转移灶能成功地治愈，而胸部弥漫性脑膜瘤转移和纵隔脑膜瘤转移即使经过了放疗，预后也较差。我们对 35 名有疗效信息的患者进行分析，结果表明，71.34% 的患者死于转移性脑膜瘤。这些患者的平均存活时间为 14±14 个月。Chamberlain 和 Glantz[40] 报道的 8 例通过脑脊液扩散的良性脑膜瘤患者，尽管经过了积极治疗，其中位生存期仅为 5.5 个月。

结 论

- 良性和恶性脑膜瘤都可能发生转移，其中恶性脑膜瘤发生转移的概率较高。
- 恶性脑膜瘤和良性脑膜瘤从开始发生转移到被临床发现的时间分别为 3 年和 5 年。

- 脑膜瘤的发生具有女性优势，但男性和女性发生转移的概率是相等的。
- 脑膜瘤发生颅外转移的概率为 0.1% ~ 1%，血管和淋巴管是最常见的转移途径，最常见的转移部位为肺、胸膜、肝及其他腹部器官、淋巴结、脊椎和骨骼。
- 通过脑脊液进行转移的脑膜瘤是很罕见的，最常见于脑室内脑膜瘤。
- 3 种转移途径中，手术植入中最为少见。
- 转移与进行过颅骨切开术、局部复发、肿瘤位于矢状窦和脑室内、静脉窦入侵及乳头状（恶性脑膜瘤）、移行组织学亚型（良性脑膜瘤）等特性有关。
- 转移的成因未知。在良性脑膜瘤中未发现在恶性肿瘤中常见的遗传变化。
- 转移性脑膜瘤的预后很差。

参考文献

[1] Gupta PB, Mani S, Yang J, et al. The Evolving Portrait of Cancer Metastasis. Cold Spring Harbor Symposia on Quantitative Biology; Cold Spring Harbor Laboratory Press; 2005.

[2] Shuangshoti S, Hongsaprabhas C, Netsky MG. Metastasizing meningioma. Cancer 1970;26:832–41.

[3] Enam SA, Abdulrauf S, Mehta B, et al. Metastasis in meningioma. Acta Neurochir (Wien) 1996;138:1172–7; discussion 1177–8.

[4] Prayson RA. Malignant meningioma: a clinicopathologic study of 23 patients including MIB1 and p53 immunohistochemistry. Am J Clin Pathol 1996;105:719–26.

[5] Adlakha A, Rao K, Adlakha H, et al. Meningioma metastatic to the lung. Mayo Clin Proc 1999;74:1129–33.

[6] Towne EB. Invasion of the intracranial venous sinuses by meningioma (Dural endothelioma). Ann Surg 1926;83:321–7.

[7] Nakamura K, Hawkin S, Aizawa M, et al. Extracranial metastases of brain tumors–a case report and survey of patients with extracranial metastasis sampled from a report on pathological autopsy cases in Japan. Gan No Rinsho 1986;32:281–6.

[8] Varan A, Sarı N, Akalan N, et al. Extraneural metastasis in intracranial tumors in children: the experience of a single center. J Neuro-Oncol 2006;79:187–90.

[9] Whittle IR, Smith C, Navoo P, Collie D. Meningiomas. Lancet 2004;363:1535–43.

[10] Louis DN, Scheithauer BW, Budka H, et al. Meninigomas. In: Kleihues P, Cavenee WK, editors. The WHO Classification of Tumors of the Nervous System. Lyon: IARC Press; 2002. p. 176–84.

[11] Drummond KJ, Bittar RG, Fearnside MR. Metastatic atypical meningioma: case report and review of the literature. J Clin Neurosci 2000;7:69–72.

[12] Hoye SJ, Hoar CS, Murray JE. Extracranial meningioma presenting as a tumor of the neck. Am J Surg 1960;100:486–9.

[13] Karasick JL, Mullan SF. A survey of metastatic meningiomas. J Neurosurg 1974;40:206–12.

[14] Delgado-Lopez PD, Martin-Velasco V, Castilla-Diez JM, et al. Metastatic meningioma to the eleventh dorsal vertebral body: total en bloc spondylectomy. Case report and review of the literature. Neurocirugia (Astur) 2006;17:240–9.

[15] Kepes JJ. Cellular whorls in brain tumors other than meningiomas. Cancer 1976;37:2232–7.

[16] Som PM, Sacher M, Strenger SW, et al. "Benign" metastasizing meningiomas. Am J Neuroradiol 1987;8:127–30.

[17] Kepes JJ. Meningiomas. Biology, Pathology, and Differential Diagnosis. New York: Masson Publishing; 1982.

[18] Kaminski JM, Movsas B, King E, et al. Metastatic meningioma to the lung with multiple pleural metastases. Am J Clin Oncol 2001; 24:579–82.

[19] Tao LC. Pulmonary metastases from intracranial meningioma diagnosed by aspiration biopsy cytology. Acta Cytol 1991;35:524–8.

[20] Allen IV, McClure J, McCormick D, Gleadhill CA. LDH isoenzyme pattern in a meningioma with pulmonary metastases. J Pathol 1977;123:187–91.

[21] Erman T, Hanta I, Haciyakupoglu S, et al. Huge bilateral pulmonary and pleural metastasis from intracranial meningioma: a case report and review of the literature. J Neurooncol 2005;74:179–81.

[22] Pramesh CS, Saklani AP, Pantvaidya GH, et al. Benign metastasizing meningioma. Jpn J Clin Oncol 2003;33:86–8.

[23] Kros JM, Cella F, Bakker SL, et al. Papillary meningioma with pleural metastasis: case report and literature review. Acta Neurol Scand 2000;102:200–2.

[24] Hishima T, Fukayama M, Funata N, et al. Intracranial meningioma masquerading as a primary pleuropulmonary tumor. Pathol Int 1995;45:617–21.

[25] Safneck JR, Halliday WC, Quinonez G. Metastatic meningioma detected in pleural fluid. Diagn Cytopathol 1998;18:453–7.

[26] van der Meij JJ, Boomars KA, van den Bosch JM, et al. Primary pulmonary malignant meningioma. Ann Thorac Surg 2005;80: 1523–5.

[27] Picquet J, Valo I, Jousset Y, Enon B. Primary pulmonary meningioma first suspected of being a lung metastasis. Ann Thorac Surg 2005; 79:1407–9.

[28] Figueroa BE, Quint DJ, McKeever PE, et al. Extracranial metastatic meningioma. BRJ 1999;72:513–6.

[29] Simpson D. Recurrence of intracranial meningiomas after surgical treatment. J Neurol Neurosurg Psychiatry 1957;20:22–39.

[30] Fabi A, Nuzzo C, Vidiri A, et al. Bone and lung metastases from intracranial meningioma. Anticancer Res 2006;26:3835–7.

[31] Goldman CK, Bharara S, Palmer CA, et al. Brain edema in meningiomas is associated with increased vascular endothelial growth factor expression. Neurosurgery 1997;40:1269–77.

[32] Sabit I, Schaefer SD, Couldwell WT. Modified infratemporal fossa approach via lateral transantral maxillotomy: a microsurgical model. Surg Neurol 2002;58:21–31; discussion 31.

[33] Tominaga T, Koshu K, Narita N, Yoshimoto T. Metastatic meningioma to the second cervical vertebral body: a case report. Neurosurgery 1994;34:538–9; discussion 539–40.

[34] Russell DS, Rubinstein LJ. Pathology of Tumours of the Nervous System. 5th ed. Baltimore: Williams & Wilkins; 1989.

[35] Russell T, Moss T. Metastasizing meningioma. Neurosurgery 1986;19:1028–30.

[36] Miller DC, Ojeman RG, Proppe KH, et al. Benign metastatic meningioma: case report. J Neurosurg 1985;62:763–6.

[37] Perry A, Scheithauer BW, Stafford SL, et al. "Malignancy" in meningiomas: a clinicopathologic study of 116 patients, with grading implications. Cancer 1999;85:2046–56.

[38] Shintaku M, Hashimoto K, Okamoto S. Intraventricular meningioma with anaplastic transformation and metastasis via the cerebrospinal fluid. Neuropathology 2007;27:448–52.

[39] Darwish B, Munro I, Boet R, et al. Intraventricular meningioma with drop metastases and subgaleal metastatic nodule. J Clin Neurosci 2004;11:787–91.

[40] Chamberlain MC, Glantz MJ. Cerebrospinal fluid-disseminated meningioma. Cancer 2005;103:1427–30.

[41] Vinchon M, Ruchoux MM, Lejeune JP, et al. Carcinomatous meningitis in a case of anaplastic meningioma. J Neurooncol 1995;23:

239–43.

[42] Yuksel M, Pamir N, Ozer F, et al. The principles of surgical management in dumbbell tumors. Eur J Cardiothorac Surg 1996;10:569–73.

[43] Sadahira Y, Sugihara K, Manabe T. Iatrogenic implantation of malignant meningioma to the abdominal wall. Virchows Arch 2001;438:316–8.

[44] Akai T, Shiraga S, Iizuka H, et al. Recurrent meningioma with metastasis to the skin incision–case report. Neurol Med Chir (Tokyo) 2004;44:600–2.

[45] Ludemann WO, Obler R, Tatagiba M, Samii M. Seeding of malignant meningioma along a surgical trajectory on the scalp. Case report and review of the literature. J Neurosurg 2002;97:683–6.

[46] Singh S, Cherian RS, George B, et al. Unusual extra-axial central nervous system involvement of non-Hodgkin's lymphoma: magnetic resonance imaging. Australas Radiol 2000;44:112–4.

[47] Baird A, Walicke PA. Fibroblast growth factors. Br Med Bull 1989;45:438–52.

[48] Chernoff EA, Robertson S. Epidermal growth factor and the onset of epithelial epidermal wound healing. Tissue Cell 1990;22:123–35.

[49] Roberts AB, Flanders KC, Kondaiah P, et al. Transforming growth factor beta: biochemistry and roles in embryogenesis, tissue repair and remodeling, and carcinogenesis. Recent Prog Horm Res 1988;44:157–97.

[50] Sieweke MH, Thompson NL, Sporn MB, et al. Mediation of wound-related Rous sarcoma virus tumorigenesis by TGF-beta. Science 1990;248:1656–60.

[51] Cushing H, Eisenhardt L. Meningiomas: Their classification, regional behavior, life history and surgical end results. Charles C Thomas: Springfield, IL; 1938.

[52] Cerda-Nicolas M, Lopez-Gines C, Perez-Bacete M, et al. Histologically benign metastatic meningioma: morphological and cytogenetic study. Case report. J Neurosurg 2003;98:194–8.

[53] Salcman M. Malignant meningiomas. In: Al-Mefty O, editor. Meningiomas. New York: Raven Press; 1995. p. 50–74.

[54] Stangl AP, Wellenreuther R, Lenartz D, et al. Clonality of multiple meningiomas. J Neurosurg 1997;86:853–8.

[55] Pieper DR, Al-Mefty O, Hanada Y, Buechner D. Hyperostosis associated with meningioma of the cranial base: secondary changes or tumor invasion. Neurosurgery 1999;44:742–6.

[56] Kilic T, Bayri Y, Ozduman K, et al. Tenascin in meningioma: expression is correlated with anaplasia, vascular endothelial growth factor expression, and peritumoral edema but not with tumor border shape. Neurosurgery 2002;51:183–92; discussion 192–3.

[57] Nakagawa T, Kubota T, Kabuto M, et al. Production of matrix metalloproteinases and tissue inhibitor of metalloproteinases-1 by human brain tumors. J Neurosurg 1994;81:69–77.

[58] Tamaki M, McDonald W, Amberger VR, et al. Implantation of C6 astrocytoma spheroid into collagen type I gels: invasive, proliferative, and enzymatic characterizations. J Neurosurg 1997;87:602–9.

[59] Bindal AK, Hammoud M, Shi WM, et al. Prognostic significance of proteolytic enzymes in human brain tumors. J Neurooncol 1994;22:101–10.

[60] Gladin CR, Salsano E, Menghi F, et al. Loss of heterozygosity studies in extracranial metastatic meningiomas. J Neurooncol 2007;85:81–5.

[61] Kleinschmidt-DeMasters BK, Avakian JJ. Wallenberg syndrome caused by CSF metastasis from malignant intraventricular meningioma. Clin Neuropathol 1985;4:214–9.

[62] Asioli S, Senetta R, Maldi E, et al. "Benign" metastatic meningioma: clinico-pathological analysis of one case metastasising to the lung and overview on the concepts of either primitive or metastatic meningiomas of the lung. Virchows Arch 2007;450:591–4.

[63] Jha RC, Weisbrod GL, Dardick I, et al. Intracranial meningioma with pulmonary metastases: diagnosis by percutaneous fine-needle aspiration biopsy and electron microscopy. Can Assoc Radiol J 1991;42:287–90.

[64] Lee TT, Landy HJ. Spinal metastases of malignant intracranial meningioma. Surg Neurol 1998;50:437–41.

[65] Murrah CP, Ferguson ER, Jennelle RL, et al. Resection of multiple pulmonary metastases from a recurrent intracranial meningioma. Ann Thorac Surg 1996;61:1823–4.

[66] LaMasters DL, Watanabe TJ, Chambers EF, et al. Multiplanar metrizamide-enhanced CT imaging of the foramen magnum. AJNR Am J Neuroradiol 1982;3:485–94.

[67] Ramakrishnamurthy TV, Murty AV, Purohit AK, Sundaram C. Benign meningioma metastasizing through CSF pathways: a case report and review of literature. Neurol India 2002;50:326–9.

[68] Cramer P, Thomale UW, Okuducu AF, et al. An atypical spinal meningioma with CSF metastasis: fatal progression despite aggressive treatment. Case report. J Neurosurg Spine 2005;3:153–8.

[69] Ringsted J. Meningeal tumours with extracranial metastases. Acta Pathol Microbiol Scand 1958;43:9–20.

[70] Kruse MFJ. Meningeal tumors with extracranial metastasis. Neurology 1960;10:197–201.

[71] Strang RR, Tovi D, Nordenstam H. Meningioma with intracerebral, cerebellar and visceral metastases. J Neurosurg 1964;21:1098–102.

[72] Kepes JJ, MacGee EE, Vergara G, Sil RA. Case report. Malignant meningioma with extensive pulmonary metastases. J Kans Med Soc 1971;72:312–6.

[73] Lowden RG, Taylor HB. Angioblastic meningioma with metastasis to the breast. Arch Pathol 1974;98:373–5.

[74] Ludwin SK, Conley FK. Malignant meningioma metastasizing through the cerebrospinal pathways. J Neurol Neurosurg Psychiatry 1975;38:136–42.

[75] Kollmannsberger A, Kazner E, Prechtel K, Stochdorph O. Extracranial metastasis of meningeal tumors. Malignant meningioma with regional lymph node metastasis. Zentralbl Neurochir 1975;36:27–36.

[76] Jedrzejewska-Iwanowska A, Dowgiallo M. Case of malignant meningioma with multiple metastases to the heart and other organs. Pol Tyg Lek 1976;31:2141–2.

[77] Repola D, Weatherbee L. Meningioma with sarcomatous change and hepatic metastasis. Arch Pathol Lab Med 1976;100:667–9.

[78] Salvati CA. Metastatic meningioma. Clin Neurol Neurosurg 1981;83:169–72.

[79] Wende S, Bohl J, Schubert R, Schulz V. Lung metastasis of a meningioma. Neuroradiology 1983;24:287–91.

[80] Ishikura A, Tsukada A, Aoyama K, Watanabe K. [Malignant meningioma with extracranial metastasis]. Gan No Rinsho 1983;29:1767–71.

[81] Aumann JL, van den Bosch JM, Elbers JR, Wagenaar SJ. Metastatic meningioma of the lung. Thorax 1986;41:487–8.

[82] Tognetti F, Donati R, Bollini C. Metastatic spread of benign intracranial meningioma. J Neurosurg Sci 1987;31:23–7.

[83] Strenger SW, Huang YP, Sachdev VP. Malignant meningioma within the third ventricle: a case report. Neurosurgery 1987;20:465–8.

[84] Stoller JK, Kavuru M, Mehta AC, et al. Intracranial meningioma metastatic to the lung. Cleve Clin J Med 1987;54:521–7.

[85] Pirotte B, David P, Noterman J, Brotchi J. Lower clivus and foramen magnum anterolateral meningioma: surgical strategy. Neurol Res 1998;20:577–84.

[86] Slavin ML. Metastatic malignant meningioma. J Clin Neuroophthalmol 1989;9:55–9.

[87] Kamiya K, Inagawa T, Nagasako R. Malignant intraventricular meningioma with spinal metastasis through the cerebrospinal fluid. Surg Neurol 1989;32:213–8.

[88] Ng THK, Wong MP, Chan KW. Benign metastasizing meningioma. Clin Neurol Neurosurg 1990;92:152–4.

[89] Leighton SE, Rees GL, McDonald B, Alun-Jones T. Metastatic meningioma in the neck. J Laryngol Otol 1991;105:229–31.

[90] Celli P, Palma L, Domenicucci M, Scarpinati M. Histologically benign recurrent meningioma metastasizing to the parotid gland: case report and review of the literature. Neurosurgery 1992;31:1113–6; discussion 1116.

[91] Akimura T, Orita T, Hayashida O, et al. Malignant meningioma

metastasizing through the cerebrospinal pathway. Acta Neurol Scand 1992;85:368–71.

[92] Mackay B, Bruner JM, Luna MA, Guillamondegui OM. Malignant meningioma of the scalp. Ultrastruct Pathol 1994;18:235–40.

[93] Scavuzzo H, Del Cazo FJ, Otero E, et al. The pulmonary metastasis of a benign meningioma. Arch Bronconeumol 1994;30:266–8.

[94] Sato M, Matsushima Y, Taguchi J, et al. A case of intracranial malignant meningioma with extraneural metastases. No Shinkei Geka 1995;23:633–7.

[95] Peh WC, Fan YW. Case report: intraventricular meningioma with cerebellopontine angle and drop metastases. Br J Radiol 1995;68: 428–30.

[96] Tworek JA, Mikhail AA, Blaivas M. Meningioma: local recurrence and pulmonary metastasis diagnosed by fine needle aspiration. Acta Cytol 1997;41:946–7.

[97] Nabeya Y, Okazaki Y, Watanabe Y, et al. Metastatic malignant meningioma of the liver with hypoglycemia: report of a case. Surg Today 1998;28:953–8.

[98] Yoshida D, Sugisaki Y, Tamaki T, et al. Intracranial malignant meningioma with abdominal metastases associated with hypoglycemic shock: a case report. J Neurooncol 2000;47:51–8.

[99] Kovoor JM, Jayakumar PN, Srikanth SG, et al. Solitary pulmonary metastasis from intracranial meningiothelial meningioma. Australas Radiol 2002;46:65–8.

[100] Knoop M, Sola S, Hebecker R, et al. Rare pulmonary manifestation of an intracranial meningothelial meningioma. Dtsch Med Wochenschr 2004;129:1854–7.

[101] Fulkerson DH, Horner TG, Hattab EM. Histologically benign intraventricular meningioma with concurrent pulmonary metastasis: case report and review of the literature. Clin Neurol Neurosurg 2008;110:416–9.

脑膜瘤——一位患者的自述

Liz L. Holzemer

邹 鹏 译

> 任何事物都有第二次生命，地震不会只发生一次
>
> ——威廉·华兹华斯

重大变故

我从小在南加利福尼亚长大，那时候我父母总是随身带着地震应急包，清楚地记着瓶装水、食品罐头、开罐器、手电筒等必需品的位置。我还能清晰地回忆起学校的地震防备演习时躲避、掩藏、支撑等情景。不管是小学还是中学都要进行一模一样的演习，以备万一突如其来的大地震。

脑膜瘤与地震有相同的特点：

● 地震需要经过数个月、数年甚至数十年无声无息的地壳板块运动，最终形成一股可怕的力量，突如其来地暴发并释放出凶猛的破坏力。而脑膜瘤则在血管中缓慢生长，等到被发现时，它们已经能造成严重的永久的生命威胁。2000年2月3日，我被确诊为患有脑膜瘤。据神经外科医生的估计，我的脑膜瘤已经长了至少10年了，而我却没有任何症状，直至它长得很大，产生的压力将我的脑部挤得偏移了中线。

● 地震发生的时间和地点无法准确预测。同样，脑膜瘤也可能发生在任何年龄段的任何人身上。

● 当地震发生时，其他人与你有着相同的经历。而确诊为脑膜瘤不仅使患者深受打击，他们身边的亲人也同样受到打击。

● 地震的量级并不重要，不管是小的震颤还是里氏7.9级的大地震的后果都有可能是破坏性的。确诊为脑膜瘤让人感觉天崩地裂，一旦获知自己患有脑膜瘤后，所有的事情都变了，你所熟知的世界和生活也将因此而被摧毁。

32岁那年，当被确诊为患有巨大的颞叶脑膜瘤时，我感觉就像大地震毫无预感地暴发了一样。我是一名自由撰稿人，与联盟棒球投手的主力队员马克婚姻幸福。我们每年会在他科罗拉多的家里住几个月，其他时间都拖着行李箱奔走于各地。那天早晨收到的诊断结果给我带来的震惊仍历历在目，就像刚刚发生一样。确切地说，那应该是科罗拉多的一个冬日早晨，太阳还未将我从睡梦中唤醒，刺耳的电话铃声就把我吵醒了。电话那头传来一个陌生的声音，仅用几个字就传达了一个关乎我的余生命运的事实："你患有脑膜瘤"。

接下来电话好像断线了，但无疑其

实是我自己懵了。那天我的生活瞬间被粉碎成了上百万的小碎片。

如今回过头来将各种蛛丝马迹综合在一起，我意识到我的发病其实是有前兆的，只是我以前不知道该如何解释它们。

首先是意识状态的改变，这在后来被解释为déjà vu 或者先兆性的癫痫。我有时会感觉到暂时的身体失衡、站不稳或感到短暂的眩晕。通常我在阳光下打理花园时间太长了或站起来太快的时候就会有这些症状。有时候我还会对周围的事物产生错觉，比如人们像高速运行的火车一样穿梭而过、衣物自己在进行生命活动、颜色和形状变得更加鲜明而灵动。这种感觉就像是 30 秒的奇幻屋之旅一样，接着这些感觉消失了，随后是一阵精疲力竭。我曾将这些场景归结为无法解释的离奇事件。

其次是我的不孕症状。在结婚的第 5 年，我和马克决定生孩子组成完整的家庭。我们打算结束游牧生活，组成属于我们自己的小联盟。然而，停药几个月了，我仍未出现例假。医生说我的身体还未从这 10 年的用药状态中回复过来，我被冠以缺乏耐心、过度焦虑的标签后就被打发回家了。我从医生那里得到的都是关于女性月经不调的信息。

在过去的 9 个月里连续不断地出现了一连串的征兆，不计其数。无数次的验血让我的静脉像吸毒者的一样塌陷了，把各种可疑的症状、疾病和状况都排除了。从检验单上看，我很健康，拥有健康的饮食，坚持每天锻炼，没发现什么健康问题。然而，我的情绪一落千丈。亲人们觉察到我平时开朗的性格发生了转变，但又无法明确地说出是哪里不妥。我脾气越来越大，并且一触即发。说得委婉点儿，我周围的人就像在蛋壳上行走，时刻要注意着我的情绪变化。我会无缘无故地泪流满面，日益消沉和沮丧，真不明白为什么当时没有引起医生的重视。镜子里映出的是憔悴的躯壳，它的里面曾住着一个有活力、随和的女人，而今，却只剩下中空的外壳。

对于我的症状什么样的诊断都有："你患有抑郁症"，"是内分泌疾病"，"患的是妇科病"，"完全是胡思乱想"，还有的直接说我已经失去排卵能力了。对这些言论或采纳或丢弃，但结果都不尽如人意。我被告知体外受精和领养是我想成为母亲的最后两个选择。医生给我开了百忧解来治疗我的抑郁然后就让我回家养病了。

但没有产生疗效，接下来的几天里，我像那被告知无法在我体内自主产生的胚胎一样蜷缩在床上，毫无知觉。我到底怎么了？我感觉在自己在下旋。我想不通，一个对生活充满目标、热情和创造力的女人为什么不再拥有迎接新一天的渴望和能量。难道我真的患了抑郁症吗？这个想法让我恐惧并丧失了勇气。当然我有时候会情绪低落，谁不是这样的呢？但用药物来治疗情绪有用吗？

终于，我的新闻工作者的直觉被唤醒了，并越来越强烈。我的内心告诉我，问题不只是像诊断中所说的"胡思乱想"这么简单。问题是出在我的头部没错，但不是他们所说的那样。我需要证明这一点，于是我最终说服了被激怒的医生，预约进行了磁共振成像（MRI）检查。

余波不断

在获知我的脑膜瘤诊断结果后，过了几小时，我和马克跟我的神经外科医生见了第一次面。正式介绍完后我才注意到在墙上赫然展示着的我的脑部MRI 图像。从图片中我看到，一个不速之客正站在我的大脑中部带着一种挑衅的姿态从背后盯着我（图 61-1）。尽管被惊呆了，但我还是试图一扫那些碎片，努力装出我标志性的幽默感来。

"我丈夫是垒球投手，虽然我很爱他，但没想过会长出一个像垒球一样大地肿瘤来证明这一点。"我的笑话显得苍白无力。

这可不是轻松的 Leno 或 Leffermon 节目表演的素材，而是严肃的脑部疾病问题。经过临床确诊，我被如实地告知未患癌症，这着实让我松了一口气，但一颗心仍悬在那个可怕的"C"字母上面。医生告诉我说脑膜瘤大多数是良性的，我所经历的症状是单纯的癫痫部分性发作。接下来的消息让人大为震惊，我能走着来到他的诊所都已经是万幸了。从肿瘤的大小和严重程度来看，我没有昏迷简直是个奇迹，这也很可能是个好的迹象。我别无选择，必须尽快进行手术将肿瘤移除。我不适合射波刀或放射性手术等微创手术，因此我们一直围绕着大创面的手术来进行讨论。

在简要介绍了颅骨切开术及其血腥的细节和可能的风险后，医生让我一星期后回来进行颅骨

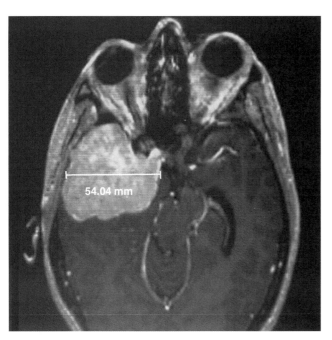

54.04 mm

图 61-1　右侧颞部脑膜瘤一度占据了我的头部（水平 MRI 对比影像）。

切开术。

同时，医生还开了一些抗癫痫的药物来阻止癫痫的发作，并开了类固醇以防止术前和术后的脑肿胀。

在术前的那些日子里，我感觉像是在缓缓移动的雾中奋力突围一样。那种雾气朦胧的感觉来自诊断结果、医生开给我的药物以及试图弄明白这一切的心情。我整个人仿佛处于自动驾驶模式中一般，无法作出清晰的表达。当你的控制中心已经被无意识的异物所压倒并挤到远处的角落里时，你又怎能理解这一切并赋予它们意义呢？我答不上来。

那一刻总算来临了，医生们将打开我的颅骨，开展一次不同寻常的搜寻和救援任务。我终于要面对这一切，但希望不是被压倒，而是冲出去。12 个小时后，手术奇迹般成功地完成了。

仅过了 6 天，我就无瘤出院了，并作为一名脑膜瘤幸存者重新开始我的生活。我得想想该如何重塑我的生活，使它重新回到原来的轨道呢？我的颅骨切开术小组成功地为我移除了脑膜瘤，接下来如何从手术带来的创伤中康复过来就该是我的任务了。

尽管有一支出色的支持队伍，但康复绝不像公园散步那么简单。我渴望回到我以前的生活，进行写作、旅行、毫不犹豫地决定该散步还是徒步旅行、训练我的新拉布拉多犬、安排时间跟家人和朋友一起活动等。然而，我没有这样的精力。长时间地集中精力于诸如骑自行车和写作等这些我喜欢的并能让我有存在感的活动，会让我难以承受。我好几个月都没有进行过这些活动。

我已经厌倦了听到诸如"你还在康复之中"，"给点时间让它康复"，"你给自己太多压力了"等言论。也许这些是建议，但我极度地想要重建我一直以来所熟悉和喜爱的自我。

我就像一座震后刚清理完灾难痕迹的城市，还未开始真正的重建工作。在身体上，我正在康复。那个"倒转问号"形状的手术瘢痕慢慢愈合，瘢痕也一天天淡化，肿得睁不开的眼睛也渐渐地重新睁开了，术后肿胀和淤伤也渐渐消退，康复的速度渐渐加快。然而，被摧毁的精神仍未开始康复。

翻天覆地的变化

我决定前往东部与现正效力于费城队的马克重聚。在走之前，我让外科医生做了一次检查。MRI 结果表明一切都看起来都还不错，医生说："在以前的病例中出现倒退的概率仅有 1%"，这让我感到宽慰。而且，再过几个月，我就可以永远地告别让我感到昏昏欲睡和饥饿的抗抑郁治疗了，我终于逐渐康复并迈向我要的生活。随着我的大脑逐渐回到原来被肿瘤占据的位置，我的生活也犹如震后慢慢复原的板块一样逐渐回到正轨。

然而，就在我与马克在宾夕法尼亚重聚后的一个月，也就是我康复的第 4 个月，我的手术切口出现了渗漏，我成为了那"百分之一"。好极了，我刚刚新建好的基础设施已经开始示弱了。

我的世界再一次发生了改变。怎么会被闪电击中两次呢？即使哪里出了差错，尽管这种可能性很小，我也认为这不会发生在我的身上。我可以很认真地说，这些日子里很多事物都不被贴上了警告标签：星巴克咖啡——可能会造成太大的刺激；风筒——可能会烧焦头发；喜剧中心频道——会伤情志。但这些在我身上都没有发生，而且我半剃光的头上也没有盖章写明还需再进行手术。

马克赶紧把我送到费城的神经外科医生那里，

医生马上怀疑是脑脊液渗漏。在我听来，这像是一个简单的管道工作，堵上缺口就可以搞定了。然而实际上远比那个要复杂得多。当被告知不能与马克一起回去，而是要住院并在明天早上进行手术时，我崩溃了。我满脑子只想着要个孩子，我已经无法再忍受另一个颅骨切开术了。我不像耐克广告语说的那样［耐克的广告语"想做就做（Just do it）"］，我就是不想这样做，但我别无选择，必须修补好那个缺口。

谢天谢地，这次吸去多余脑脊液的手术创伤不像第一次那样大，第二天我就出院了。但在精神上，我却经历了一次煎熬，就如同被煎了又烤，然后再在身上又个叉子一样。在我以为正在回归正轨的时候，这次挫折给了我突如其来的一击，我已经受了两次打击。亲人们提醒我让我知道自己有多坚强，但这跟我内心的力量毫无关系。窗户打碎了可以换掉，但是任何的修补工作或是去家得宝买新的都无法平息被摧毁的心灵。

当我好转至可以旅行时，我和马克都觉得我最好回科罗拉多的家里调养，那里周围的环境我都熟悉。幸好，我的癫痫没有反弹，医生可以放心地逐渐停止我的抗癫痫治疗。我几乎立刻感觉到了显著的精力变化。行动迟缓的症状消失了，我重新焕发了魔力。随后，我中断了一年的月经也神奇地恢复了。没想到我还能让经期的痉挛疼痛再次回到我的生活。似乎被打乱的生活碎片最终又重新回落到正确的位置。

在混乱的一年接近尾声之时，我进行了一次常规的妇科检查。那天的晚些时候，当接到医生电话时，我心里一沉。我害怕又是坏消息。但这次是个好消息——我怀孕了，而且是自然受孕，没有经过任何的药物干预措施。我要做妈妈了，我感到欣喜若狂，流下了兴奋、欣喜和释然的眼泪。尽管由于我的病史，我被看作是高危产妇并且必须受到密切监控，但我并不担心。我也完全了解，怀孕过程中激素的升高会进一步刺激孕酮阳性脑膜瘤的发生，但是我愿意承担怀孩子的风险，尤其是在我经历过这么多以后才自然怀上的孩子。我有理由相信，如果我的脑膜瘤长了 10 年以上才被发现，那么如果它再次生长的话也能在其生长失控之前被查出来。

第二年的秋天，汉娜出生了。两年半以后，她的弟弟汉特也出生了。这两个孩子都是奇迹，他

们的出现让我确信，患了脑膜瘤以后也同样能拥有和享受丰富多彩的美丽人生，尤其是当我的激素还未能飙升到能与楼上的家具混为一体时。然而，在那段时间里，我的癫痫又意外地复发了。难道我承受的还不够多吗？疯狂的脑膜瘤要什么时候才能结束？我已经厌恶和疲倦了它对我生活方方面面的控制。

我以为我能正视我的诊断结果，但是越来越明然地，对脑膜瘤的后果作出真实的评估，并接受将终生带有癫痫、慢性疲劳、持续性面部剧痛、情绪波动等症状的新我，对我来说是无法承担的奢侈。

现在我的承受能力已经到达那种层次了。我无法逃避患有脑瘤的事实，它让我的生活发生了无法挽回的改变。尽管我一直会想起它并害怕它会复发，但我不能再让自己完全受它的控制。假如更大的灾难会重来，我想我已经能更好地应对它所带来的后果了。

除了要应对上面提及的以及身体的挑战以外，最难应付的是那些误认为我很健康，并认为患上良性脑膜瘤就不用承受痛苦的想法。

我听到过并且还继续听到的一些言论淡化了我所经历过并将继续承受的一切，这些言论甚至来自那些本应该懂得更多的医学界人士，诸如"吉·莉兹，你看上去棒极了，现在一切一定都很好"，"脑膜瘤是良性病变"，"你太幸运了，患的是良性肿瘤"，"你整天无所事事，怎么会感到疲倦呢？""别再为此纠结了，你已经进行了手术，一切都过去了。""你已经摆脱脑瘤了。"等。

尽管表面上我是治愈了，但我的内心远没有痊愈，我怀疑它是否能痊愈。我相信我的脑瘤已经催生了一个成员众多的大家族，带来了各种相关的健康问题。比如，我儿子出生后的数月内，我感觉到极度的疲倦，我知道这并不仅仅是因为有了两个孩子而睡眠不足所引起的。然而，我又一次被当成是工作劳累过度、压力过大的母亲而被医生驳回了。但这次最起码安排了验血。诊断结果显示我患有桥本病（慢性甲状腺炎）和甲状腺功能减退。无法断定这些病是否与脑膜瘤有关，但我不由自主地认为它们是有关联的。

我的余生将是无休止地来回游转于预约医生和进行后续检查上面。我的年度计划不是预约神经外科医生就是神经科医生，要么就是放射科医生、内

分泌医生、药理师、妇科医生、泌尿科医生和皮肤科医生。我一直奔走于各类医生之中。

还不止这些，每年的年初我都要做一次 MRI 检查，就像检测地震的断层线是否稳定一样。我能忍受在圆管中待 45 分钟、满嘴的酒精味道、钆元素的注射、手提钻发出的声音。然后要做的就是等待，直到正如我所希望的那样被告知没有肿瘤，我才能自由地呼吸，直到下一年的到来我再次陷入恐惧当中。尽管我已经学会了不受它的困扰，恐惧仍一直缠绕着我。

很不幸地，恐惧在某一年变成了现实。由于管理的失误，我在神经外科医生与我开展结果讨论之前收到了一份我的 MRI 结果传真。当传真机吐出那张纸时，纸上"疑似复发，情况不佳"几个字赫赫在目。令人难以置信的是，我一个星期都没联系上我的神经外科医生。那 7 天显得如此漫长，是我生命中最糟糕的日子之一，直到我的神经外科医生让我重新相信，那张报告的结论与他自己的观察不符，我并没有长肿瘤。

可悲的是，每年一次的"没有长瘤"的结论从来没完全消除过我对复发的恐惧。说是长痛也好，是阵痛也罢，它一直存在那里，我无法不去想它。在我手术过后，我经常头痛，每次头痛时我都会想："噢，天啊！肿瘤复发了。"

讽刺的是，我也希望我能像之前的医生们那样，认为头痛是由于常见的病因，如经前综合征、压力大、睡眠不足等引起的。但我做不到，我会说服自己相信，之前扫描结果中突出显示的有问题的区域其实是残留的肿瘤并会报复性地复发。虽然还有好几个月才到下次 MRI 年检的时间，但我按捺不住急于想得到确切的答案。我必须马上得到心灵的平和，这是最重要的。我的神经外科医生看出了我想要得到确认并排除可能的坏消息的心情，几天之内就为我安排了 MRI 检查。结果是没有肿瘤。谢天谢地，这是由于常见的病因引起的，没有不好的消息。我祈求这种好的状况能一直持续下去。

在穿越脑膜瘤之一"雷区"的经历中，我总结了对我生活起到过很大帮助的几条生存策略：

- 要有钻研精神。在见面之前将要问的问题列出来先发给医生，让他们事先有所准备。有必要的话，让一个朋友帮忙做搜集工作，并且有可能的话陪同你一起前往。假如在走出医生的诊所时才想起："如果我问了那个问题就好了。"这种感觉是最糟糕的。在所有的问题都得到了满意的答案，并且完全清楚地了解了所有的治疗方案以及每种方案可能的结果之后，才能离开诊所。

- 相信和支持自己内心的声音。如果你有所担心的话，不怕提出做 MRI 或者其他检查的要求。这也许会让你觉得像伍迪·艾伦电影里面的角色一样患有疑病症，但最重要的是拥有内心的安宁。同样的，如果不想要或不确定某种治疗途径的话，可以征求其他意见。

- 找到曾有过相同经历的人，我得再三强调这一点。同病相怜的人更能理解相互的遭遇。情绪从高峰跌入低谷是很正常并且可以预见的。此时可能还感觉正处于世界之巅，彼时可能就想逃避这个世界了。

- 把罪恶感抛出窗外。不要对新的自我感到歉疚，不要认为将自己的需要摆在首位是自私的，因为你已经无法像患病前那样完成某些事情了。这需要一段时间的学习和调整，所需时间的长短因病人而异。

- 别为做不到的事情而悲叹，将精力集中于能做的事情上面。当接受了患有脑瘤这一事实后，我变得释然，并开始集中精力做我力所能及的事，而不是将时间浪费在尝试做我无能为力的事情上面。

- 多与照料你的人交流，他们不会读心术，要让他们知道你的需求，才能使你得到更好的照顾。要坦率地说出内心的想法。如果你需要时间独处，应该事先与他们商量你的想法，而不是隐瞒着不说，过后又冲着他们发脾气。清晰地表明自己的需求。如果你需要一条短信留言来帮助你入睡，提出来。如果你厌倦了被悉心照顾，也要说出来。

- 学会自嘲。一些关于脑瘤的幽默笑话将会使所有的人都受益。在停车场找不到你的车或者在做饭时发觉炉子一直没开火时，别为此捶头顿足。

- 听身体的话。我相信当你楼上的家具被重新布置后，视觉和感观都会有所改变。可以把患上脑膜瘤当成一次大脑的改头换面。你必须听从身体的信号，假如它发出呐喊让你放慢脚步，那么听从它的指挥。不要尝试超越身体的极限，尤其是在手术、化疗或放疗后的康复过程中，否则，过后你将会为此付出更大代价。

- 用一切可用的工具来对付你的疾病，不必为此感到歉疚或尴尬。比如，我会给自己发邮件提醒自己要做哪些事情。我的收件箱里堆满了我自己发的邮件。

- 说出来。脑膜瘤会让生活发生急剧的改变，你难免会产生质疑、恐惧、担忧和焦虑的情绪。将这些想法拿出来与人交流，尤其是与那些与你有相同经历的人交流。

- 最后，对关系的转变要有心理准备，一些关系可能会变差。无形的缺陷常常会筑起一道无法逾越的障碍，从而破坏相互的关系。我失去了一些朋友，因为他们接受不了新的我或无法理解我每天正在面临的挣扎。必须坚持一个底线，就是不要默默承受一切或让别人淡化你所承受的痛苦。

现在，我每天都奔忙于我的家庭、非营利组织——一个为脑膜瘤患者提供支持的在线论坛"Meningioma Mommas"以及写作和演讲工作中。我的第二次生命赐予了我教育、激励和了解患者的机会，希望能借此减轻脑膜瘤患者们所遭受的不幸。

脑膜瘤治疗的新兴手术方式

Peter M Black,
Farzana Tariq
邹 鹏译

概 述

神经外科领域的技术进步使得有效精确影像导引的微创手术切除脑膜瘤的手术方式成为可能。本章涵盖了4个未来可能对脑膜瘤治疗带来巨大变化的手术措施：

● 术中成像
● 组织间放射
● 高功率聚焦超声治疗
● 血管内微栓塞技术。

术中成像

影像导引的神经外科在传统手术室内使用导航系统在治疗很多脑膜瘤中很重要，因为它能定位肿瘤及其周围的重要结构。术中成像是一个有用的进展，因为它代偿了大脑移位，能提供精确导航并确认病人在离开手术室前都接受了哪些手术治疗[1]。目前在手术提供实况成像的影像学方法有计算机断层扫描（CT）、磁共振成像（MRI）和超声。其他影像学方法通过细胞水平技术来帮助确定肿瘤，包括光力学成像、放射免疫成像和氨基酮戊酸（ALA）或其他物质

的红外成像。这些都极大地扩展了外科医生的能力，但在这里暂不予讨论。

在传统手术室中现有的无框架导航系统能精确定位肿瘤甚至能在手术视野内追踪手术器械的活动。这些多半涉及红外或磁场感应器（和骨固定装置连接的接收器相关联）。使用这些技术可以带来小的手术切口，保留正常区域和明确的手术切缘。

尽管导航系统功能强大，但它仍存在一些潜在的问题如系统崩溃和不准确的注册。借助术前影像学的头皮注册可以通过基准点或体表标志（如鼻子、枕骨隆突和眼眶缘）完成。因为患者在改变体位时头皮移动或即使在仰卧位时骨骼固定装置也会引起头皮变形，这些都将导致注册不准。其他不准的原因包括图像的几何失真、术中病人相对于导航系统的移动、大脑移位。

大脑移位可能源于液体移动，肿瘤切除后的肿瘤体积变小，动脉二氧化碳分压的改变，硬脑膜打开后脑脊液丢失[2-5]。这些都使得依据术前影像学资料的导航存在潜在的和不定的不准确。有文献记载硬脑膜打开后1小时内术中大脑表面的变形大于10mm。这类移位引起的错误在存在脑积水或先前有实质体积丢失的情况下甚至会更严重。术中成像在某种程度上是为了克服大脑移位

而发明的。

CT 术中成像

CT 有良好的组织分辨率但传统上局限于单平面成像而且对患者和手术小组造成放射的不良影响。随着成像后更加复杂的软件处理和放射剂量的减低，这些缺点都变得没有那么重要。Lunsford 及其同事有大量 CT 引导下切除肿瘤的经验[6]。

术中超声

超声和 CT 或 MRI 相比更廉价且仪器体积更小。它通过肿瘤物理性质的不同来引导手术操作，还可以显现血管分布，这对较大的脑膜瘤很有帮助。超声成像可能很难理解，因为回波结构可能无法准确地区分正常和异常组织，而手术视野中的气泡和血液可能导致超声图像的错误解释。但它对在手术视野内操作（在其暴露后）是一个很重要的潜在手段，它在评估肿瘤残余和颅底脑膜瘤的血管情况的重要性尚未有评价。随着三维系统的出现，它可能成为术中成像中最广泛运用和有用的手段。

术中 MRI

术中 MRI 可以提供术中多平面成像，精确导航，并发症（如出血）的即刻评估和计划部位切除的确认。最早的系统是安装在 Brigham & Women's 医院（BWH）的美国通用 Signa 0.5T 的"双面包圈"磁共振。首例术中 MRI 引导的脑瘤根除术 1996 年在 BWH 完成。多平面成像，组织分辨率和无电离辐射都促进了 MRI 作为介入操作导引工具的发展。在书写本章节的这段时间，全世界又添了 50 部新的磁共振机器。成像序列如核磁共振光谱学（MRS）、功能磁共振（f-MRI）、弥散加权成像（DW-MRI）、灌注加权成像（PW-MRI）、磁共振血管成像（MRA）、磁共振静脉成像（MRV）在强磁场系统中都成为可能，这可能极大影响神外科医生的决策过程。

造成磁共振高质量诊断的各种因素包括系统的磁场强度、磁场均质性、静态和梯度磁场的稳定性。考虑到磁场均质性，最佳的磁体设计是一个没有开口完整的球体。但是，患者进入是手术和监测的前提。术中磁共振系统在磁场强度和手术方便的平衡中不断发展。外科医生、工程师和工厂的亲密合作已生产出多个术中磁共振系统。目前使用中的不同术中磁共振系统的区别不是本章讨论的内容，有兴趣的读者可以参阅最近的一些文献。简单来说有两个重要区别点：磁场强度和病人活动。一个是基于磁场强度的分类：低磁场（0.12 ~ 0.15T）、中磁场（0.3 ~ 0.5T）和高磁场（1.5 ~ 3T）。目前，低中磁场系统更有利于患者出入。高磁场系统在扫描时限制了病人的进入，但有更高分辨率的图像。低磁场系统的例子有 GE Signa、Hitachi 0.3 T 系统和 Polestar 1.5 T 系统。这些为患者提供了舒适的出入，但是其分辨率不高。相比之下，高磁场系统（Siemens Brain Suite，IMRIS 系统和 Philips 系统）则限制了病人的出入[11-17]。

第二个参数是患者的活动。低磁场系统往往较为方便，如 GE 系统允许在磁共振仪中进行手术，Polestar 则类似于磁共振透视。其他系统则对患者的活动有要求：对西门子系统而言，通过一个转台出入磁共振仪，对飞利浦系统，患者在一个平台上移动。IMRIS 系统则是移动磁共振仪。

所有术中成像的概念在于磁共振仪位于一个可以在全麻和监护下完成神外操作的环境中。每个系统在介入操作引导中有利有弊，每个系统在图像分辨率和手术操作空间之间有着不同的平衡。理想的术中磁共振引导神外手术套间仍颇具挑战性：宽阔的手术进出口并提供最佳的成像效果。

软件和设备的一些进步使得术中成像的改进成为可能。在磁共振成像系统中术中可以联合高磁场和成像模式如 fMRI、DW-MRI、MRS、MRA 和 MRV。这允许基于组织功能（而其他方式无法评估的）手术操作。在脑膜瘤手术中成像应用包括轨线设计、切除引导和并发症监测。

轨迹设计

成功手术的第一步在于精确的路线设计。现代成像技术为手术医生提供了关于肿瘤确切位置和范围、内部特征（MRS、DW-MRI）和邻近结构的关系（fMRI、弥散张量成像、MRA、MRV）等重要信息。这些都可以录入导航系统，但是基于术前影像学结果的最大缺点在于缺乏实时更新。有了术中磁共振，设计可以现场完成，开颅的确切位置和入路路线可以确定。利用颅骨基准点甚至手术者手指的成像能在术前引导通路和肿瘤的定位。

切除引导

术中磁共振使得神外科医生在术中能观察到病灶相关的大脑皮质、白质或深层结构的变化。这样术者能客观判断手术的进展，并能检查大脑在术中是否出现并发症如脑内出血、弥散性脑水肿或脑积水。灌注或弥散核磁共振成像能显示血管并发症如缺血。术中磁共振不仅反映解剖学结构，也提供了手术过程中功能完整性和动力学变化的信息，允许术者相应地改变手术操作。

控制切除程度

术中磁共振对任何髓外肿瘤切除程度的监测都很有价值。它能画出肿瘤的范围，伴随的导航系统可以帮助完成彻底的切除以防止复发。关于肿瘤边缘、主要血管、肿瘤范围的即时信息能在颅底手术中为术者提供信心。术中成像能在钻入前后床突、岩骨和内耳道后壁时帮助保护邻近结构。脑膜瘤和其他颅底肿瘤常向周围延伸或引起大的血管和脑神经移位。切除过程中提供这些重要结构的即时位置可能对降低手术致死和致残很重要。

监测并发症

在手术最后，可适当进行最后一次影像对比以排除即时手术并发症如静脉梗死性出血、急性脑积水和中风。发现这类事件可以采取及时的补救措施并给予必要的大脑保护。在即时术后图像中区分残余病理组织和手术水肿仍存在一定困难。随着经验的积累和更高磁场强度的应用使得附属序列成为可能，这些困难都会被克服[19]。

高强度聚焦超声

高强度聚焦超声（HIFU）是在微创手术上兴起的一项技术进展。通过多缘聚焦一点的热能，它能摧毁靶向组织。组织消融可以通过一个球面弧形传感器（"相控探头"）或高强度反转镜聚焦的光柱完成。"相控探头"能帮助光柱聚焦于不同位置的靶组织而尽量减少颅骨的散焦效果[20-22]。

磁共振引导聚焦超声

磁共振引导聚焦超声是一个提供精确图像引导治疗的技术。在精确的热反馈系统下，现有系统在超声相控探头（帮助将能量柱集中在靶脑膜瘤组织上）的帮助下发送多个小的声波。术中使用短时高强度声波。

这种方法可以处理大的病灶并产生局限良好的球形治疗区，但是带来的组织损伤和空洞形成却无法预计，而这些都限制了其临床应用。水肿在 48 小时达到最高峰，在 7 天内消散[23]。

该技术能逐步消除组织而没有 γ 刀或直线加速器放射外科固有的放射危险，有用于治疗颅底脑膜瘤的潜力。它可能成为神外科未来全部设备的重要组成部分。

脑膜瘤的组织间放射

长期种植的深部放射对复发性脑膜瘤是一种潜在的有效的微创治疗手段。传统上，用 CT 引导显微外科和立体定位技术将放射性物质 I-125 置于脑膜瘤内。导管穿过立体定位钻孔，然后植入 I-125。总剂量在 100 ~ 500 Gy，加药率较低（0.05 ~ 0.25 cGy/h）。也可以使用 Ir-192：100 小时内的剂量为 60 Gy。在种植区会形成冷点，可以在 CT 上见低密度环[24,25]。

脑膜瘤在 6 ~ 32 月内反应。一定时刻会出现明显肿瘤缩小而不伴有和该操作相关的病态。在更严重的肿瘤如恶性脑膜瘤中，深部放疗可以作为传统手术的辅助措施，在传统远距离放疗前后进行。在这种病例中，也可以使用永久种植。

随着脑膜瘤体积的缩小，被累及脑神经的症状也会有所改善。三叉神经对这类放疗更敏感，治疗后可能出现面部麻木。虽然深部放疗是一种安全的方法，但是在斜坡脑膜瘤中可能会发生导管相关的损伤，导管损伤感染和脑脊液漏。这种治疗方式可能出现大脑水肿，但水肿可应用激素减轻[26]。

血管内疗法

　　对难以切除的脑膜瘤一种新颖而具有潜力的治疗方法就是应用微栓塞来制造梗死。这种具有潜力的微栓塞和微导管技术已经首先被苏黎世的 Anton Valavanis 教授使用（个人联系）。

总　结

　　脑膜瘤的主要治疗方法仍然是手术根治除术。但是，现在有多种辅助方法可能帮助脑外科医生实现他们的目标。包括影像引导手术、聚焦超声、深部放疗。在术前必须仔细评估这些方法，以确定手术者所拥有选择。

参考文献

[1] Black PM, Moriarty T, Alexander IIIE, et al. Development and implementation of intraoperative magnetic resonance imaging and its neurosurgical applications. Neurosurgery 1997;41:831–45.

[2] Hill DL, Maurer Jr CR, Maciunas RJ, et al. Measurement of intraoperative brain surface deformation under a craniotomy. Neurosurgery 1998;43:514–26.

[3] Nimsky C, Ganslandt O, Hastreiter P, Fahlbusch R. Intraoperative compensation for brain shift. Surg Neurol 2001;56:357–64; discussion 364–5.

[4] Nabavi A, Black PM, Gering DT, et al. Serial intraoperative magnetic resonance imaging of brain shift. Neurosurgery 2001;48:787–97; discussion 797–8.

[5] Reinges MHT, Nguyen HH, Krings T, et al. Course of brain shift during microsurgical resection of supratentorial cerebral lesions: limits of conventional neuronavigation. Acta Neurochir (Wien) 2004; 146:369–77.

[6] Engle DJ, Lunsford JD. Brain tumor resection guided by intraoperative computed tomography. J Neuro-Oncol 1987;4:361–70.

[7] Unsgaard G, Rygh OM, Selbekk T, et al. Intra-operative 3D ultrasound in neurosurgery. Acta Neurochir (Wien) 2006;148:235–53; discussion 253.

[8] Keles GE, Lamborn KR, Berger MS. Coregistration accuracy and detection of brain shift using intraoperative sononavigation during resection of hemispheric tumors. Neurosurgery 2003;53:556–62.

[9] Maurer M, Becker G, Wagner R, et al. Early postoperative transcranial sonography (TCS), CT, and MRI after resection of high grade glioma: evaluation of residual tumor and its influence on prognosis. Acta Neurochir (Wien) 2000;142:1089–97.

[10] Foroglou N, Zamani A, Black P. Intraoperative MRI (iop-MR) for brain tumour surgery. Br J Neurosurg 2009;23:14–22.

[11] Tronnier VM, Wirtz CR, Knauth M, et al. Intraoperative diagnostic and interventional magnetic resonance imaging in neurosurgery. Neurosurgery 1997;40:891–902.

[12] Sutherland GR, Kaibara T, Louw D, et al. A mobile high-field magnetic resonance system for neurosurgery. J Neurosurg 1999;91: 804–13.

[13] Hall WA, Liu H, Martin AJ, et al. Safety, efficacy, and functionality of high-field strength interventional magnetic resonance imaging for neurosurgery. Neurosurgery 2000;46:632–42.

[14] Chu RM, Tummala RP, Hall WA. Intraoperative magnetic resonance image-guided neurosurgery. Neurosurg Q 2003;13:234–50.

[15] Albayrak B, Samdani AF, Black PM. Intraoperative magnetic resonance imaging in neurosurgery. Acta Neurochir 2004;146:543–57.

[16] Hadani M, Spiegelman R, Feldman Z, et al. Novel, compact, intraperative magnetic resonance imaging-guided system for conventional neurosurgical operating rooms. Neurosurgery 2001;48:799–807.

[17] Matsumae M, Koizumi J, Fukuyama H, et al. World's first magnetic resonance imaging/x-ray/operating room suite: a significant milestone in the improvement of neurosurgical diagnosis and treatment. J Neurosurg 2007;107:266–73.

[18] Bernstein M, Al-Anazi AR, Kucharczyk W, et al. Brain tumor surgery with the Toronto open magnetic resonance imaging system: preliminary results for 36 patients and analysis of advantages, disadvantages, and future prospects. Neurosurgery 2000;46:900–7.

[19] Schwartz RB, Hsu L, Wong TZ, et al. Intraoperative MR imaging guidance for intracranial neurosurgery: experience with the first 200 cases. Radiology 1999;211:477–88.

[20] Cohen ZR, Zaubermann J, Harnof S, et al. Magnetic resonance image guided focused ultrasound for thermal ablation in brain; a feasibility study in a swine model. Neurosurgery 2007;60:593–600; discussion 600.

[21] Patrick JT, Nolting MN, Gross SA, et al. Ultrasound and blood brain barrier. Adv Exp Med Biol 1990;267:369–81.

[22] Sokka SD, King R, Hynynen K. MRI-guided gas bubble enhanced ultrasound heating in vivo rabbit thigh. Phys Med Biol 2003;48: 223–41.

[23] Morocz IA, Hynynen K, Gudbjartsson H, et al. Brain edema development after MRI-guided focused ultrasound treatment. J Magn Reson Imaging 1998;8:136–42.

[24] Kumar PP, Patil AA, Syh HW, et al. Role of brachytherapy in management of skull base meningiomas. J Natl Med Assoc 1993;85: 369–74.

[25] Vuorinen V, Heikkonen J, Brander A, et al. Interstitial radiotherapy of 25 parasellar/clival meningiomas and 19 meningiomas in the elderly. Analysis of short-term tolerance and responses. Acta Neurochir (Wein) 1996;138:459–508.

[26] Obasci PC, Barnett GH, Suh JH. Brachytherapy for intracranial meningioma using permanently implanted iodine-125 seeds. Stereotact Funct Neurosurg 2007;7:33–43.

63

脑膜瘤实验模型

Michel Kalamarides,
Rona S. Carroll
邹　鹏译

细胞系和动物模型

　　脑膜瘤起源于脑膜上皮细胞（蛛网膜帽状细胞）。脑膜瘤大概占所有颅内肿瘤的 20%。大约 85% 的脑膜瘤为良性（Ⅰ级），10% 为非异型性（Ⅱ级），3% ～ 5% 为恶性（未分化型，Ⅲ级）。肿瘤模型对理解基因改变在肿瘤中的作用，评估其对肿瘤发生和发展的影响，评估现有和新研发的治疗方法的毒性和疗效至关重要。研究脑膜瘤生物学特性和进一步治疗进展的一大障碍就是缺乏再现临床特点的长期细胞系和动物模型。建立和保持良性脑膜瘤细胞系（在体内和体外保持和原有原发肿瘤类似的原有表现型）曾经是也将持续是一个挑战。另一个障碍在于缺乏足够高频率自发性发生脑膜瘤的动物模型及颅内种植硬脑膜肿瘤很难精确模拟人类条件。这一系列问题因为缺乏脑膜特异的启动子而更加困难。在劳斯（Rous）肉瘤病毒启动子的控制下转染 SV40 大 T 抗原基因而获得无限增殖，LTAg2B 是首个可用的人类软脑膜细胞系。该细胞系保持了原代的形态并在早期传代中免疫组化蛛网膜特异标志物阳性。在后期传代中间丝染色缺失可能反映了细胞表现型的改变（因其高增殖速率）。

　　现在存在少量从恶性脑膜瘤建立的人和大鼠的细胞系 [2-4]。这些细胞系都来源于脑膜瘤的激进变异型，而它们仅代表脑膜瘤中很小的一部分。现在很有必要增加新的细胞系以涵盖脑膜瘤的整个组织学分级。

　　大部分动物模型通过从原发肿瘤中获取细胞后皮下注入无胸腺小鼠而获得。Ⅰ级脑膜瘤生长缓慢并在这种环境下存在大量变异。最近有一种新的基因模型通过 Cre 重组酶技术特异性灭活蛛网膜细胞中的 *NF2*，导致 30% 的小鼠出现颅内脑膜上皮增生和脑膜瘤 [6]。这种强大的新技术在原有模型基础上有显著改进，可能开启在以往脑膜瘤中不可能做到的研究路径。该模型将在本章的后面部分予以论述。

细胞培养

　　细胞培养为研究人类肿瘤的生物学特性提供了可靠的、便利的、可复制（最重要的部分）的研究工具。有效的脑膜瘤培养需要满足以下三个条件：（1）由脑膜瘤细胞组成；（2）细胞的生长速率必须可预测、可靠、可复制；（3）这些细胞的治疗反应必须和人类脑膜瘤相似。研究表明来源于人类良性脑膜瘤细胞的早期传代（3～5代）细胞系在传代数次后就出现细胞衰老[7-12]。因此，任何生物学研究都必须尽快在有限的细胞上完成。通常情况下，在这些细胞上完成的研究多不可复制，因为这些细胞不能冷冻和解冻，从而这些研究无法在不同的实验室、不同的条件下重现。为了解决这个问题，三个独立的研究采用人端粒酶反转录酶（hTERT）来实现细胞无限增殖。

hTERT 和脑膜瘤细胞无限增殖

从良性脑膜瘤建立细胞系比较困难的主要原因在于肿瘤细胞开始培养后就会衰老。细胞衰老涉及多个途径，而细胞的持续生长和无限增殖需要打断这些通路[9]。端粒酶的低活性或无活性在一定程度上是衰老的原因。每一个后续细胞周期都会出现端粒酶的进行性缩短。端粒酶是位于染色体 DNA 末端的重复 DNA 序列。端粒酶是一个核糖核蛋白聚合酶，由一个完整 RNA 部分（hTR）和一些其他蛋白组成（包括逆转录酶亚基 hTERT）。端粒酶活性被认为对维持染色体末端必不可少，它能向端粒添加重复 TTAGGG 序列；它和细胞永生相关[13]。细胞周期检查点途径也控制细胞衰老，而成功的细胞永生可能也涉及 p53 和或 Rb 途径的中断[14]。脑膜瘤的研究已经表明端粒酶活性和肿瘤恶性度直接相关[7,8,15]。良性肿瘤有低或无端粒酶活性；而大部分恶性肿瘤的端粒酶活性为阳性。另外，hTERT 阳性的脑膜瘤有更高的复发率，表明它有潜力作为一个预测复发的因子[16]。有 3 例报道包括本例，通过转染 hTERT（端粒酶的催化亚基）从Ⅰ级脑膜瘤获取无限增殖的脑膜瘤细胞系[17-19]。无限增殖化后，细胞系的形态学特定和相应的未转染细胞相同（图63-1）。在初生细胞的取种中可观察到大细胞核和紧密的细胞连接。细胞免疫组化细胞角蛋白、波形蛋白和 S-100 均为阳性。关于单纯 hTERT 转染是否足够造成良性脑膜瘤的无限增殖化还存在争议。Baia 及其同事[17]报道两个良性脑膜瘤细胞系的永生化在表达 hTERT 外，需要打断 p53 和 pRb 通路。与此相反，Puttmann 及其同事和 Cargioli 及其同事[18,19]均报道单纯的 hTERT 转染对良性脑膜瘤的永生化

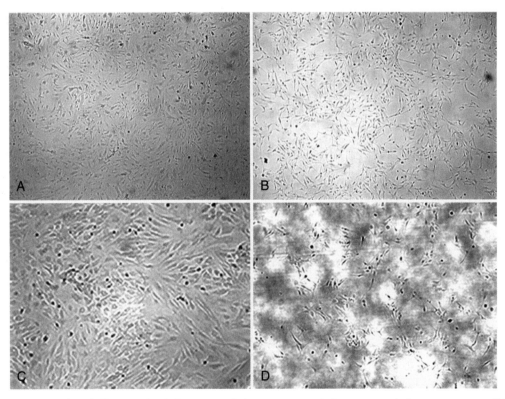

图 63-1 脑膜瘤细胞培养的各期对比图。（A）Me3 P3；（B）Me3TSC P9；（C）Me10 P1；（D）Me10T P2。40 倍图像。（From Cargioli TG, Ugur HC, Ramakrishna N, et al. Establishment of an in vivo meningioma model with hTERT. Neurosurgery 2007;60:750-60.）

就足够了。这很有可能反映了从不同细胞系获取的原发肿瘤的基因改变。另外，转染了 SV40 大 T 抗原和 hTERT 细胞的倍增时间比单纯转染 hTERT 的细胞时间短。hTERT 永生化的细胞移植到裸鼠硬脑膜下可出现脑膜瘤的典型组织学特征。无论在大体上

还是在镜下，移植瘤都表现脑膜瘤特征。大体上，该肿瘤分界清楚，质地坚硬，呈褐色到白色的结节状肿块，与硬脑膜和大脑表面软脑膜相连。镜下，肿瘤组织细胞致密，由梭型到上皮样细胞组成，由单形型圆形到椭圆形细胞，中等量细胞质。肿瘤的

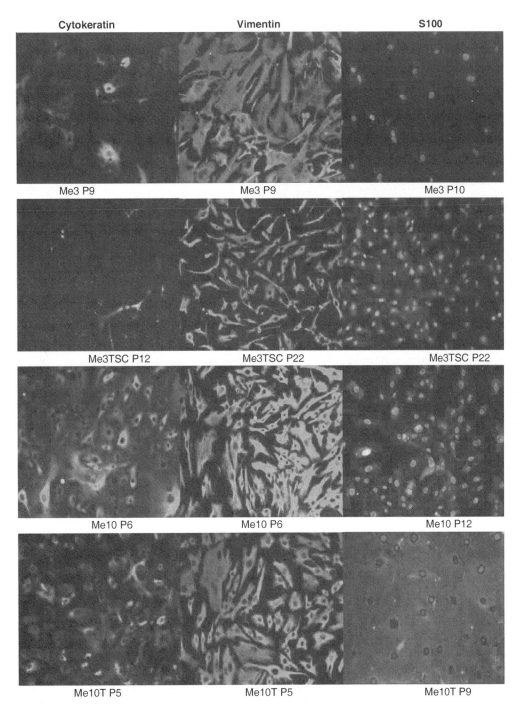

图 63-2（见彩图 63-2） 脑膜癌细胞的细胞角蛋白、波形蛋白和 S100 抗体的免疫荧光染色。转导细胞系即使在后期的传代中仍保持表达。（From Cargioli TG, Ugur HC, Ramakrishna N, et al. Establishment of an in vivo meningioma model with hTERT. Neurosurgery 2007;60:750-60.）

生长模式从小的结节状脑膜上皮样簇状生长到丛状纺锤样生长。在某些肿瘤中出现聚焦螺纹化和微钙化。虽然细胞核表现出多形性，核仁可见，但未见其他非典型特征如小细胞伴高核浆比、快速有丝分裂、面生长。一个肿瘤表现出局限区域的（和坏死一致的）核浓缩与裂解。这些肿瘤免疫组化上皮膜抗原（EMA）弱阳性和局限性 S-100 弱阳性。需要注意，组织病理检查表明接受 SV40 大 T 抗原和 hTERT 转染的细胞和单纯接受 hTERT 转染的细胞相比，出现了一些非特异性改变。总之，这些研究表明基因调控可以用来解决原发性良性脑膜瘤衰老的问题，而获得的细胞系可为脑膜瘤的生物学研究和新兴疗法的评价提供有效的模型。

恶性脑膜瘤细胞系

现有多个从恶性脑膜瘤中获得的长期细胞系 [20]。最常用的细胞系来源于一个 61 岁的老年男性（反复复发的原发性颅骨骨内恶性脑膜瘤）[2]。培养细胞的倍增时间为 62 小时。免疫组化可确定间叶细胞肿瘤标志物波形蛋白。5 天的倍增时间内，可在无胸腺裸鼠中观察到肿瘤发生。培养细胞和异种移植肿瘤的 Ki-67 标记指数分别约为 36% 和 30%。该肿瘤保持其超微结构特征包括在体内形成涡旋。该细胞系在检测抗肿瘤药物的疗效中很有用。另一个细胞系 KT21-MG 从扩增 c-myc 原癌基因的人类恶性脑膜癌获得 [3]。超微结构上，在原始肿瘤中观察到的邻近细胞膜呈交错接合和细胞桥粒也在培养细胞中出现。免疫组化显示该细胞波形蛋白阳性。细胞系能在裸鼠中形成肿瘤，在低血清状况下增殖，在软琼脂上独立定植生长，并出现很多染色体异常包括单倍体染色体 [22]。另外，在原始肿瘤和异种移植均发现 c-myc 扩增。

基因表达谱：组织培养与细胞培养

已建立的良好细胞系常用于癌症的细胞生物学研究。如前所述，脑膜瘤极少存在确立的细胞系。大部分体外研究在脑膜瘤的原代培养上完成。恶性肿瘤的研究表明培养的肿瘤细胞基因表达谱和原肿

瘤不同 [21]。另外，它们受培养条件和传代次数的影响。Sasaki 及其同事 [22] 使用基因芯片对原始冷冻肿瘤标本和（在两个时间点）从 3 个脑膜瘤中获取的原代培养进行了基因表达谱分析（3 个肿瘤 WHO 分级分别为 Ⅰ、Ⅱ、Ⅲ）。原代培养和对应的冷冻组织相比，在检测的 12 000 个基因中，51 个基因上调了 5 倍或更多，19 个下调了 2 倍或更多。这些基因的一个子集表达水平被实时定量转录 PCR 证实。在原代培养中发现细胞外基质蛋白、细胞骨架蛋白、细胞表面标志物的基因表达水平增加。该研究也存在一定的限制性如样本量小；原始肿瘤组织包括成纤维细胞、内皮细胞、白细胞和其他细胞类型，这些都可能对结果造成影响。这篇文章给我们提了一个醒，细胞培养的基因研究并不能准确反映体内肿瘤的基因环境。因此，体外治疗研究可能并不和体内疗效直接相关。

材料和异种移植扩增

脑膜瘤体内生长模型对更好地理解脑膜瘤生物学特性不可或缺，也可在开始临床研究前检测新型治疗的疗效。1945 年首次出现人类脑膜瘤移植的描述 [23]。在这些研究中，肿瘤细胞被注入豚鼠的眼内。1977 年首次报道了成功的皮下移植人类恶性脑膜瘤 [24]。随后有一个研究报道移植肿瘤成功连续传代，并保持组织学不变。裸鼠肾包膜下脑膜瘤植入是最成功的肿瘤摄取 [25]。肾包膜下是一个和大脑不同的微环境，无法连续测量肿瘤。在体内，人工基底膜增强了一些细胞系的生长；它是从小鼠肉瘤从获得，是基底膜蛋白和生长因子的混合物。在注射时，混有人工基底膜的皮下脑膜瘤细胞表现出高肿瘤摄取。异种移植肿瘤的组织学和原始人类肿瘤高度相似。免疫组化示，该肿瘤人类纤维连接蛋白和 Ⅳ 胶原蛋白阳性而人或小鼠的层粘连蛋白阴性。约半数肿瘤上皮膜抗原阳性。混有人工基底膜出现细胞生长增强的原因可能是肿瘤细胞生长增强，细胞内及循环生长因子的集中。迄今，大部分临床前研究都在异种移植小鼠脑膜瘤模型上完成 [27]。最近出现了一个利用新型非侵入性生物发光成像系统的颅内脑膜瘤小鼠模型 [28,29]。然而，异种移植模型直观而相对容易使用。但其在预测抗肿瘤药物疗效的准

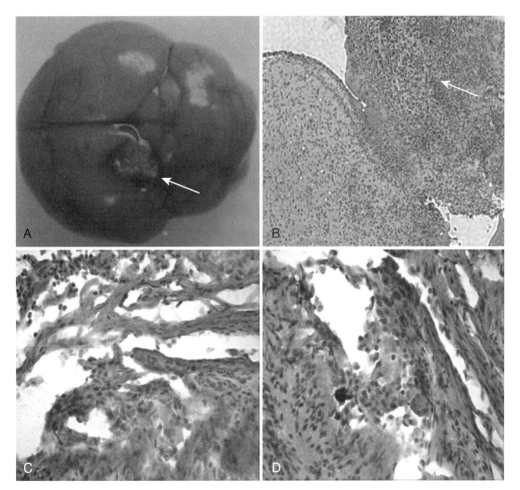

图 63-3（见彩图 63-3）　A，图片显示了左半球后顶骨区域的紧贴皮质的肉眼可见肿瘤。肿瘤分界清楚，发白具有人脑膜瘤肉眼观察的一般特征。B，镜下图片显示肿瘤组织细胞排列紧密，纺缍形上皮细胞单形性围绕卵圆形细胞核，并有中等量细胞质。肿瘤体积为 2.03mm³（HE 染色，×200）。C，镜下图片显示肿瘤 EMA 表达弱阳性，×400。D，镜下图片显示肿瘤 S-100 表达弱阳性，×400。（From Cargioli TG, Ugur HC, Ramakrishna N, et al. Establishment of an in vivo meningioma model with hTERT. Neurosurgery 2007;60:750-60.）

确性方面仍待商榷。和细胞系选择相比，异种移植的环境和位置或缺乏新生肿瘤生长都是次要的。

脑膜瘤临床前研究和转化研究的小鼠模型

随着肿瘤发生过程中分子通路的确定，为了理解肿瘤发生，评价有潜力的治疗方式及最终对患者结局的影响，人们不断开发出新的肿瘤模型。小鼠为哺乳动物提供了优秀的肿瘤建模平台。目前，小鼠肿瘤建模可通过原癌基因表达，特定基因突变或肿瘤抑制基因失活来实现。这些实验为人们提供了关于肿瘤发生和发展的分子通道的知识。小鼠模型

通过新的肿瘤形成再现了人类肿瘤，保持器官的微环境，因此可能为分子靶向治疗提供良好的环境，也可能在基因少许改变的情况下确定新的潜在靶点。另一个能从准确的脑膜瘤小鼠模型中获取的有力工具是原代细胞如蛛网膜细胞。它是最纯的遗传系统，可用来评估疗效和完成高通量的药物筛选。概括地说，基因改造的小鼠肿瘤模型包括小鼠过度表达转基因（原癌基因或点突变），基因点突变的敲入模型或使用 Cre-loxp 系统完成的完全或条件敲出模型。

患有 2 型神经纤维瘤病（NF2）的人患脑膜瘤的风险明显增加，这表明 *NF2* 基因作为肿瘤抑制基因可能在调控蛛网膜细胞增殖中起到重要作用。30%～70% 散发脑膜瘤有 *NF2* 基因的双等位失活，

其失活导致 NF2 基因表达产物减少。另外，NF2 失活可能是散发脑膜瘤发病的早期事件，也常见于 I 级脑膜瘤和分级高的肿瘤[32]。

为明确 NF2 缺失在脑膜瘤肿瘤发生的角色，人们创立了一系列小鼠模型。

虽有肿瘤形成倾向，传统杂合 Nf2 敲除小鼠（Nf2[+/-]）并不发生脑膜瘤，而多死于骨肉瘤和其他在人类中不和 NF2 一同出现的肿瘤。Nf2[-/-] 小鼠在胚胎发育早期死于原肠胚形成障碍[33,34]。

为检测在成年小鼠中被选择细胞缺失 Nf2 的后果，人们制造了条件等位基因敲除（Nf2[flox2]）。通过使用 P0 启动子在施旺细胞中特定地表达 Cre 重组酶，很明显条件双等位基因 Nf2 失活是鼠类施旺细胞肿瘤发生的限速步骤[34]。引人注目的是在这些小鼠中未观察到脑膜瘤，表明施旺细胞特定启动子表达的 Cre 重组酶不影响脑膜瘤祖细胞。

因为缺乏蛛网膜细胞特定的启动子，我们可以通过注射重组 Cre 腺病毒来植入 Cre 重组酶[6]。这种方法在小样本的易感蛛网膜细胞中有靶向启动基因损伤的优势（在本例中，Nf2 的纯合子失活）。这样模拟人类肿瘤比靶组织内的所有细胞都突变更加准确。直接将重组 Cre 腺病毒注入 Nf2[flox2] 小鼠的脑脊液循环中能靶向攻击软脑膜。从 4 月龄开始，30% 蛛网膜细胞 Cre 介导 Nf2 外显子 2 删除的小鼠，出现了一系列和人类肿瘤亚型类似的良心脑膜瘤：过渡型 / 脑膜上皮型和成纤维性细胞型[6]（图 63-4）。另外，与人类脑膜瘤病人类似（组织学良性肿瘤会侵犯大脑），小鼠脑膜瘤表现出类似模式，肿

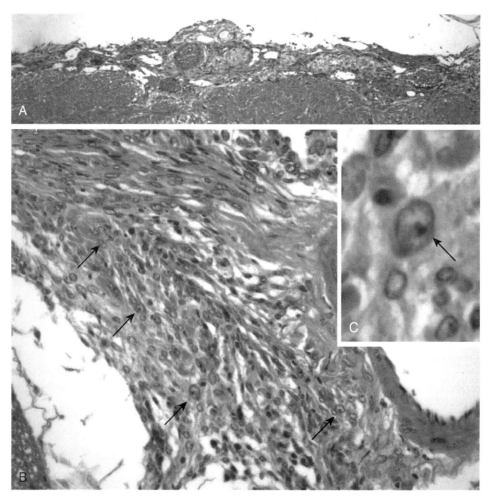

图 63-4（见彩图 63-4） Nf-2flox2/flox2 小鼠脑脊液经旺或硬膜下注入重组 Cre 后小鼠 Nf2-/- 脑膜瘤的组织学特征。**A**，HE 染色部分显示移行性脑膜瘤斑块状叠压脑干。**B、C**，移行性脑膜瘤覆盖右侧三叉神经，一些细胞有凸起的核心，表明肿瘤的不典型性特征（箭头）。(FromKalamaridesM, Stemmer-Rachamimov AO, TakahashiM, et al. Natural history ofmening-ioma development inmice reve-alsa synergyof Nf2 and p16（Ink4a）mutations. Brain Pathol 2008;18:62-70.)

瘤细胞浸润邻近大脑实质导致反应性星形细胞胶质化。因为 Cre 腺病毒通过脑脊液选择播散，脊髓脑膜瘤并发脊髓压迫也会出现。

这些结果表明 Cre-loxp 介导的 $Nf2^{flox2}$ 双等位基因失活是脑膜瘤进展的限速步骤。在该脑膜瘤模型中，和鼠类软脑膜肿瘤发生相关的最早病灶是脑膜上皮增殖（很小的镜下病灶，由代表早期肿瘤形成的脑膜上皮组成）。额外的 $p53$ 半合子对脑膜瘤的发生频率或恶性度没有影响，这表明对人类来说，$Nf2$ 和 $p53$ 突变在鼠类脑膜瘤肿瘤不发生协同作用。

到目前为止，在非典型和恶性脑膜瘤中只有很少的个别基因受染色体变化的影响是已知的。在大部分分级更高的脑膜瘤能发现 $p16^{INK4a}/p14^{ARF}$ 位点的删除或 9 号染色体的单倍体[32,35]。

在小鼠 $Nf2$ 脑膜瘤模型中加上 $p16^{Ink4a}$ 缺合子不改变肿瘤分级而增加脑膜瘤和脑膜上皮增殖的发生频率[36]。这表明 $p14^{Arf}$ 的缺失而不是 $p16^{Ink4a}$ 位点成分丢失在脑膜瘤的恶变中起到至关重要的作用。

此外，磁共振可用来筛选小鼠中脑膜上皮增殖和脑膜瘤发生。因为小鼠脑膜瘤模型有低肿瘤外显性和相对缓慢的生长速率，脑膜上皮增殖和脑膜瘤发生在细胞转变中是非常重要的一步（图 63-5 和图 63-6）。利用磁共振监测脑膜瘤生长开启了治疗干预的未来研究方法，可用作临床前评估临床应用的潜力。

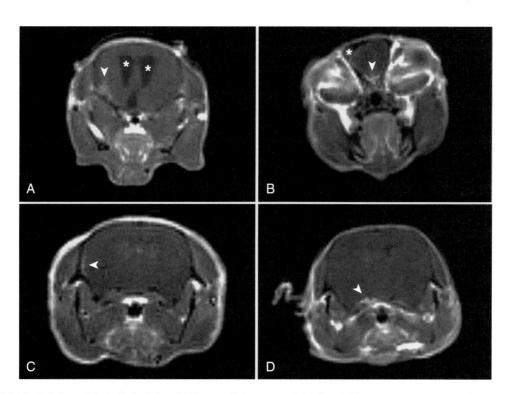

图 63-5 小鼠颅内脑膜瘤显示与人类脑膜瘤一样的 MRI 特征。经眶或硬膜下注射 adCre 后 Gd-DTPA 增强 T1 加权像的一些图像。A，箭头提示成纤维细胞性脑膜瘤一侧半球 Gd-DTPA 增强反应，以及增大的脑室所表现的脑积水特征（星号）。B，箭头提示组织学确定的脑膜性脑膜瘤（在人类病理分型可能为嗅脑膜瘤）的异常，高信号为 Gd-DTPA 增强图像。低信号为骨肿瘤信号（星号）。C，脑膜性增生区内脑膜斑块巢状排列显示为 Gd-DTPA 增强线状高信号（箭头）。D，箭头显示右侧三叉神经之上均一的 Gd-DTPA 增强高信号，是组织学确定的右侧三叉神经上移行性脑膜瘤的 MRI 表现。（From Kalamarides M, Stemmer-Rachamimov AO, Takahashi M, et al. Natural history of meningioma development in mice reveals a synergy of Nf2 and p16 (Ink4a) mutations. Brain Pathol 2008;18:62-70.）

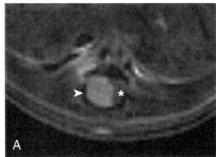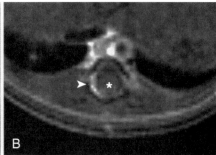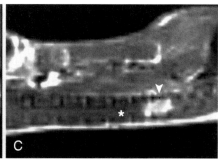

图 63-6 小鼠椎管内脑膜瘤与人类脊膜瘤有共同的 MRI 表现，这只通过硬膜下注射的（adCre；Nf2flox2/flox2；Ink4a*/*）小鼠迅速发展为轻瘫，**A**，轴位 T1 加权相显示一个经病理证实的巨大成纤维细胞脑膜瘤，表现为 Gd-DTPA 强化（箭头）及后压的脊髓（星号）。**B**，在较低水平可见到显著的脑膜瘤沿硬脊膜的拖尾（箭头）（星号表示脊髓），"双尾征"经常在人脑膜瘤中被提及。**C**，脊柱矢状位观（星号）可见脊髓脑膜瘤（箭头）。（From Kalamarides M, Stemmer-Rachamimov AO, Takahashi M, et al. Natural history of meningioma development in mice reveals a synergy of Nf2 and p16 (Ink4a) mutations. Brain Pathol 2008;18:62-70.）

参考文献

[1] Murphy M, Chen JN, George DL. Establishment and characterization of a human leptomeningeal cell line. J Neurosci Res 1991;30:475–83.

[2] Lee WH. Characterization of a newly established malignant meningioma cell line of the human brain: IOMM-Lee. Neurosurgery 1990;27:389–95; discussion 396.

[3] Tanaka K, Sato C, Maeda Y, et al. Establishment of a human malignant meningioma cell line with amplified c-myc oncogene. Cancer 1989;64:2243–9.

[4] Tsujino K, Yamate J, Tsukamoto Y, et al. Establishment and characterization of cell lines derived from a transplantable rat malignant meningioma: morphological heterogeneity and production of nerve growth factor. Acta Neuropathol (Berl) 1997;93:461–70.

[5] McCutcheon IE, Friend KE, Gerdes TM, et al. Intracranial injection of human meningioma cells in athymic mice: an orthotopic model for meningioma growth. J Neurosurg 2000;92:306–14.

[6] Kalamarides M, Niwa-Kawakita M, Leblois H, et al. Nf2 gene inactivation in arachnoidal cells is rate-limiting for meningioma development in the mouse. Genes Dev 2002;16:1060–5.

[7] Langford LA, Piatyszek MA, Xu R, et al. Telomerase activity in ordinary meningiomas predicts poor outcome. Hum Pathol 1997;28: 416–20.

[8] Leuraud P, Dezamis E, Aguirre-Cruz L, et al. Prognostic value of allelic losses and telomerase activity in meningiomas. J Neurosurg 2004;100:303–9.

[9] Sasaki M, Honda T, Yamada H, et al. Evidence for multiple pathways to cellular senescence. Cancer Res 1994;54:6090–3.

[10] Dirven CM, Grill J, Lamfers ML, et al. Gene therapy for meningioma: improved gene delivery with targeted adenoviruses. J Neurosurg 2002;97:441–9.

[11] Ikeda K, Saeki Y, Gonzalez-Agosti C, et al. Inhibition of NF2-negative and NF2-positive primary human meningioma cell proliferation by overexpression of merlin due to vector-mediated gene transfer. J Neurosurg 1999;91:85–92.

[12] Shu J, Lee JH, Harwalkar JA, et al. Adenovirus-mediated gene transfer of dominant negative Ha-Ras inhibits proliferation of primary meningioma cells. Neurosurgery 1999;44:579–87; discussion 587–8.

[13] Weinrich SL, Pruzan R, Ma L, et al. Reconstitution of human telomerase with the template RNA component hTR and the catalytic protein subunit hTRT. Nat Genet 1997;17:498–502.

[14] Campisi J, d'Adda di Fagagna F. Cellular senescence: when bad things happen to good cells. Nat Rev Mol Cell Biol 2007;8:729–40.

[15] Boldrini L, Pistolesi S, Gisfredi S, et al. Telomerase in intracranial meningiomas. Int J Mol Med 2003;12:943–7.

[16] Maes L, Lippens E, Kalala JP, de Ridder L. The hTERT-protein and Ki-67 labelling index in recurrent and non-recurrent meningiomas. Cell Prolif 2005;38:3–12.

[17] Baia GS, Slocum AL, Hyer JD, et al. A genetic strategy to overcome the senescence of primary meningioma cell cultures. J Neurooncol 2006;78:113–21.

[18] Cargioli TG, Ugur HC, Ramakrishna N, et al. Establishment of an in vivo meningioma model with human telomerase reverse transcriptase. Neurosurgery 2007;60:750–9; discussion 759–60.

[19] Puttmann S, Senner V, Braune S, et al. Establishment of a benign meningioma cell line by hTERT-mediated immortalization. Lab Invest 2005;85:1163–71.

[20] Yazaki T, Manz HJ, Rabkin SD, Martuza RL. Treatment of human malignant meningiomas by G207, a replication-competent multimutated herpes simplex virus 1. Cancer Res 1995;55:4752–6.

[21] Hess KR, Fuller GN, Rhee CH, Zhang W. Statistical pattern analysis of gene expression profiles for glioblastoma tissues and cell lines. Int J Mol Med 2001;8:183–8.

[22] Sasaki T, Hankins GR, Helm GA. Comparison of gene expression profiles between frozen original meningiomas and primary cultures of the meningiomas by GeneChip. Neurosurgery 2003;52:892–8; discussion 898–9.

[23] Greene HSN, Arnold H. The homologous and heterologous transplantation of brain and brain tumors. J Neurosurg 1945;2:315–29.

[24] Rana MW, Pinkerton H, Thornton H, Nagy D. Heterotransplantation of human glioblastoma multiforme and meningioma to nude mice. Proc Soc Exp Biol Med 1977;155:85–8.

[25] Medhkour A, Van Roey M, Sobel RA, et al. Implantation of human meningiomas into the subrenal capsule of the nude mouse. A model for studies of tumor growth. J Neurosurg 1989;71:545–50.

[26] Jensen RL, Leppla D, Rokosz N, Wurster RD. Matrigel augments xenograft transplantation of meningioma cells into athymic mice. Neurosurgery 1998;42:130–5; discussion 135–6.

[27] Ragel BT, Jensen RL, Gillespie DL, et al. A novel model of intracranial meningioma in mice using luciferase-expressing meningioma cells. Cancer 2007;109:588–97.

[28] Baia GS, Dinca EB, Ozawa T, et al. An orthotopic skull base model of malignant meningioma. Brain Pathol 2008;18:172–9.

[29] Ragel BT, Elam IL, Gillespie DL, et al. Celecoxib inhibits meningioma tumor growth in a mouse xenograft model. J Neurosurg 2008; 108:304–10.

[30] Evans DG, Huson SM, Donnai D, et al. A genetic study of type 2 neurofibromatosis in the United Kingdom. I. Prevalence, mutation

rate, fitness, and confirmation of maternal transmission effect on severity. J Med Genet 1992;29:841–6.

[31] Gutmann DH, Giordano MJ, Fishback AS, Guha A. Loss of merlin expression in sporadic meningiomas, ependymomas and schwannomas. Neurology 1997;49:267–70.

[32] Perry A, Cai DX, Scheithauer BW, et al. Merlin, DAL-1, and progesterone receptor expression in clinicopathologic subsets of meningioma: A correlative immunohistochemical study of 175 cases. J Neuropathol Exp Neurol 2000;59:872–9.

[33] McClatchey AI, Saotome I, Mercer K, et al. Mice heterozygous for a mutation at the Nf2 tumor suppressor locus develop a range of highly metastatic tumors. Genes Dev 1998;12:1121–33.

[34] Giovannini M, Robanus-Maandag E, van der Valk M, et al. Conditional biallelic Nf2 mutation in the mouse promotes manifestations of human neurofibromatosis type 2. Genes Dev 2000;14:1617–30.

[35] Perry A, Banerjee R, Lohse CM, et al. A role for chromosome 9p21 deletions in the malignant progression of meningiomas and the prognosis of anaplastic meningiomas. Brain Pathol 2002;12:183–90.

[36] Kalamarides M, Stemmer-Rachamimov AO, Takahashi M, et al. Natural history of meningioma development in mice reveals a synergy of Nf2 and p16(Ink4a) mutations. Brain Pathol 2008;18:62–70.

未来脑膜瘤研究中的挑战与机遇

Peter M. Black,

Rudolf Fahlbusch,

M. Necmettin Pamir

邹　鹏　译

概　述

在脑膜瘤研究和护理中，从未有过更激动人心的时刻。由于分析工具的改进和兴趣的增长，认识和治疗脑膜瘤可发生长足的进步。患者倡导和资助机构的关注将有助于产生更多更好的管理范例和越来越多的分析工具。本章讨论了一些在基础研究和转化研究、病理、影像、手术治疗、放射治疗、化疗、预后分析等方面的未来可能。

基础研究和转化研究

基础研究是引擎，推动了医疗保健的未来发展。对于脑膜瘤，它不仅涉及分子生物学，而且涉及流行病学、新治疗药物、非侵入性手术技术、治疗副作用，以及其他课题。通常最重要的进步是在技术允许明确回答一些长期存在的问题的情况下作出的。我们现在有非常强大的分子生物学技术，其中许多只是在等待应用于脑膜瘤。现代分子生物学和遗传学可以有意义地支持癌变研究、流行病学、诊断、治疗和脑膜瘤随访。目前，单核苷酸多态性（SNP）分析、高通量筛选分子分析和蛋白质组学技术已应用到其他肿瘤并取得了巨大成功。只有调查人员之间个人和利益需要，才能把这些技术应用于脑膜瘤研究。下面的一些问题，应在未来 10 年给予回答：我们目前对脑膜瘤的分子癌变的理解仍然很不成熟。在过去几十年的分子生物学研究建议克隆起源和逐步发展为更恶性的形式。然而，萌生的起源、持久性和癌变的进展仍然不明。我们仍然不知道脑膜瘤癌变的重要步骤、对癌症的决定因素，生长信号的自给自足，对抗生长信号不敏感，逃避细胞凋亡，持续的血管生成，无限复制的潜力，并侵袭组织和转移。

我们能否确定一些脑膜瘤的分子"指纹"，使他们从一开始具侵袭性，即使似乎只是 1 级？

性激素受体在脑膜瘤发病机制中的作用是什么？

启动脑膜瘤，并推动它进展的第 22 号染色体以外基因的作用是什么？

随着分子生物学和遗传学的进展，是否可对脑膜瘤进行分子分类？这样的分类使用 DNA、mRNA、蛋白质分析，可以提高我们的认识和治疗。

是否有脑膜瘤"干细胞"，是肿瘤起源的主要细胞吗？这样的肿瘤初始细胞的出现已经多种肿瘤中得到证实，包括神经胶质瘤，这一发现提出的假说可能可以解释神经胶质瘤中所表现出的特殊临床行为诸如辐射不敏感、血管周围蔓延和血管生成的潜力。这些肿瘤始祖细胞的存在在脑膜瘤中尚未得到充分的证实。

我们是否可以开发一种体内脑膜瘤的模式，将允许药物和其他研究，以准确地反映人类肿瘤？这样的体外或体内模型，包括携带脑膜瘤常见遗传变异的转基因小鼠模型，这样既提高对脑膜瘤恶变的理解，优化现有的经典疗法，又能探索新的生物治疗方式的一个非常实用的手段。

脑膜瘤是血管丰富的肿瘤，他们的生长是否非常受他们的血供的影响？我们目前了解的脑膜瘤血管生长的潜力和抗血管生成疗法的作用仍然有限。此外，现有的治疗，如放射治疗的作用机制中的血管生成的作用仍需得到更好的定义，以改进和完善此治疗方法。血管生成的研究仍然是一个非常重要的点，足以引起脑膜瘤研究者的兴趣。

非典型性脑膜瘤中是否有特殊的受体异常，可作为生物疗法的靶标？

这种分析的结果可能是对个性化脑膜瘤服务的发展？足以了解患者的基因，肿瘤的分子特征和治疗，我们可以为特定患者个性化治疗和预测结果。

流行病学

脑膜瘤研究的最重要的领域之一是流行病学，包括分子流行病学研究。尽管经历几乎一个世纪的不断研究，仍然有许多关于脑膜瘤流行病学的未知领域。一个突出的例子是，我们仍然不知道确诊脑膜瘤后哪些会继续增长，那些不会在日常的临床工作中总是要面对这些难题。经典的流行病学研究诸如 INTERPHONE 研究和其他大规模研究脑膜瘤原因和允许因素对文献贡献跟大。INTERPHONE 研究是当今世界上最大的病例对照研究以检测手机使用的风险，包括超过 2400 例脑膜瘤病案。同样是在 2005 年，美国国立卫生研究院（NIH）资助的一个非常大的 Dr.Eli2abeth Claws 博士领导的研究，将开始回答脑膜瘤的发病机制中的几项正在进行中的问题：

妊娠、口服避孕药和激素替代疗法对脑膜瘤的形成有什么影响？

使用手机是否与脑膜瘤的进展有关？

遗传因素在脑膜瘤成长中的作用是什么？

脑膜瘤会缩短病人的生命吗？

近几十年来，我们在分子生物学领域有了非常显著的进步。新的分子和基因工程技术，包括大规模高通量技术，彻底改变了流行病学研究。在过去 10 年中，这些研究揭示了一些多基因遗传性代谢性和血管性疾病，如糖尿病、高血压、蛛网膜下腔出血的基础。这种技术还可以潜在揭示脑膜瘤的许多方面。一个非常突出的例子是辐射诱发脑膜瘤的发展。电离辐射是脑膜瘤及其他肿瘤进展的确立危险因素。单一队列研究，如以色列的头癣队列，流行病学研究。本研究人群中包括单独受到了颅照射剂量诱发暂时性脱毛治疗头癣，包括超过 500 个家庭已超过 50 年。最近的流行病学研究如 Flint-Richter 和 Sadetzki 在 2007 年的研究表明，辐射的易感性可能来自家族。Gilad 及其同事在 1997 年发现共济失调毛细血管扩张症基因在受影响人群中表现有缺陷。此外，"儿童癌症幸存者的研究"，包括来自美国相似队列研究中儿童淋巴瘤放射治疗后脑瘤进展。此类研究比较，可以揭示 demographical / 临床和生物参数，可以致病或放任脑膜瘤发展。新型技术的应用必将加速新的发现。

成 像

磁共振（MR）是脑成像技术的重要进步，其应用的可能性，只是现在正在探索。问题是不仅成像肿瘤的位置和大小，也包括脑实质水肿和白质束是否受到侵犯的原因分析肿瘤的关系。MR 也可以评估肿瘤切除后发生的变化。脑膜瘤因此提供了一个重要的模型分析对脑压影响大脑的可塑性和大脑如何从中恢复。

在一些中心，体积 MR 技术允许脑膜瘤及其他良性肿瘤的自动分割和分析。这有利于病人的肿瘤简单地得到监测。

使用正电子发射体层（PET）扫描新的配体可能显著改变脑膜瘤显像，生长抑素受体是如此广泛地存在于这些肿瘤中。关于脑膜瘤成像可以回答的问题是：有没有 MR 的特征可以预测非典型行为？

我们能否适应这些肿瘤的 PET 生长抑素或其他

特定配体成像?

我们能否创建现成的算法评估肿瘤体积,对肿瘤进行随访?

我们如何才能最好地分析脑白质大片的变化,当他们从脑膜瘤压缩恢复时?

病　理

脑膜瘤的病理仍然是迷人的,需要充分研究。脑膜瘤间质肿瘤的形态学研究结果较外胚层肿瘤中观察到的含糊。虽然不如在胶质瘤明显,仍然有一些脑膜瘤细分观察者变异,尤其是诊断非典型和间变性变种。非典型和恶性脑膜瘤作为一个群体是特别重要的,其性质和成果值得更全面的研究。

虽然分为 3 个等级的世界卫生组织(WHO)的分类提供了一个粗略估计未来的临床行为,但我们已经观察到 1993 年和 2000 年世界卫生组织分类之间的组织形态学研究结果的更进一步的了解。然而,2007 年 WHO 分类与其前者大致相同,表明形态学已无能为力。然而,在每一个病理亚组之间仍有非常多的重叠。在相当大比例的病例中观察到意外的临床行为,如作为时间的函数增加 7% 的复发率,生长特性的突然变化、生长迅速、转移,良性病例出现脑浸润。因此,我们可以得出结论,当前的病理组织学分层计划是有用的,但应辅以其他指标,准确预测临床行为和结果。分子生物学和遗传学上的信息量不断增加,拥有相当大的潜力,以补充形态学信息,改进或取代现有的分类计划,比如乳腺癌。

病理检查的有关问题包括:

我们能否拿出更客观的病理组织学标准来定义非典型和未分化的形式,从而减少观察者和观察者变异的诊断?

是否有病理组织学或分子的特性可预测临床行为和复发?

什么是侵袭性肿瘤的分子生物学特性?

这些结果是否能被应用到一个更佳,更具有临床相关性的分类计划中?

手　术

在过去的 20 年,脑膜瘤的手术治疗改善显著。对于凸面矢状窦旁脑膜瘤,这些技术包括导航系统的使用,重视矢状窦和对保留静脉重要性的认识;对于颅底脑膜瘤。

我们怎样才能提高手术切除率,特别是颅底脑膜瘤?

是否有超声或术中 MR,可以告诉我们哪里有关键结构?

是否有更好的窦、血管甚至脑神经重建技术,我们应该了解和尝试应用?

放　射

放疗和手术一样可以改善脑膜瘤。20 年前弥散外照射治疗,已经让位给适形放疗技术,其有更少大脑与周围结构并行损害。这些技术包括立体定向放射外科伽玛刀、直线加速器、质子束治疗;分次立体定向技术,包括 Novalis 形束治疗;普遍认识到保护视神经等结构的重要性。

控制颅底肿瘤的最少剂量是多少?

大部切除脑膜瘤的辅助放射治疗的长期结果是什么?是否比治疗复发更有益?

是否有放射治疗或放射治疗的反应区域差异?

什么是放射治疗的作用机制?这如何影响分割放疗不同的效果?

数年后复发的颅底肿瘤是否可以再次接受放疗?

什么是颅底脑膜瘤放疗脑神经耐受性?如何可以改变现有的治疗方案,以减少并行损害吗?放射增敏剂或其他生物修饰符可用于增加特异性和治疗窗。

化　疗

化疗一般不用于治疗脑膜瘤。在 20 世纪后期,抗孕酮和抗雌激素疗法的尝试未获成功。其他化疗剂,如羟基脲和 β- 干扰素也已经尝试过,未获得稳定的效益。化疗进入一个新的时代,然而,有一套新的药物可能有用，尤其是靶向药物，如抗生长因子和抗血管生成剂。

是否可以考虑化疗治疗恶性（未分化）脑膜瘤？

哪种药物最有效？

是否有慢性耐受性良好的抑制剂可能阻止脑膜瘤进展？

生物疗法

脑膜瘤激素受体示范引出激素替代疗法。米非司酮（RU486）和他莫昔芬曾经尝试过在临床试验中但没有出现重大的成功。生长抑素类似物也已经尝试治疗所述脑膜瘤。激素受体状态对维持脑膜瘤还是恶变的作用仍有待确定。正如前文所述，抗血管生成疗法治疗脑膜瘤潜力巨大。在过去的几十年里，如小分子抑制剂靶向治疗已成为肿瘤治疗的一个新方向。目前，没有测试这些药物对脑膜瘤疗效的临床试验。免疫治疗脑膜瘤的使用对免疫应答修饰干扰素是有限的，其中也有直接的抗肿瘤活性。实验和小规模临床研究表明，干扰素 -α- 2B 可能有抗脑膜瘤活性。干扰素的作用模式，还有待于更清楚的确定。其他抗脑膜瘤的免治疗探索尚属空白。基因疗法是另一个潜力巨大的脑膜瘤治疗领域。虽然最初的想法是更换有缺陷或丢失的基因，在神经肿瘤学领域的最新实验疗法是集中选择性抑制或杀死肿瘤细胞。大多数基因治疗策略的作用机制，从根本上与手术切除、化疗、放疗等其他可供选择的治疗方式不同。脑膜瘤大多没有重视基因治疗的努力，主要是由肿瘤的良性属性和存在的几种有效的治疗方法。只有极少数临床前研究重视脑膜瘤的基因治疗。

结果分析

癌症护理通常花费大量时间在分析结果上以修改和改进护理方法。使用绝佳结果分析神经系统疾病，我们可以开始看到脑膜瘤的哪些特点，最使患者不满，并可以对这些做什么。有关结果的一些问题：

脑膜瘤症状中的抑郁症有多重要？

患者术后状态中最不喜欢的是哪些？

什么是手术和放射肿瘤的真正的发病率？

不同亚型和位置肿瘤的生存率是多少？

总　结

脑膜瘤研究的未来是非常光明的。许多其他肿瘤发展的基础和概念可以适用于它们。如果我们吸引各年龄段和各学科的人才研究脑膜瘤，我们可以在此领域走得更远，我们殷切希望作为这本书的读者，您可以帮助我们做到这一点。

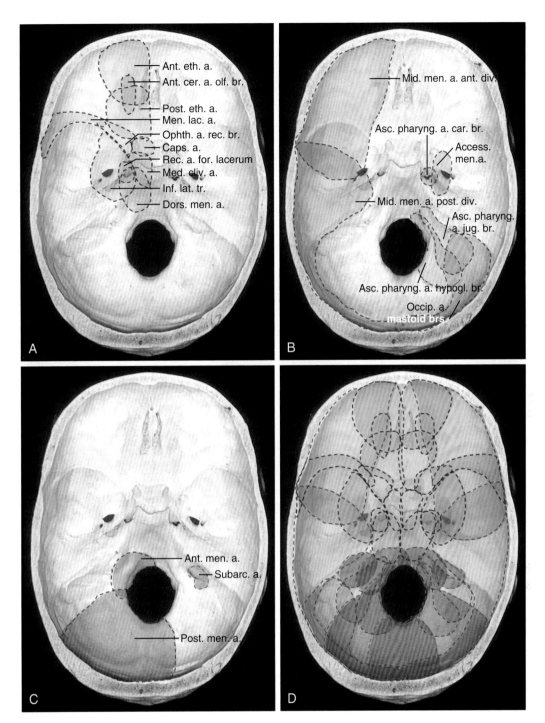

彩图 2-1 颅底上面观显示各脑膜动脉供应范围。颈内动脉的硬脑膜支用绿色阴影表示，颈外动脉用蓝色阴影表示，椎基底动脉用红色阴影表示。**A**．颈内动脉系统。前颅底中间部硬脑膜由筛前、筛后动脉、眼浅表回返动脉和大脑前动脉的嗅觉分支供应。颈内动脉系统，通过其下外侧干和背侧脑膜动脉，供应大部分鞍旁硬脑膜及部分后颅窝硬脑膜前壁，蝶鞍区硬膜通过配对的被膜、垂体下、斜坡内侧、脑膜背侧动脉供应。**B**．颈外动脉系统。脑膜中动脉前后分支及其颞骨岩部分支供应颅底侧方硬脑膜。脑膜中动脉前、后支的供应范围向幕上下的凸面延伸，在中线越过了镰和小脑幕。在中、后颅窝，副脑膜动脉和咽升动脉分支供应颈内动脉和脑膜中动脉覆盖范围之间的区域。咽升动脉的颈静脉分支和舌下分支供应岩骨背侧面的下部、小脑外侧、中斜坡和枕骨大孔前外侧硬膜。枕动脉乳突分支主要供应后颅窝外侧部分。**C**．椎基底动脉系统。椎动脉的前、后脑膜分支供应枕骨大孔区硬脑膜。小脑凸面硬脑膜的中间和旁正中部分主要由脑膜后动脉供应。弓状下动脉（小脑前下动脉分支）供应岩骨背侧面和相邻内耳道部位的硬脑膜，以及上半规管区域的颅骨。**D**．概观。A．，动脉；Access．，副的；Ant．，前；Asc．，上升的；Br．，分支；Brs．，分支；Caps．，被膜的；Car．，颈动脉；Cer．，大脑的；Cliv．，斜坡的；Div．，支；Dors．，背侧的；Eth．，筛骨的；For．，孔；Hypogl．，舌下（神经）的；Inf．，下方的；Jug．，颈静脉；Lac．，泪腺的；Lat．，侧面的；Med．，中间的；Men．，脑膜的；Mid．，中；Occip．，枕；Olf．，嗅觉的；Ophth．，眼的；Pharyng．，咽的；Pet．，颞骨岩部的；Post．，后面的；Rec．，返的；Subarc．，弓状下的；Tr．，干。

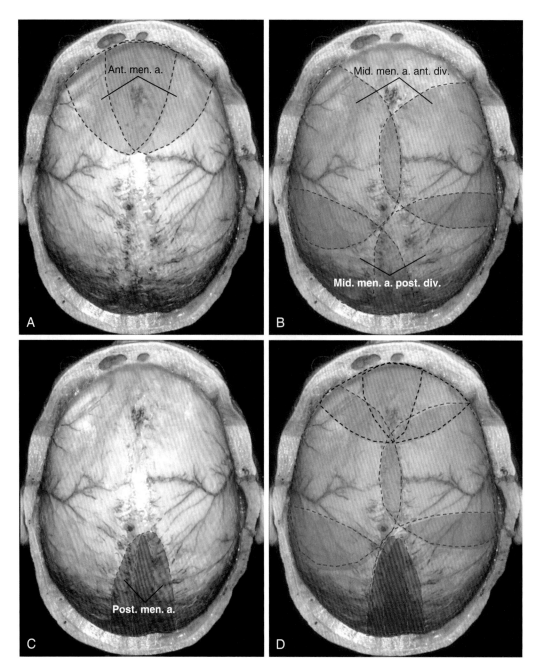

彩图 2-2 凸面上面观显示各脑膜动脉供应范围。颈内动脉的硬脑膜支用绿色阴影表示，颈外动脉用蓝色阴影表示，椎基底动脉用红色阴影表示。**A．**颈内动脉系统。当筛前动脉供应范围延伸到额部凸面时，也被称为脑膜前动脉。它是大脑镰前动脉的起源，也称为大脑镰动脉，供应的大脑镰前部和邻近额极硬脑膜。**B．**颈外动脉系统。凸面硬膜血供主要来源于大脑中动脉的分支，它供应额部、颞部、顶部凸面硬膜及相邻的乙状窦壁和横窦壁。**C．**椎基底动脉系统。脑膜后动脉可能供应窦汇上方的后部凸面硬脑膜。**D．**概观。额部凸面硬脑膜主要由筛前动脉的脑膜前支和脑膜中动脉前支的分支供应，后者也到达顶前区硬脑膜。脑膜中动脉后支的顶枕支和岩鳞支供应后部凸面硬脑膜。A.，动脉；Access.，副的；A.，动脉；Ant.，前；Div.，支；Men.，脑膜的；Mid.，中间的；Post.，后面的。

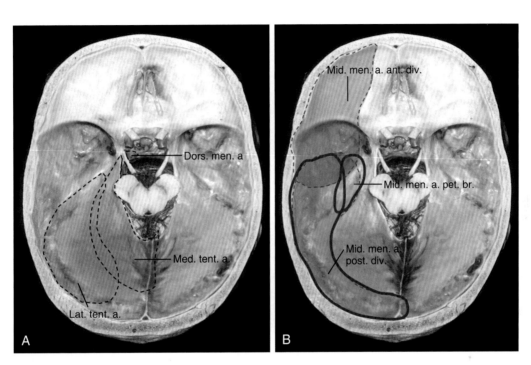

彩图 2-3 小脑幕上面观显示各脑膜动脉的供应范围。颈内动脉的硬脑膜支用绿色阴影表示，颈外动脉用蓝色阴影表示，椎基底动脉用红色阴影表示。**A.** 颈内动脉系统。在小脑幕岩骨附着处，从内向外分别由脑膜背侧动脉、天幕内侧动脉、天幕外侧动脉供应。**B.** 颈外动脉系统。脑膜中动脉后支的分支供应前外侧小脑幕，并向上延伸供应镰幕结合处及大脑镰。在颅底和凸面交接处，脑膜中动脉后支发出岩鳞部的分支，并供应小脑幕沿岩骨嵴和横窦沟附着处、窦汇区硬膜、乙状窦、横窦及岩上窦结合处。A.，动脉；Ant.，前；Br.，分支；Div.，支；Dors.，背侧的；Lat.，外侧的；Med.，内侧的；Men.，脑膜的；Mid.，中间的；P.C.A.，大脑后动脉；Post.，后面的；Tent.，小脑幕的。

721

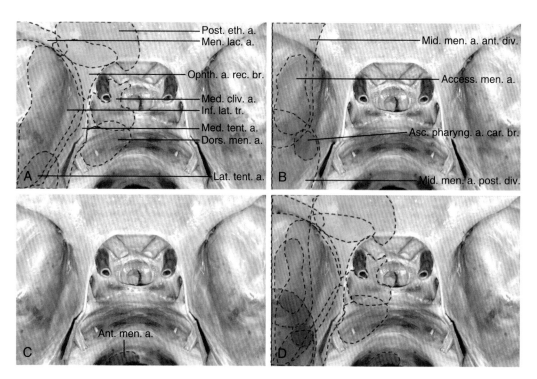

彩图 2-4　放大上面观显示鞍旁硬脑膜血供。颈内动脉的硬脑膜支用绿色阴影表示，颈外动脉用蓝色阴影表示，椎基底动脉用红色阴影表示。**A**．颈内动脉系统。由前至后，鞍旁硬脑膜接受来自眼动脉回返支和泪腺动脉脑膜支、天幕内侧动脉、斜坡内侧动脉，脑膜背侧动脉的血供。斜坡内侧动脉和脑膜背侧动脉供应海绵窦顶的后部及鞍隔后部硬膜，侧方与下外侧干的分支相吻合，下外侧干是海绵窦外侧壁的主要供应血管。**B**．颈外动脉系统。中颅窝鞍旁硬脑膜血供源自脑膜中动脉的主要分支。副脑膜动脉和咽升动脉是鞍旁外侧部可选择的血液供应，同供应该区的颈内动脉的分支形成互补关系。**C**．椎基底动脉系统。椎基底动脉系统在鞍硬脑膜没有分支。来自椎动脉的脑膜前动脉供应后颅窝及枕骨大孔前外侧部分。**D**．概观。海绵窦内的颈动脉分支主要供应海绵窦的顶、后壁及外侧壁。这些分支外侧与咽升动脉和副脑膜动脉为界。脑膜中动脉的主要分支供应中颅窝硬膜。供应海绵窦后壁的颈内动脉分支与供应斜坡的咽升动脉和椎动脉的分支有吻合。A．，动脉；Access．，副的；Ant．，前；Asc．，上升的；Br．，分支；Car．，颈动脉；Cliv．，斜坡的；Div．，支；Dors．，背侧的；Eth．，筛骨的；Inf．，下方的；Lac．，泪腺的；Lat．，外侧的；Med．，内侧的；Men．，脑膜的，与脑膜相关的；Mid．，中间的；Ophth．，眼的；Pharyng．，咽的；Post．，后面的；Rec．，返的；Tent．，小脑幕的；Tr．，干。

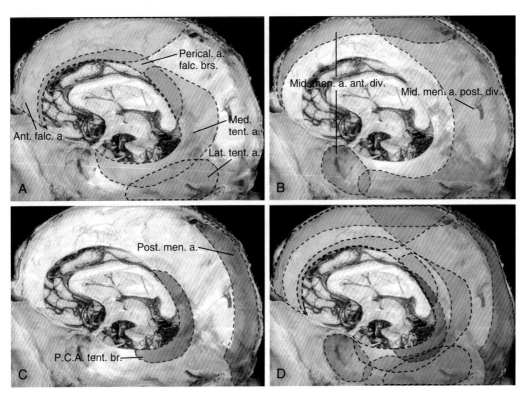

彩图 2-5 侧面观显示小脑幕和大脑镰血供。颈内动脉的硬脑膜支用绿色阴影表示，颈外动脉用蓝色阴影表示，椎基底动脉用红色阴影表示。**A．**颈内动脉系统。大脑镰前动脉是筛前动脉的远端延续，它在筛板进入大脑镰，供应大脑镰前部及邻近额极部硬脑膜。大脑镰游离缘和下矢状窦壁的血供前方来源于胼周动脉，后方来源于天幕内侧动脉。**B．**颈外动脉系统。脑膜中动脉的前、后支供应上矢状窦壁，还发出下降支，主要供应大脑镰和镰幕交接处。**C．**椎基底动脉系统。脑膜后动脉供应镰幕交接处和大脑镰后侧 1/3。**D．**概观。A．，动脉；Ant．，前；Br．，分支；Brs．，分支；Div．，支；Falc．，大脑镰前；Lat．，侧面的；Med．，内侧的；Men．，脑膜的；Mid．，中间的；P.C.A．，大脑后动脉；Perical．，胼胝体周的；Post．，后面的；Tent．，小脑幕的。

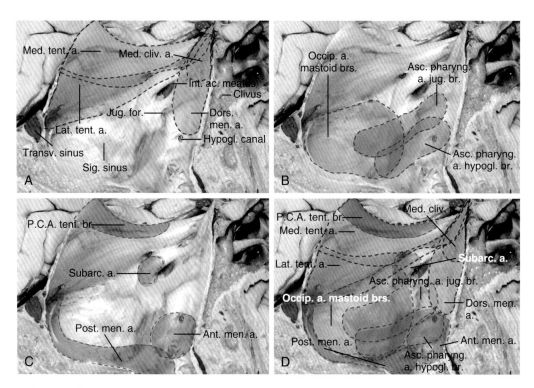

彩图 2-6 后颅窝和小脑幕硬脑膜。去除小脑从中间直接观察左侧后颅窝。横窦位于左侧和斜坡位于右侧。颈内动脉的硬脑膜支用绿色阴影表示，颈外动脉用蓝色阴影表示，椎基底动脉用红色阴影表示。**A**．颈内动脉系统。小脑幕内侧动脉供应小脑幕内侧 1/3，背侧脑膜动脉和小脑幕外侧动脉形成动脉弓，供应小脑幕岩骨附着处。斜坡内侧动脉和脑膜背侧动脉供应鞍背及上斜坡。**B**．颈外动脉系统。咽升动脉的舌下支和颈静脉支以及枕动脉分支供应后颅窝外侧部硬膜和颞骨岩部后表面下部硬膜。后颅窝外侧部硬膜主要由枕动脉乳突支供应，同时它还供应小脑幕外侧的附着处。**C**．椎基底动脉系统。弓状下动脉（小脑前下动脉分支）供应内耳道以上的颞骨岩部背侧面及弓状下窝周围硬膜。椎动脉的前、后脑膜动脉分支供应枕大孔周围硬膜。脑膜后动脉供应后颅窝中间及内侧方硬膜。椎基底动脉也可有极少数通过大脑后动脉分支供应小脑幕内侧缘。**D**．概观。三个动脉系统的分支供应颞骨岩部背侧硬膜和斜坡硬膜。A.，动脉；Ac.，听觉的；Asc.，上升的；Ant.，前；Br.，分支；Brs.，分支；Cliv.，斜坡的；Dors.，背侧的；For.，孔；Hypogl.，舌下（神经）的；Int.，内部的；Jug.，颈静脉；Lat.，外侧的；Med.，内侧的；Men.，脑膜的；Occip.，枕；P.C.A.，大脑后动脉；Pharyng.，咽的；Post.，后面的；Sig.，乙状的；Subarc.，弓状下的；Tent.，小脑幕的；Transv.，横的。

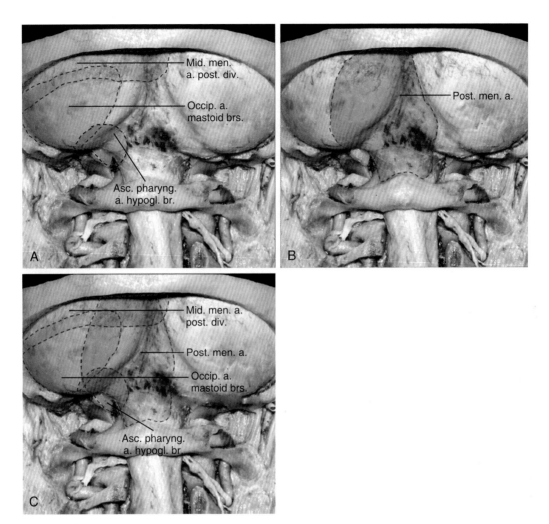

彩图 2-7 枕大孔和小脑硬膜后面观。去除枕骨下部及枢椎椎板的同时保留了寰椎后弓。颈外动脉的硬脑膜支用蓝色阴影表示，椎基底动脉的硬脑膜支用红色阴影表示。颈内动脉系统没有分支供应小脑后表面的硬脑膜。**A.** 颈外动脉系统。后颅窝侧方硬脑膜主要血供来源于枕动脉乳突支。乳突支的后正中支在上方与脑膜中动脉的岩鳞部分支吻合，在下方与咽升动脉舌下神经支吻合。**B.** 椎基底动脉系统。脑膜后动脉供应后颅窝正中及旁正中部分硬膜，上方到横窦和窦汇，下方至枕大孔后缘。**C.** 概观。后颅窝侧面硬膜的血供来源于脑膜中动脉、枕动脉、咽升动脉和椎动脉。小脑镰壁和包裹的枕窦血供主要来源于脑膜后动脉的分支。脑膜后动脉也是小脑硬膜正中及旁正中血供部分的主要来源，脑膜中动脉及枕动脉也对该区有少量血液供应。A.，动脉；Asc.，上升的；Br.，分支；Brs.，分支；Div.，支；Hypogl.，舌下神经的；Men.，脑膜的；Mid.，中间的；Occip.，枕部的；Pharyng.，咽的；Post.，后面的。

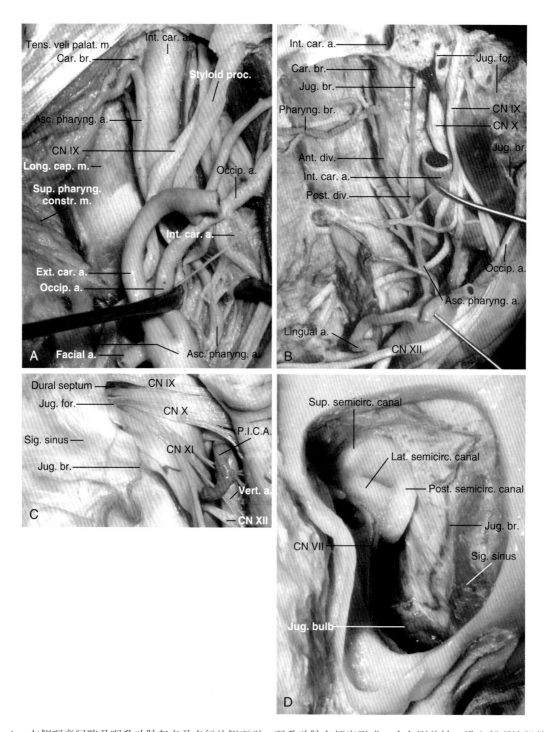

彩图 2-8 A. 左侧咽旁间隙及咽升动脉起点及走行的侧面观。咽升动脉在颅底形成一个急剧前转，沿上部咽缩肌的上缘向前下走行，供应咽部及咽鼓管。**B.** 去除颈动脉管下方的颈内动脉，向后牵拉残段暴露咽升动脉的前、后支。前分支发出咽支，后分支（或神经脑膜支）发出分支到后颅窝。前支的上升支也称为咽鼓管支，供应咽鼓管，并发出一个颈动脉支，在颈动脉管内伴随颈内动脉供应骨膜、血管周围的交感网以及动脉壁。咽升动脉和枕动脉的颈静脉支发出分支到第Ⅸ、Ⅹ和Ⅺ对脑神经。**C.** 左侧颈静脉孔颅内观。颈静脉支下降到颈静脉孔下方。**D.** 左侧乳突切除后侧面观。切除乳突气房后暴露上、后及外侧半规管、面神经、乙状窦和颈静脉球。咽升动脉颈静脉支的外侧分支沿乙状窦前缘上升，内侧与颈内动脉的脑膜支吻合，上方与弓状下动脉吻合，外侧与枕动脉乳突支吻合。

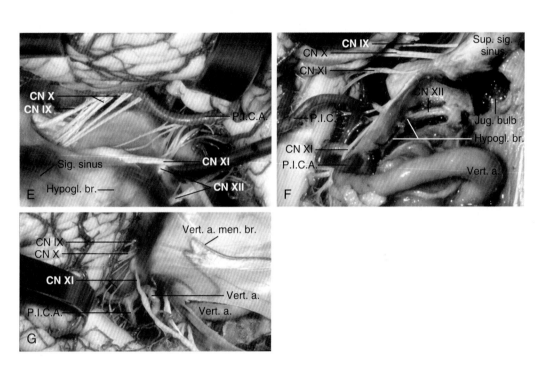

彩图 2-8（续） **E.** 左侧下方脑神经后面观。抬起小脑和副神经暴露舌下神经。咽升动脉舌下神经支和舌下神经经舌下神经管通过，并进入硬膜。**F.** 舌下神经管后面观，打开舌下神经管暴露舌下神经和咽升动脉舌下神经支。舌下神经支供应枕大孔侧方硬膜和后颅窝侧下方硬膜。小脑后下动脉起自椎动脉硬膜外段。**G.** 抬起小脑扁桃体暴露一个起自椎动脉硬膜内的脑膜动脉，它供应枕大孔外侧缘的硬膜。A.，动脉；Ant.，前；Asc.，上升的；Br.，分支；Cap.，头的；Car.，颈动脉；CN，脑神经；Constr.，缩肌；Div.，支；Ext.，外部的；For.，孔；Hypogl.，舌下（神经）的；Int.，内部的；Jug.，颈静脉的；Lat.，外侧的；Long.，长肌；M.，肌；Men.，脑膜的；Occip.，枕部的；P.I.C.A.，小脑后下动脉；Palat.，腭的；Pharyng.，咽的；Post.，后的；Proc.，突；Semicirc.，半圆的；Sig.，乙状的；Sup.，上的；Tens.，张肌；Vert.，脊椎的。

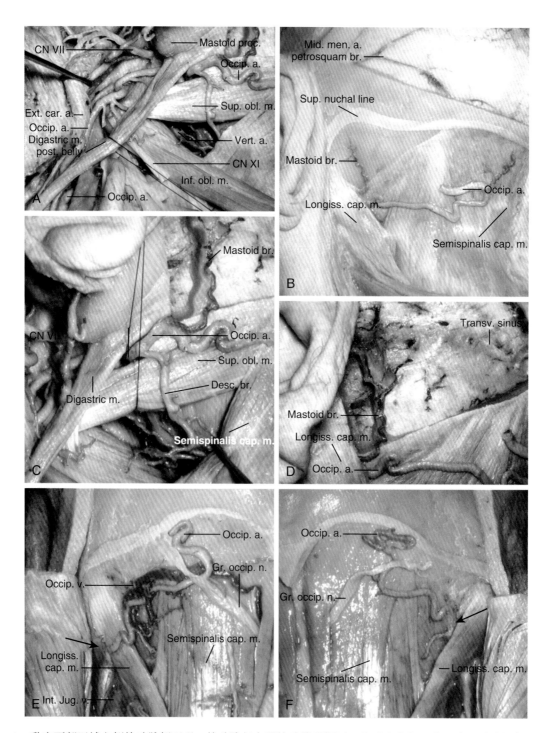

彩图 2-9　A．乳突下部区域左侧枕动脉侧面观。枕动脉起自颈外动脉背侧面，向后上走行，由二腹肌后腹深部的颞骨枕动脉沟内经过。B．耳后区后面观。枕动脉经过头最长肌和头半棘肌之间，发出乳突支，经乳突孔到达颅内乙状窦和横窦转折处硬脑膜。C．当枕动脉经过上斜肌上方时，发出一个枕动脉降支，且发出一个与椎动脉吻合的深支。D．C图放大观。枕动脉乳突支经乳突孔入颅，在乙状窦和横窦转折处上面与脑膜中动脉分支吻合。E 和 F，左（E）和右（F）乳突后区。E．当枕动脉走行位置较低时，不存在枕动脉沟，该动脉经过头最长肌表面。F．如果该动脉在颅底下方枕动脉沟内经过，它经过头最长肌深面。

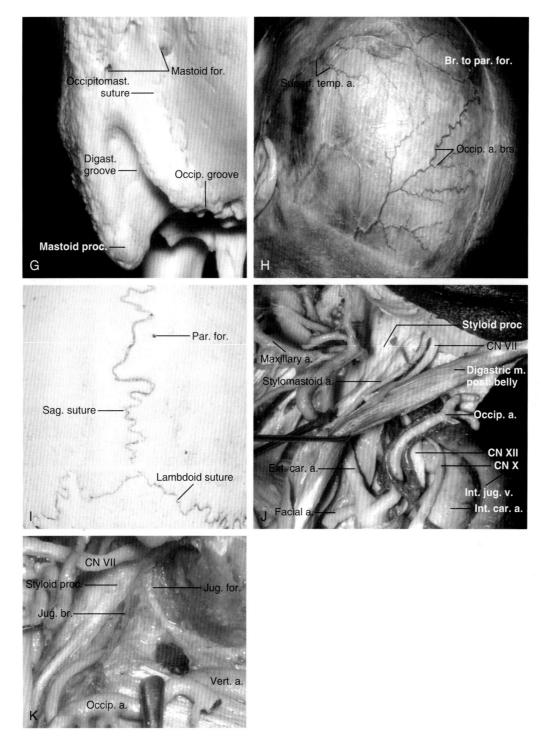

彩图 2-9（续）G. 左侧枕骨乳突区后面观。乳突孔内有乳突导静脉和枕动脉乳突支通过。H.（枕动脉）该段脑膜支向中线走行，并经顶骨孔穿过。I. 矢状缝和人字缝后面观。顶骨孔，内部通过导静脉和枕动脉末端脑膜支，位于人字点上方 3 ~ 5cm 的中线附近。J. 侧面观。茎乳动脉起自颈外动脉背侧面，经茎乳孔到达面神经管，在该部位它供应面神经乳突部和鼓室壁。K. 牵开二腹肌后腹暴露枕动脉颈静脉支，在颈动脉鞘后部上升，供应枕大孔周围硬膜及第Ⅸ、Ⅹ和Ⅺ对脑神经。A.，动脉；Br.，分支；Brs.，分支；Cap.，头的；Car.，颈动脉；CN，脑神经；Desc.，下降的；Digast.，二腹的；Ext.，外部的；For.，孔；Gr.，大的；Inf.，下方的；Int.，内部的；Jug.，颈静脉；Longiss.，最长肌；M.，肌肉；Men.，脑膜的；Mid.，中间的；N.，神经；Obl.，斜的；Occip.，枕部的；Occipitomast.，枕骨乳突的；Par.，顶骨的；Petrosquam.，岩鳞部的；Post.，后的；Proc.，突；Sag.，矢状的；Sup.，上部的；Superf.，浅表的；Temp.，颞部的；Transv.，横的；V.，静脉；Vert.，脊椎的。

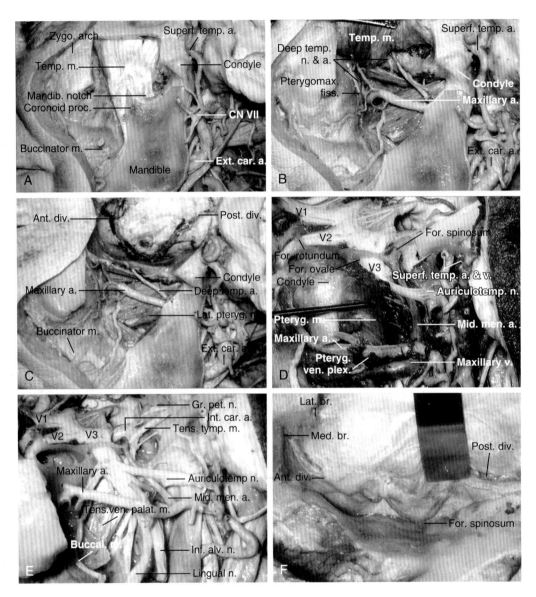

彩图 2-10　**A**．左侧下颌骨和颞下区侧面观。颞浅动脉起自颈外动脉，从下颌骨髁突和颞下颌关节后方通过。**B**．上颌动脉分为下颌段、翼段和翼腭段。下颌段在下颌骨颈深部走行。翼段在颞肌和翼状肌中间走行，发出颞深动脉和翼状动脉。翼腭段经翼突上颌裂进入翼腭窝。颞深动脉和神经进入颞肌深面。**C**．脑膜中静脉伴随动脉分支走行，在上方经静脉腔隙与上矢状窦相通。**D**．脑膜中动脉，起自上颌动脉的下颌段，从耳颞神经根之间向上走行，经棘孔到达中颅窝硬膜。**E**．放大观。去除翼静脉丛，暴露起自上颌动脉的脑膜中动脉，它经耳颞神经根之间走行。**F**．抬起左侧中颅窝底硬脑膜，在棘孔外侧暴露脑膜中动脉前后分支的分叉部。前支的内侧支在蝶骨嵴附近走行，与眼动脉系统的蝶骨分支和（或）泪腺脑膜支吻合。外侧支向上矢状窦方向上行。

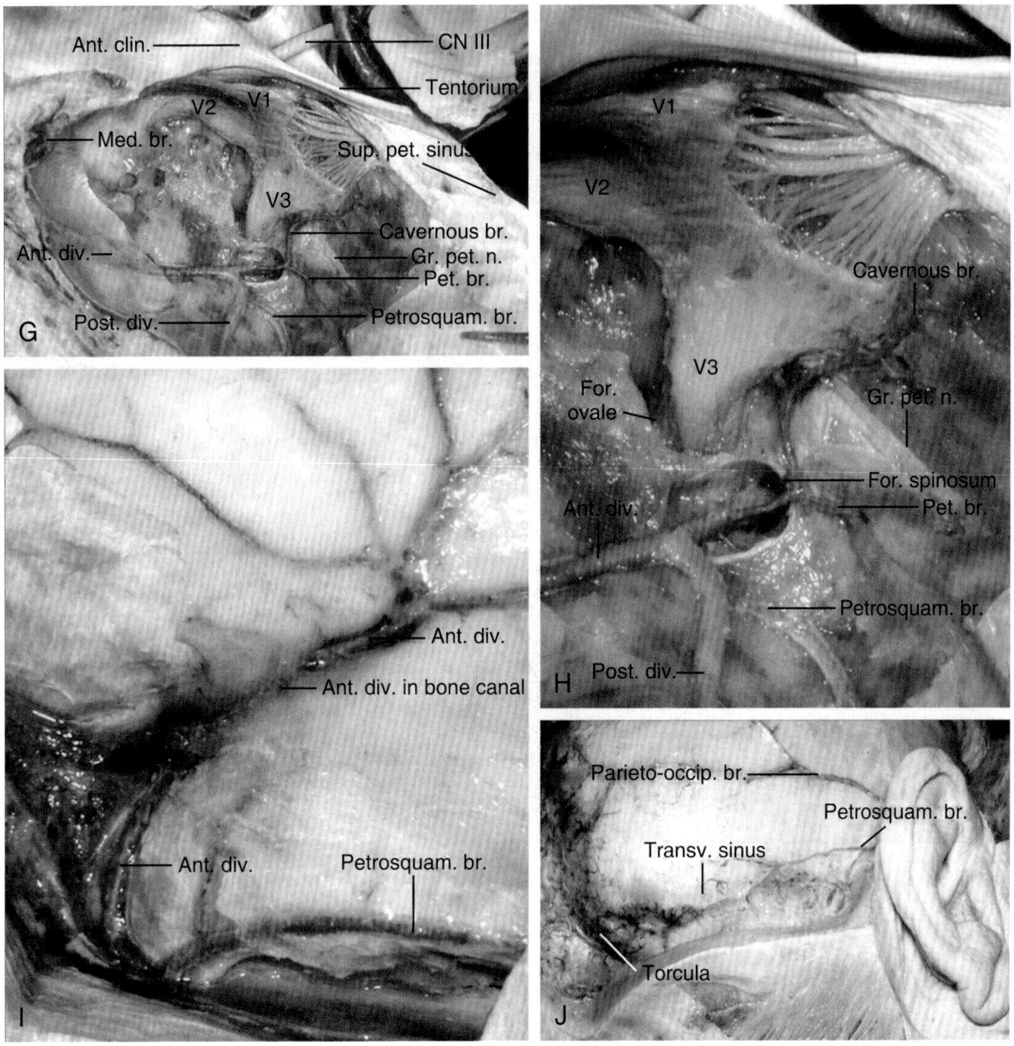
Ant. clin.
CN III
Tentorium
V2
V1
Med. br.
Sup. pet. sinus
V3
Cavernous br.
Ant. div.
Gr. pet. n.
Pet. br.
Post. div.
Petrosquam. br.
G
V1
V2
Cavernous br.
V3
For. ovale
Gr. pet. n.
For. spinosum
Ant. div.
Pet. br.
Petrosquam. br.
Post. div.
H
Ant. div.
Ant. div. in bone canal
Ant. div.
Petrosquam. br.
I
Parieto-occip. br.
Petrosquam. br.
Transv. sinus
Torcula
J

彩图 2-10（续） **G**．脑膜中动脉在棘孔前外侧分成前后支之前，发出海绵窦支和岩骨支。**H**．G 图放大观。脑膜中动脉进入颅腔之后立即发出一短血管，该血管分成外侧的颞骨岩动脉和内侧到三叉神经节的海绵窦支。海绵窦支与下外侧干的后支吻合。岩鳞支在颅底和凸面转折处起自后干，供应小脑幕岩骨嵴附着处、窦汇区硬膜和横窦、乙状窦及岩上窦的接合处，延伸到与颈外动脉分支供应区相邻的后颅窝硬膜。**I**．另一标本中左侧脑膜中动脉前分支侧面观。前分支的一支在冠状缝后大约 1.5cm 的顶骨的沟内上升。在这个病例中，掀起颅骨时去除了骨管包绕的节段。H 图中描述的岩鳞支在颅底和凸面转折处起自脑膜中动脉。**J**．右侧横窦和窦汇表面硬膜后外侧观。脑膜中动脉岩鳞支供应小脑幕附着处、窦汇区硬膜和横窦、乙状窦及岩上窦的接合处，延伸到与颈外动脉分支供应区相邻的后颅窝硬膜。

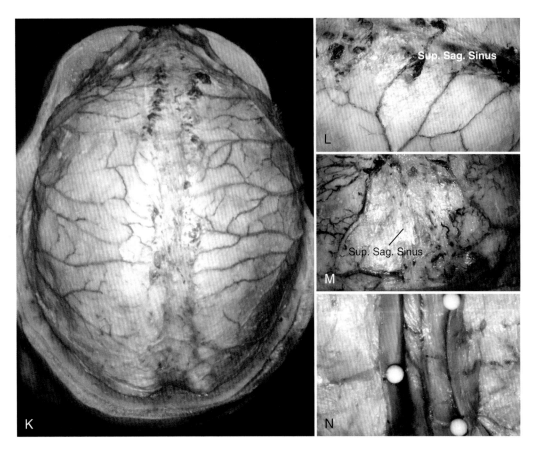

彩图 2-10（续） **K**. 凸面硬脑膜上面观。脑膜中动脉发出一个丰富的血管吻合层，被称为初级吻合动脉。这些血管随着行程直径几乎不变，在硬膜上表面相互吻合。它们越过上矢状窦，把两侧大脑半球上方硬膜连接成一独立的血管单位。**L**. 上矢状窦区放大观。恰好在上矢状窦侧方，两侧的脑膜中动脉各形成一个旁正中弧形结构。这种弧形吻合越过中线，把硬脑膜动脉网连接成一独立的血管单位。**M**. 上矢状窦放大观。脑膜中动脉分支到达并参加供应上矢状窦壁，在该处它们发出降支供应毗邻的大脑镰，并与其他的大脑镰动脉吻合。**N**. 打开上矢状窦，侧方用大头针固定窦壁，暴露沿窦壁走行的脑膜中动脉分支的结构。A.，动脉；Alv.，牙槽的；Ant.，前的；Auriculotemp.，耳颞的；Br.，分支；Car.，颈动脉；Clin.，床突；CN，脑神经；Div.，支；Ext.，外的；Fiss.，缝；For.，孔；Gr.，大的；Inf.，下的；Int.，内部的；Lat.，外侧的；M.，肌肉；Mandib.，下颌骨的；Med.，内侧的；Men.，脑膜的；Mid.，中间的；N.，神经；Parieto-Occip.，顶枕的；Palat.，腭的；Pet.，颞骨岩部的；Petrosquam.，岩鳞部的；Plex.，丛；Post.，后的；Proc.，突；Pteryg.，翼状的；Pterygomax.，翼上颌的；Sag.，矢状的；Sup.，上部的；Superf.，浅表的；Temp.，颞的、颞肌；Tens.，张肌；Transv.，横的；Tymp.，鼓室的；V.，静脉；Ven.，静脉的；Zygo.，颧骨的。

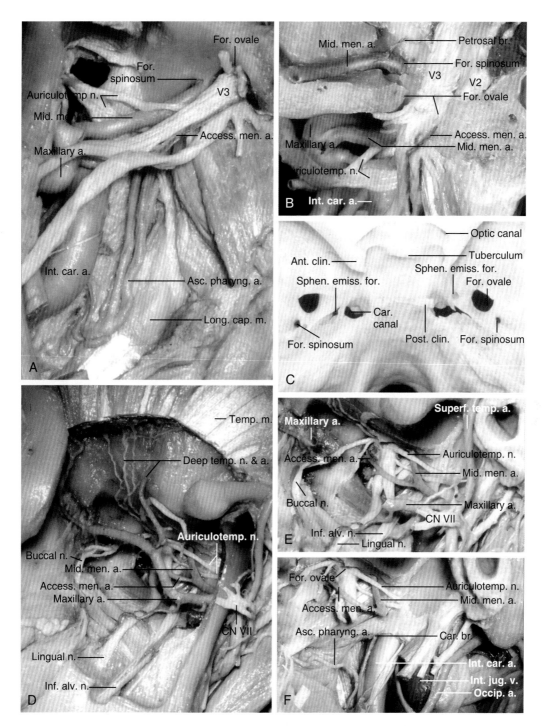

彩图 2-11 **A.** 右侧卵圆孔、棘孔和通过颅底的脑膜中动脉、副脑膜动脉的下侧面观。在这个病例中,副脑膜动脉起自上颌动脉,从卵圆孔通过。**B.** 右侧卵圆孔前面观,暴露棘孔上方脑膜中动脉向外侧急剧弯曲。副脑膜动脉颅内供应区域包括三叉神经节和毗邻的中颅窝硬膜,在该处与眼动脉、脑膜中动脉和颈内动脉虹吸部的脑膜分支相吻合。**C.** 鞍窝和中颅窝的颅内表面。在大约40%的颅骨中存在蝶骨导静脉孔。它位于卵圆孔的内侧。**D.** 颞深神经和颞深动脉穿入颞肌深面。脑膜中动脉起自上颌动脉下颌段,并发出副脑膜动脉。**E.** D图放大观。在该标本中,副脑膜动脉在舌神经和下牙槽神经表面上行。**F.** 咽升动脉上段在咽缩肌表面急剧向前转折,发出一个发育良好的颈动脉支,伴随颈内动脉进入颈动脉管。A.,动脉;Access.,副的;Alv.,牙槽的;Ant.,前的;Asc.,上升的;Auriculotemp.,耳颞的;Br.,分支;Cap.,头的;Car.,颈动脉,Clin.,床突;CN,脑神经;Emiss.,导血管;For.,孔,Inf.,下方的;Int.,内部的;Jug.,颈静脉的;Long.,长肌,M.,肌肉;Men.,脑膜的;Mid.,中间的;N.,神经;Occip.,枕的;Pharyng.,咽的;Post.,后的;Sphen.,蝶骨的;Temp.,颞骨的;Superf.,浅表的;V.,静脉。

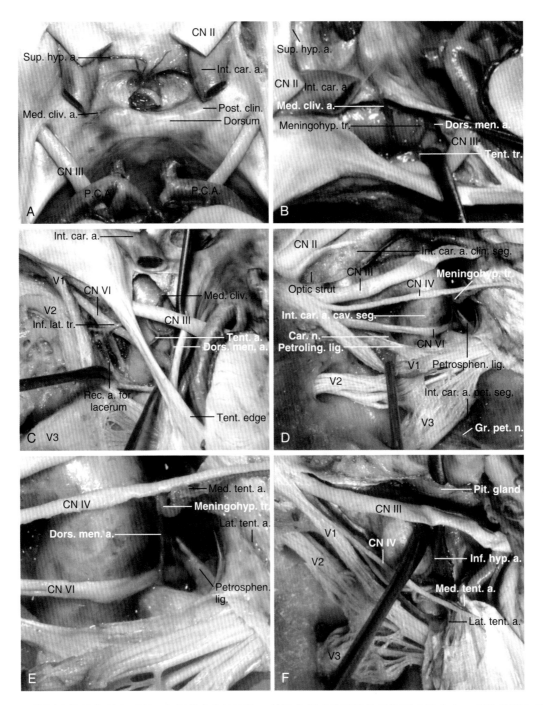

彩图 2-12　A．鞍隔和海绵窦顶上面观。右侧前床突被磨除。斜坡内侧动脉通常是垂体下动脉分支，少数是颈内动脉海绵窦段分支，在窦顶硬膜内走行，分布到后床突上方或背侧上部硬膜。B．左侧海绵窦上外侧观。脑膜垂体干发出脑膜背侧动脉、斜坡内侧动脉和天幕动脉。C．打开海绵窦外侧壁后上外侧观。向外侧牵开三叉神经第一支，暴露下外侧干，它起自颈内动脉海绵窦段的水平段中部外侧面，在外展神经上方及眼神经深面通过，供应海绵窦下外侧壁及邻近中颅窝的硬脑膜，与破裂孔回返动脉吻合。脑膜背侧动脉从外展神经后侧通过，分布到鞍背和斜坡硬膜，与对侧同名动脉吻合。它的供应区域与斜坡内侧动脉的供应区域有互补关系。该标本中，斜坡内侧动脉起自脑膜垂体干。它起始段走行于后床突前方，但是它也到达鞍背背侧面的硬脑膜。天幕动脉向外侧走行而到达小脑幕。D．侧面观。岩舌（petrolingual）韧带内侧缘标志颈内动脉海绵窦段的开始。E．D 图放大观。脑膜垂体干在滑车神经内侧缘，起自海绵窦内颈内动脉后曲的顶点附近。天幕动脉是脑膜垂体干的分支，在岩骨嵴水平分成天幕内侧动脉和天幕外侧动脉。天幕内侧动脉供应小脑幕内侧缘及内侧 1/3，到达直窦周围区域和大脑镰后方附着处。天幕外侧动脉供应小脑幕外侧 2/3 和小脑幕岩骨嵴附着处，与脑膜中动脉的颞骨岩部分支和岩鳞部分支、脑膜背侧动脉外侧支及枕动脉乳突支吻合。脑膜背侧动脉向后走行，经位于蝶岩韧带下方的 Dorello 管通过。F．向外侧牵拉海绵窦内的颈内动脉后曲，暴露垂体下动脉，其经过海绵窦向内侧走行到达垂体腺被膜和后叶的外侧面。

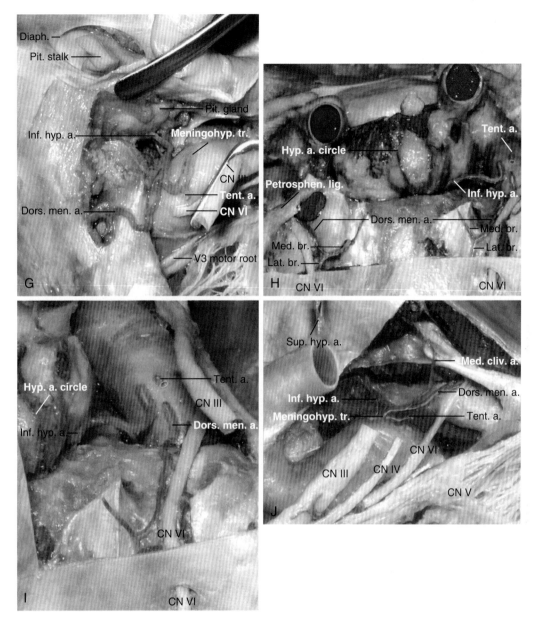

彩图 2-12（续） **G.** 右侧海绵窦后部侧面观。天幕动脉、垂体下动脉及脑膜背侧动脉起自脑膜垂体干。切断蝶岩韧带，暴露脑膜背侧动脉到斜坡硬膜的通道。垂体下动脉到达垂体后叶和鞍底。**H.** 另一标本，去除鞍背后面观。天幕动脉、垂体下动脉及脑膜背侧动脉直接起自颈内动脉海绵窦段。双侧的垂体下动脉在垂体后叶背侧面吻合，形成一个动脉环，到达蝶鞍后壁及下壁硬膜。右侧 Dorello 管上壁被去除。脑膜背侧动脉分成内侧支和外侧支。外侧支供应外展神经和 Dorello 管周围硬膜，内侧支供应斜坡上方和背面硬膜。脑膜背侧动脉内侧支的供应区域与斜坡内侧动脉的供应区域有互补关系。**I.** H 图中所见右侧海绵窦放大观。天幕动脉、脑膜背侧动脉和垂体下动脉各自分别起自颈内动脉海绵窦段的后曲。**J.** 左侧海绵窦侧面观。天幕动脉和脑膜垂体干起自颈内动脉的后曲。脑膜垂体干发出垂体下动脉、斜坡内侧动脉和脑膜背侧动脉。

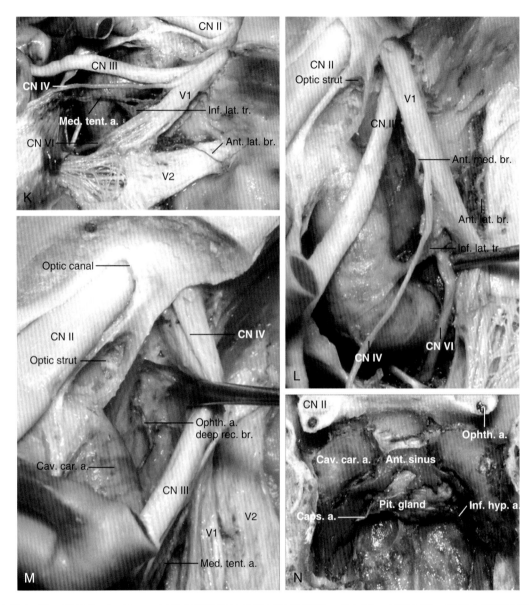

彩图 2-12（续） **K.** 侧面观。Parkinson 三角位于滑车神经和三叉神经第一支之间，在其上部，天幕内侧动脉平行于滑车神经走行。下外侧干的前外侧分支在眼神经和上颌动脉之间向圆孔走行。**L.** K 图所见标本上面观。下外侧干起自海绵窦内颈内动脉水平段中部的外侧面，在外展神经和三叉神经第一支之间走行，供应海绵窦下外侧壁及毗邻中颅窝硬脑膜。下外侧干的前支发出前外侧支和前内侧支。前内侧支向前走行，供应动眼神经、滑车神经和外展神经，通过眶上裂入眼眶。天幕内侧动脉已经被去除了。**M.** 右侧海绵窦上面观。打开海绵窦顶，向外侧牵拉动眼神经、滑车神经和眼神经，暴露眼背侧动脉，它是走行于海绵窦内的眼深回返动脉段。眼深回返动脉起自眼动脉眶内的起始部，通过总腱环和眶上裂内侧部向后走行，穿过海绵窦前静脉间隙。眼深回返动脉与下外侧干的前外侧支吻合。**N.** 前面观。起自海绵窦内颈内动脉水平段的一个右侧被膜动脉向内侧走行，供应鞍底硬脑膜。

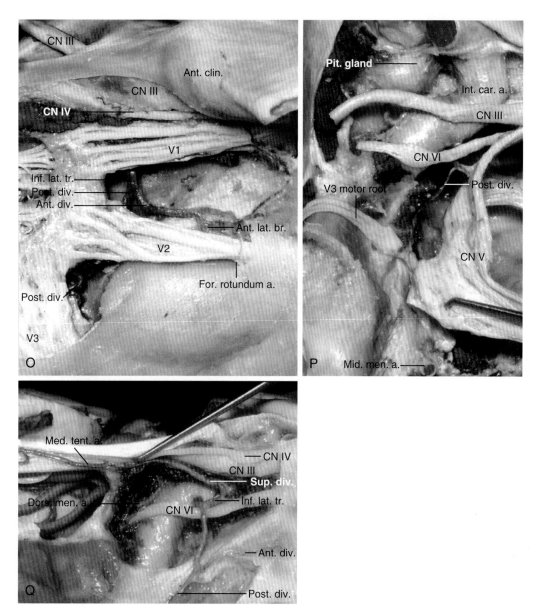

彩图 2-12（续） O．侧面观。下外侧干起于三叉神经第一支的内侧，但在三叉神经各支之间能看到它的分支。前支的前外侧支向圆孔走行，并发出一个分支到圆孔。后支暴露于三叉神经的第二和第三支之间。 P．后上观。下外侧干的后支走行于三叉神经节运动根上方，供应三叉神经节及毗邻的硬脑膜。 Q．去除三叉神经，暴露下外侧干及其分支。该标本中，下外侧干的上分支发出天幕内侧动脉，供应小脑幕内侧 1/3 和大脑镰后方附着处。前分支供应眶上裂附近的动眼神经、滑车神经和外展神经。后分支供应三叉神经节、下颌神经和毗邻硬脑膜，并与破裂孔回返动脉吻合。脑膜背侧动脉起自颈内动脉后曲，供应 Dorello 管区域的外展神经。 A.，动脉； Ant.，前的； Br.，分支； Caps.，被膜的； Car.，颈动脉； Cav.，海绵窦的； Clin.，床突，基骨点； Cliv.，斜坡的； CN，脑神经； Diaph.，隔膜； Div.，支； Dors.，背侧的； For.，孔； Gr.，大的； Hyp.，垂体的； Inf.，下方的，在……下； Int.，内部的； Lat.，外侧的； Lig.，韧带； Med.，内侧的； Men.，脑膜的； Meningohyp.，脑膜垂体干； N.，神经； Ophth.，眼的， P.C.A.，大脑后动脉； Pet.，颞骨岩部的，岩骨的； Petroling.，岩舌； Petrosphen.，蝶岩的； Pit.，垂体； Post.，后面的； Rec.，回返的； Seg.，段； Sup.，上方的； Tent.，幕的； Tr.，干。

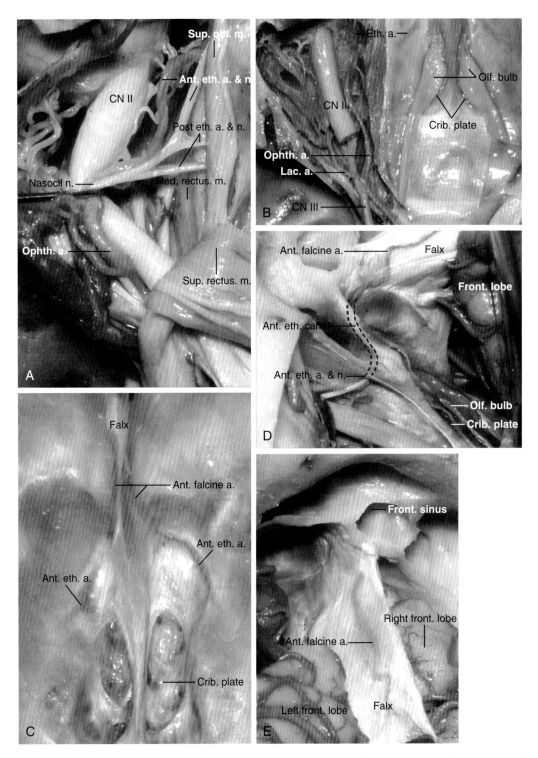

彩图 2-13　上面观。**A**．筛前、筛后动脉起自眼动脉，筛前、筛后神经起自鼻睫神经，双侧动脉和神经向内侧走行，通过视神经上方，在上斜肌和内直肌之间进入筛管。**B**．泪腺动脉起自眼动脉起始端，向外侧走行，通过它的脑膜回返支和脑膜泪腺支与脑膜中动脉吻合。**C**．去除嗅球后，筛板周围硬膜上面观。在筛板外侧缘，筛前动脉从筛管穿出。筛前动脉向前内侧走行，进入大脑镰，并在大脑镰内上升，并移行为大脑镰前动脉。大脑镰前动脉是大脑镰前 1/3 的主要血供来源。**D**．上面观。前动脉在筛板前外侧缘达到前颅窝和大脑镰的鸡冠附着处。**E**．同一标本上面观。大脑镰前动脉在大脑镰内上升，与达到矢状窦并在大脑镰内下降的脑膜中动脉分支吻合，同时与大脑前动脉的胼胝体周围动脉的大脑镰支吻合。A.，动脉；Ant.，前面的；CN，脑神经；Crib.，筛的；Eth.，筛骨的；Front.，额的；Lac.，泪腺的；Med.，内侧；M.，肌肉；N.，神经；Nasocil.，鼻睫的；Obl.，斜的；Olf.，嗅觉的；Ophth.，眼的；Post.，后面的；Sup.，上面的。

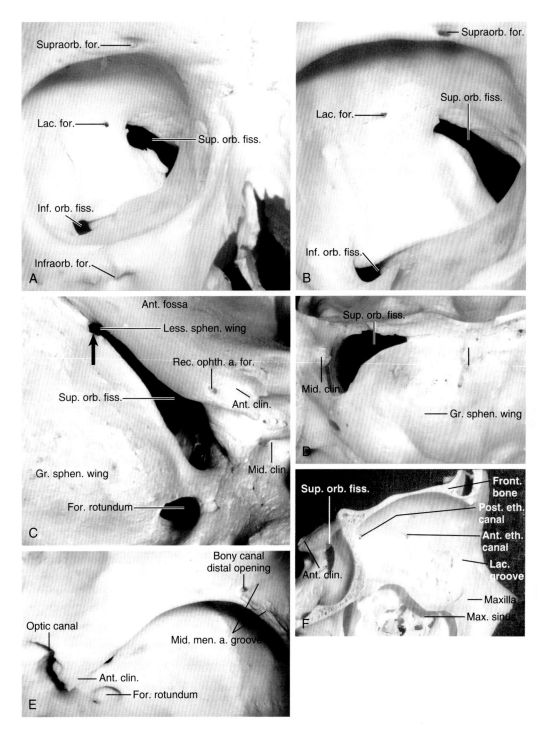

彩图 2-14　**A．**骨性关系。右侧眼眶前面观。泪腺动脉脑膜回返（蝶骨）支经眶上裂外侧部走行，与脑膜中动脉分支吻合。泪腺动脉和脑膜中动脉之间的副吻合支，称作脑膜泪腺动脉，经恰好位于蝶骨小翼下方、眶上裂外侧的泪腺孔走行。**B．**右侧眼眶放大观。相对于眶上裂，泪腺孔的位置是不定的。它可位于眶上裂外侧，或与眶上裂外侧部融合，或位于这些末端之间的任何中间位置。**C．**眶上裂颅内观。前床突表面有一小骨管开口，该骨管开始于视神经管内侧，内部走行眼浅回返动脉，该动脉供应海绵窦上壁，并可能沿小脑幕继续向后，成为天幕内侧动脉。由于脑膜回返（蝶骨）动脉的通道，眶上裂外侧部被扩大（箭头所示）。该动脉与脑膜中动脉前支吻合。**D．**右侧眶上裂和蝶骨嵴颅内观。**E．**右侧蝶骨嵴上面观。脑膜中动脉前支可能被 1～30mm 的骨管包裹，如该图所示，它沿蝶骨嵴走行。当动脉分支出了骨管的上口或外侧口后，在颅骨内板上的骨沟内上升。**F．**眼眶内侧壁观。筛动脉和神经通过筛管走行，筛管位于额骨和筛骨的眶板之间的缝内。A.，动脉；Ant.，前面的；Br.，分支；Clin.，床突；Eth.，筛骨的；Fiss.，缝；For.，孔；Front.，额的；Gr.，大的；Inf.，下面的；Infraorb.，眶下的；Lac.，泪腺的；Less.，较小的；Max.，上颌的；Med.，内侧的；Men.，脑膜的；Mid.，中间的；Ophth.，眼的；Orb.，眶的；Post.，后面的；Rec.，回返的；Sphen.，蝶骨的；Sup.，上面的；Supraorb.，眶上的。

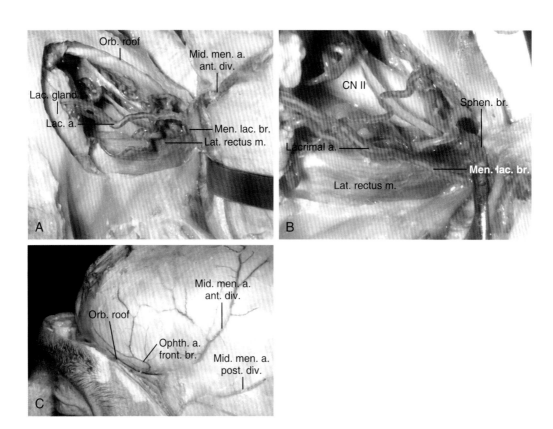

彩图 2-15　**A.** 上外侧观。去除左眼眶顶及外侧壁的一部分，暴露眶内结构以显示泪腺动脉和脑膜中动脉之间的吻合通路。脑膜中动脉前支发出一内侧支，其沿蝶骨嵴向内侧走行与眼动脉系统的泪腺支吻合。该标本中，脑膜中动脉和泪腺动脉之间有双重连接。外侧最大的动脉是脑膜泪腺支，是一个通过泪腺孔穿入蝶骨翼的回返脑膜支。另一个血管，称为脑膜回返动脉或蝶骨动脉（**B** 图中所示），通过眶上裂走行，在脑膜中动脉前支和眼动脉系统之间形成第二个吻合支。**B.** **A** 图放大观。牵开脑膜泪腺动脉，暴露弯曲走行的脑膜回返动脉，也称为蝶骨动脉，经眶上裂外侧缘通过，到达中颅窝及鞍旁硬膜。**C.** 左侧额部硬膜外侧观。起自眼动脉的一个额支穿过眶顶，供应额部硬膜，向前到达额极部硬膜。A.，动脉；Ant.，前方的；Br.，分支；CN，脑神经；Div.，分支；Front.，额部的；Lac.，泪腺的；Lat.，外侧的；M.，肌肉；Men.，脑膜的，与脑膜有关的；Mid.，中间的；Ophth.，眼的；Orb.，眶的；Post.，后面的；Sphen.，蝶骨的。

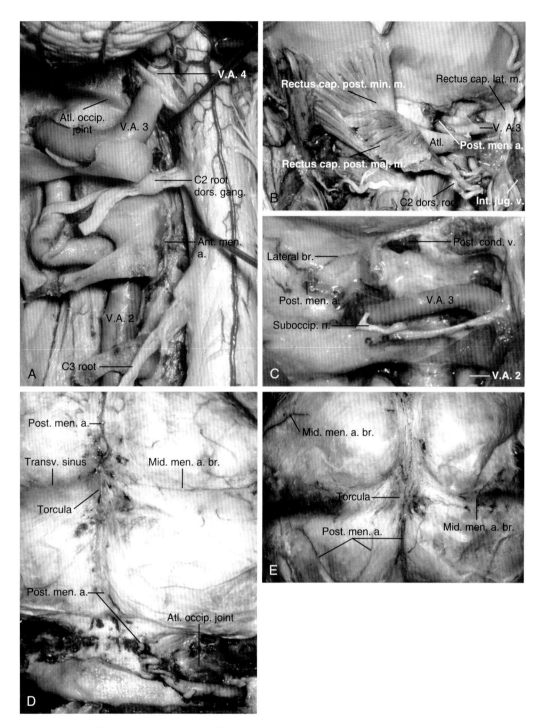

彩图 2-16 **A.** 后面观。脑膜前动脉，在 C$_2$ ~ C$_3$ 横突之间，起自颅外椎动脉的前内侧面。脑膜前动脉与供应枕大孔侧方硬膜的咽升动脉的舌下神经支和颈静脉支相吻合。椎动脉的第二段、第三段和第四段做了标记。**B.** 后面观。脑膜后动脉起自椎动脉的第三段，在寰椎上缘的骨槽内通过。**C.** 除枕骨下方骨质后，**B** 图放大观。椎动脉的第三段位于寰椎横突和椎动脉硬膜入口之间，在硬膜入口附近发出脑膜后动脉，离寰椎横突较远。脑膜后动脉的外侧支向枕髁走行。髁后静脉从髁管通过。**D.** 膜后动脉几乎平行于枕内隆突上升，到达后颅窝内侧及小脑镰硬膜和窦汇上方及大脑镰硬膜。**E.** 窦汇区域后面观。脑膜后动脉在枕大孔水平和后颅窝上方与咽升动脉脑膜支和枕动脉乳突支吻合。在窦汇上方，脑膜后动脉与脑膜中动脉的岩鳞分支和顶枕分支吻合。

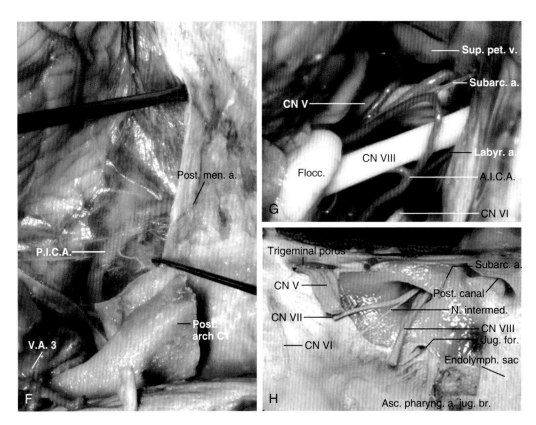

彩图 2-16（续）F. 后面观。左侧脑膜后动脉起源异常，起自小脑后下动脉。在小脑延髓池水平，小脑后下动脉末环发出一个脑膜支，穿过蛛网膜，供应脑膜后动脉区域。G. 侧小脑脑桥角后面观。小脑前下动脉发出弓状下动脉和迷路动脉。H. 侧毗邻弓状下窝的岩骨后面观。A.，动脉；A.I.C.A.，小脑前下动脉；Ant.，前面的；Asc.，上升的；Atl.，寰椎，寰椎的；Br.，分支；C1，颈 1 神经；C2，颈 2 神经；C3，颈 3 神经；CN，脑神经；Cap.，头的；Cond.，髁的；Dors.，背侧的；Endolimph.，内淋巴的；Flocc.，绒球；For.，孔；Gang.，神经节；Int.，内部的；Intermed.，中间部；Jug.，颈静脉的；Labyr.，迷路的；Lat.，侧体；M.，肌肉的；Maj.，大的；Men.，脑膜的；Mid.，中间的；Min.，小的；N.，神经，神经的；Occip.，枕部的；Pet.，颞骨岩部的；Pharyng.，咽部；P.I.C.A.，小脑后下动脉；Post.，后面的；Subarc.，弓状下的；Suboccip.，枕下的；Sup.，上面的；Transv.，横的；V.，静脉；V.A.2，枕动脉第二段；V.A.3，枕动脉第三段；V.A.4，枕动脉第四段。

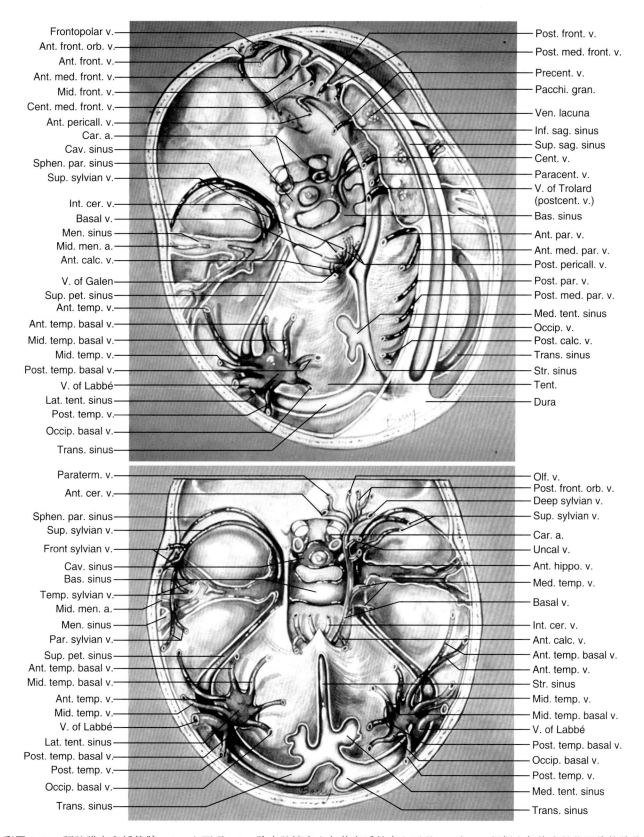

Frontopolar v.
Ant. front. orb. v.
Ant. front. v.
Ant. med. front. v.
Mid. front. v.
Cent. med. front. v.
Ant. pericall. v.
Car. a.
Cav. sinus
Sphen. par. sinus
Sup. sylvian v.
Int. cer. v.
Basal v.
Men. sinus
Mid. men. a.
Ant. calc. v.
V. of Galen
Sup. pet. sinus
Ant. temp. v.
Ant. temp. basal v.
Mid. temp. basal v.
Mid. temp. v.
Post. temp. basal v.
V. of Labbé
Lat. tent. sinus
Post. temp. v.
Occip. basal v.
Trans. sinus

Post. front. v.
Post. med. front. v.
Precent. v.
Pacchi. gran.
Ven. lacuna
Inf. sag. sinus
Sup. sag. sinus
Cent. v.
Paracent. v.
V. of Trolard (postcent. v.)
Bas. sinus
Ant. par. v.
Ant. med. par. v.
Post. pericall. v.
Post. par. v.
Post. med. par. v.
Med. tent. sinus
Occip. v.
Post. calc. v.
Trans. sinus
Str. sinus
Tent.
Dura

Paraterm. v.
Ant. cer. v.
Sphen. par. sinus
Sup. sylvian v.
Front sylvian v.
Cav. sinus
Bas. sinus
Temp. sylvian v.
Mid. men. a.
Men. sinus
Par. sylvian v.
Sup. pet. sinus
Ant. temp. basal v.
Mid. temp. basal v.
Ant. temp. v.
Mid. temp. v.
V. of Labbé
Lat. tent. sinus
Post. temp. basal v.
Post. temp. v.
Occip. basal v.
Trans. sinus

Olf. v.
Post. front. orb. v.
Deep sylvian v.
Sup. sylvian v.
Car. a.
Uncal v.
Ant. hippo. v.
Med. temp. v.
Basal v.
Int. cer. v.
Ant. calc. v.
Ant. temp. basal v.
Ant. temp. v.
Str. sinus
Mid. temp. v.
Mid. temp. basal v.
V. of Labbé
Post. temp. basal v.
Occip. basal v.
Post. temp. v.
Med. tent. sinus
Trans. sinus

彩图 2-17　硬脑膜窦和桥静脉。**A**．上面观。**B**．除大脑镰和上矢状窦后的直上面观。**A** 和 **B**，根据它们终点的位置将静脉分为四组。上矢状组（深蓝色），汇入上矢状窦；小脑幕组（绿色），汇入横窦或外侧小脑幕窦；蝶骨组（红色），汇入蝶顶窦或海绵窦；大脑镰前组（紫色），直接或通过基底静脉、大脑大静脉或大脑内静脉汇入下矢状窦或直窦；颈内动脉经过海绵窦。中颅窝底脑膜窦伴随脑膜中动脉走行。内侧的小脑幕窦接受小脑的静脉支并汇入直窦。基底窦位于斜坡上。蛛网膜颗粒突入静脉腔隙。A.，动脉；Ant.，前；Ant. Med.，前内；Bas.，基底；Basal.，基部的；Calc.，距状；Car.，颈内；Cav.，海绵状的；Cent.，中央；Cer.，大脑；Deep，深的；Dura，硬脑膜；Front.，额；Frontopolar，额叶；Front. Orb.，额眶；Hippo.，海马的；Inf.，下；Int.，内；Lat.，外侧的；Med.，内侧的；Men.，脑膜的；Mid.，中间；Occip.，枕部；Olf.，嗅；Pacci. Gran.，蛛网膜颗粒；Par.，顶；Paracent.，旁中央；Paraterm.，旁终末；Pericall.，胼周；Pet.，岩部；Post.，后的；Post. Med.，后内的；Precent.，中央前；Sag.，矢状的；Sinus，窦；Sphen. Par.，蝶顶的；Str.，直的；Sup.，上；Sylvian.，侧裂；Temp.，颞的；Tent.，小脑幕（的）；Trans.，横的；Uncal，钩；V.，静脉；Ven.，静脉的。

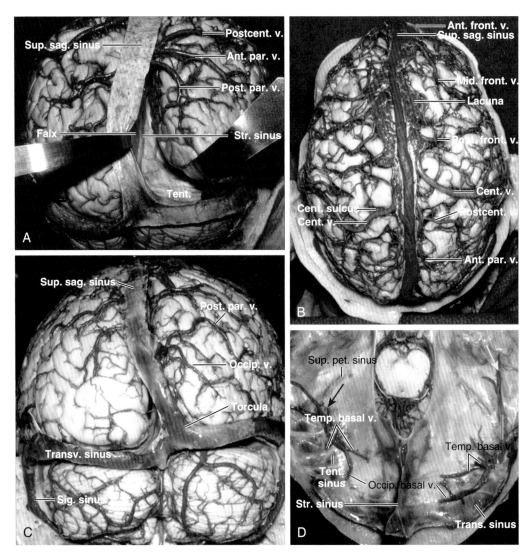

彩图 2-18 A．上面观。切除大脑表面硬脑膜后暴露汇入上矢状窦的皮层静脉。B．入上矢状窦的静脉腔隙和桥静脉。邻近矢状窦的一个大静脉腔隙在汇入上矢状窦的桥静脉上方延伸，并流入上矢状窦。从右半球汇入上矢状窦的静脉是额前、额中、额后、中央沟、中央后沟和顶叶前静脉。C．大脑和小脑半球后面观。上矢状窦通过窦汇与横窦连接。右侧横窦微大于左侧。起源于半球后部的静脉直向前，恰好在窦汇上方汇入上矢状窦，在枕叶内侧留下一个空隙区，该区没有桥静脉汇入窦内。D．脑幕窦上面观。左侧颅底表面红箭头所指的一条长静脉汇入左侧小脑幕窦的支流。右侧颞基底静脉的多支汇入右侧小脑幕窦。黄箭头所指的静脉汇入右侧小脑幕窦的支流。Ant.，前；Basal.，基部的；Cent.，中央；Flax，大脑镰；Front.，额；Lacuna，腔隙；Mid.，中间；Occip.，枕部；Par.，顶；Pet.，岩部；Post.，后的；Postcent.，中央后；Sag.，矢状的；Sig.，乙状的；Sinus.，窦；Str.，直的；Sulcus.，沟；Sup.，上；Temp.，颞的；Tent.，小脑幕；Trans.，横；Torcula，窦汇；V.，静脉。

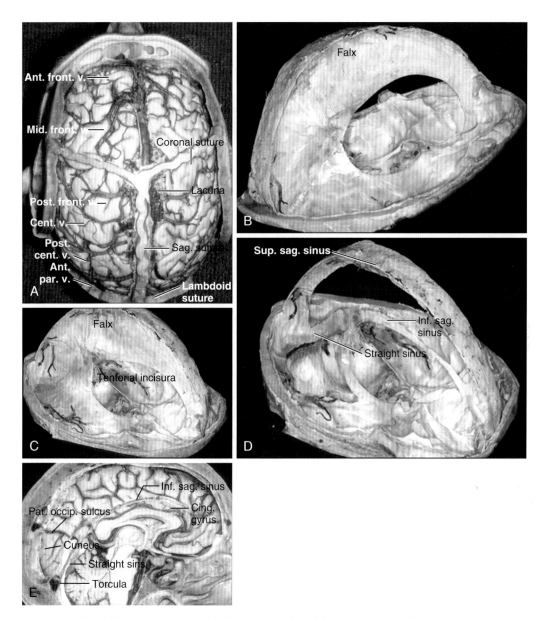

彩图 2-19　**A**．上面观。如图所示，恰好在冠状缝前方，常有一个没有桥静脉流入上矢状窦的区域，这是一个经胼胝体入路的合适位置。**B**．外侧观。去除两侧大脑半球显示大脑镰和小脑幕切迹。**C**．外侧观。**D**．去除大脑镰，保留上矢状窦，下矢状窦和直窦。**E**．大脑半球内侧面。除了下矢状窦和直窦以外，去除了其余大脑镰。Ant.，前；Cent.，中央；Cing.，扣带；Cyrus，回；Coronal.，冠状的；Cuneus.，楔形的；Flax，大脑镰；Front.，额；Inf.，下；Lacuna，腔隙；Lambdoid，人字的；Mid.，中间；Occip.，枕部；Par.，顶；Post.，后的；Postcent.，中央后；Sag.，矢状的；Sinus，窦；Straight，直的；Sulcus.，沟；Sup.，上；Suture，缝；Tenterial incisura，小脑幕切迹；Torcula.，窦汇；V.，静脉。

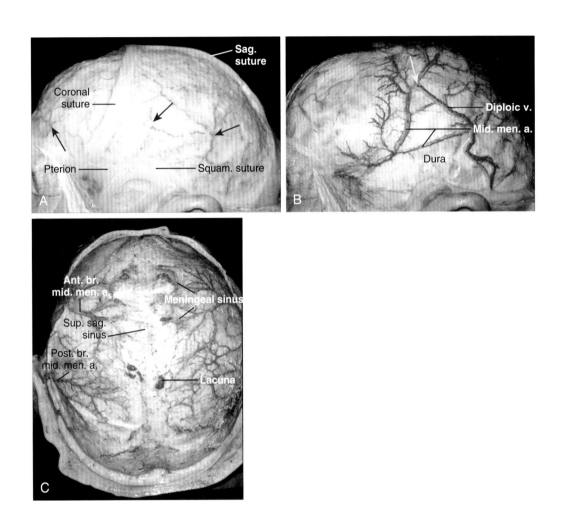

彩图 2-20　**A**．除颅骨外板的同时保留骨缝，暴露内外板之间走行的板障静脉（红箭头）；**B**．去除内板暴露沿脑膜中动脉走行的脑膜窦，同时保留颅骨内后部大的桥静脉。桥静脉上端加入脑膜中动脉周围的静脉窦（黄箭头）。**C**．上面观。大脑半球硬膜含有沿脑膜静脉走行的小丛状静脉窦。脑膜中动脉最大的静脉窦沿脑膜动脉前后支走行，一直延伸到上矢状窦和静脉腔隙区域。A.，动脉；Ant.，前；Br.，分支；Coronal.，冠状的；Diploic，板障；Lacuna，腔隙；Men.，脑膜的；Meningeal，脑膜；Mid.，中间；Post.，后的；Pterion，翼点；Sag.，矢状的；Sinus，窦；Squam.，鳞的；Suture，缝；Sup.，上；V.，静脉。

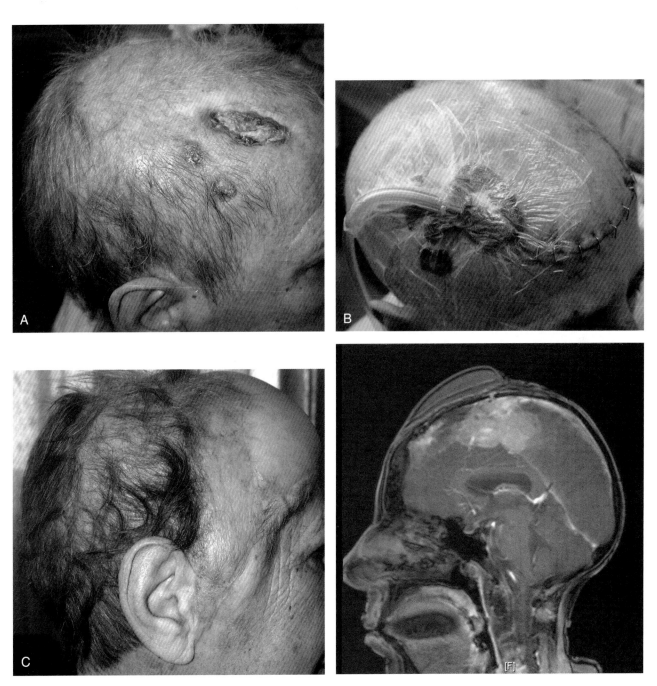

彩图5-6　**A**，一位60岁的辐射诱发的脑膜瘤患者，用外科和立体定向放射治疗方法，治疗复发的脑膜瘤，伤口裂开。**B**，延迟的旋转皮瓣结合外科真空技术，促进开裂伤口小粒形成。**C**，延迟的旋转皮瓣失败后进行右侧背阔肌游离皮瓣技术。**D**，钆增强MRI，矢状位观，显示复发的非典型WHO II级的矢状窦旁辐射诱导的脑膜瘤。

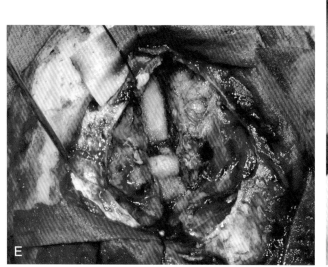
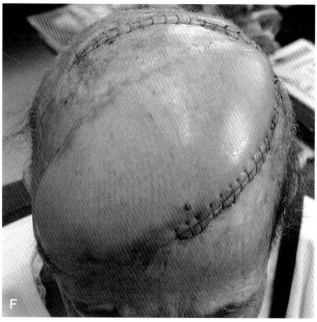

彩图 5-6（续） E，矢状窦旁辐射诱导的脑膜瘤切除后，一并切除侵入上矢状窦和大脑镰的肿瘤，术中观。F，游离皮瓣的皮肤闭合后术后即刻观。

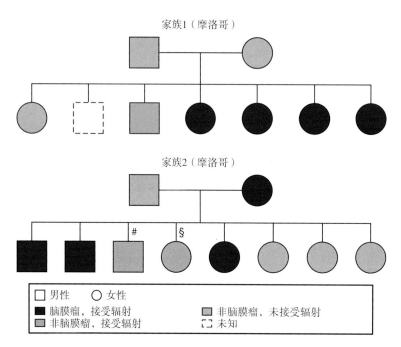

彩图 5-7 两个家庭的一级亲属中有 4 个辐射诱导的脑膜瘤的家庭树。第一个家庭，包括 7 个兄弟姐妹，其中 4 个姐姐和 1 个哥哥因为头癣接受了辐射。所有 4 个接受辐射的姐姐发展成了脑膜瘤。第二个家庭，包括 1 个接受过辐射的母亲和 8 个兄弟姐妹，其中 5 个兄弟姐妹接受了辐射。母亲和 3 个接受辐射的兄弟姐妹（2 个哥哥，1 个姐姐）发展成了脑膜瘤。2 个接受辐射的兄弟姐妹也被诊断为白血病或乳腺癌。（From Flint-Ritcher and Sadetzki[28]，with permission of Elsevier Science，Ltd.）

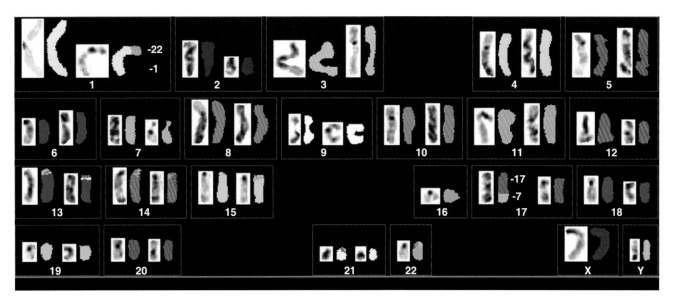

彩图 5-8 注意到在染色体 1 和染色体 22 之间的部分重排，一个染色体 7 终端缺失，染色体 7 和 17 之间部分重排。（From Zattara-Cannoni, et al.,[123]with permission of Elsevier Science, Ltd.）

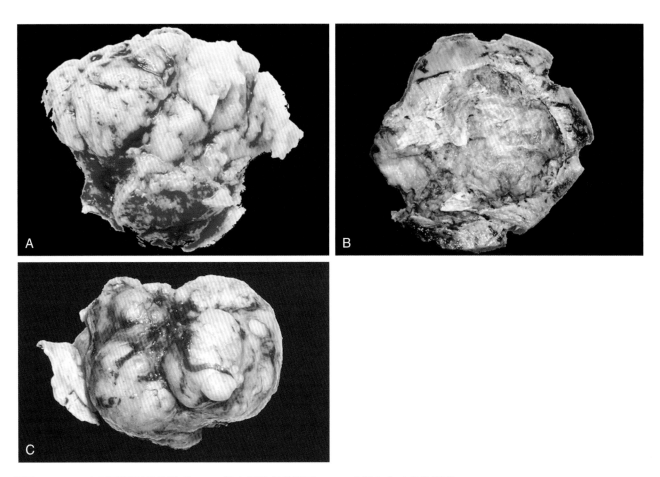

彩图 6-1 A，表面不规则的脑膜瘤；B，侵入颅骨的脑膜瘤；C，光滑和分叶的脑膜瘤。

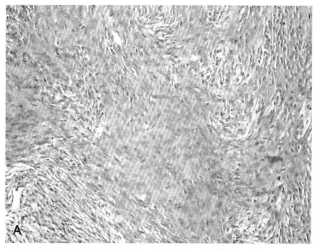

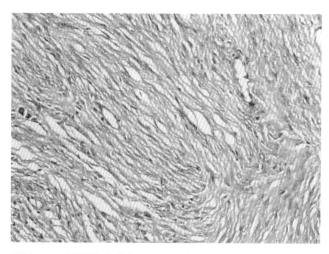

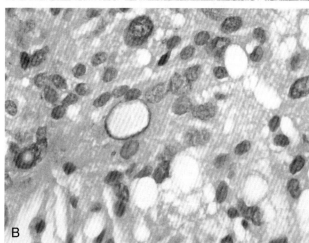

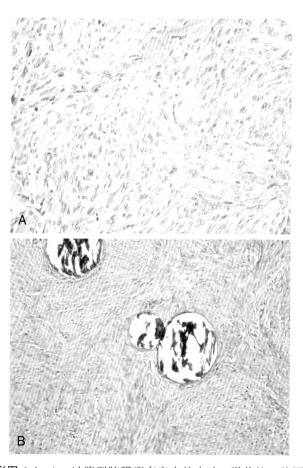

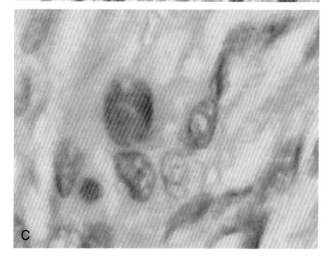

彩图 6-2　A，上皮型脑膜瘤显示的典型的"合胞体外观"。B，由于糖原沉积而得名的假包涵体导致核的部分清除。C，细胞核内容物（假包涵体）为糖原，由 PAS 结合淀粉酶展现出来。

彩图 6-4　A，过渡型脑膜瘤有突出的小叶、涡状纹、胶原形成的血管。B，砂粒体。

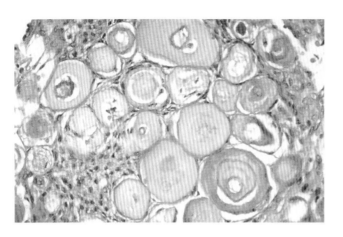

彩图 6-5 砂粒体型脑膜瘤包含为数很多的砂粒体。

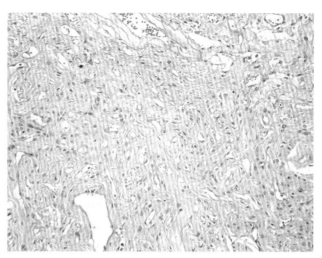

彩图 6-6 血管瘤型脑膜瘤富含小或中型的，明显透明样变的血管壁。

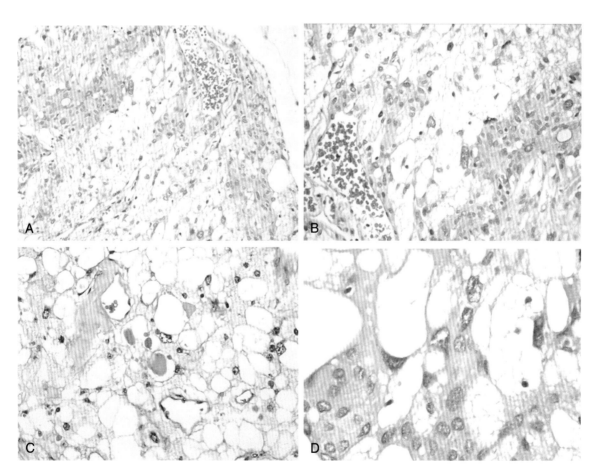

彩图 6-7 **A**，微泡型脑膜瘤有蜘蛛网般的显微囊泡特性，与吸引眼球的细长细胞一样的进程。**B**，肿瘤占据着细胞间的液体填充的空间，赘生性细胞发生黄瘤样变化。**C**，明亮的嗜酸性、PAS 阳性、透明样小滴。**D**，显微囊型脑膜瘤具有分散的大的多形态核。

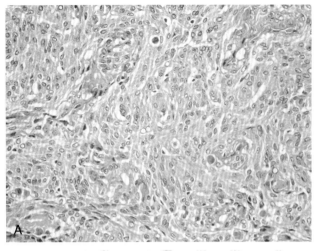

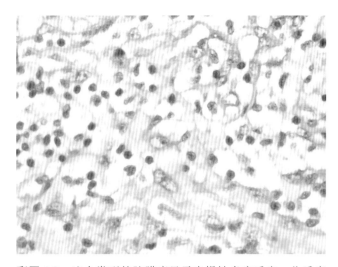

彩图 6-9 这个类型的脑膜瘤显示出慢性炎症反应，此反应由淋巴细胞和浆细胞按照不同比例形成。

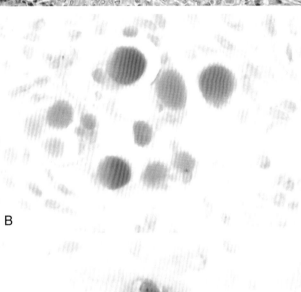

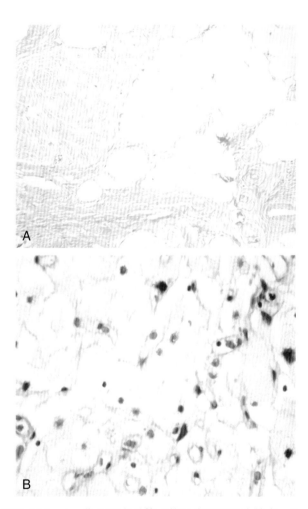

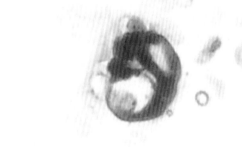

彩图 6-8 A，分泌型脑膜瘤特点，细胞腔含有单个或多个，球形嗜酸性小体。B，细胞内腔含有 PAS 阳性的砂粒体（C）被聚丙烯腈细胞角蛋白阳性的细胞包绕。

彩图 6-10 A，化生型变异体可能以脂肪组织为特点。B，黄瘤样变。

彩图 6-11　脑膜瘤细胞壁广泛硬化。

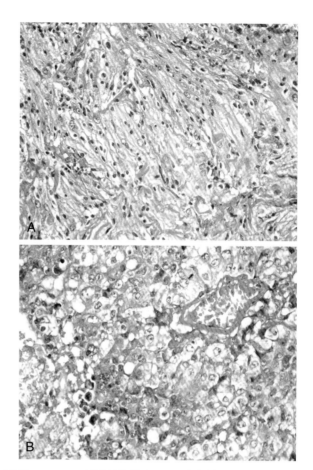

彩图 6-12　**A**，纤维性脑膜瘤。**B**，宿主转移性腺癌。

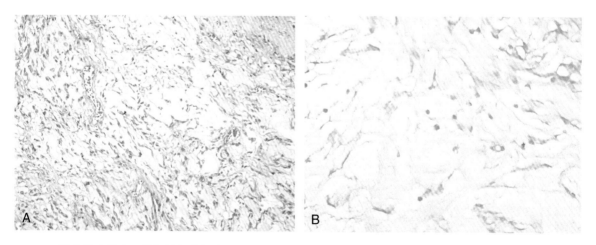

彩图 6-13　**A**，脊索样脑膜瘤，特征性的索状或骨小梁周围可见嗜酸性粒细胞。**B**，大量的阿新蓝（Alcian-blue）阳性的黏液

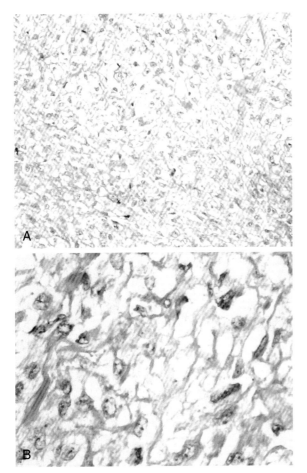

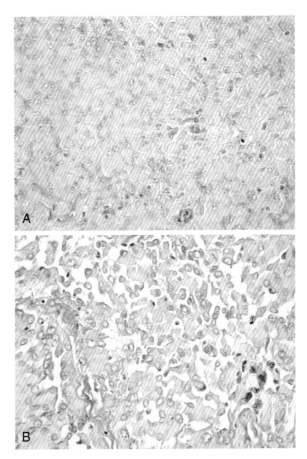

彩图 6-14 **A**，透明细胞型脑膜瘤由富含糖原的清澈的细胞质组成。**B**，间质胶原沉积。

彩图 6-15 **A**，棒状脑膜瘤由成片的棒状细胞组成。**B**，棒状脑膜瘤细胞具有偏心的细胞核，具有经常开放的染色质，一个突出的核仁，内含物为嗜酸性的胞浆。

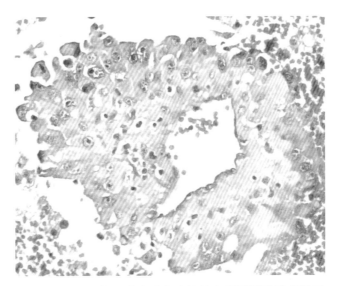

彩图 6-16 乳头状脑膜瘤具有独特的血管周围的假菊形团形成。

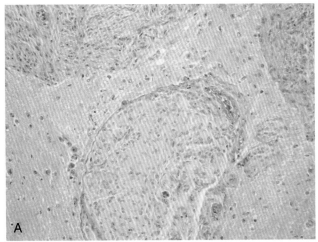

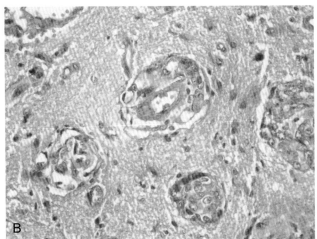

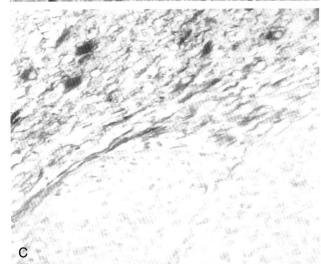

彩图 6-17 **A**，脑组织中的肿瘤组织舌。**B**，肿瘤组织涉及的 Virchow-Robin 空间。**C**，伴有反应性胶质增生的侵袭性脑膜瘤。免疫反应性的胶质纤维酸性蛋白。

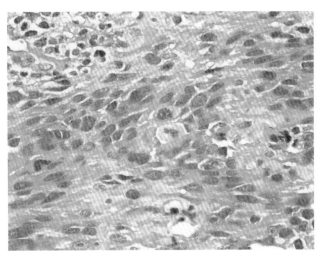

彩图 6-18 有丝分裂旺盛但没有非典型或恶性的其他特征的脑膜瘤。

彩图 6-19 丢失叶或者片体系结构是常见的非典型脑膜瘤的特征。

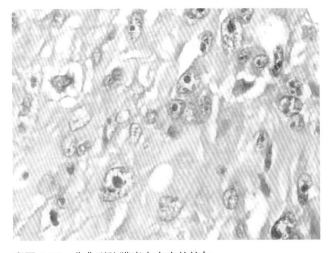

彩图 6-20 非典型脑膜瘤中突出的核仁。

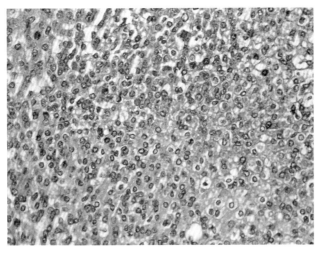

彩图 6-21 和Ⅰ级上皮型脑膜瘤相比，细胞过多。

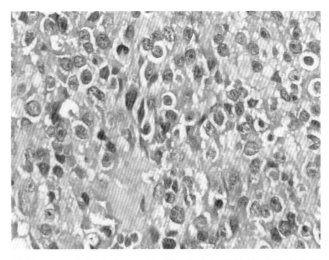

彩图 6-22 小细胞改变。注意细胞和细胞核尺寸的斑片状减少。

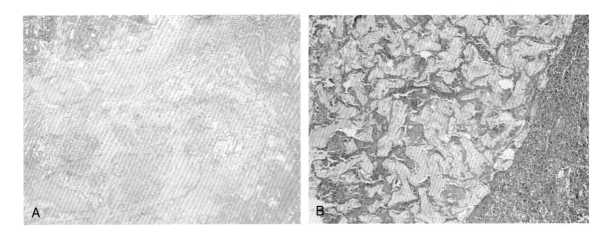

彩图 6-23 **A**，很少有常见的区域性坏死与高级别肿瘤相伴随。**B**，由于广泛性的栓塞，导致坏死发生。

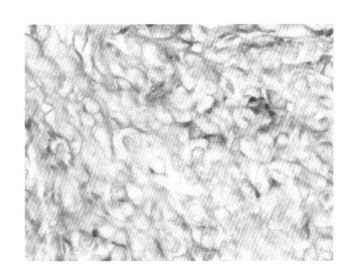

彩图 6-24 EMA 膜形式的免疫反应性，是脑膜瘤的一个可靠的特征。

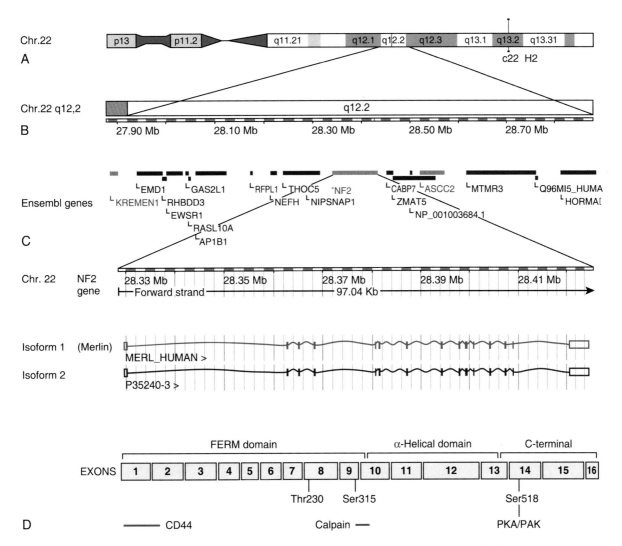

彩图 8-1　图示不久前了解的 NF2 基因的位置，基因构成及两个显性剪接变异体的概貌。（数据来源于 Ensembl release 49，2008 年 03 月，http：//www.ensembl.org/index.html）。**A** 和 **B**，NF2 基因的位置和它在 22 号染色体上的邻近基因。**C**，通常命名为亚型 1 和 2 的两个显性剪接变体显示了包括了转录物的外显子。merlin 蛋白（亚型 1）包括了编码外显子 1 ~ 15 和 17 的残基。**D**，merlin 蛋白（亚型 1）的主要区域的轮廓，一些区域被认为包括了与其他区域的相互作用，就像 230 位点的苏氨酸，315 位点的丝氨酸，518 位点的丝氨酸的磷酸化，改变了蛋白的构象，功能上非常重要。

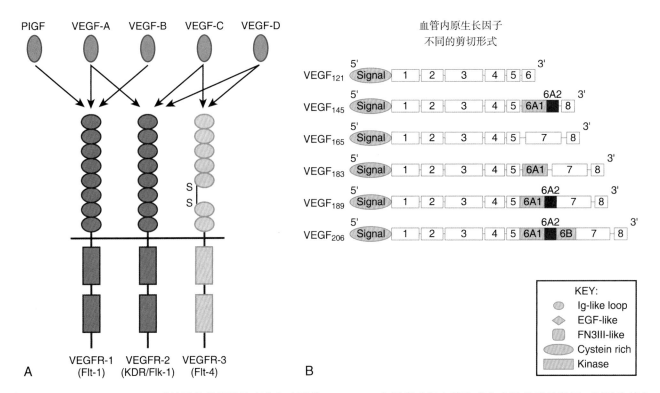

彩图 9-4 VEGF：**A**，VEGF 受体及其特异性的高亲和力配体。VEGF-A 与肿瘤毛细血管生成和水肿关系最密切。图示为其主要的超微结构特征。所有的 3 个受体均是酪氨酸激酶受体,结合配体后能够激活重要的胞内信号通路,后者控制毛细血管生成、细胞增殖及趋向性。**B**，6 个 VEGF 亚型来源于如图所示的不同 mRNA 剪切体。表达量最高的及可溶性的是 VEGF$_{165}$。

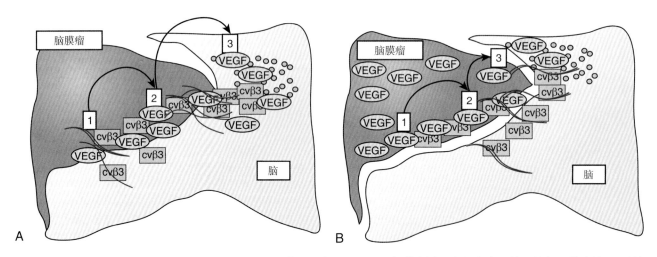

彩图 9-5 瘤周水肿发生机制的两个不同假说的概括。值得注意的是，这些假说在同一个患者身上并不是相互排斥的，而是相互独立甚至相互促进的。 **A**，①开始时脑膜瘤与周围脑组织之间的蛛网膜边界出现破口。② 脑组织和脑膜瘤的脉管系统被激活并表达 αvβ3 整合素。③ 一旦蛛网膜边界被破坏，脑膜瘤释放生长因子包括 VEGF 自由弥散到脑组织中导致水肿并且诱导和募集未成熟的血管到肿瘤周围，进一步加重了瘤周水肿。**B**，① 脑膜瘤 VEGF 的过度表达是起始，脑膜瘤 VEGF 表达增加的原因仍然不清，包括环境因素，例如缺氧，原发的基因改变，如生长因子信号通路。增加的 VEGF 通过促进毛细血管生成促进脑膜瘤生长，在恶性脑膜瘤中更加明显。与 PTBE 也有明显的相关性。②另外，脑膜瘤 VEGF 表达增加通过释放各种蛋白酶和表达 αvβ3 整合素导致了蛛网膜边界的破坏。③ 随后脑实质中脑膜瘤生长因子的外渗通过破坏血脑屏障导致了血管性水肿，通过不成熟的脉管系统促进了肿瘤新生血管的生成。

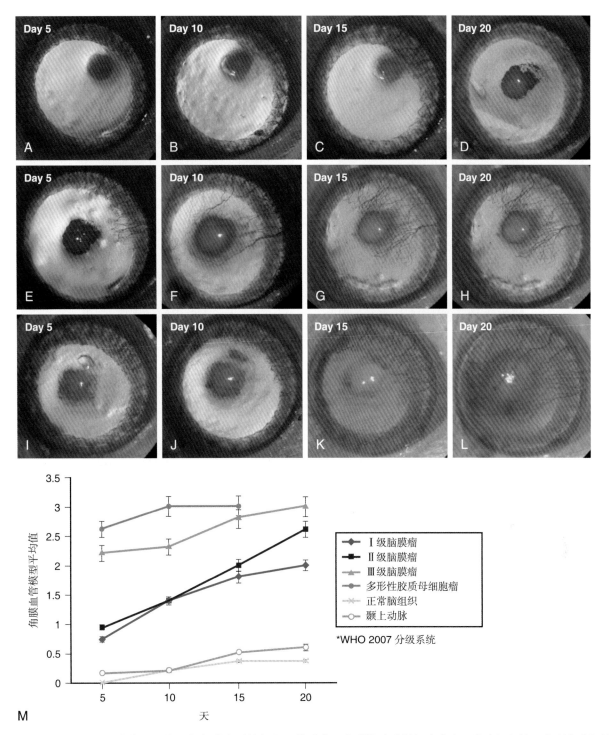

彩图 10-1 该图显示了脑膜瘤组织植入鼠角膜中诱导新生血管形成。多形性胶质母细胞瘤和正常脑组织植入分别作为阳性和阴性对照。值得注意的是脑膜瘤组织的血管活性随着组织学级别的增加而增加。另外该图值得注意的是恶性脑膜瘤的血管活性只能与多形性胶质母细胞瘤的血管活性相比较，而后者具有最强的血管活性的人类恶性肿瘤。该图显示了植入的角膜模型中脑膜瘤周围新生血管的生成；上面行是Ⅰ级脑膜瘤，中间行是Ⅱ级，最下一行是Ⅲ级脑膜瘤。

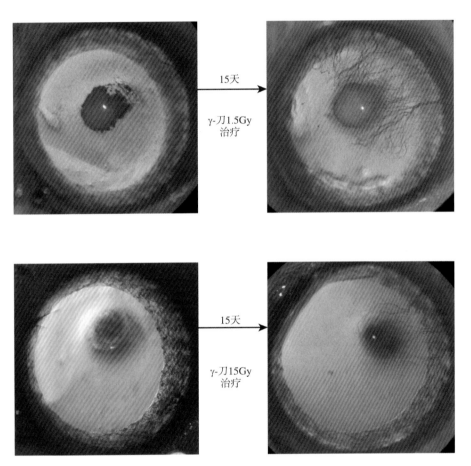

15天

γ-刀1.5Gy
治疗

15天

γ-刀15Gy
治疗

彩图 10-2　该图显示了在同样的鼠角膜模型中，γ刀放射治疗干扰脑膜瘤诱导的新生血管的初步数据。角膜模型的其中一只眼睛给予 15 Gyγ刀放射治疗后的脑膜瘤其血管生成活性得到抑制，而作为对照的同一只动物的另一只眼在 γ刀放射治疗期间按给予 1.5 Gy 的普放治疗抑制效果不明显。

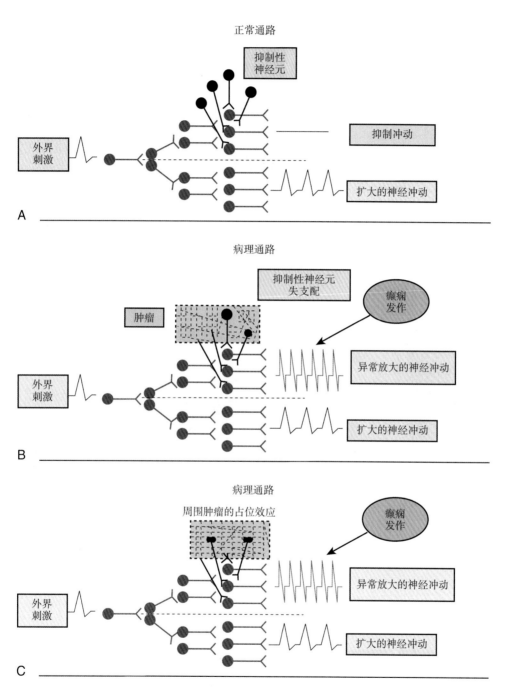

彩图 11-7 图示正常的神经功能（**A**），以及两个可能的肿瘤相关癫痫发作机制（**B**，**C**）。在 **A** 图中，抑制性神经元（黑色），正常的兴奋通路（红色）和信号通路。肿瘤引起的去神经（**B**）水肿和对抑制性神经元的质量效应（g），导致过度兴奋。

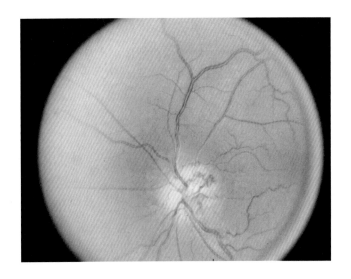

彩图 12-3 视神经盘表面形成侧支吻合血管。

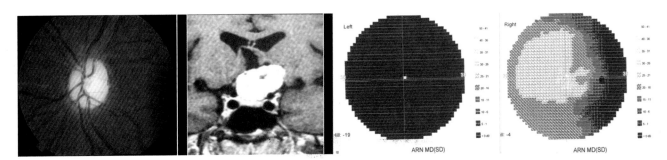

彩图 12-5 鞍结节脑膜瘤患者的眼底及视野检查，左眼的视神经原发性萎缩，患者因左侧视神经及视交叉受侵导致双眼不对称的视野缺损。

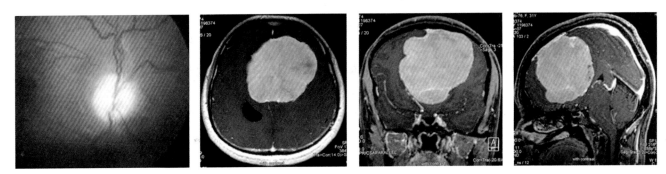

彩图 12-6 前矢状窦旁脑膜瘤眼底显示视盘水肿导致的继发性视神经萎缩。

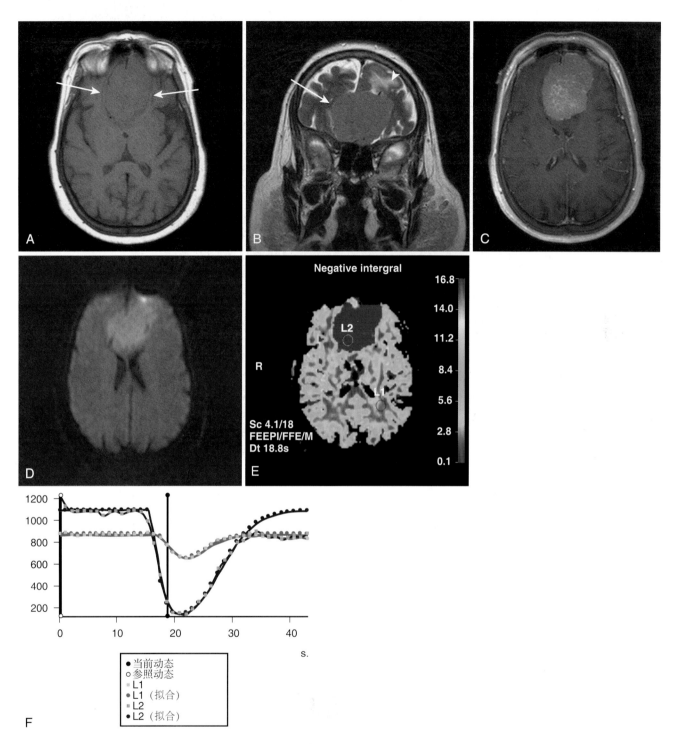

彩图 15-1 蝶骨平台脑膜瘤（Ⅰ级）**A**，MRI 轴位加 T1 加权像，**B**，冠状位 T2 加权像显示等密度均匀占位（箭头），有明显占位效应，侧脑室额角受压。左额叶可见血管源性水肿（箭头）。增强 T1 加权像（**C**）可见均匀强化，弥散加权（DWI）（**D**）示尽管病变级别低，但呈高信号；动态磁敏感灌注彩图（**E**）显示肿瘤血供丰富；（**F**）时间 - 信号曲线图，显示随时间其灌注的变化，曲线下区表示 rCBV，肿瘤（绿色曲线）与正常白质（红色曲线）的 rCBV 比率大约是 9.0。

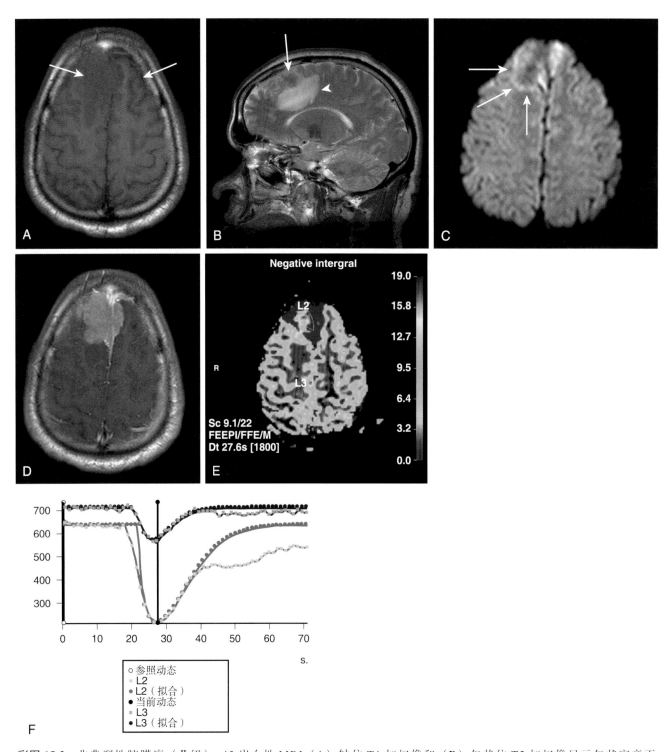

彩图 15-2 非典型性脑膜瘤（Ⅱ级），43 岁女性 MRI（**A**）轴位 T1 加权像和（**B**）矢状位 T2 加权像显示矢状窦旁不均匀占位（箭头），起自大脑镰前部。肿瘤下方白质内血管源性水肿侵及胼胝体（箭头）；弥散加权像（**C**）：病变显示 外周限制性弥散（箭头），T1 增强扫描肿瘤明显强化（**D**）；动态磁敏感灌注彩图（**E**）显示肿瘤血供丰富；相应的时间 - 信号曲线图（**F**）显示当造影剂到达肿瘤时下降支陡峭下降（快速充盈），然后上升支较慢恢复至基线水平（消退）。此模式是脑膜瘤血管影的典型表现，即通过动脉期的高血运肿瘤染色，持续到静脉晚期，然后缓慢消失。

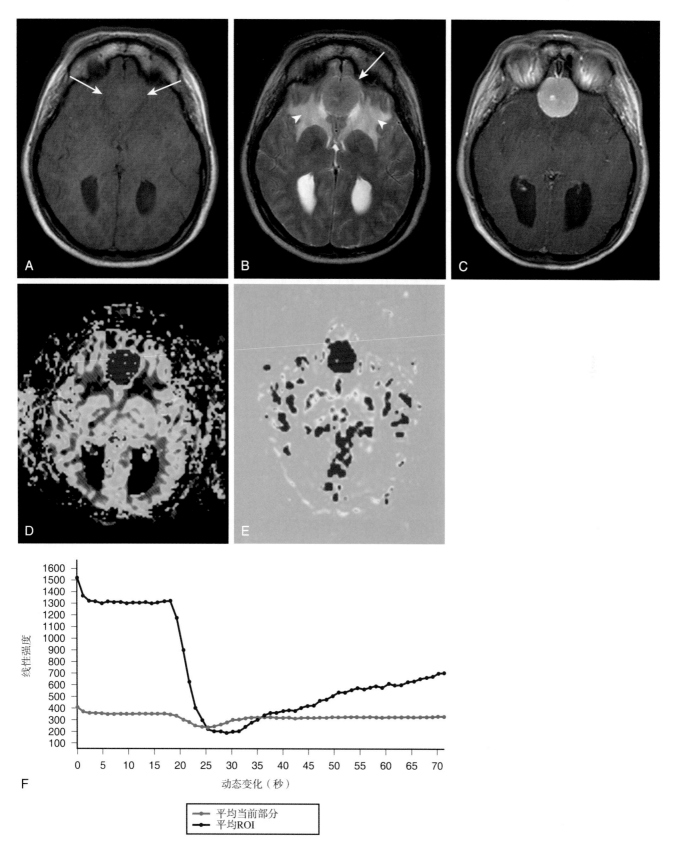

彩图 15-3 脑膜瘤，39 岁，女性 MRI（**A**）轴位 T1 加权像（**B**）矢状位 T2 加权像和增强 T1 加权像（**C**）显示一明显强化的占位（箭头），起自蝶骨平台，伴广泛的"蝶翼样"血管源性水肿（小箭头）；动态敏感灌注彩图（**D**）和动脉自旋标记（**E**）技术显示肿瘤高血供；相应的时间 - 信号曲线图（**F**）显示当造影剂到达肿瘤时下降支陡峭下降（快速充盈），然后上升支较慢恢复至基线水平（消退）。

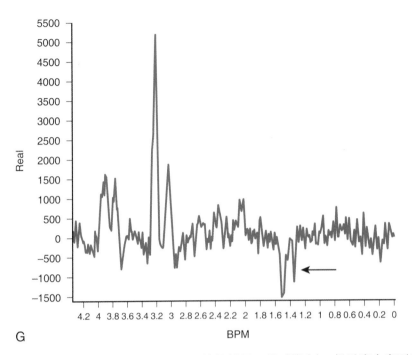

彩图 15-3（续） 磁共振波谱 MRS（**G**）显示位于 1.47 ppm 处的倒置双峰（箭头），提示瘤内高丙氨酸（E, G courtesy of Michael Lipton, MD, New York, NY.）。

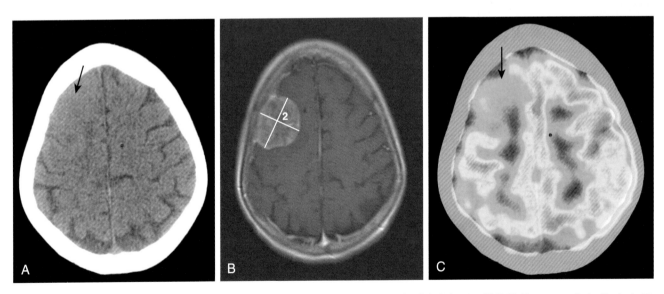

彩图 15-4 颅内典型脑膜瘤 轴位平扫 CT（**A**）显示右额占位（黑箭头）与灰质密度相近；轴位增强 MRI T1 加权像（**B**）显示病变不均匀强化；相应轴位 PET/CT 灌注（**C**）显示右额轴外占位伴 FDG 低摄取灶（与灰质相比）。（Courtesy of Yosef Fox, MD, New York, NY.）

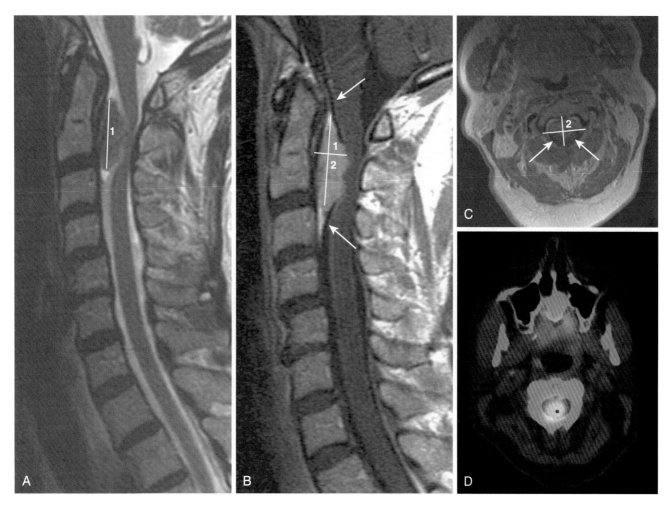

彩图 15-5 延颈交界区脑膜瘤。 **A**：矢状位 T2 加权像；**B**：矢状位 T1 增强；**C**：轴位 T1 权像 显示颅内轴外强化性占位，与延颈交界区压迫脊髓（白箭头），头侧和尾侧均可见硬膜尾征（**B** 图箭头）；**D**：轴位 PET/CT 灌注成像显示瘤内 FDG 明显高摄取灶（红箭头），椎管部分肿瘤 FDG 高摄取更加明显（黑箭头）。（Courtesy of Yosef Fox, New York, NY.）

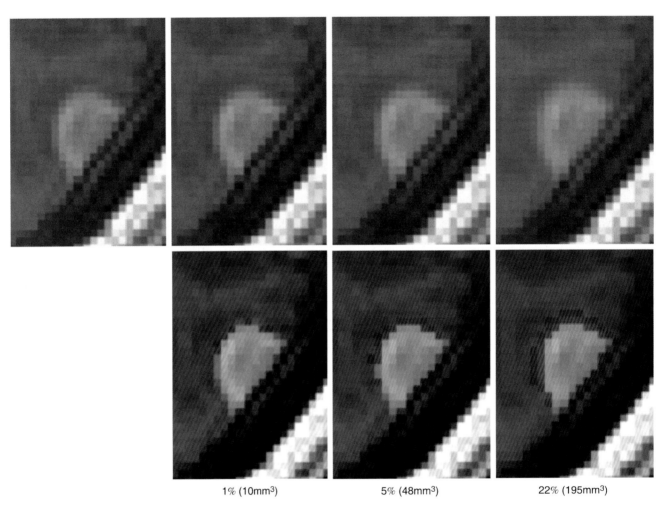

1% (10mm³) 5% (48mm³) 22% (195mm³)

彩图 17-1 综合病理学，肿瘤增长实际扫描发现肿瘤体积增长 1%、5% 和 22%（第二排红色所示），肉眼发现 1% 和 5% 已极其困难。

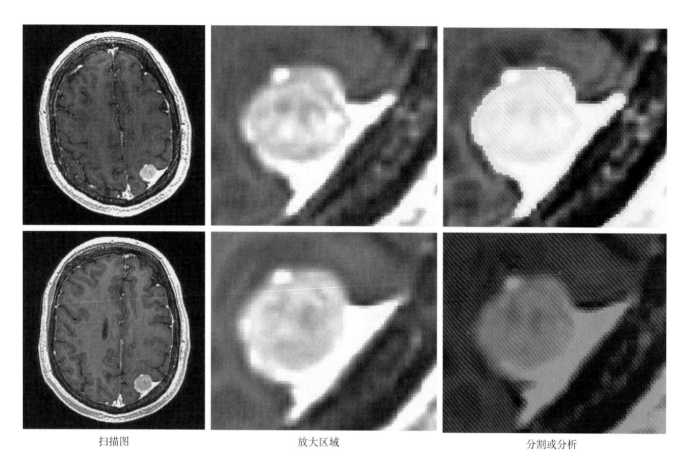

| 扫描图 | 放大区域 | 分割或分析 |

彩图 17-2 第一行显示第一次扫描，第二行显示第二次扫描。第一柱是软件的输入，第二柱是进一步的软件输入。第一行右侧是对左侧半自动化的处理，第二行右侧红色部分是肿瘤生长的分析结果。

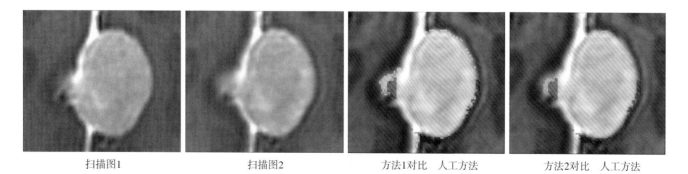

| 扫描图1 | 扫描图2 | 方法1对比　人工方法 | 方法2对比　人工方法 |

彩图 17-3 对比自动化及人工测量结果（黄色和绿色）。我们发现肿瘤的增长实际非常小。

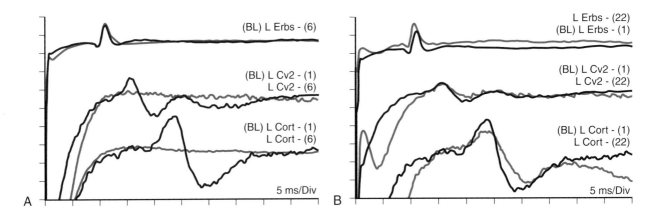

彩图 21-2　左臂记录的右侧小脑脑桥角脑膜瘤的体感诱发电位。很快迅速记录左臂的体感诱发电位在皮层以及颈部的周期性的定位于右侧小脑脑桥角脑膜瘤于侧壁位置（**A**，红色与绿色基线相比）。左臂被复位而颈部位置被检查，随着随后的体感诱发电位恢复至基线（**B**）。手术后患者短暂的左上臂臂丛的损伤。Erb's 电极不能证明神经功能缺损很可能因为它位于不标准的位置，锁骨下不能代替锁骨上。

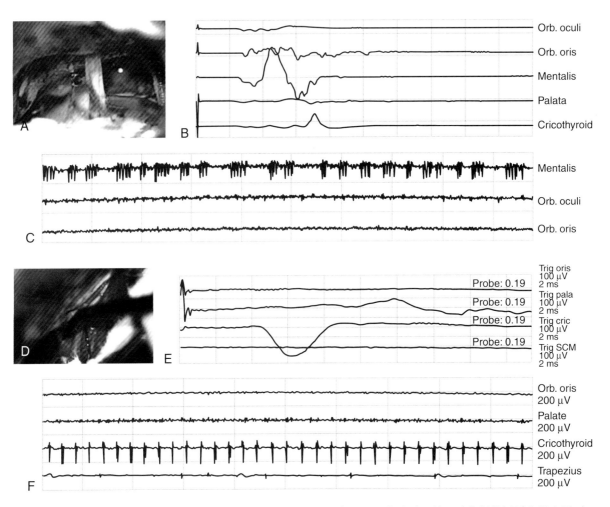

彩图 21-4　在颅后窝手术中脑神经监测。肿瘤切除后术中刺激器在面神经的照片（**A**）：神经功能保护用诱发肌电图（EMG）反应来检查（**B**）。在手术中从复杂脑膜瘤上剥离面神经自发的肌电图（EMG）来自记录面肌（CN Ⅶ，**C**）。单极刺激也被应用于把后组的脑神经（在这种情况下是第 X 对，**D**）在肿瘤切除前（**E**，术中图片，**F**，第 X 对脑神经诱发肌电图（EMG））。**G**，从脑膜瘤剥离神经（CN X）来自环甲肌自发的简单的肌电图（EMG）。手术后，病人经历了短暂的面瘫，没有迹象显示后组脑神经的功能缺损。

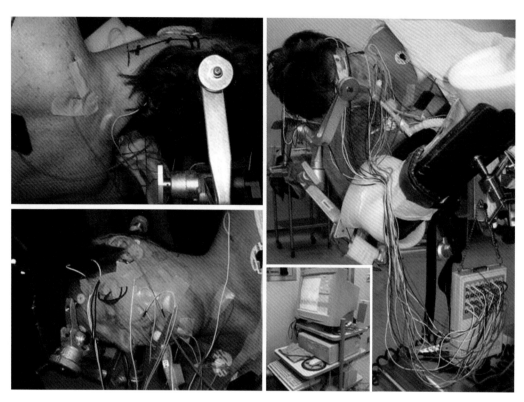

彩图 21-5 安装设置：在颅后窝脑膜瘤中神经生理学监测。在颅后窝脑膜瘤病人治疗用乙状窦后或远外侧入路是典型的设置。在侧面的狭长位置使用。监测包括体感诱发电位、运动诱发电位、三叉神经、面神经、后组脑神经监测。图中是复杂的安装设置。

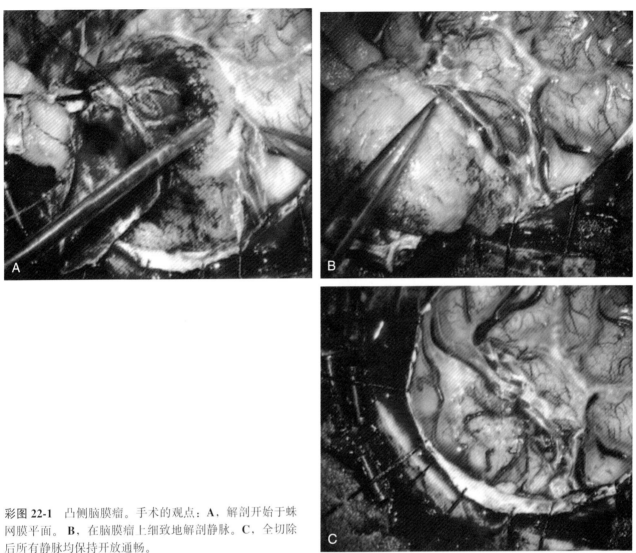

彩图 22-1　凸侧脑膜瘤。手术的观点：**A**，解剖开始于蛛网膜平面。**B**，在脑膜瘤上细致地解剖静脉。**C**，全切除后所有静脉均保持开放通畅。

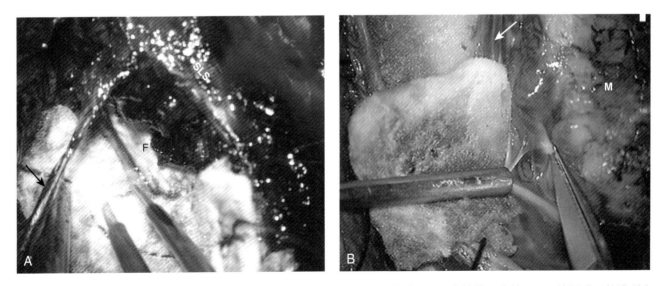

彩图 22-5　镰内脑膜瘤。手术操作一面朝下，正中，主要的矢状窦旁桥静脉。**A**，大静脉阻塞镰。**B**，蛛网膜、软膜剥离切除入路。

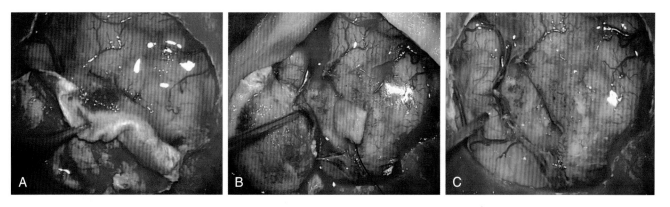

彩图 23-3 凸面脑膜瘤的切除。硬脑膜周围肿瘤直视可见（**A**），接着温柔地提起肿瘤，其所涉及的硬膜从蛛网膜层锐性分离（**B**）。肿瘤切除后完整的皮质表面肉眼观（**C**）。（Images courtesy of Professor M. N. Pamir.）

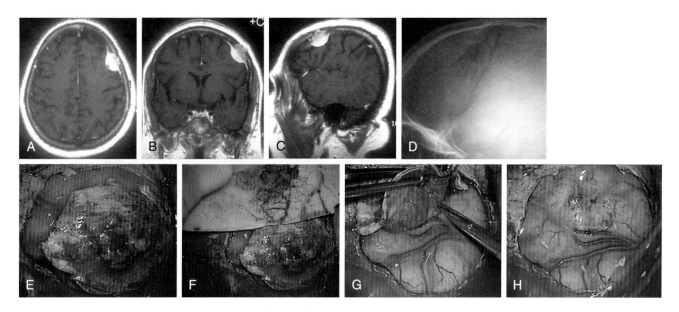

彩图 23-4 在额部凸面脑膜瘤在轴向（**A**）、冠状面（**B**）和矢状面（**C**）的 T1 加权、对比增强磁共振影像。值得注意的是磁共振影像上参与覆盖的骨骼和常规射线显示的骨质破坏（**D**）。肿瘤周围硬脑膜的开放（**E**）和肿瘤侵入硬脑膜与上方被覆的骨质（**E** 和 **F**）。肿瘤通过锐性分离蛛网膜层（从被覆的软组织分离 **G**）和肿瘤切除后完整的皮质表面肉眼观（**H**）。（Figures courtesy of Professor M. N. Pamir.）

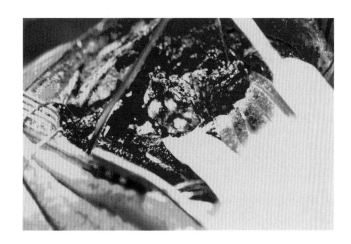

彩图 24-4 矢状窦旁脑膜瘤切除的操作。

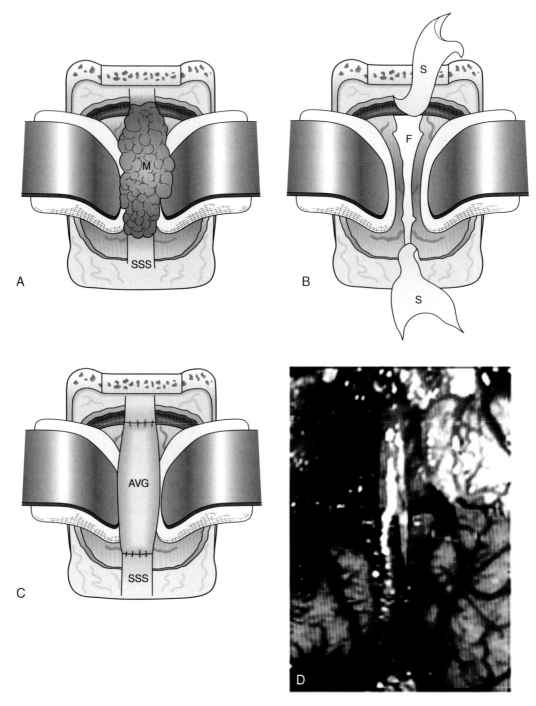

彩图 25-4 Ⅵ型脑膜瘤完全入侵、闭塞上矢状窦后 1/3 前半部的矢状窦旁脑膜瘤。**A**，肿瘤牵拉。**B**，完全去除脑膜瘤连同完全入侵部分窦的部分和近端和远端的被止血纱闭塞的临时窦腔。**C**，静脉循环通过从自体（外部）颈静脉移植修复并作为旁路进行端对端吻合。**D**，完成静脉旁路后显微外科手术视图（取自手术时录像）。近端（P）和远端（D）端对端吻合。旁路是明显的和流通的（箭头流）。

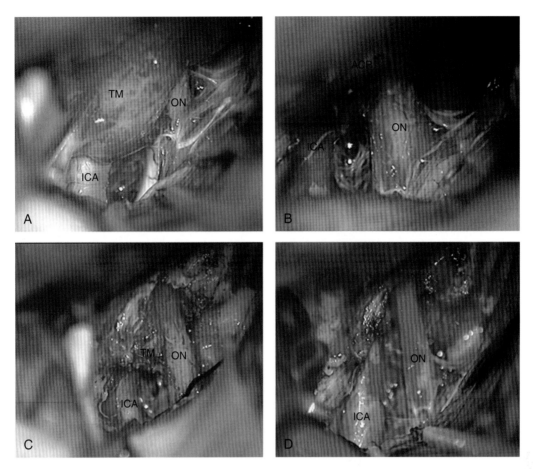

彩图 29-6 前床突脑膜瘤Ⅲ型的术前磁共振成像见图 29-3。**A**，左侧翼点入路牵开额叶。**B**，肿瘤切除后，前床突是完整的。**C**，磨除前床突，请注意视神经管内床突下方的残余肿瘤。**D**，肿瘤全切除。ICA，颈内动脉；ON，视神经；TM，肿瘤。

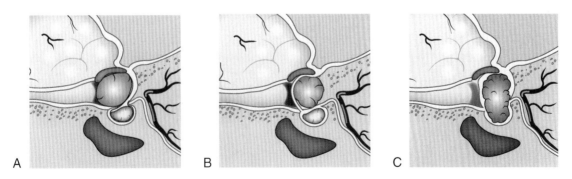

彩图 30-1 图示为鞍膈脑膜瘤的三种类型。A 型，源于鞍膈上层位于垂体柄前方。B 型，源于鞍膈上层位于垂体柄的后方。C 型，源于鞍膈的下层。

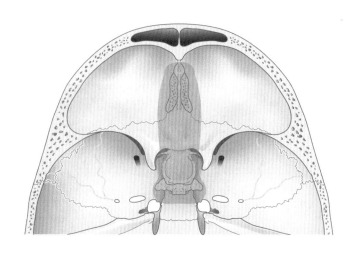

彩图 31-1 水平面图显示为经眉弓眶上入路手术（紫色）和扩展经鼻入路（红色）各自涉及的区域。在额窝筛板区的大部分，对经眶上入路是一个相对的"盲点"，但这个盲区可以通过内镜补偿。经鼻蝶入路局限在中线两侧肿瘤直径不超过 15～20mm，如肿瘤横径超过颈内动脉床突上段或视神经管则不能全切除。此外，经鼻蝶切除嗅沟脑膜瘤本节仅指完全使用内镜技术。

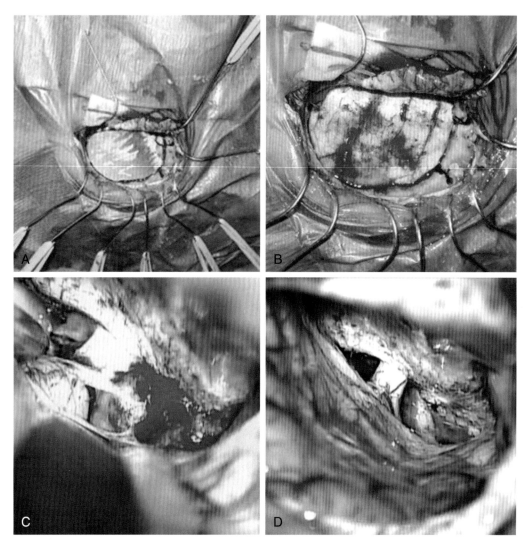

彩图 31-2 右侧眶上入路手术：**A**，游离骨瓣。**B**，去除骨瓣，将颞筋膜和颞肌用皮拉钩牵开，充分显露。**C**，肿瘤切除前。**D**，视神经减压后。

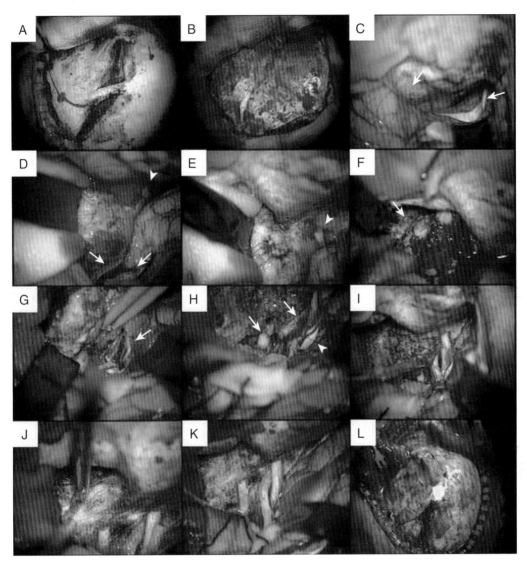

彩图 32-4 左侧中等大小蝶骨嵴中部脑膜瘤的手术。请对照图 32-3 的影像学所见。**A**，颈部轻微后屈，头向右旋转 45°，Mayfield 头架固定。紫色标记钻孔位置及锯开颅骨位置。**B**，翼点入路要充分暴露蝶骨小翼。**C**，额叶下探查，可见肿瘤（左侧箭头）和嗅神经（右侧箭头）。**D**，经侧裂暴露肿瘤，在侧裂远端可见 2 支 M3 段分支（箭头）。箭头：视神经。**E**，瘤内分块切除后，电凝瘤膜。箭头：视神经。**F**，进一步分块切除后可以游离、切除颞叶部分的肿瘤。箭头：中央沟的硬脑膜。**G**，自大脑外侧裂始，将肿瘤与大脑中动脉分支，及颈内动脉（箭头）分离开。注意保护肿瘤和血管间的蛛网膜。**H**，残留在前床突（箭头）的肿瘤轻微挤压视神经（箭头）。与前循环的动脉相似，视神经与肿瘤之间有一层蛛网膜隔开。短箭头：动眼神经。**I**，在视神经减压后，切除前床突脑膜瘤发生处的肿瘤。肿瘤没有向内生长或者长入视神经管。前床突脑膜瘤的大部分硬膜尾征仅与血管化有关，但术中未及肿瘤侵及（对照图 32-3A，上方）。**J**，切除肿瘤浸润的海绵窦外侧壁的外层，完全切除肿瘤发生处的硬脑瘤。**K**，肿瘤切除后。**L**，常规回骨瓣关颅，骨水泥填充钻孔及骨缝，已获得较好的美容效果。

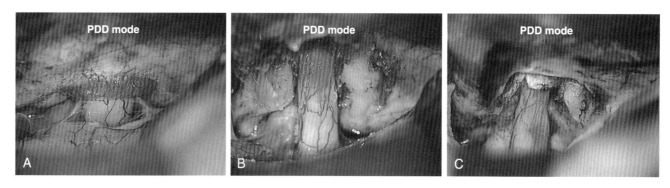

彩图 33-2 A，Ⅱa 型脑膜瘤术中照片，围绕视神经生长出视神经管外，保留蛛网膜。B，颅内视神经管减压并切除围绕视神经的肿瘤。C，硬膜外视神经管减压及硬膜内肿瘤切除。(From Lee J. Meningiomas, Diagnosis, Treatment and Outcome. New York: Springer; 2008. p. 355-62.)

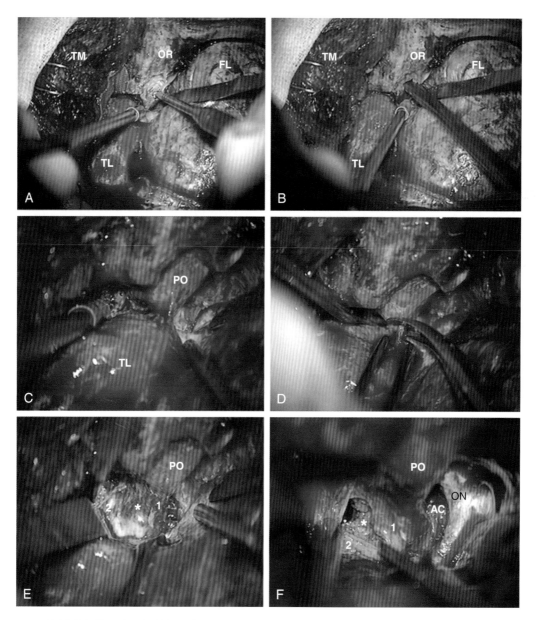

彩图 34-1 Dolenc 的硬膜内外入路是海绵窦手术的基础。手术首先额颞瓣开颅显示眶顶，然后磨除骨质打开眶顶壁（A）。从骨质上仔细解剖眶筋膜，用 Kerrison 咬骨钳切除眶顶壁（B）。从硬膜外切除眶顶壁和前床突后，暴露眶上裂（C）。在眶上裂侧方的硬膜反折处切开以进一步显露（D）。轻柔向后剥离硬膜，首先显露三叉神经眼支（E）。在三叉神经第一、第二支之间显露肿瘤（在图 E、图 F 上以"＊"标注）。1，三叉神经眼支；2，三叉神经上颌支；AC，前床突被切除的位点；FL，额叶；ON，视神经；PO，磨除眶顶壁后的眶筋膜；TL，颞叶；TM，颞肌。

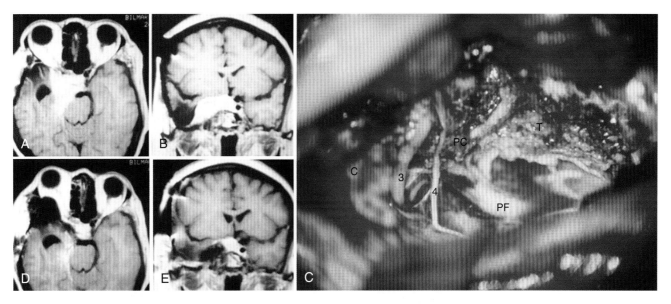

彩图 34-3 一个右侧海绵窦脑膜瘤患者在经历了一次失败的颞下入路手术后来到我们医院。术前轴位（**A**）和冠状位（**B**）增强 MRI 显示肿瘤。肿瘤以右侧的 Dolenc 入路手术切除（**C**）。**D**、**E** 为术后早期的 T1 增强像。 图 **C** 中的标识：3，动眼神经；4，滑车神经；C，前床突；PC，后床突；PF，后颅窝；T，肿瘤。

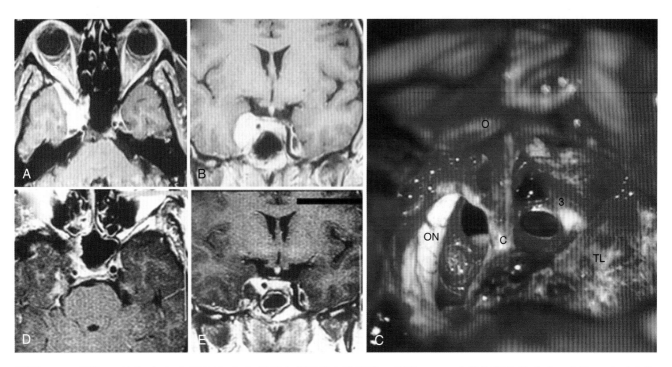

彩图 34-4 增强 T1 轴位（**A**）和冠状位（**B**）显示右侧海绵窦脑膜瘤。采用 Dolenc 入路显露肿瘤（**C**）。术后 24 小时内的 MRI 显示肿瘤切除满意，但还有少量肿瘤围绕颈内动脉，因为粘连紧密而不能切除。MRI 轴位（**D**）和冠状位（**E**）显示了术后情况。这种术后早期增强 MRI 能客观评价手术效果。图 **C** 中的标识：3，动眼神经；C，颈内动脉；O，去掉骨质的眶顶壁；ON，视神经；TL，颞叶。

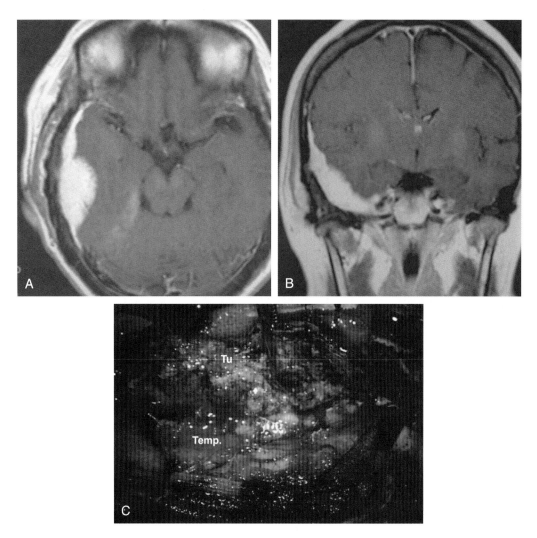

彩图 35-4　中颅窝的片状脑膜瘤。轴位（**A**）和冠状位（**B**）MRI 显示肿瘤侵及海绵窦侧壁。**C**，片状脑膜瘤术中所见。通过右侧颞下入路，切除肿瘤（Tu）并将其从颞叶（Temp）分离。肿瘤和颞叶粘连严重。

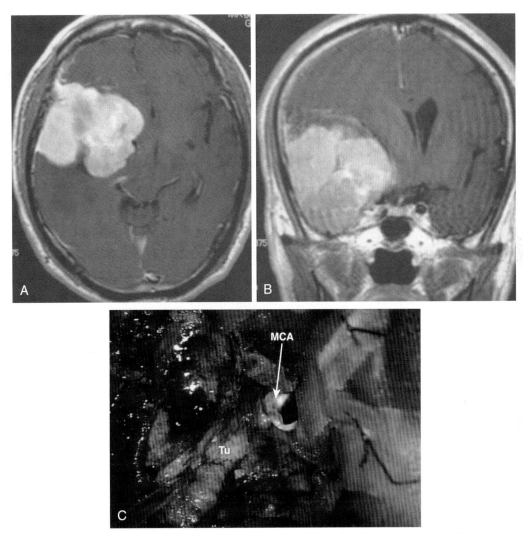

彩图 35-8　巨大中颅窝脑膜瘤扩展到额颞叶。**A**，轴位 MRI 显示肿瘤将大脑中动脉（MCA）压至内侧。**B**，冠状位 MRI 显示侧裂上移。**C**，术中可见中颅窝内巨大脑膜瘤。肿瘤通过右侧眶颧入路彻底切除。MCA 及其穿支向上、内侧移位。离断供血和瘤内减压后，切除瘤膜并分离 MCA 及豆纹动脉。

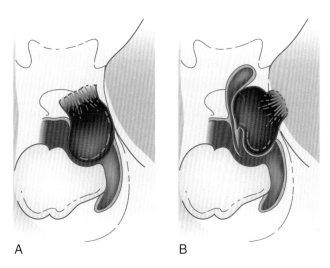

A B

彩图 36-1 画师描绘了两种起源仅有数毫米差距的岩斜脑膜瘤。**A**，内侧起源的脑膜瘤，肿瘤和桥前池之间只有一层蛛网膜相隔，这可能导致肿瘤和脑干粘连，切除不易。**B**，稍微外侧起源的脑膜瘤将桥前池、脚间池及周围蛛网膜等多层蛛网膜带入瘤脑之间，手术易于沿着蛛网膜界限切除。

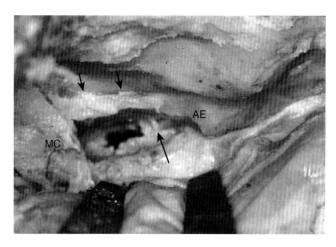

彩图 38-2 右侧岩尖区骨质切除范围。短箭头：覆盖在岩大神经上的骨膜。长箭头：内听道的入口。AE，弓状隆起；MC，Meckel 囊。

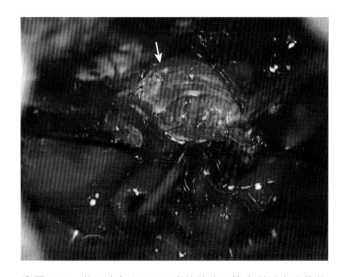

彩图 38-3 位于右侧 Meckel 囊的肿瘤，箭头所示为丛状的三叉神经。

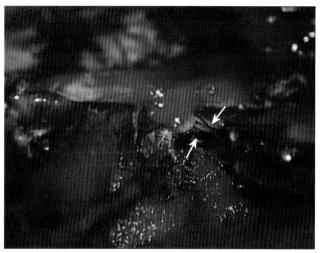

彩图 38-4 箭头所指为从小脑幕动脉来源的肿瘤供血血管。位于三叉神经的内侧。在肿瘤瘤内切除之前要阻断这些血管。

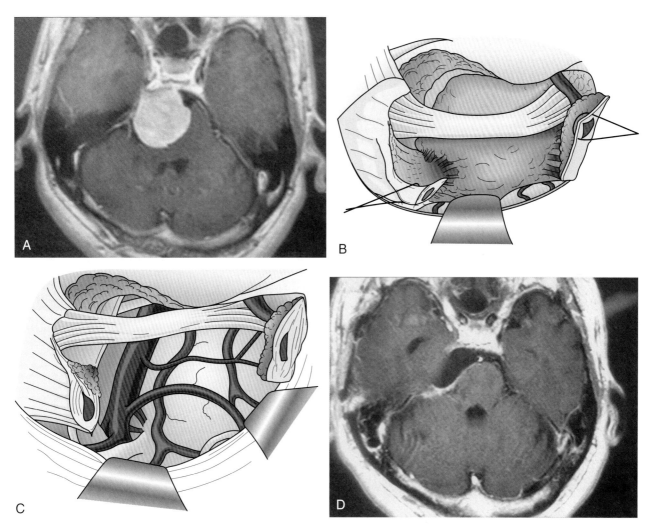

彩图 38-5　患者为 54 岁男性。**A**，术前增强 MRI；**B**、**C**，手术切除肿瘤前后的示意图；**D**，术后增强 MRI 显示肿瘤全切除。

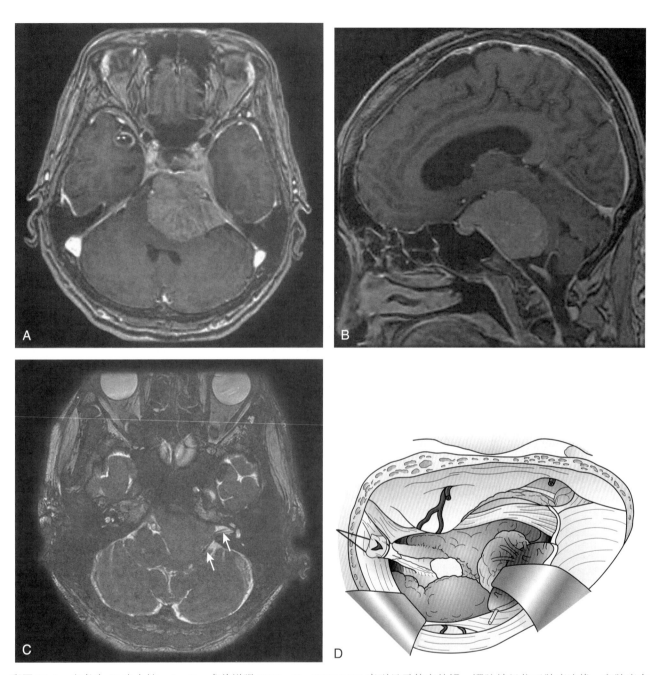

彩图 38-6 患者为 63 岁女性。**A**、**B**,术前增强 MRI;**C**,CISS MRI 序列显示偏离的Ⅶ~Ⅷ脑神经位于肿瘤边缘,和肿瘤有蛛网膜界限(箭头所示)。

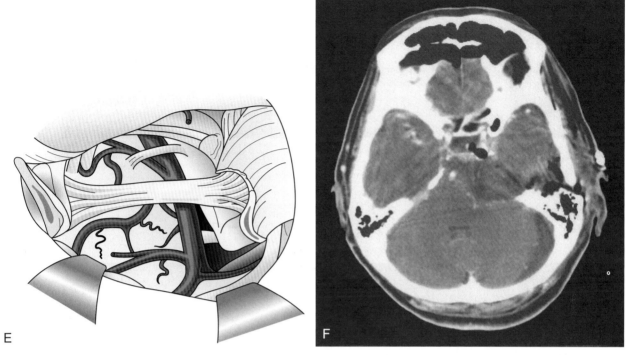

彩图 38-6（续） D、E，手术切除肿瘤前后的示意图，钙化的小脑幕使用 Sonopet® 超声骨刀切除，供血血管来源于岩骨沟；**F**，术后增强 CT 显示肿瘤通过前岩骨入路得以全切除。

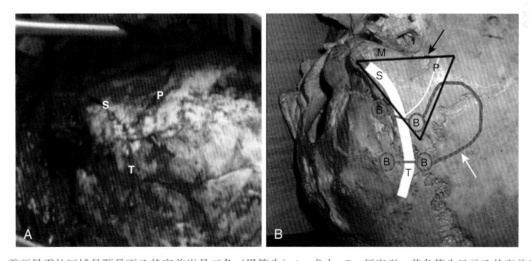

彩图 40-2 需要暴露的区域是颞骨下乙状窦前岩骨三角（黑箭头）**A**，术中；**B**，颅底观。黄色箭头显示乙状窦前岩骨三角开颅区域。M，乳突尖；S，乙状窦；P，岩上窦；B，钻孔处；T，横窦。

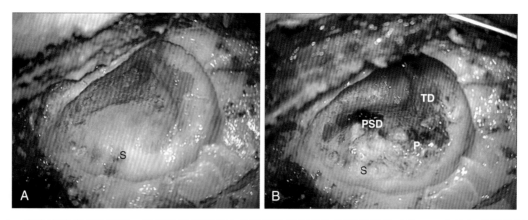

彩图 40-3 A，完全磨除岩骨乳突后。镂空后的横窦和乙状窦以及暴露的乙状窦前岩骨三角。一小片细的骨质留在窦上，然后用咬骨钳咬除。S，乙状窦；PSD，乙状窦前硬脑膜；TD，颞部硬脑膜。

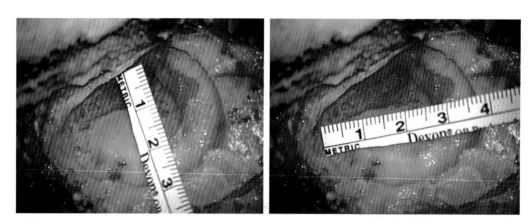

彩图 40-4 骨质磨除的范围大约 3cm×4cm，足以显露窦和乙状窦前区。

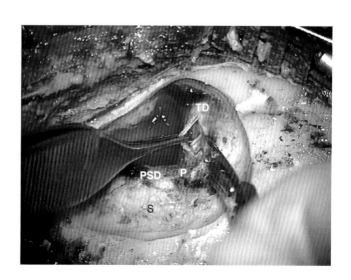

彩图 40-5 磨除颅骨后，沿着颞窝底打开颞部硬脑膜。S，乙状窦；PSD，乙状窦前硬脑膜；TD，颞部硬脑膜。P，岩上窦。颞部硬脑膜打开后，接着打开乙状窦前后颅窝硬脑膜。

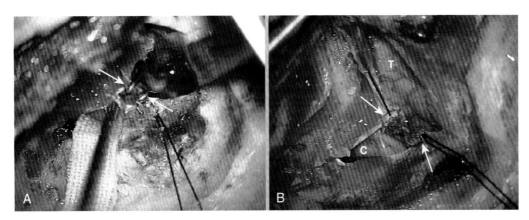

彩图 40-6 两例患者剪开岩上窦后术中所见。分别打开颞部和后颅窝硬脑膜后，用血管夹（**A**）或者电凝阻断岩上窦后，结扎剪断岩上窦（**B**）。箭头所示岩上窦两个断端。T，颞叶；C，小脑。

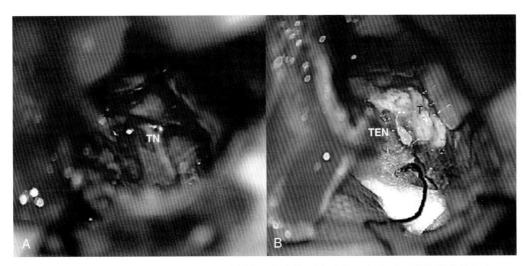

彩图 40-7 牵开器轻轻抬起颞叶，平行岩骨方向，沿着滑车神经方向剪开小脑幕。注意不要损伤滑车神经和 Labbé 静脉。T，肿瘤；TN，滑车神经；TEN，小脑幕。

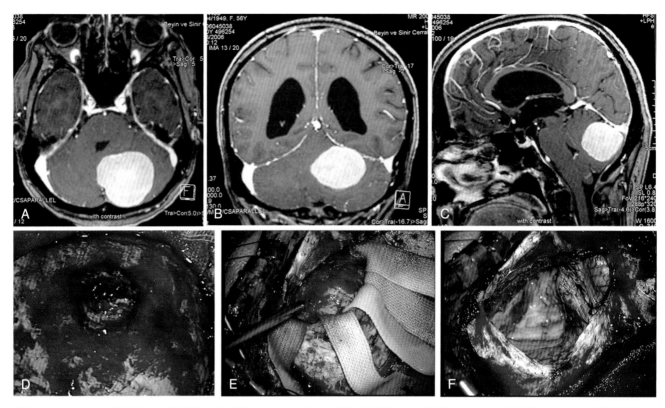

彩图 43-4 切除左侧小脑半球脑膜瘤术中所见。**A ~ C**，轴位和冠状位增强 MRI 影像。肿瘤突破硬脑膜（**D**）。打开硬脑膜后，将肿瘤仔细地与周围脑组织分离（**E**）。最后完整切除肿瘤（**F**）。

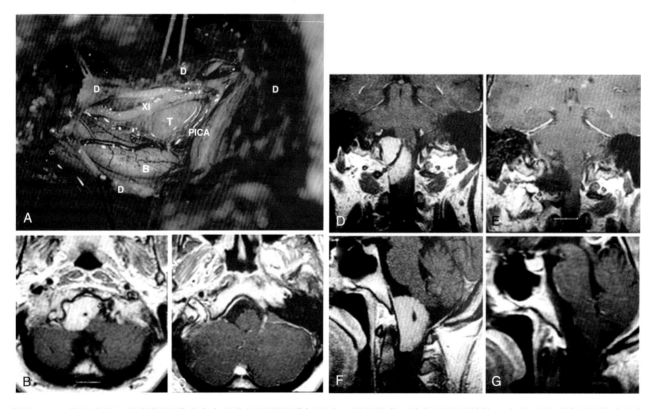

彩图 44-3 枕骨大孔区腹外侧脑膜瘤术中照片显示硬脑膜打开后，所见肿瘤、移位的脑干结构、小脑下后动脉和被肿瘤牵拉位于肿瘤被膜的副神经（**A**）。术前（**B，D，F**）和术后（**C，E，G**）增强 MRI 显示枕骨大孔区脑膜瘤全切除。B，延髓；D，硬脑膜；PICA，小脑下后动脉；T，肿瘤；XI，副神经。

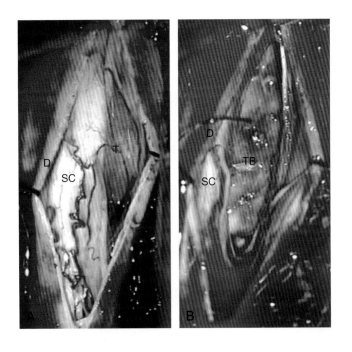

彩图 46-4　A，术中脊膜瘤形态。注意硬膜中线切口及利用硬膜对称缝合两侧。B，肿瘤切除后可见空余的瘤床。D，硬膜；SC，脊髓；T，肿瘤；TB，瘤床。

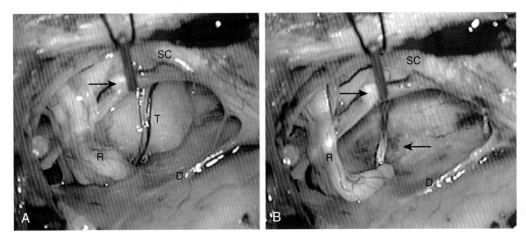

彩图 46-5　A，剪开并悬吊齿状韧带（箭头）后可以显示位于脊髓下方的肿瘤。B，肿瘤切除后双极电凝电灼硬膜基底，上箭头表示止血夹牵拉齿状韧带；下箭头显示硬膜黏附区域。D，硬膜；R，神经根；SC，脊髓；T，肿瘤。

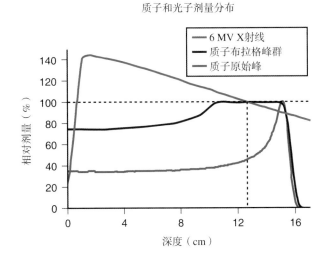

彩图 54-1　质子和光子束能量深度—剂量关系表。质子束(蓝色)特点是在布拉格峰后的放射通路，能量明显下降。多个质子束可以组合形成布拉格峰群（SOBP，红色），用理想的治疗剂量涵盖了的目标组织。光子（绿色）束穿透目标组织后，继续释放能量，并且穿透距离大于质子束。

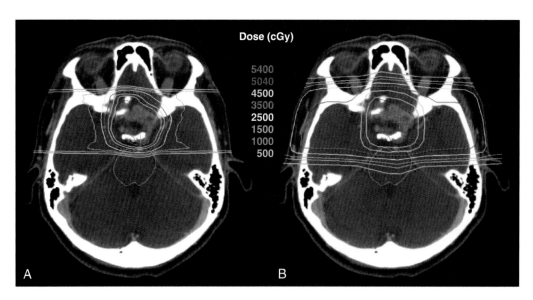

彩图 54-2 计划使用（**A**）质子和（**B**）光子放射治疗的临床颅底脑膜瘤病例。三维技术同时用于两种治疗计划，构成横向、纵向及斜行放射束。彩色线条代表不同剂量。质子放射治疗实现最大程度的适形放射，辐射量降至最小。请注意，紫红色线代表质子放射剂量 35Gy，照射范围排除了颞叶大部分脑组织，而光子放射治疗则难以达到。

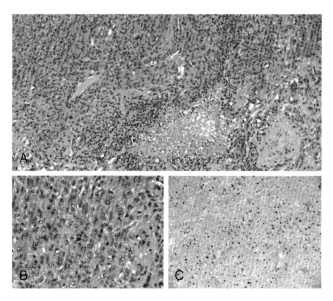

彩图 59-1 出现较高的细胞密度，伴随局灶坏死（**A**），以及较高细胞核含量 [伴随明显核仁（**B**）的细胞质比例] 的非典型脑膜瘤的组织病理学图片（苏木素 - 伊红染色）。**C**，MIB-1 标签上显示核分裂象比较活跃。

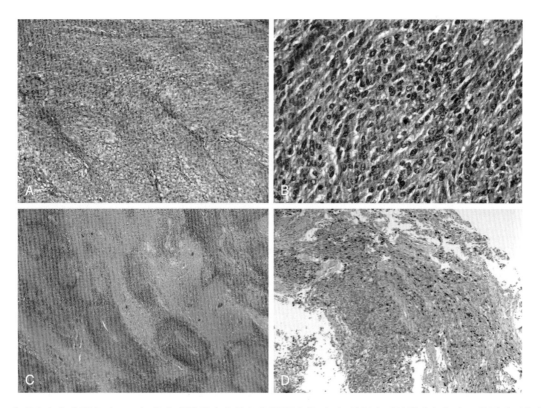

彩图 59-2 表现出存在分裂象（**A，B**）的肉瘤样形态和脑组织浸润迹象（**C**）的间变型脑膜瘤组织病理学图片（苏木素 - 伊红染色）。**D**，MIB-1 标记出现高度的核分裂活性。

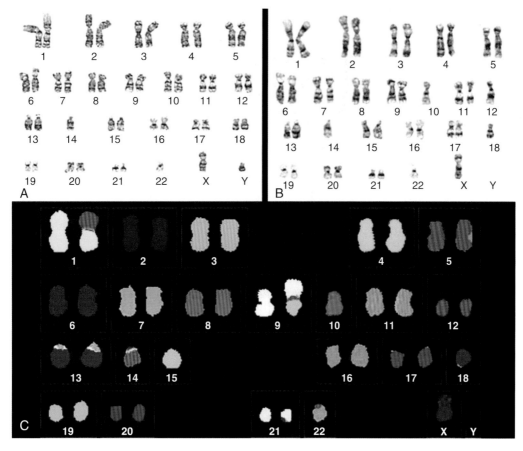

彩图 59-5 原发非典型脑膜瘤（**A**）及发生进展的非典型脑膜瘤（**B，C**）的细胞遗传学结果。发生转化的脑膜瘤出现附加 10 号和 18 号染色单体，衍生 1 号染色体和 14 号染色单体。

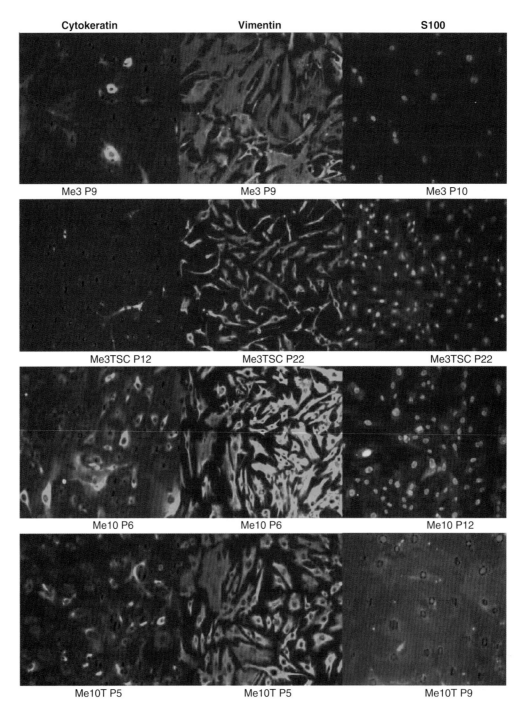

Cytokeratin	Vimentin	S100
Me3 P9	Me3 P9	Me3 P10
Me3TSC P12	Me3TSC P22	Me3TSC P22
Me10 P6	Me10 P6	Me10 P12
Me10T P5	Me10T P5	Me10T P9

彩图 63-2 脑膜癌细胞的细胞角蛋白、波形蛋白和 S100 抗体的免疫荧光染色。转导细胞系即使在后期的传代中仍保持表达。（From Cargioli TG, Ugur HC, Ramakrishna N, et al. Establishment of an in vivo meningioma model with hTERT. Neurosurgery 2007;60:750-60.）

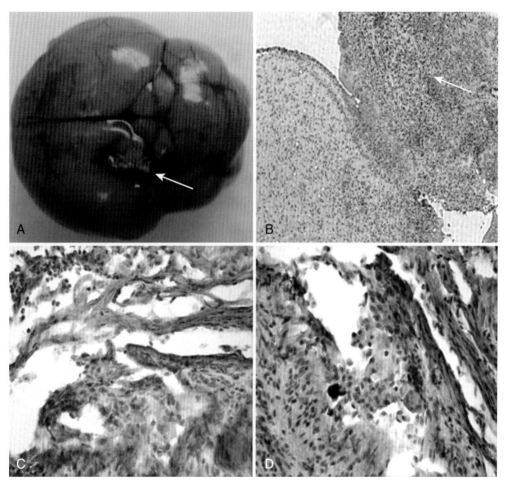

彩图 63-3　**A**，图片显示了左半球后顶骨区域的紧贴皮质的肉眼可见肿瘤。肿瘤分界清楚，发白具有人脑膜瘤肉眼观察的一般特征。**B**，镜下图片显示肿瘤组织细胞排列紧密，纺锤形上皮细胞单形性围绕卵圆形细胞核，并有中等量细胞质。肿瘤体积为 2.03mm³（HE 染色，×200）。**C**，镜下图片显示肿瘤 EMA 表达弱阳性，×400。**D**，镜下图片显示肿瘤 S-100 表达弱阳性，×400。（From Cargioli TG, Ugur HC, Ramakrishna N, et al. Establishment of an in vivo meningioma model with hTERT. Neurosurgery 2007;60:750-60.）

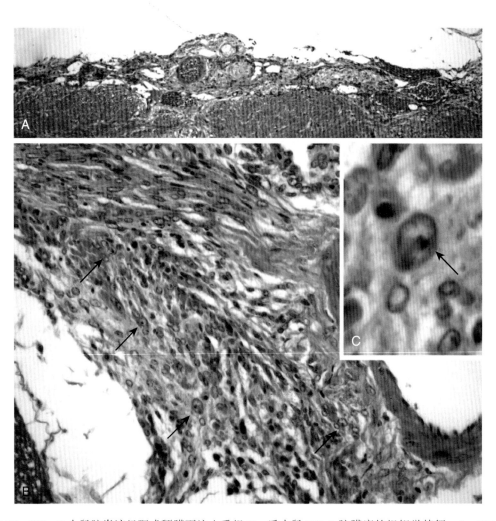

彩图 63-4　Nf-2flox2/flox2 小鼠脑脊液经眶或硬膜下注入重组 Cre 后小鼠 Nf2-/- 脑膜瘤的组织学特征。**A**，HE 染色部分显示移行性脑膜瘤斑块状叠压脑干。**B、C**，移行性脑膜瘤覆盖右侧三叉神经，一些细胞有凸起的核心，表明肿瘤的不典型性特征（箭头）。（From KalamaridesM, Stemmer-Rachamimov AO, TakahashiM, et al. Natural history ofmening-ioma development inmice reve-alsa synergyof Nf2 and p16（Ink4a）mutations. Brain Pathol 2008;18:62-70.）